南通市肿瘤医院志

The History of Nantong Tumour Hospital

〖 1972-2013 〗

南通市肿瘤医院志编纂委员会 编

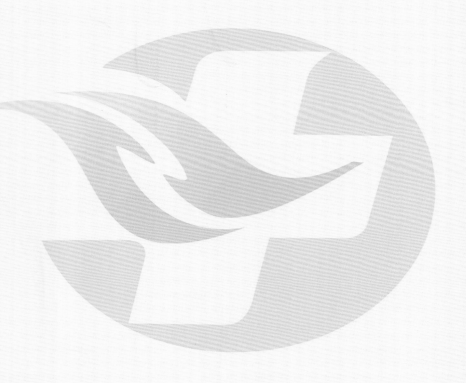

方志出版社

【 南通市肿瘤医院志编纂委员会 】

主任委员
强福林

副主任委员
张一心　蔡　晶　陆会均　张　勇　施民新　吴徐明

委员
顾智伟　缪　明　徐　速　葛晓南　陆新华　孙向阳　吴志军　陆勤美　沈　康　杨俐萍
倪　杰　周存凉　袁丽萍　杨晓晴　张兰凤　季雪梅　吴建华　吴　俊　凌金城　邬荣斌
邵金健　王海剑　吴德祥　丁大勇　王建红　陈曾燕　曹汉忠　陆俊国　许春明　李拥军
何　松　夏淦林　季秀珍　张金业　倪美鑫　朱自力　顾　军

主编
强福林

副主编
吴徐明　顾智伟（执行）

编辑部主任
顾智伟

编辑
杨晓晴　成锦香　顾红梅　缪　明　孙　峰　周　燕　陈　娜　崔　艳

撰稿人员（以姓氏笔画为序）
丁大勇　王志宏　匡　莹　刘　娟　许容芳　张　燕　张卫华　张建锋　张晓芳　张锦林
张福明　余　燕　陆筱晔　吴建华　吴晓燕　吴德祥　季　瑞　季进锋　季智勇　陈海珍
邱云芳　何　英　周　燕　周玉凤　周红芳　罗石梅　於海燕　羌曹霞　施向荣　顾　敏
顾　湘　高允玉　倪赛楠　徐　燕　陶　勇　黄海华　曹桂群　葛志华　葛晓南　蔡鸿宇

发展肿瘤防治事业

为人民健康服务

吴阶平

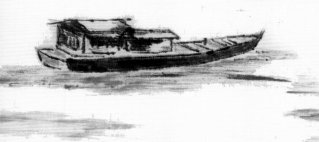

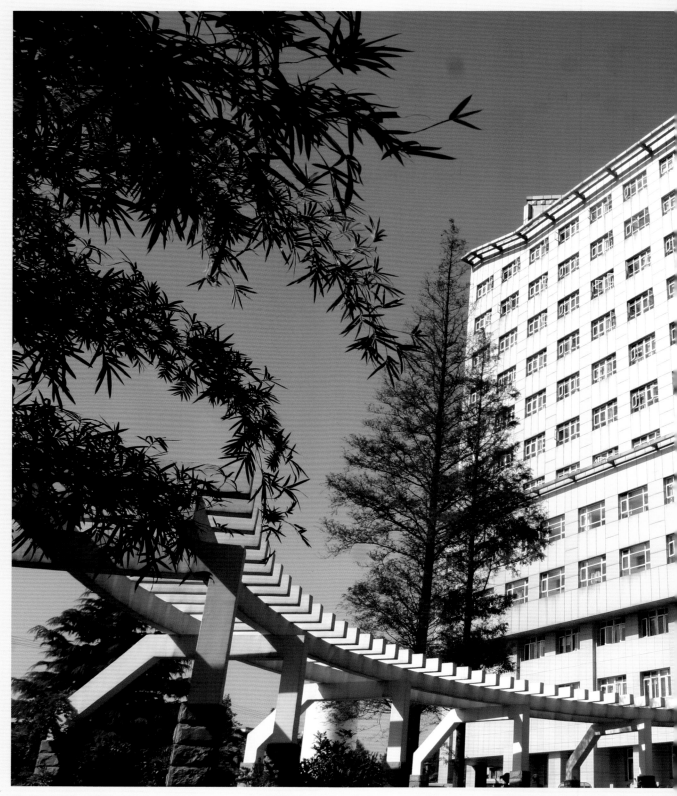

北院一隅

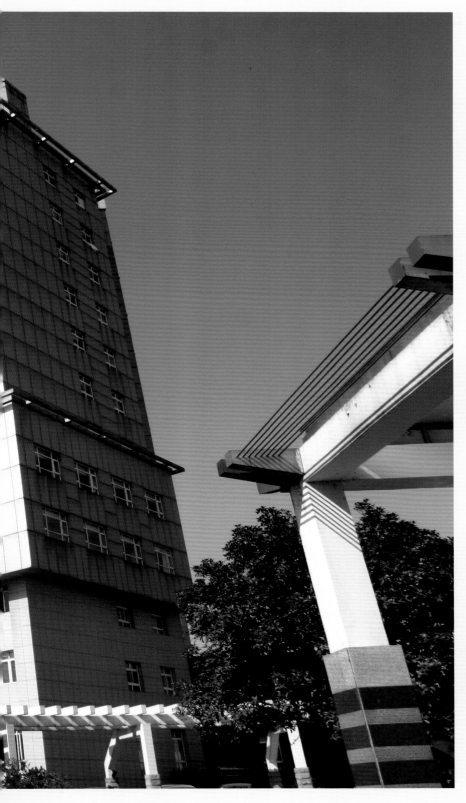

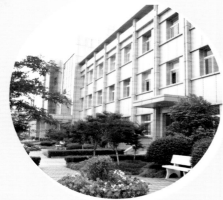

门诊大楼

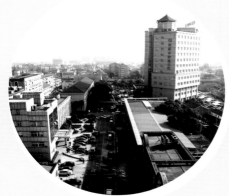

北院全景

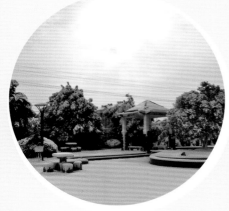

北院雪景

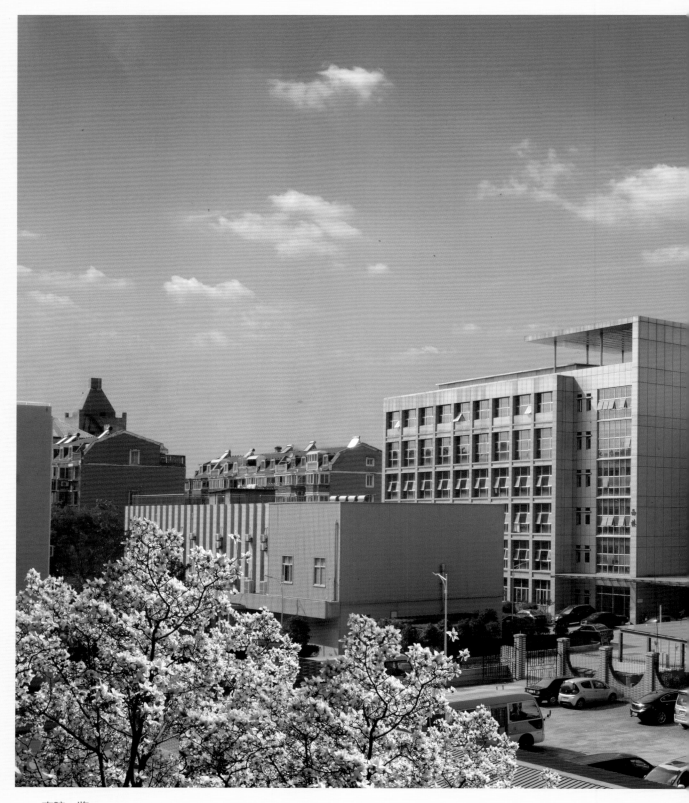

南院一览

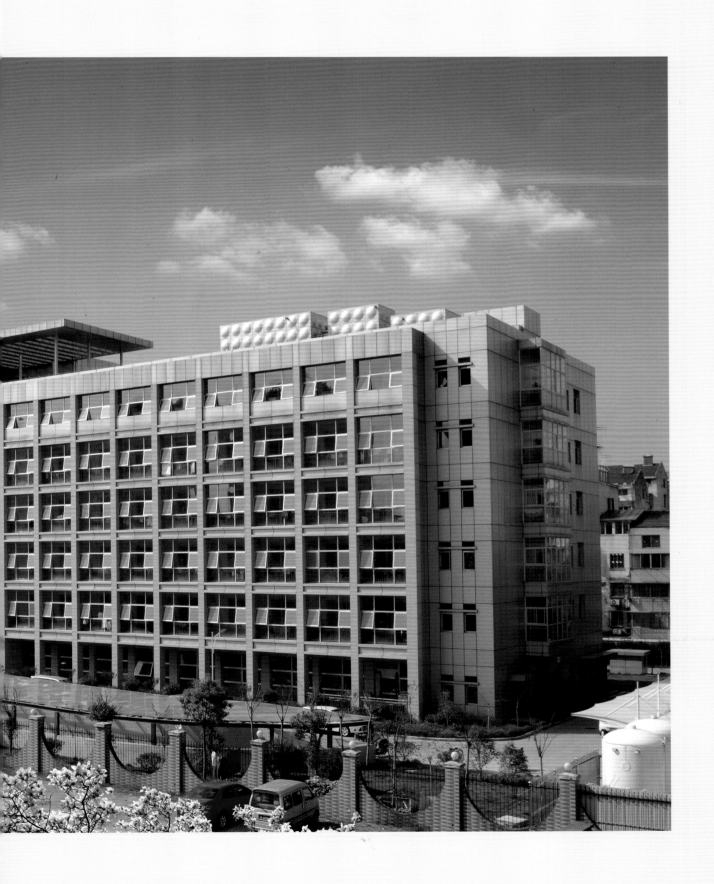

医院现任领导班子：院长、党委书记强福林（中），副院长张一心（左三）、蔡　晶（右三）、陆会均（右二）、张

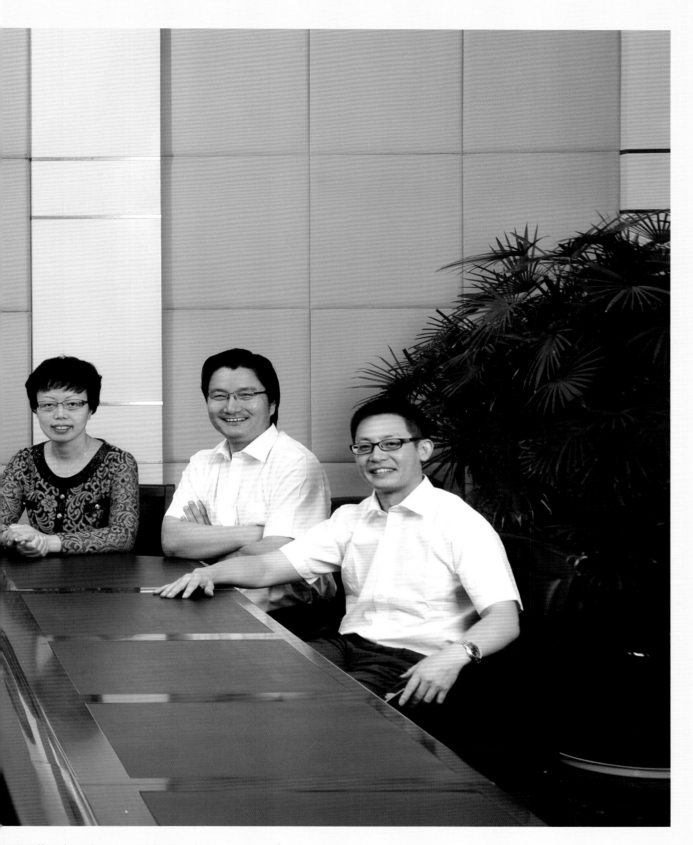

长助理施民新（左一）、吴徐明（右一）。

1=F 2/4

♩=116

施勤耕 词
王 剑 曲

(6̇. 6̇6̇ | 6̇ - | 1̇ 5 3 5 - | 4̇. 4̇4̇5 | 6̇5 3̇0 0 2̇6̇ :

5̇3 | 2̇. 6̣ 7̣ 5̣ | 1̇ - | 1̇ 0) ‖: 5̣ 3̇3̇ | 5̇3̇ 3̇0 |
让　我们　把爱心
让　我们　把爱心

2̇2̇ 2̇1̇2̇ | 1̇5̣. | 5̣ 2̇2̇ | 5̣2̇ 2̇0 | 1̇5̣ 1̇2̇. | 3 - | 5̣ 3̇3̇ :
融进 真诚的 笑容，　　去 抚平 病员 痛苦 的心　灵。　　让 我们
融进 奉献的 双手，　　去 换来 病员 满意 的笑　容。　　让 我们

5̣3̇ 3̇0 | 5̇5̇ 6̇5̇6̇ | 5̇ 4̇. | 3̇. 4̇5̇0 | 5̇4̇ 3̇0 | 5̇3̇ 2̇2̇1̇ | 1̇ - :‖
把爱心　 化作 神圣的 职责，　 担负起 攻克 肿瘤 的道 义。
把爱心　 化作 无穷的 智慧，　 为病员 带来 又一 个春 天。

6 - | 6̇. 6̇ | 6̇5̇ 3̇ | 5 - | 6 6̇1̇ | 5̇6̇ 5̇3̇ | 2̇2̇ 2̇1̇2̇ |
我　 们 是 白衣 天 使，　 我 们是 攻克 肿瘤 的尖
我　 们 是 白衣 天 使，　 我 们是 攻克 肿瘤 的尖

3 - | 6̇. 6̇6̇ | 6̇ - | 7̇5̇ 3̇ 5 - | 1̇. 1̇1̇7̇ | 6̇5̇ 3̇0 |
兵。 敬业爱 岗，　 廉洁 守纪，　　 救 死 扶 伤
兵。 勇于开 拓，　 务真 求实，　　 白 求恩 的 精 神

0 2̇6̇ | 5̇ 3̇ | 2̇2̇ 6̣ 7̣ 5̣2̇ | 1̇ - | 1̇ 0 :‖ 5 - |
　 是 我们 神圣 的 使　 命。
　 鼓舞 我们 永远 向　 前，　　 永

5 6 | 7 - | 5 - | 1̇ - | 1̇ - | 1̇ - | 1̇ - | 1̇ - ‖
远 向　　 前。

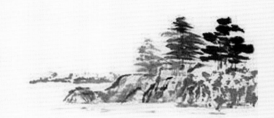

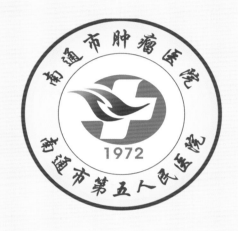

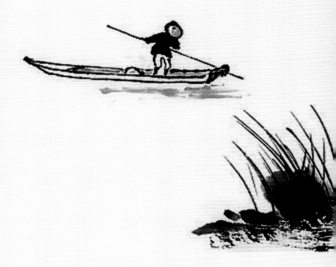

　　以绿、蓝、白三色为主色调——绿色代表生命，蓝色代表康复，白色代表纯洁美好。以两片飘逸的绿叶象征南、北院比翼齐飞，肿瘤专科与综合医疗同步发展；同时如呵护之手，象征关爱生命、善待患者。体现了以病人为中心优质温馨服务以及医务工作者亲、善、美的形象。十字凸显医疗行业的特点，近似英文字母"t"，既是"肿瘤"英文的首字母，也是南通"通"字的首字母。两片绿叶造型暗含医院首字母"H"的变形。三者结合，是南通市肿瘤医院之意。1972，代表医院创建于1972年，是国内创建最早的地市级肿瘤专科医院。

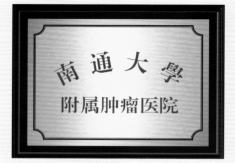

南通大學
附属肿瘤医院

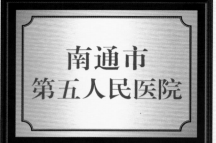

南通市
第五人民医院

无红包医院

南通市卫生局
南通市政府纠风办
二〇〇八年一月

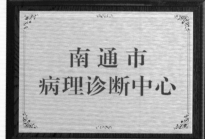

南通市
肿瘤研究所

三级甲等医院

江苏省卫生厅
二〇一〇年十二月三十一日

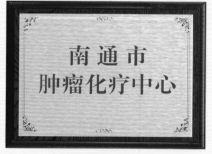

南通市
病理诊断中心

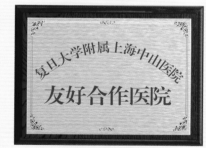

复旦大学附属上海中山医院
友好合作医院

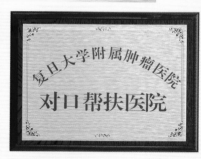

复旦大学附属肿瘤医院
对口帮扶医院

南通市
肿瘤化疗中心

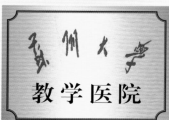

教学医院

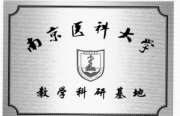

南京医科大学
教学科研基地

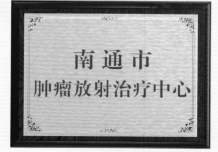

南通市
肿瘤放射治疗中心

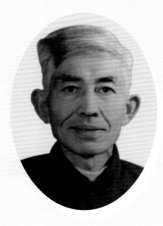

巫云华
1972.05-1978.11

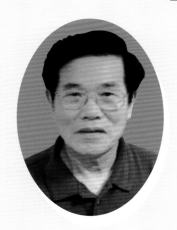

缪 培
1978.11-1984.08

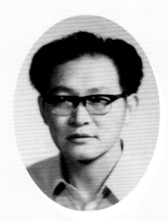

陆崇胤
1984.08-1987.06

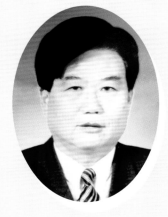

马春旺
1987.06-1994.08

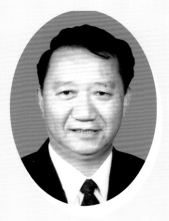

张爱平
1994.08-1997.11

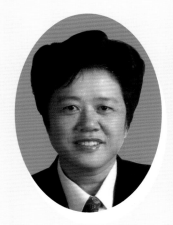

姚 伟
1997.11-2005.04

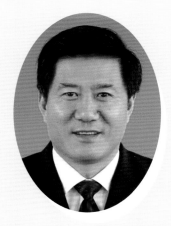

强福林
2005.04至今

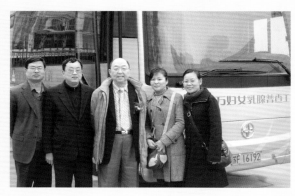

2006年12月8日，中国抗癌协会理事长徐光炜教授（左三）到医院参加"五牌同挂"仪式

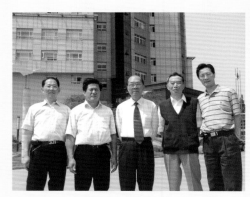

2007年5月20日，著名肝癌研究专家、中国工程院院士、美国外科学会名誉院士、复旦大学肝癌研究所所长汤钊猷教授（左三）应邀到医院视察、指导工作

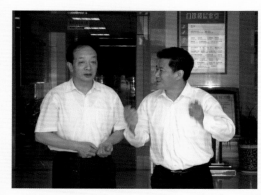

2009年9月19日，南通市政府副市长杨展里（左）到医院视察工作

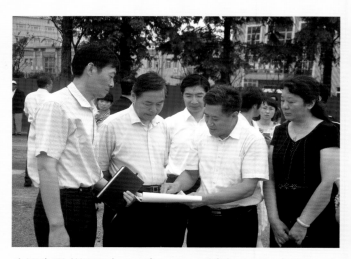

南通市委书记丁大卫（左二），副市长朱晋（左三），市卫计委主任王晓敏（右一），市政协副主席、卫计委副主任陈宋义（左一）一行视察医院，调研指导医改工作

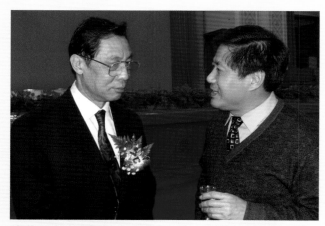

中华医学会会长钟南山院士（左）与院长强福林（右）交谈

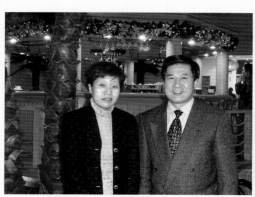

中国卫生部疾控司副司长孔灵芝（左）与院长强福林（右）合影

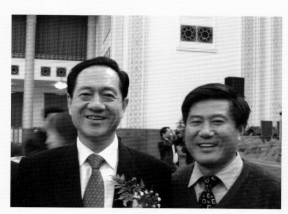

全国人大常委会副委员长韩启德（左）与院长强福林（右）合影

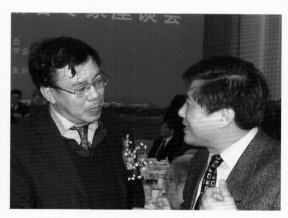

国家卫生部疾控司司长祁国明（左）与院长强福林（右）交谈

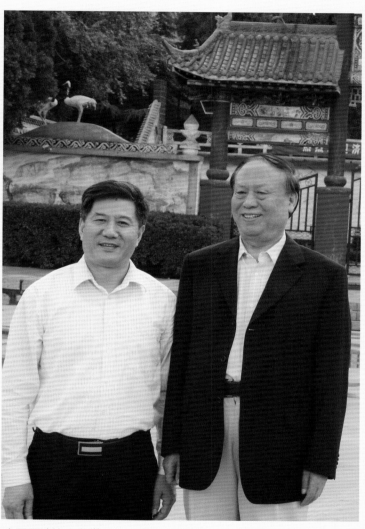

中国医院协会名誉会长、国家卫生部原副部长曹荣桂（右）与院长强福林（左）合影

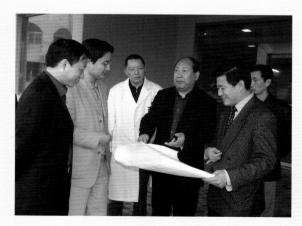

2006年4月4日 江苏省卫生厅原副厅长唐维新（左四）到院视察指导工作，市卫生局副局长曹金海（左一）陪同

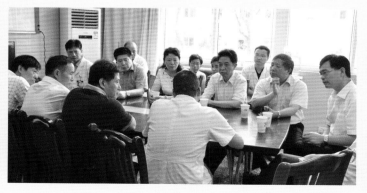

2013年7月15日，南通市卫生局局长王晓敏、书记葛维先率班子成员对医院进行调研指导

重大活动

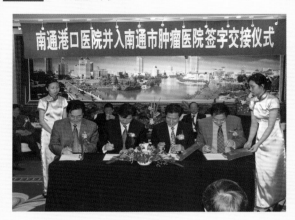

2006年4月9日，南通港口医院并入南通市肿瘤医院签字交接仪式

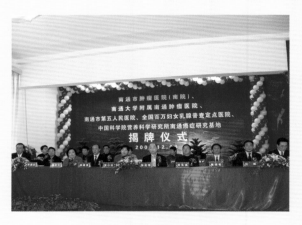

2006年12月8日，五牌同挂仪式

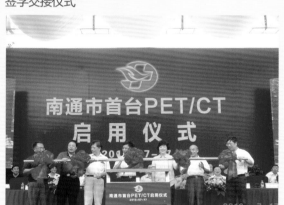

2010年7月17日，南通市首台PET/CT启用仪式

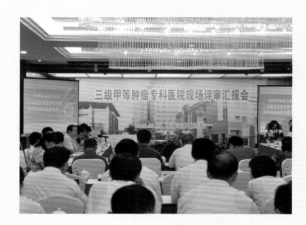

2010年9月19日，医院三级甲等肿瘤专科医院现场评审汇报会

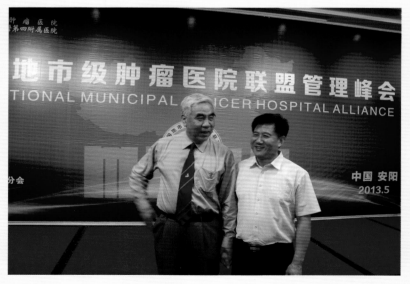

2013年5月25日，全国地市级肿瘤医院联盟管理峰会在河南安阳召开，院长强福林当选全国地市级肿瘤医院联盟首任主任委员。图为院长强福林（右）与中国医院协会肿瘤分会主任委员、中国医科院肿瘤医院院长赵平教授（左）合影

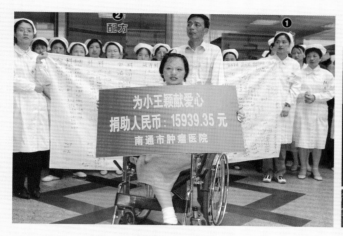

2004年5月，医务人员为患者王颖献爱心

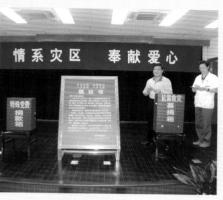

2008年5月13日，医院组织医务人员为
汶川地震灾民捐款

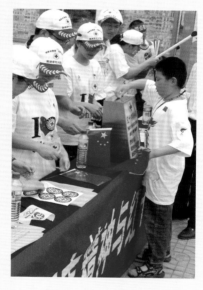

2008年7月，青年团员志愿者服务

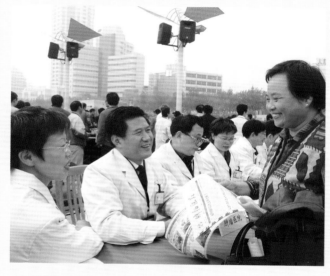

院长强福林（左二）、副院长蔡晶（左一）携各科医学专家
接受广场评议

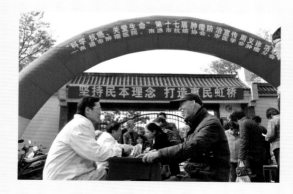

2011年4月20日，副院长张一心（左）接受病人
咨询

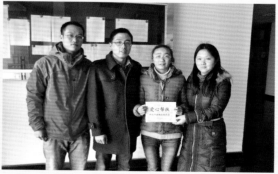

2013年12月，团委关爱帮扶平潮中学特困学生

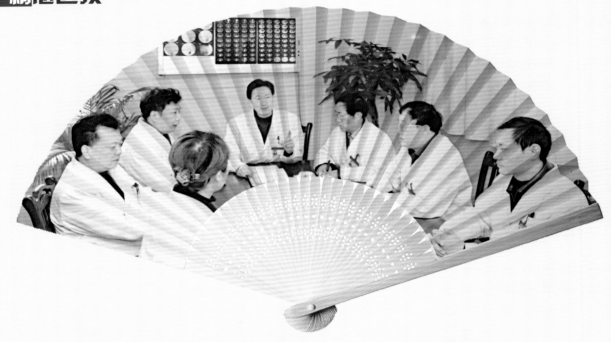

肿瘤多学科专家会诊模式被评为南通市"两大体系"推荐品牌

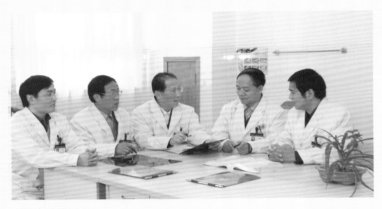

内科专家会诊

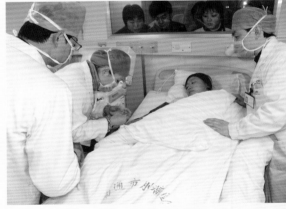

2006年2月22日，南通市首例干细胞移植术在医院开展

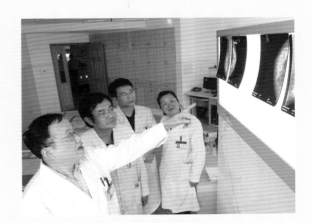

乳腺病综合治疗病区专家讨论病例

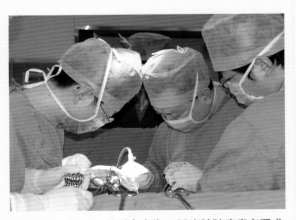

2006年3月28日，外科专家为一88岁膀胱癌患者手术

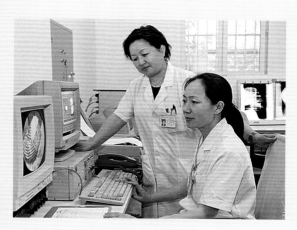

妇科专家讨论病例

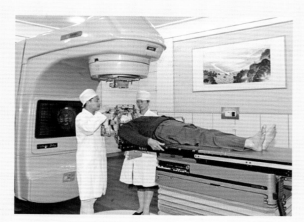

放疗科专家为患者摆位

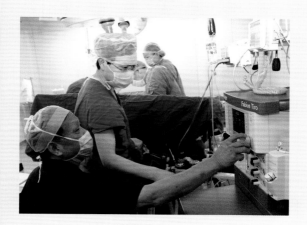

麻醉科专家术中讨论

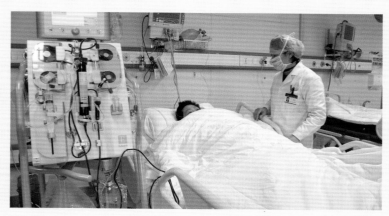

2010年4月21日，ICU成功开展床旁连续性血液净化治疗技术

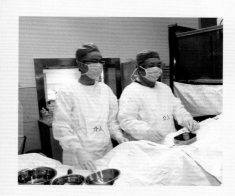

介入科手术操作

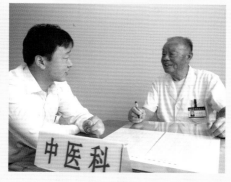

江苏省名中医刘浩江（右）为病人问诊

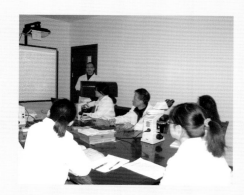

病理科开展业务学习

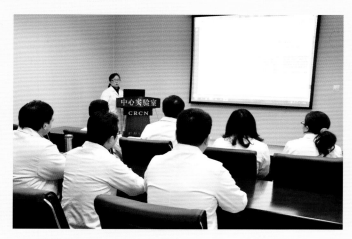

肿瘤研究所学术讲座

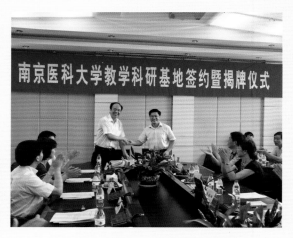

2010年8月5日，医院成为南京医科大教学科研基地

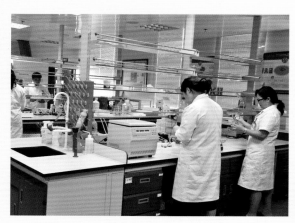

中心实验室研究工作

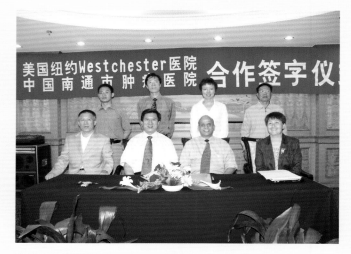

医院与美国纽约Westchester医院合作签字仪式

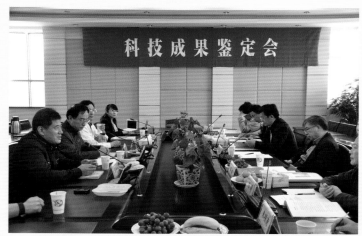

2011年11月15日，内科医生杨磊科技成果鉴定会

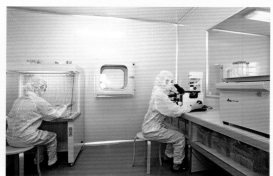

GMP实验室工作人员在进行细胞培养工作

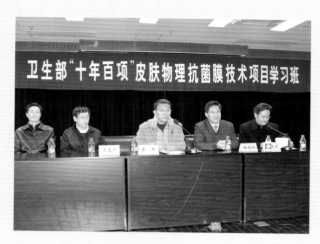

2009年12月12日，卫生部"十年百项"皮肤物理抗菌膜技术项目学习班

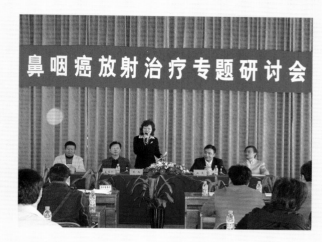

2008年11月9日，副院长蔡晶（左三）在南通市鼻咽癌放射治疗专题研讨会上讲话

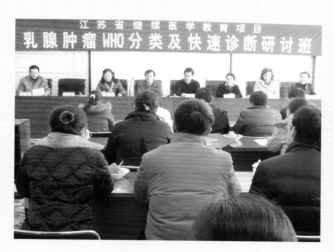

2010年1月10日，江苏省继续医学教育项目乳腺肿瘤WHO分类及快速诊断研讨班

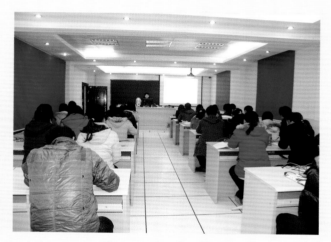

南通大学医学院临床肿瘤学专业教学中

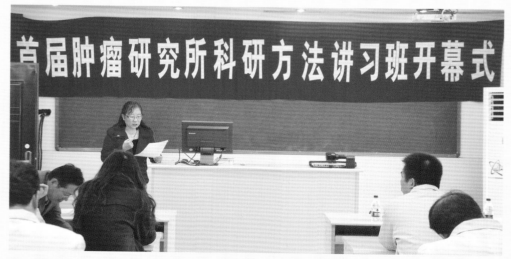

2010年11月17日，杨俐萍教授在医院首届肿瘤研究所科研方法讲习班开幕式上授课

人才济济

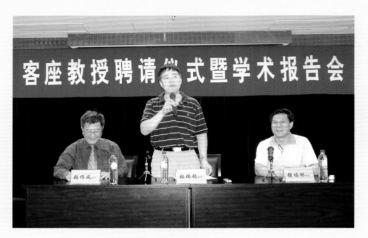

2006年7月3日，医院客座教授张作风（左）、张瑞稳（中）在多功能厅讲学

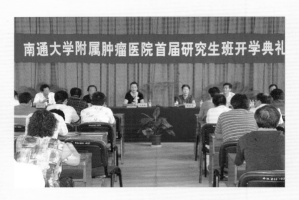

2007年9月14日，南通大学附属肿瘤医院首届研究生班开学典礼

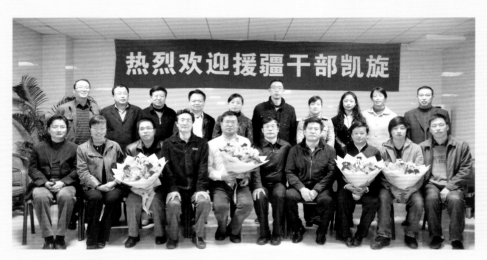

医院领导欢迎援疆干部施民新、杨燕光、刘向阳、张建锋凯旋

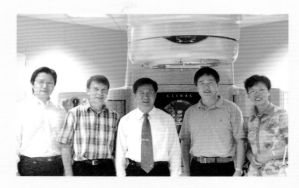

院长强福林（中）、副院长蔡晶（右一）、陆会均（左一）赴美国伯明翰大学访问学习

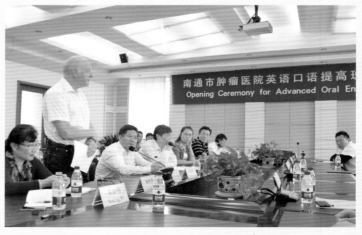

2013年10月9日，外籍专家为医务人员进行英语培训

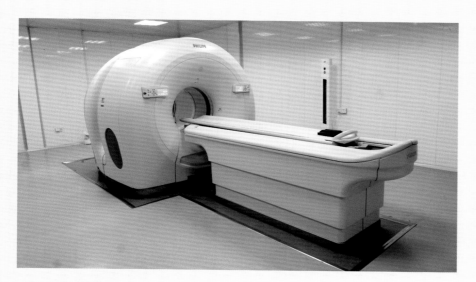

苏中首台PET/CT

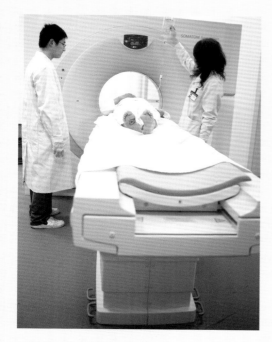

德国西门子64排螺旋CT

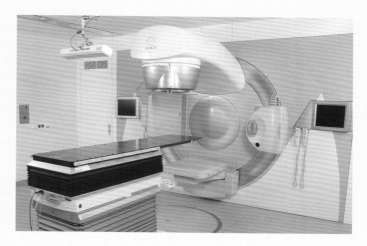

医科达Synergy-VMAT加速器

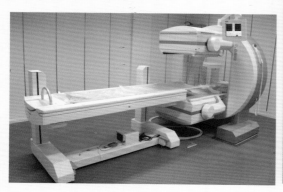

ECT

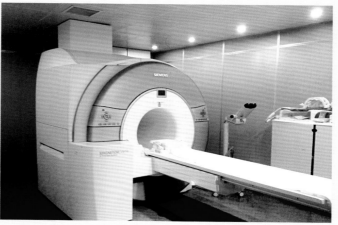

3.0T核磁共振

文化馨香

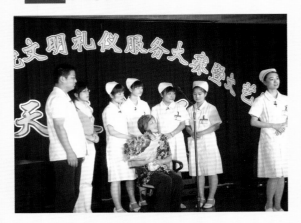

2008年10月14日，外科在医院首届"天使情怀"文明礼仪服务大赛上表演小品

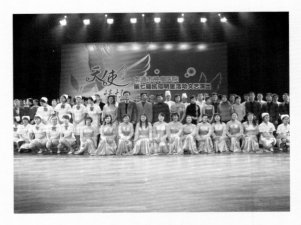

2008年11月22日，医院创建三级肿瘤专科医院推进大会暨第七届抗癌明星活动在南通市更俗剧院召开

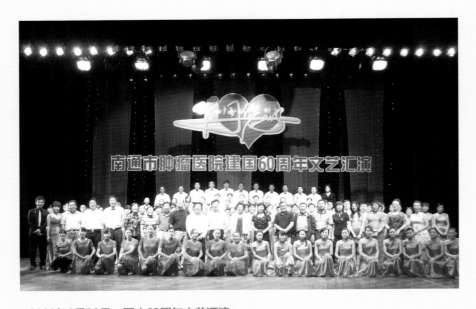

2009年9月20日，国庆60周年文艺汇演

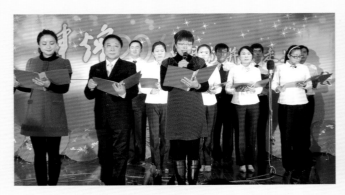

2011年1月28日，副院长蔡晶（前排右一）等表演新春诗朗诵

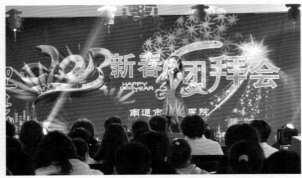

2013春节团拜会，小提琴独奏表演

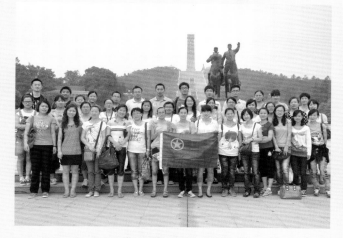

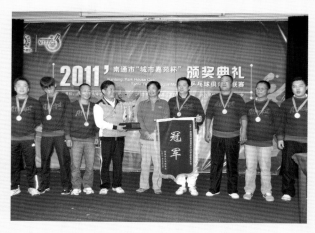

2012年4月5日，团员进行革命传统教育

2011年10月16日，医院喜获南通市"城市嘉苑杯"乒乓球俱乐部联赛冠军

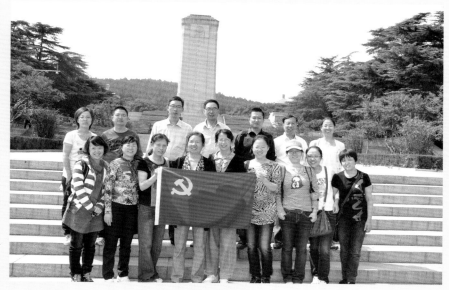

2011年9月25日，党员活动——红色之旅

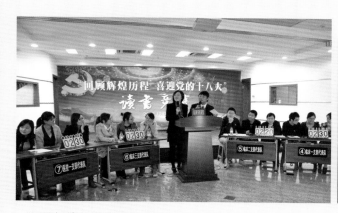

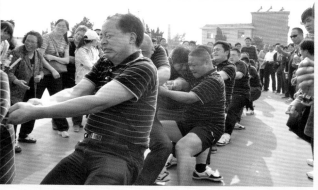

"回顾辉煌历程 喜迎党的十八大"读书竞赛

2012年10月20日，医务人员参加平潮镇全民运动会拔河比赛

温馨服务

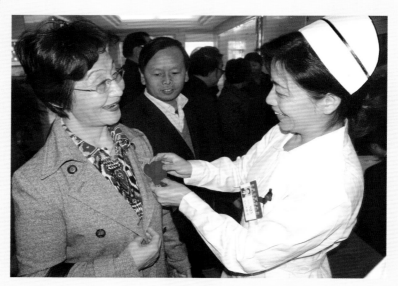

2006年11月10日，第五届抗癌明星活动在南院召开

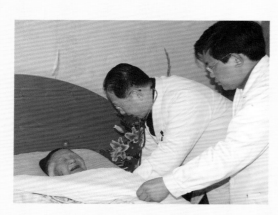

2007年2月15日，内科主任谭清和（左二）等专家上门为107岁病人服务

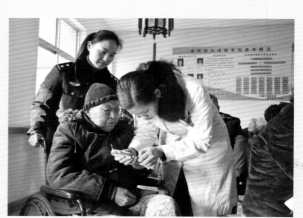

医务人员为敬老院老人服务

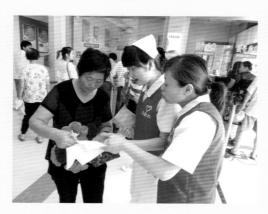

志愿者热情为患者服务

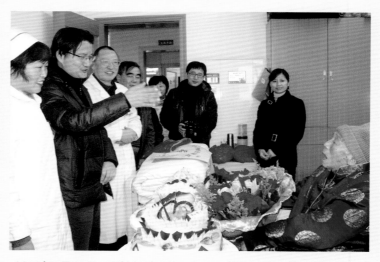

2012年2月23日，副院长陆会均（左二）等祝贺住院老干部百岁寿辰

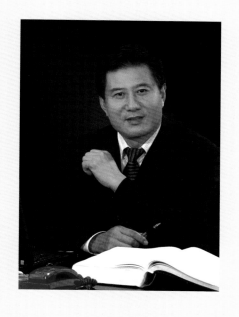

　　1972年5月，一个永镌南通医疗卫生发展史的经典时刻，国内创建最早、规模较大的地市级肿瘤专科医院在南通诞生，它填补了南通乃至苏中、苏北地区没有肿瘤专业医疗机构的历史空白，成为南通卫生事业发展进程中重要的里程碑。

　　四十年来，南通市肿瘤医院从小到大、从弱到强，走过了一条艰辛、曲折但充满希望的改革创新之路。数代医务工作者筚路蓝缕、薪火传承，以艰苦奋斗的精神创业，以保障健康的赤诚立业，以攻克肿瘤的执着兴业。"敬业、廉洁、开拓、务实"，实现了由参照二级医院管理向三级甲等肿瘤专科医院的历史性跨越。

　　盛世修典，资政教化。值此南通市肿瘤医院四十周年华诞之际，我们组织编纂了《南通市肿瘤医院志（1972~2013）》，这既是对历史的回顾和总结，又是对现实的观望和服务，使我们能够稽前鉴后、温故知新，满怀信心地创造美好的未来。《南通市肿瘤医院志（1972~2013）》"集数十万字于一册，缩四十年寒暑为一瞬"。纵贯医院发展全程，横陈医院诸们各科，坚持正确的观点，讲求严谨的体例，注重鲜明的特色，真实地反映了医院在肿瘤预防、治疗、教育、科研及医院管理等方面的独特优势，生动地展现了全体医务工作者"服务热情周到，技术精益求精"的精神风貌，内容全面，资料详备，对前人是一种纪念，对今人是一种激励，对后人是一种楷示。

　　"修志问道，以启未来"。南通市肿瘤医院的全体医务工作者将秉承"攻克肿瘤、造福人类、服务社会、奉献人民"的宗旨，依法治院，科教兴院，并以《南通市肿瘤医院志（1972~2013）》的出版为契机，积极营造读志、用志的氛围，用历史的智慧推进医院管理体系和服务能力的现代化，为建设国内知名、省内一流、专科特色鲜明且具有较强综合医疗水平的现代化三级甲等肿瘤专科医院而努力！

南通市肿瘤医院院长、党委书记　　

2014年12月

凡　例

一、本志运用辩证唯物主义和历史唯物主义的立场、观点和方法，全面系统地记述南通市肿瘤医院各项事业发展的历史与现状，充分展示市肿瘤医院独有的专科建设特色，求真存实，力求思想性、科学性和资料性的统一。

二、本志上限起于1972年5月医院筹建之始，下限迄于2013年12月31日。

三、本志采用述、记、志、传、图、表、录等体裁，志为主，录为辅。概述置志前，纵陈全貌；传记殿志后，概述人文；图、表、录随文而行。

四、本志采用章节体，由章、节、目及子目四个层次组成，全志共十章、五十二节、713310字。

五、本志大事记采用编年体和以纪事本末体相结合的编写方法。以时系事，着重收录40年来医院发展的大事、要事和特事。

六、本志坚持生不立传的原则，人物传略收录为医院发展做出贡献者，排列以卒年为序；人物简介收录在职和退休的科主任（含主持工作的副主任）、正高职称以上人员，排列以姓氏笔画为序；先进人物、先进集体收载获院级以上荣誉称号者，排列以受表彰的时间为序。

七、本志吸收了2004年版《南通市肿瘤医院院志》的资料精华，拾遗、补缺、纠谬，并依据相关文献、档案及口碑资料编纂而成。

八、本志为便于检索，卷首设中，卷末设主题索引，可通过目录、索引、书眉等查询。

九、本志所辑文献为尊重历史，基本保留原貌。

十、本志各类数据均已核准，引文均注明出处。表中空缺的数字用"-"表示。

目　录

概　述

　　南通市肿瘤医院始建于 1972 年,是一所全民所有制的三级甲等医院,也是国内创建最早、规模最大的地市级肿瘤专科医院之一。截至 2013 年年底,医院占地面积 9.24 万平方米,建筑面积 8.24 万平方米,其中位于崇川区青年西路 48 号的南院占地面积 1.94 万平方米,建筑面积 2.85 万平方米;位于通州区通扬北路的北院占地面积 7.3 万平方米,建筑面积 5.39 万平方米。医院总资产 3.95 亿元,开放床位 1100 张,职工 1191 人,其中卫生技术人员 1030 人,高级职称 190 人,中级职称 331 人。

　　南通市肿瘤医院又名南通市第五人民医院,系南通大学附属肿瘤医院、苏州大学教学医院、南京医科大学肿瘤教学科研基地。院内附设南通市肿瘤研究所、南通市肿瘤化疗中心、南通市肿瘤放疗中心、南通市病理诊断中心,中国医院协会肿瘤医院管理分会全国地市级肿瘤医院联盟挂靠于该院。

　　40 年来,市肿瘤医院坚持"病人第一、服务第一、质量第一"的宗旨,以全面独到的诊疗手段、国际一流的医疗设备、科学合理的治疗模式、温馨舒适的就医环境,服务社会,惠及百姓,得到社会各界的认可和人民群众的信赖。医院先后多次获全国卫生行风先进集体、江苏省文明单位、江苏省文明医院、江苏省医疗卫生标兵示范医院、江苏省全面改善医疗服务推进医德医风建设专项行动先进单位、南通市文明单位、南通市创建无红包医院活动先进单位等荣誉称号。

一

　　自 20 世纪 60 年代始,由于居住环境、生活习惯、卫生条件、医疗水平等诸多因素的影响和制约,南通地区恶性肿瘤的发病率逐步呈上升趋势。70 年代初,南通地区卫生局组织发动 6000 多名医务人员对所辖海安、如皋、如东、南通、海门、启东 6 县人口死亡情况进行全面、系统的回顾性调查。结果表明,在 1968~1972 年,恶性肿瘤高居南通地区主要死亡原因的第一位,恶性肿瘤成为危害南通人民生命健康的常见病和多发病。然而,在南通乃至整个苏北地区竟无一所防治肿瘤的专业医疗机构。

　　鉴于恶性肿瘤高发的严峻形势,中共南通地委决定:利用南通县平潮镇原南通地区肝炎防治院旧址创办肿瘤专科医院,暂定名为南通地区精神病防治院附属肿瘤科。1972年5月,南通地区精神病防治院附属肿瘤科筹建组成立。1974年6月26日,南通地区精神病防治院附属肿瘤科开诊。1974年12月4日,经江苏省革命委员会批准,南通地区肿瘤医院成立。1983年3月,南通实行市管县体制,南通地区肿瘤医院更名为南通市肿瘤医院。

自1972年5月至2001年12月,南通市肿瘤医院先后经历艰苦创业,筹建医院;医院开诊,规范调整;拨乱反正,强化管理;全面改革,横向联合;治理整顿,深化改革;质量管理,科技兴院;与时俱进,内涵发展等阶段。历届医院领导和几代医务工作者承前启后,继往开来,锐意进取,扎实工作,医院规模不断扩大,基础设施日臻完备,医疗设备与日俱新,专科建设独具特色,教育科研人才辈出。所有这些,为南通市肿瘤医院的协调发展、跨越发展、科学发展奠定了坚实的基础。

2002~2005年,南通市肿瘤医院确立"优质、高效、低耗、便捷"的管理目标,实施"制度立院、人才强院、科技兴院"的办院方针,坚持走内涵建设为主的质量效益型发展之路,在医务管理、科教研究、人才培养、投资建设、温馨服务等方面成效显著。特别是2003年抗击"非典"(传染性非典型性肺炎)中,全院上下团结一致,全力以赴,按照"规范、快捷、安全、满意"的要求,圆满完成各项任务,受到省、市领导的肯定和表扬,获南通市抗击"非典"先进集体的称号。

2006~2010年,南通市肿瘤医院以品牌建设为载体,以创建三级甲等医院为契机,以深化医院管理年活动,创建无红包医院、创建和谐医院、创建平安医院为抓手,坚持"病人第一、服务第一、质量第一"的宗旨,医院的医疗服务、科研教育、运营管理、基本建设等各项工作取得突破性进展。其间,兼并重组南通港口医院,成立南通市肿瘤医院南院;成为南通大学附属肿瘤医院;增挂南通市第五人民医院牌;成为中国科学院南通癌症研究基地;成为全国百万妇女乳腺普查南通地区唯一定点医院;成立专家会诊中心,推行肿瘤单病种综合治疗模式。大力实施医疗质量和医疗技术提升工程、优质服务便民惠民工程、设备更新和信息化建设工程、基本建设和环境改造工程、改革管理增效工程等五大工程,攀高争先,提档升级,取得历史性的突破,昂首跨入三级甲等医院的行列。

2011~2013年,南通市肿瘤医院深入推进"三好一满意"活动、医疗质量万里行活动、优质护理示范工程等,创建患者安全目标合格单位、创建国家临床药物试验机构、创建癌痛规范化治疗示范病房,进一步提升医院核心竞争力和创新发展能力。其间,成为国家癌症中心"肿瘤患者服务中心项目"全国13家启动医院之一;承办全国地市级肿瘤医院联盟首届管理峰会,并成为联盟挂靠单位,成为农村居民重大疾病救治医院,成为南通市慈善总会定点医院。

二

1972年5月,南通市肿瘤医院在"空荡荡的一个草院子,乱糟糟的几排旧房子"的基础上,艰难起步。在时间紧、任务重、人员缺、资金少的情况下,按照轻重缓急、分期施工的原则,坚持主体工程先行,配套工程紧跟。1974年6月、1976年12月、1978年7月,医院病房楼第一、二期工程及门诊楼先后竣工,医院渐具雏形。此后,根据医院发展规划,医院逐年加大资金投入,新建、续建、改建

供应室、制剂楼、老干部病房楼、中心供应楼、药库、锅炉房、幼儿园、职工宿舍等各类医疗生活设施。2003年3月27日,医院综合病房大楼落成并投入使用,大楼总投资0.63亿元,总面积1.61万平方米,成为南通市肿瘤医院的标志性工程。2006年4月,南通市肿瘤医院兼并南通港口医院,成立南院,规划建设南院综合病房大楼,大楼总投资0.9亿元,总面积2.08万平方米。自2006年始,市

肿瘤医院实施基本建设和环境改造工程,新建、改建、扩建放疗楼、加速器楼、行政办公楼、南院医技楼及南北院绿化等一批医疗基础设施,医院面貌焕然一新,被市政府命名为"花园式医院"。

1974 年开诊时,市肿瘤医院购进第一台国产钴⁶⁰治疗机。此后, 相继引进先进的医疗设备,2001 年,有万元以上设备 164 台。2005 年以后,更新添置 PET-CT、头部伽玛刀、1.5T 核磁共振、64 排螺旋 CT、1.6 排 CT 模拟机、大平板 DSA、ECT、BD 流式细胞分选仪、Leica 共聚焦显微镜、三台直线加速器、肿瘤专用健康体检车等设备。其中卫生部审批的 PET-CT 和头部伽玛刀是苏中地区唯一配置的甲类大型设备。

1984 年,引进第一台黑白电视机作显示器的单片机用于放射治疗科的计量计算。1993 年,引进美国生产的 AST286 计算机 1 台用于财务工作。1994 年后,临床、医技、行政办公室等科室陆续引进计算机。至 2013 年,医院配置各类计算机近 800 台。

1997~1999 年, 信息科开发 HIS 系统部分模块软件为门诊、住院收费系统。2001 年 5 月,全院正式全面开始使用江苏宏图医院信息管理系统。2007 年 7 月,正式实施 HIS 软件,先后完成南院和北院的门诊挂号收费、中药、西药房和药库系统、住院结算管理系统、护士站系统、物资管理、触摸屏查询等核心模块的上线应用,感染管理、护理管理、科教管理、供应室管理、住院医生工作站、药品异动监控等子系统调试成功,全部上线。实现南北院内网互通,保证全院信息管理系统的实时互联。建成主干为千兆的内部局域网及以电子病历为核心的覆盖医疗、服务、管理全过程的大规模、一体化的医院信息系统。包括 PACS、RIS、LIS、体检系统、手术麻醉系统、病案随访系统、病理系统、标本库系统、电子叫号系统、医院网站、电子阅览室、办公自动化系统等,全面实现医院诊疗、管理的全数字化,规范医院信息流程,实现远程多层次数据交流和信息资源共享,数字化医院初具规模。

三

1974 年 6 月,南通市肿瘤医院设内科、外科、妇科、放疗科、中医科和急诊室 6 个临床科室及放射科、检验科、病理科、药房、同位素室、心电图室、超声波室(A 超)、医疗设备科 8 个医技科室。随着医院规模的扩大,医疗领域的拓展,至 2013 年,有内科、外科、妇科、放疗科、中西医结合科、麻醉科、重症医学科、介入科 8 个临床科室及病理科、医学影像科(放射科、超声波科)、检验科、药剂科、核医学科、营养科 6 个医技科室。南通市肿瘤研究所是具有流行病学研究、基础研究与临床应用相结合的肿瘤转化医学职能和特色的肿瘤研究所。南通市病理诊断中心为省级重点专科,南通市卫生领域科研重点建设专科,南通市医学重点专科及南通市临床重点专科。南通市肿瘤放疗中心是全国较早建立的规模较大的放疗科之一,也是苏中苏北地区最大的放射治疗中心,为南通市临床重点专

科。南通市肿瘤化疗中心为南通市临床重点专科、南通市医学重点专科。

南通市肿瘤医院注重医疗质量和医疗技术的提升,结合医院专科特色,在全市率先成立专家会诊中心,大力推行肿瘤单病种综合治疗模式。医院鼓励科研和新技术新项目的开展, 在巩固放疗中心、化疗中心、病理诊断中心等传统优势学科的基础上,注重培育一批新兴的强势学科,形成具有较高知名度和影响力的重点学科群。其中:病理科为江苏省临床重点专科;肿瘤内科、放疗科、医学影像科为南通市医学重点专科;肿瘤妇科、肿瘤外科、麻醉科为南通市医学重点建设学科;检验科为南通市临床重点专科。

南通市肿瘤医院始终把人才引进和培养工作放在重要位置,倡导"不为我有,为我所用"的理念,通过"外引内培"广泛吸纳培养人才,不断改善

和优化医务人员的专业水平和学历结构。2013年,医院有博士、硕士研究生 276 人(含在读),享受国务院特殊津贴专家、市优秀技术拔尖人才、市"226 高层次人才培养工程"培养对象、市重点医学人才、市重点医学人才培养对象、江苏省名中医等 60 余人。此外,引进和聘请一批知名学者和专家作为学科带头人。

四

南通市肿瘤医院北院地处农村集镇,1974 年开诊时,虽处于边诊治、边建设的初始阶段,但对于南通乃至苏北地区的广大肿瘤患者无疑具有较强的吸引力。医院开设综合门诊,尽管环境艰苦、设备简陋,却为周边地区的人民群众的医疗需求提供了极大的便利。医院不断推出"文明行医、优质服务"的新举措,积极开展"优质服务、达标夺魁"活动,全院形成"临床围着病人转,后勤围着临床转,领导围着职工转,全院围着病人干"的服务模式。尤其是 2005 年以来,医院坚持以病人为中心,不断丰富内涵,强化基础,创新管理,努力完善服务设施,优化服务流程,规范服务行为,加强医德医风建设,提出"优质服务无缝对接"的服务目标,创造性地开展各种服务新举措:成立患者服务中心,功能涵盖咨询、接诊、陪护、预约、回访、运送等,全方位满足患者需求。成为国家癌症中心"肿瘤患者服务中心"项目全国目前启动医院之一,深受病员好评。

南通市肿瘤医院在省内率先实现新农合异地联网刷卡即时即报,开通新农合就诊的"绿色通道",设立专门服务窗口优先结算,持有南通市癌友康复协会会员证的新农合住院病人还可减免部分挂号费和检查费。最大限度地让农民患者享受新农合补偿政策,以切实解决农民看病贵、看病难问题。

40 年,在历史的长河中,仅是短暂的瞬间。然而,对于南通市肿瘤医院来说,它是一段永志难忘的历史记忆,是一部栉风沐雨的发展史诗。今天,南通市肿瘤医院以更加开放的胸襟和更加昂扬的姿态站在新的起跑线上,为南通市肿瘤防治事业的发展,为满足日益增长的肿瘤患者的医疗需求,为攻克肿瘤顽症,全体医务工作者一路高歌,奋力前行。

大 事 记

1972 年

5 月　南通地区精神病防治院附属肿瘤科筹建组成立。

1973 年

4 月　南通地区精神病防治院附属肿瘤科钴 ^{60} 及深部 X 光机机房建成。

1974 年

6 月 26 日　南通地区精神病防治院附属肿瘤科开诊。

6 月　南通地区精神病防治院附属肿瘤科病房楼一期工程竣工。

12 月 4 日　经江苏省革命委员会批准，南通地区肿瘤医院成立。

1975 年

6 月　南通地区肿瘤医院卫生学校成立。

1976 年

5 月　中国共产党南通地区肿瘤医院总支委员会成立，巫云华任党总支书记，刘元生、朱少香任党总支副书记。

5 月　中国医学科学院肿瘤研究所党委副书记兼副所长，日坛医院党委副书记、副院长，卫生部肿瘤防治研究所办公室主任李冰到医院视察。

5 月　南通地区肿瘤医院与中国医学科学院肿瘤研究所合作，开展放射免疫火箭法普查肝癌的研究工作。

8 月　中国共产主义青年团南通地区肿瘤医院总支部委员会成立。

11 月　南通地区肿瘤医院革命委员会成立，巫云华任革命委员会主任，刘元生、朱少香、张健增、杨学源任副主任。

12 月　南通地区肿瘤医院病房楼二期工程竣工。

1977 年

6 月　巫云华出席全国第四届肿瘤防治工作会议，并作专题发言。

1978 年

6 月　南通地区肿瘤医院病理科技师徐国明出席全国医药卫生科学大会。

7 月　南通地区肿瘤医院门诊楼竣工。

11 月　南通地区肿瘤医院获全国科学大会奖。

11 月　巫云华调离，缪培任医院党总支书记、医院院长。

12 月　陈维道任副院长。南通地区肿瘤医院工会委员会成立。

1979 年

2 月　刘元生、张健增、宋启明任医院副院长；免去陈维道副院长职务。

2 月　陆崇胤参加赴西藏医疗队。

5 月　南通地区肿瘤医院卫生学校改为南通地区卫生学校。

12 月　放射科医生陈志平参加中国赴桑给巴尔医疗队。

1980 年

1 月　陈天慈任医院副院长。

3 月　免去刘元生副院长职务。

7 月　周洪宾、陈桂文任医院副院长。

11 月　南通地区肿瘤医院与北京日坛医院、启东肝癌研究所合作的"早期肝癌和癌前期甲胎蛋白血清规律的研究"获得卫生部（甲）级科学技术荣誉证书。

1981 年

4 月　南通地区肿瘤医院召开首届职工代表大会。

1982 年

1 月　江苏省地区医院检查团到医院检查工作。

3 月 5 日　全院开展第一个"文明礼貌月"活动。

5 月　袁义新任医院副院长。

7 月　戴义济任医院副院长。

12 月　南通地区肿瘤医院制剂楼建成。

1983 年

3 月　南通地区肿瘤医院开展第二个"文明礼貌月"活动。

3 月　南通地区肿瘤医院更名为南通市肿瘤医院。

3 月　江苏省南通市制剂整顿验收小组到医院检查验收，颁发制剂合格证书。

5 月 26 日　南通市肿瘤医院临床肿瘤研究所成立。

6 月　全院开展"文明行医、优质服务"活动。

11 月　南通市县以上医院"文明行医、优质服务"活动经验交流会在市肿瘤医院召开。

1984 年

3 月 26 日　中共南通市委宣传部、市总工会举办"南通市文明新风"展览，展出市肿瘤医院等 7 家单位创文明、树新风的事迹。

3 月　全院开展第三个"文明礼貌月"活动。

3 月　农工民主党南通市肿瘤医院支部成立。

6 月 27 日　医院召开建院十周年庆祝大会。

7 月 28 日　内科主任季震、物理师曹金山与北京市肿瘤医院 CT 室主任苏子曾赴美国，与芝加哥活动影像公司洽谈赠送 CT 扫描仪事宜。

8 月 30 日　陆崇胤任南通市肿瘤医院院长，缪培任中共南通市肿瘤医院总支部委员会书记、免去其院长职务，缪旭东任党总支副书记，免去袁义新副院长职务。

9 月 5 日　医院召开第二届职工代表大会。免去陈天慈、周洪宾、陈桂文副院长职务，任督导员。免去张健增、戴义济副院长职务，梁锦森、宋启明任副院长。

1985 年

4 月 17 日　马春旺任医院副院长。

5 月 17 日　江苏省副省长张绪武到医院考察工作。

7 月 1 日　日本东芝公司派人到医院商洽模

拟机有关事宜。并派安达良一、森山政胜到医院安装模拟机。

8月22日　中共南通市肿瘤医院总支部委员会改选。

8月　缪培离休，缪旭东主持党总支工作，马春旺任第一副院长。

9月10日　医院模拟机正式投入使用。

10月22日　医院六病区（简易病房）开始收治病人。

10月26日　市卫生局、市科学技术委员会受江苏省卫生厅委托，在医院召开鉴定会，医院临床肿瘤研究所与上海市肿瘤研究所合作项目"人体甲胎蛋白分子变异体临床应用价值"通过鉴定。

1986 年

1月12~24日　医院各整党学习小组开始集中学习，组织讲座。

5月10日　中共南通市委宣传部、市卫生局整党办公室派人到医院检查整党工作情况。

5月20日　医院被江苏省卫生厅评为1985年度省文明医院。

6月2日　经市卫生局党组批准，医院整党工作结束。

6月28日　医院召开全体团员大会。

10月6日　市归国华侨联合会市肿瘤医院小组成立。小组成员刘捷兴、叶青丽、陆培宏、浦世昭、韩枋。

10月　致公党南通市肿瘤医院支部成立。

11月21日　市归国华侨联合会市肿瘤医院小组推举叶青丽为组长。

12月24日　市卫生局组织的文明医院检查组到医院检查工作。

1987 年

3月21日　日本爱知县卫生调查员早川顺

子到医院考察访问，并进行学术交流。

3月26日　省文明医院检查组到医院检查，对医院的创建工作给予较好评价。

3月28日　医院科研成果"AFP分子变异体的临床应用价值"获江苏省厅级科技进步奖。《中国卫星信息报》给予报道。该研究成果对肝癌的早期诊治具有重要意义。

4月6日　医院职工秦德明获得省政府颁发的特级厨师和点心师技术证书。

4月16日　医院被命名为省爱国卫生先进单位。

4月30日　国际抗癌协会副主席、中国医学科学院肿瘤医院院长孙宗棠教授到医院介绍国内外肿瘤防治动态。

5月　医院被江苏省卫生厅评为1986年度省文明医院。

6月19日　马春旺任院长，宋启明、张爱平任副院长，梁锦森辞去副院长职务；杨新泉任南通市肿瘤医院党总支副书记，免去缪旭东党总支副书记职务，免去陆崇胤院长职务。

7月16~17日　广西百色地区县医院院长卫生考察团一行15人到医院考察。

7月28日　南通市肿瘤医院临床肿瘤研究所副所长、内科副主任季震参加江苏省赴日肿瘤考察团出国考察。

8月29日　医院"军人家庭服务中心"获省政府、省军区授予的先进集体奖状。

9月11日　院长马春旺在南通市召开的"优质服务、达标夺魁"活动经验交流会上作书面发言，医院在此活动中获流动红旗。

11月7日　卫生部防疫司工业卫生研究所助理研究员何苗庭、技师宣小兰到医院检查放射防护工作。

1988 年

1月7日　中国共产党员、原南通地区科学技术委员会副主任、离休干部、医院创始人巫云华逝世。

1 月 29 日　省卫生厅副厅长张华强到医院考察。

3 月 31 日　医院召开第三届职工代表大会第一次会议。

5 月 16 日　医院召开纪念"5·12"国际护士节座谈会。

7 月 15 日　市政府副市长王湛、市人大常委会副主任杨振东、市委宣传部部长沈鹏千到医院慰问老干部。

9 月 4 日　医院被评为 1986~1987 年度省级文明单位。

10 月 25 日　由医院开发的病理档案资料微机处理系统通过技术鉴定。专家们一致认为该项科研成果处于国内领先地位。

10 月 28 日　医院召开团员代表大会，选举产生新一届团委会。

11 月 15 日　荷兰核通公司副经理万逢春到医院就用荷兰政府优惠贷款购置放射治疗设备事宜进行洽谈和协商。

1989 年

1 月 21 日　市政协副主席朱良春等 22 人到医院视察。

3 月 12 日　省卫生厅组织的文明医院检查评比组到医院检查。

3 月 13 日　医院被评为 1988 年度紫琅杯创"三优"先进单位。

3 月 17 日　医院获 1988 年省级临床生化室质量控制良好奖，同时获得血氯测定、白蛋白测定两个单项第一名。

3 月 24 日　医院召开第三届职工代表大会第二次会议。

6 月 7 日　省财政厅、卫生厅等一行 12 人到医院检查工作，察看钴60机房并对医院建设提出意见。

6 月 26 日　医院被评为 1987~1988 年度省

文明医院。

6 月 30 日　医院召开全体共青团员大会，颁发团证，举办"我对党说知心话"演讲会。

9 月 13 日　医院召开各界人士座谈会，党政工团妇、各民主党派共 16 人出席会议，侨联小组长叶青丽汇报小组工作，民主党派负责人对医院的工作、职工教育等提出意见和建议。

9 月 16 日　医院组织抗灾抢险医疗队前往灾区巡诊。

9 月 22 日　医院职工支援灾区捐款捐物，共捐人民币 452.52 元，粮票 138 斤，衣物 333 件，医院捐款 1000 元，捐药价值 800 元。

11 月 8 日　医院红十字会成立大会召开。

11 月 17 日　医院获市卫生系统"百日双优"竞赛先进单位称号。

1990 年

3 月 3 日　医院购置的加拿大钴60治疗机运抵医院。

4 月 16 日　医院安装的加拿大钴60治疗机开始启用。

5 月 19 日　医院获市卫生系统"百日交通安全竞赛"活动优胜单位。

6 月 21 日　医院首批卫生支农医疗队前往如皋县江安、吴窑卫生院。

7 月 21 日　医院新病房大楼一楼（六病区）开始启用。

8 月 29 日　医院七病区二楼开始收治病人。

9 月 5 日　省卫生厅、公安厅、省防疫站、市防疫站一行 4 人联合对医院钴60机、后装治疗机、同位素放射防护工作进行检查。

9 月 22 日　中国抗癌协会理事长、天津肿瘤研究所所长张天泽等全国知名抗癌专家应邀到医院察看医疗设备，并进行学术座谈。

11 月 29 日　根据南通市医疗技术鉴定委员会通卫医鉴〔1990〕4 号《关于喻斌医疗事故（事件）技术鉴定报告书》结论：喻斌医疗事件

定为三级乙等医疗责任事故。

1991 年

2 月 4 日　市卫生局批复同意医院建立放射物理室。

2 月 6 日　医院被评为 1989~1990 年度省文明医院。

6 月 19 日　医院成立青年示范病区。

7 月 6 日　医院代表队在卫生系统市直单位国防知识竞赛中获一等奖。

8 月 6~8 日　医院举行赈灾义诊，义诊收入4400 元捐给灾区。

8 月 7 日　陈公权任副院长；施勤耕、杨新泉任院党总支副书记。

8 月 17 日　医院 446 名职工为灾区捐人民币 2009 元、粮票 2874 斤。

9 月 4 日　医院举行"纠风立状"签字仪式，省、市纠正行业不正之风办公室、市监察局、市卫生局负责人到会并讲话。

10 月 7 日　医院被评为 1988~1990 年度省文明单位。自 1984 年江苏省开展省级文明单位创建评比以来，医院已连续 6 年保持省级文明单位称号。

1992 年

2 月 15 日　市人大卫生组一行 15 人到医院考察。

4 月 1 日　南通市肿瘤医院城东分院正式挂牌，市委副书记戴志良、市政协副主席朱良春等参加开诊典礼。

4 月 29 日　医院病理科主任韩枋被市总工会授予劳动模范称号。

6 月 10 日　医院召开第四届职工代表大会暨首届工会会员代表大会。

10 月 16 日　日本课长代理田巴健夫到医院考察阿霉素的临床使用情况。

10 月　免去宋启明副院长职务。

11 月 19 日　医院召开第四届职工代表大会第二次会议。

1993 年

1 月 15 日　市长徐燕、市人大常委会副主任徐虎等到医院慰问住院老干部。

2 月 5 日　南通港口医院书记、院长黄文达在市卫生局有关人员陪同下，到医院商谈联合办医事宜。

4 月 20 日　医院举行"南通市肿瘤化疗中心""南通市肿瘤放射治疗中心""南通市病理诊断中心暨美通医疗设备用品公司"挂牌仪式，市人大常委会副主任葛忠康、市政府副秘书长王嵘等参加挂牌仪式。

5 月 7 日　医院政工研究会成立大会召开。

6 月 29 日　美国发尔果公司总经理范可尼一行到医院考察参观。

7 月 3 日　经医院技术人员和美国发尔果公司技术人员的通力合作，1250 毫安 X 光机开始使用并举行开机仪式。

7 月 17 日　澳大利亚纽威国际联体负责人得·纽尔到医院考察访问，听取市卫生局局长吴爱祥对南通市卫生事业的简介，考察医院医技科室及老干部病房。

10 月 25 日　上海核子厂组装的西门子医用直线加速器设备运抵医院。

1994 年

1 月 22 日　市人大代表及部分省人大代表到医院视察，就医院发展定向问题展开讨论。

3 月 28 日　医院召开第四届职工代表大会第四次会议暨第一届第二次工会代表大会。

5 月 4 日　医院召开第二届团员代表大会。

6 月 2 日　医院加速器机房通过省、市卫生、公安等放射防护主管部门的竣工验收。

6月16日　医院举行建院二十周年暨加速器开机庆典活动，副市长李炎、市政协副主席殷若男参加庆典活动并讲话。

8月11日　经市卫生局党组研究决定并报市委组织部同意，聘任张爱平为市肿瘤医院院长，徐必林、龚振夏、陈公权为副院长，聘期两年。任命马春旺为中共南通市肿瘤医院总支委员会书记，免去院长职务；徐必林为副书记，免去杨新泉、施勤耕副书记职务，杨新泉任市肿瘤医院巡视员。

9月26日　医院召开创建二级肿瘤专科医院誓师大会。

11月16日　市卫生局专科医院基本标准评审和年终考核检查组一行13人到医院就医疗管理、卫生行风、改革、创建工作等进行检查。

12月23日　由市卫生局主持的"关于医用直线加速器简化测量点、优化课题计算技术研究"科研课题鉴定会在医院召开。专家组一致认为该项目在国内处于领先地位，应加以推广。

1995 年

2月20日　市政协副主席朱文涛及市港务局、市卫生局、港口医院负责人到医院商讨医院与港口医院合并及利用外资办院等事宜。

6月21日　市委组织部、市卫生局领导到医院宣布：任命刘万国为市肿瘤医院副院长，施勤耕调市肿瘤医院工会主持工作。

7月27日　医院召开颁发"执业许可证暨创二甲"动员大会。市卫生局副局长柯观颁发"执业许可证"。

9月7日　医院购置的250千瓦发电机组安装并调试成功。

11月3日　省卫生厅纠风办主任杨子尧率全国医疗机构职业道德建设工作江苏考核组一行11人到医院检查。

11月15日　院长张爱平赴广州参加第七届全国肿瘤医院管理学术研讨会。

12月7~8日　医院召开第五届职工代表大会和第二届工会会员代表大会。

1996 年

1月19日　医院利用以色列低息贷款引进的CT机投入试运行。

2月6日　市委常委、组织部部长邹运才等领导到医院视察指导工作。

3月1日　医院被评为"江苏省卫生系统'二五'普法先进集体"。

4月18日　医院与上海第二医科大学达成建立南通市肿瘤检测中心的合作意向。

4月30日　内科副主任医师谭清和获市总工会颁发的"五一劳动奖章"。

6月6日　医院召开第五届职工代表大会第二次会议。

7月20日　院长张爱平随江苏医疗服务合作考察组（共11人）赴澳大利亚访问，就医疗合作项目与澳方进行商洽。

8月13日　南通市机构编制委员会批复同意，南通市肿瘤医院临床肿瘤研究所更名为南通市肿瘤研究所。

1997 年

3月24~31日，医院病理科主任医师韩枋应日本东京大学医学部的邀请访问日本，进行肝癌病理形态学研究课题的研讨。

4月1日　南通市医疗保险微机清算系统正式开通运行。

5月6日　九三学社南通市委员会市肿瘤医院支社召开成立大会。

5月18日　市卫生局研究决定龚振夏任南通市肿瘤研究所所长（兼）。

11月7日　市委组织部、市卫生局领导到医院宣布任免决定：任命姚伟为南通市肿瘤医院院长、党总支书记，免去马春旺市肿瘤医院党总支书记职务，免去张爱平院长职务。

1998 年

3月　医院召开第五届职工代表大会第三次会议。

5月17日　医院100名党员干部赴淮安市参观周恩来纪念馆、故居。

5月22日　南通市第一期化疗培训班在医院开课。

8月14日　经中共南通市委组织部批准，选举产生第一届中共南通市肿瘤医院委员会，并选举产生第一届中共南通市肿瘤医院纪律检查委员会。

9月10日　任命姚伟为党委书记，徐必林为党委副书记，黄元培为副院长，刘万国为纪委书记，免去刘万国副院长职务。

10月23日　医院召开第五届职工代表大会第四次会议，会议讨论通过医院发展战略思路，即"立足平潮发展，强化内涵建设，积蓄发展后劲，寻找机遇建立分院"。

11月1日　医院自主开发门诊微机收费系统。

12月1日　副市长季金虎一行7人到医院就医院发展思路问题进行现场考察和办公。季金虎对医院提出"立足平潮发展、强化内涵建设、寻找机遇办分院"的思路给予高度肯定和支持。

12月12日　医院召开第三届团员代表大会。

1999 年

6月15日　医院召开大外科主任竞聘大会，3人参与竞争，经公开答辩、考评，决定聘任蒋松琪为大外科主任。

6月　介入科副主任医师严峰赴新疆伊犁州友谊医院参加省卫生厅援疆医疗队。

7月22日　市卫生局及体臣卫校派员到医院洽谈原第二卫生学校交接事宜，并办理交接手续，原第二卫生学校所有产权归医院所有。

10月10日　医院虚拟网电话正式开通，原总机撤销。

10月28日　医院召开第五届职工代表大会第五次会议。

11月18日　医院X-刀室正式开业营运，这也是苏中地区引进的首台X-刀，市领导李炎、季金虎、储长林出席揭牌仪式。

12月7日　澳大利亚玛创业医学研究院卡尔博士到医院讲授放射探测技术在外科中的应用，并用此法为一名患者行乳癌术。

12月29日　医院新病房大楼正式破土勘探。

2000 年

1月21日　医院与市医学会联合兴办的医学远程教育网正式开通。

5月10日　南通医学院与医院签署共同建立教学医院协议书。自此，医院计划每年接受实习生20人，并与南通医学院开展学术、科研、教学和情报交流活动。

6月6日　省卫生系统行风调查组到医院明查暗访。

6月27日　医院启动为期两个月的院领导班子、领导干部"讲学习、讲政治、讲正气"集中教育活动。

7月1日　医院首次实行公开招标采购药品，共有6家单位参加30个品种的竞标，进货总价格比招标前节约9000余元。

7月6日　医院便民药房开业。

8月28日　内科医生周建明赴陕西旬阳县中医院参加为期一年的支边工作。

10月28日　医院新病房大楼主体工程正式动工。

12月1日　医院信息系统(HIS)正式开通运行,原有自主开发的门诊微机收费系统停止运行。

2001 年

1 月 8 日　医院举行南通医学院教学医院挂牌仪式。

2 月 15 日　院长姚伟与加拿大 CANBREAL 公司总裁加伯利埃尔·普利督·克鸠督在上海金茂大厦签署《关于乳腺癌早期诊断治疗技术合作备忘录》。

2 月 22 日　医院召开第五届职工代表大会第六次会议。

3 月 28 日　因建设新病房大楼需要,内科七病区由原老干部病房楼迁至院外原第二卫生学校前楼。同时拆除老干部病房楼西侧一半楼房。

4 月 1 日　医院《关于进一步深化医院内部改革的决定》《关于科室成本核算和管理实施方案》《关于深化人事制度改革的实施方案》《关于分配改革方案》《关于后勤改革方案》等五个文件正式实施。

4 月 14 日　医院新购的瓦里安医用直线加速器运抵医院。

4 月 19 日　医院宣传办公室成立,暂由党委办公室管辖,设 2 名专职宣传干事。

4 月 27 日　医院首届文化节开幕。

5 月 19 日　医院购置的日立 H600 型电镜运抵医院并安装调试。

5 月 21 日　医院实施职能科室和临床医技科室负责人及护士长竞争上岗工作,共有 87 人参加岗位竞争。

7 月 17 日　医院被定为徐州医学院麻醉学科硕士培养点,麻醉科主任陈海涛被聘为兼职教授、硕士生导师。

7 月 28 日　医院召开新病房大楼建设情况汇报会,副市长季金虎、通州市委书记陈照煌、市卫生局局长蒋志群及有关部门负责人出席并参加封顶仪式。

8 月 28 日　医院城东分部举行揭牌仪式。

9 月 21 日　院长姚伟与上海美奇科技有限公司总裁方伯豪在医院签订《关于合作开设国际肿瘤及护理学校的合作意向书》。

9 月 25 日~10 月 10 日　院长姚伟、副院长龚振夏应美国瓦里安公司邀请赴美考察医院管理并进行学术交流。

11 月 30 日　医院首届文化节闭幕,文化节期间,先后开展歌咏、书法、盆景、病历书写、护理文书书写、征文、时装表演、摄影等 10 多项丰富多彩的活动。

12 月　任命张一心为南通市肿瘤医院副院长、党委副书记,聘期三年,任命王明春为南通市肿瘤医院院长助理;免去徐必林副院长、副书记职务,另有任用;龚振夏任副处级职员,免去副院长职务;刘万国任副处级职员,免去纪委书记职务。

2002 年

3 月 1 日　医院市场开发部正式成立。主要职能:调研市场,拓宽服务领域,扩大市场半径,争取两个效益的提高。

3 月 14~16 日　医院召开第五届职工代表大会第七次会议。

4 月 26 日　医院第二届职工文化节暨业务知识擂台赛在大会议室举行。

5 月 14 日　医院举办庆"五一"劳动节、"五四"青年节、"5·12"护士节为主题的"五月·脊梁·世纪风"活动。

7 月　市卫生局党组批复同意吴炽华为医院纪委副书记(主持工作)。

9 月 10 日　医院购置的瓦里安加速器安装调试完毕。

9 月 26 日　医院与深圳键诚公司就合作建立伽玛刀治疗中心在南通大饭店举行签约仪式。副市长季金虎、卫生局局长蒋志群、副局长曹金海等出席仪式。

9 月 30 日　头颈外科主任蒋斌等成功为一晚期喉癌患者实施喉癌根治加游离前臂皮瓣发音

管成型术，病人重新发音。

10月26日　院长姚伟与西雅图股份有限公司总裁汪晶签署双方合作开展放疗技术合作的意向书。

12月10日　医院第一起通过法院解决的"金秀芳诉市肿瘤医院医疗事故赔偿案"，经法院审理，认定金秀芳败诉。

12月28日　医院召开综合病房楼竣工验收会，市建安总公司、监理公司、装潢公司、上海设计院、市卫生局、通州城建档案馆等单位参加了验收。

2003 年

2月18日　医院综合病房楼工程顺利通过由南通市计委、市卫生局、市建设局及通州建委等部门的终审验收。

2月20日　院长姚伟率临床及行政职能科室负责人一行8人赴浙江、宁波及无锡等医院参观学习。

3月7日　医院召开第五届职工代表大会第八次会议。

3月27日　因新病房大楼的启用，病区由原来8个增加到12个，有4名护士通过竞争上岗走上护士长管理岗位。

4月25日　医院第三届职工文化节开幕。

4月27日　根据南通市防治"非典"指挥部的部署，医院选派医务人员参加宁通公路平潮收费站防治"非典"检疫站的工作。

5月6日　根据南通市防治"非典"指挥部的部署，医院将分部从城东医院整体迁至市中西医结合医院三楼病区。

5月12日　陆俊国等9名医护人员被选调参加市抗击"非典"特别医疗队。

6月7日　南通市首批在职肿瘤病理硕士研究生毕业论文答辩会在医院举行。病理科张建兵通过答辩，成为医院首位病理学硕士。

6月9日　南通市肿瘤医院中西医结合医院分院正式挂牌，医院及中西医结合医院领导共同参加挂牌仪式。

8月5日　医院被市政府授予"南通市防治'非典'工作先进集体"光荣称号。

8月20日　中共南通市纪委、市卫生局领导到医院召开假药复方半边莲事件警示大会。

9月1日　医院与先河公司合作开设的苏北地区首家生物治疗中心——"南通市肿瘤医院肿瘤生物治疗中心"开诊。

11月22日　上海复旦大学附属中山医院与医院合作的"上海中山医院南通肝肿瘤研究中心"正式成立。

2004 年

1月11日　医院与市文明办、市慈善会等单位在更俗剧院共同举办"蓝天下的至爱——2004慈善募捐义演"活动。

3月3日　医院新购置的西门子四排螺旋CT正式启用。

3月24日　医院与上海亚东卫捷实业公司正式签署"cyro-Hit 低温冷冻手术系统——氩氦刀及配套设备投资"的合作协议。合作项目命名为：南通市肿瘤微创治疗中心。

5月11日　护士孙丽参加南通电视台、南通市护理学会联合举办的"黄金身材"杯护士形象大赛，获最佳口才奖。

6月20日　物理诊断室医生吴云松和十一病区护士朱建云在南通市第一届"十佳医生"和"十佳护士"评选中分别被评为"十佳医生"和"优秀护士"。

6月27日　医院举行建院三十周年庆典活动。全国人民代表大会常务委员会副委员长吴阶平为院庆题词。省内外有关领导及同仁400余人出席庆典活动。

7月9日　医院召开第五届职工代表大会第八次会议暨主席团成员及各代表组组长会议。会议讨论通过《职工集资购房补充规定》。

8月21日　医院新建的中心供应楼正式启用。

10月20日　院纪委副书记吴炽华带院部分专家参加由省人事厅、市人事局举办的高级专家休养团赴韩国休养。

10月22日　医院举办第三届抗癌明星联谊活动，50余名抗癌明星到医院畅谈抗癌经验。

11月3日　农工民主党南通市肿瘤医院支部举行换届选举，陈曾燕当选为新一届支部主任，吴云松、朱自力任副主任。

11月12日　"苏州大学教学医院"揭牌仪式在综合病房楼会议室举行。苏州大学放射与公共卫生学院与医院开展业务科研合作，医院为该校实习提供基地。

11月18日　医院与南通大学医学院合作建立病理诊断教研中心。双方在科研、研究生培养、学科建设等方面将开展深层次合作。

2005 年

1月9日　医院60名职工参加市文明办、市慈善会、市癌友康复协会主办，市肿瘤医院等单位协办的第三届"蓝天下的至爱"大型慈善义演活动，医院此次捐款4.16万元，院长姚伟被评为"爱心使者"。

1月20日　医院通过南通市综治办、公安局、卫生局"平安医院"考核验收。

3月24日　医院邀请中央南通市委党校教授姜作培为全院党员、院周会成员及入党积极分子近200人作"构建和谐社会"专题报告。

4月19日　市委组织部、市卫生局领导到医院宣布任免决定：聘任强福林为医院院长、院党委书记；聘任陆会均为院长助理；姚伟任正处级职员，免去其院长、党委书记职务；施勤耕任副处级职员；免去王明春院长助理职务，另有任用。

4月26日　医院60名共青团员参加由市委宣传部、市文明办、团市委等组织的"和谐南通青春同行"第二十届南通青年联欢节开幕式暨万名江海志愿者"青春手拉手、拥抱母亲河"活动。

7月11日　医院保持共产党员先进性教育活动正式启动。医院是第二批保持共产党员先进性教育活动单位。

7月23日　医院和市癌友康复协会组织的"阳光关爱"行动正式启动。来自北京、浙江、深圳等兄弟省市癌症康复组织的代表和南通一市六县的抗癌明星共300多人参加活动。

7月25日　市卫生局党组成员、政治处主任李康，局先进性教育督导组成员、政治处副主任张莉华到医院调研检查先进性教育活动开展情况。

7月下旬至8月中旬　医院与南通电视台等单位联合开展"魅力影院"走进社区活动。医院派出专家、干部走进南通一市六县30多个乡镇和社区，为群众开展肿瘤义诊咨询，并免费放映露天电影。

8月11日　医院一批科技成果获2005年度南通市卫生局优秀新技术项目奖。其中二等奖1项、三等奖3项。

8月25日　医院召开保持共产党员先进性教育活动阶段性总结动员大会，市卫生局先进性教育活动督查组组长、副局长曹金海等出席会议。

9月19日　市委组织部、市卫生局领导到医院宣布任免决定：陈建华任院党委副书记、纪委书记；聘任蔡晶为副院长。领导班子由院长、党委书记强福林，副院长、党委副书记张一心，党委副书记、纪委书记陈建华，副院长蔡晶，院长助理陆会均五人组成。

9月20日至25日　院长、党委书记强福林应邀参加在江西南昌举办的第十六届全国肿瘤医院管理学术研讨会。

9月29日　医院召开党员先进性教育活动阶段性总结动员大会。院党委书记强福林对分析评议阶段工作进行总结，经全体党员和群众代表测评，市卫生局先进性教育活动督查组批准，医院党员先进性教育活动顺利进入第三阶段，即整改提高阶段。

10月20日　副院长张一心赴美国匹兹堡大学器官移植中心进行为期半年的访问学习。

10月25日　医院三项科技成果获2005年

南通市科技进步三等奖。

11月4日　医院召开警示教育大会，南通市港闸区检察院检察长陈捷给全院职工作预防职务犯罪的法制报告。

11月11日　医院两项科技成果获江苏省卫生厅医学新技术引进奖，其中一等奖1项、二等奖1项。

11月25日　医院召开党员大会，院长、党委书记强福林对医院保持党员先进性教育活动情况进行总结，同时对全院学习贯彻党中共十六届五中全会精神进行部署，并对如何结合实际做好各项工作提出要求。

12月29日　医院调整充实一批中层干部，新任用中层干部12人，调整干部10人。新增设监察室、科教科、采购中心三个职能科室，并对部分科室的职能作调整。

2006 年

2月5日　国家"百万妇女乳腺病普查工程"项目办公室与医院正式签署协议，医院成为"全国百万妇女乳腺病普查工程"在南通地区的唯一定点医院，将承接南通及周边地区妇女的乳腺病普查工作。

2月22日　南通市首例自体造血干细胞移植在医院拉开序幕。

3月24日　南通市政府批复同意南通港口医院从南通港口集团整体剥离，重组并入南通市肿瘤医院。

3月26日　南通市首例自体造血干细胞移植的非霍奇金淋巴瘤患者郭斌走出医院百级层流病房。患者移植的自体干细胞已植活，相关生理指标达到干细胞植活标准，接近正常水平。至此，南通市首例自体造血干细胞移植获得成功。

4月4日　江苏省卫生厅原副厅长唐维新到医院视察指导工作，市卫生局副局长曹金海陪同。

4月9日　南通港口医院并入市肿瘤医院移交签字仪式在文峰饭店举行。副市长袁瑞良、杨展里及市发改委、市卫生局、市港口集团等部门

和单位的领导出席签字仪式。

4月15日　医院与南通市抗癌协会、南通市疾病预防控制中心、南通市癌友康复协会联合在南通文峰大世界、启东文峰大世界等地举行大型义诊咨询活动。

5月12日　南通大学批复同意医院成为南通大学附属肿瘤医院。

5月21日　江苏省卫生厅规财处处长沈婉兰一行到医院指导工作。

5月23日　美国纽约医学院附属威切斯特医学中心摩尔斯博士、施琳博士以及美国杜克大学医学中心单思清博士到医院访问交流。

5月25日　市卫生局直属单位第五届职工运动会开幕式在医院举行。来自全市卫生系统13家单位的近200名运动员参加开幕式。

6月3日　南通市肿瘤医院专家咨询中心在如东挂牌。

6月24日　医院送医下乡医疗组一行11人行程800公里到达安徽省贫困地区颍上县南照镇开展义诊回访活动。

6月25日　院长强福林出席在辽宁省沈阳市召开的第十七届全国肿瘤医院管理学术年会。

6月26日　外科副主任施民新被中共南通市委授予优秀共产党员称号。

7月3日　美国加州大学张作风教授、美国阿拉巴马大学张瑞稳教授应邀到医院访问讲学，并被聘为医院客座教授。

7月7日　医院两项科技成果获南通市科技进步三等奖。

7月12日　医院肿瘤妇科被市卫生局评为南通市第二批市级重点临床专科；肝胆肿瘤科被评为南通市第二批市级重点临床专科建设单位。

7月21日　九三学社市肿瘤医院支社召开换届选举会议。王强任支社主委，刘蓉任副主委，高志斌为支委委员。

7月23日　市政协副主席季金虎、高志兰，卫生局局长蒋志群及卫生系统政协委员共23人到南院考察。

7月26~29日　医院召开第六届职工代表大

会第一次会议暨工会会员代表大会。

8月1日　副院长张一心被南通市委组织部授予第三届南通市优秀科技工作者称号。

8月11日　市政协副主席季金虎、高志兰带领市卫生系统的30余名专家委员到医院调研肿瘤防治工作。

8月12日　医院与海安县肿瘤医院、启东市吕四中心卫生院、大丰市中医院、东台三仓中心卫生院四所城乡基层医院签定"对口支援工作协议书"。

8月18日　医院城东分院肿瘤病区搬迁至医院南院，并开始正常运行。

8月23日　市发改委副主任陆书通一行到医院就医院建设尤其是南院的建设规划情况进行考察。市卫生局局长助理刘乐平陪同。

8月24日　护理部副主任张兰凤主持的"中西医结合治疗长春瑞宾外渗性损伤"获江苏省卫生厅医学新技术引进奖二等奖。

8月25日　市癌友康复协会成立6周年庆祝活动在南院举行。市政协副主席季金虎等出席会议。副市长杨展里、院长强福林被聘为南通市癌友康复协会名誉会长。

9月5日　经院长办公会研究决定，南通市肿瘤医院研究所分设生物中心、中心实验室、病理组织库三部分。生物中心由王强负责，张建兵兼中心实验室主任、李海波（外聘）负责配合，组织库由张建兵负责。

10月16日　中国科学院上海生命科学研究院营养科学研究所和医院达成协议，共同建立"中国科学院营养科学研究所南通癌症研究基地"。

10月23日　医院获南通市卫生系统市直单位第五届职工运动会拔河及羽毛球团体赛两项冠军。

10月26日　院长强福林率内科、外科、放疗科、护理部7名医护人员赴天津出席第四届中国肿瘤学术大会暨第五届海峡两岸肿瘤学术会议。

11月10日　第五届抗癌明星联谊会在南院召开，来自全国各地200多名抗癌明星参加会议。

11月14日　放射科主任夏淦林主持的"多

排螺旋CT动态增强扫描诊断肺内孤立性球形病灶"获2006年度南通市卫生局新技术引进奖三等奖。

11月24日　南通市纪委、卫生局在更俗剧院召开全面推进创建"无红包医院"动员大会，院长、党委书记强福林在会上作表态发言。

11月30日　医院召开创建"无红包医院"动员大会，院长、党委书记强福林作动员报告。

12月1日　南通市卫生局党组书记、局长蒋志群到医院为"无红包医院"揭牌。

12月4日　南通市机构编制委员会办公室同意医院增挂"南通市第五人民医院"的牌子。

12月8日　医院在南院举行南通市肿瘤医院（南院）、南通大学附属肿瘤医院、南通市第五人民医院、全国百万妇女乳腺普查定点医院、中国科学院癌症研究基地揭牌仪式。市领导张小平、刘长城、杨展里、高志兰及来自全国各地300多名代表参加揭牌仪式。中国抗癌协会理事长、全国百万妇女乳腺普查工程项目办公室主任徐光炜教授为医院"全国百万妇女乳腺普查定点单位"揭牌。此次揭牌标志着全国百万妇女乳腺普查工作在南通市正式启动。

12月15日　南通市肿瘤医院海安专家咨询中心挂牌。

12月20日　农工民主党南通市肿瘤医院总支部成立大会在南院举行。市政协副主席高志兰、统战部副部长朱德炎等出席会议。陈曾燕、李汉平任总支正、副主任兼任一、二支部主任。

2007 年

1月30日　内科主任谭清和被江苏省卫生厅授予全省"卫生行风先进个人"称号。

2月5日　医院南院肿瘤专家会诊中心成立。

3月1日　市委组织部处长陈鹏军、市卫生局党组成员、政治处主任李康到医院宣布任免决定：聘任陆会均为副院长，任期三年。

3月2日　医院与杭州创业软件公司正式签

订数字化医院信息系统项目合同，此项目标志着医院构建数字化医院的工作拉开帷幕。

3月8日　医院物理诊断室被江苏省妇女联合会、省城镇妇女"巾帼建功"活动领导小组授予2005~2006年度全省"巾帼文明岗"荣誉称号。

4月3日　医院被南通市建设局评为2006年度市级园林式单位。

4月21日　南通首例腹腔镜下肾上腺肿瘤加胆囊切除术在医院成功实施。

5月20日　著名肝癌研究专家、中国工程院院士、美国外科学会名誉院士、复旦大学肝癌研究所所长汤钊猷教授应邀到医院视察、指导工作。

5月24日　市人事局、劳动局、财政局、卫生局等部门领导到医院召开协调会。会上各部门领导对原港口医院职工编制、工资、待遇等问题进行商讨。院长强福林就两院合并后有关情况作汇报。

5月25日　医院成功为一名肝内胆管结石患者实施腹腔镜下左半肝叶切除术，填补南通市该项手术的空白。

6月1日　医院ICU正式启用。

6月12日　何松、张建兵、杨书云、张兰凤4人被确定为南通市"226高层次人才培养工程"中青年科学技术带头人。

6月23日　共青团南通市肿瘤医院第四次代表大会在医院多功能厅召开。会议选举葛晓南等7人为医院新一届团委会委员。

6月28日　院党委被南通市卫生局评为2005~2006年度"先进基层党组织"。

7月19日　副市长杨展里、朱晋在市政府主持召开关于医院南院建设规划、周边群众上访听证会前协调会议。市发改委、公安局、规划局、信访局、环保局、卫生局、疾控中心、卫生监督所及院有关领导参加会议。

7月25日　市卫生局批复同意成立南通市肿瘤医院超声刀治疗中心。

7月30日　省卫生厅、省物价局批复同意医院按照三级医院收费。

8月6日　院长强福林、副院长陆会均应邀参观访问美国纽约医学院WESTCHTER医学中心。副院长蔡晶、放疗技师储开岳应邀赴美国纽约医学院WESTCHTER医学中心学习三个月。

8月8日　市卫生局批复同意葛晓南任院团委副书记。

9月7日　病理科何松、曹松等研究的新技术项目"图像细胞术DNA含量测定在胃癌诊治中的应用"获2007年江苏省卫生厅新技术引进奖二等奖。

9月14日　医院首届南通大学研究生班在南院举行开学典礼；医院专家组一行10余人在院党委副书记、纪委书记陈建华的带领下赴安徽霍邱地区，举行大型义诊、回访、慰问和医疗帮扶、带教活动。

9月16日　院长强福林被南通市抗癌协会第三届理事会第一次理事扩大会增补为南通市抗癌协会名誉理事长。

9月19日　南通市肿瘤医院如皋专家咨询中心成立。

10月10日　医院荣获"创建国家卫生城市工作先进集体"称号，受到南通市政府表彰。

10月18日　医院开展"算好廉政账"主题教育活动。

11月1日　副市长杨展里在文峰饭店主持召开医院南院新病房大楼工程建设与定位问题协调会。市长丁大卫出席会议并作指示。市规划局局长吴旭、副局长张彤、市卫生局局长蒋志群、副局长曹金海、副院长陆会均等参加会议。

11月2日　市政府在市规划局组织召开城市规划2007年第二次会议。会上讨论医院改扩建工程等5个项目。市长丁大卫、副市长蓝绍敏、袁瑞良、杨展里、朱晋、市政府各职能部门负责人及院长强福林等参加会议。

11月9日　医院举办第六届抗癌明星联谊活动。市卫生局党组成员、政治处主任李康出席活动并讲话。来自省内外的300多位抗癌明星参加活动。

11月22日　市卫生局批复同意成立南通市肿瘤医院乳腺病诊治中心。

11月26日　市肿〔2007〕47号文批复同意各团支部改选结果。调整后的团支部由原来的4个增加到6个。

12月6日　医院与南通市疾病预防控制中心、如皋市长江镇政府、如皋港区联合举办的"情暖百姓、和谐南通"大型义诊、肿瘤普查活动在如皋市长江镇二案居委会社区服务中心正式启动。

12月21日　医院在多功能厅召开创建三级医院动员大会。院长强福林出席会议并讲话。市卫生局副局长曹金海、医政处处长王平等参加会议。

12月29日　院长强福林获全省卫生系统先进工作者称号。

12月29日　由医院与南通市疾病预防控制中心、如皋市长江镇政府、如皋港区联合组织的"情暖百姓、和谐南通"肿瘤筛查工程结束。

2008 年

1月16日　医院在市委、市政府召开的"无红包医院"命名表彰大会上被授予"无红包医院"称号。

2月15日　医院病理科被南通市卫生局确定为"市医学重点学科"。何松、张建兵、张兰凤、蔡晶、张一心被确定为南通市"医学重点人才";徐小红被确定为南通市"医学重点人才培养对象"。

2月　医院门诊大楼一期改扩建工程竣工投入使用。

4月　医院妇科工会小组获"江苏省模范职工小家"荣誉称号。

5月4日　外科副主任施民新被评为2005~2007年度"南通市劳动模范",受到南通市人民政府表彰。

5月21日　南通市卫生局批复同意医院床位增加至720张。

5月22日　医院组织中层干部和部分重点岗位人员参观南通市党风廉政教育基地和廉政教育文化广场;医院全体党员缴纳"特殊党费"共

计58560元支援地震灾区,此前医院全体职工已自发捐款20余万元支援汶川地震灾区。

6月26日　院长强福林一行6人赴北京参加北欧投资银行贷款设备招标开标仪式,并与中标商签署设备采购商务合同。该合同贷款总金额为450多万美元,用于购置MRI、CT、DR、CR、CT模拟机等先进的医疗设备。

6月27日　医院在多功能厅召开庆祝中国共产党成立87周年大会。

6月30日　医院100多名医护人员参加在更俗剧院召开的全市卫生系统抗震救灾事迹报告暨表彰大会。医院病理诊断组被授予南通市卫生系统首批"党员先锋岗"称号。

7月5日　副院长张一心应邀赴法国里昂,参加第二十届欧洲癌症研究协会会议并在会上作论文交流。

7月13日　医院代表队在市卫生系统首届"院长杯"迎奥运乒乓球、羽毛球比赛中,获得乒乓球比赛团体冠军、羽毛球比赛团体亚军,院长强福林获得男子乒乓球单打冠军。

7月24日　外科副主任、主任医师施民新、放疗科副主任医师刘向阳作为江苏省第六批援疆干部启程赴新疆伊犁州友谊医院。援疆期间施民新将挂职新疆伊犁州友谊医院副院长。

8月21日　医院领导班子民主生活会在行政楼会议室召开;医院投入1000多万元购置的西门子最新型号ONCOR加速器、LANTIS治疗网络系统、菲利浦PINNACLE8.0治疗计划系统以及美国SUN NUCLEAR MAPCHECK调强验证系统经过三个多月的安装调试检测正式投入临床使用。

8月22日　医院食堂综合楼工程封顶。

10月9日　江苏省卫生厅批复同意医院为三级专科医院;卫办规财发〔2008〕180号文《卫生部办公厅关于同意北京肿瘤医院等26家医疗机构配置正电子发射型断层扫描仪的通知》同意医院配置PET-CT一套;卫办规财发〔2008〕181号文《卫生部办公厅关于同意北京天坛医院等36家医疗机构配置头部伽玛刀的通知》同意

医院配置头部伽玛刀一套；医院心理咨询门诊、糖尿病专科门诊开诊。

10月14日　医院首届"天使情怀"文明礼仪服务大赛暨文艺汇演在多功能厅举行。

10月20~25日　医院联合如皋市高明镇人民政府在当地启动农民健康工程肿瘤筛查公益活动,本次活动共为2755人进行肿瘤疾病的筛查。

10月　医院组织各科专家深入六县一市的乡镇进行癌症防治等科普知识的宣传。

11月6日　院周会宣布对部分职能科室中层干部进行调整。原党委办公室主任严志友、人事科科长吴炽华、组织员何水冰、开发部主任缪宏兰、医院办公室副主任李建良等到龄退居二线。人事科由孙向阳主持工作,党委办公室由缪明主持工作,葛晓南兼组织员工作,采购中心由顾智伟主持工作,监察室由陆新华主持工作,王志宏不再任门诊部副主任,任监察室副主任,杨晓晴兼保健科工作,季雪梅负责开发部及体检中心工作,龚光明不再负责门诊部工作,门诊部由周存凉负责,南院行政部由王海剑负责。

11月22日　医院创建三级肿瘤专科医院推进大会暨第七届抗癌明星活动在南通市更俗剧院召开。

11月28日　南通市预防医学会第5次会员代表大会召开。院长强福林当选为南通市预防医学会第五届常务理事会副会长。吴徐明当选为第五届理事会理事。

2009 年

1月10日　新疆伊犁州卫生考察团在江苏省卫生厅及南通市卫生局领导的陪同下到医院参观考察,考察团领导对医院援疆干部施民新、刘向阳的出色表现给予高度评价;外科副主任施民新被省卫生厅授予全省卫生行业"百名医德医风标兵"称号;医院新建食堂综合楼正式投入使用。

1月16日　病理科主任何松被中共南通市委、南通市人民政府授予南通市第七批"专业技术拔尖人才"荣誉称号。

2月15日　医院开设的大学课堂迎来南通大学首届临床医学病理学专业的55名学生,他们将在这里接受为期一学期的专业课学习。

3月18日　市卫生局批复同意陆新华任医院纪委副书记,同时免去吴炽华纪委副书记职务。

3月26日　医院召开深入学习实践科学发展观活动动员大会。

3月　医院手术室护理组被江苏省妇女联合会、江苏省城镇妇女"巾帼建功"活动领导小组授予2007~2008年度全省"巾帼文明岗"称号。

3月　南院急诊室被南通市城镇巾帼建功活动小组授予2008年度南通市"巾帼文明岗"称号。

4月19日　中央学习实践科学发展观督察组成员、中国医学科学院北京协和医学院肿瘤医院肿瘤研究所病因及癌变研究室主任、博士生导师林东昕教授莅临医院指导。

4月25日　省卫生厅医政处处长李少东一行5人在市卫生局领导陪同下到医院检查指导工作。

5月19日　医院召开学习实践科学发展观调研报告暨心得体会交流会。

5月27日　医院召开学习实践科学发展观分析检查阶段工作会议。

5月29日　医院召开第六届大会职工代表第四次会议暨会员代表大会。会议审议并原则通过《南通市肿瘤医院中层干部选拔任用实施意见》。

6月1日　新增介入病区及放疗四病区启用。

6月29日　医院供应室顺利通过全省三级医院供应室检查验收。

7月10日　学习实践科学发展观整改阶段工作会议在多功能厅召开。

7月27日　医院新购置的大型设备ECT投入使用。

8月10日　市委组织部及市卫生局领导到医院宣布领导班子调整决定:续聘强福林为南通市肿瘤医院院长;续聘张一心、蔡晶为南通市肿瘤医院副院长;聘任张勇为南通市肿瘤医院副院长;免去陈建华南通市肿瘤医院党委副书记、纪委书记职务,另有任用。

8月13日　医院新引进的大型设备核磁共振投入使用。

9月1日　医院编演的戏剧小品《身影》参加市卫生系统国庆60周年文艺汇演,获一等奖。

9月9日　医院召开"全面改善医疗服务推进医德医风建设"专项行动动员大会。

9月20日　医院庆祝新中国成立60周年文艺汇演暨第八届抗癌明星活动在市文化宫电影院隆重举行。

9月29日　医院学习实践科学发展观总结大会在多功能厅召开。

9月　医院根据市纪委和市卫生局的统一部署,从本月初开始在全体党员干部中开展"算好廉政账"专题教育月活动。

10月22日　江苏省环保厅副处长张胜林在市环保局领导陪同下到医院检查指导。

10月29日　院长强福林赴武汉参加"第十九届全国肿瘤医院管理学术研讨会"。

10月30日　新一轮护士长岗位竞聘述职答辩会在医院多功能厅举行。

11月1日　医院启动预约挂号服务。预约挂号采取多种形式,包括现场预约、电话预约、网上预约及病人出院前的复查预约等。

11月30日　医院病理科经过省卫生厅专家组的初审和现场测评,被确定为省级临床重点专科建设单位。

11月6日　副院长张一心参与开展的"NET—OEMST在癌细胞运动中作用的新发现及其对肝癌进展和预后影响的研究"获2009年南通市科技进步一等奖。另有多项分获二、三等奖。

11月6日　医院在南通市卫生系统第二届"院长杯"乒乓球比赛中取得职工组男、女单打两项冠军;院长组单打分获第三、第五名;同时医院获比赛最佳组织奖;内科医生杨磊研究的"胸苷酸合成酶基因多态性的检测在胃癌诊治中的应用"等13个项目获市卫生局新技术引进奖;许春明研究的"中药灌肠加针灸治疗癌性肠梗阻的应用"获市卫生局优秀中医药项目奖。

12月3日　医院在多功能厅召开学习贯彻

党的十七届四中全会精神动员大会。

12月5日　医院PCR实验室顺利通过江苏省临床检验中心组织的专家组技术验收。

12月11日　医院被批准注册为国家自然科学基金依托单位。

12月31日　医院被南通市委、市政府授予2007~2008年度南通市文明单位称号。

2010 年

1月8日　市纪委纠风办、市卫生局联合检查组对医院2009年无红包医院工作进行复查评估。

2月3日　医院与如东县新农合签订定点服务协议。

3月10日　放疗科副主任医师杨燕光启程赴新疆伊犁州友谊医院,开始为期一年半的援疆工作。

3月25日　医院获2009年度南通市政府信息公开工作考核优秀单位称号。

3月30日　副院长张一心参与完成的科研项目"NET—OEMST在癌细胞运动中作用的新发现及其对肝癌进展和预后影响的研究"获2009年度中国抗癌协会科技奖三等奖。

4月7日　隶属于医院的南通市PET-CT中心(该PET-CT为苏中地区首台)正式成立试运行。

4月16日　医院召开学习《廉政准则》动员大会。院长、党委书记强福林作动员讲话。市纪委常委葛维先应邀作专题辅导。

4月19日　医院与如皋市新农合签订定点服务协议。

4月20日　胸外科护士长周建萍被江苏省护理学会授予百名"优质护理服务标兵"称号;医院二病区被南通市妇女联合会授予南通市"三八"红旗集体称号。

4月29日　医院被南通市人民政府纠风办、南通市卫生局确认为市级"无红包医院",并被评为"2009年度南通市创建无红包医院活动先进单位"。

5月4日　医院团委获2009年度"南通市五四红旗团委"及卫生系统2009年度先进团组织称号。

5月7日　江苏省卫生厅科技处处长梁智一行4人到医院对医院学科建设、科技兴院、人才培养等进行检查和指导。

5月15日　医院首届科技兴院大会在多功能厅召开。

5月31日　医院与引进的首名博士后杨俐萍教授正式签约，聘请杨俐萍教授担任南通市肿瘤研究所副所长兼中心实验室主任。

5月　南通地区首家静脉药物配置中心在医院正式运行。

6月10日　江苏省卫生厅专家组一行5人在市卫生局领导陪同下，对医院创建三级甲等医院工作进行调研初评。

7月1日　医院召开庆祝建党89周年暨创先争优活动动员大会；医院与海安医保、农保同时开通联网，实现即时即报。

7月7日　病理科主任何松主持完成的科研项目"磷酸化p27kipl在肿瘤病理学中的应用"获2010年度江苏省卫生厅医学新技术引进奖二等奖。

7月17日　南通市首台PET—CT启用仪式暨南通市PET-CT中心揭牌庆典活动在南院举行。中国人民解放军总医院原院长朱士俊将军、中华医学会核医学分会主任委员田嘉禾将军、卫生部办公厅副主任邓海华、江苏省卫生厅副厅长吴坤平等领导、专家专程前来祝贺，市领导黄利金、王平、杨展里、季金虎，市卫生局领导蒋志群等出席庆典活动。

7月18日　省卫生厅副处长蒋玲对医院科研、学科建设、人才培养等工作进行调研指导。

7月23日　援疆干部施民新参与研究的"乳腺导管造影技术在乳头溢液疾病诊断中的价值研究"和"伊犁地区维、哈、汉不同民族乳腺癌成簇微钙化X线特点研究"项目分获伊犁哈萨克自治州科学技术进步奖一等奖和三等奖。

7月　援疆干部施民新被评为2009年度伊犁哈萨克自治州直属机关、伊犁州直属卫生系统及伊犁州友谊医院优秀共产党员；援疆干部杨燕光被评为2010年度民族团结进步模范个人。

8月2日　江苏省卫生厅原副厅长、江苏省医院协会会长唐维新一行3人到医院指导论证医院"十二五"发展规划。

8月5日　医院举行南京医科大学教学科研基地签约暨揭牌仪式。

8月16日　内科医师杨磊荣获南通市第五届青年科技奖。

8月18日　朱海霞获医院第一个国家自然科学基金资助课题项目。

9月19~20日　江苏省卫生厅"三级甲等医院"评审专家组一行21人，对医院创建"三级甲等医院"进行现场评审。

10月10日　省卫生厅科教处处长梁智在市卫生局科教处处长杨建斌的陪同下，对医院科研、学科建设、人才培养等工作进行调研指导。

10月15日　院长、党委书记强福林赴北京参加全国三级肿瘤医院评审标准研讨会。

10月27~31日　院长、党委书记强福林出席在湖南召开的第二十届全国肿瘤医院管理学术研讨会。

10月29日　医院选送的以谭清和主任为原型的真情故事《生命之托》入选由市文明办、市卫生局、南通电视台联合主办的"南通市卫生系统十大真情故事"。

11月8日　江苏省卫生厅副厅长黄祖瑚在市卫生局局长蒋志群、卫生局医政处处长王琴的陪同下到医院视察指导。

11月12日　施民新被中共新疆维吾尔自治区委员会、新疆维吾尔自治区人民政府评为"第六批优秀援疆干部"。

11月20日　医院"超声引导腹膜后肿块粗针活检的临床应用"等9个项目获2010年度市卫生局新技术引进奖。其中一等奖1项、二等奖1项、三等奖7项。

11月25日　施民新、杨燕光、刘向阳等第六批江苏援疆医疗专家被中共伊犁哈萨克自治州委员会、伊犁哈萨克自治州人民政府集体记三等功。

11月29日　医院参加江苏省第六批援疆任务的3名援疆干部施民新、刘向阳、杨燕光完成对口支援任务返回南通。

12月5日　医院代表队在徐州医学院第九届"豪森杯"院长乒乓球邀请赛中夺得冠军。

12月23日　医院"深静脉置管在肿瘤化疗患者中医院感染的研究"等3个项目获2010年度南通市科技进步奖，其中二等奖1项、三等奖2项。

12月28日　省卫生厅专家组一行9人对江苏省临床重点建设专科——病理科进行现场复核评审。

12月31日　医院被省卫生厅确定为三级甲等医院。

12月　院长强福林被江苏省医院协会评选为"2010年度江苏省优秀院长"。

12月　麻醉科张建锋医师赴新疆参加第七批援疆任务。

2011 年

1月25日　病理科被江苏省卫生厅确认为省级临床重点专科，实现了医院省级临床重点专科"零"的突破。

3月4日　副院长蔡晶获南通市第三届十大女杰及南通市"三八"红旗手标兵荣誉称号，并记三等功。

3月9日　医院被南通市政府办公室授予"2010年度民主评议政风行风先进单位"称号。

3月19日　副院长陆会均获"十一五"期间全市卫生防病与卫生应急工作先进个人称号。

3月24日　医院被市政府表彰为2010年度全市政府信息公开工作考核优秀单位。

3月25日　医院被省卫生厅评为2010年"全面改善医疗服务、推进医德医风建设"专项行动先进单位。

4月14日　医院召开"三好一满意"活动动

员大会。

4月22日　医院内科主任谭清和被授予"2011年江苏省先进工作者"称号。

5月14日　医院召开第六届职工代表大会第六次会议暨会员代表大会。会议审议并原则通过《南通市肿瘤医院"十二五"发展规划（讨论稿）》。

5月18日　院肝胆外科成功实施南通首例联合门静脉—肠系膜上静脉切除重建的胰十二指肠切除术。

6月13日　医院获2008~2009年度南通市无偿献血工作先进集体称号。

6月15日　医院院长、党委书记强福林获"江苏省卫生系统优秀共产党员"称号。

6月16日　医院召开第二届科教兴院大会。

6月17日　市委组织部、市卫生局领导到医院宣布对施民新、吴徐明两位院长助理的任命。

6月26日　医院排练的戏剧小品《永久的思念》，代表南通市卫生局参加江苏省卫生系统纪念建党90周年文艺汇演。

8月5日　医院病理科副主任张建兵获"中国抗癌协会病理切片诊断比赛"三等奖。

9月8日　市党风廉政建设督导巡查组到医院召开督导巡查通报会。

9月13日　综合病区护士长袁慧在全省护理骨干选拔活动中被评为优秀人员。

9月22日　市卫生局到医院召开"三好一满意"系列活动——"满意在会诊、满意在医技"现场会。

10月16日　医院代表队在南通市第二届"城市嘉苑"杯乒乓球俱乐部挑战赛中获团体第一名。

10月31日　介入科李拥军获江苏省对口支援工作先进个人称号。

11月9日　院长强福林赴福州参加全国肿瘤医院管理第二十一届学术研讨会。

11月13日　医院乒乓球俱乐部在连云港市举办的首届"江苏省乒乓球俱乐部冠军总决赛"中，夺得甲组冠军。

11月28日　医院开展的"免疫PCR法检测乳腺癌患者P185蛋白以及抗体的临床应用"等8个项目获2011年度南通市卫生局新技术引进奖,其中二等奖3项、三等奖5项。另有一项获南通市优秀中医药项目奖二等奖。

12月16日　院长强福林参与完成的南京医科大学合作课题"膀胱癌遗传易感性及其机制研究"获2011年中华医学科技奖三等奖。

12月23日　医院在多功能厅召开"算好廉政账"专题法制教育暨党课。

12月28日　南院综合楼工程正式开工建设,电增容工程同时施工。

12月30日　医院开展的"非霍奇金淋巴瘤细胞周期调控异常的基础与临床研究"等3个课题获2011年度南通市科技进步奖,其中一等奖1项、二等奖2项。

2012 年

1月6日　中国抗癌协会组织部部长张静应邀到医院考察。

2月14日　综合病区获2011年度全省优质护理服务先进病区称号,邱小丽获先进个人称号。

2月20日　医院获省2011年度三级医疗机构规范药房称号。

2月23日　医院参与研究的"NET-1EMS1在癌细胞运动中作用的新发现及其对肝癌进展和预后影响的研究"获2011年度江苏省科学技术三等奖。

2月24日　院长助理施民新当选为港闸区人大代表。

3月13日　南院综合楼工程举行奠基仪式。

3月19日　医学检验科、麻醉科、肿瘤妇科、医学影像科、肿瘤外科、肿瘤内科、放疗科被确认为南通市市级临床重点专科,其中医学检验科为新确认重点专科;核医学科、药剂科被确认为南通市市级临床重点建设单位。

3月28日　南通市副市长杨展里在市卫生局领导陪同下到医院视察南院综合楼项目。

3月28日　院党委、纪委换届选举党员大会在多功能厅召开。市委组织部副部长张辉及市卫生局有关领导应邀出席大会。

4月16日　妇科护理组获江苏省卫生系统护理专业"巾帼文明岗"称号。

4月19日　市卫生局批复同意医院党委、纪委换届选举结果。强福林任院党委书记,陆会均任纪委书记,吴徐明任纪委副书记;免去张一心党委副书记职务。

4月26日　党风廉政建设暨行风建设推进会在多功能厅召开。院长、党委书记强福林代表院部与各科室负责人签订廉政建设暨行风建设责任书并作讲话。

5月2日　团委书记葛晓南获2011年度南通市新长征突击手称号。

5月10日　"5·10"思廉日座谈会在南院会议室召开。院纪委书记、副院长陆会均主持会议,市检察院预防处处长汪霞应邀作预防职务犯罪专题教育。

5月11日　医院病理科主任何松、护理部副主任张兰凤被确定为南通市第四期"226高层次人才培养工程"第二层次培养对象。张素青、徐小红等11人被确定为南通市第四期"226高层次人才培养工程"第三层次培养对象。

6月1~3日　由中国医院协会肿瘤医院管理分会主办,医院承办的全国地市级肿瘤医院联盟成立暨首届管理峰会在南通金石大酒店召开。卫生部医管司处长陈虎、中国医院协会常务副会长兼秘书长李洪山、中国医院协会肿瘤医院管理分会主任委员赵平、江苏省医院协会会长唐维新、南通市副市长杨展里等领导、专家出席会议。来自全国16个省(市)近50家医院的院长、书记等近150名代表参加会议。

6月18日　由市卫生局、市护理学会组织的首期肿瘤专科护士培训班在医院举办。

6月22日　韩枋、季震两位老专家在市卫生局、市医师协会举行的全市第二届医师节暨"医师终身荣誉奖"表彰大会上获首届南通市"医师终身荣誉奖"称号。

6月27日　张锦林、蔡晶等开展的"补康灵汤联合非小细胞肺癌放化疗的临床应用"项目获江苏省卫生厅医学新技术引进奖二等奖。

6月28日　医院在多功能厅召开庆祝建党91周年纪念大会。市委党校郝华教授应邀作"保持共产党员纯洁性"专题讲座。

6月30日　医院召开第六届职工代表大会第七次会议暨会员代表大会。会议审议并原则通过《南通市肿瘤医院关于退休人员聘用管理的暂行规定》。

7月12日　医院召开警示教育大会，传达贯彻7月11日全市卫生系统警示教育大会精神，全面开展反腐倡廉教育及自查自纠活动。

7月18日　医院召开人民武装部成立大会，38名民兵参加了宣誓仪式。大会任命强福林为医院人武部第一部长，吴徐明为人武部部长。

7月20日　副市长朱晋在市卫生局局长蒋志群等领导的陪同下到南院检查指导工作。

7月23日　肿瘤研究所刘继斌获南通市第六届青年科技奖。

7月　麻醉科王浩然赴新疆伊犁州友谊医院参加援疆工作。

8月6日　医院最新引进的瑞典医科达Synergy直线加速器正式投入使用。

8月17日　杨俐萍教授的课题"Dicer/miR-NA—210在肝癌血管生成中的作用及其机制研究"获得2012年度国家自然科学基金立项及资助，这是医院自建院以来获得的第一个国家自然科学基金面上项目。

9月4日　肿瘤研究中心、病理诊断中心被市卫生局确定为南通市临床医学中心（创新平台）；放疗科、影像科、肿瘤护理被确定为南通市医学重点学科；肿瘤外科、肿瘤妇科、麻醉科被确定为南通市医学重点建设学科；张素青、杨磊等15人被确定为南通市医学重点人才。

9月17日　南院病房综合楼工程封顶。

9月18日　院长助理施民新获江苏省首届"百名医德之星"和"十大医德标兵"称号，是南通地区唯一获此两项殊荣的医务工作者。

9月24日　医院召开"加强和改进新形势下领导班子思想政治建设、造就讲政治、讲党性、顾大局的三宽四有型高素质领导班子和干部"专题民主生活会。

9月29日　南通市慈善总会定点医院授牌仪式在市慈善总会举行，医院成为该会定点医院。

10月10~14日　院长强福林出席在山西太原举行的第二十二届全国肿瘤医院管理学术研讨会。

10月20日　医院开展新一轮科护士长、护士长岗位竞聘。

10月27日　第三届科技兴院大会在院多功能厅召开。中国工程院院士、中国抗癌协会副理事长、中国医学科学院副院长詹启敏、江苏省卫生厅科教处处长孙宁生等应邀出席大会。

11月2日　医院在多功能厅举办"回顾辉煌历程 喜迎党的十八大"读书竞赛活动。

11月12日　国家自然科学基金项目委员会处长唐隆华到医院，对国家自然科学基金申报工作作现场指导。

11月23~25日　由中国医院协会肿瘤医院管理分会、中国抗癌协会、江苏省医学会主办，医院承办的全国地市级肿瘤医院联盟2012年专题管理学术会议、全国肿瘤放射治疗技术新进展及质量控制学习班及《卫生部常见恶性肿瘤诊疗规范》培训班在南通绿洲国际大酒店召开，来自全国各地160多名代表参加会议。

11月24日　江苏省医院协会肿瘤医院分会2012年学术年会暨换届会议在徐州召开，院长强福林再次当选省医院协会肿瘤医院分会副主任委员，顾智伟当选省医院协会肿瘤医院分会委员。

11月26日　六病区（胸外科）护理组被确定为"全省卫生系统2010~2011年度江苏省青年文明号"。

11月27日　医院开展的"肝癌表观遗传学以及相关基因单核苷酸多态性改变在肝癌发展以及预后中的临床应用"等8个项目获2012年度南通市卫生局新技术引进奖，其中一等奖1项，二等奖3项，三等奖4项；"补康灵汤联合化疗治疗非小细胞肺癌的临床应用"等 2 项获 2012 年度南通市优秀中医药项目奖,其中一等奖 1 项、二等奖 1 项。

12 月 6 日 院长强福林出席在南京召开的江苏省医院协会第十一届医院院长论坛暨 2012 年学术年会,医院获评"实施患者安全目标合格医院"。

12 月 11 日 国家食品药品监督管理局药品认证管理中心检查组一行 4 人,在市卫生局、市食品药品监督管理局领导陪同下,对医院国家药物临床试验机构资格进行为期两天的现场检查。

12 月 23 日 医院获全省医疗计量工作先进单位称号。

12 月 24 日 院长助理、外科副主任施民新获"全国卫生系统先进工作者"称号。

12 月 27 日 医院举行十八大精神专题党课,市委党校唐泽民教授应邀作十八大精神专题报告;医院开展的《食管癌围手术期加速康复整合实践》等 6 个项目获 2012 年度南通市科技进步三等奖。

12 月 28 日 医院在多功能厅举办 "学术 PPT 教学演示总决赛"。

12 月 医院乒乓球俱乐部队在 2012 年南通市乒乓球联赛中获团体总冠军。

2013 年

1 月 22 日 医院被江苏省卫生厅授予 2012 年江苏省"群众满意的医疗卫生机构"称号。

2 月 22 日 医院与启东新型农村合作医疗开通联网结算,为此医院成为南通市首家新农合全市联网直报全覆盖的医院。

3 月 25 日 医院被江苏省总工会授予"模范职工之家"称号。

4 月 2 日 妇科九病区获 2012 年度全省优质护理服务先进病区称号,胡敏获先进个人称号。

4 月 20 日 医院职工为地震灾区四川省雅安市芦山县捐款 16.77 万元。

4 月 25 日 医院被市总工会授予为南通市

"五一劳动奖状"。

5 月 4 日 在共青团南通市委、南通市青年联合会联合召开的纪念"五四"运动 94 周年大会上,医院内科医生杨磊作为南通市卫生系统唯一代表获"南通青年五四奖章",受到表彰。

5 月 6 日 医生何向锋获 2013 年中国博士后科学基金第 53 批面上一等资助,资助金额 8 万元。

5 月 7 日 医院肿瘤专业通过国家食品药品监督管理总局药物临床试验机构资格认定,这是南通地区获得国家药物临床试验机构资格的唯一市直医疗机构。

5 月 8 日 医院挂牌成立分子肿瘤学国家重点实验室南通转化医学中心。

5 月 14 日 医院张兰凤等开展的《低温加药物灌肠技术在防治宫颈癌放射治疗所致直肠炎的应用》项目荣获 2013 年江苏省卫生厅医学新技术引进奖一等奖。

5 月 25~26 日 院长、党委书记强福林带队出席在河南安阳召开的全国地市级肿瘤医院联盟第二届管理峰会,并当选为全国地市级肿瘤医院联盟首任主任委员,医院办公室主任顾智伟任联盟秘书。

6 月 8 日 副院长蔡晶获南通市"三八"红旗手称号。

6 月 26 日 中共南通市肿瘤医院委员会被评为全市卫生系统先进基层党组织;院长助理吴徐明被评为全市卫生系统优秀党务工作者;丁云、吉志固、杨书云、秦云霞被评为全市卫生系统优秀共产党员。

6 月 27 日 医院召开庆祝建党 92 周年纪念大会。

6 月 28 日 医院召开第六届职工代表大会第八次会议。

6 月 29 日 由江苏省肿瘤质量控制中心主办、市肿瘤医院承办的南通市肿瘤化疗医师规范化培训班在医院举办。全市二级以上医院肿瘤科的 250 多名医务人员参加培训。

7 月 12 日 中国工程院院士、清华大学医学院生物医学工程系医学系统生物学研究中心程京教授到医院参观指导。

7月15日 市卫生局局长王晓敏率班子成员对医院进行调研指导。

7月26日 党委办公室主任缪明参加市卫生局组织的结对帮扶活动前往海安隆政街道慰问重点优抚对象梅广元,并送上1000元慰问金及慰问品。

7月29日 丛顾俊作为江苏省第二批援青干部赴青海省海南藏族自治州开始为期3年的援青工作。

8月16日 病理科主任何松的科研课题中标2013年国家自然科学基金面上项目,资助金额70万元,这是医院第三个获得国家自然科学基金资助的项目。

8月30日 省卫生厅专家组一行10人对医院进行为期两天的三甲医院复核评价,市卫生局局长王晓敏、副局长胡宁彬等出席评审汇报会和反馈会,并陪同评审。

9月18日 医院组织全体周会成员、带组医生及敏感岗位工作人员集中进行廉政警示教育。

10月8日 原港口医院在职职工131人经过笔试、面试、体检、考察等公开招聘相关程序后,最终45人通过考核进入事业编制。

10月15日 省卫生厅对医院进行核和辐射定点洗消医院评估工作。

10月18~22日 妇科副主任、主任医师刘蓉作为南通市卫生系统唯一代表,随南通代表团赴京出席中国工会第十六次全国代表大会。

10月25日 医院被南通市委、市政府评为2011~2012年度南通市文明单位;由医院承办的江苏省继续教育项目"医院创新管理理论与实务培训班"在南通大饭店举行。来自各地二级以上医院的130余名管理岗位人员参加培训。

10月29日 医院沈智勇等开展的"彩色多普勒超声检查乳腺癌血流信号判断患者预后的临床应用"等13个项目获2013年度南通市卫生局新技术引进奖。其中一等奖1项,二等奖12项。另有1项获南通市优秀中医药项目奖三等奖。

10月31日 南通市肿瘤研究所副所长、院中心实验室主任、硕士生导师杨俐萍教授被确定为2013年度江苏省"双创计划"引进人才,将获得省财政专项资助100万元。

11月15日 由新分配员工自编自导自演的"梦想起航——2013新员工汇报演出"在多功能厅举行。

11月16日 院长、党委书记强福林被江苏省人民政府评为2012年度江苏省有突出贡献中青年专家。

11月18日 院长强福林在第七届中国医院院长年会上获评"华仁杯"2013年度最具领导力的中国医院院长称号;陈旭东、何爱琴、刘继斌、王小林、何向锋、吴志军、杨磊7人被增选为江苏省第四期"333高层次人才培养工程"第三层次培养对象。

11月25日 医院中心实验室主任杨俐萍教授被江苏省人才工作领导小组、江苏省卫生厅确定为2013年度"江苏特聘医学专家"。

11月27日 医院召开2013年度领导班子民主生活会。

12月3日 江苏省卫生厅医政处组织专家对医院肿瘤内科进行临床重点专科现场评审。

12月5日 病理科主任何松荣获2013年度南通市科技兴市功臣称号。

12月12日 护理部副主任张兰凤出席在国家会议中心举行的中华护理学会科技奖颁奖大会。其开展的"后装治疗宫颈癌防治并发直肠炎的护理干预研究"项目获第三届中华护理学会科技奖三等奖。

12月25日 护理部副主任张兰凤等开展的"后装治疗宫颈癌防治并发直肠炎的护理干预研究"等4个项目获2013年南通市科技进步奖二等奖。

12月 麻醉科刘志成赴新疆伊犁州友谊医院参加援疆工作。

第一章　行政管理

第一节　政务工作

一、机构沿革

1972 年 5 月，南通地区精神病防治院附属肿瘤科筹建组成立，1974 年 6 月 26 日，医院正式开诊，设行政办公室、医务组、政工组、后勤组；同年 12 月，经江苏省革命委员会批准成立南通地区肿瘤医院。1976 年 11 月，成立南通地区肿瘤医院革命委员会。中共十一届三中全会以后，撤销革命委员会建制，明确党总支领导下的院长分工负责制，调整充实医院领导班子，实行集体领导，分工负责，设办公室、政工组、医务组、后勤组。1980 年 6 月，江苏省南通地区编制委员会同意南通地区肿瘤医院将原有的"一室三组"改为"一室四科"，即办公室、政工科、医务科、财务科、总务科。1983 年 3 月 1 日南通实行地市体制合并，更名为南通市肿瘤医院。1984 年 8 月医院实行领导体制改革，实行院长负责制，党政分开，增设党总支办公室和护理部，撤销原政工科，其职能分归各部门，设立人事科、医疗设备科。1985 年，设院办公室、护理部、门诊部、医务科、人事科、总务科、财务科、保健科、医疗设备科及肿瘤研究所。1986 年，医院保卫工作职能从总务科划出，成立保卫科。1987 年，保健科改为预防保健科。1990 年，成立感染管理科。1996 年 2 月，南通市机构编制委员会同意南通市肿瘤医院内部设立信息科和物资供应科。1998 年 1 月，南通市机构编制委员会同意南通市肿瘤医院内设党总支办公室、院长办公室、人事科、财务科、医务科、护理部、门诊部、预防保健科、院内感染管理科、保卫科、总务科、物资供应科、医疗设备科、信息科。1999 年 6 月，撤销物资供应科。2001 年年底，设院办公室、党委办公室、人事科、护理部、信息科、医疗设备科、保卫科、预防保健科、医务科、感染管理科、财务科、总务科、门诊部及肿瘤研究所。2005 年 12 月，增设监察室、科研教育科、采购中心 3 个职能科室。2006 年 4 月，兼并南通港口医院，南北院实行条块结合管理，南院设行政部、医务部、保障部 3 个职能科室。2007 年 11 月，南通市机构编制委员会同意南通市肿瘤医院内设 16 个职能机构，分别是党委办公室、行政办公室、人事科、财务科、审计科、保卫科、总务科、设备科、医务科、护理部、门诊部、感染管理科、科研教育科、预防保健科、信息科、肿瘤研究所。同时根据管理工作需要，医院还设立有监察室、医疗保险管理办公室、市场开发部、体检中心、患者服务中心、采购中心等职能科室和业务管理部门。

二、领导更迭

1976 年 11 月，建立南通地区肿瘤医院革命委员会，巫云华任革命委员会主任，刘元生、朱少香、张健增、杨学源任革命委员会副主任。

1978 年 11 月，任命缪培为南通地区肿瘤医院院长。

1978年12月，任命陈维道为副院长。

1979年2月，撤销革命委员会建制，实行党总支领导下的院长分工责任制。

1979年2月，任命刘元生、张健增、宋启明为副院长；免去陈维道副院长职务。

1980年1月，任命陈天慈为副院长。

1980年3月，免去刘元生副院长职务。

1980年7月，任命周洪宾、陈桂文为副院长。

1982年5月，任命袁义新为副院长。

1982年7月，任命戴义济为副院长。

1984年8月，实行院长负责制。

1984年8月，任命陆崇胤为南通市肿瘤医院院长，宋启明为副院长；免去缪培院长、袁义新副院长职务。

1984年9月，免去陈天慈、周洪宾、陈桂文、张健增、戴义济副院长职务；梁锦森任副院长。

1985年4月，任命马春旺为副院长。

1987年6月，任命马春旺为南通市肿瘤医院院长、张爱平为副院长；免去梁锦森副院长职务，免去陆崇胤院长职务。

1991年8月，任命陈公权为副院长。

1992年9月，任命黄元培为院长助理。

1992年10月，免去宋启明副院长职务。

1994年8月，聘任张爱平为南通市肿瘤医院院长，聘任徐必林、龚振夏、陈公权为副院长，聘期两年；免去马春旺院长职务。

1995年6月，任命刘万国为副院长。

1997年11月，任命姚伟为南通市肿瘤医院院长，马春旺为南通市肿瘤医院巡视员；免去张爱平院长职务；免去陈公权副院长职务。

1998年9月，任命黄元培为副院长；免去刘万国副院长职务。

1999年6月，任命周建明为院长助理。

2001年9月，任命张一心为副院长，免去龚振夏副院长职务。

2001年12月，任命王明春为院长助理。

2005年4月，任命强福林为南通市肿瘤医院院长，陆会均为院长助理；免去姚伟院长职务，免去王明春院长助理职务，另有任用。

2005年9月，任命蔡晶为南通市肿瘤医院副院长。

2007年2月，任命陆会均为南通市肿瘤医院副院长。

2009年8月，任命张勇为南通市肿瘤医院副院长。

2011年5月，任命施民新、吴徐明为南通市肿瘤医院院长助理。

三、工作制度

1995年9月，南通市肿瘤医院为强化科学管理，规范医务行为，提高医疗质量，编辑《南通市肿瘤医院管理工作制度》一书。全书共分十大部分：（一）行政管理制度；（二）党总支工作制度；（三）人事管理工作制度；（四）财务管理制度；（五）总务科管理制度；（六）医疗设备管理工作制度；（七）安全保卫工作制度；（八）医疗管理工作制度；（九）护理管理工作制度；（十）教育、科研管理工作制度。该书是在1987年所编的《管理工作汇编》基础上，经过修改、增补，并经院长办公会扩大会议讨论定稿，重新编辑付梓的。

2009年，为创建三级甲等医院，医院重新修订编辑《南通市肿瘤医院工作制度》《南通市肿瘤医院工作人员岗位职责》《南通市肿瘤医院工作流程》《南通市肿瘤医院应急预案》；2013年，为迎接等级医院复核评价，医院在2009年版本的基础上再次修订汇编《南通市肿瘤医院工作制度》《南通市肿瘤医院岗位职责》《南通市肿瘤医院工作流程图》及《南通市肿瘤医院应急预案》。

（一）医院工作人员岗位职责

2013年6月，按照卫生部《三级肿瘤医院评审标准（2011年版）实施细则》的要求，结合江苏省卫生厅、南通市卫生局对医院改革发展、科学管理、医疗质量和服务水平等方面的要求，医院组织各科室对2009年版《医院工作人员岗位职责》进行全面修订、补充和完善。

医院工作人员岗位职责分为院长室职责、党群部门岗位职责、医院办公室岗位职责、人事科岗位职责、财务科岗位职责、审计科岗位职责、医务科岗位职责、护理部岗位职责、科教科岗位职责、感染管理科岗位职责、门诊部岗位职责、患者服务中心岗位职责、保健科岗位职责、医保办岗位职责、市场开发部、体检中心岗位职责、信息科岗位职责、物资采购中心岗位职责、总务科岗位职责、设备科岗位职责、保卫科岗位职责、各级各类委员会职责、医师岗位职责、各级各类护理人员岗位职责、门诊各岗位职责、放疗技术组、物理室工作人员职责、麻醉科岗位职责、药剂科岗位职责、影像科岗位职责、检验科岗位职责、核医学科岗位职责、病理科岗位职责、临床营养科的工作职责、肿瘤研究所岗位职责共 33 项。

（二）医院工作流程图

2013 年 6 月，修订并颁布《南通市肿瘤医院工作流程图》，内容包括行政管理、人事管理、科研教学管理、医疗服务管理、医疗业务管理、护理管理、感染管理及传染病管理、信息设备后勤管理等八大类，共 111 项。

（三）医院工作制度

2013 年 6 月，修订并颁布《南通市肿瘤医院工作制度》，内容包括：

1.党政工作制度。其中包括行政管理制度，党务、纪检监察工作制度，工会、团委工作制度，人事管理工作制度，财务、审计管理制度，信息管理工作制度，医疗设备管理工作制度，总务管理工作制度，采购中心工作制度，安全保卫工作制度，预防保健工作制度，医保工作制度，市场开发部、体检中心工作制度，医院感染管理制度共 14 项管理制度。

2.医疗、护理、科研、教学管理制度。其中包括医疗管理工作制度，护理管理工作制度，教育、科研管理工作制度，门诊管理工作制度、患者服务中心工作制度共 5 项管理制度。

3.临床、医技科室工作制度。其中包括麻醉科工作制度、ICU 工作制度、检验科工作制度、影像科工作制度、药剂科工作制度、病理科工作制度、核医学科工作制度、临床营养科工作制

度、放疗技术组工作制度、肿瘤研究所工作制度共 10 项管理制度.

（四）医院应急预案

2013 年 6 月，修订并颁布《南通市肿瘤医院应急预案》，内容包括：

1.医院突发事件应急预案；

2.医院突发公共卫生事件应急预案；

3.重大传染病应急预案；

4.医疗应急预案，其中包括接受成批伤员应急预案、流程，患者自杀的应急预案及程序、医疗纠纷防范和处理预案、药物不良反应应急预案与程序、急诊急救突发事件应急预案、急救绿色通道规程、突发医疗救护事件应急预案、院内紧急意外事件应急预案、超声室危重患者抢救应急预案、影像科危重患者救治预案、危重病人外出检查预案共 11 项；

5.护理应急预案，其中包括危重患者护理应急预案、重点环节护理应急预案、护理安全管理应急预案、意外情况护理应急预案、手术室突发事件的护理应急预案及程序、供应室突发事件应急预案及程序共 6 项；

6.医院感染应急预案，其中包括医院感染暴发报告流程与处置预案，医疗废物流失、泄露、扩散及意外事故应急预案共 2 项；

7.职业安全防护应急预案；

8.放射事故应急预案；

9.突发舆情危机应急预案；

10.计算机网络应急预案；

11.医院保卫应急预案及流程，其中包括灭火应急疏散预案及演练制度、社会安全突发事件应急预案及程序共 2 项；

12.后勤保障应急预案，其中包括水电设施突发故障应急处理方案、电梯突发故障应急处理方案、锅炉系统故障应急处理方案、医院停电事件应急预案、突发食品安全事件应急预案共 5 项。

四、重要活动

（一）文明创建活动

南通市肿瘤医院坐落在城乡结合部——通州

区平潮镇，其服务对象主要为肿瘤患者。医院开诊后不久，鉴于周边农村缺医少药的现状，开设综合门诊，方便人民群众就诊。医院要求全体医务员工做到身在农村，心在农村，全心全意为广大人民群众服务，并组织医务人员到农村巡回医疗，普查普治，同时培训乡村医生，受到普遍欢迎。

1982年3月5日，医院开展第一个"文明礼貌月"活动，学雷锋，树新风，为广大病人送温暖。8月，开展"假如我是一名病人"活动，想病人所想，急病人所急，改善医患关系。

1983年3月，继续开展"文明礼貌月"活动。6月，开展"文明行医、优质服务"活动，并不断注入新内容，推出新举措。11月，南通市县以上医院"文明行医、优质服务"活动经验交流会在市肿瘤医院召开。

1984年3月，继续开展"文明礼貌月"活动，3月26日，中共南通市委宣传部、市总工会举办"南通市文明新风"展览，展出南通市肿瘤医院"文明行医、优质服务"的事迹。自1983~1985年，南通市肿瘤医院连续3年被评为南通市文明单位；1984~1985年，分别获得"江苏省文明单位""江苏省文明医院""江苏省五讲四美三热爱先进集体"等称号。

1986年，南通市肿瘤医院先后开展"创先争优"活动，"最佳医生、最佳护士"评选活动，"创先进党支部，做优秀党员"活动等，收到良好效果，在全市文明医院检查评比中，市肿瘤医院作《我们是如何深入持久地创建文明医院的》的经验交流，总结以下经验：1.必须把统一认识作为创建文明医院的首要任务，始终把创建文明医院作为党、政、工、团的共同任务，始终把创建文明医院作为领导班子的重要任务，始终把创建文明医院作为全体职工共同奋斗的目标；2.必须把基础建设作为创建文明医院的经常工作；3.必须把思想工作渗透到创建文明医院的各项工作中去。结合解决病员看病难、住院难，进行全心全意为人民服务教育；结合纠正行业不正之风，进行职业道德教育；结合制度建设，进行法制纪律教育；结合职工的思想工作实际，进行

"四有"教育、爱国主义和革命传统教育，尊重知识尊重人才教育。

1987年，南通市肿瘤医院深入开展"优质服务、达标夺魁"竞赛活动。活动取得初步成效：首先推动医院的两个文明建设。医院被省卫生厅又一次评为"省文明医院"，被省政府、省军区评为"军人家庭服务工作先进集体"，被省爱国卫生委员会评为"省爱国卫生先进单位"。其次端正医德医风。竞赛期间，医院收到病员送来的表扬信、感谢信和锦旗等28件。再次提高医疗质量。竞赛期间，入院治疗病人数比1986年同期增长13.4%，门诊化疗放疗病人数比1986年同期增长22.2%，临床治愈好转率比1986年同期提高2.1%。最后提高经济效益。业务收入比1986年同期增长33.8%，在全市"十大窗口优质服务达标夺魁"表彰大会上，市肿瘤医院院长马春旺作专题发言：1.抓住优质服务四大要点，促进医疗质量稳步提高。（1）抓高尚医德，改善服务态度；（2）抓岗位职责，严格规章制度；（3）抓高超医技，提高医疗质量；（4）抓高效设备，充实物质基础。2.落实便民服务十条措施，缓解肿瘤病人两大困难。（1）挖掘人才、设备潜力，增收门诊化疗、放疗病人，减轻病房压力；（2）组织职工利用业余时间进行肿瘤普查体检；（3）实行横向医疗联合，让肿瘤病人就地治疗；（4）开设家庭病床、旅馆病床；（5）提高床位使用率；（6）增加医疗检查项目和检查次数；（7）坚持首科首诊负责制，副主任医师定期上门诊；（8）采取每天提早采血、延长采血时间、增加读片次数、尽可能早发报告等措施；（9）加强门诊服务台、预检处等窗口服务工作；（10）机关干部轮流到门诊服务。3.完善保障体系加强领导，调动积极因素重在激励。（1）抓好组织保障；（2）抓思想保障；（3）抓生活保障。

1988年，继续开展"十大窗口优质服务达标夺魁"活动。5月26日、27日，南通人民广播电台、南通电视台、《南通日报》先后报道南通市肿瘤医院"优质服务、达标夺魁"的事迹。

9月4日，《新华日报》刊登江苏省人民政府关于命名省级文明单位的决定，南通市肿瘤医院获"1986年~1987年江苏省文明单位"称号。

1989年3月13日，南通市肿瘤医院被评为1988年度紫琅杯创"三优"先进单位。6月6日，南通人民广播电台、南通电视台播放南通市肿瘤医院强化医德医风建设，坚持廉洁行医的事迹。6月26日，南通市肿瘤医院被评为1987~1988年度江苏省文明医院。7月15日，应南通日报社、南通人民广播电台、南通电视台的邀请，院长马春旺等介绍医院开展"百日双优"活动的情况。

1991年，南通市肿瘤医院被省政府授予"江苏省文明单位"称号，医院连续6年保持江苏省文明单位称号。被省卫生厅授予"江苏省文明医院"称号，被市委、市政府授予"南通市文明单位"称号。

1992年，南通市肿瘤医院先后开展"优质在我岗位""共产党员光荣称号在岗位闪光""雷锋在南通""雷锋与我""在鲜艳的团旗下"等系列活动，各项活动有领导、有组织、有计划，措施配套，宣传得力，取得良好的成绩。医院被市委、市政府授予"南通市文明单位""南通市事业管理先进集体"称号。

1994年，根据南通市卫生工作会议精神，对照《全国肿瘤医院分级标准（试行稿）》，确立争创二级甲等肿瘤医院的工作目标，医院把创建工作作为头等大事来抓，成立创建等级医院领导小组，下设创建办公室，坚持每周例会制，研究和解决创建工作中存在的问题。5月，召开全院职工大会，进行创建总动员，并进行周密部署。1.进行多层次的宣传活动，举办中层干部培训班，通过学习文件、对照标准找差距。利用各种会议，拉横幅、出黑板报、宣传栏、办简报，张贴标语等形式进行广泛宣传。2.调查摸底，借鉴经验，做好迎查准备。对照二级甲等肿瘤医院标准，逐项自查，找出薄弱环节，提出改进措施，组织创建办公室成员与各科科主任、护士长分期分批到南通医学院附属医院、南通市第一人民医院、海安县人民医院、如东县人民医院进行参观学习，创建办公室根据评审细则和各科职责对"标准"进行分解，将任务落实到科室。3.实施三级考核。注重"在软件上下功夫，软硬件一起抓"，要求各科室认真抓好创建工作。各职能科室认真做好工作制度、人员职责的汇总和各方面材料的整理工作，医护部门多次召开专题会议，明确任务，狠抓"三基"训练和理论考试，较大规模的考试达10余次。医务科举行病历书写知识竞赛，促进医疗文书书写质量的提高，护理部开展岗位练兵，23项护理技术操作基本做到人人过关，临床医技科室和各病区建立并完善各种登记本，并抓好关键性制度的落实。9月，召开创建誓师大会，通过签责任书、立军令状，把创建工作推上新台阶。11月中旬，市卫生局组织检查组到医院进行年终综合考核和基本标准的评审，除医德医风还存在一定的差距，需重点整顿外，其他方面基本得到检查人员的肯定。

1996年，继续抓好创建等级医院工作。上半年，先后两次组织创建办公室和有关职能科室的负责人外出参加培训和参观学习，参加卫生部在无锡举办的医院评审暨医院管理理论培训班，了解国内外的创建动向及等级医院评审的具体要求。到被评为三级甲等肿瘤医院的江苏省肿瘤医院参观学习取经。召开专题周会进行汇报，介绍评审要求及创建经验，分头召开各科主任和各病区护士长会议，具体落实有关创建工作的整改措施。着重抓创建材料目录、医疗文书书写质量，抓临床医技科室各种登记格式的规范化，并召开全院临床医师大会，通报有关情况并对病历书写情况进行讲评，提出具体要求。护理部认真抓护理文书的书写质量，个案查房等，创建办公室对1994年、1995年科室简介材料重新进行补充整理。

1997年，继续认真贯彻落实省卫生厅关于职业道德建设第二周期工作的实施意见，进一步完善和落实"一个规范""两种机制"（即职业道德规范和激励机制、约束监督机制），坚持"三个一切"（即一切为了病人，一切方便病人，一切服务于病人），强化"四个服务"（即端正服务思想,增强服务意识,改善服务态度,提高服务质量),并将"以医疗为中心"转到"以病人为中心"上来,紧紧围绕"三个第一"(即病人第一、质量第一、服务第一)的办院宗旨,不断深化医院内部改革,增强全院职工的职业道德观念,自觉抵制不正之风的侵蚀,在职工中"大力倡导爱岗敬业、诚实守信、办事公道、服务群众、奉献社会的职业道德",认真执行门诊大厅"值班主任"制度。组织开展"窗口岗位优质服务"竞赛活动。继续推行社会服务承诺制和开展以"红包"专项治理为主要内容的行风建设工作。

1998年,坚持职业道德建设中做到"五个到位",实施"十项措施"。"五个到位"即领导到位、责任到位、监督到位、奖惩到位、宣传教育到位。"十项措施"是:实施服务承诺制、优化"窗口"服务活动、实行值班主任制、规范服务行为、开展"外树形象,内抓质量"的大讨论,领导带头率先垂范、宣传典型、弘扬正气等。医院定期向门诊、住院病人发放满意度测评表,综合满意度达90%,全年两次召开院内外行风监督员会议,广泛听取社会各界的意见。继续实施个人医德档案,按医德规范制定考评标准。坚持发公开信、设举报箱、签订医患合约、院领导接待日等制度。严格实施奖惩措施,对评为优质服务窗口的科室班组和个人给予表彰,对存在问题不迁就姑息,在努力扩大职业道德建设第二周期成果的基础上,坚持标本兼治,综合治理方针,围绕"端正服务思想、增强服务意识,改善服务态度,提高服务质量"开展工作,在医护人员中树立履行职责必须优质服务;端正行风必须优质服务;维护形象必须优质服务;医院发展必须优质服务;实现人生价值必须优质服务;围绕以病人为中心,使优质服务的思想转化为广大医护员工的自觉行动,不断开拓行风建设的深度和广度。全年医院共收到病员表扬信10封、锦旗30面、匾3块、新闻单位表扬稿3篇,急诊室获"巾帼建功文明示范岗"称号,谭清和被评为"市劳动模范"。据统计,医务人员全年上缴红包5000多元。

1999年,继续深入开展窗口岗位优质服务竞赛和社会服务承诺制活动。禁用服务忌语,按照省卫生厅窗口岗位优质服务竞赛评分标准进行考核并与奖金挂钩。医院还大力推行文明用语,使窗口部门起到展示医院文明、弘扬医院精神的作用。规范护理服务行为,提高主动服务意识。组织护士学习"护士礼貌用语",给护士讲授医患沟通和语言、形体交流技巧,采用巡视卡形式督促护士增加巡视病房次数;增强主动服务病员的意识,提高服务水准。在两个整体护理病区向出院病人发放服务满意度测评表720份,选出最佳护士10人;下半年还花大力气抓门急诊护理质量,做好入院接待服务等工作,改善护理服务态度。加强硬件建设,努力改善诊疗环境。为改善就诊环境和方便病人就诊,医院加大基础设施投资力度,投入约250万元用于医院大环境的建设,院容院貌大为改观。将门诊挂号、收费、药房实行电脑联网,做到划价收费同步进行,既方便病人,又保证收费、药品管理的规范化。同时做好B超候诊区、妇科冲洗室、门诊挂号收费等处改、扩建工程,在所有病房安装空调机。推出一系列便民措施,在来院途中设立醒目路牌,在门诊及病房楼设立导医图,在门诊大厅设立茶水桶,在候诊厅增设电视,门诊大厅利用录音机进行宣传,使病员在就诊时感到方便、舒适、满意。强化导医台功能,调整充实导医力量,热情为病员排忧解难,耐心接受咨询,协助办理各种手续,方便病人就医。挂号、收费、检验等科室想方设法解决排长队现象,确保不超过15人,B超、放射、病理等科室还尽量做到不预约,或减少预约时间,及时发放各种报告。切实解决病员就诊过程中"瓶颈"问题,提高病员满意度。

2000年,全面启动"温馨服务工程"。1. 成立危重病人服务中心,为行动不便的病员免费提供轮椅服务482人次、担架服务544人次,引导、护送病员检查、治疗4200人次。实行门诊值班主任制度和导医制度,保证病员一进门诊大厅就能得到热情的服务和指导。改进服务流程,简化就诊程序,增设服务窗口,缩短病员取报告时间。医技科室取消预约，缩短检查时间，使病员能尽早取到报告。2. 推行病人选择医生护士的制度，病人对服务不满意的医护人员可以提出更换。每位病员均有责任医生、责任护士为其负责治疗护理。医院还为住院期间过生日的病人送上生日蛋糕和鲜花，使病人住院时享受到家的感觉。3. 把对护士的服务要求下发到各科室并组织学习落实，重点抓新病人入院接待和巡视病房两个环节，取得一定成效，提高病员满意度，同时还开展最佳护士和最差护士评选活动，评出最佳护士36人次，最差护士1人。

2001年，医院注重围绕服务做文章，开展"温馨服务工程"和创建百姓放心医院活动，1. 在全院树立起"以病人为中心""病人至上"的服务观念，逐步实现从传统的"病人围着医生转，病人适应医院"的服务模式向全新的"医生围着病人转，医院适应病人"的服务模式转变。全院形成"临床围着病人转，后勤围着临床转，领导围着职工转，全院围着病人干"的全新服务模式，促进医院服务水平的提高。全院共收到锦旗42面、感谢信58封。2. 围绕创造温馨的环境，营造温馨的流程，切实改进服务工作。实行门诊值班主任制度，协调解决病人就诊过程中的困难。加强病人服务中心工作，为行动不便的病员免费提供轮椅服务709人次、担架服务1069人次。导医台为病人代办住院手续901人次，代邮寄化验单服务1.17万人次。胃镜、微波治疗、食道支架等项目取消预约，增加结肠镜检查次数，放射科CT、胃肠、食道片随到随做，检验、同位素当日发放报告，病理报告4天内发出报告，使病员能尽早确诊，为治疗赢得时间。同时还从点滴小事入手，为病人提供优质服务。公开医院的服务内容、收费价格、接受病人监督；在门诊大厅设立微机自动查询系统；推行病人选择医生护士的制度；为住院期间过生日的病人送上生日蛋糕和鲜花；开展病人评选最佳护士和最差护士活动；努力降低医疗费用，得到社会各界和广大病员的高度称赞。2001年，五、八病区被评为市青年文明号，物理诊断室被评为市巾帼建功示范岗。

2003年，继续开展温馨服务活动。1. 深入开展争创"温馨服务先进科室""温馨服务标兵"活动，全面落实温馨服务内容，热情接送每位病人，和病人开展交心谈话，做好心理护理，加强医患沟通等，为病人免费提供饮用纯净水462桶，给住院病人送生日蛋糕8人次。2. 编发医务人员文明用语和禁用语，规范服务语言，认真落实首问负责，首诊负责等。3. 公示消费价格，做到价格公示牌上墙，公示簿到病房，触摸屏随时查询，每日发清单，出院发给明细账，使病人明白消费。4. 优化服务程序，简化服务流程，及时发送检查报告，尽量减少病人途中奔波，成立综合治疗病区，减少病员转科，提高治疗效果。5. 开展抗癌明星活动，邀请128名抗癌明星到院进行联谊，3次邀请抗癌明星走进病房和病人交流，介绍抗癌经验，鼓励住院病人和癌魔斗争。6. 采取各种优惠措施减轻癌症病人的经济负担，如发放免费体检卡385套，免收癌友会员挂号费528人次，返还病人优惠检查费8.65万元，免收检查费6031元，职工为病人捐款5380元，扶贫基金援助病人共7人次2300元，优惠体检463人次，送医下乡10次，义诊人数2826人次。7. 优化诊疗环境，院内建造健康大道和爱心广场，制作宣传栏和喷水池，营造病人休闲场地，住院病人全部搬进整洁的新病房，彻底解决病人洗澡难、吃饭难、上厕所难等难题。

2004年，开展"创文明行业，树诚信形象"的活动。一方面健全服务规范，从各个细小环节抓起，努力改进服务方式，提高服务质量，简化服务流程，进一步完善药品价格查询制和医疗服务信息公示制，增强收费的透明度，做到一日一清，让患者放心；另一方面，通过工休座谈会等形式，引导广大医务人员加强医患沟通，倡导广大医务人员克服传统的"只见疾病不见病人"的服务模式，增强责任意识和法律意识，主动尊重和维护患者的权益，提供整体化、人性化服务，真正体现"以病人为中心"的服务理念。医院还对病员反映的问题，做到个个有回音，条条有答复，如一位病员在结账时认为药价偏高，医院的有关部门立即派人与他核对并做好解释工作，打消病员的疑虑。还有一位病员不慎丢失了财物，焦急万分，向院方求助，医院想方设法帮助找回，令其十分感动。为鼓舞病人和癌魔斗争，减轻癌症病人的负担，医院全年共派出专家义诊110人次，义诊人数达2170人次，免费发放防癌抗癌资料4200人次；优惠体检1080人次，免收体检费7.8万元；向住院的抗癌明星赠送饭菜票30人次，金额共5810元；免收癌友会员挂号费并在三八妇女节及院庆活动期间免收所有病员挂号费，共计4500人次；为特困病员王颖免费治疗4次并捐款，免费治疗金额为4万余元，职工捐款达4657元。全年收到锦旗16面、表扬信9封，吴云松被评为南通市"十佳医生"，朱建云被评为南通市"优秀护士"，两个科室和2名个人被评为市局"温馨服务科室""温馨服务标兵"，四个科室和6名个人受到市局表彰。

2005年，开展"阳光关爱"肿瘤普查、义诊、义演、咨询大型系列活动，将构建和谐南通、三个文明协调发展的形势任务和保持共产党员先进性活动要求相结合，着眼于普及防癌抗癌知识、传播科学治癌理念、方便群众就医、缓解群众看病难、看病贵、看病烦问题。医院先后组织专家到各肿瘤高发点肿瘤普查5次，普查人数1000多人次，发放宣传资料1.5万多份；组织"魅力影院"露天巡映及义诊活动，足迹遍及六县市30个乡镇和社区。白天由肿瘤专家为群众提供义诊咨询，晚上免费为群众放映露天电影，将文化和健康送到百姓身边。医院参加这一活动的党员干部达200多人次，活动期间累计义诊2000多人次，免费观看电影的群众达2万多人次，发放健康宣传资料1万余份。资助市癌友康复协会举办"蓝天下的至爱"慈善义演活动，资助额达13万元。资助肿瘤病人王秀文宣（先后6次住院），医疗费5万多元全免，与江海晚报社、市文明办、市癌友协会联合举办其22岁生日活动。举办第四届抗癌明星联谊活动，将300多位抗癌明星请到医院，交流抗癌经验，为他们

作健康讲座。资助癌友夏令营活动。多次组织市癌友协会希爱艺术团等社会文艺团体到院为病员演出，组织老癌友进病房现身说法，增强患者战胜疾病的信心和勇气。

2006年，组织专家到各县市开展义诊、咨询、讲座20多次，还不远千里到安徽颍上县开展回访和义诊，深得当地政府和百姓欢迎。医院职工多次为一家三人患癌症的如皋患者沙秀华、青年学生王华等特困病人捐款。

2007年，认真开展创建"和谐医院"和"人民满意医院"活动。广大党员和干部从为人民服务和密切联系群众出发，加强与病人的沟通。医院向社会作出服务承诺，同时个人向科室、科室向医院逐级承诺；医院成立出院病人测评处，由行政职能科室中层干部每天到住院大厅值守，听取病人意见，解决病人的问题。医院还开展夏季的露天电影与健康知识下乡活动，医务人员下乡对口支援活动，病人健康回访活动，抗癌明星联谊活动等，把卫生文化与健康知识送到农村、社区和患者中间。最远的义诊回访送到千里之外的安徽省颍上县。

2008年，在全院窗口岗位开展以文明礼仪服务为主要内容的竞赛评比活动，举办医院首届"天使情怀"文明礼仪大赛，以擦亮医院服务窗口，打造医院服务品牌，推动全院服务水平的提高，树立市肿瘤医院温馨服务、人本服务新形象。在全院开展广泛的文明礼仪宣传活动，编写印制《员工文明手册》，职工人手一册，对员工形象、员工行为、服务用语等进行规范，邀请南京医科大学教授刘宏到院作文明礼仪的专题辅导，引导员工进一步认同、实践和丰富医院精神，树立良好的医院风气，营造和谐、向上的工作氛围；结合创建三级医院，组织部分人员到南京口腔医院、无锡市中医院等单位参观，学习兄弟单位在服务方面的先进做法，建立门诊、住院患者一站式服务中心，整合全院服务资源，最大限度的方便患者。通过院报、网站、宣传栏等开展"迎奥运，讲文明，树新风"为主题的宣传，推出南通市劳动模范、省医德模范施民新等服务

典型，打造服务文化。结合创建党员示范岗、青年文明号、巾帼文明示范岗等活动，将文明礼仪服务贯穿于日常工作之中。成立患者服务中心，最大限度的方便患者，提高服务效率。开展党员结对帮扶及义诊咨询等活动，增强党员服务意识。多次组织党员到天生港通燧社区、南大街五星电器广场、侨鸿国际广场、市委组织部组织的"先锋广场"等地进行义诊。定期开展送医下乡活动，2008 年共义诊 20 次，义诊人次达 3000人次。

2009 年，开展扶贫帮困送温暖活动，结对帮扶 2 人，结对帮扶社区两个，定期上门慰问组织义诊等活动帮助解决实际困难。建立"支部责任区、党员联系群众"制度，建立党员联系群众网络，党支部及时了解职工的思想、工作状况和家庭困难，做好职工的思想工作，确保干群关系和谐，增强党组织的核心作用。认真开展青年文明号、巾帼文明示范岗创建活动，全院有青年文明号岗位 3 个，"巾帼文明岗"省级 2 个、市级1 个。在七一前夕，开展"七个一"系列庆祝活动，即召开一个庆祝大会暨表彰活动、举办一次党员活动图片展、进行一次党课教育、开展一次慰问困难老党员活动、开展一次革命爱国主义教育活动、组织一次党员干部到廉政教育基地警示教育活动、开展一次党员专家义诊活动；开展"志愿服务在医院"活动。配合"迎国庆讲文明树新风"及"保民生促和谐，青年文明号在行动"主题活动，全面改善医疗服务，创建群众满意医院，院团委成立"门诊流动志愿服务队"，每周一上午 8：00~9：00 病人就诊高峰时段安排青年志愿者提供便民服务，指导就诊，帮助老、弱、病残人员，并对抽烟、随地吐痰等不文明行为进行劝导。活动开展 2 个月以来，共接受咨询101 人次，指导就诊 88 人次，发放宣传资料 275份，帮助老弱病残 27 人次，对抽烟、随地吐痰等不文明行为进行劝导 47 人次。其间，帮扶安徽 10 岁鼻咽癌患儿钱考文，团委捐款 400 元，并购买图书、食品赠送给他，定期安排团员看望。重阳节部分团员志愿者赴平潮敬老院探望孤

寡老人，送去食品和水果。

2010 年，开展"迎世博迎亚运讲文明、三优一满意"文明优质服务竞赛活动。为贯彻落实中央文明委关于组织开展"迎世博讲文明树新风"活动的有关部署，结合三级甲等医院的创建，5~10 月份在全院各科室、各服务窗口开展"迎世博迎亚运讲文明、三优一满意"文明优质服务竞赛活动，通过活动的开展，进一步创新服务理念、拓展服务内涵、提高服务质量，展示文明风采，为等级医院创建塑造良好形象。通过院报、网站、宣传栏等开展"迎世博迎亚运讲文明"为主题的宣传，推出省医德模范谭清和等服务典型，打造服务文化。结合创建党员示范岗、青年文明号、巾帼文明示范岗等活动，将文明礼仪服务贯穿于日常工作之中。

2011 年，做好党员结对帮扶活动，与天生港泽生社区开展共建。组织党员到泰州、通州、如东等地为市民提供义诊、健康指导、测量血压等服务。开展党团员送医下乡学雷锋活动，组织部分党员医生赴革命老区泰州姜堰进行义诊，在扩大医院宣传的同时，增强党员服务意识。院团员参加南通市妇联组织的"爱心助孤促成长"活动，结对帮扶孤寡儿童 3 人。10 月，医院组织 40 名党团员志愿者参加"讲文明树新风"文明交通志愿服务行动。开展敬老月活动，组织党团员到社区、敬老院服务孤寡老人。

2012 年，开展扶贫帮困送温暖活动，结对帮扶 30 人，共建社区 1 个。开展"关爱他人、冬日送暖"活动。参加市卫生局组织的南通市卫生系统慰问老党员及因病致贫、生活困难村民活动。慰问如东南宁村 19 组陈昌国（直肠癌），龙口村 39 组王近仁（前列腺癌），分别给予慰问金1000 元，并进行复查、体检。认真开展青年文明号、巾帼文明示范岗创建活动，全院有省级青年文明号 1 个，市级青年文明号 3 个。开展"志愿服务在医院"活动。医院的青年志愿者提供便民服务，指导就诊，帮助老、弱、病残人员，并对抽烟、随地吐痰等不文明行为进行劝导、接受咨询、指导就诊、发放宣传资料等。党办、医务

科、团委还联合走进平潮镇敬老院，服务孤寡老人。医院多次组织党员到南通、通州等地区进行义诊，内、外、妇、放及糖尿病、放射科的党员专家还来到天生港社区参加志愿服务活动，为当地居民提供义诊、健康指导、测量血压等服务。

2013年，根据市、局统一部署，广泛深入地开展创建全国文明城市活动，医院将创建文明城市活动与三甲医院复核评审、创建无红包医院、构建和谐医院、三好一满意活动等工作有机结合，用文明创建工作推动医院的建设和发展，用医院工作的成绩检验文明创建的效果，确保创建文明城市工作顺利完成，医院再次被评为南通市文明单位。1. 对照标准，明确任务，制定创建细则。2. 广泛宣传，营造氛围，统一思想认识，制订下发《职工文明手册》《医疗机构人员行为规范手册》，从社会公德、职业道德、家庭美德等方面进行宣教；在医院各处醒目位置张贴文明用语和服务禁语，提高全院职工的服务意识和素质，提升医务人员个人形象；利用院报、宣传标语、电子屏、编发手机短信等形式广泛宣传创建工作的意义、目的、要求，营造全院职工广泛参与文明城市创建的热烈氛围，为创建工作顺利开展奠定良好的群众基础。3. 规范开展"五个一"道德讲坛活动。开展"关爱夕阳红"社区共建，组织党员到泰州、通州、如东等地为市民提供义诊、健康指导、测量血压等服务。4. 开展党团员送医下乡学雷锋活动，组织部分党员医生赴革命老区泰州姜堰进行义诊，在扩大医院宣传的同时，增强党员服务意识。5. 组织院党团员参加南通市妇联组织的"爱心助孤促成长"活动，结对帮扶孤寡儿童6人。6. 开展"健康南通，服务百姓"党员进社区系列义诊活动，义诊周活动起到较好的社会效应，树立医院为民务实清廉的良好形象。

（二）行风建设

1992年，医院职业道德教育常抓不懈，除利用各种会议进行宣传教育外，还邀请市卫生局及有关部门负责人进行医学伦理等专题教育，对在工作中出现的问题，认真解决严肃查处。成立

纠风领导小组和纠风办公室，党政领导亲自挂帅，坚持正面教育，加大宣传力度。

1994年，继续组织职工深入学习省卫生厅〔1993〕48号文件和市政府办公室〔1993〕108号文件精神，重申医德规范，进行多层次的职业道德教育。同时开展学习赵雪芬活动和"三爱"主人杯优质服务竞赛活动，坚持院领导接待日，采取聘义务监督员、设行风举报箱、建个人医德档案等形式，加强医德医风建设力度，并将医德医风与考核奖惩挂钩，在批评教育的同时，对有举报并查实的当事人敢动真格，严肃处理。全年共有举报线索8条，查实5条，涉嫌人员2人，通过各种形式多层次的教育、宣传，医德医风有了一定的好转，一年来，共收到表扬信件13封、锦旗3面、匾1块、奖状1张，医务人员退收红包达2000余元。

1996年，院纠风领导小组先后召开十多次会议，学习文件，分析院情，研究部署职业道德建设工作。院纠风办公室认真按计划抓落实，并召开十多次专题会议研究具体工作。对医患合约的签订情况进行专题查房，集中安排职能科室干部深入到各病区参加座谈会，听取意见并进行测评，还多次召开专题院周会进行学习讲评。1. 落实市行风现场会精神。全院开展争创"不收红包科室"的主题活动，党总支、院部召开全院职工大会进行专题动员，会上院部与16个科室签订责任状，市纪委、纠风办公室、卫生局有关领导参加会议作指示，市新闻单位也到院采访并作专题报道。院、科分别建立领导小组，制定争创计划，明确责任人，强化"一把手工程"意识和院科两级负责制，确保工作落实。先后3次召开签状责任人及支部书记会议，汇报、交流各科室活动进展情况，明确阶段性工作和措施，促进争创活动不断深入。开展全院性的学习讨论，下发市卫生局的文明服务用语和行为准则，组织职工、党员干部观看录像片，听取医德医风事迹报告演讲，收看职业道德系列电视讲座，观看孔繁森事迹戏剧表演，3次参加市卫生局组织的教育活动，正确引导职工自觉规范服务行为。促进职业

道德建设的健康发展。进行内外宣传，营造争创氛围。加大宣传力度，为争创活动造声势。继续建立激励机制，完善监督制约机制。在院周会和职工大会上表扬好人好事，定期召开院内外行风监督员会议。坚持病人入院时发公开信，住院后签医患合约，出院后发测评表的全程制约措施。从发放问卷调查反馈情况看，纠风工作得到社会的肯定。并就人民来信、来访和问卷调查中反映的问题予以认真分析，通过调查核实，严肃处理。全年共收到举报3起，共涉及5人，均严肃处理。2.推行社会服务承诺，不断提高医院服务水准。10月23日，在市卫生局召开的社会服务承诺新闻发布会上，医院被列为全市卫生系统推行社会服务承诺的9家试点单位之一。随后，新闻单位对试点单位进行明查暗访，社会反响较好。医院不断修订承诺内容，就诊疗时限、"红包"收受问题均作出承担相应责任的承诺，并制定有针对性的17条考核细则。各临床医技科室根据院部要求结合各自特点向病人作承诺，行政职能科室、后勤保障部门向临床医技一线作服务承诺，保证承诺的实际效果。按市卫生局要求，在门诊大厅设立值班主任岗，明确"有困难请找值班主任"，全院在10个窗口开展优质服务竞赛活动，同时参加市卫生局竞赛，强化职工的优质服务意识。医务人员拒收红包80多人次，累计金额达1.5万多元。收到表扬信、锦旗、匾35件，受新闻单位表扬11次，违纪举报率比1995年下降近50%。在健全措施的同时，增加管理力度，严格执行规定，努力杜绝一切违反行风建设规定的行为，做到令行禁止，对药品、医疗器械、后勤物资采购等有经济活动的科室强化约束职能，杜绝个人收受回扣。药品管理方面，坚持主渠道进药。在医疗收费方面，明码标价，全院统一实行规范发票。为有效掌握行风情况，医院定期向门诊、住院病人发放满意度测评表，综合满意度达90%，全年两次召开院内外行风监督员会议，广泛听取社会各界的意见。继续实施个人医德档案，按医德规范制定考评标准。坚持发公开信、设举报箱、签订医患合约、院领导接待日

等制度。严格实施奖惩措施，对评为优质服务窗口的科室班组和个人给予表彰，对存在问题不迁就姑息，对在问卷调查中综合满意度达不到要求的科室，全科奖金下浮1%。全年查处行风违纪人员1人，扣罚奖金1100元。

1999年，建立健全约束机制，完善监督网络，做到措施到位。医院与4411名入院病人签订医患合约，同时对出院病人发出行风回访信1200封，对回访信中反映的问题及时联系妥善解决。医院设立举报箱和举报电话，聘请行风监督员定期反馈信息。强化药品管理，对药库中过期药品进行销毁，开展药品回扣专项治理，对7种有"促销费"药品亮出红牌，明确禁止进货。严禁"三无"药品和保健药品流入医院。结合《承诺制》《一次申告待岗制》的施行，切实解决行风热点问题，"吃请"、收受、私自外出会诊、手术的现象大为减少。全年退收红包额达2.3万元，收到锦旗21面、匾9块、感谢信9封。全年共发放病员满意度测评表1186人次，总体评价满意率93%。

2000年，把医德医风建设提高到医院生存与发展的认识高度，坚持不懈地开展正面宣传教育，组织学习《江苏省医疗机构服务规范》和《医院考核与奖惩细则》，明确行为规范。以各种形式宣传院内外的典型事例，开展"远学吴登云，近学严煜"活动，弘扬正气。激励职工恪守道德规范，牢固树立为人民服务思想。发挥党员的先锋模范作用，树立行业文明形象。成立医院行风整顿领导小组，重点对药品采购管理、有无"开单费、处方费"、收费管理、服务态度、有无"红包"等方面进行自查自纠，发现问题认真整改，对可能有处方费的11种药品停止进药，辞退服务态度不佳的工友，对涉及行风问题及接受吃请的12名医务人员给予经济处罚，促进医德医风的明显好转。进一步完善和健全监督机制，在院内公开举报电话，设立院长信箱4个，及时倾听病员反映，与所有入院病人签订医患合约，给出院病人发放行风回访信600份，问卷800份，并对反映的问题及时调查处理，聘请行风监

督员反馈信息，定期召开工休座谈会听取意见和建议，切实解决行风热点问题。"吃请、收受、私自外出会诊、手术"及"冷、硬、顶、推"的现象大为减少。全院共收到锦旗 33 面、匾 6 块、感谢信 63 封，全年共上交红包 163 人次，计 1.9 万元。

2001 年，针对病员反映的热点问题，从治标和治本两头一起抓，铁腕整治行业不正之风。1. 强化教育。以省卫生厅编发的《新时期卫生职业道德》为蓝本，抓好职业道德的经常性教育，组织学习院内外的先进人物事迹，广造声势，营造良好氛围。2. 加强管理。制定《关于实行行风建设责任制的意见》《关于建立扶贫济困基金的决定》等规定。医院与科室、科室与医务人员签订"行风建设责任书"，向住院病人发放《致病人的一封公开信》，设立院长信箱，实行行风责任追究制等。有效防范不规范行为的发生。病员反映问题和投诉情况明显减少。3. 严肃查处。对收受患者"红包"者，除降聘扣罚奖金、调离岗位、待岗等还要承担病员的医疗费。不少职工将收到的"红包"交到住院部作为病人的住院费用。4. 狠抓落实。对行风问题不论涉及何人，绝不手软。实行领导干部责任追究制，对在行风建设中疏于管理、不按章行事而导致发生问题的除处罚当事人外还要追究有关领导责任。全年共有 22 人因行风违纪受到处罚，6 名负责人受到责任追究。严格防范药品回扣问题，抵制药商吃请，对涉嫌存在药品回扣的药物亮出"红牌"取消进货。测评病员满意度，总体评价满意率达 91.6%。

2004 年，针对 2003 年"复方半边莲"事件，院领导将行风建设列入医院重要工作之一，提出"四个创新"的要求，即坚持以病人为中心，实现理念创新；坚持以质量求生存，实现技术创新；坚持以市场为导向，实现服务创新；坚持以效益为目标，实现管理创新。强调"以病人为中心"和"病人至上"的原则，切实加强医患沟通，推行人性化服务。举办"我爱我院"主题演讲活动，宣传正面典型，重点宣传内科谭清和、外科施民新等人拒收"红包"，关爱病人的

事迹。认真分析药品管理中存在的缺陷，建立和完善相关制度，主要有药事委员会工作制度、药品规范管理规定、新药引进范围与操作方法、科室推荐新药使用须知、药厂（商）药品质量保证书、入库药品质量验收注意事项、药品包装标签规范细则及建立药品质量专家评委库等。这些规定和办法对规范药事委员会工作程序、议事办法，规范药品采购、验收、领发程序，确保药品质量都起到积极作用。特别是科室推荐新药使用须知，明确科室在推荐使用新药中的责任，从而预防新药推荐中人情因素、商业贿赂因素。

2006 年，围绕医药购销领域商业贿赂专项治理工作，落实专项治理工作责任制。院部与科室签订治理商业贿赂和加强行风建设责任书，并在医务人员中开展"拒收贿赂、拒收'红包'；从我做起，请您监督"签名活动。临床党支部向全院职工发出"拒绝医药商业贿赂，共塑良好行业形象"的倡议。专项工作办公室编印学习手册并制定具体的学习计划。邀请省委党校教授到院进行"树立社会主义荣辱观"专题讲座。编发专项治理工作简报 13 期，及时向全院职工通报专项工作最新动态和政策规定。通过横幅、专题展板、院报、宣传橱窗、医院网站等阵地宣传专项治理工作，营造开展治理商业贿赂工作的浓厚氛围。组织职工深入学习《中华人民共和国执业医师法》《中华人民共和国药品管理法》《医师外出会诊管理办法》《江苏省医疗机构服务规范》等法律法规。组织观看电影《生死托付》《苍生大医》，开展反腐倡廉教育 16 次。在专项工作自查自纠阶段院领导先后 4 次召开临床医技人员、科室负责人和重点岗位人员座谈会，并有针对性地与重点科室、重点人员进行个别谈话。在整个专项治理工作中，共上缴院纪委药品回扣 1 万元，另有部分人员将钱款上缴治理商业贿赂专用账户和市"510"廉政账户。

是年，医院联系行风建设工作实际制定《行风违纪处理暂行规定》，对工作人员收受红包、药品回扣、乱开大处方等违纪行为的处理作具体的规定。抓住药品回扣、基建工程等突出问题，

完善相关制度，与药品供应商和工程承包商签定《医药购销廉政协议》和《基建工程诚信廉政协议》。在内部管理职能上，设立采购中心，对院内药品、耗材实施集中采购，科学设置工作流程，使药品的使用、仓储、管理、采购、付账等环节相互制衡，形成监督机制，防止权力过分集中。同时禁止药商进入诊疗区进行推销。建立用药评审制度、以通用名开处方制度、医德医风考核档案制度、行风建设督查制度、行贿企业黑名单制度、完善医药招标采购制度等，通过这些措施，大力规范临床诊疗活动，药品、医用设备、耗材采购和基建工程招投标活动，使这些工作做到公开、公正、公平和诚实守信，提高工作透明度。

2006 年年底至 2007 年，医院积极开展"学三院，树新风，创建无红包医院"活动，2006 年 12 月 1 日医院自挂无红包医院牌匾，并向社会公布查处红包行为十项处理规定。在院内每个科室与医院签订创建无红包医院责任状，每个医院职工，包括返聘专家、临时工也均与所在科室签订承诺书。各临床科室对照创建活动考核细则，组织科室成员开展"廉洁行医，拒收红包"大讨论，对照要求找差距。聘请行风监督员 19 人，召开行风监督员会议，虚心征求社会各界对医院各项工作的意见和建议。通过院长信箱、工休座谈会、电话亲情回访、出院病人函调、发放病人满意调查表等多种形式广泛听取就诊病员对医院各项工作的意见和建议。职能科室认真梳理来自各种渠道的意见建议，认真整改落实，并及时反馈给意见人。邀请市委党校董剑南教授到院作"社会主义核心价值观"教育辅导；组织学习"患者利益高于一切的好医生、好党员乔淑萍"的先进事迹；在全院开展以"廉洁行医、争先创优"为主题的廉政文化月活动和"算好廉政账"专题教育活动；举办"病人在我心中"征文演讲比赛，弘扬医德先进典型。推行单病种多学科综合治疗肿瘤的新模式，成立单病种多学科专家会诊中心，进一步规范诊疗流程，使肿瘤病人得到科学、合理的诊治。建立并完善贵重药品审批制度和使用告知制度，抗生素使用十项管理措

施，控制肿瘤辅助用药规定等，同时参照美国 NCCN 和中国抗癌协会制订的治疗指南修改充实医院检查目录，指导临床合理检查、合理用药。开展以"医疗安全，从我做起"为主题的医疗安全百日竞赛活动，加强医疗质量管理，保障医疗安全。2006 年 12 月至 2007 年 12 月，收到表扬信 45 封、锦旗 39 面。医务人员 248 人次将难以拒绝的病员"红包"退还至病人住院账户共 14.58 万元。2008 年 2 月被市政府命名为"无红包医院"。

2009 年，以巩固"无红包医院"创建成果为抓手，结合民主评议行风、治理商业贿赂等工作，着力提高全员整体素质。在全市卫生系统中率先开展"无红包医院大家谈"活动，组织开展医德医风服务标兵和"无红包医院"先进科室、先进个人的评选工作，利用院周会、院办公会、行政查房对行风建设进行点评和督导。坚持正面教育为主，充分发挥医疗骨干在巩固无红包医院活动中的积极作用，形成廉洁行医、自觉拒收"红包"的氛围。1~12 月，有 269 人次将难以拒绝的病员"红包"退还至病人住院账户共计 21.55 万元，每月函调病员满意度均在 95% 以上。被市政府再次确认为"无红包医院"，获创建无红包医院活动先进单位。

2013 年，继续推进"无红包医院"活动，为加强医务人员医德修养，编印《党风廉政与医德医风学习材料》并下发《医疗机构从业人员行为规范》。每月组织开展"优质服务明星"评选，形成激励先进、鞭策后进、比学赶超的良好氛围。运用第三方调查、住院满意度调查、出院函调、电话亲情回访、工休座谈会、行风监督员座谈会等方式多渠道了解医院各项工作中存在的问题。10 月，召开专题分析会，通报分析第三方调查中医院存在问题，责成低于全市满意度平均值的 4 个科室主要负责人上台就科室管理和服务方面存在问题进行分析、就今后如何更好地为病员提供优质服务进行表态发言。同时要求：门诊医技科室实行弹性工作制，对门诊病员做到普通医技检查当日发报告，努力缩短病员等待报告的

时间。住院病人医技检查提前一天由工作人员进行预约,检查时病区派专人陪同前往,提供全程无缝隙服务。明确规定,从 11 月份开始,加强第三方调查的专项考核。凡满意度低于全市平均值的科室,低百分之多少,将相应扣罚科室绩效工资多少;凡满意度进入全市前 3 名的科室,也相应给予一定奖励,做到赏罚分明。经过全院职工共同努力,2013 年在全市 25 家二级以上医院的第三方调查中,综合满意度排名第二,达 96.41%。

（三）兼并南通港口医院成立南通市肿瘤医院南院

南通港口医院于 1983 年 5 月开始筹建。1985 年 2 月,经交通部批准由南通港务局投资建设并进行管理,为南通港口集团企业职工医院,编制床位 120 张。占地面积 4 万平方米。主要科室有:内科、外科、妇科、儿科、眼科、耳鼻喉科、口腔科、皮肤科、急诊医学科、康复医学科、检验科、病理科、影像科、中医科、中西医结合科等。1995 年 8 月,南通港口医院通过二级医院的评审验收。2006 年 3 月,根据南通市人民政府要求,由南通市发展与改革委员会牵头,召集多部门、单位进行会商,形成并完善《南通港口医院剥离重组实施方案》。由南通市发展与改革委员会、南通市卫生局、南通众和控股有限公司、南通港口集团共同组织实施,并由南通市卫生局为主负责。按南通港口医院剥离时的现状对其实施重组,将南通港口医院并入南通市肿瘤医院。南通港口医院在册职工 179 人（含内退 14 人）,退休人员 65 人,均按企业性质人员退休。截至 2005 年 12 月 31 日,港口医院账面总资产 2254 万元（不含土地使用权）,负债 696 万元,净资产 1558 万元。实际占用南通港口集团权属的土地使用权约 1.94 万平方米。2006 年 4 月 9 日,南通市港口医院并入南通市肿瘤医院签字交接仪式举行,南通市副市长袁瑞良、杨展里出席签约仪式。

（四）"五牌同挂"活动

2006 年 12 月 8 日,医院在南院举行南通市肿瘤医院（南院）、南通大学附属肿瘤医院、南通市第五人民医院、全国百万妇女乳腺普查定点医院、中国科学院癌症研究基地揭牌仪式。中国抗癌协会理事长、全国百万妇女乳腺普查工程项目办公室主任徐光炜教授,市领导张小平、刘长城、杨展里、高志兰及来自全国各地 300 多名代表参加揭牌仪式。此次揭牌标志着全国百万妇女乳腺普查工作在南通市正式启动,南通大学附属肿瘤医院的创建,为医院提高医疗、教学、科研水平提供重要平台。南通市第五人民医院的挂牌,则标志着医院从肿瘤专科医院到以肿瘤治疗为特色、兼具综合医疗服务的转变。

（五）成立南通市 PET-CT 中心

为填补苏中、苏北地区 PET-CT 设备的空白,解决肿瘤诊治过程中的疑难问题,满足南通市及周边地区肿瘤患者的医疗需要,2008 年 3 月 21 日,南通市肿瘤医院和市第一人民医院联合向南通市卫生局递交《关于配置 PET-CT 的申请》。市卫生局批复拟成立南通市 PET-CT 诊断中心,由卫生局牵头,市直医疗单位参加,市肿瘤医院、市第一人民医院为主体,共同申请 PET-CT 配置,具体 PET-CT 申报工作由市肿瘤医院负责承担。2008 年 3 月 25 日,院长强福林带队去省卫生厅参加甲类大型医用设备配置规划可行性论证会;6 月 16 日,强福林赴北京参加卫生部 PET-CT 专家评审会并作主陈述;7 月 30 日,市肿瘤医院院长办公会通报 PET-CT 申报进展情况;10 月 9 日,卫生部发文,南通市肿瘤医院正式获得 PET-CT 配置许可。2010 年 7 月 17 日,南通市首台 PET-CT 启用仪式在南院举行,共计 130 多位嘉宾出席仪式。中国人民解放军总医院原院长朱士俊、南通市副市长杨展里、南通市卫生局局长蒋志群出席仪式并致辞。

（六）等级医院创建

1.创建三级肿瘤专科医院

2007 年 11 月,江苏省卫生厅下发《江苏省医院复核评价与评审办法》后,南通市肿瘤医院迅即把创建三级肿瘤专科医院作为头等大事。12 月初,医院成立创建领导小组,抽调专门人员成立创建办公室,建立全院创建工作网络,并将创建工作列入 2008 年度中心工作。医院制定《创建三级医院工作实施方案》，并召开全院动员大会进行工作部署，全院上下迅速掀起创建活动高潮。经过近一年的努力，医院的内涵质量、服务能力、管理水平、就医环境等各方面得到明显提高和改善。2008 年 10 月，三级肿瘤专科医院资格得到省卫生厅确认。

2.创建三级甲等医院

2009 年 9 月，省卫生厅正式出台《江苏省医院评价标准与细则（三级肿瘤医院）》，南通市肿瘤医院迅速投入到三级甲等医院的创建活动中。院领导多次召开专题会议研究创建工作，成立创建办公室，认真组织学习评审标准与细则，逐条分解目标，落实责任，明确目标。医院多次召开动员会，层层发动，人人参与。各科室对照标准，寻找差距，制订具体落实措施和创建时间推进表。医院成立督查小组，对创建工作及时督查并严格考核。编辑南通市肿瘤医院《工作制度》《工作人员岗位职责》《工作流程》《应急预案》。院领导及时研究创建中的问题，重点攻克创建中的难点、失分点。多次邀请省内专家到院讲课、解读标准、实地指导。市委、市政府对市肿瘤医院的创建工作高度重视，多次询问、了解创建工作的推进情况；市卫生局等部门的领导多次到院动员、检查，指导创建工作。2010 年 3 月底，医院向省卫生厅递交等级医院评审申请及自评报告。6 月 10 日，江苏省卫生厅专家组一行 5 人在市卫生局领导陪同下，对医院创建三级甲等医院工作进行调研初评。9 月 19 日、20 日，江苏省卫生厅三级甲等医院评审专家组一行 21 人，对市肿瘤医院创建三级甲等医院进行现场评审。评审组专家分别从医院管理、医疗质量、医疗技术、医疗服务、护理工作、人才队伍、医院信息、医疗设备和基础设施等 9 个方面展开评审工作。通过检查台账、现场查看、个别访谈、理论考试、技能考核、问卷调查、民主测评、召开座谈会等多种检查形式，对照评审细则和要求，对医院各方面的工作进行全面、严谨、细致的考核评审。12 月 24 日，省卫生厅医院复

核评价和评审委员会常务委员会议审议通过市肿瘤医院为三级甲等医院并进行公示。12 月 31 日，省卫生厅苏卫医〔2010〕123 号文件正式确认南通市肿瘤医院为三级甲等医院。

3.迎接三级甲等医院复核评价

2013 年是卫生部新的等级医院评审标准实施后的第一年。6 月，医院正式启动复核评价迎评工作，由院长挂帅，分管领导主抓，职能部门及各临床、医技科室各负其责。医院成立三级甲等复评创建办公室和督查办公室，负责组织、协调、督导全院创建迎评工作。按照卫生部《三级肿瘤医院评审细则》（2011 年版）要求，将各章节评审标准进行任务分解，实行条块管理，专人负责。先后有计划地派出多批人员参加全国等级医院评审标准培训，邀请有关专家到院讲学指导，赴外地医院学习创建迎评经验，由市卫生局组织专家模拟检查等。加强全员培训，在南、北院分 3 批组织 800 余名医务人员进行应急知识、核心制度、合理用药培训；由业务副院长、ICU 和医务科人员组成的 CPR 技能培训考核组对每一位临床、医技科室医师进行考核，通过为期 10 天的培训，400 余名医师人人掌握 CPR 和电除颤操作技能。重新修订南通市肿瘤医院《应急预案》《医院工作制度》《工作人员职责》《医院工作流程》，以及《常见肿瘤临床路径》《常见肿瘤诊疗规范》《医疗质量简报》等质量标准用书。6 月底向省卫生厅提交自评报告，7、8 两个月全院人员加班加点，反复进行整改提高，完善各种台账资料，并将各科室准备的迎评资料目录统一汇编成册。8 月 29 日、30 日，省卫生厅专家组一行 10 人到院进行为期两天的三级甲等医院复核评价。

（七）全国地市级肿瘤医院联盟成立

2012 年 6 月 23 日，在中国医院协会肿瘤医院管理分会的组织领导下，医院经过充分筹备，承办全国地市级肿瘤医院联盟成立暨首届管理峰会，会议主题为新形势下地市级肿瘤医院的发展环境与对策。会议代表 150 人，其中院长、书记、副院长共 46 人。与会代表就等级医院创建、

新形势下地市级肿瘤医院的发展环境与对策等问题进行广泛深入的交流研讨。地市级肿瘤医院联盟编辑出版《中国地市级肿瘤医院院长风采录》。会议确定联盟每年上半年召开一次管理峰会,下半年召开一次专题学术会议,办会单位由联盟成员以竞办方式确定,并拟定第二届峰会由河南省安阳市肿瘤医院承办。11月23~25日,全国地市级肿瘤医院联盟专题管理学术会议召开。会议与全国肿瘤放射治疗技术新进展及质量控制学习班、《卫生部常见恶性肿瘤诊疗规范》培训班并会召开,来自全国15个省(市)、61家医院的166名代表参加会议。这是继上半年峰会后,联盟举办首次以医疗管理、专题培训为主的会议,会议主题为肿瘤规范化治疗及质量控制。2013年5月25~26日,南通市肿瘤医院院长、党委书记强福林出席在河南安阳召开的全国地市级肿瘤医院联盟第二届管理峰会,并当选为全国地市级肿瘤医院联盟委员会首任主任委员,医院办公室主任顾智伟任联盟秘书。2013年9月,地市级肿瘤医院联盟编印完成《全国地市级肿瘤医院联盟通讯录》,完善全国地市级肿瘤医院的通讯联络体系,加强成员间的互动与合作。

(八)院庆活动

1.建院十周年庆祝活动

1984年6月26日,是市肿瘤医院建院十周年纪念日。自1983年8月始,院党总支建立院庆筹备小组,为纪念建院十周年着手编写《肿瘤资料汇编》和《南通市肿瘤医院志》。1984年6月27日上午召开院庆大会,应邀出席的有:南通医学院、江苏省医院管理学会、上海市肿瘤研究所的领导;南通市卫生局的领导及代表;市、县各医院的领导;市计划委员会、市人事局、市科学技术协会、如皋肉联厂、南通日报社、南通电视台、市文化馆、市卫生学校、市卫生防疫站、市药品检验所、市红十字会、市医药公司、南通县人民政府、南通县经济委员会、中共平潮区委、平潮镇政府、中共平潮镇委、平潮中学、平潮镇派出所、平潮地区医院、平潮镇卫生院、平潮食品站、平潮饭店、平潮镇蔬菜大队、平潮

健康商店共42个单位、65位来宾。特邀代表有原地区、市卫生部门领导,原在医院工作过的老领导、老干部,全院退休职工共22位来宾。大会收到锦旗12面、纪念品22件;江苏省卫生厅、中国医学科学院肿瘤研究所发来贺电,江苏省肿瘤研究所来电祝贺;朱少香、居群寄来贺信。副院长陈天慈在大会上讲话,回顾医院十年来走过的历程,南通市卫生局局长孙皓向大会致贺词、江苏省医院管理学会秘书长姜坤致辞、副院长袁义新致答词。会后,演出文艺节目,播放电视录像,举办学术讲座,并与上海市肿瘤研究所签订科技协作合同,向来宾赠送《肿瘤资料汇编》,并向有关方面赠送《南通市肿瘤医院志》。

2.建院二十周年庆祝活动

1994年6月16日,举行南通市肿瘤医院建院二十周年暨加速器开机庆典活动,副市长李炎、政协副主席殷若男参加庆典活动并讲话。为回顾医院二十年发展历程,总结医院二十年建设成果,展示二十年肿瘤防治业绩,编辑出版《肿瘤防治论文集》。论文集共分科研成果介绍、临床医学、实验技术、临床护理、传统医学、药物与临床、经验与教训、个案报道、综述讲座、译文摘要、管理与其他等11个栏目,收录文章275篇,市级刊物、增刊及会议交流文章均作列题介绍。论文集集中反映市肿瘤医院1984~1994年10年间医教研水平,具有较高的学术价值和资料价值。

3.建院三十周年庆祝活动

2004年6月26日,南通市肿瘤医院三十周年院庆暨新病房大楼落成庆祝大会在医院多功能厅举行。中国医学科学院肿瘤医院院长赵平、市卫生局局长蒋志群出席仪式并致辞。为庆祝建院三十周年,医院组织"我看肿瘤医院30年"征文活动、"三十院庆大型义诊"活动、共举办学术讲座3场、迎院庆趣味运动会、三十院庆职工书画摄影大赛、"流金岁月——三十院庆离退休老同志看医院新貌、市容市貌""倾情回报——三十院庆病员六月住院优惠月"等一系列活动,制作完成医院宣传片,并编辑《南通市肿瘤医院志》,由方志出版社正式出版。

表 1-1-1   1976~2013 年南通市肿瘤医院行政负责人一览

姓名	职务	任职时间	姓名	职务	任职时间
巫云华	革命委员会主任	1976.11~1978.11	张爱平	副院长	1987.06~1994.08
刘元生	革命委员会副主任	1976.11~1979.02		院长（聘）	1994.08~1997.11
	副院长	1979.02~1980.03	陈公权	副院长	1991.08~1994.08
朱少香	革命委员会副主任	1976.11~1978.03		副院长（聘）	1994.08~1997.11
张建增	革命委员会副主任	1976.11~1979.02	徐必林	副院长（聘）	1994.08~2001.12
	副院长	1979.02~1984.09	龚振夏	副院长（聘）	1994.08~2001.09
杨学源	革命委员会副主任	1976.11~1979.02	刘万国	副院长	1995.06~1998.09
缪培	院长	1978.11~1984.08	姚伟	院长	1997.11~2005.4
陈维道	副院长	1978.12~1979.02	黄元培	院长助理	1992.09~1998.09
宋启明	副院长	1979.02~1992.10		副院长	1998.09~2005.03
陈天慈	副院长	1980.01~1984.09	周建明	院长助理	1999.06~2005.03
	督导员	1984.09~1988.12	王明春	院长助理	2001.12~2005.04
周洪宾	副院长	1980.07~1984.09	张一心	副院长	2001.09~
	督导员	1984.09~1985.12	强福林	院长	2005.04~
陈桂文	副院长	1980.07~1984.09	陆会均	院长助理	2005.04~2007.02
	督导员	1984.09~1990.09		副院长	2007.02~
袁义新	副院长	1982.05~1984.08	蔡晶	副院长	2005.09~
戴义济	副院长	1982.07~1984.09	张勇	副院长	2009.08~
陆崇胤	院长	1984.08~1987.06	施民新	院长助理	2011.05~
梁锦森	副院长	1984.09~1987.06	吴徐明	院长助理	2011.05~
马春旺	副院长	1985.04~1985.08			
	第一副院长	1985.08~1987.06			
	院长	1987.06~1994.08			

南通市肿瘤医院志(1972~2013)

第二节　办公室工作

一、科室沿革

医院办公室成立于 1973 年，是院长室的具体办事部门，也是承上启下、联系内外的综合办事机构。设有主任 1 人、工作人员 1 人，负责秘书、文档、印鉴工作。1984 年，主任 1 人、副主任 1 人、配备秘书 1 人、打字员 1 人。1996 年，新增文档管理员 1 人。2004 年，成立综合档案室。2013 年，主任 1 人、副主任 2 人、文秘 2 人，文档管理员 1 人、另有会议管理、文印、收发各 1 人，司机 2 人。

二、管理职能

（一）在院长、副院长领导下，负责行政管理工作，及时传达院长或院行政会议决定，收集、反映执行情况和问题，做好职能部门之间的沟通，上情下达，下情上达，以保证全院行政业务管理的正常运行。

（二）安排组织各种行政会议，做好会议记录。

（三）负责起草医院的工作计划、总结，草拟和审核、印发医院有关文件文稿，并加强督办工作，做好全院行政工作安排和大事记等记载及其他资料的积累、整理工作。

（四）围绕贯彻党的方针、政策，开展调查研究，遇重大信息和事件及时向上级机关报告。

（五）负责文书管理工作，建立全院文书管理制度，做好来文的签收、登记、传递、传阅、立卷、归档和保管保密工作。

（六）负责管理院级行政印鉴和科（室）印鉴刻制工作及对外介绍信管理使用。

（七）负责和督促各部门做好来信来访的接待工作，做到来信有登记、来访有记录、件件有处理。

（八）负责安排院总值班及领导二线班；负责安排内外宾的来访、参观接待工作。

（九）负责领导文印室、档案室、收发室等部门工作。为加强、规范办公室工作，相继制定《院办公室管理制度》《印鉴管理制度》《文印室工作制度》《接待参观制度》《会议室使用制度》及《电话管理规定》《档案保管制度》等一系列制度。

（十）负责会议室使用安排。各科室需用会议室提前与院办公室联系，由专人负责使用操作，严格交接手续，以防设备设施损毁丢失。

（十一）负责全院电话的安装维护与拆机移机，确保通讯畅通。

（十二）全院报刊收发工作。

（十三）医院公务用车管理。

（十四）承办院领导交办的临时工作。

三、文档工作

1973 年，院筹建领导小组负责医院行政办公文件、资料管理。1975 年开始建立文书档案，由 1 名副院长负责，办公室有 1 人负责具体管理工作，建立签发、批办、承办、催办、传阅、借阅、清退、立卷归档、保管利用等制度，1980 年后，先后制定《关于集中统一管理档案的初步设想》《文档工作人员岗位责任制》"文书档案保管期限表"《保密规定》《保密制度》《文书档案工作制度》等制度和规定。贯彻落实中央办公厅、国务院办公厅印发的《机关档案工作条例》及上级的指示，确保档案的完整和安全。2004 年 5 月医院成立综合档案室，负责统一管理医院的档案，对各科室的文件材料的形成、积累和归档工作进行监督和指导。同时建立档案工作相关组织，制定档案工作相关制度及医院各门类档案分类方案。

2013 年 11 月，医院启动江苏省三星级档案工作单位的创建工作，根据《江苏省机关团体企业事业单位档案工作规范》的要求，进行自我评估，确定达标创建实施方案，组织开展创建江苏省三星级的各项准备工作，对照测评细则逐项进行整改和完善。重新调整档案工作组织；修订、完善档案工作制度；根据国家档案局第 8 号令《机关文件材料归档范围和文书档案保管期限规定》的要求，编制南通市肿瘤医院文件材料归档范围和档案保管期限表；组织人力对全部室藏档案进行梳理、完善。保证室藏各门类档案归档文件材料齐全完整，案卷质量符合国家规范要求。截至 2013 年 12 月，医院室藏九个门类的档案，包括：文书档案、会计档案、基建档案、设备档案、科研档案、实物档案、声像档案（照片）、电子档案（光盘）、病历档案等。为便于检索，提高档案的利用率，利用档案管理软件，建立室藏所有档案的案卷级目录数据库以及文书档案、基建档案、设备档案、科研档案、照片档案等档案的文件级目录数据库。编制全宗卷、案卷目录、全引目录、归档文件目录等多种档案检索工具；同时编制整理《大事记》《组织机构沿革》《基础数字汇编》《荣誉录》《发文汇编》《医院工作制度汇编》《院志》等编研材料，基本实现档案管理科学化、规范化、信息化。

表 1-2-1　　　　　1973~2013 年南通市肿瘤医院办公室负责人一览

姓名	职务	任职时间	姓名	职务	任职时间
毛爱廉	主任	1973~1976	展宝田	主任	1997.06~2005.03
陈桂文	主任	1976~1980.07	黄友武	副主任	1997.06~1999.06
邹积楠	副主任	1980.07~1984.09	吴徐明	主任	2005.12~2011.06
张毅强	副主任	1982.05~1984.08	李建良	副主任	2005.12~2008.11
	主任	1984.09~1996.06	杨晓晴	副主任	2005.12~
陈振福	副主任	1984.09~1986.10	顾智伟	主任	2011.06~
王振环	负责人	1986~1987.11	丛顾俊	副主任	2013.06~
展宝田	副主任	1989.04~1997.06			

第三节　人　事　科

一、科室沿革

1973 年 6 月，医院设立政工组，主要负责人事、宣传、治保、考勤、妇女及共青团、工会等方面的工作。1980 年 6 月，为规范科室设置，经南通地区编制委员会同意，将原政工组更名为政工科，职能不变。1984 年 8 月，实行医院领导体制改革，正式组建人事科，核定编制 3 人，履行人事管理职能。宣传、共青团等工作划归党总支办公室，治保工作由总务科承管。2006 年 4 月，医院兼并南通港口医院，原南通港口医院人事科并入医院人事科。

二、管理职能

（一）在院长领导下，根据人事政策、制度

和有关法规，做好全院人事、劳动管理工作。

（二）根据医院核定编制床位、人员总编制和各科人才余缺情况，合理制定年度人员进、出计划，按照规定程序，办理人员进出手续。

（三）掌握全院干部政治思想、业务水平和组织管理能力情况，根据组织原则和干部政策，提出干部任用意见。

（四）认真贯彻工资福利政策，负责全院职工工资福利待遇调整、变动的报批和增资兑现工作，做到及时、准确。

（五）根据职改政策，按上级部门同意部署提出医院各类各级专业技术人员任职资格推荐、评审的实施办法，严格掌握职改条件，按规定程序做好职改工作。同时，认真做好各类各级专业技术人员的年度考核及奖惩工作。

（六）组织并参与新分配大中专毕业生及新招用工人的岗位培训工作，配合有关部门拟定各类职工培训计划及继续教育工作。

（七）根据国家各类休假规定，严格执行职工请、休假制度，督促检查劳动纪律的执行情况，做好全院职工的考勤工作。

（八）根据国家、省、市规定，做好到龄老职工的离休、退休及安置工作，与有关部门协调做好对离、退休老同志的管理工作。

（九）严格执行干部档案管理制度，按照干部管理权限，负责所属干部人事档案的管理工作，及时收集、整理各类归档材料，保证干部档案的安全和完备。

（十）认真学习人事、劳动政策和管理业务，注意工作方法，加强调查研究，提高政策水平和工作能力。严格遵守人事工作纪律，做好保密工作。相继制定《人事科工作制度》《人事劳动管理制度》《职工请休假制度》《干部档案工作制度》及《关于进一步加强劳动纪律和严格考勤工作的意见》等一系列规章制度。

三、管理工作

（一）工资福利

医院实行事业单位工资制度。1985年，医院推行事业单位工资制度改革，在当时起到积极的作用。随着形势的发展，原有的工资制度远不能适应建立社会主义经济体制的需要。1993年，新一轮事业单位工资制度改革在建立社会主义市场经济体制的形势下进行，实行不同类型的工资制度，事业单位专业技术人员实行专业技术职务等级工资制，管理人员实行职员职务等级工资制，工人分为技术工人和普通工人，技术工人实行技术等级工资制，普通工人实行等级工资制。同时建立正常的增资机制，事业单位工作人员凡考核合格的，每两年晋升一个工资档次。根据物价水平的高低，事业单位工资实行自然增长，提高工资水平。2006年，事业单位实行收入分配制度改革，建立岗位绩效工资制度，岗位绩效工资由岗位工资、薪级工资、绩效工资和津贴补贴四部分组成，其中岗位工资、薪级工资为基本工资，主要体现工作人员所聘岗位的职责、要求、工作表现和资历。绩效工资由国家进行总量调控和政策指导，事业单位在核定的绩效工资总量内，按照规范的程序和要求，自主分配，主要体现工作人员的实绩和共享。津贴补贴主要指艰苦边远地区津贴和特殊岗位津贴。2010年，按国家规定执行事业单位岗位绩效工资制度的市直属事业单位（除义务教育学校、公共卫生与基层医疗卫生事业单位以外）工作人员，正式实施绩效工资。绩效工资分为基础性绩效工资和奖励性绩效工资两部分，基础性绩效工资在绩效工资中占比60%，奖励性绩效工资占比40%，主要体现工作量和实际贡献等因素。

（二）专业技术职务评聘

根据中央、省、市人事管理部门和卫生主管部门的部署，1978年起，医院开展专业技术职务评定工作。1983年9月，中共中央书记处和国务院决定暂停职称评定工作，进行整顿，医院专业技术职务评定工作随之停止。1986年2月，国务院发布《关于实行专业技术职务聘任制度的规定》，对专业技术人员管理工作实行重大改革，对专业技术职务设置、任职基本条件、各级专业技术职务结构比例、专业技术职务评审、聘任等作出具体规定，专业技术职务评审及管理走上规范化轨道。自1988年年初至2001年年底，经各级评审委员会评审，全院446名专业技术人员具备高、中、初级任职资格，并分别聘任。专业技术职务任职资格的评审，对促进专业技术队伍的建设，提高专业技术人员的素质，调动全院职工的积极性，推动科研和临床医疗工作，加快医院建设和发展发挥重要作用。2001年6月，医院进一步深化人事制度改革，建立"科学设岗、评聘分开、竞争上岗"的用人机制，将专业技术职务评审引入竞争轨道。至年底，全院391名卫生技术人员中，有正高级人员16人、副高级34人、中级128人。

2012年，为深化事业单位人事制度改革，建立健全事业单位岗位设置管理制度，实现事业单位人事管理的科学化、规范化和制度化，根据省市有关文件精神，进行全院岗位设置工作。经过制订方案、公布方案、公开报名、内部竞聘、聘前公示、核准备案、岗位聘用等一系列程序，共有561名工作人员上岗，其中管理人员26人，专业技术人员492人，工勤人员43人。

（三）考核奖惩

自1989年始，根据市人事局部署，全院工作人员实行年终考核制度，医院每年开展评比、表彰先进集体、先进个人活动。活动围绕科室年度工作目标和个人年度工作实绩，以医德、医风、医术为标准，采用科室评比选拔、党支部审核推荐、院党政联席会议研究决定的形式，总结经验，发扬成绩，促进医院社会主义物质文明、精神文明、政治文明建设，成效显著。

1981年，放射科被评为先进集体，万潜光等25人被评为先进个人，冒美等18人受到表扬。

1982年，放射科等2科室被评为先进集体，朱公悦等85人被评为院先进个人。

1983年，放射科等4科室被评为先进集体，王爱娣等37人被评为院先进个人，季震等16人受到表扬。

1984年，外科医生组等4科室被评为先进

集体，王浩声等62人被评为院先进个人。

1985年，放疗医生组等4科室被评为先进集体，张爱平等40人被评为院先进个人。

1986年，中医科等4科室被评为先进集体，叶宣平等42人被评为院先进个人。

1987年，外科医师组等4科室被评为先进集体，王浩声等47人被评为院先进个人。

1988年，放射科等4科室被评为先进集体，王浩声等43人被评为院先进个人。

1989年，内科等4科室被评为先进集体，王浩声等48人被评为院先进个人。

1990年，内科等4科室被评为先进集体，王浩声等48人被评为院先进个人。

1991年，放射科等5科室被评为先进集体，高佩文等50人被评为院先进个人。

1992年，内科等5科室被评为先进集体，梁锦森等51人被评为院先进个人。

1993年，护理部等5科室被评为先进集体，高俊等46人被评为院先进个人。

1994年，医务科等5科室被评为先进集体，周锦华等46人被评为院先进个人。

1995年，人事科等5科室被评为先进集体，程克忠等57人被评为院先进个人。

1996年，内科等5科室被评为先进集体，许广照等55人被评为院先进个人。

1997年，妇科等6科室被评为先进集体，徐小红等55人被评为院先进个人。

1998年，麻醉科等6科室被评为先进集体，朱亚芳等54人被评为院先进个人。

1999年，妇科医生组等5科室被评为先进集体，魏金芝等53人被评为院先进个人。

2000年，放疗科等5科室被评为先进集体，陆俊国等53人被评为院先进个人。

2001年，内科医生组等5科室被评为先进集体，徐小红等53人被评为院先进个人。

2002年，妇科医生组等6科室被评为先进集体，顾洪兵等57人被评为院先进个人。

2003年，检验科等4科室被评为先进集体，缪宏兰等48人被评为院先进个人。

2004 年，头颈科等 5 科室被评为先进集体，周建明等 67 人被评为院先进个人。

2005 年，病理科等 5 科室被评为先进集体，谭清和等 67 人被评为院先进个人。

2006 年，放射科等 7 科室被评为先进集体，张晓东等 93 人被评为院先进个人。

2007 年，放射科等 8 科室被评为先进集体，顾红梅等 108 人被评为院先进个人。

2008 年，放射科等 8 科室被评为先进集体，杨晓晴等 108 人被评为院先进个人。

2009 年，医务科等 7 科室被评为先进集体，季振华等 100 人被评为院先进个人。

2010 年，科教科等 8 科室被评为先进集体，杨晓晴等 108 人被评为院先进个人。

2011 年，人事科等 8 科室被评为先进集体，陶冶等 112 人被评为院先进个人。

2012 年，医保办等 8 科室被评为先进集体，谭清和等 119 人被评为院先进个人。

2013 年，感染管理科等 8 科室被评为先进集体，施民新等 125 人被评为院先进个人。

（四）离退休工作

至 2013 年年底，全院有 15 名离休干部，136 名退休干部，60 名退休工人。离休干部中，享受地市级政治生活待遇 1 人，享受县处级政治生活待遇 12 人，享受科级待遇 2 人。退休干部中，县处级干部 5 人，科级干部 8 人，科员 2 人，正高级专业技术职务 30 人，副高级专业技术职务 12 人，中级及以下专业技术职务 79 人。

（五）人事制度改革

1985 年 4 月，根据卫生部规定和市编制委员会下达的指标，对科室人员全面核编定员，科室在核定的编制数内实行聘用。全院实行院科级聘任制，即院长聘任中层干部及高级知识分子，中层干部聘用科室工作人员，干部实行聘任制，工人实行合同制，被聘用者必须对聘用者负责，聘用合同期一般为 2 年。聘用时根据被聘人员德才表现及工作实绩，可以高聘、低聘和不聘，所聘职务、职称与待遇直接挂钩，被聘者可以受聘、拒聘或辞聘。允许职工停薪留职。职工停薪留职，由本人提出书面申请，与医院签署协议后方可离院，停薪留职一般为 2~3 年，停薪留职期间不享受国家和医院规定的一切待遇，按规定每年向医院缴纳有关管理费用。待聘人员在待聘期内只领取基本工资（基础工资、职务工资、工龄工资）的 70%，6 个月后则领取基本工资的 50%，待聘期限一般不超过同期聘用年限，待聘人员必须跟班学习、劳动，服从临时安排，3 个月后，经有关科室同意，可以试聘。试聘期内发基本工资，试聘期为 3 个月，试聘合格者由有关科室正常聘用上岗。拒聘、辞聘和解聘人员参照待聘人员待遇。

1993~1994 年，参照市政府有关规定，医院根据工作需要允许职工辞职、停薪留职。先后有工人、初级技术人员提出辞职和停薪留职申请，经医院批准后，与医院办理有关手续。停薪留职期间按规定履行协议。1994 年，待聘人员 5 人，待岗人员 4 人。

1997 年，全院实行管理人员的专业技术人员聘任制，并按干部管理权限签订聘用合同。

1999 年，医院对职能科室和临床医技科室的中层干部及职能科室干事、管理员、各护理单元护士长进行考察。6 月，经院领导及党政联席会议讨论，聘任各级干部 89 人，其中新设立院长助理、副总会计师各 1 人，设职能科室正副主任、正副科长 20 人，团委副书记 1 人，各科干事、管理员 14 人，各临床医技科室及肿瘤研究所正副主任 33 人，护理单元正副护士长 19 人，在被聘用 47 名职能及临床科室的中层干部中，大专以上文化占 75%，平均年龄由原来的 49.3 岁降至 43.7 岁，其中 9 名 35 岁以下的专业技术人员走上中层领导岗位。

2000 年，以卫生部医院编制方案为依据，参照各科室床位数、工作量等具体情况，对科室进行合理设置岗位的调查摸底，提出深化人事制度改革的初步意见。

2001 年，制订《南通市肿瘤医院关于深化人事制度改革的实施方案》，全院推行"合理设岗、评聘分开、竞争上岗"的全新用人机制。1. 加强干部队伍建设，实行干部竞争上岗。6月份，职能科室、临床医技科室中层管理岗位及护士长竞聘中，共有87人申报参加竞争，经公布信息、个人申报、资格审查、述职答辩、民主测评、组织考察、公示等一系列程序，共有70人走上职能科室、临床医技科室中层管理及护士长岗位。2.实行全员竞争上岗，评聘分开。医院对科员以下管理人员、专业技术人员、工人实行竞争上岗。根据各科近3年工作量，按照"精简、统一、高效"的原则，合理确定各科室人员编制，根据高、中、初级专业技术人员2:3:5比例，核定各科室设岗数，并在此基础上进行双向选择，438名职工经过竞争走上各自的岗位，其中有31名专业技术人员高职低聘，另有职工待岗3人、内退1人。加强对临时工的管理和培训，择优录用，对不称职人员给予辞退。

2012年，为深化事业单位人事制度改革，建立健全事业单位岗位设置管理制度，实现事业单位人事管理的科学化、规范化和制度化，根据省市有关文件精神，进行了全院岗位设置工作。经市人社局核准，医院设置岗位总量1395个，其中管理岗位70个，专业技术岗位1256个，工勤技能岗位69个。专技岗位中高级岗位314个，中级岗位628个，初级岗位314个。经过制订方案、公布方案、公开报名、内部竞聘、聘前公示、核准备案、岗位聘用等一系列程序，共有561名工作人员上岗，并报市人社局验收认定，办理聘用合同鉴证和工资、社保等相关手续。

（六）计划生育工作

1.计生管理

1979年，医院成立计划生育领导小组，由政工组具体负责该项工作。宣传计划生育的方针政策，建立未婚青年、育龄妇女、独生子女3本台账。

1984年，正式组建人事科，计划生育工作由人事科配备1名工作人员兼职负责。同年，晚婚率、晚育率、节育率、独生子女领证率均达到100%。

1989年，医院与各科室签订《人口与计划生育目标管理责任书》，制订"人口与计划生育目标执行情况考核表"，建立以科室为基层的12个计划生育小组，建立统一的"四卡一表"和育龄妇女落实避孕措施一览表制度。

1991年，根据南通市卫生局有关要求，开始上报各类人口与计划生育信息，统计准确率100%。1991年年底，全院育龄妇女人数243人，已婚育龄妇女174人，114人领取独生子女证。1995年，重新修订医院关于计划生育的暂行规定，并制订《关于实行一次申告待岗制度意见》，严格执行各项规定和奖惩条例，对违反计划生育有关规定的，给予严肃处理。

2004年，组织建立计生工作管理网络，建立育龄妇女婚育情况电子档案，实行动态管理。

2006年4月，医院兼并南通港口医院，计划生育工作由人事科统筹管理。同时，计生工作由一把手总负责，党委副书记直接管理，建立完善各项规章制度，圆满完成人口与计划生育目标管理责任书的各项工作任务。

2013年年底，全院育龄妇女人数841人，已婚育龄妇女665人，晚婚率、晚育率、避孕措施落实率均达95%以上，计划生育知识知晓率高达100%。

2.荣誉表彰

1981~1983年，获南通市计划生育先进集体。

1983年，计划生育工作成绩显著，获南通市港闸区政府表彰。

1992~1993年度，计划生育工作达到管理目标先进水平，获南通市卫生局表彰奖励。

2001年，被南通市港闸区政府评为"九五期间港闸区计划生育工作先进集体"。

2006年，被南通市港闸区政府评为"2001~2005年度人口与计划生育工作先进集体"。

表 1-3-1 　　　　　　1973~2013 年医院人事科负责人一览

姓名	职务	任职时间
施殿祥	政工组组长	1973.06~1975.05
董维善	政工组组长	1975.05~1976.08
周洪宾	政工组组长	1976.08~1980.07
	政工科科长	1980.07~1984.09
谢群安	科长	1984.09~1990.03
杜家菊	副科长	1984.09~1987.03
吴炽华	副科长(主持工作)	1990.07~1997.06
	科长	1997.06~2008.11
何水冰	副科长	1997.06~1999.06
孙向阳	副科长	2005.12~2008.11
	副科长(主持工作)	2008.11~2010.05
	科长	2010.05~

第四节　医　务　科

(参见第四章第一节)

第五节　护　理　部

(参见第四章第五节)

第六节　科研教育科

一、科室沿革

1974 年 6 月成立医务组,科研教育管理是医务组工作职能之一,由 1 名副院长分管。2001 年由南通市肿瘤研究所兼管科研工作,并配备 1 名专职人员,教育管理仍由医务科负责。为适应医院建设和发展的需要,经南通市编制办公室批准于 2005 年年底成立科研教育科,配备科长 1

人,工作人员 2 人。2013 年年底,配备科长 1 人、工作人员 3 人。其中,高级职称 1 人、中级职称 1 人、初级职称 2 人。

二、管理职能

(一)负责安排、协调全院的科研与教学及有关工作,制定科研与教学工作计划及有关制度，并组织实施。

（二）组织继续教育项目的申报，制定全院在职人员的继续教育制度，包括住院医师规范化培训制度，并负责组织实施。

（三）负责全院外出学术活动、出版著作、发表论文和有关管理制度的制定和实施。

（四）组织科研课题、新技术项目的开展，组织科研成果的鉴定及科技成果奖的申报，专利的申请，技术交流、协作、转化等事宜。组织参加多中心大样本科研课题协作和新药临床验证等工作。

（五）负责全院科研、培训经费的分配、使用和管理工作。

（六）负责有关学会管理工作，组织安排各种学术交流活动。

（七）协助院领导，配合相关职能科室做好

重点学科、重点专科及重点人才的建设、管理、评估、检查和管理工作。

（八）负责进修、实习人员的管理工作。

（九）负责建立重点人才档案材料的收集、整理、保管，负责科研成果、获奖新技术等材料的整理，并及时移交院档案室归档保管。

（十）根据科研、教学、培训计划安排，组织对上述业务活动的检查、评估、总结，向院领导反馈有关情况，不断提高工作质量。

三、管理工作
（一）教学
参见第五章第一节
（二）科研
参见第五章第二节一至六

表1-6-1　　　　　**科研教育科负责人一览**

姓名	职务	任职时间
沈　康	科　长	2005.12~

第七节　感染管理科

一、科室沿革

建院以后，医院感染管理工作由护理部兼管。1989年，由普外科护士长专职医院感染管理工作。1990年，成立医院感染管理科，由内科副主任兼任感染管理科副科长，普外科护士长专职医院感染管理工作。1993年，由内科病区护士长专职医院感染管理工作。1997年，由内科副主任医师兼任感染管理科副科长，手术室护士专职医院感染管理工作。1999年，配备专职院内感染管理科副科长，手术室护士担任感染管理科干事。2001年，护理部副主任调任感染管理科副科长。2006年兼并南通港口医院，原港口医院护理部办事员兼管医院感染管理工作，

2009年，专职医院感染管理工作。2008年，新增公共事业管理专业专职人员1人。2009年新增微生物专业专职人员1人。2013年，南院由手术室护士专职医院感染管理工作。

二、管理职能

（一）认真贯彻医院感染管理方面的法律法规及技术规范、标准，制定医院预防和控制医院感染的规章制度、医院感染诊断标准并对有关预防和控制医院感染管理规章制度的落实情况进行检查和指导。

（二）根据预防医院感染和卫生学要求，对医院的建筑设计、重点科室建设的基本标准、基

本设施和工作流程进行审查并提出意见。

（三）研究并确定医院感染管理工作计划，并具体实施。

（四）对医院感染及其相关危险因素进行监测、分析和反馈，针对问题提出控制措施并指导实施。

（五）对医院感染发生状况进行调查、统计分析，并向医院感染管理委员会或者分管院长报告。

（六）对医院的清洁、消毒灭菌与隔离、无菌操作技术、医疗废物管理等工作提供指导。

（七）对传染病感染控制工作提供指导。

（八）对医务人员有关预防医院感染的职业卫生安全防护工作提供指导。

（九）对医院感染暴发事件进行报告和调查分析，提出控制措施并协调、组织有关部门进行处理。

（十）对医务人员进行预防和控制医院感染的培训工作。

（十一）参与抗菌药物临床应用的管理工作。

（十二）对消毒药械和一次性使用医疗器械、器具的相关证明进行审核。

（十三）组织开展医院感染预防与控制方面的科研工作。

三、管理工作

（一）组织管理

根据《医院感染管理办法》等相关法律法规的要求，建立健全医院感染管理三级监控网络。每季度召开医院感染管理委员会会议，每月召开科会、科室医院感染管理小组主要成员会议。

（二）健全制度

根据国家相关法律法规、规范、标准等及时制定、修订各项规章制度、标准操作规程、质量标准等。

（三）医院感染预防与控制

1.加强对医院常用物品及环境的消毒灭菌，全院复用医疗器械及器具由供应室统一清洗、消毒、灭菌、储存、发放。

2.按照相关医院感染管理制度、质量标准、SOP等，每月进行医院感染管理全面质量检查，尤其加强对医院感染管理重点科室、重点部位、重点环节、重点人群的预防和控制管理。并实时反馈与定期质量分析反馈，持续改进医院感染管理工作。

3.加强对医院感染疑似暴发调查、分析、处理。

4.重视医务员工的职业安全防护工作，加强职业安全培训、教育。指导医务人员职业暴露后采取正确的处理方法，提供合格的防护用品。

5.加强对常见多重耐药菌的目标性监测，及时发现、早期诊断多重耐药菌感染患者和定植患者。

（四）医院消毒灭菌效果监测

1.使用中的消毒剂监测：定期检测其有效浓度，消毒剂每季度生物监测一次，灭菌剂每月生物监测一次。

2.灭菌器监测：按规定要求做好灭菌器的物理监测、化学监测、生物监测。监测不合格时，立即召回上次生物监测合格以来所有尚未使用的灭菌物品，重新处理。

3.紫外线消毒效果监测：每年对全院使用中的紫外线辐照强度监测2次，对不符合要求的及时更换。

4.内镜消毒灭菌效果监测：消毒内镜每季度进行生物监测；灭菌内镜每月进行生物监测；活检钳等每月进行生物监测。

（五）环境卫生学监测

按规定日常状态下无需对环境进行广泛的监测，特殊情况下，特别是当医院感染暴发流行并怀疑与环境等因素有关时，可通过微生物监测及时发现传染源及传播途径。

（六）规范病例监测

按规定要求开展全面综合性监测、目标性监测、现患率调查。

（七）加强医疗废物及污水管理

医疗废物管理坚持常抓不懈，每年对全院医

务人员及医疗废物收集者进行相关知识培训并考试。

（八）认真执行医务人员手卫生规范

创建良好的手卫生文化，加强对医务员工手卫生规范执行情况进行指导示范、督查、考核，不断提高手卫生依从性。

（九）监督管理

加强对消毒药械的管理、一次性无菌医疗用品审核、抗菌药物临床应用管理、建筑设计审核等。

（十）加强净化设备运行维护管理

配有全院净化系统专门维护管理人员，遵循设备的使用说明进行保养与维护并有运行手册、检查和记录。能根据规范要求清洁、更换过滤网。每年由有资质的单位进行年检，如有超标立即排查，及时整改。

（十一）强化培训与考核

按规定要求进行各级各类人员的培训和考试。

（十二）积极开展科研工作，以科研提升医院感染管理水平

2007年以来，开展市级课题4项，其中"肿瘤化疗患者中心静脉置管医院感染预防与控制研究"2010年获南通市政府科学技术进步二等奖；"医护人员血源性职业暴露防护的研究"2013年获南通市政府科学技术进步三等奖。在国家级、省级等核心期刊发表论文30余篇。

四、要事纪略

1990年，成立感染管理科，以控制医院感染为重点，建立各项管理制度，如消毒隔离制度、监测制度等，每季度一次微生物污染监测，发现问题，及时采取有效措施，全年医院感染率控制在7%左右。老干部病区、检验科和病区化验室采血全部使用一次性注射器，有效防止医院感染，医院感染管理工作逐步走上正轨。

1992年，围绕控制医院感染这一重点积极开展工作，进一步建立健全医院感染管理制度，如医院感染监测制度、登记统计制度、消毒隔离制度等，使医院感染管理制度化。

1993年，定期召开医院感染管理委员会会议及医院感染监控员会议，对在工作中和检查中发现的问题及时提出整改措施，修复、更新6台电子灭菌灯和7根紫外线灯管。加强对医技科室医院感染管理工作的指导，在检验科细菌室的密切配合之下，进行各种卫生学监测，医院感染率控制在2.8%。

1994年，根据有关文件精神和等级医院评审标准，制定医院感染管理监测计划，完善医院感染管理规章制度，医院感染率控制在3.7%。在医院感染监测基础上，强化消毒隔离制度，加强对高危科室和医用废弃物的管理。每季度召开一次监控员会议。

1995~1996年，利用多种形式对各级各类医务人员进行医院感染管理知识的培训、教育，印发《医院感染诊断标准》《合理使用抗生素条例》等，对各级医务人员进行医院感染管理知识的考试。

1997年，定期召开医院感染管理委员会会议和科室监控员会议，完善监测方法。全年对使用中的消毒液、物体表面、空气、医务人员的手、无菌物品进行监测共36频次，对生活用水、医用污水监测32频次，抽查消毒物品70频次。严把一次性医用物品质量关，对使用后的一次性医用废弃物进行无害化处理，杜绝流入社会。回顾性调查出院病历，医院感染率低于8.0%，符合国家标准。其中呼吸道感染占50%，漏报率为3.6%，抗生素使用率达68%。

1998年，普及、提高全院医务人员预防医院感染管理知识，增强全院上下齐抓共管意识，加强对病员及家属预防医院感染知识的宣传教育，翻印、发放《医院感染诊断标准》和《医院感染管理实施细则》，全年医院感染率3%，抗生素使用率69%。严格监管一次性医用物品质量及一次性医用废弃物的处理，购置蒸汽灭菌锅、焚烧炉，提高消毒灭菌质量，减少污物对环境的污染。

1999年，严格监管一次性医疗用品质量，监督一次性医用废弃物的处理，监测生活用水和医用污水，督查消毒隔离和无菌操作。宣传预防医院感染管理知识,重点对工勤人员进行医院感染管理知识培训。全年医院感染率4.4%,低于国家标准。

2000年,强化医院感染管理工作。严格监管一次性医疗用品质量,监督一次性医用废弃物的处理,监测生活用水和医用污水,督查消毒隔离和无菌操作,并做好相关登记工作。宣传预防医院感染管理知识,如宣传如何合理使用抗生素。全年院内感染率5.3%,低于国家标准。

2001年,对全院医务、工勤人员进行医院感染管理知识培训、考核,做好一次性医疗用品质量监管,督查消毒隔离和无菌操作。全年医院感染率控制在2.9%。

2002年,根据《医院感染管理规范》《消毒技术规范》,结合医院实际,修订、完善《医院感染管理工作制度》。逐步开展监测资料的计算机管理并加入南通市医院感染管理监控网。根据上级要求,对相关人员发放《医院感染管理手册》人手一册。

2003年,加强SARS防控工作,组织全院医务人员学习《南通市肿瘤医院SARS预防控制预案》,对首批准备去"抗非"一线的医务人员进行消毒隔离知识培训。制定《发热门诊消毒隔离制度》《临床检验室消毒防护规范》《影像科室消毒防护规范》,协助后勤落实食堂、洗衣房紫外线灯管的安装,申请购置、发放防护用品。

2004年,根据国务院《医疗废物管理条例》及卫生部《医疗卫生机构医疗废物管理办法》,制定配套的《医疗废物管理制度》共19项,发放周会成员,要求各科室组织认真学习、执行。在医疗废物产生地张贴医疗废物分类收集方法示意图,规范医疗废物的包装袋、包装方法,加强收集人员的个人防护。为落实卫生部《内镜清洗消毒技术操作规范(2004年版)》,对内镜诊疗、操作人员进行培训,制定《内镜室消毒隔离制度》发放相关人员。根据卫生部《关于加强口腔诊疗器械消毒工作的通知》,对口腔诊疗及清洗、消毒人员进行培训,重新修订相关制度,购置治疗车、手机等,并对现有房源进行三室划分。

2005年,根据医院感染管理法律、法规及有关规定,制定医院感染管理考核评分细则,并于9月正式实施。下半年接受市卫生局医院感染管理专项检查,检查结果满意。接受市卫生局一次性使用无菌医疗用品管理的专项检查,按监督意见书要求,对设备科一次性无菌医疗用品的管理提出建设性意见。

2006年,按医院感染管理法律、法规及有关规章等制定《医院感染管理"十一五"规划》,发放至医院感染管理委员会成员征求意见;修订医院《医院感染管理考核细则》交医院改革办;修订《职业暴露防护应急措施及报告制度》,发放院周会成员;按市卫生监督所监督意见书的要求制定《内镜清洗消毒规程》。医疗废物送南通清远公司焚烧,感染管理科现场指导医疗废物暂贮地专职人员与清远公司进行交接手续并建立详细台账;落实卫生局医政科指示精神,一次性注射器、皮条取消浸泡消毒,化疗使用的一次性注射器、皮条不毁形;购置医疗废物锐器盒盛放损伤性废物。对北院搬迁临时使用的内镜室、口腔科、急诊室进行合理布局;对北院改、扩建中的介入科进行合理布局,达到卫生学要求;对南院改、扩建的口腔科、内镜室、手术室、妇科门诊、社区诊所的设计、基本标准、基本设施和工作流程进行审查并提出意见。北院接受市卫生监督所对医院内镜清洗消毒、医疗废物管理、消毒药械管理进行的专项检查,并按卫生监督意见书的内容进行整改。合并南院后,对南院医院感染管理现状进行多次调研,初步摸清南院医院感染管理现状,根据南院的实际情况采取一系列管理措施。对照医院感染管理要求,申请购置必要的消毒灭菌设备,在门诊各诊室安装紫外线灯管;重点科室添置快速压力灭菌器、循环风紫外线空气消毒器;手术室、内镜室、口腔科配置必要的器械,保证一人一用一消毒或灭菌。

2007年,继续落实"医院管理年"活动中有关医院感染管理的活动方案,要求各科室对照标准落实。接受市卫生局"医院管理年"检查,对存在的问题及时反馈给相关科室并进行限期整改。按市卫生局要求，做好卫生部《医院感染管理办法》实施后相关医院感染管理制度的健全工作。制订《医院消毒管理责任制》《传染病预检分诊点各项规章制度》等。重新修订《医院感染管理规章制度》，发放院周会成员人手一册，要求各科主任、护士长组织科内人员认真学习落实。手卫生是医院感染控制最有效的手段之一。通过手卫生规范的培训、在全院各科室洗手池边张贴专业洗手六步法、使用单包装洗手液，并对临床护士长、护士进行专业洗手六步法的抽考，合格率80%左右，基本符合要求，有效地预防和控制经手传播医院感染的暴发、流行。手术室福尔马林熏蒸箱内物品监测不合格，提出整改意见，改用其他有效灭菌方法。妇科外照射病人阴道冲洗，通过多方咨询、协调，添置开水炉，改为温开水冲洗。落实临时口腔科门诊清洗室、消毒室的隔断，基本符合《规范》要求。协助有关科室按医院感染管理要求对DSA室、后装室提出流程再造意见。按医院感染管理要求，规范南院传染病预检分诊点、腹泻病门诊流程、布局、设施等。到南院实地看急诊处置室流程、布局并提出意见。参加ICU开张前协调会，对照ICU医院感染管理质量标准先后对ICU布局、流程、基本设施、消毒隔离工作等提出意见。重视运行后医院感染管理质量的监控。协助护理部申请市卫生局领导到医院对医院消毒供应室验收进行指导，并对专家提出的建议进行整改。督促设备部门更换层流手术室、层流病房的高效过滤网。更换已到规定使用时间的循环风紫外线灯管。在内科十一病区开展深静脉置管医院感染的目标性监测。制定详细的医院感染目标监测方案，规范目标监测范围、目标监测标准工作流程。开展"面对面"近距离培训，并与临床、检验等科室进行沟通。为迎接"全国卫生城市技术评估"，投入大量人力，并赴有关兄弟医院参观学习，对照目录不折不扣地完善各项资料。建立"传染病预检分诊点"和"腹泻病门诊"，南院基本满足传染病预检分诊的要求。接受并通过"全国卫生城市技术评估"，南院的医院感染管理质量大大提高。

2008年，为贯彻院部创建"三级医院"的部署，切实做好创建"三级医院"的各项工作，全面提升医院感染管理工作质量，感染管理科明确目标，并对科内创建"三级医院"工作进行具体安排：成立科室创建工作小组；列出创建工作时间进度表；认真学习创建"三级医院"标准，并分解标准发放至相关科室等；科内对照创建"三级医院"标准及医院感染管理与持续改进考核要点，逐条落实。为落实省卫生厅年初下发的《江苏省医院感染管理质量评价标准》，有效预防、控制医院感染的发生，申请并督促总务部门将医院感染管理重点科室及相关部门水龙头改为非手触式。个别病区先后发生疑似深静脉置管感染数例，接到报告后及时去现场指导消毒隔离工作，积极寻找可能原因，加强监测与控制，并临时改深静脉置管为周围静脉输液等，防止感染蔓延。做好门诊搬迁后医院感染管理重点部门流程、布局微调、完善；按医院感染管理要求对感染性疾病门诊提出流程再造意见；按《江苏省医院感染管理质量评价标准》的要求，ICU病房增加通风设施；实地查看洗衣房流程并安装空气消毒设施；请省卫生厅医院感染管理专家到医院指导供应室、手术室流程、布局及内在质量管理，并对提出的问题及时进行整改；参与新建社区服务站新址启用前的准备工作，使其流程相对合理。加强职业防护，对全院各科室发放防护面罩、防护服；配合预防保健科对医院感染管理重点科室人员免费接种乙肝疫苗；对医务人员进行标准预防、职业暴露相关知识的培训和现场提问，指导医务人员职业暴露后采取正确的处理方法，并上报感染管理科、预防保健科。预防保健科对职业暴露人员视情况进行预防接种、预防性用药并进行定期检测、随访。制定《多重耐药菌医院感染的预防与控制方案》，加强多重耐药菌的管理，有效预防和控制多重耐药菌在医院内的传播，保障患者安全。为贯彻卫生部文件精神，对全院使用中的血糖仪情况进行调查，并下发《便携式血糖检测仪采血笔临床使用医院感染管理措施》，对全院血糖仪统一更换一次性采血装置，杜绝了重复使用现象。为落实南通市卫生监督所通卫监〔2008〕31号《关于开展南通市医疗机构自制消毒剂专项整治的通知》的文件精神，决定停用医院自制新洁而灭、优锁尔消毒剂，改用兴化医疗卫生用品有限公司生产的0.5%的碘伏原液稀释十倍的0.05%稀碘溶液。南院及北院分别接受南通市卫生监督所内镜专项检查，卫生监督所领导对医院执行卫生部《内镜清洗消毒技术操作规范》的情况给予高度评价，对医院内镜检查结果非常满意。接受卫生监督所的传染病防治和消毒管理监督检查，对检查发现的问题及时进行整改。

2009年，协助相关部门通过江苏省卫生厅对医院消毒供应室的验收工作，按专家提出的建议进行整改。编制、下发《医院感染管理相关文件汇编（新增）》，要求各科室组织学习、落实。落实卫生部办公厅关于《加强人感染猪流感防控应对和应急准备工作》的通知，部署医院甲型H1N1流感防控工作，包括消毒药械、个人防护用品的储备和发放，印发针对甲型H1N1流感的消毒技术、隔离技术和医务人员防护技术资料，并对相关医务人员进行培训。为落实卫生部《医务人员手卫生规范》，有效预防、控制医院感染的发生，在全院的治疗车、病历车、护理车上安装快速手消毒液支架，主要洗手池边安装一次性干手纸，方便医务人员使用，以提高手卫生依从性。贯彻落实卫生部《医院消毒供应中心管理规范》《医院消毒供应中心清洗消毒及灭菌技术操作规范》《医院消毒供应中心清洗消毒及灭菌效果监测规范》，督促相关部门购置全自动清洗机、带光源的放大镜、温湿度仪等。分步落实使用后医疗器械、器具的集中清洗、消毒、供应工作，进一步规范供应室管理。制定《2008年~2009年"以病人为中心"医疗安全百日专项检查医院感染管理活动方案》，并发放至院周会成员。4月，接受省卫生厅医疗安全百日专项检查，医院感染管理工作得到检查专家的好评。按南通市医院感染管理办公室要求，制定《软式内镜清洗消毒SOP》《硬式内镜清洗消毒SOP》，参与修订《江苏省医院感染管理SOP》。重新修订、下发《医院感染管理规章制度》《重点部门医院感染管理制度》《医疗废物管理制度》《医疗废物安全处置意外事故应急处理预案》《医院感染暴发报告及处置应急预案》《消毒管理责任制》《医院感染管理质量评价标准》《关于调整医疗废物管理领导小组成员的通知》《医院感染控制标准操作规程（SOP）》等，并在实际工作中强化落实。上半年个别病区发生疑似深静脉置管感染数例，接到报告后立即到现场指导消毒隔离工作，积极寻找原因，加强监测与控制。在相关职能部门共同参与下，有效遏制输液反应的继续发生。参与医院改、扩建工程方案的讨论与审核。对静脉配液中心的流程、布局进行审核，对手术室、ICU、介入治疗室、洗衣房的流程、布局进行改造。总务部门落实生物治疗中心、病理科层流室的层流维护外包；总务部门层流维护人员落实层流日常维护工作；市疾控中心消杀科到医院对层流手术室、供应室层流间、十二病区层流室的室内温度与噪声及尘埃粒子等指标进行监测，监测结果符合规定要求。按省卫生厅要求5月份开展手术部位目标性监测工作。上半年南院二十八病区在短时间内先后发生5例切口感染，接到报告后立即前往南院了解5位患者切口感染的具体发生情况，并与科主任、护士长沟通，提出一系列整改措施，经过及时处理后未再发生切口感染。根据《江苏省医院感染管理质量评价标准》及《江苏省医院评价标准与细则（三级肿瘤医院）》的要求，进行医院感染现患率及抗菌药物使用情况的调查，并对调查结果进行汇总、分析。两次派员参加南通市技术监督局压力容器培训，操作压力容器上岗人员均取得上岗证。

2010年，接受省卫生厅等级医院现场评审，医院感染管理工作取得优异成绩。在全院综合监测的基础上，开展血源性职业暴露、细菌耐药性监测、ICU医院感染目标性监测工作。开展"健康在您手中——规范洗手周活动"，在南、北院分设会场，共有772人参加现场活动，均能正确演示洗手六步法。对全院重点科室及各病区护士站、医生办公室、门诊各诊室等安装干手设施。工作中加强对医务员工手卫生规范执行情况督查考核，通过一系列措施使医务员工手卫生依从性不断提高。

2011年，根据国家相关法律、法规、规范、上级文件等及时修订《多重耐药菌医院感染预防与控制方案（试行）》《医疗废物长效管理制度》《导管相关血流感染、导尿管相关泌尿道感染、手术部位感染预防与控制SOP》。严格医疗器械的清洗、消毒灭菌管理，医院复用医疗器械及器具由供应室统一清洗、消毒、灭菌。7月，增加弯盘、止血带、体温表盒等的集中清洗、消毒、灭菌，保证消毒灭菌质量。在全面综合监测的基础上，继续开展血源性职业暴露、细菌耐药性监测、ICU医院感染目标性监测工作。医务人员对医院感染的参与意识提高，积极主动配合医院感染预防与控制工作，医院感染发病率呈下降趋势。落实市卫生局《关于开展全市医疗废物管理专项整治行动的通知》精神，对全院医务人员及医疗废物收集者进行相关知识培训并考试。下发并组织学习《江苏省医疗卫生机构医疗废物管理规定（试行）》，要求全院职工根据各自职责，做好医疗废物处置工作。上半年组织两次医疗废物流失演练，演练结果在相关会议上通报并考核。南院接受省卫生厅医疗卫生机构医疗废物管理专项整治和《江苏省医院感染管理专职人员管理办法》落实情况督查，其中医院感染管理专项检查得98分，列本组第一。全院各病区走廊挂放快速手消毒剂。除重点科室外，各科室常规使用干手纸，手卫生设施更加便捷、有效。工作中加强对医务员工手卫生规范执行情况督查考核，通过一系列措施使医务员工手卫生意识不断增强、依从性不断提高。通过前瞻性调查，及时发现胸外科6例多重（泛）耐药鲍曼不动杆菌感染，在各级领导的重视、相关职能部门的努力、医务员工的参与配合下，各项防控措施落实到位，鲍曼不动杆菌感染得到了有效遏制。利用行政查房，每周对相关科室抗菌药物使用情况进行检查，并在行政查房汇总会上给予通报，对检查符合要求的给予奖励，不符合要求的给予考核。感染管理科对无临床经历的专职人员根据年初制定的轮转计划下病房轮转。受江苏省医院感染管理医疗质量控制中心委托，承办全省肿瘤专业学组赴医院研讨学习活动并取得圆满成功。

2012年，加强对医院常用物品及环境的消毒灭菌，对相关人员进行《江苏省医院常用物品消毒灭菌方法（试行）》培训，常用物品及环境消毒符合规定要求，并督查落实情况。根据南通市卫生局统一要求医院于10月19日对10月18日0~24点期间住院病人进行现患率调查，现患率为1.2%。感染管理科结合历史同期资料进行总结分析，提出调查中存在的问题，报告医院感染管理委员会，并向临床科室反馈调查结果和建议。为全面推进省、市医院感染管理质量控制中心倡导的手卫生宣传文化月活动，提高全员医院感染控制意识，进一步推动医院感染管理工作，全院开展"感染管理，人人参与；感染控制，净在手中"为主题的感染控制知识暨手卫生宣传周活动。通过宣传周活动，全员感染管理理念得到进一步提升，感染管理科工作中加强对医务员工手卫生规范执行情况的指导示范、督查、考核。为有效落实卫生部《医院空气净化管理规范》，组织相关使用科室人员、设备维护人员学习《规范》。重新修订《医院洁净系统感染管理制度》，并发放给使用科室和设备维护人员对照执行。设有全院净化系统专门维护管理人员，遵循设备的使用说明进行保养与维护并有运行手册，有检查和记录。能根据规范要求清洁、更换过滤网。

2013年，迎接"三级甲等"医院复核评审工作。感染管理科高度重视迎评工作，专职人员反复研读标准，对工作中需要完善部分做到心中有数。按相关的法律法规、规范、规章等重新制定或修订三部分共51款《医院感染管理规章制度及工作规范》、9个《重点部门医院感染管理规章制度》单行本、5个《重点部位感染预防与控制SOP》、21项《医院感染管理质量评价标准》，以制度规范医务人员的行为，确保医疗安全。强化医院感染管理知识与技能的培训和考核。印发感染管理应知应会手册，要求医务人员人人掌握。感染管理科设计手卫生调查表对临床医护人员进行手卫生依从性调查及手卫生操作观察。调查显示，手卫生依从性与手卫生操作正确率与创建三级肿瘤医院标准还有差距。为此感染管理科专职人员分别到南、北院临床和医技科室及其他相关科室人员进行现场手卫生再培训，护理人员、保洁人员分别请护士长及保洁公司管理人员完成再培训，并对培训后的临床和医技科室人员在医务科集中考核急救技能操作的同时人人手卫生过关考核，通过历时三个月1352人次的手卫生强化培训与考核，医务员工手卫生知识知晓率、手卫生依从性及洗手正确率得到提高，基本达到三级肿瘤医院标准中对手卫生的要求。根据感染管理科设计的表格加强对呼吸机相关肺炎、导尿管相关泌尿道感染、导管相关血流感染及手术部位感染预防与控制SOP的科室自查与感染管理科督查，确保各项措施落实到位。强化医院感染暴发报告流程与处置预案等知识的培训与演练。根据创建三级肿瘤医院要求，相关人员对医院感染暴发报告流程和处置预案知晓率达到100%，感染管理科在分管副院长及创建办的安

排下，对南、北院全体医务人员分三场次进行医院感染暴发报告流程和处置预案的培训，并播放江苏省医院感染管理质量控制中心制作的视频《医务人员职业防护用品的使用》，旨在通过培训提高医务人员对感染管理相关流程与知识的知晓率。培训后对医院感染暴发报告流程与处置预防进行演练，并对演练进行总结，对存在的问题提出改进措施。4月份生物治疗中心细胞培养液发生霉菌污染，感染管理科及时报告分管副院长，第一时间到现场进行调查、分析，与相关部门共同提出整改意见，并督查落实情况。针对个别月份铜绿假单胞菌、鲍曼不动杆菌检出率有所增高，感染科分别到各临床科室调查原因，并采取有效措施，未出现感染蔓延。根据预防医院感染和卫生学要求，对南院新建手术室、ICU、供应室的流程与布局进行现场微调并再次确认，确保重点部门流程等符合感染管理要求。为使全体医务人员了解医院感染管理工作动态，本年度始每季度以《医院感染管理简报》的形式进行信息通报，以提高全员对感染管理重要性的认识，自觉参与感染管理。

表 1-7-1 　　　　　　　　1990~2013 年医院感染管理科负责人一览

姓名	职务	任职时间	姓名	职务	任职时间
龚振夏	副科长	1990.07~1997.06	龚光明	副科长	2001.06~2010.10
魏金芝	副科长	1997.06~1999.06		科长	2010.10~
何水冰	副科长	1999.06~2001.06			

第八节　门　诊　部

（参见第四章第二节）

第九节 医疗保险管理办公室

一、科室沿革

1997年，公费医疗福利制度转变为医疗保险制度，医保管理工作一直由医务科兼管。2002年，医保工作从医务科分拨，归入预防保健科管理。2005年，医保工作从预防保健科分离，成立医疗保险管理办公室。配备科长1人、科员2人，由分管副院长统一管理。

二、管理职能

（一）在上级主管部门及医院领导的指导下，认真贯彻执行和积极宣传医保、新农合政策、法规。

（二）根据医保、新农合相关部门的政策法规要求，制定医院医疗保险的各项规章制度。按新政要求，随时调整相关规定。

（三）定期组织医务人员学习医疗保险相关政策和业务操作流程，有计划、有针对性的组织好各层次人员的培训工作。

（四）建立医保管理网络，贯彻落实相关的医疗保险规章制度。

（五）负责对医保业务和医疗行为进行规范、协调、监督、考核，对门诊处方、出院病历、出入院标准掌握情况以及出院带药情况进行定期自查、抽查、监督、考核和分析。

（六）采取切实措施，落实医疗保险住院费用控制标准，合理控制医疗费用过快增长，杜绝冒名住院、分解住院、挂名住院和其它不当的医疗行为。

（七）支持和配合医疗保险经办机构监督检查工作，院内协调好医保与临床、信息、财务、药房等相关科室的关系，使医保管理工作更加顺畅。

（八）负责审核有关转诊转院、特种病申请、农村居民重大疾病救治等申请事宜。

（九）督促相关部门做好医疗保险收费项目公示、公开医疗价格收费标准。同时做好医疗保险药品库和诊疗库的对照工作，确保参保病人利益。

（十）耐心、细致地向参保病人做好政策宣传以及咨询解释工作。

（十一）负责医院职工的医疗保险相关事务。

三、医疗保险管理

（一）医保、新农合管理

自医疗保险实施以来，医保管理在组织建设、规章制度的完善与落实、提高人员素质等方面发展比较迅速。

1.按照各地医保、新农合中心服务协议及各项政策性文件要求，形成各项可操作性规定和考核措施，即《医保、新农合管理要求》《农村居民重大疾病救治管理办法》及《医保、新农合考核细则》，组织医护人员及相关科室培训学习。

2.日常管理中根据各地要求督促医护人员在诊疗过程中遵循各项规定，抽查住院病人人证相符情况、入院标准掌握情况、目录范围外药品和诊疗告知情况、住院病人在床情况、"三合理"情况、医嘱与收费相符情况等。门诊病人主要通过考核医生人证相符收治情况、抽查处方开药与病情相符情况以及开药数量和种类来达到管理要求。

3.积极与兄弟医院医保管理人员进行经验交流，并参加省医院医保协会每年组织的会议，了解医疗保险发展的趋势。2012年受协会邀请在会议上作经验交流，并获得优秀论文奖。科室人员在日常工作中注重总结工作经验，积极撰写论文，先后在省级以上杂志发表多篇文章。

1997年医院成为南通市城镇职工医疗保险定点医院，负责南通市医疗保险政策、规定的宣传、贯彻、执行。随着参保人员的不断增加，医院就诊医保病人也不断增多，为方便病人就医，减少资金垫付，先后于2004年与通州医保联网、

2005 年与如皋医保中心签定医疗服务协议，2007 年年底与如东医保联网，2013 年 1 月和 8 月启东、海门医保分别顺利与南通市医保并网，实行即时结算。随着新型农村合作医疗的兴起，为方便病人就医，避免病人就医的繁琐转诊转院手续，减轻病人就医资金周转压力，2010 年 2 月率先与如东新农合联网结算，并与同年 10 月在市卫生局组织下召开新农合联网即时结报合作经验交流会，2010 年 3 月与如皋新农合联网结算，2010 年 9 月与海安医保、新农合联网即时结算，2012 年 4 月与通州新农合联网，2013 年 3 月与启东、海门新农合正式联网结算。根据江苏省民政厅、江苏省物价局制定的《关于增加农村重大疾病医疗保障试点病种的通知》及《江苏省提高城乡居民肺癌等病种医疗保障水平实施方案》文件精神，迅速行动，与各县、市合管办沟通交流，成为乳腺癌、宫颈癌、肺癌、食管癌、胃癌、直肠癌、结肠癌七种肿瘤的市外唯一定点救治医院，并于 2012 年 7 月与海门、2012 年 8 月与海安、2013 年 5 月与启东、2013 年 9 月与如皋达成新农合七种大病定点救治意向，手术、放化疗住院费用在定额、限额范围内按照 70%报销。至此医院医保、新农合联网结算覆盖整个南通地区。

表 1-9-1 医保、新农合病人发生费用占医院总收入的比例

年份	医保及农合费用（万元）	医院总收入（万元）	占比（%）
2002	2616.00	7316.00	35
2003	2989.00	8095.00	36
2004	3860.00	9986.00	38
2005	4282.00	11270.00	38
2006	5777.00	14812.00	39
2007	8114.00	20286.00	40
2008	10177.00	25009.00	40
2009	12096.00	29503.00	41
2010	13625.00	32440.00	42
2011	18909.00	41036.00	46
2012	22329.00	46679.00	47
2013	32045.00	53235.00	60

表 1-9-2 医保、新农合住院人次占医院总住院人次比例

年份	医保及农合住院人次	医院总住院人次	占比（%）
2002	2180	6027	36
2003	2232	6305	35
2004	2888	7601	38

续表 1-9-2

年份	医保及农合住院人次	医院总住院人次	占比（%）
2005	3223	8482	38
2006	4126	10713	38
2007	5409	12870	42
2008	6785	14357	47
2009	7560	15379	49
2010	9095	16478	55
2011	12245	19201	63
2012	15632	21591	72
2013	21052	24885	84

（二）职工医疗制度改革

1983 年，在职职工实行门诊医疗药费节约归己，超支报销，经医院保健科科长审批后报支。离退休人员暂不实行此规定。

1992 年，在职职工、离退休人员门诊医疗费用实行部分包干，部分集体调配使用，在职人员超支部分按年龄划定不同自负比例，超支按比例报销，在职 45 周岁以下（包括 45 周岁）者自负 10%，45 周岁以上者自负 5%，离退休人员超支部分全额报销，住院费按市公费医疗办公室规定执行。

1995 年，在职职工及离退休人员门诊医疗费实行包干，除离休人员外，超支部分按规定自负一部分。并规定职工（含离退休人员）三大常规，肝、肾功能，血糖、血脂、尿酸、两对半、甲胎蛋白、心电图、胸透、B 超等检查及拔牙、补牙实行免费，贵重药品经审批后，个人负担 25%~30%，未经审批而自行投医、购药，则费用全部自理。

1997 年 4 月 1 日，按医改发〔1997〕83 号文规定，进入社会统筹医疗，实行统账结合的社会医疗保险制度。个人缴纳工资总额 1%，用人单位缴纳 4%。个人账户划入比例：35 周岁以下工资总额的 4%，36~45 周岁工资总额的 5%，46 周岁以上工资总额的 6%。个人医疗账户用完后，由职工自负。

2000 年 7 月 1 日，按医改发〔2000〕93 号文规定，在职职工，以其本人上年度工资总额为基数，35 周岁以下按 3.5% 计入，36~45 周岁按 4.5% 计入，45 周岁以上按 5.5% 计入。其中 2% 为个人缴纳部分，其余从单位缴费中划入。对住院职工明确统筹负担的标准和个人负担标准。

2001 年 1 月 29 日，按市肿〔2002〕5 号文规定，在职职工、退休职工除医疗保险统筹报支外，医保规定内的个人负担的部分，本院住院医疗的可报支 80%，在外院就医报支 56%，退休人员报支 64%。职工子女门诊实行包干制，每年 320 元，超过部分自理，职工子女住院费用参照医保统筹规定执行。

2009 年 1 月起，医院职工门诊可报销项目为三大常规：肝肾功能；血糖、血脂、血黏度（35 岁以上）；尿酸；两对半；甲胎蛋白、心电图、透视、拔补牙。住院报销规定：1.在本院住院：医保范围内个人自负部分报销 70%，2011 年调整到 80%，医保范围外完全自负的药品及诊疗项目个人自负 1 万元以上部分报销 50%，2011 年调整到 60%。如确因病情需要使用医保乙类四、五档及医保范围外常规用药目录外的贵重药品和大型诊疗项目须报医保办审核，分管院领导批准后方可使用，否则费用自理。2.在外院住院：除相应报销比例下降 20% 以外，其他事项同上。

按照《市政府办公室转发市财政局劳动和社会保障局关于调整我市市直机关事业单位职工子女医疗待遇意见的通知》精神,2008年1月起,医院职工子女门诊费包干标准调整为每人每年800元,按照单数年由女方单位发放,双数年由男方单位发放,结余归己,超支由职工家庭自理。

表1-9-3 　　　　　　2005~2013年医院医疗保险管理办公室负责人一览

姓　名	职　务	任职时间
丁　云	主　任	2005.12~
袁丽萍	副主任	2010.05~

第十节　预防保健科

一、科室沿革

1975年始,全院职工及子女的门诊医疗保健工作由内科门诊医师兼任,无健全的职工保健制度。1978年,建立职工保健病历档案,保健职工门诊病历,体检记录,一人一卡,由兼职保健医师保管。1981年,设立保健科,配备专职保健医师1人兼任保健科副科长,专职保健护士1人,负责保健科各项工作,使用职工专用保健处方。1987年,更名为预防保健科。2002年,医保工作从医务科分拨,归入预防保健科管理。2005年,医保工作从预防保健科分离,成立医疗保险管理办公室。2006年4月,兼并南通港口医院,预防保健科实施南北院条块结合管理,设科长1人,南北院保健医师和护士各1人。

二、管理职能

(一)负责医院职工的医疗、保健工作。医院职工的诊治、病休、住院、会诊和转院等,由保健科医师根据病情和有关规定处理。夜间、节假日急诊由有关医师处理,但所开诊断证明不得超过三天。

(二)组织、协调、指导医院传染病管理工作,健全疫情报告网络,及时上报疫情并做好统计工作,定期下科室进行检查督促。

(三)健全健康教育网络,积极开展健康教育知识宣传和普及工作,增强健康意识,提高健康水平。

(四)指导医院妇幼保健工作,做好儿童的计划免疫督导工作。

(五)加强职业安全防护,做好职业暴露预防用药和健康跟踪工作。

(六)定期组织职工体检,健全职工健康档案。

(七)加强对从事饮食服务人员的卫生健康督察工作和食品卫生监督工作,确保广大职工的身体健康。

(八)积极开展、督促、检查、指导医院和地段的爱国卫生运动,经常开展宣传卫生知识,督察除害灭病工作。

三、规章制度

1981年以来,预防保健工作在组织体系建设、制度完善与落实、日常工作管理、专业人员素质提升、全员业务培训等方面均有长足发展。先后制定并逐渐完善《职工就诊须知》《保健科工作制度》《预防保健科工作制度》《传染病登记报告制度》《传染病管理制度》《传染病预检分诊制度》《健康教育管理制度》《职业安全监测管理制度》等。

四、管理工作

（一）职工保健

1.职工门诊。1975年始由内科门诊医生兼任职工保健工作。1981年设立保健科，保健手册统一由保健科管理。1997年以后，职工就医纳入南通市城镇职工医疗保险体系，病历由职工个人保管。职工门诊主要负责医院职工及子女的门诊医疗保健工作，按规定处理职工疾病的诊治、病休、住院、会诊及转院工作。

2.职工体检。1975年以来，保健科每年对医院在职职工、退休职工进行健康体检，并为每位体检的职工建立健康档案；在医院体检中心成立前，保健科也对一定的社会人群进行健康体检。1979~2013年体检5.1万人次。

3.计划免疫。1975~1995年间，由专人负责，按规定对全院职工子女全程进行计划免疫工作，预防接种率近100%。1996年后预防接种职能转至社区医院。

4.计划生育。1979年，医院成立计划生育领导小组，由人事科牵头，保健科配合对院内未婚青年、育龄妇女、独生子女建立3本台账，随时掌握情况。通过专题讲座、黑板报、专刊、座谈会，针对性的做思想工作，宣传计划生育知识；为育龄夫妇提供计生用品，落实各种节育措施，全院晚婚晚育率、节育率、独生子女证领证率达100%。

5.职业暴露。保健科有专人负责医院职工职业暴露管理，包括按程序处置、抽血检查、用药干预、追踪随访等措施，并建立档案。2005~2013年间，发生乙肝、梅毒、艾滋病职业暴露用药共179例，通过追踪随访无一例感染，同时为医院高危科室人员接种乙肝疫苗168例。

（二）健康教育

1.医院成立健康教育组织机构和领导小组。由分管副院长担任组长，成员包括各相关行政职

能科室和临床科室的主任、护士长。

2.健康教育领导小组负责健康教育相关制度的制定和落实，重点是落实上级部门健康教育工作要求，结合各时期防病工作重点，把健康教育与健康促进工作纳入医院总体工作。

3.预防保健科作为健康教育日常管理部门，在健康教育领导小组的指导下制定年度工作计划，负责医院健康教育计划的实施、总结、改进工作。

4.建立完善医院健康教育三级网络。院内健康教育，由保健科负责，各科室成立健康教育工作小组，负责本科室健康教育工作的实施。院外健康教育，采取多种形式开展健康咨询、义诊、肿瘤筛查等，由开发部牵头，各部门密切配合共同完成。

5.预防保健科统一管理医院的健康宣教资料。健康宣教形式多样、内容丰富、易于大众接受。

6.督导各科室对门诊、住院、出院病人开展针对性的健康教育，提供各种宣传资料。

7.在健康大道、门诊各诊室、住院部等醒目位置设立健康教育宣传栏、宣传橱窗及电子屏幕等，传播各种肿瘤、常见病和季节性传染病的预防知识，且经常更换宣传内容，内容由保健科提供。

8.积极开展禁烟活动和禁烟健康宣教工作，禁烟区设立醒目标志。严禁医务人员吸烟，医务人员有责任劝阻患者以及家属在医院内吸烟。

9.积极组织参与社区健康教育活动，每年对社区居民开展健康知识讲座。

10.利用问卷调查、日常健康教育信息资料的汇总分析等方法对全院或各科的健康教育工作进行评价。

11.健康教育资料按统一规定整理归档，以年度为单位进行保存。

（三）传染病管理

1.医院成立传染病领导小组，由分管副院长任组长，成员由相关科室负责人组成。

2.保健科专人负责疫情管理工作。每天对有关科室进行督查，确保传染病无漏报。每月对自查、疫情监测信息进行分析报告，并报院领导以

及向相关科室进行通报。

3.保健科及时收集传染病卡片并进行审核，对有疑问的卡片或填写不规范的卡片及时向填写人员查询、核对，准确无误后及时将疫情信息进行网络直报，并做好登记。

4.对甲类传染病和按照甲类管理的乙类传染病病人、疑似病人和病原携带者，其他传染病和不明原因的疾病暴发，应立即采取相应的控制措施，就地隔离，组织专家会诊，并向市疾控中心汇报。

5.对急性传染病患者，按要求及时将患者转至相应定点医院治疗；如果是肿瘤合并慢性传染病患者，则申请专科医院会诊，住院患者根据病情采取隔离措施，不得拒绝推诿病人。

6.按照上级要求，每年制定培训计划，对医务人员进行传染病管理和防治知识培训。1987年始，医院成立传染病管理领导小组和传染病抢救治疗小组，保健科负责传染病报告卡管理，传染病报告方式是报告卡寄至市或区卫生防疫站；2004年1月始，启用国家传染病网络直报系统，医院配备直报专用电脑，专业网络直报人员负责上报。2003年春，"非典"疫情肆虐，医院开设发热门诊，执行每日零报告制度。2006年起，医院每年4月1日~10月31日，开设肠道专科门诊。2009~2013年，进一步修订完善《医院突发公共卫生事件应急预案》《重大传染病应急预案》《职业安全防护应急预案》《传染病管理工作流程》等。

五、要事纪略

（一）抗击"非典"工作

2003年春，传染性非典型肺炎疫情突然来袭，4月初，南通市抗击"非典"工作紧急启动。4月17日，医院成立以院长为组长的"非典"防治领导小组、专家组以及"非典"防治办公室，抽调专人集中办公，专门设立发热门诊，同时出台《南通市肿瘤医院非典预防控制预案》，明确操作流程和技术规范。组织医务人员进行防非知识、防护措施、消毒隔离知识培训。密切监

控疫情发展动态，配备应急技术力量和物资准备。加强对一线医护人员的防护，配发防护服、防护镜、防护口罩、手套等防护用品，对医院的工作区及检疫点每天定时消毒，防止发生交叉感染。做好"三外人员"登记上报工作，对院内病人及院外群众做好防疫形势宣传，普及预防知识。4月27日，医院接到上级紧急通知，要求承担宁通高速公路平潮收费站检疫点的工作，医院立即组织，周密安排，党员干部带头，排出值班人员表，每天4班，每班6小时，保证24小时连续监测。每个值班小组由1名医生、1名护士、1名行政人员和1名司机组成。先后共有292人参加检疫点工作，共检测车辆125434辆，检测过往人员310906人次。5月9日，医院按上级要求选派9名医务人员参加市抗非联合医疗队。医疗队成员和检疫点人员克服一切困难，圆满完成抗非工作任务。两位职工受到省市表彰，医院也获得南通市抗非先进集体称号。

（二）创建卫生城市工作

2006年，南通市"五城同创"工作进入攻坚阶段，医院将创建卫生城市工作列入医院重点工作之一。医院成立以院长为组长的创卫工作领导小组，设立创卫办公室。保健科作为牵头部门，除协调相关科室外，具体负责落实医院传染病和健康教育工作；配合爱卫办开展医院爱国卫生运动，指导、督查食堂做好食品卫生，人员持证上岗工作及环境卫生消毒工作等；在医院门诊、病房、路边设立宣传栏进行健康教育、创卫知识宣传。在2006~2007年度几个阶段检查中，创建工作顺利通过国家、省、市、区专家组的检查、考核，医院获得创建国家卫生城市先进单位，受到南通市委、市政府表彰。

（三）重点传染病防控工作

2009年，为防控甲型H1N1流感，医院迅速成立甲型H1N1流感防治工作领导小组，制定《甲型H1N1流感防治工作预案》，对医务人员进行防控知识培训，完善发热门诊设施，规范工作流程，配备应急物资和应急队伍。同时对全院职工进行甲流疫苗接种。按市卫生局要求，医院派

出由 8 名医务人员组成的甲型 H1N1 流感疫苗接种医疗队，在南院设立预防接种点，为附近群众和市直卫生系统职工进行甲型 H1N1 流感疫苗接种，共计接种 3675 人。2013 年重点做好 H7N9 禽流感疫情防控，南北院分别开设发热门诊，配备专业医护人员。对重点科室医务人员进行 2 次共 600 多人次禽流感防治知识培训。2013 年 3 月，因医务人员中发现 1 例麻疹，及时与疾控中心联系，按要求对北院职工进行麻疹疫苗接种，全院共接种 523 人次。

表 1-10-1　　　　　　　　1981~2013 年医院预防保健科负责人一览

姓　名	职　务	任职时间	姓　名	职　务	任职时间
江　云	副科长	1981~1993	朱亚芳	科　长	2005.12~2008.11
王爱娣	副科长	1993~1998	杨晓晴	副科长（主持）	2008.11~2010.05
缪宏兰	科　长	1998~2001.06		科　长	2010.05~
丁　云	副科长	2001.06~2005.12			

第十一节　患者服务中心

一、科室沿革

1983 年南通市肿瘤医院实行门诊预检制度，同时设立导医台。1997 年 12 月，改为服务台并配备护士负责分诊，引导就医。2003 年 3 月，成立运送中心，对行动不便的患者提供无偿援助服务。2006 年成立回访办公室，对常见 12 种肿瘤疾病跟踪随访。2009 年 11 月，医院成立患者服务中心，将多部门管理的零星服务集中于一个部门管理，按照提供服务功能的不同设立一站式服务、中央运送、陪护中心、回访办等班组，形成统一的服务渠道。2009 年，服务中心拥有工作人员 35 人，设主任、副主任各 1 人、护士长 2 人、护士 15 人、运送人员 16 人。

二、管理职能

（一）根据医院的要求拟定"患者服务中心"组织管理结构图及分工，制定和完善各项规章制度，督促执行并定期考核。

（二）围绕服务患者制定工作计划，并组织实施。

（三）提供预约挂号服务，预约挂号形式包括现场预约、电话预约、网上预约以及在病人出院前的复查预约。

（四）组织实施无缝隙对接服务：为就诊者提供就诊导医、咨询、便民服务，开设简便门诊，集中发放检验报告、接受患者预约挂号服务等；中央运送实行 24 小时值班制为患者提供无偿式援助服务；与专业陪护公司合作，提供培训，为有需求的住院患者提供陪护服务，并定期进行考核。

（五）组织开展肿瘤出院患者延续性护理。

（六）组织开展志愿者系列服务。

三、规章制度

先后制定并完善《患者服务中心工作制度》《中央运送工作制度》《危重、伤残等特殊病员援助陪侍式服务制度》《出院随访、预约工作制度》《陪护员工作制度》《预约诊疗管理制度》《一站式服务中心预约诊疗工作制度》等。制定了《运送中心工作流程》《门诊及病区服务台导诊流程》《急诊患者服务流程》。2009 年至 2013 年，患者服务中心按照规章制度，组织实施并监督检查。

四、管理工作

（一）一站式服务

为就诊者提供就诊导医、咨询、便民服务，开设简便门诊，集中发放检验报告、接受患者预约挂号服务等。门诊每楼层及主要医技窗口增设导诊力量，引领患者就诊，医院增招5名导诊护士，指导入院患者办理好手续后送入病房。为患者代寄报告，至2013年年底，提供各项便民措施82076人次。

（二）中央运送

2003年3月，集中人力资源成立16人的运送服务队，2009年运送中心以原有的服务内容为基础，以"满足患者需要"为服务宗旨，实行24小时值班制，设立院内热线号码：20000，服务内容包括：取送临床各种标本，运送临床所需要的物品，为病区患者预约各种检查，协助病人办理各种手续，为行动不便的病人提供无偿式援助等服务。2009年11月~2013年12月共计安全运送患者2.90万人次，其中轮椅2.28万人次，担架6280人次。

（三）陪护中心

与专业陪护公司合作，为有需求的住院患者提供陪护服务。对陪护人员的资质进行审核，组织学习陪护相关的护理知识，并定期进行考核。每月进行满意度调查，2013年，平均满意度为98%。

（四）延续性护理

一周内出院电话随访：2009年11月由病区护士长或指定责任护士负责对出院患者电话随访，医院的每一位出院患者一周内都会接到随访电话，电话内容为征求患者的就诊意见、进行健康指导、再次就诊预约等，未电话随访到的患者均发信函随访。出院1周内的电话随访率达到99.9%；公开免费热线咨询服务电话"8008288020"，为患者提供预约专家门诊、合理用药、保健常识等咨询服务；设立6名护理人员组成的肿瘤随访办公室，并由1名护士长负责，对12种常见肿瘤进行跟踪随访；根据科研的需要进行科研随访；每

季度对每位出院患者进行行风函调；成立延续性护理组，为患者提供个性化的健康教育资料、个性化的出院指导，通过口头交代、书面交代等方式，培养健康的生活方式。通过开展出院后的延续护理，进一步了解出院后的健康状况，了解病人对治疗护理的需求，进行针对性的指导，减少患者非计划性入院，减少并发症，提高患者的满意度及生活质量。

（五）预约挂号服务

从2009年11月1日开始，全面启动预约挂号服务，预约挂号形式包括现场预约、电话预约、网上预约以及病人出院前的复查预约4种。现场预约设在门诊"一站式"服务中心（总服务台），预约电话：0513-86712049，网上预约网址为：www.ntzlyy.cn。截至2013年12月出院肿瘤患者的预约提醒率达100%，就诊率达70%左右。

（六）志愿者系列服务

1.健康讲堂。2013年7月医院《健康大讲堂》开讲，患者服务中心开设面向在院、出院患者及家属的健康大讲坛，每月至少开展2期专题活动，医疗护理专家积极参与大讲堂，健康讲堂内容涉及：肿瘤饮食与营养、康复训练、肿瘤现状与预防、疼痛的干预等，截至2013年年底服务患者与家属2631人，发放健康教育资料12640份。

2.院内导诊。2013年7月患者服务中心组织志愿者广泛开展院内导诊，将志愿者服务与病人需求有机结合起来，在病人就诊高峰期周一、二提供常规导诊引领服务等。2013年7~12月份发动志愿者参与导诊123人次，服务时间254小时。

3.义诊活动。2012年5月、2013年4月通过南通市护理学会科普学组平台，组织专科护士、医疗专家走进社区，通过义诊、健康咨询、展板宣传、肿瘤专科知识的解答等普及肿瘤防治知识。服务社区160人次，服务时间120小时。

4.爱心活动。在传统节日里，为出院患者发送新年贺卡；参与国家癌症中心"时尚从头开始 假发传递爱心"的活动。

（七）其他服务

1.患者服务指南。2013年，总结编写《患者服

务中心服务指南》，并印制成册在门诊、病房发放，供患者免费阅读使用。《患者服务中心服务指南》包括院内就诊指导信息、患者服务中心介绍等。5月，组织设计"患者个人健康管理信息包"，内容包括：医院简介、相关的疾病知识、医院就诊治疗流程、医技检查配合要点、常见问题解答、医保、农保的使用等。患者办理住院登记后，患者服务中心就会根据不同疾病提供相应的"个人健康管理信息包"，为患者提供引导与专业指导。

2.癌症科普宣传。2013年，患者服务中心组织编写17种癌友关怀指南，针对食管癌、胃癌、大肠癌、肝癌、鼻咽癌、乳腺癌、淋巴瘤等不同病种，针对癌症患者的常见症状：疼痛、治疗并发症等提供癌症宣传资料，正确引导患者及家属树立防癌、抗癌观念。截至2013年12月共发放1200份。

3.心理情绪支持。提供患者心理情绪支持（如：倾听、陪护），帮助缓解家属及陪护者压力的心理支持，提供院内外心理支持课程咨询，提供院内外心理咨询和心理辅导机构咨询。与南通癌友康复协会协作，提供癌友间互助心理援助。

4.营养指导支持。与专科护士联合，提供肿瘤病人的专业营养指导服务；营养门诊资源咨询的介绍等。

5.患者身心重建。对于部分女性患者提供赠送头巾、租赁假发等服务，提供康复用品（如假发、头巾等）及相关的信息。

五、要事纪略

2009年，成立患者服务中心，11月1日全面启动预约挂号服务.

2010年，全面实行出院患者一周内电话随访制度.

2010年，患者服务中心主任张兰凤多次被上级主管部门抽调，参加全市10所二级医院及3家三级医院的服务专项检查，参加11所二级乙等医院的初评及复核评审。

2010年2月，开展"祝福送患者"活动，在传统新春佳节里，对300多位出院患者发送新年贺卡。

2010年7月，邀请南通旅游中学高级教师到医院进行礼仪讲座，培训门诊及全院护士100多人。

2010年8月，设立随访办公室，开展肿瘤患者治疗随访，对12种常见肿瘤进行跟踪随访。

2010年9月，在市局组织的"全面改善医疗服务，推进医德医风建设专项行动"中，患者服务中心的工作得到专家的肯定，并在市行风评议会上进行经验介绍。

2010年10月，组织部门人员参加南通市护理教育与科普组学术会议，明确窗口的服务规范，增强为患者主动服务的意识。患者服务中心主任张兰凤参与编写普通高校教育"十一五"国家级规划教材《护理社会学》。

2011年4月，组织回访办人员到启东肝癌研究所参观学习。5月，省护理学会10家医院护士长来中心参观学习。6月开展肿瘤科研随访工作。9月撰写的《医院患者服务中心的建立与实施效果》被全国肿瘤管理年会录用。

2012年8月，参与国家癌症中心"肿瘤患者服务中心"启动仪式，成为全国13家启动医院之一。

2012年11月，增设患者服务中心用房，配备场地、医务人员、计算机等各种软硬件并挂牌服务。

2012年12月，患者服务中心主任张兰凤撰写的《我院构建患者护理服务中心的实践》发表于《中华医院管理杂志》。

2013年5月，设计"患者个人健康管理信息包"，总结编写《患者服务中心服务指南》，并印制成册在门诊、病房发放，供患者免费阅读使用。与南通市护理学会科普学组联合在南院虹桥社区组织全市专科护士对社区居民进行大型科普义诊、展板宣传、肿瘤专科知识的解答等。

2013年7月12日，开始开展《健康大讲堂》志愿者活动。针对不同主题，定期举办由专家主讲的健康大讲堂活动，为患者普及防癌、抗癌知识，也为健康人群传播肿瘤预防、早诊的科学理念和相关基础知识。

2013年11月，服务中心主任张兰凤撰写的《肿瘤患者对医院服务需求调查及分析》获"第二十三届全国肿瘤医院管理学术研讨会"论文三等奖。"延续性护理在肿瘤患者中的应用研究"获南通市科技局指令课题。

2013年，患者服务中心成功申报国家级继续教育项目"延续性护理在肿瘤出院患者应用进展研讨班"。

表 1-11-1　　　　　　　**2009~2013年医院患者服务中心工作量统计**

项目\年份	问询(人次)	导医(人次)	发放健康资料(份)	便民服务(人次)	代寄报告(份)	患者运送(人次)	电话随访(人次)	信函回访(人次)	健康大讲堂(次)	志愿服务(人次)	陪护(人次)	典型事例(件)
2009	3734	4634	3418	3327	2	1093	3664	1994	0	0	23	18
2010	22406	26609	20413	16477	8	6569	17986	11369	0	0	108	98
2011	24020	19828	17857	17100	6	7543	21384	12897	0	0	110	110
2012	32151	26215	22950	12041	18	6200	16909	10464	0	0	126	158
2013	49013	45079	30494	33131	6	8230	22790	12508	12	248	158	189

表 1-11-2　　　　　　　**2009~2013年医院患者服务中心负责人一览**

姓　名	职　务	任职时间
张兰凤	主　任	2009.11~
倪　杰	副主任	2009.11~

第十二节　体检中心(市场开发部)

一、科室沿革

2002年3月,医院组建市场开发部,共3人。2006年4月兼并南通港口医院,科室成员增至4人。2007年,成立体检中心,主要承担公务员、企事业单位、退休人员、定点单位招工、妇科专项、海员专项体检等,科室成员3人,2008年后体检中心与市场开发部合二为一,设主任1人、副主任2人、共12人。

二、管理职能

(一)体检工作

1.严格执行卫生部颁发的《健康体检管理暂行规定》及《健康体检项目目录》,遵守国家法律法规和医院制定的各项规章制度,按照卫生部《中华人民共和国执业医师法》《医疗机构管理条例》《护士条例》《医院工作制度》等法规开展工作,保证健康体检科学化、规范化、制度化。

2.落实各项规章制度和各类人员岗位责任,定期检查落实情况,把"三基三严"落实到体检工作中。

3.规范体检工作流程,做好总检报告的审核、发放,安排专家讲解、咨询。

4.加强健康体检的信息管理。

(二)市场开发

1.做好住院病人来源统计、分析市场因素及时向分管领导汇报，在院部统一领导下有针对性地做好市场开发工作。

2.每月一次组织专家外出义诊、咨询，发放防癌抗癌宣传资料，不定期组织专家到市及区县癌友康复协会、企事业单位及社区开展健康宣教讲座。

3.做好上下级医院的沟通、联络及病人的转诊工作。

三、管理工作

（一）体检中心

积极联系公务员、企事业单位、退休人员、定点单位招工、妇科专项、海员专项体检等，2013年通过省海事局组织的现场验收，成为海船船员健康证发放的定点体检医院。

规范体检工作流程，按检前、检中、检后三个阶段制定各个环节内容。检前：确定体检项目和日期、打印体检通知单、通知各科室医护人员；检中：做好导检、咨询服务，合理分流参检人员到各诊室；检后：收取体检通知单、检查体检项目完成情况、及时通知受检者阳性结果和复查计划、做好总检报告的审核、发放，安排专家讲解、咨询。

加强健康体检中的信息管理，确保信息真实、准确和完整。尊重被检者的个人隐私，未经受检者同意，不泄露受检者的个人信息。

（二）市场开发部

自2002年始，在六县一市成立专家咨询中心，发挥肿瘤专科医院的优势，分期分批组织各科专家进行肿瘤防治知识讲座和义诊咨询活动，宣传医院特色，做好肿瘤的一级预防及康复指导工作。

为方便肿瘤病人的复查，增加医院门诊人次，推行病员会员制，免费为参会人员赠送检查单（血常规、肝肾功能、DR存储）。

从2002年起，做好周边地区老教师、老干部的防癌体检工作，实现肿瘤的早发现、早诊断和早治疗，并通过专题的健康教育和健康促进，对受检者的生活习惯、就医等进行科学指导，降低肿瘤的发病率。

2002年至2012年，成功举办十一届抗癌明星活动并与市癌友康复协会举办第六届"蓝天下的至爱"大型文艺演出，组织各县（市、区）肿瘤病人参加活动，充分发挥"抗癌明星"在社会上的影响和作用。

从2003年起，为方便肿瘤病人的康复治疗，与上海群力中药店开展业务合作，组织病员就诊并代收挂号费、财务结算、赴上海拉药。

从2006年起，加强与市疾控中心的联系，做好肿瘤的普查，选择肿瘤高发地区的单病种，与所在地医疗机构及当地政府联系，开展单病种普查，配合有关部门做好食管癌、宫颈癌、乳腺病防治知识的宣传及普查工作。

表1-12-1　　　　　　　2002~2013年医院体检中心（市场开发部）负责人一览

姓　名	职　务	任职时间
缪宏兰	主　任	2002.05~2008.11
季雪梅	副主任	2007~2008.11
	副主任（主持）	2008.11~
沈　燕	副主任	2008.11~

第十三节　医用物资采购中心

一、科室沿革

2005年12月，医院成立医用物资采购中心，集中采购药品、试剂、耗材等产品，实现物资"采购、管理、使用"三者分离，规范管理，提高运行效率。南通市肿瘤医院医用物资采购中心是南通市公立医院中首家成立、专司医用物资采购的部门。成立初期，从各科室抽调人员，3月，部门正式开展工作，共4名工作人员，其中副主任（主持工作）1人，科员1人，药品、试剂采购员1人，医用耗材采购员1人。2007年4月，增加检验试剂采购员1人，会计1人，负责药品价格、医保及入库工作。10月，增加药品采购员1人。2010年10月，增加医用耗材采购员1人。

二、管理职能

2006年3月，颁发《物资采购管理规定（暂行）》《物资采购工作流程》。2009年7月，医院制定颁发《药品采购管理若干规定》《药品采购工作流程》，对药品采购中的具体问题进一步细化、明确。医用物资采购中心作为医院新成立的科室，与药剂科、设备科、检验科、临床医技科室等多部门存在业务联系和交叉，需要不断沟通、协调。工作中始终注重联系、沟通，解决实际问题，确保临床供应。

（一）按照《医院物资采购管理规定》等制度实施采购工作，物资采购程序做到规范、透明。

（二）按照物资管理部门的采购计划组织采购。

（三）在保证质量的前提下，采取公开招标与其他形式相结合的采购方式，依照比质比价的原则，尽可能以优惠价格成交。

（四）以本地采购为主，外地采购以邮件、信函、电话、传真函购为主，保证物资供应，尽可能节约医院财力、物力、人力。

（五）物资到货后与管理部门办理验收入库交接手续，一时难以购到的物品应及时向管理部门通报。

（六）采购中心工作人员须严格执行廉洁自律各项规定，不得接受业务单位的宴请、回扣及其他任何形式的好处费。

（七）物资交接制度

1.采购员先行核对品种、数量、供货商等，是否与采购计划一致。然后，交由仓库保管员、管理部门质量管理负责人进行质量与数量的最终验收。

2.采购员应查看外包装是否完整，有无厂址、厂名、联系电话、消毒及其他相关标识，合格证是否加盖有关单位公章。

3.采购药品、消毒剂要按照医院药学部门建设管理规范中第十二章第六节药品验收操作规程进行验收。

4.验收合格后，由物资管理部门有关人员填写入库单。管理部门质量管理负责人、仓库保管员、采购员共同签字，办理入库手续。

三、业绩荣誉

（一）工作业绩

2006年，共节约成本（药品加耗材）698万元。

2007年，共节约成本（药品加耗材）1122万元。

2008年，共节约成本2649万元。其中药品2636万元，医用耗材13万元。

2009年，共节约成本2877万元。其中药品2817万元，试剂1万元，医用耗材59万元。

2010年，共节约成本2881万元。其中药品1817万元，试剂、消毒剂2万元，医用耗材62万元。

2011年，共节约成本2864万元。其中药品2817万元，试剂、消毒剂2万元，医用耗材45

万元。

2012年，共节约成本2876万元。其中药品2691万元，试剂、消毒剂3万元，医用耗材182万元。

2013年，共节约成本2877万元。其中药品

2627万元，试剂、消毒剂16万元，医用耗材234万元。

（二）科室荣誉

2008年，医用物资采购中心被评为南通市肿瘤医院先进集体。

表 1-13-1　　　　2005~2013年医院医用物资采购中心负责人一览

姓　名	职　务	任职时间
陆新华	副主任(主持)	2005.12~2008.11
顾智伟	副主任(主持)	2008.11~2010.05
	主　任	2010.05~

第十四节　财　务　科

一、科室沿革

1972年医院筹建期间，即设会计室，属后勤组管辖，会计人员1人。1974年，设财务组，共有工作人员5人，其中负责人1人。1980年，设财务科。1985年，财务科有人员17人，其中助理会计师1人、会计员2人。2001年，医院共有财会人员24人，其中会计师5人、助理会计师3人。2001年12月起，财务科科长由上级部门委派。2006年4月兼并南通港口医院，根据南通市政府关于南通港口医院剥离重组实施方案，财务科制定并组织实施《南通市肿瘤医院接管南通港口医院财务管理实施方案》，首次由事业性质和企业性质单位进行资产重组，实行财务统一管理。2013年年底，全院共有财会人员67人，其中高级职称4人，中级职称11人。

二、管理职能

（一）认真贯彻执行《中华人民共和国会计法》《事业单位财务规则》《医院财务制度》《医院会计制度》等各项财政法津、法规、政策，

加强财务管理和财务监督，严格财经纪律。在讲究社会效益的原则下讲究经济效益。

（二）组织科室会计人员、住出院费用结算人员、门急诊收费挂号人员，正确贯彻执行有关财会法律、法规、规章制度和财政政策，遵守国家财政纪律。教育财会人员要以身作则，奉公守法。

（三）根据医院事业发展规划，正确编制年度财务计划(预算)，规范办理会计业务，进行会计核算。准确及时编制各种会计报表，按规定要求和期限报送各类会计报表。

（四）建立健全各种财务管理制度，监督检查各项规章制度执行。统一布置、协调科内各项工作，抓好各项工作职责的落实和各项任务的完成。

（五）加强医院经济管理，定期进行经济活动分析，做好全院经济核算工作，会同有关部门做好经济核算和科室成本核算的管理工作。进行医院经济效益分析，为医院决策层的正确决策提供依据。

（六）合理组织收入，严格控制支出。坚持

厉行节约、勤俭办事业、制止奢侈浪费的方针，凡是预算外的、无计划的开支应坚决杜绝，对临时性必须的开支，应按审批手续办理。划清资金渠道，合理使用资金。

（七）严格会计事项审批手续和会计业务核算手续。凡医院在对外采购、开支、资金变动等各项经济活动中发生的一切会计事项，均应取得合法的原始凭证，原始凭证须由经办人、科室负责人签字（经办人本人为科室负责人的，须证明人签字），财务科科长审核，院长审批后方可报支。

（八）会计人员要坚持月月对账，切实做到账实相符，账表相符，账账相符。及时清理债权债务，防止拖欠，严格控制呆账。

（九）加强对国有资产的管理，与有关部门配合，定期对房屋、设备、家具、药品、器械、各类材料等财产物资进行经常性的监督检查，及时清查库存，防止浪费和积压。监督国有资产的处置必须符合规定手续，确保国有资产的保值增值。

（十）认真执行现金管理制度，每日收入的现金必须当日送存银行，库存现金不得超过规定限额。出纳和收费人员不得"坐支"现金，不得以白条冲抵现金，不得"以长补短"。

（十一）按《中华人民共和国会计法》的相关规定保管好记账凭证、原始凭证、账簿、工资表、财务决算、银行对账单等会计档案。按规定指定专人负责保管各种有价票证及收据，票据的领用、复核、销毁按财政部门的相关规定执行。

（十二）认真执行物价政策，帮助各业务科室理解消化物价精神，定期检查各科室收费情况，防止漏收、多收、少收。

（十三）严格遵守医院的各项规章制度和保密制度，坚守岗位，做好各项财务工作，努力完成医院领导交办的各项任务。

三、管理工作

（一）职工工资

1974年，全院人均月工资为46.22元。至2013年，增加到8235.68元，增长178倍。

表 1-14-1　　　　　1974~2013年南通市肿瘤医院职工工资情况

年份	年平均职工数(人)	年工资额(元)	人均月工资(元)
1974	115	63785.70	46.22
1975	174	94895.15	45.45
1976	207	122990.00	49.51
1977	277	147761.18	44.45
1978	280	173160.63	51.54
1979	291	181388.00	51.94
1980	310	204371.13	54.94
1981	324	203174.61	52.26
1982	342	233814.02	56.97
1983	357	253161.50	59.09
1984	364	386853.00	88.57
1985	375	433187.00	96.26
1986	384	608000.00	131.94

续表 1-14-1

年份	年平均职工数(人)	年工资额(元)	人均月工资(元)
1987	381	430555.39	94.17
1988	392	468339.45	99.56
1989	403	491200.00	101.57
1990	435	570000.00	109.20
1991	459	590600.00	107.23
1992	464	656000.00	117.82
1993	477	728800.00	127.32
1994	480	2110000.00	366.32
1995	488	1960000.00	334.70
1996	491	2260000.00	383.57
1997	499	2390000.00	399.13
1998	486	2520000.00	432.10
1999	498	2676900.00	447.94
2000	505	3781946.80	624.08
2001	520	5594831.97	896.61
2002	532	8266842.80	1294.93
2003	547	15152783.55	2308.47
2004	565	19567374.87	2886.04
2005	562	24029138.30	3563.04
2006	642	30555951.16	3966.24
2007	734	41877260.14	4754.46
2008	919	54718764.36	4961.80
2009	995	63218798.72	5294.71
2010	1026	65617532.32	5329.56
2011	1052	85590544.51	6779.99
2012	1100	114823428.36	8698.74
2013	1154	114047677.54	8235.68

说明：此处工资为基本工资

（二）固定资产

建院初期，医院有固定资产 51.66 万元，经过历年的发展，至 2013 年年底，固定资产已达到 39472.43 万元，是建院初期的 764.08 倍。

（三）经费划拨及收入

1974~1982 年，医院因发展需要，投入连续

表 1-14-2　　　　　　　1974~2013 年南通市肿瘤医院固定资产结存

单位:元

年份	金额	年份	金额	年份	金额
1974	516581.00	1988	4616408.11	2002	59016809.28
1975	567539.00	1989	4942785.97	2003	67375977.38
1976	634340.91	1990	6518718.63	2004	132610347.40
1977	734171.64	1991	6796923.81	2005	144383375.80
1978	765647.93	1992	7914038.89	2006	170537968.10
1979	873641.81	1993	10001560.00	2007	187161502.90
1980	932543.39	1994	10347739.51	2008	210936576.60
1981	960649.36	1995	19059728.93	2009	234103631.10
1982	2084402.69	1996	26874796.67	2010	286952181.20
1983	2370651.31	1997	32408026.81	2011	328796810.20
1984	2603255.93	1998	33737112.60	2012	358074252.90
1985	3303243.12	1999	34257791.99	2013	394724287.70
1986	3565150.00	2000	48665796.75		
1987	3876770.34	2001	50458297.01		

增加，业务支出相对较大，医院主要依赖上级部门的投入。到 1987 年，因医疗业务工作的开展，医疗收入已逐渐弥补医疗支出；医疗业务开展所需的投入，也逐步过渡到上级部门适当补助，主要项目自筹解决。2013 年及以前年度的经费拨入仅为在编人员人均 3 万元的拨款，其余人员经费全部为医院自筹。

表 1-14-3　　　　　　1974~2013 年南通市肿瘤医院经费拨入及业务收支情况

单位:元

年　份	上级拨款	业务收入	业务支出
1974	318500.00	126231.48	342600.00
1975	245500.00	352181.82	532037.86
1976	387500.00	403714.56	679946.56
1977	275600.00	515921.52	746582.69
1978	317300.00	495779.96	765584.80
1979	307600.00	545695.98	914072.59
1980	351000.00	679799.41	869251.22
1981	397000.00	748072.40	1007052.31

续表 1-14-3

年　份	上级拨款	业务收入	业务支出
1982	608600.00	952230.13	1487158.87
1983	776737.00	1058016.61	16611453.12
1984	572250.00	1453547.01	1781602.90
1985	485750.00	1990569.43	2250047.37
1986	560168.00	2297123.97	2568297.27
1987	397359.00	3057580.61	3042205.55
1988	558700.00	3957350.66	3829527.83
1989	402000.00	5607079.84	4959827.08
1990	509000.00	7242687.74	6965779.29
1991	510130.00	8190717.41	7743350.92
1992	618000.00	9540218.48	9297956.08
1993	715300.00	15031428.41	14824721.09
1994	1190000.00	21623036.58	21956898.28
1995	800000.00	31223709.92	31660330.86
1996	1645000.00	38917821.22	40316845.45
1997	1760000.00	39157827.18	40820437.30
1998	2420000.00	41287629.47	43403058.57
1999	4320000.00	50944753.83	49893295.58
2000	3946000.00	51117843.39	52941355.93
2001	5650000.00	62537434.89	62776652.10
2002	6592000.00	73162490.87	70477625.41
2003	5680000.00	80951908.66	75777868.54
2004	6531000.00	99859198.80	96326803.73
2005	8066000.00	112669661.76	110698872.91
2006	8428000.00	148118897.00	151523847.76
2007	12685000.00	202864384.63	204612885.59
2008	13281600.00	250092894.14	254535369.74
2009	13640000.00	295028079.23	299137308.95
2010	15860000.00	324397852.68	338308102.50
2011	18630000.00	410361004.46	424115380.06
2012	46480000.00	466785832.49	499100708.99
2013	31460400.00	532347721.00	547182552.80

1.门诊收费处

1974 年，医院设财务组，下设挂号室、门诊收费处、住院收费处，配置 2 名收费员，负责门诊挂号、收费。1981 年，开设 3 个收费窗口，实行 24 小时值班制度，并实行核对联制度。1983 年，挂号室划归医务科。1999 年，划归财务科。门诊挂号、收费实行计算机收费。至2001 年年底，挂号、收费人员共有 8 人（其中病案管理员 1 人），2005 年病案归医务科管理。2006 年 4 月兼并原港口医院后，挂号、收费人员增至 16 人，至 2013 年年底已增至 18 人。2008 年 9 月门诊挂号与收费实行统收统挂。2010 年开始，门诊收费处夜间代办急诊病人入院手续。

2.住院处

1974 年，设住院处，负责办理入院、出院手续，同时代售病员饭菜票。1977 年，兼管血库账务，发放献血营养费。2001 年，病员饭菜票由总务科代售。2001 年，使用计算机收费；6 月份，病人预交款实行计算机收费，有收费员 7 人，配备计算机 7 台。医院对住院病员实行预交款制度，出院结账多退少补，公费医疗病人凭单位介绍信结算，实行记账制。病人用药当天由病区药房将处方送住院处记账，各种检查先记账。同年改为先检查后收费。2002 年开始，随着国家医改政策的变化，住院结算处先后增设南通医保、通州医保、启东医保、海门医保等结算窗口，随着新型农村合作医疗的兴起，为方便病人就医，避免病人就医的繁琐转诊转院手续，减轻病人就医资金周转压力，2010 年 2 月起先后与如东新农合、如皋新农合、与海安医保、海安新农合、通州新农合、启东、海门新农合联网即时结算。

（四）经济管理改革

1980 年，根据卫生部、财政部、国家劳动总局《关于加强医院经济管理试点工作的通知》精神，医院试行经济管理改革工作，制订《经济管理试行方案》，建立各项定额管理制度和经济核算制度、职工考核评比奖励标准，基本做到工作有标准、管理有定额、质量有指标。

1982 年 8 月，根据实施《经济管理试行方案》过程中出现的问题，对有关内容进行修订和增补。

1984 年 8 月，为进一步探索医院改革新途径，提高管理水平和工作效率，推动医院社会主义物质文明和精神文明建设，南通市卫生局指定市肿瘤医院为改革试点单位。医院在改革的实践中，先后试行过"四定一奖——技术医疗责任制""双向"和"双定"相结合的岗位责任制、综合目标管理责任制等多种模式。

2005 年 4 月起，医院实行以综合目标管理为基础的院科两级负责制，以《综合目标管理责任制协议书》的形式委托科主任对科室进行全面管理。

2008 年 4 月，综合目标管理责任制进一步完善，形成《综合目标管理实施意见》《综合目标管理责任制考核细则》《绩效工资分配方案》《成本核算及管理办法》等系列文件规定，经医院六届三次职代会讨论通过并执行。综合目标管理责任制以中共十四届三中全会和中共十七大精神为指导，坚持以社会效益为准则，以人民群众对医疗保健的需求为目标，以一切为了病人为宗旨，以效率指标为前提，以质量指标为核心，以行为指标为标准，以经济效益为杠杆，把医院利益与职工利益紧密结合。改变医院传统的奖金分配方法，打破个人吃科室，科室吃医院"大锅饭"的分配格局，初步实现向按劳分配，效率优先，兼顾公平的分配原则的转变。解决只有领导、职能科室考核医技科室，而行政管理人员无硬性考核指标的状况，较好地发挥了上级与下级、科室与科室、人与人之间相互监督、相互考核、相互制约的作用。特别是 2008 年以后，医院建立更为科学的经济核算体系，规范经济核算收入范围，实行科室成本核算，以科室成本核算后收支结余为基础，根据不同工作岗位、工作技术难度与风险程度与质量、劳动强度等业绩，结合综合目标管理在效率、质量、效益、科研教学、行为等方面对科室进行综合考核，建立重技术、重实效、重贡献的分配机制。院级采取按月考核和年度考核相结合的办法，加强对科室的考核，注重考核规范化、制度化，并将考核结果予以公示。年终对科室的综合目标完成情况综合打分，并进行点评，以文件形式下发到科室，让科室明确当年综合目标完成情况和下年度的努力目标。科室内部进行二次考核，具体考核到医疗组或个人。考核贯穿整个医疗活动的始终。通过综合目标考核管理，科主任的管理水平、科室的内涵质量及两个效益得到明显提高，职工的主人翁意识、服务意识、成本控制意识得到增强。

1.综合目标管理

综合目标管理责任制是将社会效益考核、效率指标、质量指标、效益指标、科研指标及行为指标考核为主要内容，以成本核算为基础，以临床科室、医技科室、职能科室、后勤班组为基本考核单位，实行院科两级管理和考核。

2005年前，综合目标管理是以成本核算为基础，以效率、质量、行为、经济四项指标为基本内容，以临床医技、职能等科室及后勤班组为考核单位，以院科两级负责制为组织措施的基础管理体制。其中：效率指标比重20分；质量指标比重30分，要求严格按照省二级甲等医院评审标准执行；行为指标比重20分；经济指标比重30分。

2006年后，综合目标管理的内容主要包括：①效率指标比重15分，主要是门诊工作量、实际占用床日、病床周转率、出院者平均住院日。②质量指标比重40分，提高质量要求，临床医技科室必须严格执行《三级肿瘤医院评审标准实施细则》等规定；要求开展临床路径管理，强化核心制度落实，加强三基三严训练；执行《医疗技术临床应用管理办法》，完善医疗技术分级管理制度；在医疗质量、医疗安全、医疗技术等方面做出具体规定。③效益指标比重15分，要求严格执行物价政策；严格执行医疗费用查询制、公示制、清单制；坚持三合理规范；严格控制药品收入占医疗收入的比例；严格控制人均费用增长，实现门诊人均费用、住院人均费用增长；开

展科室全成本核算，抓好科室收支管理，严格控制可变成本，对每百元医疗收入消耗卫生材料、百元固定资产医疗收入同比增长等做出规定。不再将科室收入与个人收入直接挂钩。④科研教学比重15分，当年及以后年度科研教学工作取得明显提高。⑤医德医风比重15分，主要在反对商业贿赂及创建无红包医院等方面进一步要求。

①签约

院与科室的综合目标责任制一年签约一次；医院每年对协议书内容及各项数、质量指标作适当调整。科室综合目标责任制的实施，由科主任根据医院综合目标责任的总原则，制定科室的具体内容和方案及考核细则，报医院审批后执行。

②考核

医院成立考核小组，考核小组由院领导及改革办公室（后改称考核办）、党委办公室、院长办公室、人事科、财务科、总务科、医务科、工会等部门负责人组成。院长任组长，考核办公室负责日常考核管理。考核办、财务科负责效率指标与经济指标的考核；人事科负责劳动纪律、出勤、院内人员流动等情况的考核；院长办公室、党委办公室、监察室负责行政管理、政治思想与医德医风的考核；医务科、护理部，负责医生、护士、技术人员质量指标的考核等；科教科负责科研方面的指标考核，病员对医生、护士、技术人员的满意度测评结果作为相应科室行为指标考核依据之一；中层干部对医技、职能、后勤班组的满意度测评结果，作为相应科室质量指标考核依据之一。满意度测评每季度进行一次，考核工作专人负责，逐月进行。按季度汇总由院考核小组根据全院情况，进行修正，并决定科室最后得分。院长有最终仲裁权。在决定院科两级考核结果时，医院总值班、护士长总值班记录，科室及群众反映核实的材料，行政事务、业务事务及各科工作检查记录为以上系统检查结果，以及其他有关资料记录等作为考核依据，奖金分配按考核结果执行，科室内个人所得奖金，由科主任根据个人考核的分数发放。

③成效

2005 年前，全院 14 个职能科室实行岗位责任制，13 个临床、医技科室实行技术经济综合目标责任制。科室为基本核算单位，整个医疗服务过程中的思想管理、劳动管理、技术管理、物资管理、制度管理、经济效益等指标，均得以量化计算。后勤等有关班组部分实行企业化管理，指标下达到班组和个人，完成内部核算管理，控制浪费，提高效益。各科室主要负责人对科室的行政管理、业务建设、经营管理、思想建设等与院长签订责任书，形成人人有事做、事事有人管的良好局面。

2006 年 4 月兼并南通港口医院后，医院以综合目标管理为手段，不断完善全院综合目标考核体系，努力提高医疗服务质量和管理效率，促进医院整体管理水平的提高。各职能部门深入临床一线，检查医务人员核心制度执行情况，针对医疗过程中实际情况分别制订各种诊疗规范，并组织检查规范的培训、落实与考核。对全院医务人员进行抗菌药物规范使用的培训，并对临床医师进行相应级别处方权考核，加大对抗菌药物不合理使用责任人的处理和惩罚力度，加大对合理使用抗菌药物行为的奖励力度，引导医务人员摒弃不合理用药行为，逐步形成科学、规范的用药习惯。加强护士长目标管理考核，分层次培训、考核护理人员。通过考核规范医疗行为，提高医疗质量，保障医疗安全，病案甲级率达到 100%。医疗纠纷赔偿费用控制在业务收入的 2.5‰ 以内。医院内涵质量得到全面提升。

2.分配制度改革

1984 年 8 月，市卫生局指定市肿瘤医院为改革试点单位，首先在放射科、妇科、检验科进行改革试点，制定《"四定一奖"技术医疗责任制考核实施细则》。"四定"即定人员编制，定工作任务、工作指标，定工作质量、工作效率指标，定收支消耗指标；"一奖"即定额管理超额提奖、减额扣奖，增人不增奖，减人不减奖。实行分级考核评分，按百分法计奖，奖金由医院按科室为单位计算发放，科室根据奖勤罚懒原则发放到个人，年终全部按合同兑现；从医院纯收入

中按全院职工两个半月平均工资提取奖金 3.24 万元；从医院纯收入中提取 19% 作院长奖励基金；从回收废品收入中提取 40% 奖励科室。取得一定的成效，并在全市卫生系统推广。医院把对内解决吃"大锅饭"，对社会提供优质服务作为分配改革的重点，组织职工学习卫生部颁布的《医院工作人员职责条例》，在明确各自职责基础上，修订医院综合、单项奖惩细则。对医院工作人员进行严格的考勤、考德、考质、考绩，为进一步改革分配制度打下基础。

1989 年，医院实行院、科两级负责制，科室管理实行技术、责任承包制，承包指标由岗位管理工作、任务指标、质量指标、经济指标等四项指标组成。考核时，以考核指标为考核内容，最终按得分多少确定科室奖金发放基数。职能科室人员的奖金按当月全院奖金额的人均标准发放。

1993 年，医院分配实行"双向"与"双定"相结合的考核办法。双向考核即行政管理人员实行岗位责任制考核，其考核办法是，根据行政部门工作特点，按职能共分 4 类、95 条细则（略），采用百分制计分法，每季度由临床医技科室负责人，对照标准给有关人员考核计分。临床医技科室实行综合目标责任考核，考核范围包括工作任务、医疗质量、岗位管理、精神文明建设、经济效益等方面。由改革办公室会同有关职能科室负责人对临床、医技科室实行双百分制考核，根据考核得分，确定奖罚分配基数。双定责任制即职工实行岗位责任制，科室实行目标管理责任制。职工岗位责任制在定编、定员、定岗、定责任基础上，进行两级聘任制。科室目标责任制即对科室定任务、定质量、定指标、定责任。科室实行科主任责任制，科主任对本科室的行政管理、业务建设、精神文明、科室经营实行"四定"。双向、双定考核的奖金分配原则为：医院根据考核指标及考核结果发放奖金，实行承包的科室，奖金按合同履行情况核发，凡应承包而未实行承包的科室，其奖金按医院确定的奖金下降 10% 核发；凡科室内部不进行考核，平均分配奖金的科室，除扣除科主任、护士长奖金外，科室

内其他人员的奖金在原核发的基础出上下浮10%。

1995年，在1993年考核办法的基础上，考核内容分为：效率指标20分，质量指标40分，行为指标20分，经济指标20分。奖金分配办法为：百分制考核得分60分以下的科室不得奖，61~80分的科室发基本奖，80分以上的科室按得分实行百分数上下浮动。

从1996年起，医院坚持社会效益为最高准则，贯彻病人第一、质量为本、管理优先的指导原则，以发挥职工主人翁精神及人、财、物最佳效益为目的，在继续实行综合目标管理责任制基础上，试行医院总量控制、指标分配、科室初步核算、收支结余提成的院科两级核算的承包办法。其奖金分配办法概括为：科室奖金=(科室总收入−科室总支出)×提成比例(%)×考核得分。

2001年，医院围绕提高医疗质量、强化经营管理、推行成本核算、打破平均主义大锅饭的分配格局实行新的分配办法，制订《南通市肿瘤医院关于分配制度改革的实施方案》，方案坚持"按劳分配、多劳多得、效率优先、兼顾公平、将生产要素参与分配"的原则，继续实行奖金向临床一线的岗位倾斜，逐步将管理、技术和资本要素纳入分配。（1）将护理人员工资中提高的10%部分，按岗重新分配，全院共分四类护理岗位，分别按提高18%、12%、6%、0%的比例兑现工资，非护理岗位中的护理人员（护理部除外）不享受原工资中提高部分；（2）改革奖金分配办法，进一步拉开分配差距。在职职工工资津贴中每月提取40元投入奖金分配，各临床医技科室在全成本核算的基础上提取奖金，同时奖金分配与考核结果挂钩。后勤科室按临床科室效益奖的77.5%考评发放。管理干部根据其责任大小发放岗位津贴，做到奖勤罚懒，工资实行"双轨制"，即每个员工都有档案专业技术职务和实际职称、档案工资和实际工资。

2008年，根据《江苏省三级医院评审细则》《江苏省医院管理年活动考核细则》要求，医院对各科室实行医疗服务与相关经营资产委托管理目标责任制，通过综合目标管理，提高医疗质量和效率，降低病人费用，减轻病人负担，提高社会效益和经济效益。通过绩效分配改革，逐步建立按岗取酬，按工作量取酬，按工作业绩取酬的绩效工资分配机制，通过成本核算，降低医院运行成本，充分体现按劳分配，效率优先、兼顾公平的原则。建立科学的经济核算体系，规范经济核算收入范围，实行科室成本核算，以科室成本核算后收支结余为基础，根据不同工作岗位、工作技术难度、风险程度与质量、劳动强度等，结合综合目标管理百分制进行综合考核，切实建立重技术、重实效、重贡献的分配机制。

表1-14-4 　　　　　　　　　1974~2013年医院财务科负责人一览

姓　名	职　务	任职时间	姓　名	职　务	任职时间
江宏英	负责人	1974~1984.09	褚小萍	科长（委派）	2001.12~2006.12
	副科长	1984.09~1987.07		科长（委派）	2009.12~2013.12
王志高	科　长	1984.09~2001.12	梁　娟	科长（委派）	2006.12~2009.12
施玉英	副科长	1990.07~2002.05	顾怡舒	副科长	2006.05~
杨建华	副科长	1999.06~2005.11	吴　晓	科长（委派）	2013.12~
吴建华	副科长	2001.06~			

第十五节 审 计 科

一、科室沿革

医院审计工作的开展始于 1992 年,由财务科指定 1 名会计做兼职内部审计工作。2008 年 5 月,按照三级甲等医院的要求成立审计科,配备 1 名专职人员。2009 年 4 月为开展工作的需要,科室成员增加到 3 人,其中高级会计师 1 人、会计师 2 人。为了工作的需要,办公室配备 2 台电脑、1 台打印机。

二、管理职能

(一)依据国家的法律、法规、财经纪律和规章制度,在院长的领导下开展工作,履行各项工作职责。

(二)遵守《中国内部审计准则》《审计署关于内部审计工作的规定》,工作中做到规范化、制度化、程序化。

(三)医院内部审计工作的有关规定是审计工作的法规性文件,各科室必须严格贯彻执行。

(四)审计人员必须依法审计,做到实事求是,客观公正,不得滥用职权,徇私舞弊,泄露机密。

(五)审计人员对医院及所属有关科室的财务收支、财产管理和一切经济活动负责审计监督。

(六)根据上级要求和本年度工作意见,拟定审计工作计划,报经院长批准后实施。

(七)每项审计业务终了,提出审计报告,对所审内容进行评价,并提出改善管理和提高效益的建议,需要作出审计决定时,由院长签发。

(八)及时向领导汇报审计情况、提交审计报告,每年应当向权力机构提出工作报告。按归档范围做好审计档案材料的形成、积累、整理、立卷、归档工作。

(九)审计人员应当保持和提高专业胜任能力,不断提高业务质量。审计人员应当具备职业谨慎态度,合理使用职业判断,有效控制职业风险。

(十)严格遵守《内部审计人员职业道德规范》,不得从事损害国家利益、单位利益和内部审计职业荣誉的活动,不得从被审计部门获得任何有损职业判断的利益。

(十一)在实施审计工作中依照职权对严格遵守财经法规、经济效益显著的部门和个人,可以向医院领导提出表扬和奖励的建议,对违法违规、造成损失浪费的部门和人员提出批评和追究责任的意见、建议。

(十二)依法接受审计机关和上级主管部门对科室业务质量的检查和评估。

三、审计范围

审计工作是在院长室的直接领导下,依照国家法律、法规、政策等规定,完善内部监督机制,对医院经济部门的业务收入及经济效益进行审计监督,对医院财务收支,经济活动的真实、合法性进行独立评价。审计科成立后按照《审计署关于内部审计工作规定》和《内部审计准则》规定,陆续制定《内部审计制度》《内部审计实施办法》和《内部审计工作程序实施细则》等制度规定,为审计工作的开展提供依据。医院领导十分重视内部审计工作,2013 年始,每年的内部审计工作情况向职代会报告。

表 1-15-1　　　2008~2013 年医院审计科负责人一览

姓名	职务	任职时间
吴建华	副科长	2008.05~2010.05
	科 长	2010.05~
陈 丹	副科长	2010.06~

第十六节　信　息　科

一、科室沿革

1997年7月,在原隶属于医务科管理的病案统计室、图书馆的基础上,组建行政隶属院长室的信息科。信息科设有病案统计室、图书馆、计算机室。有专职的医疗卫生统计人员2人、病案管理人员2人、兼职随访人员1人、图书管理人员1人、计算机技术人员4人。2006年,将病案统计室划给医务科,独立设置的信息科包括计算机室和图书馆,计算机技术人员6人、图书管理人员1人。2013年年底,有工作人员12人,其中高级职称1人、中级职称4人、初级职称7人。

二、管理职能

(一)部署、建立医院的信息化工作系统,负责全院计算机网络系统硬件设备及软件的购买、装配、检修和维护。

(二)对全院计算机网络系统运行进行监测、及时维护、备份数据,保证全院计算机信息系统24小时正常运转,对错误事件及故障应立即分析原因,及时解决问题。

(三)完成医院网络中心和各工作站系统软件、应用软件的安装、调试和维护,对全院计算机网络设备和工作站设备合理管理和调配。

(四)开展全院计算机网上操作人员的岗前培训。

(五)协助并指导医院信息系统软件的正常运行及与计算机应用相关的业务开展。

(六)负责全院信息系统的逐步拓展和新增功能模块的应用。

(七)执行《中华人民共和国信息系统安全保护条例》,保证全院信息系统安全运行,维护医院正常运营。

三、管理工作

(一)计算机应用

1984年,引进第一台黑白电视机作显示器的单片机用于放射治疗科的剂量计算。1993年,引进美国生产的AST286计算机1台用于财务工作。1994年后,临床、医技、行政办公室等科室陆续引进计算机。至2013年年底,医院配置各类计算机近800台,其中临床科室和医技科室工作站占80%。医院施行内外网分开,医院内部计算机网络由2台H3C-7510E交换机、2台H3C 5100三层交换机、1台H3C 5500三层交换机、2台H3C 3600三层交换机、25台H3C 3600二层楼宇交换机组成的星形网络。中心交换机为H3C-7510E核心交换机,南北院互联为1台H3C 5500三层交换机和1台H3C-7510E交换机,PACS使用H3C 5500三层交换机,主干为光纤线路,交换速度≥1000M。

(二)信息系统管理

1997~1999年,信息科开发HIS系统部分模块软件,为门诊、住院收费系统。

2000年10月,引进江苏宏图医院信息管理系统;2001年5月,全院正式全面开始使用。

2001年12月,引进武汉特化医药科技有限公司研制的关于《疾病和有关健康问题的国际统计分类》(ICD-10)的病案管理和医疗统计软件(单机版)。

2006年,病案系统升级,由单机版升级为网络版,后与HIS、病历系统做接口,信息共享。

2007年,更换新HIS软件,7月开始正式实施,先后完成南院和北院的门诊挂号收费、中药、西药房和药库系统、住院结算管理系统、护士站系统、物资管理、触摸屏查询等核心模块的上线应用,感染管理、护理管理、科教管理、供应室管理、住院医生工作站、药品异动监控等子系统调试成功,全部上线。实现南北院内网互通,保证全院信息管理系统的实时互联。

2008年,增加检验科LIS系统,设备接入系统,检验、检查结果生成、审核、发布后,病区医生站可以直接查阅。实施小型电子病历系统，结束手工电子病历。实现南通市医保系统、如东医保系统、如东农保系统、如皋农保系统与医院HIS系统之间的远程数据通信接口，能即时进行远程数据交换和远程数据访问。

2010年，在HIS中嵌入药物咨询及用药安全监测系统，实现医嘱处方安全实时监测和相关药物信息的在线查询功能，提高医院用药安全性和合理性。安装实施RIS及PACS系统，MR、CT等设备均已接入系统，结果自动生成，报告审核、发布，实现南北院远程读片会诊，医生工作站实时直接调阅PACS图像和报告。医院率先在南通医疗卫生系统引入手术麻醉信息系统，同时将手术室无线网络与系统巧妙整合，并与HIS接口融合，系统联通南北院手术室内所有麻醉机与监护仪，对手术及麻醉过程全程自动记录并自动绘制麻醉记录单，实现麻醉科日常工作标准化、流程化和自动化，提高工作效率和手术麻醉期间医疗安全。与软件公司合作，率先在南通开发首套输液配制中心软件，经过不断完善，与HIS、合理用药系统等较好地融合，为输液配制中心的顺利工作做好基础。基于病案管理系统开发病理标本库和肿瘤随访系统，与医院HIS实时互联提取相关数据资料。

2011年，安装体检信息系统的软硬件，提高体检中心的工作效率，提高参检人员及相关科室满意度。协同财务科做好卫生局规定的全成本核算系统的应用。在六个医技检查节点安装防漏收费系统，防范不规范收费行为的发生。按照卫生部抗生素管理要求结合医院实际开发抗生素临床应用实时管理软件。

2012年，安装实施超声系统、内镜系统、病理系统，与医院其他主要系统对接成功，并在统一WEB平台上显示报告，满足临床一线医生及时和随时查看报告的需求。安装病理标本库系统，方便病理科整理病理标本。新的会计制度实施，对固定资产管理系统及财务报表系统提出新要求，信息科完成对相关软件改造及接口更新等工作。

2013年，按照省卫生厅相关文件要求，对照功能规范，全力打造以电子病历（EMR）为核心的全院信息管理平台。瑞美实验室信息系统在检验科成功更替，并与HIS、EMR成功对接，在病房实施条码打印，应用电子申请单，并实现检验数据的网络传输，临床科室医护人员能在第一时间得到病人的检验结果。购置虚拟化计算平台，包括：两箱12把服务器、两套存储、核心交换升级，虚拟桌面及相关安全产品，提升了核心系统运行效率。

（三）图书馆

1.图书馆负责订购和收集医学文献资料，主动了解医学领域内的技术动态；

2.介绍新书内容，为医疗、教学、科研、预防等工作主动提供参考资料；

3.做好医学文献资料的登记、分类和编目工作，开展医学文献检索；

4.管理书库，保持书库和图书清洁、整齐、通风，防止图书霉烂、虫蛀和火灾等；

5.严格执行图书管理制度，坚守岗位，按时开馆，服务细致，态度真诚，认真办理书刊借阅手续。

1974年筹备图书馆，始称图书资料室，兼管病案、统计业务。1979年10月，建立病案室后，图书馆主要从事医学期刊、专业论著的订购、借阅管理工作。

2000年起与南通大学图书馆建立VPN通道，可在南通大学图书馆网络系统查阅所需资料。

2006年起建立考试系统。

2007年起订阅CNKI-CHKD系列全文数据库（中国知网），收录1915年至2007年1312种期刊，其中独家合作期刊422种，120种期刊被SCI、Medline等收录，平均每日更新1000多篇，每年新增50多万篇。收录1999年至2007年的384所高校博士为主论文22万篇，年更新2万多篇。

2008年起订阅《中国疾病知识总库》，其收录疾病的25个专科系统，7000余种疾病信息，药品数据库3000余种药品信息，辅助检查数据库 1800 余项各类检查项目及循证医学数据库。

2012 年起订阅大医搜索数据库，可查阅 20 多万种的医学图书，另有包括中华系列在内的医学期刊 4100 多种，外文期刊 3 万多种。

2013 建立金蝶图书管理系统，对馆内图书实行电子网络化管理。同时对医学期刊的订阅进行适当的调整。

四、科研成果

至 2013 年年底，全科共有 5 人获 GCT 工程硕士学位；完成市级科研课题 2 项；发表专业论文 16 篇，其中核心期刊 7 篇。

表 1-16-1　　　　　　　　南通市肿瘤医院订购医学期刊一览

年份	中文（种）	外文（种）	年份	中文（种）	外文（种）
1974	22	14	1995	176	31
1975	26	18	1996	172	24
1976	44	31	1997	176	25
1977	62	48	1998	176	24
1978	81	48	1999	233	28
1979	80	61	2000	214	30
1980	84	68	2001	213	34
1981	83	74	2002	200	32
1982	108	80	2003	180	26
1983	106	77	2004	180	26
1984	125	78	2005	138	26
1985	127	44	2006	187	26
1986	162	52	2007	187	23
1987	155	42	2008	79	26
1988	160	43	2009	80	24
1989	110	43	2010	80	24
1990	1104	28	2011	80	24
1991	117	29	2012	79	16
1992	187	30	2013	79	10
1993	180	32			
1994	180	32			

表 1-16-2   1997~2013 年医院信息科负责人一览

姓　名	职　务	任职时间
沈　康	副科长	1997.06~1999.06
	科　长	1999.06~2005.12
吴　俊	副科长	2005.12~2010.05
	科　长	2010.05~
岳增军	副科长	2005.12~
黄苏平	副科长	2006.05~2011.07

第十七节　设　备　科

一、科室沿革

1974 年，医院组建医疗设备维修组，仅有工作人员 1 人。1984 年 8 月，更名为医疗设备科。1985 年年底，共有工作人员 5 人，其中工程师 1 人、助理工程师 1 人、技术员 3 人。1992 年，共有工作人员 7 人，其中工程师 2 人、助理工程师 2 人、技术员 3 人。1995 年，共有工作人员 8 人，其中副教授 1 人、高级工程师 1 人、主管技师 2 人、技师 2 人、技术员 2 人。1997 年，将南通经济技术开发区美通医疗设备用品公司并入设备科，共有工作人员 14 人，其中主任技师 1 人、高级工程师 1 人、主管技师 2 人、技师 4 人、技术员 4 人、会计 1 人、保管员 1 人。2001 年，科室共有工作人员 10 人，其中高级工程师 1 人、主管技师 2 人、技师 4 人、技术员 1 人、会计 1 人、保管员 1 人。2006 年 4 月，兼并南通港口医院后，设备科分设南北院两处办公，在南院设卫生材料二级仓库，负责南院耗材供给。全科共有工作人员 15 人，其中主任技师 1 人、工程师 2 人、主管技师 1 人、助理工程师 3 人、技术员 4 人、会计 2 人、保管员 2 人。2009 年，放射防护职能由医务科划转至设备科，共有工作人员 18 人，其中主任技师 1 人、副主任医师 1 人、工程师 5 人、主管技师 1 人、助理工程师 3 人、技术员 3 人、会计 2 人、保管员 2 人。2013 年年底，共

有工作人员 23 人，其中主任医师 1 人、高级工程师 1 人、工程师 4 人、主管技师 1 人、助理工程师 4 人、技术员 5 人、会计 2 人、保管员 2 人。

二、管理职能

1. 医院设立"医疗设备管理委员会"，由医院领导、设备科、财务科负责人和临床医技科室负责人组成，负责对全院医疗设备管理及管理中的重大决策进行论证、制定相应的各项管理制度、审查医院医疗设备购置计划、制定装备规划。加强对全院医疗设备的配置管理。

2. 凡有医疗设备的科室，均要建立使用管理责任制。

3. 新进医疗设备到货后，由设备科、使用科室，派人联合开箱检查验收机件、技术文件，确认安装箱单不短少后，再进行安装调试，验收合格填写验收合格证，由设备科、使用科室签字，如质量不合格，由购买人员与销售单位联系解决。

4. 医疗设备科为全院医疗设备管理机构，负责根据医疗设备管理委员会意见编制计划，负责采购、发放、调配、维修、报废及建立账卡等。

5. 医疗设备购置计划每年年初编制一次，设备购置使用科室不得擅自采购。

6. 严格履行医疗设备出入库制度，凭发票办

理入库手续,保管员验收签字,经有关院领导批准后方可报账汇款。领用单位应填写领用单,科负责人签字后方可到仓库领用。

7. 医疗设备投入正式使用前,操作人员应认真阅读"使用说明书",熟悉操作规程,方可投入使用和单独操作,需要外出培训的,医院应组织人员提前培训,对于大型精密贵重设备实行操作上岗证制度。

8. 大型及进口设备验收由设备科签字认可,设备科应协助安装单位做好安装调试工作,参加技术性能测试验收。

9. 各类医疗设备及配套设备应建总账、分类账、技术档案,万元以上还应建设备卡,各科室应建立分户账。

10. 对全院一般在用设备按余缺、需要可进行调度,有关科室应提供方便,并及时办理借用、转账手续。

11. 各科室医疗设备及辅助设备一律不得外借,如遇特殊情况应经主管院长批准报设备科备案后方可借出。

三、管理工作

(一)维护保障

随着医院的快速发展,医疗设备配置日新月异,为适应医疗设备管理需要,科室先后配备汇能8088在线测试仪、福禄克190B型示波表、泰克2245A示波器等维修检测、质控设备,为日常设备保障提供可靠的检测手段。

(二)设备管理

为保障全院医疗设备的正常运行,先后制定《三级保养制度》等一系列制度,在医疗设备的日常维护和维修中,投入大量的人力和时间。1994年,因西门子公司维修工程师维修失误,将医院西门子MD型医用直线加速器的加速管损坏,经过45天的交涉,该公司更换加速管1只。1997年,EXEL2004型CT高压发生器的高压线包烧坏,经过多方努力,攻克技术上的难关自行绕制1只变压器线圈,经过一周的时间处理将CT修复,测量各项技术参数均能达到要求。1999年,西门子MD

型直线加速器的加速管因使用寿命已到,陶瓷窗破裂,真空度下降,加速管灯丝烧坏,通过多方努力更换加速管1只。原西门子MD型加速器在2005年又更换加速管1只,并于2008年3月终因故障频发彻底报损。2010年5月,西门子ON-COR型医用直线加速器因加速管离子泵损坏,西门子公司免费更换加速管1只,同年又因病人量太大,治疗负荷过重,导致MLC电机故障频发,经与西门子公司沟通,更换治疗机头1只。设备科承担着全院医疗设备的配置论证、立项、起草招标文书、采购、安装、调试、维修、质控及放射防护管理等工作。

(三)放射防护

1988始开展放射工作人员的职业健康体检,全院共有放射工作人员41人,1989年开展个人剂量监测,1991年成立放射防护管理委员会,由分管副院长担任委员会主任,隶属于医务科、科教科,2004年环保部门参与管理后,放射防护管理委员会更名为放射安全防护委员会。放射防护管理职能几经调整,于2009年12月划归设备科,主要负责放射源管理、辐射防护管理、涉源人员健康管理及涉源环境评价等工作。至2013年年底,全院共有放射工作人员150人,放射诊疗设备25台,其中加速器3台、PET-CT1台、CT机2台、模拟定位CT、模拟定位X光机各1台、ECT机1台、DSA机1台、X线诊断机15台。

放射防护管理主要职责有:协助院领导做好医院放射防护管理工作,建立放射防护管理各项制度、安全操作规程及岗位责任制等。对新建、改建、扩建的放射诊疗项目按《放射诊疗管理规定》《江苏省卫生厅建设项目职业卫生审查程序》《放射性同位素与射线装置安全和防护条例》等法律法规进行评价、报审、竣工验收及许可证变更扩项。安排放射诊疗设备技术指标和防护性能的检测、评价工作。组织放射工作人员上岗前、在岗期间和离岗时的健康检查及有关法律法规、放射防护知识的培训。定期对放射防护设施进行检查和维护,并对个人防护用品的使用进行督查。积极配合有关部门来医院检查指导,根据上级部门提出的意见和建议进行整改和完善。

1991年成立放射防护管理委员会，制定一整套放射防护管理制度，明确委员会的管理职责。1994年省卫生厅、市卫生局对医院首台加速器进行竣工验收。1997年以创建放射防护综合监督管理示范市为契机，在原有的一整套放射防护管理制度的基础上，增订为《放射污染应急措施》《放射防护工作奖惩制度》；投资32万元，购置64通道剂量分析仪、核素活度计、铅防护车、固体废物筒、铅围裙、铅眼镜等，更换后装室、钴60机房的防护门，在环保、防疫部门的指导协调下，两次改扩建同位素放射性衰变池，建立放射工作人员职业健康档案、个人剂量档案，放射防护管理工作上了新的台阶。2000年始组织人员参加大型医用设备培训考试。2001年放射工作人员领取放射工作人员证。2002年瓦里安加速器通过省卫生部门的竣工验收。2004年为加强放射源的规范化管理，消除安全隐患，将建院以来所遗留的50枚废弃放射源安装在七个铅罐内，暂存1.5米的正方形大铁箱内，深埋在医院西南角新加速器楼后地下2米处，上方用60厘米厚混凝土封口后再覆盖40厘米厚的泥土，四周用铅丝围栏，设有标示牌和警示标识。2006年换领放射性药品使用许可证；根据《放射性同位素与射线装置安全和防护条例》申领国家级辐射安全许可证。2007年，根据《放射诊疗管理规定》申领放射诊疗许可证；深埋地下的废弃放射源在上海废源清理公司的协助、省市环保部门的监督下，移交至江苏省城市放射性废物库收贮。2009年，ONCOR型加速器和SGS-1伽玛刀通过环保、卫生竣工验收；活度约2100居里的退役钴60放射源安全转让至无锡绿洲辐照有限公司。2011年，PET-CT、ECT等10多个放射诊疗项目及核素治疗、碘125粒子治疗通过环保、卫生竣

工验收。2012年年底，伽玛刀由深圳键诚投资有限公司回收，退役的总活度约1800居里的18枚钴60放射源由原子高科股份有限公司回收；新增Synergy加速器通过卫生竣工验收。2013年，市级核和辐射突发事件定点洗消医院建设以全省并列第一的较好成绩通过省卫生厅的竣工验收。

（四）医疗设备

为满足医院临床诊断治疗及科研的要求，适应医院快速发展的需要，自从1974年从上海医用核子仪器厂购进第一台钴60治疗机以来，先后成功引进多台大型医疗设备。到2001年年底，有万元以上设备164台。2004年年底之前，设备资产总值约5000万元。2005年以后，医院装备更是突飞猛进。2008年利用北欧投资，先后引进1.5T核磁共振、64排CT、DSA、ECT、模拟CT等大型影像诊断设备。经多方努力，2008年获得卫生部核发PET-CT和伽马刀配置许可。多方筹措资金，引进PET-CT、医用直线加速器等高精尖放射治疗设备。按照高标准新建中心实验室和肿瘤标本库，在苏中地区处于领先水平。截至2013年12月，全院设备总值约2.1026亿元，2608台（套）；其中30万元以上大型设备1.65亿元，计97台（套）；100万元以上设备34台（套）。

大型设备的引进从考察论证、制定标书、到招标采购、签定合同及后期的开箱登记、安装验收等每个环节都严格把关，一切以医院利益为本。所有仪器设备的购置程序都符合采购规程，即3万元以上院内招标、10万元以上市卫生局统一招标、100万元以上国际招标。采购过程公平、公正、公开，阳光操作。

2006年年底，因机构改革职能调整，将耗材采购职能划转给采购中心，保留耗材计划审批、入库、发放等管理工作。

表 1-17-1　　　　　　　　　　医院医疗设备仪器一览（100万元以上）

使用科室	设备名称	型号	单位	生产厂家	价格（万元）
胃镜室	超声电子内镜系统	EPK-1	套	日本 PENTAX	276.00
体检中心	乳腺癌普查专用车	奔驰	台	亚星~奔驰	302.00

续表 1-17-1

使用科室	设备名称	型号	单位	生产厂家	价格(万元)
核医学	ECT 单光子断层扫描仪	E CAM V	台	德国西门子	224.20
中心实验室	激光共聚焦显微镜	Leica TCSSP Ⅱ	台	德国莱卡	364.65
	流式细胞分选仪	BD FACSAria Ⅱ	台	BD 公司	326.40
检验科	全自动生化分析仪	日立 7170A	台	日立公司	105.40
	全自动生化仪	7600-110	套	日立公司	165.12
手术室	腹腔镜主机系统	1288	台	美国史赛克	103.00
	腹腔镜(全高清)	IMAGEIHD	套	德国史托斯	100.00
PET-CT	正电子断层扫描成像系统	Gemini TF	台	荷兰飞利浦	1674.50
B 超室	彩超	IU22	台	荷兰飞利浦	255.00
	彩超	IU22	台	荷兰飞利浦	214.30
	彩超	IU22	台	荷兰飞利浦	125.46
	彩超	HDI5000	台	ATL 公司	185.23
MR 室	核磁共振 MR	ESPREE 1.5T	台	德国西门子	940.00
CT 室	多层螺旋 CT	Sensation64	台	西门子	549.30
	多层螺旋 CT 模拟机	BrillianceTM	台	荷兰飞利浦	451.66
	螺旋 CT(含激光像机)	SENSATION	台	西门子	458.00
放射科	西门子数字胃肠 X 光机	数字	台	德国西门子	136.00
	单板直接数字成像系统	Digital Diagnost	台	荷兰飞利浦	126.89
	DSA 数字减影血管造影系统	Allura Xper FD20	台	荷兰飞利浦	484.10
	PACS/RIS 系统	GE	台	美国 GE	564.00
	数字乳腺 X 射线系统	MAMMOMAT Inspiration	台	德国西门子	335.00
	数字胃肠机	TD-80	台	荷兰飞利浦	315.26
	双板直接数字成像系统	Digital Diagnost	台	德国飞利浦	192.00
放疗科技术组	医用直线加速器	Elekta Synergy	套	英国医科达	2012.00
	医用直线加速器	ONCOR	台	西门子	920.40
	直线加速器	23EX	台	美国瓦里安	715.42
	放射治疗计划系统	pinnacle3	台	荷兰飞利浦	202.40
	模拟定位系统	LX-40A	台	东芝	187.10
	三维旋转调强验证系统	MatrixxCompass	套	德国西门子	145.00
	放射治疗计划系统	pinnacle3	台	飞利浦	141.00
	三维水箱	Blue Phantom2	套	德国 IBA	115.00
	图像引导放疗系统	Mvision	台	德国西门子	105.50

表 1-17-2　　　　　　　　医院医疗设备仪器一览(30 万元~100 万元)

使用科室	设备名称	型号	单位	生产厂家	价格(万元)
ICU 病区	ICU 中央监护系统	CNS-9701K	台	日本光电	57.98
热疗室	体外高频热疗机	HG-2000III	台	珠海市和佳	46.80
生物治疗中心	血细胞分离机	Spectra	台	美国金宝	48.39
肝胆科	DDG 分析仪	DDG-3300K	台	日本光电	44.60
制剂室	高效液相色谱仪	LC-2010CHT	台	日本岛津	31.82
五官科	电子鼻咽喉镜	Ekp-1000	套	日本潘太克斯	74.00
	电子内窥镜	EB-1970K	台	日本潘太克斯	39.58
胃镜室	电子超声支气管镜	EB-1970UK	套	日本 PENTAX	86.00
	电子十二指肠镜	TJF-240	台	日本欧林巴斯	76.00
	电子支气管内窥镜	BF-260	台	日本奥林派斯	75.00
	高频电外科系统	VIO300D+APC2	套	德国爱尔博	65.00
	电子标准胃镜	260	台	奥林巴斯	46.00
	电子结肠镜	CF-Q260AL	根	奥林巴斯	38.00
	电子结肠镜	CF-Q260AI	根	奥林巴斯	37.00
	电子胃镜	GIF-H260	根	奥林巴斯	32.00
	电子胃镜	GIF-Q260J	根	奥林巴斯	31.00
体检中心	彩超	麦迪逊	台	麦迪逊	39.88
	便携式彩超	M7	台	深圳迈瑞	38.70
手术室	碎石机系统	HLM-2-65	台	合肥科瑞达	78.60
	超声切割止血刀	美国强生 GEN300	台	美国强生	40.08
	呼吸机	Savina300	台	德国德尔格	32.00
	腹腔镜/宫腔镜	史托斯	台	德国 STORZE	64.00
	C 型臂 X 光机	BVLibra	台	飞利浦	57.35
	显微镜	M520 F40	台	德国徕卡	53.95
	膀胱镜电气化镜组件	18 件	台	德国 STORZE	40.80
	手术动力系统	CORE	套	美国史赛克	39.80
	数码超声切割止血刀	GEN04	套	美国强生	38.00
	数码超声切割止血刀	GEN04	套	美国强生	38.00
	数码超声切割止血刀	GEN04	套	美国强生	38.00
	等离子电切镜	AutoconII400	套	德国史托斯	39.98

续表 1-17-2

使用科室	设备名称	型号	单位	生产厂家	价格(万元)
麻醉科	麻醉中央监护系统	M3153A	台	飞利浦	97.66
	麻醉管理系统	标准	台	上海麦迪斯顿	43.60
	便携式彩超	TITAN	台	美国索诺声	39.80
	麻醉机	Fabius Tiro+Uamos	台	德国德尔格	33.00
	麻醉机	Fabius Tiro+Uamos	台	德国德尔格	33.00
	呼吸机	Savina300	台	德国德尔格	32.00
检验科	全自动生化分析仪	7080	台	日立公司	68.48
	电化学发光分析仪	2010	台	罗氏公司	60.00
	全自动血液分析仪	XE-2100L	台	日本希森美康	50.40
	化学发光分析仪	ModularE170	台	罗氏公司	60.00
	全自动干式生化分析仪	Vitros 350	台	美国强生	56.94
	血球计数仪	Gen.s	台	美国库尔特	56.54
	微生物鉴定及药敏分析仪	ATB1525	台	法国意大利分厂	52.92
	全自动血液分析仪	XE-2100L	台	日本希森美康	44.40
	全自动荧光定量 PCR	LightCycler2.0	台	罗氏 LightCycler	43.30
	全自动尿沉渣分析仪	UF-50	台	日本 Sysmex	38.00
	全自动尿有形成份分析仪	UF-500i	套	日本希森美康	36.80
	全自动血栓仪	SysmexCA-7000	套	希森美康公司	30.00
放射科	计算机成像系统	COMPACT PLVSU	台	爱克发	81.45
	胃肠 X 光机	BSX-50AC 500 毫安	台	日本岛津	61.00
	X 线摄片机	VR500	台	美国 GE	41.00
病理科	PCR 分析系统	SteponePLUSVeritiy	套	美国	46.56
	全自动染色仪	LAB720	台	美国 Lalvisidn	45.90
	自动液基细胞仪	PREPSTAIN	台	美国超柏	41.44
	液体回收仪	20L	台	美国 CBG	39.15
	电子显微镜	H-600	台	南京江光厂	36.00
	细胞遗传工作站	APPLED IMAGI	台	美国 APPLEDIMAGI	32.80
	正置荧光显微镜	DM4000	台	德国莱卡	30.71
	玻璃封片机	CU5030	个	德国莱卡	30.45
B 超室	彩超	G60S	台	西门子	95.00
	彩超	M2540A 飞凡	台	飞利浦	59.00
	便携式彩超	M5	套	深圳迈瑞	30.60

四、教学科研

带教南京卫生学校、上海医械高专、盐城卫职学院、徐州医药学校实习生12人，各级医院进修生6人。2011年至2013年，设备科在工作中不断增加科研投入，先后获得"维修球管用真空注油机""便捷分档的输液调节器""可滑动式分指板"等多项实用新型发明专利授权。自主开发"大型医疗设备供电电源质量检测与GSM故障报警系统"等，对床边机进行无线接入式数字化改造等技术革新。在中华医学会医学工程学分会各级年会交流会议论文86篇，在《中国医疗设备》《中国医学装备》《医疗装备》等多家科技核心期刊发表学术论文45篇。

五、要事纪略

2004年5月，废弃放射源深埋封存。

2005年6月，伽马刀签订合同。

2006年8月，老西门子直线加速器更换加速管一只。

2007年5月，伽马刀装机调试。

2007年12月，老西门子加速器报损。

2007年1月，北投项目立项。

2007年4月，国家发改委批复同意北投项目立项。

2007年7月，西门子oncor直线加速器招标。2007年12月 西门子oncor直线加速器开始装机。

2008年4月，西门子oncor直线加速器投入使用。

2008年1月，北投项目开始招标。

2008年6月，北投项目签订合同。

2008年10月，伽马刀获卫生部甲类设备配置批复。

2008年11月，PET-CT获卫生部配置许可。

2009年6月，PET-CT招标。

2009年8月，西门子1.5T核磁装机，验收，投入使用。

2009年8月，西门子ECT装机，验收，投入使用。

2009年8月，西门子64排CT开始装机。

2009年8月，北投项目签订转贷协议合同。

2009年10月，PACS一期招标。

2009年10月，PACS一期投入使用。

2009年12月，飞利浦DR装机。

2009年12月，飞利浦大孔径CT装机。

2009年12月，飞利浦DSA装机。

2010年1月，PET-CT开始装机。

2010年2月，西门子64排CT开始投入使用。

2010年2月，西门子4排CT移机南院。

2010年5月，西门子直线加速器更换加速管一只。

2010年5月，PET-CT投入使用。

2010年10月，西门子直线加速器更换治疗头一只。

2010年12月，中心实验室配置设备招标启动。

2011年6月，中心实验室设备到位，安装投入使用。

2012年3月，PACS二期招标并安装投入使用。

2012年5月，医科达synger直线加速器开始装机。

2012年8月，购进三维水箱。

2012年8月，医科达synger直线加速器投入使用。

2012年12月，伽马刀谈判破裂,拆除伽马刀。

2013年12月，市级核和辐射突发事件定点洗消医院建设竣工验收。

2013年12月，杨智祥获中华医学会医学工程学分会表彰为"全国医工能手50强"。

表 1-17-3　　　　　1974~2013 年医院设备科负责人一览

姓　名	职　务	任职时间	姓　名	职　务	任职时间
马传钟	负责人	1974~1982	张冬健	副科长	1995.09~2001.06
	科　长	1995.09~1996.06		科　长	2001.06~2005.03
曹金山	负责人	1982~1984.09	顾民枢	副科长	1997.06~1999.06
	主　任	1984.09~1991.02	凌金城	副科长	1999.06~2007.06
周士文	负责人	1982~1984.09		科　长	2007.06~
	副主任	1984.09~1984.11	杨智祥	副科长	2005.12~
唐振华	副主任	1988.08~1995.09	陈午才	副科长	2009.12~

第十八节　总　务　科

一、科室沿革

1972 年 5 月，成立南通地区精神病防治院附属肿瘤科筹建组，开始医院的新建和旧房改造工作。1974 年 6 月 6 日，医院设立后勤组和基建组。基建组主要负责医院新建工程的施工、旧房改造及建筑材料的计划申报、采购、仓储和保管；后勤组下设总务组、财务组、食堂，负责医院总务的物资采购、保管和被服辅料的保管、发放，辖电工组、锅炉房、驾驶组以及洗衣房、托儿所、传达室。1980 年 6 月，医院机构调整，将基建组和后勤组合并成立总务科，负责全院后勤保障工作。包括：水、电、汽的供应和维修；职工食堂、病员食堂的管理；车辆调配和管理；总务物资、家具、被服辅料的采购、保管和发放；绿化、环境卫生和污水处理等。1996 年 2 月将物资采购供应和管理划出，成立物资供应科。1999 年，将物资供应科并入总务科。2000 年 6 月，将被服保管工作划给设备科。同年 7 月，因新病房大楼建设需要，成立院基建管理办公室，负责全院新建工程和房屋的维修工作。2001 年食堂落实责任制考核，对外承包。2003 年 3 月，新病房大楼建成启用。同年，医院保洁养护实行社会化服务，对外承包。医院后勤物资供应重新进行划分：医疗器械供应，划给设备科；信息器材供应，划给信息科；被服、五金仓库供应，划给总务科。2005 年，绿化对外承包。同年，食堂更换承包人。2005 年原基建管理办公室，合并到总务科。2006 年 4 月，兼并南通港口医院，成立南通市肿瘤医院南院，南院设后勤保障部，负责医院日常医疗的后勤保障。2007 年，完成北院门诊楼改扩建工程。2009 年，食堂拆除重建。2012 年，成立固定资产仓库，由财务科负责监管，总务科负责日常管理。2011 年 12 月，南院综合楼工程正式开工建设，电增容工程同时施工。于 2013 年年底，南院综合楼主体及外墙装饰工程竣工。2011 年根据医院发展的需要，在医院西侧征地 2.53 万平方米，于 2013 年年底，完成大部分拆迁工作。

二、管理职能

（一）组织业务学习，努力做好后勤保障服务工作，不断提高管理水平，为医院的预防、保健、医疗、科研、教育提供保障。

（二）负责所需各类物资供应，根据财务制度审批权限以及市场供应情况，做好物资采购招标工作，加强管理，保障供应，并制订相应措施，杜绝浪费。

（三）保障膳食供应，为病人和职工提供良好的营养搭配，不断提高服务质量。抓好成本核算，定期公布账目。做好饮食卫生工作，杜绝食物中毒的发生。

（四）负责医院财产管理，建立房屋固定资产的管理制度，有计划地进行房屋修理和固定资产的添置，制订计划，合理使用房屋及固定资产。

（五）做好全院各类消耗物品的管理工作，建立各科室分户账册，严格分发制度，根据报损制度做好报损工作，确保各类物资的合理供应。

（六）负责全院水、电、汽的正常供应，并对相应的设备做好维修保养工作，定期检查，及时修理，保障安全，不出故障。做好防寒保暖、防暑降温工作。抓好修旧利废工作。

（七）配合保卫科做好医院的保卫工作，严格执行各项规章制度。负责停尸房的管理工作，设专人负责。

（八）规划和管理全院环境绿化和卫生，设专人负责。按计划做好三废处理，杜绝病菌蔓延。保证下水道畅通，道路整洁。

三、管理工作

（一）基本建设

自1972年医院筹建以来，随着医院的建设和发展，医疗业务量不断扩大，对土地的使用需求也不断增长，先后多次征地扩建，逐步形成现有规模。

表 1-18-1　　　　　1972~2012 年南通市肿瘤医院征用土地情况一览

时间	征用土地及原因	本期征扩面积（平方米）	累计征扩面积（平方米）	附 注
1972.08	钴⁶⁰机房	2334	—	征用
1973.01	钴⁶⁰机房前	1780	4114	—
	东围墙外	734	4848	—
	钴⁶⁰机房西围墙外道路	112	4960	—
	拟造西北角生活区	100	5060	—
1973.10	拆迁东围墙外民房	587	5647	—
1974.07	建大河边码头	80	5727	—
1974.09	建镭锭房	2334	8061	—
1974.12	建3号、4号宿舍楼	1642	9703	—
1976.11	建6号宿舍楼	1413	11116	—
1976.12	建门诊楼	2567	13683	包括南排平房宿舍
1978.12	建1号、2号宿舍楼	207	13890	—
1979	填平宿舍楼前小河	1383	15273	自填
1980.03	通杨运河边石驳工程	542	15815	自驳
1980.04	通杨运河边内缩	210	16025	镇区规划
1984.10	院外宿舍征用	1287	17312	征用
1985.07	院外宿舍附属工程	300	17612	—
1989.05	返还朱文宜平房三间	82	17530	落实政策

续表 1-18-1

时间	征用土地及原因	本期征扩面积(平方米)	累计征扩面积(平方米)	附 注
2000.03	综合病房楼绿化工程	4333	21860	征用
2000.07	医院大门改造工程	1321	23184	–
2012.04	康复综合楼征地待建	16195	39379	拆迁

（二）动力系统管理

1. 工作职责

动力系统包括医院的水、电、汽、空调系统的供应管理，是医院后勤保障工作的重要内容。具体到水的生产供应，设备维护管理，高、低压配电，全院输电线路维护、电器维修；蒸汽生产及锅炉的安全；空调系统的供应及日常维护以及经济运行等相关工作。

2. 供水系统

建于1973年，设65立方米水塔1座，利用通扬运河水源，建深水井一口，配备30立方米/小时水泵一台，日供水量300立方米。随着医院的发展，病房床位和职工人数不断增加，用水量大幅度上升，同时河水污染日趋严重，对病员及职工身体健康带来影响。1980年，医院投资3.5万元重新开凿深井1口，井深168米，将原来的水塔改建为内外两层，储水量为65立方米，供应医疗及生活用水，日供水量500~700立方米。1981年，安装21立方米的储水罐1只，回收制剂室蒸馏冷却水，供职工、病员浴室用，每次可回收水15立方米左右。为降低对医院周围环境的噪音影响，1997年，投资2万元购置深井潜水泵1台。为做好节水工作，2001年10月职工1~6号宿舍楼，由蹲式改成坐式坐便器，更换进水管及洁净水龙头，安装分户表，改变长期以来供水无节制状况。2003年，新病房大楼启用，引市政供水线路一条；同时，与深井水管道接通，实现两路供水，以满足医院供水的需要。2005年，水工组对病房大楼里的淋浴龙头，通过技术改造，使淋浴龙头的使用效率提高60%；2009年，对制剂室蒸馏冷却水及安全阀余汽进行回收，供职工浴室使用。上述两个项目使医院

获得"江苏省节水型单位"荣誉称号，并获得相应的奖励。2009年7月，在食堂综合楼楼顶安装太阳能组，解决职工浴室辅助热水的供应。2011年，由于市政供水压力不足，对门诊楼地下室供水设备进行改造，更换一台增压设备，满足门诊楼及食堂综合楼供水。

3. 供电系统

医院用电由通州市供电局管辖，平潮镇用电管理站具体分管。1973年，建配电间，用房面积为54平方米，装备配电屏8组，装机容量为30千瓦；1975年，装机容量改成180千瓦；1985年装机容量增至315千瓦；由于外线供电经常停电，1991年医院自备90千瓦发电机组1台，仅供应手术室及部分重点科室；为改善病员诊疗条件和职工生活条件，1996年，将90千瓦发电机组更换成250千瓦发电机组，基本满足全院供电需求。由于医院发展，大型医疗设备的引进，用电需求越来越大。1998年医院投资200多万元，新建变电所1座，建筑面积500平方米，装机容量设计1260千瓦，现用630千瓦，装备高压配电柜4台，低压配电柜19台，院内所有低压线路，由架空线改成地下敷设电缆，保证有充足的电量满足病员治疗和职工生活及医院发展的需要。2003年医院综合病房大楼交付使用，新加速器楼竣工，供电容量由原来1260千瓦，增至1430千瓦，新增容量800千瓦。2007年9月由于用电设备的进一步增加，变电所变压器容量不能满足用电负荷的需要，医院进行双回路电源及增容改造。新增配电高压屏12只，改造低压配电屏19只，电容屏6只。变压器容量增至2050千瓦。2013年6月随着医院的发展，用电负荷的增加，再次将装机容量增至2850千瓦。

4. 供汽系统

医院于 1973 年 7 月建成供汽系统，锅炉房建筑面积 102 平方米，配备 1 吨手提烧炉。1985 年，改建锅炉房，建筑面积 280 平方米，购置上海星火锅炉厂生产的 2 吨快装链条炉 1 台，原手提烧炉报废。1996 年 12 月，购置南通锅炉厂生产的 4 吨快装链条炉 1 台，淘汰原 2 吨锅炉；投资 40 万元，更新蒸汽管道 1680 米。门诊楼及医技楼均供应暖气，给病员提供良好的就诊环境。为解决新综合病房楼中央空调用汽需要，2000 年 8 月，投资 100 多万元，改建锅炉房，面积达到 375 平方米；购置 6 吨锅炉 1 台，更新蒸汽管道 1800 米。2010 年由于蒸汽管道使用多年，管道有漏气现象，重新投资 80 万元进行更换。取消门诊楼、放疗病房楼供汽，只供综合病房大楼溴化锂机组、食堂、供应室、制剂室、洗衣房及浴室使用。根据环保部门的要求，2010 年 10 月，锅炉房 4 吨锅炉增加 1 台水幕除尘器。

5. 空调系统

1997 年，医院对放疗病区的制冷、供热采用电空调。2000 年 4 月，医院对医技、病房等重点科室，采用电空调制冷、制热；2003 年病房大楼采用溴化锂机组 2 台，进行制冷、制热。2007 年，结合门诊楼改造，医院通过政府采购投资 120 多万元，对门诊楼制冷、制热采用中央空调供给系统；2009 年，为节能降耗，病房大楼增加 1 台热冷机组，专供手术室使用，解决溴化锂机组停机季节手术室的制冷供热需求。

（三）物资供应

医院筹建期间，设立基建材料仓库，负责基建用的建筑材料。包括钢材、木材、水泥、砖瓦、砂石、水、电、汽器材和五金的保管和发放，配备专职的保管员和实物会计各 1 人。1974 年开诊前后，增设五金日杂仓库和被服仓库，配备专职保管人员 2 人和实物会计 2 人。2011 年又增设固定资产仓库，配备专职保管人员 1 人和实物会计 1 人。

五金日杂仓库负责办公用品、印刷品和五金家具及低值易耗品等的物资供应、保管和发放。

被服仓库负责医用辅料、被服和职工工作服的采购、加工、保管和发放。固定资产仓库负责医院固定资产的统计、采购、保管、登记和发放及固定资产的日常管理。

（四）房产管理

1. 办公用房

（1）医院的房屋属医院的固定资产，由院部统一安排，总务科具体负责维修，调配使用。各科室办公用房、生产用房、库房等均由总务科按计划调剂，交科室使用。

（2）医院的各类办公家具，按科室实际需要，经院部批准，由总务科负责配置、配发、登记、建账。

（3）职工租用医院家具从 1989 年起按类、件计收租金，月底由总务科造册报财务科，从个人工资中扣除。

2. 职工住房

1997 年 12 月，医院建立由院领导、纪委、院办公室、人事、工会、总务、财务负责人及职工代表组成的住房管理小组。总务科负责宿舍楼的基本建设和日常管理工作。新房分配和零星房屋调整，院内一直实行是按各住房申请户的人员工作年限、技术职称、职务高低等因素，累计积分，按照排序安排住房。由于院内宿舍楼未与工作区隔开，未实行公有产权转让。

3. 住房制度改革

1993 年，根据南通市人民政府《关于深化城镇住房制度改革实施方案》的精神，结合医院实际进行住房制度的改革。对市区职工住房，按房改政策办理产权转让手续。随着医院发展，职工人数增加，为缓解职工住房紧张的矛盾，鼓励职工在市区购置房产。先后派员参加南通市、通州市组织的住房制度改革工作培训班，并成立医院住房制度改革领导小组，组长由医院主要领导担任，下设办公室。1994 年 4 月，对南通市区的 13 套公有住房进行优惠出售；对院内住房结合院内工作区和生活区不能明显分割的实际，院内住房未进行优惠出售。但按照有关文件规定，对院内所有住房按建筑年代、类别，合理定级、调整住房租金。从 1997 年年初开始，启动职工个人购房部分集资工程。2000 年 10 月之前，办理个人购房集资 232 人。2002 年，办理个人购房集资 98 人。2004 年，办理个人购房集资 95 人。2006 年，办理个人购房集资 108 人。2010 年，办理个人购房集资 8 人。截至 2013 年年底，共办理个人购房集资 541 人，医院集资费用共支出 2159.3648 万元。

表 1-18-2　　　　　南通市肿瘤医院职工住房集资情况一览

年　份	人　数	集资额(万元)	备　注
1992	19	13.00	部分职工配偶方市区分房
1993	14	10.86	部分职工房
1995	10	10.15	部分职工房
1996	11	110.00	部分高级知识分子自行购房
1997	34	66.60	部分职工自行购房
1998	52	340.40	部分职工自行购房
2000	92	365.60	部分职工自行购房
2002	98	365.89	部分职工自行购房
2004	95	420.39	部分职工自行购房
2006	108	425.68	部分职工自行购房
2010	8	30.81	部分职工自行购房
合　计	541	2159.36	－

（五）车辆管理

1. 驾驶组

1973 年，有驾驶员 1 人。1974 年，增为 2 人。1977 年增为 4 人。1979 年增为 5 人，2001 年，驾驶员 5 人，其中正式工 3 人，临时工 2 人。2001 年 1 月，取消驾驶员的奖金，实行节油奖、维修奖、安全奖及里程补贴（0.14 元/公里）。每月 10 日，驾驶员参加市卫生局组织的安全学习。2006 年 4 月，兼并南通港口医院，驾驶员增至 7 人。为提高驾驶员工作积极性，恢复驾驶员奖金，将里程补贴改为大客车（0.12 元/公里），其他车辆（0.1 元/公里）。

2. 管理使用

1973 年，建车库 2 间，面积 56 平方米，上级调拨给医院救护车 1 辆，1974 年，购卡车 1 辆。1976 年，购北京吉普 1 辆。1977 年，购小三卡 1 辆。1978 年，购大客车 1 辆。1979 年，上级调配救护车 1 辆。1980 年，建车库 5 间，面积 176 平方米。1984 年，旧客车售出，另购新客车 1 辆。1985 年，经上级批准，将原有 1 辆报废救护车改成中型客车。1995 年，购进上海小轿车桑塔纳 2000 型 1 辆。1996 年，购进扬州亚星大客车 1 辆。1997 年，购进依维柯救护车 1 辆。1998 年，购进东南德利卡面包车 1 辆。1999 年，购进奔驰面包车 1 辆。2001 年至 2003 年 5 月，医院发展，职工增多，向平潮中学租职工接送车 5 辆。2003 年 6 月至 2006 年 6 月，向南通市公交公司租职工接送车 8 辆。2006 年 9 月，扬州亚星大客车报废；同年，购金龙大客车两辆。2008 年 6 月，向公交公司租职工接送车 6 辆。2009 年 10 月东南德利卡面包车报废。2010 年 4 月依维柯救护车报废。2012 年 5 月奔驰面包车报废。2013 年年底，医院有大客车 2 辆、体检车 1 辆、商务车 3 辆、救护车 1 辆、小轿车 2 辆。

（六）食堂管理

1. 职工食堂

医院食堂筹建初期，职工在当时的水利局工程队施工食堂搭伙。1973 年 6 月，改造扩建原肝炎防治院食堂的房屋，建操作间、洗菜间、售菜间、面积共 158 平方米，饭厅 100 平方米，配备管理人员和厨师，共 8 人。职工食堂开办后，同时供应病员及陪客伙食，并负责职工粮油物资等计划票证的发放工作。1979 年，建冷库，面积 122 平方米，配备 4000 大卡制冷机 2 台。1983 年翻建食堂旧房，操作间、售菜间面积扩建为 211 平方米，食堂用房总面积共 430 平方米，同时病员、陪客伙食由职工食堂供应。1983 年以前，承担南通第二卫生学校师生搭伙；食堂承办来宾伙食，为职工承办酒席；利用泔水养猪，改善职工伙食。1985 年，职工食堂共有工作人员 13 人。职工食堂建立以来，陆续增添炊事机械，配备有红外线面包烘箱、和面机、快速蒸饭车、五门冰箱等。1998 年 1 月，医院投资 30 万元，翻修食堂，改善职工的就餐条件，添置油、气两用灶 3 台、职工就餐刷卡机 4 台、微机 1 台、空调 8 台。共有工作人员 11 人。医院食堂注重改善职工伙食，积极组织货源，提高服务质量，不断增加花色品种。午餐菜肴不少于 10 个品种，早餐点心经常翻新。2001 年 10 月，食堂实行责任制管理，责任人负责管理，总务科负责日常的监管，医院每月给每位职工补贴 72 元。2005 年 6 月，由南通市众望餐饮服务咨询有限公司承包，总务科负责日常监管，承包人每年上缴部分费用，医院每月补贴职工 120 元。2009 年，拆除医院老食堂，食堂重建为综合楼，建筑面积 3800 平方米，一、二层为食堂用，三至六层为教室和职工、学生宿舍。食堂一层设有操作间、就餐间、病员食堂及仓储间、冷藏间，同时配有相应餐桌、货架、工作台、保温台等设备；二层为职工自助餐厅。2011 年，更换油、气两用灶，用电磁炉灶代替，共 3 台。添置 600 升冰柜 2 台、消毒橱 2 只。

2. 病员食堂

长期以来，医院病员及陪客伙食由职工食堂供应，1983 年，筹建病员食堂，由 5 人负责管理，财务由职工食堂会计兼管，独立核算，配备营养护士 1 人。1985 年，工作人员增至 10 人。食堂房屋包括炊事人员宿舍，面积共 328 平方米。配备有和面机、压面机、蒸饭车、冰箱等炊事机械。病员伙食采取订饭制，根据病员治疗的需要制定食谱，分流质、半流质、普饭三类，提前一天在病区公布，并由食堂派人到床订餐，饭菜送到床头，每天三餐根据治疗饮食要求，供应品种 15 个以上，午餐不少于 8 个品种，各种点心、菜谱一周内不重复，病员可点菜或来料加工。另外，正常供应陪客伙食。病员食堂还坚持为医院职工服务，自开办以来，每周两次供应职工馄饨皮子和肉馅，每天供应水面，每逢节假日供应传统点心原料。1984 年，病员食堂工作受到市卫生局、市总工会的表彰。1990 年，由于医院增加病区床位的需要，病员食堂用房改作病区使用，病员和陪客的就餐由职工食堂承担。2001 年以后，食堂责任制承包后，对病员、职工、陪客的伙食供应不变，同时，总务科负责日常监管。2009 年新食堂建成后，将一层的一半面积作为病员食堂，承担病员的来料加工及病员、陪客的伙食。2013 年 8 月，为进一步改善服务，提高病员就餐满意度，建病员加工灶一间，面积 50 多平方米，添置电磁炉、锅、铲、刀等餐具，供病员自炊，由专人现场管理。

（七）环境管理

1. 院区绿化

市肿瘤医院旧址是原南通地区肝炎防治院，绿化基础较好。医院筹建过程中，贯彻"边建设，边绿化"的原则，充分考虑绿化发展的空间，采取积极的措施，保护原有的树木，不断培植增添新品种，增加新的绿化面积。

1973~1979 年，在医院经费紧缩的情况下，投资数万元，移栽雪松、罗汉松、白玉兰、桂花

表1-18-3　　　　　1973~2013年医院食堂负责人一览

司务长	会计	任职时间
陈培均	李祖香	1973.06~1980.05
		1980.05~1982.03
丛昌荣	王志高	1982.03~1983.04
	孙桂英	1983.04~1997.06
丁　云	陈建华	1997.06~1999.06
刘宝琦		1998~1999
孙宏林	朱海龙	1999~2001.04
	赵志礼	2001.04~2001.09
秦　明(责任人)	-	2001.10~2005.05
刘　平(承包人)	-	2005.06~

树等部分名贵树木，发动全院职工开展植树活动，建成门诊部两边及南边的绿化区。

1980~1982年，投资建设门诊楼后绿化区，建花房1座，建筑面积64平方米，安装玻璃屋面，配备取暖设备，聘用专职花工1人。

1983~1984年，在住院楼前建假山1座，池内设有喷泉，养殖金鱼及其他鱼类，供人观赏。

1986~1988年，从常州购进一批月季、君子兰、五针松等苗木，购置、培植盆景，全院绿化覆盖率30%，名贵树木计1700余株、各种盆景200余盆。

1989~1990年，投资新建四号楼绿化区，设置花坛栽种树木、大兴垂直绿化，在七号楼西，门诊楼东栽种爬山虎。绿化覆盖率提高6%。

1991~1994年，内科楼前后绿化地带冬季补栽部分苗木，全院绿化覆盖率达到40%，受市绿化委员会表彰。

1995~1998年，请市绿化管理处专业人员根据医院发展规划对全院绿化进行设计，分两期实施，淘汰所有水杉，新栽各种苗木800余株，植草坪2000平方米，在变电所前建景点1处，铺设鹅卵石路面100多平方米。

2000~2001年，医院进一步加大绿化投入和管理，新建花房，培植场地；添置剪草机1台，在5号楼前、锅炉房东侧、托儿所前设置绿化景点，更新草坪品种，全院绿化面积达1.16万平方米，绿化覆盖率达33.8%。

2001~2003年，医院新病房大楼建设，部分绿化去除。

2003年年底~2004年，医院病房大楼建成，对大楼周边的地块，重新进行规划设计，种植草坪7416平方米及各种树木3000余棵。同时，对医院的绿化工程进行规划、设计、实施。

2005年，医院绿化实行对外托管，由如皋市振宏园林绿化工程有限公司管理承包，总务科负责日常监管。

2007~2009年，北院对门诊楼进行改造，对食堂进行重建。同时，对门诊楼周边及食堂周边的绿化重新设计规划，对宿舍楼1号楼后车库拆除，建绿化带，共新增绿化带约3100平方米。2009年，被南通市建设局园林管理处评为园林式医院。

2010~2011年，北院基本建设完成，绿化规划到位，对部分苗木及四季花草作调整和更换。

同年建花房 1 座，面积 100 平方米。

2011 年 2 月，更换承包人，由南通市绿化造园开发有限公司承包，总务科负责日常监管。

2012 年，新加速器楼落成，医院投资 10 多万元，对放疗楼前及新加速器楼前绿化进行调整和改造。

2013 年，全院绿化面积达 1.29 万平方米；租摆盆景 300 多盆；绿化覆盖率达 38%。

2.环境卫生

医院对环境卫生工作，经常组织突击清扫活动，发动员工义务劳动，搞好大扫除，注重对环境的治理。

1977~1979 年，绘制卫生区域包干图，各科室负责包干的环境卫生清理工作和日常保洁工作，改造、新建厕所各 1 座。

1980 年，成立院爱国卫生运动委员会，制定《爱国卫生公约》。

1982 年，制定环卫制度，宿舍区进行卫生"包干"。

1983 年，将原设在病区内的厕所建到楼外，新建厕所面积 120 平方米，有专人负责打扫，定期喷洒药物。

1984 年，为进一步搞好环境卫生，与附近生产队签订承包合同，采取定质量、定要求、定范围、定人员、定报酬的"五定责任制"，医院定期组织检查考核。

1985 年，建立院卫生日制度，每周四为医院卫生日，院爱国卫生运动委员会组织检查，颁发流动红旗。

1986~1993 年，投资 1 万元兴建锅炉除尘装置。

1994~1996 年，为搞好检验科、同位素、妇科冲洗间污水处理，投资 2 万元，在检验科西，建衰变池 1 座，经南通市环保局鉴定合格。

1997~1998 年，为处理病区垃圾和病理科标本，投资 2 万元购置焚化炉 1 座。

1999~2001 年，为使污水处理机械与医院污水处理产量匹配，投资 6 万元，购置 100 容量、500 容量二氧化氯发生器 2 台，定期检测污水，做到达标排放；投资 5 万元，在院内设置垃圾箱、垃圾屋，职工宿舍实行垃圾袋装，经常打扫与日常保洁相结合，各片区专人负责。

2002~2003 年，医院投资 350 万元，建污水处理站，全院污水实行并网运行。同时，经常接受环保局及卫生监督局、疾控中心的检查，确保达标排放。

2003 年，医院保洁卫生对外承包，承包单位：南通市泽旺保洁劳务有限公司，总务科负责日常监管。

2004 年建医疗垃圾房 1 座，翻新生活垃圾房，并增设相关的辅助设施设备。医疗垃圾由南通开发区清源工业废物综合处置厂处置；生活垃圾由平潮镇环卫所每日处置。总务科负责监管。

2008 年更换污水处理设备，二氧化氯发生器；同时，检修格栅设施。

2010 年，新增锅炉水幕除尘设备 1 座，增设隔音墙，以解决锅炉烟尘、噪音不达标的问题。

经过多年努力，至 2013 年，医院环境优美，环境整洁，污水、污物达标处理和排放。

(八) 洗衣房

建于 1973 年，包括烘房面积 96 平方米。1975 年，购工业洗衣机 1 台。1977 年，购脱水机 1 台。1982 年，增加工业洗衣机 1 台。1982 年 10 月，对洗衣房的管理进行改革，由附近生产队承包，订立经济承包合同，降低洗涤费用，提高服务质量。1985 年，工作人员由原 1 人增为 5 人。2000 年 4 月，扩建洗衣房面积 150 平方米，新添烘干机 2 台。同年 5 月 1 日起，洗衣房改由医院职工家属小组承包，签订经济合同，工资采取计件工资制。同时，实行使用部门验收制，收送上门服务。2006 年，洗衣房重建，面积 200 平方米，南院调拨工业洗衣机 2 台，烘干机 2 台。工作人员增加 7 人，用工性质归属南通天生港劳动服务公司，劳务工基本工资仍采用计件工资制。2008 年 4 月起，北院医务人员工作服、值班被外包洗涤中心服务。2006 年起，南院拆除洗衣房，全部洗涤任务由洗涤中心服务。2012 年 3 月，北院更换 1 台烫平机。

（九）职工福利

1.托儿所

医院托儿所开办于1974年，当时只有17平方米1间房屋，工作人员2人，备有大床2张，摇床4张，仅能收托幼儿5~7人。1978年，房屋增至3间，面积51平方米，工作人员4人，备大床5张，摇床10张，收托幼儿12人左右。1981年，新建1号宿舍楼，底层为托儿所用房，面积168平方米，在房屋条件改善的同时，增设童床21张、摇床25张，添置室外活动器材，有荡船、滑梯、马头转盘，还配备风琴、儿童三轮车、小汽车及各种玩具，购买200多本少儿读物，以培养儿童的阅读兴趣。保育人员增至5人，收托幼儿30人左右。1995年，为改善幼儿的生活环境，配备彩电，铺设塑料泡沫地板。2002年，托儿所解散。

2.浴室

为便于职工下班后有浴洗，建院初就着手考虑筹建浴室，后来在1979年食堂扩建冷库时，在食堂东边建造男女浴室，共300多平方米，解决职工洗澡难问题。2007年，新建食堂综合楼，在底楼建职工男女浴室150平方米。

3.粮油煤供应

由于平潮镇远离市区，医院户籍属于天生港镇派出所管辖。因此，职工在计划供应粮、油、煤的年代里，经总务科与天生港镇派出所及煤球厂沟通联系，在20世纪80年代与90年代初都由总务科组织天生港粮站、煤球厂到院售粮、油、煤球，总务科拉到院内，分送到每家每户。

4.交通车

医院职工绝大多数住在市区，由于交通条件较差，1978年医院购置大客车辆，周一至周六接送职工上下班，周日接送职工进城购物。随着医院的发展，2001年至2005年医院向平潮中学租大客车5辆，用于职工上下班接送。2006年6月，医院购买大客车两辆。2006年至2008年5月向南通市公交公司租大客车8辆，2008年6月起向公交公司租大客车6辆，用于职工上下班的接送。

表1-18-4   1974~2013年医院总务科负责人一览

姓　名	职　务	任职时间
王振环	组　长	1974.06~1980.06
	科　长	1980.06~1982.05
周建海	副组长	1974.06~1984.09
朱天福	副科长	1982.05~1984.09
黄元培	副科长	1984.09~1987.04
	科　长	1987.04~1998.09
陈培均	副科长	1984.09~1986.10
陈志林	副科长	1990.05~2010.05
	科　长	2010.05~
李德利	副科长	1993.11~1997.06
刘淑仪	总务护士长	1997.06~2004.06
黄友武	科　长	1999.06~2005.03

续表 1-18-4

姓　名	职　务	任职时间
顾明枢	副科长	1999.06~
秦向明	总务护士长	2008.05~2011.06
	副科长	2011.06~
邵金健	副科长	2011.06~

第十九节　保　卫　科

一、科室沿革

1974年，建立10人组成的治保小组，干部兼职保卫工作2人。1979年，配备专职保卫干部1人。1982年，组建治保民调委员会，指定分管副院长兼职委员会主任，各宿舍区域设治保员，全院共有治保员16人。1984年8月，由总务科副科长兼职保卫工作。1985年，共有传达员7人。1986年，成立保卫科，保卫人员10人。2001年，共有保卫人员12人。2003年3月，医院住院部大楼启用，聘用保安公司保安5人，加上内保13人、消控人员3人、专职保卫干部3人、保卫科人员合计24人。2011年，医院有保安19人（含内保3人）、消控人员5人、专职保卫干部3人。2012年，医院率先在南通卫生系统成立人民武装部，共有民兵54人。2013年，保卫科有专职保卫干部职工3人、保安19人，消控室值班人员7人，人武部专职职工7人。

二、管理职能

保卫科为医院安全生产、综合治理工作的职能科室，负责相关日常管理工作，并专门设置警务室、人武部、消控中心、医患纠纷接待室、保安队、义务消防队、安全生产联络员、疏散引导员等机构和组织。1995年、2009年、2013年，对原先的治安保卫制度及工作职责进行修订。主要职能为：

（一）认真执行各级各部门对医院社会管理综合治理和安全生产工作的任务，维护全院政治稳定和治安稳定。

（二）加强队伍建设，领导并组织义务消防队、保安队和人武部定期活动，不断提升业务能力和个人素养。

（三）经常性开展法制宣传教育，全面普及与日常工作、生活息息相关的法律法规。

（四）加强"四防"系统建设，抓好全院安保工作，降低发案率。

（五）切实抓好消防安全工作，深入开展安全检查，积极消除事故隐患。

（六）积极配合公安等部门，严厉打击"医托""医闹""散发虚假医疗广告"等违法行为，着力整治医院周边环境，及时处理医患纠纷引发的寻衅滋事等影响医疗秩序的行为。

（七）加强内部交通安全管理和车辆管理，按建筑功能和停车使用功能采取区域规划停车，做到车辆秩序井然。

（八）加强对外来务工人员的管理，进行登记造册，并签定治安责任状。

（九）加强对特种设备、特种物品的安全监管。

（十）加快应急救援体系建设，经常性开展各类应急预案的演练工作，进一步提高安全生产应急救援和管理的信息化水平。

三、综合治理

（一）安全保卫工作

1981年、1982年，医院发生赌博事件，对当事者按情节轻重、本人态度分别做出纪律处分。1982年，门诊二楼出现反动标语，经与平潮派出所配合侦查破案。同年，开展清理不健康书刊、图片、录音带活动，发动群众清洗不健康录音带31盒，发现并收缴黄色手抄本1本。1996年，病区药房失窃，被盗杜冷丁价值1000元左右；1999年，药库被盗，主要为常用药，价值6000元左右。两起盗窃案均被破获。2006年，保卫科夜巡人员抓获偷盗电缆嫌疑人1人，受到通州电信局的表彰。2007年，保安人员夜巡时抓获两名偷盗电瓶车电瓶的嫌疑人，南通电视台《法制纵横》栏目就此案进行采访。2008年，保卫科人员在门诊巡视时，抓获1名正在行窃的犯罪嫌疑人。2011年，抓获盗窃财物犯罪嫌疑人2人，配合公安机关部署抓获1名犯罪嫌疑人。2012年通过伏击1个月，抓获1名盗窃职工内衣的犯罪嫌疑人，移交驻院警务室处理。2010~2013年，医院积极落实综合治理方面的硬件建设，在综合治理工作方面总投资140余万元，设置监控点128处，远红外报警27只，实行24小时全方位监控。在医务科增设监控主机，安装监控探头，有效地发挥其在医患纠纷谈判过程中的取证作用。全面落实重点要害部位的物防措施，医院共有防盗门95扇、防盗窗320扇、保险柜9个。

（二）消防工作

1974年，建立义务消防组织，由后勤组干部负责，共有义务消防员26人，配备泡沫灭火器15只。1983年，调整义务消防小组，设组长3人、组员9人，并设立消防器材专用仓库，配备灭火器10只，添置消防桶和灭火弹。1985年，全院配备灭火器16只、灭火弹8只、干粉灭火灵4只、干粉灭火棒6支。1997年，全院有灭火器68只。到2001年为止，全院共有"1211"灭火器120只，干粉灭火器42只，义务消防员62人。2006年，成立医院义务消防大队，下设七个中队，对原有的义务消防员队伍进行整组，共有义务消防员106人。2008年，共有灭火器297只，灭火器存放箱74只，消防疏散引导员36人。2013年，医院共有灭火器383只，室内消火栓121只，灭火器存放箱102只。消防组织每季度召开一次会议，研究部署消防工作。各科室均订有防火安全制度，岗位责任明确。自2002年起每年利用"安全生产月"和"119"消防活动日进行消防演习，每月对消防器材进行一次检查。每年对员工进行消防法律法规知识培训。建院以来未发生过火灾事故。

（三）普及法律

深入开展普法工作，建院以来医院分别获得"无邪教先进单位""社会管理综合治理先进集体"等光荣称号。2001~2003年，组织职工子女参加"暑期青少年夏令营"活动，以思想道德和法制教育为重点，教育青少年树立自学、自理、自律、自强的精神。2001年以来，不断加大对全体职工的普法力度，全面普及《中华人民共和国安全生产法》《中华人民共和国消防法》《中华人民共和国婚姻法》《中华人民共和国交通法》等法律法规。每年邀请消防培训机构到医院各部门开展消防安全知识培训，并组织开展消防疏散演习。2011~2013年，发放《消防安全三提示》等宣传单5000余份，制定消防安全告知书、承诺书各3500份，投放到门诊及各病区宣传栏。深入开展"无毒社区"创建活动，向全院职工宣传禁毒工作的重要性和必要性。倡导全院职工自觉学法、知法、守法。

（四）警务室

警务室由平潮派出所派驻民警1人，保安2人，专门负责医院及周边地区的治安管理，维护医院正常工作秩序，保障医务人员及患者的人身财产安全。

表 1-19-1   2013 年安全保卫及消防设施设备一览

名　称	数　量	名　称	数　量
监控主机	9 台	路障	30 只
摄像探头	128 只	多功能腰带	5 根
远红外主机	1 台	记录仪	2 只
远红外报警探头	27 只	火灾报警控制器	2 台
电子巡更器	2 只	感烟探测器	600 只
防盗门	95 扇	手动报警按钮	46 只
防盗窗	320 扇	火灾显示盘	23 只
喊话器	2 只	消火栓泵	2 台
警戒线	2 盒	稳压泵	4 台
对讲机	16 只	喷淋泵	2 台
狼牙棒	8 只	湿式报警阀	3 套
电击器	1 只	喷淋头	1974 只
防爆头盔	5 顶	灭火器	383 只
防爆盾牌	5 只	室内消火栓	121 只
甩棍	5 根	室外消火栓	12 只
钢叉	5 套	应急灯	318 只
催泪喷射器	5 只	疏散指示灯	211 只

表 1-19-2   1984~2013 年医院保卫科负责人一览

姓　名	职　务	任职时间
陈培均	副科长	1984.08~1997.06
李德利	副科长	1997.06~1999.06
邬荣斌	副科长	1999.06~2010.05
	科　长	2010.05~

第二十节　南院管理

一、南院沿革

南院前身系南通港口医院（南通医学院第二附属医院），位于江苏省南通市崇川区青年西路48号，1983年5月开始筹建。1985年2月，经国家交通部批准建立，为南通港口集团企业职工医院，占地面积4万平方米，建有行政楼、外宾病房、干部病房、家属宿舍、幼儿园等。主要科室有：内科、外科、妇科、儿科、眼科、耳鼻喉科、口腔科、皮肤科、急诊医学科、康复医学科、检验科、病理科、影像科、中医科、中西医结合科等，编制床位120张。

1988年10月，港口医院正式对外开诊。1995年8月，南通港口医院顺利通过二级医院的评审验收，成为南通市区首家二级综合性医院。2006年3月，根据南通市政府的指示，将南通港口医院并入南通市肿瘤医院。合并时，南通港口医院为南通港口集团所属的企业性质医院，职工亦为企业性质。合并后，设市肿瘤医院南院，管理上实行条块结合，即由南北院各管理职能科室垂直管理与南院整体管理相结合，以整体管理为主的模式。在南院设立三大部，即行政部、医务部、保障部。

二、行政部

（一）科室沿革

2006年4月成立，设有主任1人、工作人员4人，负责和协调南院行政事务、党务、工团、文秘、信息、综合治理等工作。

（二）管理职能

1.负责南院行政管理工作，及时传达院长或院行政会议决定，收集、反映执行情况和问题，经常沟通各职能部门之间的工作情况，以保证南院行政业务管理的正常运行。

2.安排组织各种行政会议，做好会议记录。

3.负责文秘管理工作，做好南院有关文件文稿的印发工作，来文签收、归档和保管保密工作。

4.负责和督促各部门做好来信来访的接待工作，做到来信有登记、来访有记录、件件有处理。

5.负责安排南院总值班。

6.负责安排内外来宾的来访、参观接待工作。

7.负责南院的综合治理工作。

8.负责南院车辆管理。

表1-20-1　　　　　2006~2013年医院行政部负责人一览

姓　名	职　务	任职时间
吴炽华	负责人	2006.05~2008.11
王海剑	副主任（主持工作）	2008.11~2010.5
	主　任	2010.05~

三、医务部

（一）科室沿革

2006年4月成立，管辖范围包括医务、护理、保健、医保和感染管理等，共有工作人员11人，其中医务管理2人、病案管理3人、护理管理3人、职工保健2人、感染管理1人。

（二）管理职能

1.医务部在分管副院长直接领导下及相关职能科室的通力协作下完成医务、护理、病案管理、医疗保健、传染病慢病管理及医院感染管理的日常工作。

2.组织重大抢救和院内院外会诊，院内以多学科会诊为主。

3.督促南院各种医疗、护理、感染管理、病案管理、传染病和慢病管理制度和常规的执行。

4.定期检查，提出改进措施，努力提高医疗护理质量，杜绝事故，减少差错，及时处理南院医疗纠纷，并组织调查、讨论，及时向主管院长和分管院长提出处理建议。

5.负责实施和检查南院医疗及护理人员的业务训练和技术考核，不断提高业务水平。

6.完成南院传染病及慢病的及时上报和登记工作。负责完成院部交办的其他任务，并及时做

好南院医疗、护理、感染管理、医疗保健及传染病管理的总结工作。

7.合理分配和利用医疗护理人力资源，有计划、有针对性地组织对院内各专科危重、疑难、四级手术、死亡病例进行医疗、护理查房，会诊讨论，保障医疗、护理质量的持续改进。

8.负责监督南院医、护、药、技、工勤人员自觉依法执行医院感染管理各项规章制度，工作规范和工作流程等。

9.加强自身职业安全防护，减少医院感染的发生，预防职业暴露。

表1-20-2 　　　　　　　　　2006~2013年医务部负责人一览

姓　名	职　务	任职时间
吴德祥	负责人	2006.05~
王海剑	负责人	2006.05~2008.11

四、保障部

（一）科室沿革

2006年4月成立，负责南院后勤保障工作，科室共有人员7人，下设电工班、洗衣房、仓库、食堂、污水处理室等班组。食堂及保洁实现社会化管理。南院仓库为二级库，2013年有会计1人、仓库保管1人。南院电工班5人，负责配电房值班及日常维修，协调管理财务工作，配有专职财务人员2人。

（二）管理职能

1.围绕医院中心工作，做好南院后勤保障。坚持以病人为中心的服务理念，满足医疗服务需要。保证医疗、教学、科研、预防工作的顺利进行。

2.负责南院的正常供水、供电、供汽，做好下收下送工作，主动及时地为医疗一线服务。

3.根据南院工作需要，制定并执行各类物资的年度和临时采购计划，急需物资按程序审批后及时采购。严把质量关，所有物资材料必须验收后再办理入库手续。建立账册，定期盘点，防止积压，做到账物相符。

4.负责全院被服洗涤、供应，做好分送工序的清点、交接手续，同时注意消毒隔离。

5.负责后勤设备管理，建立设备档案、健全操作规程、制定各种设备使用交接班制度，维修保养有计划、有措施、有登记，设备常年处于良好状态，保证医院工作需要。

6.负责全院绿化、环境卫生、除四害、医疗废物、生活垃圾、污水处理的管理工作，指导、协调、监督后勤社会化服务公司的工作。

（三）基本建设

为加快医院发展，提高竞争实力，在完成大量前期论证工作的前提下，决定在南院启动病房楼建设，2009年南通市发改委下发关于南通市第五人民医院综合楼工程项目的批复，同意新建综合楼工程项目。2011年3月成立基建领导小组。组长：强福林；副组长：陆会均、张勇；下设办公室，主任：张勇；副主任：丁大勇、陈志林。

南院综合楼于2012年4月8日开工。工程建筑面积2.07万平方米，地下一层5422平方米，地上六层1.53万平方米，高度23.95米。工

程总造价约 1 亿元。此外，南院先后建设和改造 PET—CT 机房、体检中心、行政楼、食堂、磁共振及 DR 机房等，对门诊楼、医技楼、广场等进行全面改造。

表 1-20-3　　　　　2006~2013 年医院基建工程一览

时间	项目名称	施工单位	面积 (平方米)	审计额 (万元)
2006.06~2006.06	病房楼改造(一、二层)	南通幸福建筑安装工程公司	905	38.18
2006.06~2006.06	广场改造	通州市长城建筑安装工程有限公司	1336	18.54
2006.07~2006.08	锅炉房、污水处理房(一层)	南通市房屋装饰工程公司	252	7.57
2006.06~2006.08	食堂改造、临时宿舍改造(一层)	通州长城建筑安装公司	744	25.78
2006.09~2006.09	医技楼一楼改造	南通恒顺装饰工程有限公司	588	18.41
2006.07~2006.09	医技楼装潢工程(二三层)	南通亨通建筑装饰安装有限公司	1176	44.40
2006.01~2006.11	道路改造工程	南通帝豪装饰工程有限公司	1350	21.16
2006.09~2006.11	门诊楼二三层改造	南通精英装饰装潢工程有限公司	1154	50.05
2006.01~2006.11	手术室(三层)	南通华诚装饰有限公司	388	23.57
2007.01~2007.04	急诊厅一层改造	南通华邦市政建设工程有限公司	106	25.58
2007.04~2007.04	南侧七间房改造合同(一层)	南通华邦市政建设工程有限公司	84	2.96
2007.04~2007.05	小仓库及零星工程	南通华邦市政建设工程有限公司	12	3.76
2007.07~2007.07	肠道门诊用房	崇川城西乃和维修装潢	48	3.49
2007.07~2007.07	洗衣用房	崇川城西乃和维修装潢	19	2.49
2008.12~2009.01	社区卫生服务站(新建社区)	南通星宇房屋建设开发有限公司	217	
2009.08~2010.01	PET-CT(一层)	南通幸福建筑安装工程公司	563	109.74
		南通联众机电设备工程有限公司(空调)		4.28
		南京恒天伟智能技术有限公司(弱电)		2.97
		甲供材(铅板)		25.17
2010.01~2010.01	临时配电房内电气及电缆沟	南通长城建筑安装有限公司		9.18
2010.06~2010.07	广场工程	江苏国安建筑安装有限公司	1320	46.03
2010.07~2010.07	临时配电房铝塑板包女儿墙	南通华邦市政建设工程有限公司	80	5.14
2010.06~2010.08	临时配电房(一层)	南通华邦市政建设工程有限公司	165	23.59
2010.07~2010.08	临时食堂(临时租房)	南通四建装饰工程有限公司	162	23.32
2010.06~2010.08	临时用房2(体检中心、一层)	南通市幸福建设有限公司	330	75.76
	老体检中心(过道及北边老门诊七间房)	南京恒天伟智能技术有限公司(弱电)	99	19.24

南通市肿瘤医院志(1972~2013)

续表 1-20-2

时间	项目名称	施工单位	面积(平方米)	审计额(万元)
2010.11~2010.11	宿舍楼卫生间改造	南通华邦市政建设工程有限公司		4.35
2011.01~2011.01	临时用房1防盗窗、车棚	通州平潮诚诚不锈钢装饰厂	117	3.94
2011.03~2011.03	拆除工程	南通安和建筑物拆除工程有限公司	2119	6.56
2011.08~2011.08	医技楼南侧车棚地坪	南通华邦市政建设工程有限公司	82	3.50
2011.12~2012.01	临时过渡房(一层)	通州区平潮源泉不锈钢装饰厂	123	6.48
2012.02~2012.02	已报废配电设备拆除处置	南通市诚信物资回收公司		7.20
	配电增容			803.30
2013.05~2013.07	多功能室(加层二层)	南通新东方化工设备安装有限公司	179	31.05

(四)基建管理

1.认真贯彻执行国家有关基本建设的方针、政策,坚持按基本建设程序办事;保质保量完成医院下达的各项基本建设任务。

2.坚持公开、公平、公正的原则,以对医院高度负责的精神,合理使用医院资金,发挥有限资金的最大效能。

3.完成新建项目的立项、设计、工程前期准备等工作。负责工程质量监督工作。

4.做好所有新建项目的招投标工作,按要求签定项目承包合同,明确工作任务完成时限并合理计算费用。

5.严格工程质量标准,按合同要求完成施工过程的质量监督,从原材料采购、工程进度、阶段验收、竣工验收等方面,把好工程质量关。

6.做好施工单位与医院其他有关单位及地方政府相关单位的协调工作。

7.负责维修项目的审核、立项,确定施工单位,签定承包合同、质量检查验收和工程预决算等工作。

8.配合医院审计科编制或委托编制工程项目的预算和标底,配合医院审计科做好工程结算的审核。

9.负责收集整理基建工程档案资料,并按规定及时向档案部门提供完整、准确的工程档案。

表 1-20-4　　　　2006~2013 年医院保障部负责人一览

姓名	职务	任职时间
丁大勇	负责人	2006.05~2009.11
	主任	2009.11~

106 / NANTONGSHIZHONGLIUYIYUANZHI

第二章　党务管理

第一节　党务工作

一、组织沿革

医院筹建期间，建立南通地区精神病防治院附属肿瘤科临时党小组。1974年6月开诊后，经中共南通地委组织部批准，建立南通地区精神病防治院附属肿瘤科临时党支部，有党员35人。1976年5月，经中共南通地委批准，建立中共南通地区肿瘤医院总支部委员会，下设行政、医务、卫校3个党支部，共有党员69人。1979年3月，将医务支部改为临床支部和医技支部。1984年8月，医院领导体制改革，党组织的领导相应调整，党总支也改选调整，共设机关支部、临床第一支部、临床第二支部、医技支部、后勤支部等5个支部，共有党员94人。1985年8月，选举产生第一届党的总支部委员会。1988年8月，党总支进行改选，经全体党员选举，中共南通市委组织部批准，产生第二届党的总支部委员会。1994年6月，院领导班子进行调整，同时增设老干部支部。1997年11月，原老干部支部改为老干部一支部和老干部二支部。1998年8月，经中共南通市委组织部批准，党的总支委员会改为党的委员会，经党员大会选举和中共南通市委组织部批准，建立中共南通市肿瘤医院委员会，同时选举产生中共南通市肿瘤医院纪律检查委员会，下设党委办公室。1999年6月，医院党支部进行调整，分设8个党支部，机关支部改为第一、第二党支部，后勤支部改为第三党支部，临床第一、第二支部改为第四、第五支部，医技支部改为第六支部，老干部第一、第二支部改为第七、第八支部。全院共有党员132人。2002年，医院基层党支部调整为7个，共有党员158人。2006年8月，根据党章关于支部任期的规定及南通港口医院兼并后医院党员队伍变动的实际情况，启动全院基层党支部的改选工作，全院240名党员分为11个支部，分别为机关一、二、三支部，临床一、二支部，医技支部，南院一、二支部，老同志一、二、三支部。2012年3月28日，召开第二届党员大会选举产生新一届党委委员，同时选举产生新一届纪委委员。2012年10月，医院党支部再次进行调整，增设临床三支部，并将医技支部调整为医技一、二支部，共有党支部13个，党员334人。

二、领导更迭

1974年，经中共南通地委批准，建立南通地区精神病防治院附属肿瘤科临时党支部，巫云华任党支部书记，朱少香任党支部副书记。

1976年5月，经中共南通地委批准，建立中共南通地区肿瘤医院总支部委员会，巫云华任党总支书记，刘元生、朱少香任党总支副书记，朱少香、张健增、王振环任党总支委员。

1978年11月，巫云华调离，缪培任党总支书记，陈天慈、宋启明、张健增、周洪宾、陈桂文、蒋守汉、王振环任党总支委员。

1984年8月，缪培任党总支书记，缪旭东任党总支副书记，马春旺、杨新泉、张爱平、陆崇胤任党总支委员。

1985年8月，缪培离休，缪旭东主持党总支工作。

1987年6月，杨新泉任党总支副书记，免去缪旭东党总支副书记职务，马春旺、陈振福、陆崇胤、张毅强任党总支委员。

1990年7月，施勤耕任党总支副书记，马春旺、陈振福、张毅强任党总支委员。

1994年8月，马春旺任党总支书记（借调卫生局工作），徐必林任党总支副书记（主持党务工作），免去杨新泉、施勤耕党总支副书记职务，张爱平、张毅强任党总支委员。

1997年11月，姚伟任党总支书记，徐必林任党总支副书记，张爱平、龚振夏任党总支委员。

1998年9月，经中共南通市委组织部批准，建立中共南通市肿瘤医院委员会，姚伟任党委书记，徐必林任党委副书记，龚振夏、黄元培、吴炽华、严志友、高俊任党委委员。

2001年9月，张一心任党委副书记，12月，徐必林调离，免去党委副书记职务；龚振夏、黄元培、吴炽华、严志友、高俊任党委委员。

2005年4月，强福林任党委书记，免去姚伟党委书记职务，张一心任党委副书记，9月，陈建华任党委副书记，吴炽华、严志友、高俊任党委委员。

2009年8月，强福林任党委书记，张一心任党委副书记，陈建华调离，免去党委副书记职务。

2012年4月，强福林任党委书记，张一心、蔡晶、陆会均、张勇、施民新、吴徐明、孙向阳、王建红任党委委员。

三、组织工作

建院初期，按照《中国共产党章程》，坚持党的领导，发挥党组织的战斗堡垒和党员的先锋模范作用，确保医院的筹建、开诊等工作的顺利进行。中共十一届三中全会后，党组织围绕新时期的总任务、总目标，系统开展党性教育，开展争创先进党支部、争当优秀党员的活动，坚持"三会一课"制度。

1976年，组织党内外群众开展揭批林彪、江青反党集团的罪行，中共十一届三中全会后，按照中央全会的决议，开展党的实事求是的思想路线教育，开展实践是检验真理的唯一标准的讨论，开展坚持四项基本原则的教育。组织党员和职工学习《关于建国以来党的若干历史问题的决议》。

1982年，开展形势和任务、民主与法制等教育，通过"五讲四美""文明礼貌""假如我是一个病人"等活动，把"创先学先"列入党总支的重要议事日程。外科建立护理人员陪诊、陪检制度，内科建立主治医师门诊、急诊责任值班制，放射科、病理科、检验科、同位素室等医技科室在保证质量、诊断准确前提下，缩短报告时间。妇科、外科成立义务理发小组，并制定一系列便民制度。年内，发展党员11人。

1985年8月，根据中共南通市委的统一部署，开展整党工作。

1986年，按照卫生部《全国医院工作条例》精神，建立党风建设责任制。规定党总支书记对总支部委员会及全院的党风负责，各支部书记对支部的党风负责，分管领导对本部门的党风负责，责任到人，层层负责。年内，发展党员7人。

1989年，开展坚持四项基本原则教育，对各级领导和全体职工进行思想教育。中共十三大后，进行党在社会主义初级阶段的基本路线教育，开展"我说社会主义"征文演讲活动，加强党的思想建设，先后开展双学活动（即学党章、学理论）和"学习理论"等主题教育活动。针对医疗行业中的不正之风，院党办组织学习毛泽东《为人民服务》《纪念白求恩》，以及邓小平、江泽民等有关职业道德建设的重要讲话，学习赵雪芬、吴登云及身边的先进典型事迹，开展"百日双优竞赛""医德医风月月讲""战高温优质服务竞赛""白求恩杯竞赛"，以爱院、爱岗、爱病人为内容的"三爱主人杯优质服务竞赛"和"温馨服务活动"。

1990年，南通市卫生系统在市肿瘤医院召开经验交流会，推广市肿瘤医院民主评议党员活动的经验。年内，发展党员1人。

1991年，开展党建目标责任制。9月，市肿瘤医院在全市组织工作座谈会上介绍开展党建目标责任制的活动情况。年内，发展党员3人。

1992年，把党的建设作为医院建设的重要内容来抓，在培养和提高党员队伍素质上下功夫。1.坚持开展党员目标管理和民主评议党员活动。根据市卫生局党组要求，把对党员的教育、管理、监督融为一体，将《中国共产党章程》对基层组织和党员的要求与医院实际工作相结合，制定10项目标管理细则，党员每季度进行一次对照自查，半年进行全面考核，年终结合民主评议进行综合考评。2.坚持经常性的党日活动和党员教育。继续坚持党组织的"三会一课"制度，结合实际进行党课教育4次。在"优质在我岗位"竞赛活动中，党员发挥模范带头作用，特别是开展"共产党员光荣称号在岗位闪光"的征文活动，促进竞赛活动的开展。3.加强党的基础知识和党纪教育。先后集中时间对党员进行党纪教育，以福建某地个别人腐败贪污之事为前车之鉴，分层次进行专题教育。4.按程序改选所属党支部。对新当选的支委进行培训，提高党支部成员的业务能力，为党建工作提供组织保证。重视党员的发展工作，有10名建党积极分子参加党的知识培训。年内，发展党员3人。

1993年，坚持院领导每月一次的中心组学习，提高领导班子的政策理论水平和分析、解决实际问题的能力。坚持过好双重组织生活制度，虚心接受党员群众监督，不断改进领导工作作风，做到勤政廉政。坚持民主生活会制度，努力开展批评和自我批评，坚持走群众路线，坚持经常性的党员活动和党员教育，召开党员大会7次，传达上级关于反腐败斗争的有关文件精神，收看《笑声中的思索》《蜕变警示录》等录像，组织观看电影《新中国第一大案》。加强党的基

础知识的教育，特别是组织学习中共十四大修改的《中国共产党章程》，举办由党员、建党积极分子参加的"新党章知识竞赛"和重温新党章的活动。年内，发展党员1人。

1994年，院领导班子认真参加市委党校组织的建设有中国特色社会主义理论的培训学习，在院内坚持每月一次的中心组学习，提高院领导班子的政策理论水平和和分析问题、解决问题的能力。召开党员大会5次，专题召开学习《邓小平文选》心得交流会1次，开展反腐倡廉党风党纪教育，组织全院职工学习《中华人民共和国教师法》《中华人民共和国兵役法》《中华人民共和国劳动法》和《中华人民共和国反不正当竞争法》。年内，发展党员2人。

1995年9月，参照1987年以前所制定的各项制度，先后修订和完善《党总支会议制度》、《党总支中心组学习制度》《党总支民主生活会制度》《支部书记例会制度》《政治学习制度》、《党支部"三会一课"制度》《发展党员工作细则》《党组织联系群众制度》等。

1996年，开展党员目标管理。在党员干部中开展以"学好理论、牢记宗旨、遵纪守法、争做贡献"为主题的世界观、人生观教育活动。组织党员赴海安县苏中七战七捷纪念馆，举行重温入党誓词，佩戴"中共党员"徽章仪式。并根据上级要求，从7月1日起党员正式戴章上岗，接受监督。加强党组织的自身建设，完成所属7个党支部换届工作，选举产生新一届基层支部委员会，并对支部委员进行培训。结合红军长征胜利60周年纪念日，开展书法展览、征文演讲比赛等形式的纪念活动，进行爱国主义和集体主义的教育。加强对建党积极分子的培训和考察，积极吸收先进分子入党。年内，发展党员1人。

1997年，在全体党员中进行"树形象、做表率、创新风"的主题教育和开展"一个支部一座堡垒，一个党员一面旗帜"的主题活动，把对党员的教育管理纳入主题活动。在全体职工中开展艰苦奋斗、爱国主义、遵纪守法3个专题教育，激发广大党员和职工爱岗、敬业、守纪、奉

献的精神。组织部分党员参观华西村，观后进行座谈。响应中央五部委发出的"三下乡"的号召，组织 26 名党员先后两次送医下乡，到海安县角斜乡和北凌乡开展义诊服务，受诊群众近 300 人，肿瘤复查 28 例，发现肿瘤病人 13 例。组织政治学习 22 次，党课教育 4 次，全院性职工教育 4 次，职工参学率达 90% 以上。组织参观省、市中共十四大以来成果展 2 次，听取省、市中青年优秀知识分子事迹报告会 2 次。组织党员干部观看党风廉政建设文艺汇演，观看电视录像片《权与钱》《忠诚的卫士》，重视党员的发展工作，吸收先进分子加入党的队伍。年内，发展党员 3 人，转正 2 人。

1998 年，落实党总支发出的《关于学习党的十五大精神的意见》，开展每月两个半天的政治学习。开展"内抓质量、外树形象"的主题教育，激发职工主人翁意识。开展形势教育，拓宽职工视野，组织职工弘扬"万众一心，众志成城，不怕困难，顽强拼搏，坚韧不拔，敢于胜利"的抗洪精神，在夏季特大洪涝发生时，全院上下个人共捐款 1.64 万元，捐物 1422 件，集体捐赠 3 万元。

1999 年，开展"党员示范岗"活动，发挥党组织的政治核心作用和党员的先锋模范作用。坚持党的发展工作方针，不断扩大党员队伍，至 2001 年年底，党员总数由建院初期的 35 人发展到 148 人，党的组织由建院初期的临时党小组发展到有 7 个党支部的基层委员会。注意加强对入党积极分子的培训，通过办培训班，组织上党课，到党校培训等形式，对要求入党的积极分子进行培养教育，注意在知识分子和一线工作人员中发展党员。贯彻党的老干部政策，落实老干部的政治、生活待遇，定期走访慰问，半年汇报一次工作，为老干部订阅报刊，资助他们上老年大学，每年为老干部体检等。

2003 年，以中共十六大精神教育为主线，在职工中开展形式教育、政策教育和素质教育。坚持中心组学习制度；加强基层组织建设，召开党委会 14 次，上党课 4 次，召开支部书记会议

4 次；落实党风廉政建设责任制，根据市纪委部署开展警示教育活动，组织周会成员观看警示教育片，结合复方半边莲药品回扣事件组织全院职工进行深刻反思，组织党员干部到警示教育基地听取服刑人员报告。结合抗击"非典"，开展党员先进性教育。4 月份组织全院职工学习广东省中医院护士长叶欣等人的事迹。医院被评为南通市防治非典型肺炎工作先进集体，邵火芳、冒小平等 7 人被评为省、市抗非先进个人。年内，发展党员 8 人。

2004 年，学习贯彻中共十六届四中全会精神、《中国共产党党内监督条例（试行）》和《中国共产党纪律处分条例》，组织党员干部观看"立党为公、执政为民"系列先进事迹录像片。加强职工教育，开展"实践'三个代表'，从我做起"主题活动；组织周会成员、全体党员及入党积极分子开展《学习两个条例、增强纪律观念、自觉接受监督》的党课教育；以"五城同创"为契机，开展精神文明创建活动；结合医院的改革建设、三十年院庆、行风建设等进行一系列政治教育，坚持每月两次的政治学习制度；加强干部管理和教育，按照党的发展工作的有关要求，培养和吸收一批医护和管理人员加入党组织。年内，发展党员 1 人。

2005 年，开展构建和谐社会的教育，组织学习中央领导的重要讲话，邀请专家辅导讲解公民基本道德纲要、南通市市民守则和市民公约；进行职业道德教育，印发学习《大家文摘报》登载的《走进苏北贫民肿瘤村》的报道；组织学习白求恩精神，印发毛泽东《纪念白求恩》的文章，开展评选白求恩式卫生工作者活动，施民新被授予市卫生系统"白求恩式卫生工作者"。下半年，开展党员先进性教育活动，针对医院出现的一些经济案件，四次组织开展警示教育。参加这次教育活动的有 7 个党支部，全院党员除 3 名流动外地外，162 名党员参加保持共产党员先进性教育活动。开展主题教育实践活动，包括"保持先进性，心系老百姓"活动、"阳光关爱"系列活动、"医院管理年"活动等。参加全市的民

主评议行风工作，制定民主评议行风实施计划，签订院科行风工作责任状，院领导3次走进南通人民广播电台"政风行风热线"，听取社会各界对医院的意见和建议，公布2部举报电话，设立院长信箱，通过对住院病人开展谈心等活动增强医患沟通。年内，发展党员1人。

2006年，5~9月，在全院职工中开展"知荣辱、树新风、促和谐"教育实践活动，邀请省委党校严翅君教授作"树立社会主义荣辱观"专题讲座。组织医务人员观看《生死托付》《苍生大义》等。12月，邀请市委党校唐泽民教授作关于构建和谐社会的专题辅导。开展民主评议行风工作，制定《医院行风建设和开展民主评议行风实施意见》。开展治理商业贿赂和"学三院，创建无红包医院"活动，并向社会公布"创建无红包医院十项承诺"。1~11月，医务人员退还病员"红包"56人次，共3.96万元。根据党章关于支部任期的规定及港口医院合并后医院党员队伍变动的实际情况，8月，启动全院基层党支部的改选工作，全院240名党员分为11个支部，领导班子成员分别划到各支部，通过差额选举的办法产生各支委，并专门对支委进行党支部基本任务、支委的职责、支部的基本工作制度等工作进行岗前培训。年内，发展党员7人。

2007年，建立以医院党政领导、临床支部书记、科主任为基础的思想政治工作网络和机制。建立基层党支部工作效能考核制度，对支部的基础管理、党务公开、组织活动、党员先锋模范作用和支部参与、促进科室管理等进行全面的考核。在全院开展创建"无红包医院"和"治理商业贿赂"活动，利用院周会、院办公会、行政查房对行风建设进行点评、指导和督促，组织临床医技科室开展"廉洁行医，拒收红包"大讨论，医院向社会各界聘请行风监督员19人，定期召开会议听取意见和建议。开展创建"和谐医院""人民满意医院"和"病人在我心"活动，成立出院病人测评处，由行政职能科室中层干部每天到住院大厅值守、听取病人意见，解决病人的问题。年内，发展党员7人。

2008年，学习中共十七大、十七届三中全会精神和行风建设法律法规等，在党员中开展"信念、责任、形象——我为党旗增光辉"主题教育活动，开展党员先锋岗创建活动，组织全体在职的160名党员参加市卫生局党组组织的"学习宣传贯彻党的十七大精神党员轮训班"。全院党员交纳抗震救灾特殊党费5.88万元，其中15位党员交纳1000元以上；在全院开展"十佳医生、十佳护士、十佳员工"评选表彰活动。把党风廉政教育纳入领导班子理论学习计划，开展"算好廉政账"主题活动，七一前夕举行廉政文化书画展。创建三级肿瘤专科医院和南通市文明单位，在全院窗口岗位开展文明礼仪服务为主要内容的竞赛评比活动，举办医院首届"天使情怀"文明礼仪大赛，在全院开展文明礼仪宣传活动，编写印制《员工文明手册》，职工人手一册，对员工形象、员工行为、服务用语等进行规范，邀请南京医科大学教授刘宏到医院作文明礼仪的专题辅导。年内，发展党员7人。

2009年3月起，成立学习实践科学发展观活动领导小组，5月召开六届四次职代会，召开以学习实践科学发展观为主题的领导班子专题民主生活会等，组织全院256名党员系统学习科学发展观。开展理想信念强化、凝聚力提升、干部队伍素质培育、医院形象提升四项工程建设，为创建三级肿瘤专科医院提供政治保障。加强作风建设，开展行业八不准和职业纪律教育，增强党务公开透明度；向职工公开医院发展规划、人事制度、党政班子议事规则、党风廉政建设、招标采购情况等重大事项。加强无红包医院的长效机制管理，组织临床医技科室开展"廉洁行医，拒收红包"大讨论，向社会各界重新聘请行风监督员21人，定期召开会议听取他们的意见和建议。2009年共有医务人员248人次将难以拒绝的病员红包上交或退还至病人住院账户共19.76万元。成立患者服务中心，开展党员结对帮扶及义诊咨询、送医下乡、"阳光关爱"肿瘤普查、义诊、义演、咨询系列活动等，普及防癌抗癌知识。年内，发展党员6人。

2010年，学习中共十七届四中、五中全会精神、《党员领导干部廉洁从政若干准则》；开展党员示范岗位活动，围绕创建三级甲等医院工作，强化"三基三严"训练，门诊部和患者服务中心成立流动服务小分队。5~10月，在全院各科室开展"迎世博迎亚运讲文明、三优一满意"文明优质服务竞赛活动。开展创先争优活动，与创建三级甲等医院、医院管理年活动相结合，推进医院各项事业发展。年内，发展党员7人。

2011年，中心组坚持每月一次的集中学习制度，全年共组织政治学习18次，内容包括各项时政要事、医疗安全法规、重大活动领导讲话等。举办"学党史、知党情，坚定信念跟党走"专题党课，组织全院职工学习李林森、蓝云等党员的先进事迹；7月30日下午，医院召开"以人为本，执政为民"领导班子专题民主生活会。在全院职工中开展"优质服务明星"评选活动。加强廉政建设，组织学习《关于深入推进党员干部思想道德体系和卫生诚信体系建设的实施意见》，2011年共523人次主动退"红包"，共计49.6万元。开展庆祝建党九十周年系列活动，包括组织召开建党90周年专题党课、"学先进、争一流"先进事迹演讲报告会、"七一"表彰大会、"红色经典、温暖回忆"经典诗文朗诵会、"爱的情怀、美的瞬间"摄影纪实作品大赛、参加卫生局组织的"党在我心中"征文活动等。年内，发展党员10人。

2012年3月，进行党委、纪委换届选举，产生新一届党委、纪委；同时进行基层党支部换届选举，对原有11个支部设置进行调整，重新划分为13个。召开"加强和改进新形势下领导班子思想政治建设，造就讲政治、讲党性、顾大局的'三宽四有'型高素质领导班子和干部队伍"专题民主生活会，院领导班子每月坚持一次中心组学习，职工每月两次政治学习，全年共组织政治学习24次，重点学习南通精神文明典型宋英、周江疆事迹、中共十八大精神、杨善洲先进事迹等。开展扶贫帮困送温暖活动，结对帮扶30人，共建社区1个，定期上门慰问，组织义

诊等活动帮助解决一些实际困难。参加市卫生局组织的南通市卫生系统慰问老党员及因病致贫、生活困难村民活动。开展"志愿服务在医院"活动。医院组织24名党员、入党积极分子参加卫生系统组工干部迎"七一"献血活动，总计献血量6300毫升。加强党风廉政教育。7月，组织参加卫生系统警示教育大会，观看"白衣黑手"警示教育片。医院领导班子按"一岗双责"要求，对分管部门责任人进行个别谈话，共谈话72人次；开展学习中共十八大精神系列活动，利用宣传栏、宣传标语、医院网站等多种形式组织党员职工了解会议动态。开展"真情与感动——我难忘的医患故事"征文活动，先后征集到近20篇职工和癌友的征文。年内，发展党员12人。

2013年，开展"修医德·强医能·铸医魂"系列活动。学习中共"十八大"精神及十八届三中全会精神，进行大讨论，邀请专家上解读"中国梦"专题党课。11月27日召开2013年度领导班子民主生活会。组织党员参加市卫生局组织的"热血忠诚"献血活动；开展"服务明星评选"活动，形成"人人是形象、处处是窗口"的服务环境；在青年医务人员中开展"树先进典型、弘扬正能量"为主题的"青年论坛"活动，邀请全国"优秀医务工作者"、江苏省"百名医德之星""十大医德标兵"施民新、南通市"五四"青年奖章获得者青年医生杨磊等人进行个人事迹宣讲。开展"关爱夕阳红"社区共建，组织党员到泰州、通州、如东等地为市民提供义诊、健康指导、测量血压等服务，开展党团员送医下乡学雷锋活动，组织部分党员医生赴革命老区泰州姜堰进行义诊，组织院党团员参加南通市妇联组织的"爱心助孤促成长"活动，结对帮扶孤寡儿童6人。开展"健康南通，服务百姓"党员进社区系列义诊活动。年内，发展党员7人。

四、宣传工作

建院初期，专设宣传干部负责宣传工作，对内通过宣传栏与黑板报，组织全院职工学习相关

政策,包括坚持四项基本原则教育、培养广大职工树立共产主义理想和道德观、举办法制宣传栏等,并配合院党委,重点对"讲学习、讲政治、讲正气"为主要内容的"三讲"教育活动和"三个代表"重要思想进行宣传教育,邀请市委党校及南通市委讲师团的领导作专题辅导,指导医院工作,有22篇政研文章被上级政研会录用或在有关刊物上发表。开展书法展览、征文演讲比赛等形式配合宣传工作的开展。对外以传播医疗信息为主,通过新闻媒体宣传医院,利用院庆和重大事件等有利时机,印发宣传资料,每年均有多篇稿件被各类报刊、电台和电视台发表。1997年,医院思想政治工作研究会被江苏省卫生系统政治工作研究会评为先进单位。

步入21世纪,医院更加重视宣传工作,通过多种新兴媒体持续加大宣传力度,树立医院形象。

2001年,在院内招聘宣传干事2人,成立宣传办公室,附属党委办公室。建立、健全院内宣传通讯网络。全年在国家、省、市各级媒体刊登播发文章200多篇次,组织策划首届抗癌明星座谈会等活动,扩大医院的知名度和影响力。

2003年,利用《院讯》、宣传橱窗等宣传阵地,先后开展中共十六大精神宣传,防非抗非知识宣传,新疗法、新项目、新技术宣传,推广普通话等,尤其是抗非期间,在完成市委宣传部、卫生局部署的宣传任务,同时编辑出版两期抗非专刊,报道医院抗非斗争中的先进事迹。全年共在各级各类媒体发稿240余篇次,介绍医院建设发展成就、最新医疗手段、技术成果等。在重大活动报道上,全年共有四次宣传重点工作,主要包括新大楼启用、抗非报道、抗癌明星联谊活动和肝肿瘤研究中心报道。

2004年,院庆之际,在本地及邻近县、市加强宣传,制作医院宣传片及画册,介绍医院发展成果,通过电台、电视台及报纸,组织院庆活动全程报道宣传。以多种形式宣传抗癌明星联谊活动,抗癌明星用自身成功的抗癌经历现身说法,普及防癌抗癌知识。10月,《院讯》改为院报,更名为《肿瘤医苑》。

2005年,与南通电视台"魅力影院"栏目合作送健康送文化下乡,与启东电影公司合作露天电影,在公交媒体广告公司发布10辆车体广告,扩大在张家港、泰州等地的合作,向媒体投稿,宣传医院特色,共被各级新闻媒体录用稿件200余篇。加强院内宣传,更换院内宣传栏;制作《就医指南》小手册;拍摄医院形象宣传片,更新院内两处大幅户外广告牌。全年编辑出版院报12期,并与市疾控中心合作,扩大发行,提升医院在业内的影响。

2006年,利用《肿瘤医苑》、宣传橱窗、宣传展板等,先后开展"八荣八耻"教育、医院管理年活动、创建三级医院、兼并南通港口医院、治理商业贿赂、支持十六运、创建无红包医院、名科名医及新疗法、新项目、新技术的宣传。职代会期间,出版两期《简讯》,传达职代会最新消息。全年共编辑出版《肿瘤医苑》报12期,制作更新北院宣传橱窗、宣传展板24块、宣传橱窗40余块。全年被各类杂志和电视台录用新闻稿180余篇次,主要内容分别为兼并港口医院、抗癌明星联谊活动和五牌同挂活动,加强与全国医院报刊协会及各兄弟单位院报编辑部的联系交流。

2007年,《肿瘤医苑》被全国医院报刊协会评为全国优秀医院报刊。面向社会征集院标和广告语,收到来自全国各地3000多件应征作品。在学田路口、虹桥路口等醒目路段投放医院形象广告。全年被各类杂志和电视台录用新闻稿200余篇次,其中省级以上媒体2篇,市级媒体50余篇,宣传重点包括乳腺普查工程和爱心构建工程等。

2008年,配合门诊楼改造启用,做好配套环境宣传;对院报进行改版,在用稿、编排、纸质等方面进行改进,一版为要闻版,二版为医疗版,三版为健康版,四版为文化版,围绕中心工作开设医院动态、技高一筹、一线报道、专家风采、抗癌之窗等专栏,全年共出刊12期48个版面,刊出稿件468篇。联合信息科,对医院网站进行更新设计,强化互联网宣传;更新网站内容,制作现代新颖的健康教育宣传栏、门诊标牌和宣传资料架共 120 余块；更新多个科室的宣传手册。在南通电视台《天气预报》栏目进行特色小专科的广告，在市区居民楼的公益广告牌进行医院形象广告。全年在全国各级媒体发布新闻、消息 640 余篇次，其中省市级报刊采用新闻稿件 45 篇，电视媒体播出新闻 11 条，启用广告路牌 7 块，盛夏进行电影广告 80 场次。

2009 年，院内宣传以加强医德医风建设为主，结合肿瘤防治知识进行科普宣传，制作宣传展板 28 块，全年向门诊就诊人员、住院患者及南通六县一市群众免费发放科普资料 18 万份，开辟专题网站、宣传栏，刊发活动简报 9 期，举办 "我为党旗添光彩" 的征文活动。全年共在各级平面媒体刊登报道 54 篇，在电视、电台等媒体播出新闻 90 条。在南通及周边地区的每家电台每天播出医院各类广告 3~4 次；在《南通日报》健康版开辟 "专家说癌" 栏目，每期介绍一种肿瘤的防治知识，推出 1 名肿瘤专家；在南通人民广播电台的新闻频道及经济频道开设 "医卫直通车""专家门诊""专家访谈" 等医学专栏。

2010 年，在创先争优活动中开辟专题网站、宣传栏，刊发活动简报 7 期，报道创先争优的各项活动及成果；围绕创建三级甲等医院，对创建的意义、主题、目标、要求、步骤等进行大力宣传，制作活动标语、宣传展板、大屏幕滚动字幕，在院报和医院网站开辟活动专栏，向全院职工发送活动短信，公示开展活动的最新信息。通过院报、网站、宣传栏等开展 "迎世博迎亚运讲文明" 为主题的宣传，推出省医德模范谭清和等服务典型。结合肿瘤防治知识进行科普宣传，制作宣传展板 42 块，全年向门诊就诊人员、住院患者及南通辖市、县、区群众免费发放科普资料 25 万份。年内共在各级平面媒体刊登报道 45 篇。

2011 年，《肿瘤医苑》报随《江海晚报》发行；对医院各种标牌、标示进行统一规范、更新，制作宣传展板 32 块；开展 "相信奇迹·我的抗癌经历" 抗癌征稿活动，先后征集到近 20 篇抗癌日记，与工会共同组织濠滨夏夜第十届抗癌明星活动。年内共在各级平面媒体刊登报道 32

篇，在电视、电台等媒体播出新闻 86 条。在南通人民广播电台的新闻频道及经济频道开设 "医卫直通车""专家门诊""专家在线" 等医学专栏，全年专家连线 26 次。

2012 年，利用标语条幅、宣传展板、电子显示屏对十八大精神进行宣传。通过院报、网站、宣传栏、画册、宣传片等形式对医院的变化和发展进行宣传，制作宣传展板 48 块，全年向门诊就诊人员、住院患者及南通辖市、县、区群众免费发放科普资料 5 万份。全年共在各级平面媒体刊登报道 28 篇，在电视、电台等媒体播出新闻 102 条。在南通人民广播电台的新闻频道及经济频道开设 "医卫直通车""专家门诊""专家在线" 等医学专栏，全年专家连线 18 次。

2013 年，共在各级平面媒体刊登报道 24 篇，在电视、电台等媒体播出新闻 102 条。邀请专家解答听众咨询，讲解健康知识。与南通人民广播电台长期合作，开通 "健康新概念""专家门诊""专家在线" 等医学专栏，全年专家连线 8 次。在 "三·八" 妇女节、国际抗癌日、"4·15" 肿瘤防治周、党员活动日及抗癌明星活动中，与医务科、市场开发部等有关部门合作，深入本市及周边乡村和社区，传播保健知识，介绍医院诊疗技术，宣传医保农保政策，义务检查身体，与当地基层卫生院、乡村医生和群众的 "零距离" 交流，免费发放科普资料，开展义诊宣传活动。与患者服务中心在院内联合开办 "健康大讲堂"，邀请专家为病员及家属授课，宣讲健康知识，指导病员康复。

五、重要活动

(一) 整党工作

1985 年 8 月，中共南通市肿瘤医院总支部委员会根据市委的统一部署，开展整党工作。90 名正式党员、4 名预备党员以及临时组织关系在医院的 2 名党员参加整党。

1986 年 1 月 12 日始，采取一学 (学习文件，领会精神)、二议 (敞开思想，联系实际)、三比 (树立榜样，比学先进)、四查 (对照标准，找出差距)、五改(落实措施,边整边改)的方法,从坚定共产主义信念、牢记党的根本宗旨、树立全局观念、增强组织纪律等四个方面,展开学习讨论。坚定对共产主义的信念,提高为共产主义远大目标奋斗的自觉性;加深对党的根本宗旨的认识,提高全心全意为人民服务的自觉性;增强组织纪律观念,提高纠正不正之风的自觉性。同时,通过彻底否定"文化大革命"的教育,进一步解放思想,统一认识,推动医院各项改革的顺利进行。1月24日,召开座谈会,认真听取党外群众对党总支集体对照检查的意见。2月28日,市卫生局整党办公室一行4人到医院检查整党工作。4月8日,召开总支部委员会,审查各党支部的"党员登记表"。5月10日,南通市委、市委宣传部、市卫生局整党办公室派人到医院检查整党验收前的准备工作。5月21日,南通市卫生局整党办公室一行8人到医院进行工作验收,在听取有关汇报后,分别召开党员干部、群众、民主党派人士座谈会。7个多月来,经过学习动员、党性教育、对照检查、党员登记阶段,全体党员受到系统的党性、党纪、党风教育,思想作风、组织纪律等方面有不同程度的提高,达到统一思想、整顿作风、加强纪律、纯洁组织的目的。6月2日,市卫生局批准市肿瘤医院总支部委员会结束整党工作。

(二) 民主评议党员活动

1989年4月10日,中共南通市肿瘤医院总支部委员会根据上级党委的要求和党务工作计划,全面开展民主评议党员活动。第一阶段:准备和动员阶段。采取多种形式,摸清党内外干部群众对民主评议党员活动的看法,认真分析党员队伍的基本情况,找出主要问题,有的放矢地进行思想动员。端正对民主评议党员的认识,要求广大党员和群众以积极的态度投身、参与民主评议党员的活动。第二阶段:专题教育阶段。结合党员队伍的现实状况,加强党的基本路线和形势、党员标准和党的形象、党的纪律、党的优良作风等四方面的教育。第三阶段:民主评议阶段。在专题教育的基础上作深入动员,讲清具体

的政策界限,讲清评议工作方式方法,讲清每个党员应采取的态度,然后按照自我评价、党内互评、群众评议、组织鉴定的程序进行,对党内外的评议情况和组织意见转告本人,对暴露的问题要认真调查核实,形成材料上报。第四阶段:总结提高和修订措施阶段。每个党员结合实际写好自己的思想汇报,明确努力方向,各支部制定先进党支部和争做优秀党员的规划,对"限期改正"的党员制定"帮改"计划。评议的主要内容围绕党的信念、党性原则、组织观念、生活作风等14个方面进行。6月7日,召开党总支扩大会,总结民主评议党员活动。9日,召开全体党员大会,市肿瘤医院民主评议党员工作结束。1990年,南通市卫生系统在市肿瘤医院召开民主评议党员活动现场交流会,推广市肿瘤医院的经验。此后,民主评议党员作为党建工作的一项制度,每年进行一次。

(三) 实行党建目标责任制

1991年,中共南通市肿瘤医院总支部委员会以《中国共产党章程》和《关于党内政治生活的若干准则》为依据,结合医院的工作实际,把对党员的要求具体化,制定党员目标管理准则,共计4项22条,定期对党员进行量化考核。年底集中进行民主评议,把对党员的教育、管理、监督融为一体,党员意识不断增强,党员队伍素质不断提高,许多党员能用准则的具体要求约束自己,在各自的岗位上发挥模范作用。共产党员、妇科主任张健增热心为病人服务,廉洁行医,被评为市级优秀党员。在开展廉洁行医纠正行业不正之风中,许多在医疗第一线的党员,带头执行有关规定,谢绝病人钱物。全年共上党课5次,开展党的基础知识竞赛和"再学党章有感"征文比赛、"我说社会主义"演讲比赛等。认真开展普及党的纪律基础知识的教育,教育面达到95.6%,考试成绩均获优秀。结合国际形势剧变,开展认清形势、坚定信念的教育;结合中国共产党成立70周年,举办"七一"歌咏会、书法展览、组织新党员宣誓。注意加强党员后备队伍的建设。在33名递交入党申请书的人员中,

选派14位入党积极分子参加业余党校的培训，均获准结业。同年9月，市肿瘤医院党总支在全市组织工作座谈会上介绍开展党建目标责任制的活动情况，市卫生局党组在全系统推广市肿瘤医院党建目标责任制的经验。

（四）讲学习、讲政治、讲正气集中教育活动

2000年6月27日~8月30日，市肿瘤医院开展以"讲学习、讲政治、讲正气"为主要内容的集中教育活动。为将这次"三讲"集中教育工作扎扎实实、富有成效地开展起来，成立"三讲"教育领导小组，由姚伟、徐必林、龚振夏、黄元培、刘万国5人组成，姚伟任组长。下设办公室，由刘万国、严志友、吴炽华、展宝田、丁云5人组成，刘万国任主任。先后召开党政联席会议，召开党员、群众代表座谈会，召开院中层干部代表座谈会，召开各民主党派负责人、市人大代表、政协委员、高级知识分子代表座谈会，召开院离退休的副处级以上老干部座谈会；分别走访院离退休的（未能参加座谈会的）副处级以上老干部、高级知识分子，听取多方面意见，明确教育重点。在此基础上，制定《关于在院领导班子、领导干部中开展"三讲"集中教育的实施意见》。明确指导思想和目标，制定实施步骤和方法，提出必须把握的问题：1. 必须加强对"三讲"教育的领导和指导；2. 必须把学习提高贯穿于"三讲"教育全过程；3. 必须贯彻整风精神，在找准和解决领导班子、领导干部存在的突出问题上下功夫；4. 必须正确掌握政策和有关规定；5. 必须坚持时间进度服从质量的原则；6. 必须把"三讲"教育与推动当前工作结合起来，坚持"边整边改"。7月5日，姚伟作《认真搞好"三讲"教育，促进医院快速发展》的动员报告。报告要求全体人员充分认识"三讲"教育的重要意义，紧紧围绕讲政治的核心，着力解决党性、党风方面存在的问题，坚持高标准、严要求，用整风精神搞好"三讲"教育。参加动员大会的有院领导班子成员、领导干部及院中层干部、离退休的副处级以上老干部、党员和群众代表。在充分准备的基础上，严格按照市委确定的四个阶段，

精心组织，周密安排。1. 搞好思想发动，注重学习提高。每个学习阶段都按照必读篇目扎扎实实地学习。特别是在思想发动、学习提高阶段，制定详细的学习计划，采取个人自学和集中学习相结合，以集中学习为主的方法，利用9天时间分4个专题集中进行学习交流，每个专题都有重点交流发言。结合学习，认真总结学习体会，撰写心得笔记28篇，共约15万字。2. 剖析深入，找准突出问题。按照"严、准、实、深"的要求，院领导班子、领导干部认真查找党性党风方面存在的突出问题，形成班子和个人的剖析材料，并在巡视组的指导下，先后3次进行修改。7月31日，通过民主评议，广泛听取对剖析材料的意见，第四次进行认真的修改。8月9日，进行民主测评，领导班子总结分析材料满意和基本满意率达到89.2%，领导干部剖析材料的满意和基本满意率平均达到88.3%。3. 交流思想，开展批评与自我批评。根据民主评议、民主测评的意见以及多次座谈会上广大干部群众的反映，院领导班子、领导干部广泛进行交谈，深入交流思想。成员之间逐一开展谈心活动，为开展批评与自我批评，开好民主生活会打下基础。8月16日召开专题民主生活会，开展严肃认真的批评与自我批评。从整体情况看，专题民主生活会的质量比较高，对党性党风方面存在的突出问题进行对照和检查，达到找出问题、沟通思想、增进团结的目的。8月24日下午通报专题民主生活会的情况。4. 切实整改，巩固"三讲"教育成果。按照市委关于边整边改的要求，仅7天时间，8个病区的医护办公室就全部装上空调，改善病区医护人员的工作条件。针对群众关心的物资采购问题，院领导决定增加物资采购的透明度，实行药品、大型设备、维修改造工程等公开招标，使医院获得最大限度地让利。根据反映奖金分配透明度不够的问题，7月，发放第二季度奖金时，院改革办公室将科室的工作量、工作质量、效益指标完成情况等书面通知到各科室，由科室按年初签订的责任状的要求核对无误后兑现奖金。院领导还冒着高温慰问老干部，汇报上半年的工作及下半年

工作打算，听取老干部的意见。8月份医院全面启动温馨服务工程，成立特殊病人服务中心，免费为病人提供全方位的服务。根据大家提出的意见，专题研究形成整改方案，提出9个方面30条整改措施，明确责任人和责任部门。修订《关于院领导班子、领导干部廉洁自律的规定》《关于加强院领导政治理论学习的意见》《医院工作规则》《行风违纪问题的处理规定》《关于加强科技兴院的规划和措施》《关于人才培训的规划和措施》《关于深化人事分配制度改革的意见》《关于后勤服务改革的意见》《医院物资采购管理办法》《工程维修管理规定》等，对整改目标进行细化。8月29日，召开总结大会，通报"三讲"教育的做法和成效、查摆的突出问题、整改的主要措施以及今后的工作打算。

（五）保持共产党员先进性教育活动

2005年，中共南通市肿瘤医院党委会根据中共中央下发的《中共中央关于在全党开展以实践"三个代表"重要思想为主要内容的保持共产党员先进性教育活动的意见》要求，开展党员先进性活动教育。医院党委围绕教育活动，紧密结合医院工作实际和党员队伍特点，从讲政治的高度出发，广泛动员、周密部署、加强领导、强化措施、扎实工作、稳中求进。参加这次教育活动的有7个党支部，其中包括2个离退休支部，全院162名党员参加保持共产党员先进性教育活动。完成包括调查摸底、学习动员、分析评议和整改提高等阶段的工作任务。全体党员按照计划学习相关文章、撰写读书笔记、自我剖析、开展评议、制订整改计划、落实整改行动。党员先进性教育活动促进医院的稳定和形象的重塑；进一步理清医院的发展思路，形成医院当前和未来一个时期内的发展战略；促进医院业务工作的发展和医院的民主管理，逐步形成党员管理的长效机制，促进医院规范化管理。

（六）深入学习实践科学发展观活动

2009年3月起，市肿瘤医院党委按照学习实践科学发展观的"党员干部受教育、科学发展上水平、人民群众得实惠"的总要求，组织全院

11个支部，共256名党员深入开展学习实践科学发展观活动。院党委高度重视，为切实加强对学习实践活动的领导，在成立学习实践活动领导小组的同时，设立领导小组办公室等工作机构，按时序进度和质量标准，扎实推进学习实践活动的开展。在学习实践活动中，院党委按照活动方案严格把关，认真落实各个阶段和环节的工作标准，切实防止学习实践活动"走过场"。重点抓好各支部学习的落实，对支部专题学习台账进行统一规范，将学习材料汇编成册下发到每一个党员手中，定期督查各支部学习活动进展情况，以督查促落实，以落实保学习质量；不定期对党员干部的学习情况进行抽查，重点检查学习笔记。为检验学习成果，院党委组织全体党员集中测试。在整个学习过程中，坚持以领导班子为重点，认真查找存在的突出问题。医院通过召开六届四次职代会、创建无红包医院医患联防座谈会、高级知识分子座谈会、临床医技科室负责人、农工民主党代表以及行风监督员会议、住院病人问卷调查（450份）、发放党员征求意见表（250份）、领导班子贯彻落实科学发展观专题征求意见表，设立意见箱等多种形式征求各方面的意见和建议共120多条。6月10日下午，院党委召开以学习实践科学发展观为主题的领导班子专题民主生活会，各院领导班子成员都结合各自的思想和工作实际，本着实事求是的原则，开诚布公，坦诚相见，重点围绕学风、思想作风、工作作风、生活作风、创新机制等方面存在的突出问题，深刻分析存在的主要问题，剖析存在问题的原因，并深入扎实地开展批评与自我批评，分析原因并提出整改措施和努力方向。院党委全体成员全程参与分析检查报告的起草和修改，先后多次召开专题会议讨论修改，召开专题座谈会进行商讨，从而不断使《分析检查报告》的形成过程成为进一步解放思想、深化对科学发展观的理解、破解影响科学发展的难题、明确科学发展思路的过程。

（七）深入开展创先争优活动

2010年，市肿瘤医院党委开展创先争优活

动，根据医院工作实际，围绕提升医疗服务水平这一中心工作，通过多项措施将创先争优活动与创建三级甲等医院、医院管理年活动相结合。

1. 做好援疆工作，发挥党员率先垂范作用。医院外科支部书记、大外科副主任施民新只身远赴新疆伊犁支援边疆建设，在友谊医院成立乳腺中心和肿瘤治疗中心，在伊犁州率先提出肿瘤单病种治疗模式等，被评为新疆优秀援疆干部，作为江苏 74 名代表到乌鲁木齐领奖，诸多事迹被《健康报》《新疆日报》《伊犁日报》《伊犁晚报》等多家媒体报道。

2. 深入开展党员先锋岗创建活动。发挥党员干部的模范带头作用，带领全院职工讲学习、树正气、谋事业。通过一系列主题活动强化责任，树立形象。妇科九病区医生组、麻醉科医生组、内科十二病区医生组、肝胆病区医生组等 8 个科室（班组）均提出创建目标，公示创建承诺，党委加强对创建工作的督查指导，统一制作党员先锋岗公示牌，发放台账本，落实创建责任人。

3. 开展各种志愿服务活动。8 月 5 日~11 日，医院组织 28 名党团员志愿者，冒着酷暑在市区大饭店路口开展为期一周的"讲文明树新风迎世博"文明交通劝导活动。医院的"文明交通志愿者"以文明交通劝导员的身份，在每天上下班的高峰期，前往青年路、人民路等车流量大的主要路口，对过往行人和车辆闯红灯、跨越护栏、乱穿马路、逆向行驶等不良行为进行文明劝导与引导。8 月份，结合等级医院创建活动，医院成立"门诊流动志愿服务队"，每周一上午 8：00~9：00 病人就诊高峰安排青年志愿者提供便民服务，指导就诊，帮助老、弱、病、残人员，并对抽烟、随地吐痰等不文明行为进行劝导、接受咨询、指导就诊、发放宣传资料等。

4. 组织党员专家参加义诊服务活动。医院多次组织党员到通州、如东义诊。医院内、外、妇、放及糖尿病、放射科的 10 余名党员专家还代表卫生系统参加由市委组织部、市级机关工委组织的"先锋广场"服务活动，专家们冒着酷暑到环西文化广场为市民提供义诊、健康指导、测量血压等服务。

5. 开展助老爱孤行动。医院党团员参加南通市妇联组织的"爱心助孤促成长"活动，结对帮扶孤寡儿童 3 名。10 月 15 日，党办、医务科、团委还联合开展"党团员、红会志愿者创先争优在行动——敬老爱老志愿服务"特别活动，走进平潮镇敬老院，服务孤寡老人。志愿者们还和孤寡老人结成帮扶对子，今后将定期上门服务。另外，"八一"建军节前夕，随同市卫生局慰问组再次赴海安镇隆政街道慰问重点优扶的复原军人倪水圣，赠送慰问金 600 元，并购买近 300 元的生活用品。

6. 共同举办第九届抗癌明星活动，构建和谐医患关系。自 2002 年首届抗癌明星活动以来，医院连续举办九届联欢活动，近 5000 名抗癌明星参加，通过活动的开展，接近医患距离，融洽医患关系。

表 2-1-1　　　　　　　　南通市肿瘤医院中共党员情况统计

年份	职工总数	党员人数	党员占职工总数比例(%)	支部数	党员中各类人数			其 中	
					在职管理人员与专业技术人员	在职工人	离退休人员	男	女
1974	157	35	22.3		30	5	–	28	7
1975	193	53	27.5	3	49	4	–	32	21
1976	250	69	27.6	3	59	10	–	40	29
1977	297	75	25.3	3	66	9	–	42	33
1978	320	84	26.3	3	73	11	–	50	34
1979	331	80	24.2	4	73	7	–	53	27
1980	361	86	23.8	4	72	13	1	61	25
1981	354	85	24	4	71	13	1	62	23
1982	374	86	23	4	72	13	1	60	26
1983	383	86	22.5	3	72	14	–	64	22
1984	393	88	22.6	5	73	15	–	63	25
1985	411	94	22.9	5	80	13	1	69	25
1986	418	99	23.9	5	81	14	4	70	29
1987	430	101	23.5	5	73	19	9	73	28
1988	413	106	25.7	5	79	17	10	76	30
1989	421	111	26.3	5	85	13	13	80	31
1990	436	108	24.8	6	80	14	14	78	30
1991	448	114	25.4	6	82	14	18	84	30
1992	467	115	24.8	6	78	14	23	83	32
1993	477	115	24.1	7	73	15	27	82	33
1994	478	118	24.7	7	72	16	30	81	37
1995	483	119	24.6	7	69	16	34	82	37
1996	518	120	23.2	7	68	16	36	83	37
1997	525	122	23.2	7	67	16	39	86	36
1998	513	124	24.1	7	66	17	41	86	38
1999	518	132	25.5	8	71	19	42	90	42
2000	537	143	26.6	8	80	20	43	94	49
2001	528	158	29.9	8	90	21	47	107	51
2002	550	158	28.7	7	86	21	51	103	55

续表 2-1-1

年份	职工总数	党员人数	党员占职工总数比例(%)	支部数	党员中各类人数			其中	
					在职管理人员与专业技术人员	在职工人	离退休人员	男	女
2003	556	167	30	7	92	18	57	106	61
2004	554	166	30	7	88	19	59	105	61
2005	556	166	29.9	7	88	18	60	104	62
2006	909	240	26.4	11	96	54	90	143	97
2007	923	243	26.3	11	120	52	71	140	103
2008	995	255	25.6	11	145	42	68	140	115
2009	1021	274	26.8	11	172	24	78	140	134
2010	1040	287	27.6	11	182	23	82	149	138
2011	1083	310	28.6	11	200	21	89	156	154
2012	1117	334	29.9	13	225	21	88	166	168
2013	1191	351	29.5	13	245	20	86	168	183

表 2-1-2　　　　　　　　　　中共南通市肿瘤医院委员会组织沿革一览

任职时间	组织名称	书记	副书记	委员
1974~1976.05	临时党支部	巫云华	朱少香	朱少香　张健增　王振环
1976.05~1978.11	党总支委员会	巫云华	刘元生 朱少香 (1976.05~1978.03)	张健增　杨学源　陈桂文　王振环 周洪宾　金德泉
1978.11~1985.08	党总支委员会	缪 培	刘元生 (1978.11~1980.03)	陈天慈　宋启明　张健增　周洪宾 陈桂文　蒋守汉　王振环
1984.08~1987.06	党总支委员会	—	缪旭东 (主持工作)	马春旺　杨新泉　张爱平　陆崇胤
1987.06~1990.07	党总支委员会	—	杨新泉	马春旺　陈振福　陆崇胤　张毅强
1990.07~1994.08	党总支委员会	—	施勤耕　杨新泉	马春旺　陈振福　张毅强
1994.08~1997.11	党总支委员会	马春旺	徐必林(主持工作)	张爱平　张毅强
1997.11~1998.09	党总支委员会	姚 伟	徐必林	张爱平　龚振夏
1998.09~2001.12	党 委	姚 伟	徐必林	龚振夏　黄元培　吴炽华　严志友　高俊
2001.09~2005.04	党 委	姚 伟	张一心	龚振夏　黄元培　吴炽华　严志友　高俊
2005.04~2012.04	党 委	强福林	张一心 陈建华 (2005.09~2009.08)	吴炽华　严志友　高 俊
2012.04~	党 委	强福林	—	张一心　蔡 晶　陆会均　张 勇 施民新　吴徐明　孙向阳　王建红

表 2-1-3 党委办公室组织沿革一览

机 构	时 间	姓 名	职 务	任职时间
党总支办公室	1984.09~1994.06	杨新泉	宣传员	1984.09~1994.06
		谢群安	组织员	1984.09~1990.07
		冒 美	纪检员	1984.09~1985.12
		陈振福	纪检员	1986.10~1991.06
		严志友	宣传员	1988.04~1994.06
		吴炽华	组织员（代）	1990.07~1994.06
		邓锦玲	纪检员	1992.10~1994.06
	1994.06~1997.11	邓锦玲	纪检员	1994.06~1997.11
		严志友	宣传员	1994.06~1997.11
		吴炽华	组织员（代）	1994.06~1997.11
	1997.11~1998.08	邓锦玲	纪检员	1997.11~1998.08
		严志友	宣传员	1997.11~1998.08
		吴炽华	组织员（代）	1997.11~1998.08
党委办公室	1998.08~2005.12	严志友	宣传员	1998.08~1999.06
			主 任	1999.06~2005.12
		邓锦玲	纪检员	1998.08~1999.06
		吴炽华	组织员（代）	1998.08~2001.06
		丁 云	组织员	1999.06~2001.06
		何水冰	组织员	2001.06~2005.12
		陆新华	宣传员	1999.06~2005.12
		顾智伟	宣传干事	2001.08~2005.12
		陶 冶	宣传干事	2001.08~2005.12
	2005.12~2008.11	严志友	主 任	2005.12~2008.11
		周存凉	副主任	2006.05~2008.11
		顾智伟	副主任兼宣传员	2005.12~2008.11
		何水冰	组织员	2005.12~2008.11
		陶 冶	宣传干事	2005.12~2008.11
	2008.11~2010.05	缪 明	副主任（主持工作）	2008.11~2010.05
		葛晓南	组织员	2008.11~2010.05
		陶 冶	宣传干事	2008.11~2010.05

续表2-1-3

机 构	时 间	姓 名	职 务	任职时间
党委办公室	2010.05~	缪 明	主任	2010.05~
		葛晓南	组织员	2010.05~
		陶 冶	宣传干事	2010.05~

表2-1-4　　　　　　　　　中共南通市肿瘤医院基层组织一览

任职时间	支部名称	书记	副书记(委员)
1976.05~1979.03	行政支部	陈桂文	陈培均
	医务支部	杨学源	高佩文
	卫校支部	张健增	居 群
1979.03~1984.11	行政支部	陈桂文	王振环
	临床支部	蒋守汉	张 玲
	医技支部	唐锦贤	张 豪
	卫校支部	朱天福	—
1984.11~1987.05	机关支部	缪旭东	张毅强
	临床第一支部	冒 美(代,至1985.05)	—
		张爱平(自1985.05)	—
	临床第二支部	刘浩江	—
	医技支部	唐锦贤	张 豪
	后勤支部	黄元培	—
1987.05~1990.07	机关支部	张毅强	—
	内科支部	刘浩江	—
	外科支部	张爱平	—
	医技支部	唐锦贤	张 豪
	总务支部	黄元培	—
1990.07~1994.06	机关支部	张毅强	严志友
	内科支部	刘浩江	—
	外科支部	蔡忠仁	—
	医技支部	唐锦贤(1990.07~1991.11)	张 豪(1990.07~1991.11)
		郭随章(1991.11~1994.06)	沈 贤(1991.11~1994.06)

续表2-1-4

任职时间	支部名称	书记	副书记(委员)
1990.07~1994.06	总务支部	黄元培	陈培均
	老干部支部	周洪宾	－
1994.06~1997.11	机关支部	严志友	吴炽华
	内科支部	江　坚	－
	外科支部	高　俊	－
	医技支部	郭随章	吉志固
	总务支部	陈志林	－
	老干部支部	陈天慈	－
1997.11~1999.06	机关支部	严志友	吴炽华
	内科支部	江　坚	－
	外科支部	高　俊	－
	医技支部	郭随章	吉志固
	总务支部	陈志林	－
	老干部一支部	陈天慈	－
	老干部二支部	张毅强	－
1999.06~2002.12	第一支部	吴炽华	－
	第二支部	何水冰	－
	第三支部	陈志林	－
	第四支部	高　俊	－
	第五支部	江　坚	－
	第六支部	郭随章	－
	第七支部	宋启明	－
	第八支部	张毅强	－
2002.12~2006.09	第一支部	严志友	陆勤美
	第二支部	陈志林	黄友武
	第三支部	王　成	－
2002.12~2006.09	第四支部	高　俊	－
	第五支部	吉志固	金德泉
	第六支部	宋启明	－
	第七支部	张毅强	－

续表 2-1-4

任职时间	支部名称	书 记	副书记（委员）
2006.09~2009.09	机关一支部	吴徐明	吴建华　顾智伟
	机关二支部	陆勤美	龚光明　徐旭东
	机关三支部	陈志林	邬荣斌　陆新华
	临床一支部	王建红	季雪梅　倪静怡
	临床二支部	施民新	许秀梅　蔡守平
	医技支部	吉志固	朱建军　夏淦林
	南院一支部	丁大勇	顾怡舒　张兰凤
	南院二支部	周恒发	张　明　陈慧峰
	老同志一支部	石君碧	王志高　李吉祥
	老同志二支部	张毅强	张健增　陈培均
	老同志三支部	刘万国	丛昌荣　殷永洁
2009.09~2012.10	机关一支部	缪　明	吴建华　陆新华
	机关二支部	陆勤美	徐旭东　龚光明
	机关三支部	陈志林	邬荣斌　顾智伟
	临床一支部	王建红	季雪梅　倪静怡
	临床二支部	蔡守平	许秀梅　黄向华
	医技支部	吉志固	朱建军　夏淦林
	南院一支部	丁大勇	顾怡舒　张兰凤
	南院二支部	周恒发	张　明　陈慧峰
	老同志一支部	石君碧	王志高　李吉祥
	老同志二支部	张毅强	朱　玉　陈培均
	老同志三支部	刘万国	丛昌荣　殷永洁
2012.10~	机关一支部	缪　明	陆新华　顾智伟
	机关二支部	陆勤美	徐旭东　匡　莹
	机关三支部	陈志林	邬荣斌　孙宏林
	临床一支部	王建红	羌曹霞　倪静怡
	临床二支部	江晓晖	邵冰峰　黄向华
2012.10~	临床三支部	季　瑞	许秀梅　秦云霞
	医技一支部	周玉凤	夏淦林　张福明
	医技二支部	吉志固	刘继斌　杨书云
	南院一支部	丁大勇	顾怡舒　王海剑

续表 2-1-4

任职时间	支部名称	书记	副书记（委员）	
2012.10~	南院二支部	周恒发	张　明	陈慧峰
	退休老干部一支部	李吉祥	王志高	施勤耕
	退休老干部二支部	张毅强	吴炽华	朱　玉
	退休老干部三支部	刘万国	丛昌荣	殷永洁

第二节　纪检监察工作

一、组织沿革

（一）纪委

1972~1983 年，党总支指定 1 名委员分管纪检工作。1984 年起设专职纪检员 1 人，各支部增设纪检委员 1 人。1998 年 9 月，建立纪律检查委员会。

（二）监察室

医院监察室成立于 2005 年 12 月，协助院党委、纪委加强党风廉政建设。设主任 1 人、副主任 1 人。

二、管理职能

（一）纪委职能

在上级纪委和院党委的领导下，以邓小平理论和"三个代表"重要思想为指导，认真贯彻执行中纪委及省、市纪检组的工作部署，坚持党要管党，从严治党和标术兼治、综合治理、惩防并举、注重预防的方针，认真履行《党章》赋予的职责，紧紧依靠广大党员，干部和职工群众，加大工作力度，在加强教育、建章立制、纠正行业不正之风、监督检查、纪检组织自身建设等方面开展工作，为保持党组织的先进性和纯洁性，维护纪律的严肃性，营造良好的职业道德和行风建设，为医院的建设、改革和发展的顺利进行提供有力保障。

（二）监察室职能

1. 根据院长室、院党委纪委和上级纪检监察部门的要求，制定医院党风廉政、反腐及行风工作计划。

2. 每季度对党员干部进行党的纪律检查，发现问题及时处理。

3. 配合党委、纪委抓好党风党纪教育、法纪教育和干部廉洁自律反腐败工作，认真检查党纪、法规和医院各项规章制度执行情况。

4. 认真做好人民群众来信来访和群众举报工作，按照"分级负责、归口处理"的原则进行办理，并做好登记、转办和督查工作。

5. 每季度对出院病人调查一次，对反映问题及时反馈有关部门，并有处理结果。

6. 每季度组织一次纪检干部会议，学习有关文件和资料，分析党风党纪和干部廉洁自律情况，找出存在的问题，提出改进措施。

7. 医院基建、财务、人事管理、药品、器械、物资采购等涉及廉政建设方面的主要环节，纪检、监察人员实行全程监督、检查。

8. 完成上级及医院领导交办的临时性工作任务。

三、重要工作

1998 年，中共南通市肿瘤医院纪律检查委员会制定《社会监督制度》《医院教育制度》《职工岗前教育制度》以及《关于行风违纪案件查处工作的意见》《关于加强职业道德建设的暂行规定》等，组织党员学习党纪条规，组织观看《权与钱》《忠诚的卫士》《生死抉择》等警示教育片，开展"以案说纪"征文演讲等活动，建立党风廉政建设责任制和责任追究制，制定《党组织成员及院领导干部廉政守则》。

1999~2000 年，开展清理领导干部公费装住宅电话和领导干部占用公房工作。2001 年，开展推行"阳光工程"和政务公开。2003 年，协助市纪委查处"复方半边莲"事件。2004 年，针对"复方半边莲"事件，完善药事委员会相关制度。

2005 年，协助市纪委调查党员干部违纪违法案件。2006 年，在全院开展"医药购销领域商业贿赂专项治理"活动，先后召开临床医技人员、科室负责人和重点岗位人员座谈会 4 次，并有针对性地与重点科室、重点人员进行个别谈话。在专项治理工作中，共收到药品回扣 1 万元，另有部分人员将钱款上交治理商业贿赂专用账户和市"5·10"廉政账户。

2007 年，开展"廉政文化月""算好廉政账"主题教育月等活动和"廉洁行医、拒收红包"大讨论。全体党员干部廉洁从政、廉洁从医的意识明显增强。

2008 年 6 月，以"构建无红包医患联防机制，促进无红包医院健康发展"为主题，举办"无红包医院大家说"征文活动。

2010 年，以"践行《廉政准则》，争当勤廉表率"为主题开展"5·10"思廉日活动。编印《廉政准则学习材料汇编》，组织全体中层干部签订《廉政承诺书》，督促党员干部自觉执行《廉政准则》的各项规定。9 月开展"算好廉政账"专题教育月活动，先后利用中心组学习、以党支部为单位集中学习、布置党员干部自学等形式认真学习了廉洁自律有关规定和警示教育资料《人生核算——一名囚徒的感言》。不断提高党员干部廉洁从医、从政意识。

2011 年，根据市卫生局要求，对医院中层干部在社区的道德表现情况进行函调。各社区对医院党员干部在社区的道德表现均给予充分的肯定，无一人存在不良道德行为。

2012 年，以"三好一满意"活动为抓手，在全院开展"优质服务明星"评选活动。

2013 年，运用第三方调查对医院服务质量进行客观公正的评价。编印《党风廉政与医德医风学习材料》并下发《医疗机构从业人员行为规范》，加强医务人员医德修养。开展反腐倡廉集中教育整顿活动，对重点岗位、重点人员逐一谈话。开展"5·10"思廉日活动、"算好廉政账"专题教育月活动和"12·9"国际反腐败日活动。结合院内、院外各个时期的"典型案例"，对重点部门和关键岗位人员进行警示教育，引导党员、干部树立正确的世界观、人生观、价值观。

表 2-2-1　　　　　　　中共南通市肿瘤医院纪律检查委员会负责人一览

机　构	姓　名	职　务	任职年份
中共南通市肿瘤医院纪律检查委员会	刘万国	书　记	1998.09~2001.12
	邓锦玲	委　员	1998.09~2004.12
	李建刚	委　员	1998.09~2005.09
	吴炽华	副书记（主持）	2002.07~2005.09
	陈建华	书　记	2005.09~2009.08
	吴炽华	副书记	2005.09~2009.03
	陆新华	副书记	2009.03~2012.04
	陆会均	书　记	2012.04~
	吴徐明	副书记	2012.04~
	陆新华	副书记	2012.04~
	顾智伟	委　员	2012.04~
	陆勤美	委　员	2012.04~

表 2-2-2　　　　　　　　　监察室负责人一览

姓　名	职　务	任职时间
缪　明	副主任（主持）	2005.12~2008.11
陆新华	副主任（主持）	2008.11~2010.05
	主　任	2010.05~
王志宏	副主任	2008.11~

第三节　民主党派

一、农工民主党南通市肿瘤医院支部

建院初期，医院有农工民主党员1人。1983年，陆续发展党员12人。1984年，农工民主党南通市肿瘤医院支部成立，万潜光任支部主任委员。同年，杨鸿钧当选为农工民主党南通市委委员。1988年，支部改选，金显勋任主任委员，并担任农工民主党南通市委委员。1997年起，谭清和任农工民主党南通市委委员、省委委员。2001年起，由陈曾燕任支部主任委员，谭清和、吴云松为副主任委员。2006年4月，兼并南通港口医院，将原农工党市肿瘤医院支部和原农工党港口医院支部合并成立农工党南通市肿瘤医院总支，总支下设两个支部，原市肿瘤医院支部为市肿瘤医院第一支部，原港口医院支部为市肿瘤医院第二支部，原各支部成员不变，陈曾燕任总支主任委员，李汉平任总支副主任委员，吴云松、朱自力、符竺筠任总支委员。同年，陈曾燕当选农工党南通市第八届委员会委员。2011年，陈曾燕、李汉平当选为农工党南通市第九届委员会委员。医院总支部成员46人，第一支部22人、第二支部8人、退休16人。医院总支部多次被中国农工党南通市委员会评为"先进基层组织"，多人多次获得优秀党务工作者和先进个人称号。

二、九三学社南通市肿瘤医院支社

1983年，韩枋被吸收为九三学社社员，参加南通医学院分社的活动。1997年5月6日，九三学社南通市肿瘤医院支社成立。九三学社南通市委名誉主席、政协副主席殷若男，主委、副市长季金虎，市政协副主席、市委统战部部长张楷祖等出席大会。韩枋、刘国富、程克忠当选为支社支委。2001年，刘国富任支社主任委员，王强任副主任委员，有社员9人，均为获高级职称专业技术职务医院人员。同年，刘国富当选九三学社南通市第五届委员会委员。2006年，支部改选，由王强任支社主任委员，刘蓉任副主任委员。至2013年年底，共有社员14人，其中在职10人，退休4人。支社在九三学社市委和中共院党委领导支持下，积极参政、议政，有多名社员为省、市人大代表、政协委员。

三、致公党通大附院、体臣卫校、肿瘤医院联合支部

1985年，市肿瘤医院有致公党党员5人。1986年10月，成立致公党南通市肿瘤医院支部，支部主任王浩声。1994年10月，刘捷兴接任支部主任，并当选通医附院、卫校、市肿瘤医院联合支部副主任委员。2000年，与体臣卫校合并为一个支部。2013年，共有党员3人。

四、中国国民党革命委员会南通支部

2009年12月，经民革江苏省九届委员会第十三次主委会议研究，批准金华加入中国国民党革命委员会南通支部。2011年6月，吴晓燕获批加入民革党。2013年有成员2人。

第三章　群众团体

第一节　南通市肿瘤医院工会委员会

一、组织沿革

医院工会筹建于 1978 年 12 月,恢复、发展工会会员 279 人,建立工会小组 17 个。1979 年 1 月,召开工会全体会员大会,通过民主选举产生工会委员 11 人,经报上级批准成立南通市肿瘤医院工会委员会,3 月,设专职工会主席,副主席为兼任。1984 年,工会增配 1 名干事,同时吸收 12 名在医院工作三年以上的临时工加入工会,工会会员占职工总数的比例由初期的 91% 发展到 100%。1984 年,卫生学校改属市卫生局直接领导,27 名会员从院工会分出。1985 年,全院共有工会会员 416 人,工会小组 31 个。2001 年,全院共有会员 526 人,工会小组 33 个。2006 年 4 月兼并南通港口医院,全院会员 770 人,工会小组 37 个。至 2013 年年底,全院共有会员 1191 人,工会小组 46 个。

二、工作内容

(一)加强政治思想工作

利用各种渠道,采取多种形式,努力提高职工科学技术和政治思想水平。1980 年,建起画廊,配合各个时期中心工作,不定期地刊出专栏,用图片、照片、文字等形式宣传中共十一届三中全会以来的路线、方针、政策,宣传社会主义建设成就,各条战线英雄模范人物事迹,对职工进行共产主义和爱国主义教育;宣传"五讲四美",促进社会主义精神文明建设。1984 年,开办工会阅览室,除接收原图书室一部分书刊外,

又购置大批新书,订阅几十种报纸刊物,每周定期开放。开展"振兴中华"读书活动,读书小组由开始的 1 个核心小组 15 人迅速扩大为 24 个小组共 86 人,举办多期业余文化补习班和英语学习班。1992 年,先后开展"雷锋在南通""雷锋与我""《周恩来》观感""在鲜艳的团旗下"等征文活动,开展"我为医院献一计"活动,共提出合理化建议 15 条。1997 年,工会、团委组织开展"让历史告诉未来"的演讲比赛,观看《红岩魂》展览和《鸦片战争》《大转折》等电影,进行爱国主义和革命传统的教育,坚持一年一次的去平潮敬老院义诊服务活动,组织人员参加市局医疗卫生改革知识竞赛。2007 年,工会、党办、团委共同开展"病人在我心中"演讲比赛。2008 年,开展"天使情怀·首届文明礼仪服务大赛暨文艺汇演"活动。2010 年,举办庆祝国庆 60 周年职工大合唱比赛,全院 350 多名员工走上市文化宫大舞台,南通市电视台作专题报道。2011 年,戏剧小品《身影》代表南通市卫生局参加江苏省卫生厅举办的建党 90 周年文艺汇演,在全省卫生系统各级领导及医务人员中引起共鸣,产生巨大的社会影响。2013 年,医院妇科副主任、主任医师刘蓉光荣当选为中国工会第十六次代表大会代表,于 10 月 18 日至 22 日赴京出席大会。在京期间,刘蓉代表认真参会,积极行使民主权利,反映职工所关注的热点问题。会议结束回南通后,她在院周会上向全院中

层干部畅谈参会感受,传达大会的主要精神,让全院职工倍受鼓舞。

(二)开展文化体育活动

开诊以来,工会经常组织群众性的文艺演出活动,自编自演文艺节目,并添置手风琴、二胡等乐器。1981年,组织群众性歌咏大会。1984年,编排《食堂炊事员》参加市卫生系统文艺会演,获得演出三等奖。组织观看优秀影片和电视节目。1984年春季,组织会员前往苏州、扬州等地旅游。每年春节前夕,与共青团联合举办游艺晚会,组织国庆征文、书法交流活动。建立男女羽毛球队、排球队、篮球队、男女乒乓球队、象棋队、桥牌队。比赛项目有5000米长跑、乒乓球、自行车慢车赛、拔河、托球赛跑、象棋等。1985年,举办第二届迎春运动会。1993年,工会、团委常常联合每周组织舞会、放录像等娱乐活动。1996年,组织"迎春卡拉OK大奖赛""闹元宵、学雷锋、迎三八联欢会""五月的鲜花联欢会"。成立书法美术、歌咏舞蹈、花卉盆景等3个兴趣小组,并正常开展活动,利用职工之家阵地,定期举办舞会,丰富职工的业余文化生活。组织职工前往杭州旅游,参观南湖纪念馆。3次组织200余人赴海宁旅游。1997年,举办"爱国、兴院、敬业"等3场大型文娱晚会,自编群口快板《喜看医院新气象》和小品《迷眼的"红包"》等节目,组织"庆七一迎回归"和"庆十五大"歌咏比赛,举行"庆八一暨第二届卡拉OK演唱比赛",分别组织象棋和五子棋比赛。组织参观如皋十里花市,举办院首届盆景展览。1997年6月,市局工会工作委员会在医院召开创建1/3合格工会小组现场研讨会。1998年,开展寓教于乐的群众性活动,举办新春联谊会、元宵联欢会、"迎三八"、五四晚会、国庆晚会,参加市卫生局组织的文艺调演,舞蹈《等你来》深受好评。组织参加市卫生局组织的第三届运动会,获团体总分第2名,其中获篮球冠军、钓鱼单项冠军、乒乓球第5名。10月份组织"我爱我院"征文及演讲比赛,评出优秀文章10篇,3名优秀演讲者。1999年,工会全面开展"创建合格工会小组"活动。坚持每月一次主题教育活动,如设计院徽、谱写院歌、"火红的青春"演讲,"歌唱祖国"

歌咏比赛、"主人翁教育"等。2000年,举办"卡拉OK"比赛、"红色旋律"游艺会、"回归自然盆景展""时装展示"等。2001年,在每月一次主题教育活动的基础上举办首届职工文化节,参加职工1500余人次,设11个奖项。2007年,开展迎"五一卡拉OK大奖赛""病人在我心中"演讲比赛。2008年,工会与党办、团委共同开展"天使情怀·首届文明礼仪服务大赛暨文艺汇演""天使情怀·第七届抗癌明星文艺汇演""医疗核心制度知识竞赛"等活动。2009年,举办庆祝建国60周年职工大合唱比赛暨第八届抗癌明星活动,全院350多名员工走上市文化宫大舞台。2010年,在"蓝天下的至爱"暨南通市肿瘤医院第九届抗癌明星活动中,工会精心排练的戏剧小品《身影》及配乐诗朗诵《向着阳光飞翔》等节目在市更俗剧院演出,并在南通市电视台作专题报道。2011年,在生命欢歌第八届"蓝天下的至爱"暨第十届"抗癌明星活动"专场文艺汇演中,工会精心排练的戏剧小品《身影》、集体舞《在创建中年轻》及歌与舞《我和你》(中、英文演唱)等节目在濠滨夏夜成功演出;另外,为全面贯彻落实全民健身,组织"庆国庆"——首届职工乒羽联赛。2012年,与教学办合作,举办医院PPT教学演示大赛。2013年,与党办、团委举办"中国梦·医院梦·我的梦"征文活动,对丰富职工生活,陶冶职工情操,起到积极的推动作用。

(三)关心职工生活福利

1980年起,职工因病住院,工会都要组织慰问并赠送营养品。每年向独生儿童赠送一次儿童食品。每年夏季发放防暑降温饮料,组织供应灭蚊药品;冬季发放防寒保暖用品。关心离退休职工生活,主动将补助金送到家中,上门慰问、分送节日礼品。1990年,开展扶贫解困送温暖活动。1993年,全年为职工充灌液化气665瓶,搞好安检工作,解决职工生活上的后顾之忧。组织做好对老干部及退休人员以及患病职工慰问工作,坚持每月为老干部送工资,敬老节、酷暑、严冬多次上门为离退休人员发放慰问品,通报医院情况,组织去无锡旅游,组织参观苏中七战七捷纪念碑。2006年以来,工会根据广大职工的要求,起草并制订《南通市肿瘤医院职工旅游活动方案》，完成两轮职工旅游及上海世博会一日游活动，受到广大职工的欢迎。工会坚持倾听职工呼声，切实为职工解决困难，每年春节前，对现住院职工、身患癌症等特殊病种职工进行集中看望及慰问；对部分困难职工进行困难补助；职工婚庆，工会代表医院送去礼仪贺电；职工生病住院坚持看望、照顾，主动关心，协助他们解决困难；职工亲人去世，工会办理相关事宜，让职工感受到职工之家的温暖。

三、荣誉表彰

1983 年 3 月，放射科工会小组长沈贤出席江苏省工会积极分子表彰大会，被授予全国工会积极分子。1985 年 2 月，参加市卫生系统职工文艺会演，《五好食堂》获演出二等奖。10 月，参加市总工会举办的演讲比赛，"政治思想激励我前进"获二等奖。1989 年 7 月，参加市卫生系统庆"七一"大合唱，获三等奖。1989 年 8 月，参加市卫生系统"没有共产党就没有新中国"演讲比赛，"海外来信"获二等奖，并参加市卫生局的巡回演讲。1992 年，参加港闸区文艺会演，小品《内当家》获优秀创作奖和优秀表演奖。1993 年，参加市总工会举办的演讲比赛，演讲"与癌魔斗争的好医生"获二等奖。1995 年，参加通州市文艺汇演，《内当家》获优秀创作奖和优秀表演奖。1996 年，参加通州市卫生系统文艺汇演，《迷眼的"红包"》获创作奖。1998

年 6 月，在市卫生局第三届运动会上，篮球队获冠军，团体总分第二名。1999 年 9 月，参加市卫生系统庆祝国庆 50 周年文艺调演，"孔雀舞"获二等奖。2001 年 4 月，医院首届职工文化节开幕，历时 8 个月。2001 年 9 月，在市卫生局举办的"学讲话、庆国庆、迎中秋"诗歌会上，葛晓南、张颖朗诵的《诗国之歌》获表演奖。2006 年，在市卫生局第五届职工运动会上，获羽毛球团体比赛冠军、拔河比赛冠军、钓鱼第四、乒乓球第五、团体总分第二。2008 年，在市卫生系统女子广播操比赛中获第三名。2009 年，在市卫生系统组织的国庆 60 周年文艺调演中，戏剧小品《身影》获一等奖。2010 年，在市卫生系统"五月——读书月"征文演讲比赛中获第一名；市卫生系统第三届"院长杯"羽毛球比赛中获团体第三名。2011 年，在市卫生系统"三·八——十字绣"比赛中获第二名；首届"江苏省乒乓球俱乐部冠军总决赛"甲组冠军；获市卫生系统第四届"院长杯"乒足联赛乒乓球冠军和足球团体第二名。2012 年，参加平潮镇全民运动会，获团体总分第一名，并获得最佳组织奖和最佳体育道德风尚奖；在市卫生系统第五届"院长杯"羽毛球比赛中获第二名。2013 年，医院拔河队代表平潮镇参加通州区 2013 年全民运动会获拔河比赛第二名；在市卫生系统第六届"院长杯"乒乓球比赛中获团体第一及院长单打亚军。

表 3-1-1　　　　　1979~2013 年南通市肿瘤医院工会负责人一览

届次	姓名	职务	任职时间
一	吕秀文	主席	1979.03~1986.04
	邹积楠	副主席（兼）	1979.03~1986.12
	茅蕴婷	副主席（兼）	1979.03~1986.12
二	张毅强	副主席（兼）	1986.12~1992.06
	张积熙	副主席（兼）	1986.12~1988.11
三	张毅强	副主席（兼）	1992.06~1995.07
	龚振夏	临时负责人（兼）	1995.07~1995.12
四	施勤耕	主席	1995.12~2006.07
五	徐速	副主席	2006.05~

第二节　南通市肿瘤医院职工代表大会

一、南通市肿瘤医院第一届职工代表大会

1981年，建立职工代表大会制度，民主选举产生职工代表28人。同年4月，召开医院首届职工代表大会。主席团由吕秀文、张豪、张积熙、沈贤、成锦香5人组成。会议广泛征求职工意见，以解决职工后顾之忧。会议号召全体职工积极参加医院经济管理，投入以提高医疗质量为目标的劳动竞赛和立功活动。

二、南通市肿瘤医院第二届职工代表大会

1984年9月，医院进行领导体制改革，着手实行经济管理，召开第二届职工代表大会。参加会议的职工代表36人，主席团由吕秀文、张豪、张积熙、沈贤、成锦香5人组成。会议审议通过医院改革方案，号召全院职工发扬主人翁精神，同心同德，为保证医院改革的顺利进行，创建高标准的文明医院共同努力。会议总结、肯定检验科、妇科勇于实践、锐意改革的经验。

三、南通市肿瘤医院第三届职工代表大会

1988年3月31日，召开第三届职工代表大会，正式代表48人，特邀代表7人，列席代表7人。会议由张毅强主持，杨新泉致开幕词，马春旺作工作报告，宋启明提交2条提案供职代会审议，张毅强代表工会作工作报告。31日，张毅强作《职代会工作条例》的说明，职工代表大会通过条例，张积熙致闭幕词。

四、南通市肿瘤医院第四届职工代表大会

1992年6月，医院召开第四届职工代表大会，参加会议的正式代表56人，列席代表16人，主席团由马春旺、陈汉均、吴炽华、陈桂英、金显勋、张毅强、施勤耕、缪宏兰、马汉成9人组成，秘书长张毅强（兼）。会议审议通过《医院第三届工会委员会工作报告》《第三届工

会委员会财务经费使用情况汇报》。会议提出落实《中华人民共和国工会法》，依靠全院职工，积极主动、独立负责地开展各项工作，更好地调动职工社会主义建设积极性，为医院工作再上一个台阶而努力奋斗。大会选举产生医院第四届工会委员会，由张毅强、朱玉、吴炽华、何水冰、沈贤、陈志华、李建刚、金显勋、施玉英、姜继礼、龚振夏11人组成。本届职工代表大会与工会会员代表大会合并召开。

附：第四届职代会各专门工作委员会

提案审查委员会
　　展宝田　金显勋　浦鲁言
经费审查委员会
　　王志高　杨　坚　张曦霞
劳动竞赛委员会
　　马春旺　郁惠高　江　坚　黄益人
　　龚光明　杨　炳
生活福利管理委员会
　　陈志林　房　敏　朱　明　陈汉均
文体、兴趣活动管理委员会
　　吴云松　蒋灿云　吴遂华　周国根
　　周红芳　陆勤美

五、南通市肿瘤医院第五届职工代表大会暨会员代表大会

1995年12月，医院召开五届一次职工代表暨会员代表大会。参加大会的正式代表56人，列席代表32人。主席团成员由马汉成、陈萍、陈汉均、张爱平、吴炽华、金显勋、施勤耕、徐必林、龚振夏9人组成，秘书长施勤耕（兼）。会议审议通过《医院工作报告》《医院第四届工会委员会工作报告》《医院财务预决算报告》。会议选举产生医院第五届工会委员会，由许广照、吴云松、吴炽华、何水冰、李建刚、陈萍、施玉英、施勤耕、姜继礼、夏淦林、谭清和11

人组成。会议要求，认真贯彻中共十四届五中全会精神，增强改革意识，积极参与改革，加快改革力度，学习宣传《中华人民共和国工会法》《中华人民共和国劳动法》，在职工中开展"创建文明活动和风采展示活动"，大力加强工会工作的规范化、制度化建设，更好地维护职工的合法权益，多办实事，开展各项文体活动，共同创建医院文化。

1996年6月，医院召开五届二次职工代表暨会员代表大会。参加会议的正式代表56人，列席代表32人。讨论并通过《职工购房集资规定》，要求各职能部门把安居工程作为一项既定方针认真贯彻，真正把这项实事办好。

1998年3月，医院召开五届三次职工代表暨会员大会，参加会议的正式代表61人，列席代表41人，会议主席团由姚伟、徐必林、龚振夏、施勤耕、谭清和、马汉成、陈汉均、吴炽华、陈萍9人组成。会议审议通过《1998年度医院工作意见》《1997年度工会工作报告》《1997年度财务决算和1998年度财务预算报告》。会议要求高举邓小平理论伟大旗帜，深入学习、贯彻、落实中共十五大精神，不断提高领导干部和全体职工的思想觉悟和业务素质，进一步深化医院改革，走科技兴院的道路。充分发挥专科优势，不断强化医疗、行政和后勤管理，把各项工作抓紧、抓细、抓实，为顺利完成全年各项任务而努力奋斗。

1998年10月，医院召开五届四次职工代表暨会员代表大会。出席会议正式代表59人，列席代表48人。会议主席团成员由姚伟、徐必林、龚振夏、施勤耕、陈萍、谭清和、陈汉均7人组成。秘书长施勤耕（兼）。会议审议并通过院长姚伟《关于医院发展问题》的报告，审议副院长黄元培《关于职工集资购房试行办法》的报告和说明，通过《职工集资购房办法》并形成决议。

1999年10月，医院召开五届五次职工代表暨会员代表大会。参加会议的正式代表59人，列席代表49人。会议主席团由姚伟、徐必林、龚振复、施勤耕、许广照、谭清和、陆勤美7人

组成，秘书长施勤耕（兼）。会议审议并通过《医院"十五"发展总体规划》《医院考核实施细则》和《一次申告待岗制度》3个报告和说明，审议通过《工会工作报告》和工会主席《述职报告》，并对工会主席进行民主测评。

2001年2月，医院召开五届六次职工代表暨会员代表大会。出席大会的正式代表62人，列席代表46人。由姚伟、徐必林、龚振夏、黄元培、谭清和、许广照、陆勤美、施勤耕、展宝田9人组成会议主席团，秘书长施勤耕（兼），副秘书长展宝田（兼）。大会讨论、审议并通过《医院工作报告》《工会工作报告》《医院财务预、决算报告》《关于进一步深化医院内部改革的决定》《实施院科两级负责制的意见》《科室成本核算和管理实施方案》《人事制度改革实施方案》《分配制度改革方案》《后勤管理改革方案》。会议要求，以邓小平理论和"三个代表"重要思想为指导，全院职工在院党委、院长室领导下，全面贯彻城镇医疗卫生体制改革的有关文件，认真落实医院有关改革规定，围绕"以病人为中心"，狠抓医疗服务质量，同心协力，开拓创新，励精图治，为新世纪起好步，为"十五"规划开好局，为医院再创辉煌做出贡献。

2002年3月，医院召开五届七次职工代表暨会员代表大会。出席大会的正式代表60人，列席代表18人。由姚伟、张一心、黄元培、谭清和、许广照、陆勤美、施勤耕、展宝田、吉永发9人组成会议主席团，秘书长施勤耕（兼），副秘书长展宝田（兼）。大会讨论、审议并通过《医院工作报告》《工会工作报告》《医院财务预、决算报告》。会议讨论关于如何加速医院发展步伐，构建现代化肿瘤专科医院的宏伟蓝图，明确医院发展方向、目标及采取的对策。

2003年3月，医院召开五届八次职工代表暨会员代表大会。出席大会的正式代表59人，列席代表17人。由姚伟、张一心、黄元培、谭清和、许广照、陆勤美、施勤耕、展宝田、吉永发9人组成会议主席团，秘书长施勤耕（兼），副秘书长展宝田（兼）。大会讨论、审议并通过

《医院工作报告》《工会工作报告》《医院财务预、决算报告》。会议号召全院职工要在院党委、院长室的领导下,以更加饱满的精神状态,投入到新一轮的改革、建设和发展中去,抓住机遇、勇于创新、齐心协力,站在新起点,再创新业绩。

附:第五届职代会各专门工作委员会

经费审查委员会

　　施玉英　陈建华　金德泉

提案审查委员会

　　展宝田　谭清和　蔡守平

资格审查委员会

　　徐必林　龚振夏　吴炽华

劳动竞赛委员会

　　龚振夏　许广照　郁惠高　江　坚

　　马汉成　缪宏兰　杨　炳

文体活动管理委员会

　　王志高　陈志林　房　敏　陆新华

　　陈汉均

退休职工管理委员会

　　张爱平　吴炽华　何水冰

女工委员会

　　何水冰　张兰凤　赵兰英　曹　杰

　　陈建华　倪　杰

六、南通市肿瘤医院第六届职工代表大会暨会员代表大会

2006年7月,医院召开六届一次职工代表暨会员代表大会。参加大会的正式代表88人,列席代表32人,大会由南通市肿瘤医院六届一次职代会主席团主持。大会听取、讨论、审议通过《医院工作报告》《第五届工会委员会工作报告》《医院财务预决算报告》《南通市肿瘤医院十一五发展规划》。会议选举产生医院第六届工会委员会,由许广照、吴云松、孙向阳、徐速、施民新、王建红、赵季忠、何水冰、夏淦林、孙宏林、许秀梅、陆勤美、陈曾燕13人组成。会议要求,面对艰巨繁重的目标任务、全体员工一定要增强忧患意识,要清醒地看到前进道路上的困难和风险,要做到解放思想,观念再更新,目

标再锁定,措施再创新,能力再增强,聚精会神搞建设,一心一意谋发展。

2007年7月,医院召开六届二次职工代表暨会员代表大会。出席大会的正式代表75人。大会由南通市肿瘤医院六届二次职代会主席团主持。大会听取、讨论、审议通过《深化改革 优化资源 构建和谐 开创肿瘤医院又好又快发展新局面》的医院工作报告、《2006年度财务决算情况和2007年财务收支报告》《工会工作报告》《工会经费审查报告》,同时,大会审议并原则通过《南通市肿瘤医院奖惩办法及实施细则》。大会要求,全院上下要把思路凝聚到加快发展上,把重点放到狠抓落实上,以开拓创新的精神和求真务实的作风,顾全大局、强化责任意识,始终保持昂扬向上、奋发有为的精神状态,以高度的责任感和使命感,抓好医院各项业务,节俭创效益,务实求发展。

2008年4月,南通市肿瘤医院六届三次职代会在医院多功能厅召开。出席会议的职工代表101人,列席代表23人。大会由南通市肿瘤医院六届三次职代会主席团主持。大会听取、讨论并审议通过《医院工作报告》《2007年度财务决算执行情况和2008年财务预算》《医院关于购置PET—CT情况的说明》《工会工作报告》《六届二次职代会提案落实情况报告》。大会号召全体职工团结起来,在院党委、院长室的领导下,坚定信心,凝聚合力,扎实工作,奋斗拼搏,为全面实现2008年的任务目标和创建三级肿瘤专科医院而努力奋斗。

2009年5月,南通市肿瘤医院六届四次职代会暨会员代表大会在医院多功能厅召开。出席会议的正式代表85人,大会由南通市肿瘤医院六届四次职代会主席团主持。大会听取、讨论、审议通过《医院工作报告》《2008年度财务决算情况和2009年财务预算报告》《工会工作报告》《南通市肿瘤医院中层干部选拔任用实施意见》《医院关于北院西侧征地的情况说明》。

2010年3月,南通市肿瘤医院六届五次职工代表暨会员代表大会在医院多功能厅召开。出

席会议的正式代表92人，大会由南通市肿瘤医院六届五次职代会主席团主持。大会听取、讨论、审议通过《医院工作报告》《2009年度财务决算和2010年财务预算报告》《工会工作报告》《2009年度工会经费审查报告》《六届四次职代会提案落实情况报告》；审议并原则通过《南通市肿瘤医院奖惩实施细则》《医院科技与人才奖励规定》和《关于建立医疗风险基金和加强医疗不良事件管理的暂行规定》。大会要求，全院上下要把思想凝聚到加速发展上，全力推进三级甲等医院的创建工作；更加注重医疗质量和医疗安全工作；加强学科建设和人才培养，实施科技兴院战略；强化成本核算观念，注重开源节流，大力增收节支；加快基础建设，统筹南北院发展。

2011年5月，南通市肿瘤医院六届六次职工代表暨会员代表大会在医院多功能厅召开。出席会议的正式代表93人，大会由南通市肿瘤医院六届六次职代会主席团主持。大会听取、讨论、审议通过《医院工作报告》《2010年财务决算和2011年财务预算报告》《工会工作报告》《2010年工会经费审查报告》《六届五次职代会提案工作落实情况的报告》；大会审议并原则通过《南通市肿瘤医院"十二五"发展规划》（讨论稿）。大会要求，全院上下要把思路凝聚到加快发展上，抓好医院各项工作，实现医院规模扩大、综合实力提高、基础设施完善、人才结构合理、技术水平提高、医院环境优美、管理科学规范的整体目标。

2012年6月，南通市肿瘤医院六届七次职工代表暨会员代表大会在医院多功能厅召开。出席会议的正式代表97人，大会由南通市肿瘤医院六届七次职代会主席团主持。大会听取、讨论、审议通过《医院工作报告》《2011年度财务决算和2012年财务预算报告》《工会工作报告》《2011年度工会经费审查报告》《六届六次职代会提案落实情况的报告》《关于增补工会委员、女工委员的方案》；大会审议并原则通过《南通市肿瘤医院关于退休人员聘用管理的暂行

规定》。会议号召，全院干部职工要更加紧密地团结起来，进一步强化危机意识、发展意识、大局意识，激发内生动力，形成聚精会神搞建设，一心一意谋发展的浓厚氛围，锐意进取，扎实工作，为推进医院发展新跨越而努力奋斗。

2013年6月，南通市肿瘤医院六届八次职工代表暨会员代表大会在医院多功能厅召开。出席会议的正式代表95人，大会由南通市肿瘤医院六届八次职代会主席团主持。大会听取、讨论并审议通过《医院工作报告》《医院"十二五"规划实施情况回顾及下阶段工作部署》《医院2011~2020年发展规划》《2012年度财务决算和2013年财务预算报告》《2012年度医院审计工作情况报告》《工会工作报告》《2012年度工会经费审查报告》《六届七次职代会提案落实情况的报告》。大会审议并原则通过《医院奖惩实施细则》《医院绩效工资分配指导意见》。会议号召全院干部职工要更加紧密地团结起来，同心协力、锐意进取、扎实工作、共同为推进医院发展新跨越而努力奋斗。

附：第六届职代会各专门工作委员会

资格审查委员会

　　陈建华　丁大勇　孙向阳

劳动竞赛委员会

　　张一心　王海剑　陆勤美　陈志林

　　龚光明　沈　康　周恒发　程　飞

提案审查委员会

　　陈建华　顾智伟　李建良　李汉平

女工委员会

　　蔡　晶　杨晓晴　张小芹　张兰凤

　　张慎芳　倪　杰　蔡守平　成锦香

退休职工管理委员会

　　陆会均　孙向阳　蔡　恕　周　湛

　　徐　燕

民调委员会

　　徐　速　邬荣斌　吴徐明　严志友

　　何水冰　缪宏兰　王志宏

文体活动管理委员会

　　缪　明　周存凉　陈午才　吴志军

第三节　共青团南通市肿瘤医院委员会

一、组织沿革

1974 年,医院建立共青团支部,共有团员 18 人。1976 年,建立团总支,团员人数发展到 64 人,共设临床、医技、卫校 3 个支部。1983 年团员人数增加到 222 人,共设 8 个支部:临床支部 2 个,医技支部 1 个,卫校支部 5 个,历任团总支负责人均为兼职。1987 年,因医院附属卫生学校并入南通卫生学校,卫生学校共青团支部分出,医院设支部 3 个。1988 年 10 月 26 日,团总支委员会改为团委会。1988 年 10 月 28 日,医院首届团员代表大会召开,下属支部 5 个,共 123 名团员选举产生团委委员 7 人,以后团员代表大会每五年召开一次。医院第二届团员代表大会于 1994 年 5 月召开,选举团委委员 5 人。1998 年 12 月 12 日,医院召开第三届团员代表大会,选举团委委员 5 人,下设 5 个支部,共有团员 135 名。2006 年 4 月,医院兼并南通港口医院,16 名团员一并列入医院团委统一管理。2007 年 6 月 23 日,召开医院第四届团员代表大会,选举团委委员 7 人,下设 6 个团支部,共有团员 281 人。至 2013 年年底,全院共有共青团员 284 人,其中保留团籍的党员 7 人。团委每年一次开展评优评先活动,2004 年至 2013 年,150 多人荣获“优秀团员”称号。在医院党委的领导下,共青团积极发挥党的助手和后备军作用,成为党联系青年的桥梁和纽带。

二、代表大会

（一）共青团南通市肿瘤医院第一届代表大会

1986 年 6 月 8 日,召开全体团员大会,卢国平、蔡晶、沈康、刘志成、高志斌、郭汉菊当选团总支委员。1988 年 10 月 28 日,召开第一届团员代表大会,代表 123 人,缪宏兰作《工作报告》,缪宏兰、卢国平、郭汉菊、秦怡、瞿国霞、杨其昌、陈忠当选为团委委员,缪宏兰任团委书记。

（二）共青团南通市肿瘤医院第二届代表大会

1994 年 5 月 4 日,召开第二届团员代表大会,代表 126 人,缪宏兰作《工作报告》,杨其昌、俞海忠、许容芳、周国根、李耀洲、葛伯建当选为团委委员,杨其昌兼团委副书记。

（三）共青团南通市肿瘤医院第三届代表大会

1998 年 12 月 12 日,召开第三届团员代表大会,代表 135 人,杨其昌作《工作报告》,孙向阳、缪明、葛晓南、顾亚春、刘爱梅当选为团委委员,葛晓南任团委临时负责人。市卫生局团委书记张丽华到会讲话。1999 年起,缪明任团委副书记(兼职)。

（四）共青团南通市肿瘤医院第四届代表大会

2007 年 6 月 23 日,召开第四届团员代表大会,代表 65 人,缪明作《工作报告》,葛晓南、孙峰、陶冶、朱亚丽、曹飞、罗艳、陆泓当选为团委委员,市卫生局团委书记邵慧专到会讲话,葛晓南任团委副书记主持工作。2009 年 11 月,增补孙峰为团委副书记。

三、组织活动

（一）青年文明号创建活动

自 1992 年开始开展“青年文明号”创建工作,先后有内科八区、外科二区、五区护理组被评为“南通市青年文明号”集体。2007 以来,不断加强和完善对青年文明号的管理,规范活动流程,创新活动形式,2010 年 12 月印发“青年文明号”“青年岗位能手”管理办法,2011 年专门成立“青年文明号”创建活动领导小组,每年组织青年文明号集体负责人参加号手培训。2011 年,ICU 集体被批准为“南通市卫生系统青年文明号争创集体”。2012 年 9 月,六病区(胸外科)护理组顺利通过省卫生厅专家组的现场考核评审,被授予“2010~2011 年度全省卫生系统省级青年文明号”。

至 2013 年 12 月, 全院共有省级青年文明号

1个:六病区(胸外科)护理组;南通市级青年文明号3个:四病区护理组、六病区(胸外科)护理组、十二病区护理组;南通市级青年文明号创建集体1个:ICU集体。各青年文明号集体根据各自特点,以提高医疗质量、服务水平为重点,开展业务技术大比武等活动,为推进全院各项工作的全面提升发挥重要作用。

(二)青春创业行动

医院团委引导和鼓励团员青年在各自岗位上建功立业,通过开展就业观念引导、技能培训、岗位实践帮助青年提高职业技能;通过开展青年创业竞赛、宣传青年创业典型,营造有利于青年创业的良好氛围。2004年开展"青春、奉献、敬业"征文、"青春创业大讨论""我为团旗添光彩"主题活动;2005年组织"学理论、知团情"团知识竞赛,"新时代、新风采"团员标准大讨论;2008年与相关科室共同组织医疗核心制度知识竞赛、"天使情怀"文明礼仪服务大赛;2009年在团员青年中开展"我为医院发展献计策"大讨论;2010年举办"三优一满意"优质服务竞赛;2011年开始,每年在青年医务人员中开展"树先进典型、弘扬正能量"为主题的"青年论坛"活动,先后邀请施民新、杨磊、刘继斌、王小林、秦云霞等优秀青年典型畅谈成长经历,通过榜样力量鼓励、影响医院青年创业成才;2013年配合医务科举办"医疗安全质量知识竞赛";每年都和医务科、护理部共同组织青年医护人员操作技能比武。

医院先后有杨磊、刘继斌、王小林、苏小琴、贾美群5名优秀青年被评为"南通市青年岗位能手";杨磊当选南通市青年联合会第十、十一届委员会委员并获得"第八届南通市五四青年奖章";葛建娟被评为"江苏省优秀共青团员";葛晓南被评为"南通市新长征突击手";先后数十名团员、团干部被评为"南通市卫生局优秀团员""南通市卫生局优秀团干部"。

(三)青年志愿者活动

团委坚持长期开展形式多样的志愿者活动。2004年开始,实行青年志愿者注册制度,每年志愿者进行集中培训,制订奖励政策。2011年开始

每年评选10名优秀志愿者进行奖励,形成自己的志愿者服务品牌。

1. 院内志愿医疗服务。2009年开始,成立青年流动志愿服务队,在每周一至周三上午患者就诊高峰到门诊导医导诊、开展便民服务。

2."送医下乡""送医进社区""关爱夕阳红"志愿服务。1986年6月1日,市肿瘤医院共青团青年服务队到平潮小学免费为150名学生体检。2001年到2013年,结对帮扶天生港泽生社区、平潮镇敬老院,每年定期上门义诊、免费体检、健康知识讲座。每年配合医务科、开发部到乡镇、街道、农村开展义诊。

3. 捐资助学,奉献爱心。2007年捐助放疗科鼻咽癌儿童钱拷文。2009年开始,组织志愿者参加市妇联"爱心助孤促成长"工程,共结对帮扶6名孤寡儿童,其中年龄最小的4周岁,年龄最大的13周岁,每年上门慰问不少于2次、资助金额不少于1000元,直至这6名儿童年满18周岁。2012年捐助平潮中学高一特困学生。

4. 公益性志愿服务。2003年"非典"期间,广大团员青年主动请战到"非典"一线,200名团员参加造血干细胞骨髓捐献报名。2008年至2013年,共计120余人参加团市委在每年7、8、9月份组织的市区文明交通劝导志愿服务。2008年5月,280名团员捐款1.81万元、红十字募捐2594.60元、缴纳特殊团费5490元,用于支援四川汶川地震灾区。2009至2013年共有569名青年志愿者主动报名义务献血,总献血量达到159700毫升。2013年4月,团员缴纳5691元特殊团费支援四川省芦山地震灾区。组织参加每一届"蓝天下的至爱"慈善捐款、每年的爱心一日捐。

(四)青年文化

1. 文体活动

1986年5月4日,团总支部委员会组织团员青年一行35人参观南通经济开发区,了解、感受南通改革开放的巨大成就。1986年1月24日,与工会一起举办迎春晚会。1987年2月11日,与工会一起举办元宵游艺会,展示会员、团员自制的多种花灯,放焰火,举行猜灯谜、蒙目击鼓、钓鱼、套

圈、交谊舞会等文娱活动。1989年9月14日,团委组织赏月晚会,举行歌咏、诗歌朗诵、舞会等活动。2002~2008年,坚持每周四开放医院舞厅,举办舞会。2005年,60余名团员参加团市委组织的"和谐南通、青春同行"保护母亲河活动。2007年组织参加"牵手迎奥运,万人健步走"活动南通站启动仪式。2008年,苏通大桥通车后,组织"看家乡巨变,为南通喝彩"活动,55名团员青年参观苏通大桥、园博园。2008年开始医院网站开辟共青园地。2007~2009年先后组织65名单身青年参加"玫瑰之约"青年派对。2008~2010年,举办四期瑜伽健身培训班。2011年开始,组织"光影星播客"活动,选择经典影片播放,丰富青年业余文化生活。2011~2012年举办"与经典同行·为生命阅读"主题读书活动。2012~2013年连续举办"保护生态文明·共建美丽南通"低碳环保徒步活动。2013年组织《梦想起航、舞动青春》新员工汇报演出。每年围绕春节、"五一"、国庆、圣诞节、元旦等重大节日开展联欢活动。医院乒乓球队、羽毛球队、足球队、篮球队等兴趣小组定期开展活动,并与兄弟单位组织友谊赛。

2. 各类竞赛

1989年6月30日,召开全体共青团员大会,颁发团员证,举行"我对党说知心话"演讲比赛。1991年7月6日,由团委组织的国防知识竞赛获市卫生系统市直医院一等奖。1998年5月27日,在市卫生局举办的青年歌手比赛中,孙艺梅、周红芳、宗莉获市卫生系统"十佳歌手"称号。1999年6月10日,与院工会一起举办"火红的青春"演讲比赛,评出优秀奖3名。学习"三个代表"重要思想,组织参加市卫生局组织的"党在我心中"知识竞赛,获优胜奖。2005年10月,组织"学理论、知团情"增强团员意识教育主题竞赛活动。2007年9月20日,举办"病人在我心中"演讲比赛。2007年8月10日,曹乐参加"豪森杯"南通市卫生系统推广普通话形象大使选拔赛暨优秀中华诗文朗诵

会,获得第三名。2008年组队参加南通市卫生系统首届"挑战杯"青年辩论赛,获优胜奖。2010年举办首届文明礼仪服务大赛暨文艺汇演。2011年组织"红色的经典、温暖的记忆"纪念建党90周年经典诗文朗诵会,团委选送作品"我骄傲,我是中国人"获一等奖。2012年举办"劳动、创造、奋斗——我们的青春故事"征文比赛、"回顾辉煌历程·喜迎党的十八大"读书竞赛、"劳动、创造、奋斗——我(们)的青春故事"征文大赛,纪念建团90周年系列活动"真情与感动——我难忘的医患情"征文活动。2013年组织"中国梦·医院梦·我的梦"主题征文比赛。

3. 爱国主义和革命传统教育

每年清明前后组织凭吊革命先烈,2000~2013年,先后组织到上海龙华烈士陵园、海安七战七捷纪念馆、南京雨花台、盐城新四军纪念馆、茅山、南通烈士陵园等地开展"凭吊革命先烈、重温入团誓词"活动。每年召开纪念9·18事变青年座谈会,引导青年"勿忘国耻、理性爱国"。

四、荣誉表彰

1991年度,被南通团市委授予"青年思想政治教育先进单位"。

2006年度,被南通市卫生局团委授予"增强团员意识教育优秀组织奖"。

2007年度,被南通市卫生局团委授予"卫生系统先进团组织"。

2009年度,被南通市卫生局团委授予"卫生系统先进团组织"。

2010年度,被南通团市委授予"南通市五四红旗团委"。

2011年度,被南通市卫生局团委授予"卫生系统先进团组织"。

2012年度,被南通市卫生局团委授予"卫生系统先进团组织"。

表 3-3-1　　　　　1982~2013 年共青团南通市肿瘤医院委员会负责人一览

姓　名	职　务	任职时间	姓　名	职　务	任职时间
谢群安	团支部书记	1974.09~1976.09	杜家菊	团总支书记	1982.05~1986.05
钱瑞熙	团支部副书记	1974.09~1976.09	龚光明	团总支副书记	1984.05~1986.05
金德泉	团总支书记	1976.09~1978.09	蔡　晶	团总支副书记	1986.05~1988.12
王学政	团总支副书记	1976.09~1978.09	缪宏兰	团委书记	1988.12~1994.05
缪宏兰	团总支副书记	1976.09~1978.09	杨其昌	团委副书记	1994.05~1998.05
杨新泉	团总支负责人	1978.09~1980.09	葛晓南	团委负责人(临时)	1998.12~1999.07
石初培	团总支负责人	1978.09~1980.09	缪　明	团委副书记(主持)	1999.07~2007.08
成锦香	团总支副书记	1980.09~1984.05	葛晓南	团委副书记(主持)	2007.08~
许　俊	团总支副书记	1980.09~1984.05	孙　峰	团委副书记	2009.11~

第四节　南通市肿瘤医院红十字会

1989 年 11 月 8 日，南通市肿瘤医院红十字会成立。副会长宋启明主持会议，会长张爱平作工作报告，张毅强宣读《红十字会章程》，市红十字会副会长江鸣皋到会讲话。市红十字会医院副院长李华致贺词，市红十字会秘书唐民隆、代表龚光明发言，市肿瘤医院红十字会会员 300 人参加会议。自成立以来，院红十字会做了大量的工作，每年都积极组织活动，先后为红十字救灾救助基金、江苏省骨髓库、抗癌协会、慈善会募捐；参与"博爱在江苏，人道万人捐"的捐款活动；为四川、青海玉树地震灾区捐款；倡导全院职工为贫困患者捐款，资助孤寡儿童，并多次上门看望慰问；组织医院职工完成义务献血；组织大型义诊及体检活动，分发健康教育宣传材料等。

表 3-4-1　　　　　　　　南通市肿瘤医院红十字会工作统计

年 份	捐款活动	义诊活动(次)	献 血	其 他
2000	红十字救灾救助基金 9900 元	2	—	—
2003	捐江苏省骨髓库 5406.50 元、抗癌协会 1.1 万元、慈善会 4338 元	11	49 人次	—
2004	为患者王颖捐款 4657 元	6	100 人次，共采血 101 袋	—
2006	"博爱在江苏,人道万人捐"活动,共捐款 7000 余元	4	—	发放宣传资料近万份
2007	"博爱在江苏,人道万人捐"活动,捐款 1.67 万元	17(服务 1600 人次)	—	—
2008	四川地震灾区捐款 2.34 万元	5	—	—
2009	捐款近 3.2 万元	5	—	体检 13 次,发放宣传资料近万份
2010	青海玉树地震捐款 10 万元	4	—	资助孤寡儿童 3 人,多次上门看望慰问
2011	捐款近 3100 元	9(服务 4960 人次)	192 人次	体检 2966 人次
2012	—	4(服务 310 人次)	19 人次	体检 1988 人次,发放宣传资料近万份
2013	—	7(服务 800 人次)	组织献血 2 次(献血量 19800 毫升)	体检 1642 人次,发放宣传资料近万份

第五节　市归国华侨联合会肿瘤医院小组

　　1986 年 9 月 3 日，医院党总支委员会邀请归侨、侨眷学习座谈《中国归国华侨联合会章程》，酝酿成立医院侨联小组事宜。10 月 6 日，南通市归国华侨联合会市肿瘤医院小组成立。市侨联主席陈运熙出席大会并讲话。医院党总支书记缪旭东出席并讲话。11 月 21 日，市肿瘤医院侨联小组推举叶青丽为小组长，1989 年 10 日刘捷兴接任小组长。2013 年南通市肿瘤医院侨联小组成员共有 7 人，发挥语言通、人头熟两优势，为南通市外向型经济建设服务。

第四章　医疗护理

第一节　医　务　科

一、科室沿革

1974年6月医务组成立，负责人1人，工作人员1人。1975年医务组更名为医教组，负责人1人、工作人员1人。1980年6月更名为医务科，科长1人、副科长1人。1984年，科长1人、副科长2人、工作人员3人。2001年，科长1人、副科长1人、工作人员2人。2006年4月，兼并南通港口医院，科长1人，副科长3人，工作人员14人（含病案室）。2011年，科长1人、副科长2人、工作人员16人（含病案室、医患沟通中心及专家会诊中心）。2013年，科长1人、副科长2人、工作人员18人。

二、管理职能

（一）主持各专门医疗质量安全管理委员会工作，负责拟订全院医疗工作计划和起草医疗工作总结，制订全院医疗质量安全管理方案。

（二）组织全院医务人员学习和贯彻执行政府和卫生部门颁发的有关医疗业务的规定、条例、标准。

（三）建立和健全各项规章制度，督促和检查规章制度的执行情况，组织实施医疗质量控制及检查，落实技术操作等规程，并做好全院医疗工作的持续改进。

（四）组织协调各临床、医技科室正常的医疗活动。深入各医疗科室，了解医疗服务质量以及各种医疗数据，及时向领导汇报，并提出建议。对突出的问题采取措施，及时解决、保证全院医疗工作的正常运转。

（五）做好群众有关医疗业务方面的来信、来访、求医咨询等接待处理工作，加强医疗安全管理。对医疗事故进行调查、组织讨论、分析原因、分清责任。督促有关科室提出处理意见，制定防范措施，教育当事人及全体医务人员。必要时提交院医疗事故技术鉴定委员会讨论，向上级报告。做好医疗纠纷的解释或善后工作。

（六）负责组织重大手术和危重病人抢救工作，负责处理医院间的会诊、出诊和转诊。

（七）组织并主持多学科专家会诊中心工作，做到合理规范收治。

（八）负责医院病案统计管理工作，切实发挥病案统计管理在临床、医疗、教学、科研等方面的作用。

（九）负责抗菌素合理使用专项整治工作，对抗菌药物供应目录进行动态管理。

（十）负责医院新技术准入，大力鼓励科研和新技术、新项目的开展，完善新技术项目临床应用的质量控制管理，提高医院整体医疗技术水平。

（十一）加强重点专科建设，做好重点专科评审工作，提高单病种综合治疗水平。

（十二）做好癌症早诊早治工作，为省城市癌症早诊早治的技术方案和管理模式提供科学依据。

（十三）负责做好等级医院评审工作，贯彻持续改进原则，积极推进医院的持续健康发展。

（十四）组织业务科室落实医院与外单位横向联系及与基层医院实施对口支援的具体实施。

（十五）做好院红十字会管理工作。

三、管理工作

1985年，注重医务人员的职业道德教育，不断提高医务人员的素质，规范医疗行为，强化服务意识，通过"优质、高效、低耗、便捷"的服务，提高医疗服务质量。（一）严格执行《江苏省病历书写规范》及市卫生局有关病历书写方面的规定。医院成立病历和处方及医疗技术质量检查小组。（二）坚持执行首科负责制。科主任、主治医师上门诊制度，规定副主任医师每周4小时上门诊，加强门诊力量，及时诊治疑难病例。（三）提高急诊应急能力。调整医院抢救领导小组，组织有关人员反复学习卫生部关于急诊科（室）建设的文件，召开急诊工作会议，加强对急诊护士护理培训，更新与补充急救药物，充实与检修急诊设备，确保抢救工作的正常进行。（四）加强病员随访和体检工作。

1992年，制定《关于学术活动、进修学习的管理意见》《关于病历、处方书写质量的奖罚暂行规定》等，注意抓三级查房、疑难危重病例讨论、死亡病例讨论、重大手术术前讨论和消毒隔离等与医疗护理有关的制度的落实。强化质量管理，实行院科两级考核负责制，将科室对照自查和院部每季度大检查相结合，重点检查住院病历、门诊处方的书写质量等。

1993年，医护质量管理委员会定期研究如何提高医疗质量，并根据有关制度对医疗质量进行监督管理。病案管理委员会统一病历处方的检查标准，加强医疗文书书写质量管理，坚持每月抽查住院病历、门诊病历和处方，碰到疑难问题及时研究处理，对抽查结果每月张榜公布，并根据有关规定进行奖惩。多次组织医护人员观看全国肿瘤防治办公室和中国抗癌协会联合摄制的"中国常见恶性肿瘤诊治规范"录像。加强医疗秩序管理，对私自外出会诊手术人员进行调查处理，重申外出手术、会诊的有关规定。明确药品临床验证必须有省、市卫生部门正式文件和协作单位的批复，统一由医务科组织，登记备案。重申三级查房、疑难危重病例讨论、死亡病例讨论、重大手术前讨论和消毒隔离等与医疗护理有关的关键性常规制度，统一全院12种登记本。传达市卫生局《关于防止医疗差错事故的通知》，制定具体贯彻落实的措施，召开科主任会议，分析医疗差错事故苗头，有效防止医疗差错事故的发生。

1994年，重新调整充实医护质量管理委员会、病案管理委员会、药事管理委员会、感染管理委员会和放射防护委员会的组成人员，制定各委员会的工作制度，坚持每季一次大活动，针对存在问题，分析原因，制定对策，落实措施。制定各级各类人员的工作职责和工作制度，制定医疗护理操作常规，尤其注意抓三级查房、疑难危重病例讨论、死亡病例讨论、三查七对等制度的落实，制定《医疗质量管理方案》，使医疗质量标准具体化。整顿放技组的医疗秩序，实行放技组组长负责制，采取严格执行医嘱、定时不定人的具体措施。组织医务人员重新学习通卫医〔1993〕19号《关于加强医疗安全工作的通知》，学习卫生部《关于潍坊医学院附院重大医疗事故的通报》，重点加强对高危科室的安全管理。

1996年，重点检查手术科室术前准备情况，切实加强手术分级管理，严格重大手术审批制度，确保手术安全和质量。进一步整顿放疗秩序，明确外出会诊的规定，组织医务人员学习《医疗事故处理办法》及实施细则，不断强化医务人员的安全意识，开展对危重病人和重大手术病人的监护，开设ICU病房，充分发挥放射防护委员会的作用，组织学习《放射治疗卫生防护与质量保证管理规定》，并举办学习班，搞好监测与换证工作。根据示范市的文件要求，专门制定放射防护工作奖惩制度、关于借阅X片的有关规定等，接受省卫生厅、省防疫站对钴⁶⁰机、加速器的测试，同位素室经整改后通过检查验收。拟订医院实施三级查房的办法。

1997年，切实加强关键性制度特别是三级查房、术前讨论、死亡讨论、三查七对、交接班等制度的落实，确保医疗管理工作规范化。组织人员参加市卫生局"病历书写规范知识竞赛"，获得三等奖。病理科积极参与省内病理读片会，各项工作成效明显，加强麻醉科、影像科、检验科建设规范化管理。整章建制，建立各类台账，市卫生局到院检查麻醉科工作较满意。配合省、市防疫部门搞好放射人员体检、健康档案和个人剂量卡的调换、放射监测档案，做好放射人员岗前培训和放射设备工作许可证的换发等工作，制定《关于加强医疗秩序管理的暂行规定》，加强安全教育和自查，减少医疗差错。

1998年，重点抓好首科首诊负责制度、会诊制度、交接班制度、疑难危重病例讨论制度、三级查房制度、三查七对制度、值班制度等关键性医疗制度的落实和各级各类人员岗位职责的履行，坚持每周行政、业务的大查房。院质量管理委员会、病案管理委员会、药事管理委员会、放射防护委员会每季度活动一次。加强医疗秩序管理，杜绝不规范医疗行为，尤其对私自外出会诊、"炒卖"病人、开处方拿药品宣传费等问题制定切实可行的措施，取得显著成效。成立头颈外科、疼痛门诊。

1999年，学习《中华人民共和国执业医师法》《中华人民共和国药品管理法》《医疗机构管理条例》《中华人民共和国献血法》等相关法律法规，提高全员依法行医的意识。进一步落实各项制度和各级各类人员岗位职责，继续抓好首科首诊负责制度、会诊制度、交接班制度、三查七对制度、值班制度等关键性医疗工作制度的落实。根据江苏省医疗机构不定期重点检查标准，把要求分解到各科室，逐项对照落实。

2000年，医院从完善、落实医疗规章制度入手，规定内、外、妇、放疗四大临床科室正副主任医师二线值班制度，住院医师24小时值班制度。规定毕业三年内的住院医师及进修生处理急诊时，必须请二线值班医师到现场指导抢救；出台《关于病房小处方使用范围规定》《关于强化放射人员严格执行规章制度的规定》《院内职工输液、手术的规定》《节假日周六上班和值班的补充规定》等，加强关键性的医疗制度落实。组织医务人员学习《中华人民共和国执业医师法》及有关健全医疗质量管理的文件，提高全体医务人员对医疗事故的防范意识，健全对高危时间（节假日、高温季节、晚夜间、上下班交替）、高危科室（急诊室、手术室）的医疗安全检查。节假日前对各科室值班人员的排班情况及抢救药品、器械完好的情况进行检查，注意值班人员的技术力量搭配等。在市卫生局组织的不定期检查中，全院职工"三基"考试成绩优异，8人获得满分，护理"三基"成绩名列全市第一。

2001年，切实抓好医疗质量管理工作，院医护质量管理委员会、药事管理委员会、病案管理委员会、学术委员会、医疗质量委员会、输血管理委员会、医疗技术鉴定委员会、放射防护委员会定期活动，对医疗质量存在的问题进行分析，提出整改措施。发挥院科两级质量管理小组的作用，加强质量监控、质量分析和质量考评，有的放矢地制定管理措施；强化各专业委员会的职能，严格考核和管理；加强门诊力量，确保各科门诊有主治医师以上人员坐诊，提高诊断质量。各科室出台内科实行病区主任负责制；护理部对特殊病例及时组织护理查房；放射科注重读片工作；药剂科为保证病人用药安全，发药时除详细交代用法外，还在药瓶上贴上写明用法的标签；各病区大型输液现配现用并注明时间，超过2小时不得使用。医务科深入临床医技科室检查、抽查病历及各种医疗文书和各种登记本，督促整改。重点强化急诊管理，规定值班人员调班须经科主任同意并报医务科备案；增设心电图、B超值班人员；在内、外、妇、放疗四大科室由正副主任医师值二线班，并要求毕业3年内住院医师及进修医生处理急诊时，必须请二线班到场；加强对节假日、上下班交接时期等高危时间与手术科室的医疗管理，加强危重病人管理。内科规定接诊医生必须护送门急诊的危重病人到病房，并在床边交接班；急诊室建立健全登记制度，对留观病人写留观病历等。实行院科两级负责制，重点加强关键性制度的落实。加强重点专科建设，加强医务人员的业务培训，注重学科带头人的培养工作，鼓励医务人员认真总结医疗经验，撰写论文，不断提高医院技术水平。

2002年，进一步完善医院各项规章制度，重点加强关键性的医疗制度落实力度。深入临床医技科室检查各种登记本所记载的情况，抽查病历和各种临床检查单、报告单的填写情况，明确规定所用药剂检查项目必须上医嘱，所有医嘱必须上电脑。加强临床用血管理，严格执行临床用血审批制度，确保合理安全用血。强化服务意识，提高服务水准。进一步加强重点专科建设和三个中心的建设，不断提高单病种综合治疗水平，提高医院整体医疗技术水平。建立读书报告会制度，要求各科室每月不少于一次读书报告会，激活学习气氛。组织医务人员积极参加各种业务学术活动和国家及省举办的继续教育学习班，选派临床医技科室技术骨干共22人外出进修学习。组织住院医师参加第一、第二阶段的理论考试和实践考核。对新分配的住院医师进行各科室轮转实习并认真带教，使其尽快适应医疗工作。

2003年，3月份新病房大楼启用，医务科组织人员配合院部相关科室做好搬迁工作，使400多名病人顺利进入新病房。4月份"非典"来袭，多次组织全院医务人员参加"非典"防治知识培训学习，落实防护隔离措施，选派9名医务人员随时准备投入抗击"非典"第一线，积极组织187名医务人员参加宁通公路平潮收费站防"非典"检疫工作，重视发热门诊患者收治，动态管理病员及陪客，按规定诊治处理，做到医务人员"零感"染率，得到省、市局领导的好评。组织临床医技科室医务人员学习江苏省第四版

《病历书写规范》，购买并组织学习《急诊科建设规范》《麻醉科建设管理规范》《检验科建设管理规范》《影像科建设管理规范》《药学部门建设管理规范》，从6月1日起，按新的规范要求严格管理。加强单病种治疗中心建设，建立肝癌中心、淋巴瘤治疗中心，不断提高单病种综合治疗水平，使医院肿瘤的综合治疗水平在本地区处于领先地位。

2004年，成立疑难病会诊中心，使门诊疾病诊断率得到进一步提高。加强医疗安全管理，进一步防范医疗纠纷的发生，着重加强医务人员的法律意识，组织学习《中华人民共和国执业医师法》《医疗事故处理条例》等文件，做到依法行医。定期检查临床医技科室有关医疗规范和操作规程的执行情况，检查医疗安全隐患，发现问题及时整改。尊重病人，加强医患沟通，对新入院病人签患者知情同意说明书或委托书。肝癌综合治疗病区、淋巴瘤专科病区成绩斐然，提高恶性肿瘤单病种的生存期和生活质量，使医院肿瘤的综合治疗水平在本地区处于领先地位，在省内外乃至安徽、山东等省市也有较大影响。

2005年，配合南通市卫生局关于开展"以病人为中心，以提高医疗服务质量为主"的医院管理年活动，推进医疗管理科学化、规范化和标准化建设，科室管理按省卫生厅颁发的《科室建设管理规范》要求严格管理，参照规范要求进行检查。制定《南通市肿瘤医院医师外出会诊管理暂行规定》，规范医师外出会诊行为。制定《住院病人检查项目规范》，下发《南通市肿瘤医院临床科室住院病人检查项目》到各科室。根据市卫生局要求，加强《中华人民共和国传染病防治法》、传染性非典型肺炎知识培训和考核。

2006年，根据"医院管理年"活动及创三级专科医院的有关要求，加大医疗质量管理力度，健全三级医疗质量控制体系，对医疗核心规章制度的执行情况采取平时督促抽查和集中检查相结合的方法。进一步落实院科两级负责制，加强手术分级管理和审批制度，甲、乙类手术医务科备

案，重大手术、毁容、截肢手术由业务副院长审批，报送医务科备案。2月，完成新病案室的搬迁，对所有病案整理后重新上架。4月，兼并南通港口医院，成立南通市肿瘤医院南院，并开设肿瘤门诊。10月份建立多学科专家会诊中心，20日开始运行，会诊中心根据患者的病情需要由专人负责预约外科、内科、放疗、介入治疗、中西医结合治疗、病理以及放射影像诊断等相关学科的专家联合会诊，制定针对每位患者的最优化、个体化的诊治方案，从而提高肿瘤治疗效果。专家组对每个新入院的病人会诊后决定患者收住流向，确保规范收治。12月制定子宫肌瘤、乳房纤维瘤、甲状腺瘤、黑色素瘤等肿瘤的临床途径，为单病种限价做好准备，切实解决病人看病贵的问题。抓好"三基三严"训练，每月组织一次45岁以下中级职称医务人员的"三基"考试，制定《南通市肿瘤医院三基考试考核奖惩制度》，按照市卫生局关于《南通市城市卫生对口支援城乡基层卫生工作实施方案》要求，制定《南通市肿瘤医院对口支援城乡基层卫生工作实施方案》，妥善安排工作，做到有计划进行。首批29人参加对口支援，受到有关医院的好评。医院正式挂牌为全国百万妇女乳腺病普查工程定点医院。

2007年加强病案管理，继续推行"病案质量月"活动方案，改进病案质量，对病重、病危及死亡病历专门制定讨论制度。2月开始组织返聘老专家对归档病历进行抽查，5月份请南通大学附属医院专家到医院抽查归档病历140份，对存在问题及时反馈临床。在市卫生局组织的医院管理年的检查中，归档病历和运行病历的甲级率达到100%，门诊病历和处方合格率也达100%。加强医疗安全，创建平安医院。5月下旬开始，开展"防范纠纷、从我做起"为主题的医疗安全百日竞赛活动，制定下发活动实施方案，开展主题实践活动的经验交流，并对先进集体和个人加以表彰。制定《南通市肿瘤医院在架/住院病历质量评定标准》《南通市肿瘤医院病历检查奖惩规定》，对医疗文书质量进行定期考核。设计《南

通市肿瘤医院间医学检查检验结果互认登记本》，做到不重复检查，仅此一项，每年为病员节约近300万元。对5种肿瘤制定单病种限价临床路径及实施方案：乳腺纤维腺瘤（1944.50元）、甲状腺腺瘤（4287.00元）、子宫肌瘤（5044.22元）、黑色素瘤（13800.72元）、胃癌（17734.19元），病人的医疗费用得到有效控制。继续抓好医务人员的"三基三严"训练，与南院实行统一管理，统一要求，并将培训与医务人员职称晋升、外出进修、年度考核挂钩。

2008年，加强规范诊治肿瘤的理念，实行多学科联合会诊，制定最合理的个性化治疗方案，会诊不仅限于会诊中心，还深入各临床病区，共选择近300个住院病人进行多学科会诊，病种以食管癌、肺癌、直肠癌、乳腺癌、胃癌以及诊断不明癌等，发现问题及时反馈，并要求临床科室立即改正完善。建立、健全电子病历全程质量监控、评价、反馈制度，规定入院记录超过24小时、首程超过8小时以及点击出院后都不可再增加新的纪录，需与医务科联系解禁，并且每周定期抽查病历的完成质量与及时性，同时建立门诊医师工作站，电子处方开始试运行。编订医院《临床技术操作规范》《技能操作评分手册》等，做到人手一册。严格执行《医师定期考核管理办法》，出台《南通市肿瘤医院"三基三严"迎查考核计划》，要求各科室制定科室"三基"训练计划并上报医务科，每月考核两次，全年共1200人次参加考试。制定医院新技术准入制度，大力鼓励科研和新技术新项目的开展，完善新技术项目临床应用的质量控制管理。推广2008年NCCN常见肿瘤临床实践指南（中国版），组织医师学习并应用到临床。对照《江苏省三级肿瘤专科医院评价标准与细则》，进行"创建三级医院"医疗组的台账整理、编写、汇总工作。

2009年，以迎接省卫生厅三级医院评审为契机，根据《江苏省三级肿瘤医院评价标准与细则》的有关要求，调整医疗、病案、药事、输血管理委员会。制定《患者病情评估制度》及

《"危急值"报告制度》，对急诊病人，各级医师查房，病人的手术、会诊、转诊、治疗措施的变更等有关情况均进行详细规定，确保医生及时调整、修改治疗方案，患者得到科学及时有效的治疗。制定《加强特殊病例讨论的规定》，对特殊病例的种类及讨论流程作出具体细致的规定，特别是无病理诊断的化疗、放疗病例，制定特殊病例治疗申请单，强化"肿瘤专家会诊中心"的作用，力求做到"四合理"（合理收治、合理检查、合理治疗、合理用药），提高肿瘤治疗的规范性。根据省卫生厅抗菌药物使用的有关规定，制定相应抗菌药物临床应用实施细则，将医院抗感染药物划分为一、二、三线及特批抗感染药物，明确规定抗菌药物管理的10项措施。4月底，根据《江苏省住院病历质量缺陷检查标准（2009）》及《江苏省三级肿瘤专科医院评审细则》最新要求，结合省卫生厅专家组住院病历检查中所指出的问题，进行有关病历书写的补充规定，全面疏理、整合、完善各类医疗活动台账，明确主治医师是病历质量的主要责任人，对病历书写中出现的具体问题进行解答与细化规定。针对医院上半年医疗纠纷有上升趋势，及时调整、充实医患沟通办公室的力量，配备专职人员，进一步完善医疗事故处理预案、突发公共事件处理预案、医疗纠纷调解工作流程，开展医疗质量安全教育，先后举办"落实科学发展观，强化医疗安全""医疗安全管理的新思路与实务""'江苏省医疗机构医疗纠纷处置和治安秩序管理'解读"等一系列专题讲座。根据省医院协会发布的"手术安全核查与手术评估表"，正式使用"手术安全核查表""手术风险评估表"。加强围手术期患者安全制度，完善手术病人评估，要求临床手术科室严格执行《医患沟通制度》《加强术前病例讨论，术前谈话的规定》，对沟通内容进行详细记录并经双方签字认可后归入病历，保证诊治规范和患者安全。申请加入省医师协会质控，填补医院参加省级质控的欠缺，满足三级医院的评审要求。医院30名医护人员在全省三基理论考

试中成绩排名靠前，得到市卫生局相关领导的好评。

2010年，是医院创江苏省三级甲等医院的迎评年，医务科根据"医院管理年"活动及迎省三级专科医院评审的有关要求，定期召开医疗质量及病案质量委员会会议，组织全体医务人员认真学习2010年版《江苏省住院病历质量判定标准》《病历书写规范》及补充说明、《医疗机构病历管理规定》，结合4月份省卫生厅病案质量专项检查反馈情况，邀请省市病历质控专家抽查整改结果，不断提高病历内涵质量。编辑《医疗质量简报》，指导相关临床科室做好台账的补充整理工作。4月，接受省卫生厅核心制度明查暗访检查，省卫生厅肯定了医院加强核心制度检查考核的举措，医务科积极会同相关职能科室围绕六个不足方面提出整改措施，并将整改措施上报省卫生厅。加强医疗安全，继续推行多学科专家会诊制度，尤其是术前讨论的多学科干预机制。严格执行《江苏省医院手术分级管理规范》，对手术资格实行准入、分级管理，医务科建立手术医生资格认定管理办法并严格执行，提高术前诊断与病理诊断符合率。制定急诊就诊流程及常见肿瘤急诊抢救流程，保证急诊服务及时有效。全面推行教学查房制度，建立《南通市肿瘤医院教学查房规范》。按照"临床医师岗位技能比武"的要求，开展医院教学查房比赛，提高医务人员的业务水平和临床带教水平。为迎接全省三级医护人员三基抽考，医务科精心组织考前培训及院内抽考，并启用医院三基考试网上考试系统，通过多次网上训练和抽考，医务人员的整体三基考试水平明显提高。6月，医院的20名医护人员在全省三级医护人员三基抽考中考出真实水平，获得好评。在6月份的省卫生厅创建初审检查中，医务管理科的台账工作获得好评。全年病案甲级率达98%，无丙级病历，无重大缺陷病历发生。重新修订《制度汇编》，使其更具可操作性，更加符合三级医院的要求。2010年12月，医院顺利通过评审，确认为三级甲等医院。

2011年，重新修订《医疗质量和医疗安全核心制度汇编》，继续加强病案管理，完成南院病案统计软件的培训、运行和正常使用工作，在新电子病历系统中创造性增加医疗安全监控模块，实行手术安全监控、危急值安全监控、抗菌素使用监控、住院费用实时监控等。4月，在省病历专项检查中病历甲级率100%，无重大缺陷病历发生。全面推行医疗安全预警报告制度，规定各临床科室将病情危重、发生严重并发症、有纠纷苗头、二次手术、有心理障碍等情况，护士长要在第一时间填写医疗预警报告单并上报医务科备案。医务科派人参加术前讨论和术前医疗风险的谈话，化解安全隐患。根据《南通市肿瘤医院抗菌药物临床应用专项整治活动实施方案》，对全院抗菌药物临床应用情况进行专项整治，成立专项整治活动领导小组及办公室、专家指导组、抗菌素合理使用点评小组，邀请卫生部合理应用抗菌药监测中心专家顾问、上海华山医院抗生素研究所副所长张永信教授到医院作专题培训，修订抗菌药物临床应用管理标准，按照规定，调整抗菌药物品种（不超过50种）。6月，在三级医院三基理论考试中获得全省三级专科医院排名第二名的好成绩；加强应急训练，根据心肺复苏新标准重新进行全员培训，并于12月份对全体临床住院医师进行基本操作技能考核培训。2011年，医院通过肿瘤射频消融、放射性粒子植入、深部热疗等国家第三类技术验收，输尿管镜技术国家二类技术通过验收；内科、外科、妇科、放疗科、麻醉科、影像科、核医学科、检验科等8个科室已成功复审和申报成为南通市临床重点专科。

2012年，制定《南通市肿瘤科医疗质量控制中心工作方案》和《南通市肿瘤科医疗质量控制中心工作制度》。11月，组织南通市肿瘤科质控中心成员参加"卫生部常见恶性肿瘤诊治规范培训班"，牵头组织南通市二级以上医院肿瘤科病历质量专项检查。制定《南通市肿瘤医院单病种检查规范》《进一步加强科内病例讨论制度管理

的规定》，明确手术科室和非手术科室的科内讨论范围，并加强督查监管。制定"危急值"管理制度与工作流程，增加病理科危急值，要求医师接获危急值报告后及时追踪、处置并记录，医务科不定期到各科室进行检查、督导，落实危急值报告制度。定期对各科室的各种记录本进行核查，重点抽查疑难病例和术前讨论本，对存在严重问题的科室进行全院通报批评和考核。根据《卫生部办公厅关于开展"癌痛规范化治疗示范病房"创建活动的通知》及《江苏省2011～2013年"癌痛规范化治疗示范病房"创建活动实施方案》，并结合实际情况，制定南通市肿瘤医院"癌痛规范化治疗示范病房"创建活动实施方案，成立癌痛规范化治疗专家组，内科十一病区被定为创建示范病房。江苏省医院协会组织专家分别于3月、7月对医院进行患者安全目标现场咨询性评估，包括减少诊疗操作错误、提高用药安全性、严防意外伤害、主动报告不良事件等四个方面，给予充分肯定，12月成功创建"省级患者安全目标合格医院"。

2013年，根据医院的工作部署，组建迎评办公室，按照卫生部《三级肿瘤医院评审细则》（2011版）要求，将各章节评审标准进行任务分解，实行条块管理，专人负责，并先后邀请南京中大医院、南京医科大学第二附属医院有关专家到院作迎接等级医院复核评价专题讲座。指导临床医技各科室按照评审细则要求认真落实各项质量管理规定并完善各种资料，在复评时，专家们对医院给予高度评价，顺利通过复评。迎评期间医务科还协助办公室整理编印南通市肿瘤医院《应急预案》《医院工作制度》《工作人员职责》《医院工作流程图》。组织编印《常见肿瘤临床路径》《常见肿瘤诊疗规范》《医疗质量简报》等质量标准用书。按照《医疗技术临床应用管理办法》规定，制定医院高风险诊疗技术目录，规定医师（含麻醉医师）手术（麻醉）分级范围和能力评价与再授权程序、放射治疗和抗肿瘤药物分级授权管理制度，综合介入诊疗技术、口腔颌面

修复技术顺利通过省医疗技术临床应用能力审核。新购置的TPS计划系统，进一步规范放射性粒子植入技术的管理。根据《江苏省手术分级管理规范》（2010年版）和《三级肿瘤医院评审细则》（2011年版）要求，下发《医师手术分级范围和能力评价与再授权程序制度》《手术安全管理办法》《影像引导下穿刺活检规定》和《门诊小手术管理规定》等，从医师手术范围、手术审批程序、术前病例讨论制度、术前患者准备（心肺脑功能状态、血糖血压水平等）、术后患者管理等方面进行手术安全管理，还规定特殊手术、规定的术前讨论、疑难少见病例等3种情况的患者术前必须经多学科会诊后方可实施手术。根据《三级肿瘤医院评审细则》（2011年版）要求，进一步完善多学科会诊管理制度，增加护理人员参加多学科会诊，2013年有多学科会诊专家110人，专业涉及16个科目。加强急诊能力建设，选派急诊科主任到南通大学附属医院进修，所有新分配医师到南通市第一人民医院急诊科进行规范化培训轮转；组织急诊科医师进行心肺复苏、电除颤技能操作培训和《常见急危重症快速识别要点及处理技巧》业务学习。完善与修订危急值报告项目，新增药物浓度监测、血栓栓塞、吻合口瘘、病理切缘阳性等危急值项目，制定下发《2013年抗菌药物专项整治实施方案》，医院HIS系统中已经实现医师抗菌药物处方权分级管理。制定《恶性肿瘤辅助治疗临床用药指导原则（试行）》和印发《分子靶向药物使用管理规定》等规范肿瘤诊治措施。4月，邀请徐州市第三人民医院医务处副处长荣良忠到院作《医疗纠纷案例评析与医疗风险防范》讲座。6月，举办"肿瘤化疗医师规范化培训上岗证"培训班。7月，开展医疗安全全员培训工作，由业务副院长、ICU和医务科人员组成的CPR技能培训考核组对每一位临床、医技科室医师进行考核，通过培训，400余名医师熟练掌握CPR和电除颤操作技能。在南、北两院分3批组织800余名医务人员进行应急知识、核心制度、合理用药培训。组织全员进行《人感染H7N9禽流感诊疗方案》（2013年版）培训，开设预检分诊和发热门诊，利用病区座谈会发放健教处方，门诊制作禽流感防控宣传展板等。11月，邀请南京医科大学医政学院院长姜柏生到院作《医患沟通技巧》讲座。在电子病历中添加不良事件报告程序。加强重点专科建设，病理科为省重点专科，病理诊断中心、肿瘤研究中心被确定为南通市临床医学中心（创新平台），肿瘤内科、影像科、肿瘤护理为南通市医学重点学科，肿瘤外科、肿瘤妇科、麻醉科为南通市重点建设学科。组织外科、放疗科、肿瘤内科、麻醉科、影像科申报江苏省重点专科。做好癌症早诊早治工作，对年龄在40~69岁的城市常驻人口开展肺癌、乳腺癌、大肠癌、上消化道癌、肝癌等5种常见城市高发癌症的高危人群筛查评估工作，为江苏省城市癌症早诊早治的技术方案和管理模式提供科学依据。

表4-1-1　　　　　　　　　　**1988~2013年南通市肿瘤医院主要疾病分类统计**

单位：人次

名称＼年份	1988	1989	1990	1991	1992	1993	1994	1995	1996	1997	1998	1999	2000
一.某些传染病和寄生虫病	31	34	28	25	17	22	17	13	18	24	28	28	22
二.肿瘤	2311	2266	2538	2456	2426	2415	2603	2681	2762	2757	3334	3491	3671
1、恶性肿瘤	2003	1963	2237	2168	2197	2244	2412	2506	2625	2583	3161	3266	3430
其中:鼻咽恶性肿瘤	89	81	81	81	52	51	74	65	50	57	90	108	84
食管恶性肿瘤	509	515	509	526	562	620	670	746	781	706	1014	986	1021
胃恶性肿瘤	251	237	272	262	284	205	250	278	265	233	284	397	304
肠道恶性肿瘤	101	61	88	80	67	62	71	70	73	68	85	100	103
肝胆胰恶性肿瘤	52	85	105	120	127	149	162	189	235	256	222	196	223
喉恶性肿瘤	19	15	9	15	9	17	20	14	19	9	22	15	16
肺恶性肿瘤	89	84	126	129	138	139	162	188	206	231	264	272	272
骨、关节恶性肿瘤	9	5	6	3	5	8	7	15	7	6	2	10	13
乳房恶性肿瘤	138	138	117	99	95	87	80	68	82	93	111	115	120
生殖泌尿系统恶性肿瘤	378	372	401	424	404	386	326	320	314	265	264	253	273
2、良性肿瘤	260	283	285	273	222	162	182	165	128	166	168	218	225
3、性质未定肿瘤	48	20	15	15	7	9	9	10	9	8	5	7	16
三、血液及造血器官及免疫系统疾病	12	13	9	5	10	6	9	9	8	15	8	21	25
四、内分泌、营养和代谢疾病	7	9	17	16	13	18	14	11	20	23	26	37	36
五、神经系统和感觉器官疾病	8	12	8	12	8	5	9	4	2	5	4	4	7
六、循环系统疾病	8	4	7	9	4	7	13	8	7	10	9	13	11
七、呼吸系统疾病	30	50	49	45	39	59	41	38	35	46	42	44	50
八、消化系统疾病	67	76	83	85	112	104	81	75	56	89	89	104	119
九、泌尿生殖系统疾病	77	97	115	105	79	96	90	79	67	121	131	153	147
十、其他	282	146	71	229	129	198	235	233	215	308	412	524	636
总数	2833	2707	2925	2987	2837	2930	3112	3151	3190	3398	4083	4419	4724

续表4-1-1

名称 \ 年份	2001	2002	2003	2004	2005	2006	2007	2008	2009	2010	2011	2012	2013
一.某些传染病和寄生虫病	20	25	18	28	24	33	38	48	49	45	36	30	51
二.肿瘤	3920	4104	4060	4513	4669	5515	6289	6388	5949	5970	6284	6199	6206
1、恶性肿瘤	3657	3797	3785	4130	4320	5114	5802	5868	5390	5332	5568	5514	5376
其中:鼻咽恶性肿瘤	100	101	98	109	94	110	111	107	72	78	71	83	61
食管恶性肿瘤	1026	972	971	1002	1065	1085	1194	1115	998	842	922	892	829
胃恶性肿瘤	268	326	303	379	397	471	479	473	476	491	514	513	519
肠道恶性肿瘤	108	124	129	140	136	170	182	202	203	271	268	275	324
肝胆胰恶性肿瘤	279	238	208	277	306	346	391	418	456	455	446	422	422
喉恶性肿瘤	21	18	15	16	27	25	30	20	28	23	17	33	25
肺恶性肿瘤	386	338	401	504	486	563	705	721	740	669	741	723	712
骨、关节恶性肿瘤	10	16	11	14	14	1	5	11	5	7	6	9	8
乳房恶性肿瘤	104	138	141	152	121	174	179	211	198	231	225	254	255
生殖泌尿系统恶性肿瘤	275	406	446	466	488	613	686	769	806	890	949	1018	968
脑肿瘤	—	—	—	14	18	11	20	20	10	16	16	17	10
血液淋巴造血系统恶性肿瘤	—	—	—	3	6	8	3	10	12	5	7	9	9
2、原位癌	—	—	—	11	11	14	24	55	86	112	107	122	165
3、良性肿瘤	248	284	251	360	325	370	441	445	444	499	573	523	595
4、性质未定肿瘤	15	—	—	12	13	17	22	20	29	27	36	40	70
三、血液及造血器官及免疫系统疾病	24	30	7	28	26	29	23	26	46	60	66	81	125
四、内分泌、营养和代谢疾病	30	48	27	27	41	85	104	119	108	103	130	166	206
五、神经系统和感觉器官疾病	3	4	7	7	3	13	30	71	39	19	61	55	103
六、循环系统疾病	10	26	26	41	106	265	636	696	522	241	266	293	320
七、呼吸系统疾病	47	71	88	118	172	276	329	408	394	303	361	407	394
八、消化系统疾病	109	155	155	208	244	283	414	426	419	426	438	519	523
九、泌尿生殖系统疾病	183	193	211	256	332	358	483	459	444	519	491	493	585
十、其他	866	1371	1706	2374	2865	3855	4524	5726	7409	8792	11068	13347	16372
总数	5212	6027	6305	7600	8482	10712	12870	14357	15379	16478	19201	21590	24885

表 4-1-2　　　　　　1974~2013年南通市肿瘤医院医疗数量及质量指标完成情况

项　目	年　份	1974	1975	1976	1977	1978	1979	1980	1981	1982	1983
数量指标	入院人数	347	943	1223	1671	1474	1555	1881	2146	2065	2070
	出院人数	257	916	1102	1625	1479	1544	1844	2137	2072	2059
	病床数	100	122	210	216	216	216	250	250	250	250
效率指标	床位使用率(%)	86	91.9	80.2	90.9	81.1	80.4	89.6	90.5	90.5	90.9
	平均床位周转次数	7.4	8	8.2	7.6	6.8	7.1	7.9	8.6	8.3	8.2
	平均床位工作日	313.5	331	293.7	331.9	295.9	293.7	326.9	330.3	330.2	331.9
	出院者平均住院日	29.4	39	32.9	42.3	44.2	41.3	39.6	39.3	38.7	40.6
质量指标（诊断质量）	门诊与出院诊断符合率(%)	—	—	—	—	—	—	—	—	—	—
	入院与出院符合率(%)	—	—	—	—	—	—	—	—	—	98.5
	手术前后符合率(%)	—	—	—	—	—	—	—	—	—	98.3
	临床与病理诊断符合率(%)	—	—	—	—	—	—	—	—	—	99.2
	临床与X线诊断符合率(%)	—	—	—	—	—	—	—	—	—	—
质量指标（治疗质量）	治愈率(%)	43.6	31	20.8	16.1	19.5	26.4	28.6	41.0	41.8	52.14
	好转率(%)	27.2	43.7	51.5	58.2	49.2	47.1	44.9	35.2	32.2	23.3
	病死率(%)	2.3	3.5	2.5	2.4	2.2	1.7	1.4	1.02	1.4	1.3
	重危病人抢救成功率(%)	—	—	—	—	—	—	—	—	—	—

项　目	年　份	1984	1985	1986	1987	1988	1989	1990	1991	1992	1993
数量指标	入院人数	2164	2328	2309	2438	2642	2702	2934	2995	2863	2949
	出院人数	2175	2330	2255	2441	2633	2708	2925	2990	2881	2930
	病床数	250	250	278	278	300	300	300	350	350	350
效率指标	床位使用率(%)	93	92.5	91.3	97.2	95.9	91.3	87.9	86.5	83.4	80.3
	平均床位周转次数	8.7	9.3	8.7	8.8	8.9	9	9.4	8.5	8.2	8.4
	平均床位工作日	340.3	337.8	333.2	354.9	351	333.4	320.9	315.6	305.2	293.2
	出院者平均住院日	39.1	36.4	37.7	40.2	39.7	37.4	32.8	36.5	37.5	34.3
质量指标（诊断质量）	门诊与出院诊断符合率(%)	—	97.3	97.6	97.7	97.6	98.7	99.3	99	99	99
	入院与出院符合率(%)	98.3	98.7	99.1	98.8	98.8	99.6	99.7	99.7	99.4	99.5
	手术前后符合率(%)	97.9	98.6	98.8	98.3	98.7	99.7	99.8	99.7	99.2	99.2
	临床与病理诊断符合率(%)	99.1	98.7	99.2	98.6	99.2	99.5	99.5	99.7	99.6	99.7
	临床与X线诊断符合率(%)	—	—	—	—	98.8	98.8	99.2	99.5	98.9	99.4
质量指标（治疗质量）	治愈率(%)	55.2	58	57.4	58.6	57	59	62.7	62.5	61.3	57.9
	好转率(%)	24.3	22.6	24.7	24.8	27.2	26.3	25.5	24	25.5	27.9
	病死率(%)	0.9	0.7	0.8	0.66	0.3	0.3	0.6	0.4	0.5	0.4
	重危病人抢救成功率(%)	72	93.4	68.8	91.9	92.5	87.7	81	94.4	90	82.4

续表4-1-2

项目	年份	1994	1995	1996	1997	1998	1999	2000	2001	2002	2003
数量指标	入院人数	3103	3149	3166	3384	4157	4411	4742	5235	6071	6282
	出院人数	3113	3144	3190	3398	4083	4419	4724	5212	6027	6305
	病床数	350	350	350	350	350~408	408	408	408	408	500
效率指标	床位使用率(%)	84.1	83.2	82.4	79.6	87.8	89.5	94.4	96.2	109.8	96.2
	平均床位周转次数	8.9	9	9.1	9.7	10.8	10.8	11.6	12.8	14.8	13.2
	平均床位工作日	307.1	303.8	301.6	290.4	320.5	326.8	345.4	351.3	400.9	351.2
	出院者平均住院日	35.9	33.1	34.3	30.7	29.3	30.1	29.7	27.7	26.9	26.9
质量指标（诊断质量）	门诊与出院诊断符合率(%)	98.7	98.8	98.6	99.2	98.8	98.7	98.3	98.6	98.6	98.5
	入院与出院符合率(%)	99.1	99.2	99	99.4	99.2	99.1	98.7	98.8	98.8	98.9
	手术前后符合率(%)	98.9	98.7	98.2	98.9	99.1	98.3	97.2	97.6	97.3	98.9
	临床与病理诊断符合率(%)	99.5	99.5	99.5	99.8	99.8	99.5	99	99.4	99.5	99.8
	临床与X线诊断符合率(%)	99.3	99.5	99.5	99.9	99.8	99.7	99.6	99.8	—	—
质量指标（治疗质量）	治愈率(%)	54.8	48.9	46.9	45.4	41.3	41.9	39.1	37.5	37.8	54.4
	好转率(%)	31.2	35.5	37	36.8	43.5	44.2	47.9	46.7	49.3	34.6
	病死率(%)	0.5	0.02	0.4	0.2	0.2	0.3	0.2	0.2	0.3	0.2
	重危病人抢救成功率(%)	66.7	60	33.3	100	70	88.9	94.7	88.5	82.2	85.2

项目	年份	2004	2005	2006	2007	2008	2009	2010	2011	2012	2013
数量指标	入院人数	7604	8571	10845	13005	14339	15190	16572	19217	21580	24951
	出院人数	7601	8482	10713	12870	14357	15379	16478	19201	21591	24885
	病床数	500	500	620	620	620	720	720	720	720	720
效率指标	床位使用率(%)	104	107	103.7	110.3	112.1	99.8	96.1	111.1	114.4	112.6
	平均床位周转次数	15.2	17	16.5	17.2	18.3	19.3	22.9	26.7	30	34.6
	平均床位工作日	382.9	390.5	378.7	402.5	410.2	364.4	350.9	405.6	418.6	410.8
	出院者平均住院日	25.1	22.8	22.7	23.1	22.5	19.4	15.4	15.1	14	11.9
质量指标（诊断质量）	门诊与出院诊断符合率(%)	99.1	99.4	99.4	98.6	99.1	99.3	99	99.7	99.9	99.8
	入院与出院符合率(%)	99.3	99.6	99.6	98.8	99.4	99.4	99.6	99.8	100	99.9
	手术前后符合率(%)	99.9	99.6	99.7	99.5	99.6	99.4	99.4	99.6	99.9	99.7
	临床与病理诊断符合率(%)	99.9	99.9	100	100	100	99.9	100	100	100	100
	临床与X线诊断符合率(%)	—	—	—	—	—	—	—	—	—	—
质量指标（治疗质量）	治愈率%	56.2	57.0	57.2	52.3	35.5	33.2	17.4	16.8	13.8	11.9
	好转率%	34.8	35	36.4	41.7	58.9	61.3	76.5	76.9	79.9	81.6
	病死率%	0.3	0.2	0.2	0.1	0.1	0.1	0	0.1	0	0.1
	重危病人抢救成功率(%)	85.7	84.6	82.3	84.5	89.5	90.6	94	88	91.3	88.7

表4-1-3　　　　　　　1980~2013年南通市肿瘤医院病案储存统计

年　份	住院病案数（份）	年　份	住院病案数（份）	年　份	住院病案数（份）
1980	1844	1992	2881	2004	7601
1981	2137	1993	2930	2005	8482
1982	2072	1994	3113	2006	10713
1983	2059	1995	3144	2007	12870
1984	2175	1996	3190	2008	14357
1985	2330	1997	3398	2009	15379
1986	2255	1998	4083	2010	16478
1987	2441	1999	4419	2011	19201
1988	2633	2000	4724	2012	21591
1989	2708	2001	5212	2013	24885
1990	2925	2002	6027		
1991	2990	2003	6305		

四、其他医疗服务

（一）援外医疗队

1979年12月至1981年7月，放射科医师陈志平赴桑给巴尔参加卫生部援桑给巴尔医疗队。

（二）援疆援青援藏医疗队

1979年2月，外科陆崇胤参加赴西藏医疗队。

1999年6月至2002年6月，介入科副主任医师严峰赴新疆伊犁州友谊医院参加省卫生厅援疆医疗队。

2008年7月至2010年11月，外科副主任、主任医师施民新，放疗科副主任医师刘向阳作为江苏省第六批援疆干部赴新疆伊犁州友谊医院。援疆期间施民新挂职新疆伊犁州友谊医院副院长。

2010年3月至2010年11月，放疗科副主任医师杨燕光赴新疆伊犁州友谊医院参加援疆工作。

2010年12月至2012年7月，麻醉科张建锋赴新疆伊犁州伊宁县人民医院参加第七批援疆任务。

2012年7月至2013年12月，麻醉科王浩然赴新疆伊犁州伊宁县人民医院参加援疆工作。

2013年7月，院办公室副主任丛顾俊作为江苏省第二批援青干部赴青海省海南藏族自治州开始为期3年的援青工作。

2013年12月，麻醉科刘志成赴新疆伊犁州伊宁县人民医院参加援疆工作。

（三）对口支援活动

2006年，按照市卫生局关于《南通市城市卫生对口支援城乡基层卫生工作实施方案》的要求，特制定《南通市肿瘤医院对口支援城乡基层卫生工作实施方案》，安排29人进行对口支援，受到有关医院的好评。2007年，安排各个科室人员去基层医院进行对口支援。2008年，凡升中级职称者必须进行对口支援。2010年，安排升中级职称者23人进行对口支援。2011年，认真做好对口支援工作。介入科主任李拥军被省卫生厅评为对口支援先进个人。2012年，由专人负责支援协调工作。2013年，开展城乡对口支援，全年安排16名医师赴基层医院开展支援工作，取得良好的社会效应。

表4-1-4　　　　　　　　　1974~2013年医院医务科负责人一览

姓　名	职　务	任职时间	姓　名	职　务	任职时间
杨学源	组　长	1974.06	郁惠高	副科长	1992.05~1993.11
邹积楠	负责人	1975		科　长	1993.11~2001.06
邱　报	组　长	1976.06~1978.10	蔡　晶	副科长	1997.06~1999.06
	副科长	1979.09~1984.09	许广照	副科长	1999.06~2001.06
蒋守汉	科　长	1978.10~1984.09		科　长	2001.06~2011.06
季　震	副科长	1979.09~1984.09	丁　云	副科长	2001.06~2002.05
高佩文	副科长	1984.09~1988.08	王建红	副科长	2002.05~2005.12
周锦华	副科长	1984.09~1988.08	王海剑	副科长	2005.12~
黄元络	副科长	1988.08~1990.09	吴志军	副科长	2005.12~2011.06
陈振福	科　长	1989.05~1992.05		科　长	2011.06~
王　成	副科长	1990.09~1993.11	吴德祥	副科长	2006.05~

第二节　门　诊　部

一、科室沿革

1974年6月26日，南通地区精神病防治院附设肿瘤科正式对外开诊。门诊诊室有内科、外科、妇科、放疗科、中医科和急诊室等，医技科室有化验室、病理科、同位素室、药房等科室。诊址均在旧式平房内，房前搭芦席棚作为病员候诊处。1976年12月，南通地区肿瘤医院投资30万元兴建门诊大楼。1978年年底，门诊大楼竣工使用，建筑面积3148平方米，使用面积2412平方米；设有内科、外科、妇科、放疗科、放射科、中医科、五官科、口腔科，同时设有牙科装镶室、胃镜室、病案室，妇科增设冲洗室，急诊室设抢救室等。1979年，医院成立门诊部，设门诊部主任1人。1985年，南通市肿瘤医院门诊设有内科、外科、妇科、放疗科、五官科、口腔科、中医科等。医技科室有检验科、病理科、放射科、同位素、物理诊疗室、药剂科、门诊手术室、医疗设备科等科室。1997年5月，市肿瘤医院投资数十万元，对门诊大楼进行建院以来最大规模的装修，历时3个月。2001年年底，门诊设有内科、外科、妇科、放疗科、头颈科（1室、2室）、中医科、专家门诊（食道综合门诊）、急诊室、注射室、观察室、治疗室、抢救室、西药室、挂号处、收费处、病案室、检验科、病理科、病理细胞穿刺室、物理诊断科、肺功能室、核医学科、保健科、门诊部办公室等科室。2004年，门诊增设肝肿瘤科、淋巴瘤门诊、内镜治疗门诊。2006年4月，门诊楼装修改建，收费处、挂号处及门诊各诊室包括内科、外科、妇科、放疗科、头颈科被搬迁至医院大门口的两层小楼，临时门诊标识、流程相对规范。2008年2月，医院门诊大楼一期改扩建工程竣工投入使用。10月，心理咨询门诊、糖尿病专科门诊开诊。2009年2月，核医学门诊开诊。6月，疼痛门诊、造口门诊、营养门诊、介入门诊开诊。2011年1月，老年门诊成立，设在第五人民医院门诊二楼。10月，PICC门诊开诊。

二、管理职能

1979年成立门诊部以来，在分管副院长的领导下，独立开展工作，对临床各科门诊医生及医技科室的工作人员实行双重领导，即业务与技术工作分别由各有关科室安排，其行政管理由门诊部负责。

1. 在分管院长领导下，负责做好门诊全面管理工作。

2. 经常检查督促各科室工作制度和工作职责执行情况，加强信息反馈，提高服务质量。

3. 做好门诊环境管理和秩序管理，做到环境整洁、舒适、安全，工作有序。

4. 经常深入科室调查了解各项工作落实情况，进行分析，发现问题及时向院长汇报，提出改进措施。

5. 健全和落实好本部门各项规章制度。

6. 建立本部门大事记。

7. 严守工作岗位，每日检查开诊情况。

8. 认真接待对门诊服务质量投诉的患者，以科学妥善的方式处理。

9. 加强医德医风建设，搞好门诊患者及社区合同单位满意度调查，进行分析，改进工作措施，提高门诊管理水平。

10. 搞好社区医疗卫生服务。

三、管理工作

1983年，南通市肿瘤医院实行门诊预检制度，初诊病人由预检处工作人员指导分科就诊，同时设立导医台；门诊大厅绘有各科室分布示意图及指引牌，设立黑板报、宣传栏等。

1997年，门诊大厅内安置电脑触摸屏、磁卡电话机、院内程控电话；安放绘有门诊各楼层科室示意图及各种指路牌；各科主任、副主任医师简介；门诊一楼大厅、二、三楼候诊厅、急诊输液室、加速器诊室等，配备彩色电视机、饮水机；12月，服务台配备护士负责分诊，引导就医，负责各种检查报告的发放、代寄，协助办理

病人住院，开展咨询服务和健康知识宣传，维持大厅秩序，管理大厅设施；每层配备清洁工。

2000年7月，启动"温馨服务工程"，成立特殊病人服务中心，开通对外咨询热线和预约门诊电话，实行门诊病人选择医生，门诊病历由患者自行管理等措施。

2001年9月，医院在城东医院成立分部。

2005年，医院门诊开始使用医疗保险。

2006年，强调门诊服务"首问负责制"。

2007年，修订门诊工作制度，工作有章可循。定期质量检查，实时监控门诊工作质量。加强急诊管理工作，保证急诊绿色通道畅通。督促有关人员定期检查抢救器材、药品，门诊部不定期抽查、节假日进行重点检查，使之始终处于应急状态。组织参加急救知识培训活动和大型应急演练，急诊医务人员知识不断更新。开展预约挂号服务，方便外地病人就诊。倡导优质服务、规范服务行为、改革服务流程、增加服务内容、缩短发放报告的时间，B超室、内镜室、CT室、病理科经常加班加点以完成上午空腹病人的各项检查。

2008年2月，门诊大厅采用中央空调，增设专家榜，专家门诊日相对固定；配置电子显示屏；候诊区域配有足够的座椅。为缩短窗口等候时间，减少等候人数，按需（动态）增设挂号窗口。提升服务理念，规范"一站式"服务和导医服务，对重、老、残、弱及特殊病人安排专人导医、全程陪同；配有轮椅、担架、饮水设施、电话等，方便病人使用。

2009年初，门诊部和财务科共同协商，将挂号、收费合并在一起，楼上增设两个窗口，以减少病人排队。1月，门诊部配合信息科恢复各诊室候诊区配置叫号系统。3月，院内设立服务热线号码：20000，实行24小时值班制。4月，家床科扩大收治病人范围，增收放疗科、妇科、内科病人，门诊部协同各科作了相关工作。11月1日，医院启动预约挂号服务。预约挂号采取多种形式，包括现场预约、电话预约、网上预约及病人出院前的复查预约等。11月15日，门诊部配

合信息科给各诊室配置电脑、打印机，门诊医生工作站正式运行。12月，门诊服务台改为"一站式"服务中心，为就诊者提供就诊导医、咨询、便民服务，集中发放检验报告、接受患者预约挂号服务等。门诊每楼层及主要医技窗口增设导诊力量，引领患者就诊，指导入院患者办理好手续后送入病房。为患者代寄报告，提供各项便民措施。

2010年2月，门诊部配合信息科更换电脑查询系统，及时更新查询的信息内容，以满足患者要求，恢复各诊室、医技科室电子显示屏，确保其处于良好工作状态。3月，门诊窗口实行挂牌上岗，门诊电子处方正式运行。6月，门诊就诊流程、医技科室工作流程重新修改上墙。8月，门诊部配合护理部做好门诊服务人员无缝接礼仪培训工作，抽掉专门护理人员完善无缝接服务工作，在门诊大厅、一站式服务中心、各诊室、检查科室安排专门人员做好病员接诊、咨询、陪同检查、住院安排工作，保证患者门诊就诊环节流畅。9月，一站式服务中心检验报告自助打印正式使用。

2011年3月，实行分科、分层、分散候诊挂号缴费。完善"一站式"服务内容：导医人员言行举止规范，主动靠前导医导诊，在导诊护士中开展"四多四少"的活动，即对就诊者"多点热情、多点主动、多送一段路、多问一句话"，让他们"少讲冤枉话、少跑冤枉路、少排冤枉队、少花冤枉钱"。6月，全面推行门诊窗口即时电子满意度评价系统，以分管副院长为主的工作小组，由门诊部牵头制定门诊窗口即时电子评价系统工作方案，在南北院挂号收费、药剂科门诊发药、检验科采血、影像科等全面使用即时评价电子系统，门诊部定期检查各窗口工作人员满意度测评情况，着力解决窗口医疗服务中心少数医务人员态度冷淡、服务流程不合理、服务行为不规范等群众反映比较突出的问题，促进窗口管理的规范化和科学化，努力提高服务质量和医德医风水平，提高人民群众满意度。8月，开设方便门诊，为慢性病、诊断明确、常规检查的患者提供便捷服务。实行门诊服务窗口和诊室弹性工作制，超声内镜等空腹检查项目应比正常上班时间提前半小时开始检查。

2012年2月，门诊电子病历试运行。4月，门诊、医技科室新发现恶性肿瘤病例实行登记工作，由专人负责。10月，医院在门诊候诊区域及医技科室增添座椅保暖设施。11月，门诊采用二代身份证信息采集系统进行挂号，不仅信息准确，而且方便快捷。

2013年1月，门诊电子病历采取集中打印，由专人负责。2月，医院利用江苏省集约式预约平台进行预约。3月，医院实行无假日门诊、方便门诊，开展门诊"绿色通道"诊疗服务工作，实行"先就诊后结算"的方式。7月，门诊电子病历全面启用。

表4-2-1　　　　　　　　　　1979~2013年南通市肿瘤医院门急诊人次数统计

年份\科室	1979	1980	1981	1982	1983	1984	1985	1986	1987	1988	1989	1990
内科	20170	19733	17270	20625	21718	23439	24696	27268	27000	25106	23550	23036
外科	9174	9591	9757	10724	11246	15382	14330	14529	13320	11884	10349	9743
中医科	3124	8302	7534	8042	7793	8289	8620	9898	8487	9461	9030	7508
妇科	7131	9829	7764	8258	8317	9052	8938	9407	9686	8789	7990	7394
放疗科	5853	5687	5047	5443	5983	5553	5556	5824	5948	5322	5003	4045
皮肤科	927	1554	1484	839	652	14	100	214	237	280	182	13
头颈科	1558	6078	8268	8891	9800	10633	10919	11386	10168	8992	8291	7499
职工	1800	872	6000	7951	6857	8346	9882	9005	8651	12455	6497	4821
急诊	281	208	303	301	332	348	361	309	334	591	423	389
合计	50018	61856	63427	71074	72698	81056	83402	87840	83831	82880	71315	6448

年份\科室	1991	1992	1993	1994	1995	1996	1997	1998	1999	2000	2001
内科	20455	21254	19125	17918	16061	14864	15096	13911	14724	13995	12809
外科	9373	9160	8703	7585	7339	7194	6709	6744	7805	7039	7270
中医科	6285	6413	5480	4558	4460	4480	3916	3864	3815	3377	2132
妇科	7339	7465	6433	6554	6277	6432	5708	5310	5335	4995	4819
放疗科	4713	8308	6469	6421	5071	4488	3892	3444	4285	4114	3636
头颈科	7543	7096	5979	5750	5612	5489	4268	4386	3872	3550	3479
职工	6528	4796	5372	5011	5600	6901	6703	7155	5138	4352	4085
急诊	372	372	323	164	190	201	177	156	163	146	222
专家门诊	—	—	—	—	—	—	—	—	3417	3063	3116
合计	62608	64864	57884	53961	50610	50049	46469	44970	45137	41568	38452

续表 4-2-1

年份 科室	2002	2003	2004	2005	2006	2007	2008	2009	2010	2011	2012	2013
内科	13514	13774	11024	10608	9558	10801	13593	14202	12963	13053	16000	18198
外科	8230	7372	6941	6777	7477	7706	8653	8818	9982	10557	11690	12124
妇科	5305	5458	4891	4446	4750	6257	6948	7206	8318	8861	10202	11671
放疗科	4036	4229	4031	4137	4485	4510	5039	5159	5056	5110	7316	8534
中医科	1932	2303	1417	869	1008	1053	654	601	507	377	262	824
头颈科	3826	3328	3481	3029	3383	3968	4551	4594	4593	4852	5232	5557
老专家门诊	3177	2859	1244	987	1000	1093	1115	1209	1051	889	856	273
食道专科门诊	1758	2015	1394	1264	1658	2025	2150	1895	1689	1579	1233	1143
肝肿瘤科	—	—	—	1076	1451	1769	2456	2315	2409	2442	2816	3501
内镜治疗门诊	—	—	—	37	40	11	—	—	—	—	—	—
淋巴瘤门诊	—	—	—	86	135	48	—	—	—	—	—	—
疑难肿瘤会诊	—	489	1413	1	—	—	—	—	—	—	—	—
介入科							—	194	336	355	575	703
糖尿病	—	—	—	—	—	—	19	214	13	—	—	3
保健科	2965	1594	1438	1232	673	486	362	318	253	316	239	22
急诊	338	221	164	275	213	2697	4071	4677	3849	3468	3693	5308
胸外科门诊	—	—	—				—					1620
医疗保险	—	—	1584	3786	5261	6310	958					
疼痛门诊	—	—	—	—	—	—	—	2	16	7	5	3
心理咨询	—	—	—	—	—	—	—	1	18	4	—	2
体检中心	—	—	—	39	—	—	—	—	3262	4049	4211	4536
城区	899	846	503	692	761	399	423	54	—	—	—	—
协作医院	—	—	—	959								
乳腺普查	—	—	—	—	—	—	—	—	1269	760	1208	3866
新建社区									8042	4226	1423	1160
核医学	—	—	—	—	—	—	—	45	44	55	73	74
方便门诊	—	—	—	—	—	—	—		574	771	801	1074
康复门诊	—	—	—	—	—	—	—		3	2	—	—
营养门诊	—	—	—	—	—	—	—		53	92	20	33
遗传咨询门诊	—	—	—	—	—	—	—		6	—	—	—
造口门诊	—	—	—	—	—	—	—		4	—	—	—
通州医保	—	—	—	—	—	—	—		—	2197	3913	173
如东医保	—	—	—	—	—	—	—		—	—	775	240
南院	—	—	—	—	26041	37874	36217	36392	29142	27855	29647	39013
合计	45980	44488	39525	40300	67894	87007	87209	87896	93452	91877	102190	119655

表4-2-2　　　　　　　　　　1979~2013年医院门诊部负责人一览

姓　名	职　务	任职时间	姓　名	职　务	任职时间
唐锦贤	主　任	1979 ~ 1990.05	龚光明	副主任	2005.12 ~ 2008.11
沈　贤	副主任	1990.05 ~ 1993.11	王志宏	副主任	2006.05 ~ 2008.11
缪宏兰	主　任	1993.11 ~ 2002.05	周存凉	主　任	2008.11 ~
何　松	主任助理	1997.06 ~ 1999.06	李汉平	副主任	2009.11 ~
朱亚芳	主　任	2002.05 ~ 2005.12			

（一）急诊室

建于1974年6月，初期仅有1间诊室，护士5人，观察床5张，配备一般抢救器材和药品，担负急诊抢救、换药、注射、门诊小手术等任务。1975年，为提高急诊室的应急能力和医疗水平，医院组织医护人员学习常见急症的处理技术，建立以内、外科医师为主的相对稳定的抢救小组，急诊药品和器材固定放置，专人保管，落实岗位责任制。1978年，急诊室搬进门诊大楼，设观察室，护士增至7人，全年收治7434人次，急诊抢救254人次。1979年，购置抢救车，添置气管切开包，抢救病人536人次。1982年，设立抢救室、换药室，添置心电图机、电动洗胃机，收治病人901人次。1983年，设注射室、护士办公室。1984年，依照病区标准实行观察室"病房化"，按照"四化"（即规范化、制度化、程序化、科学化）要求管理。1985年，加强对急诊医务人员的业务培训，更新、补充急救药品，定期

检修急救设备。1986年，抢救室备有"五机八包"（即呼吸机、洗胃机、吸痰机、心电图机、除颤机，骨穿包、胸穿包、腰穿包、导尿包、缝合包、静脉切开包、气管切开包、输血包）。1999~2001年，先后更新电动呼吸机、电动洗胃机，添置空调、电视机，更换多功能躺椅等。2003年，进一步加强医务人员的理论学习和技能培训，并实行考核。2006年，更新除颤仪。2008年，经过改造，规范注射室、换药室、抢救室、输液室、观察室，增添输液泵、无线呼叫系统。2009年，相继成立放疗科、妇科日间病房，增设诊查室，同时增加了输液座椅，观察床增至7张。2010年，因抢救需要将抢救床增添至2张，抢救仪器设备也进行添置、更新；科室分批派医务人员外出进修学习，进一步提高急救知识水平，有应对大型突发事件的应急处理能力。2013年，成立内科日间病房，日平均接诊病人达到百余人次。

表4-2-3　　　　　　　　　　急诊室负责人一览

姓　名	职　务	任职时间
张林根	副主任	2010.06 ~

（二）小手术室

小手术室建于1974年，由急诊室管理，主要做活检及不需住院的小手术。门诊各科医师根据诊疗需要均可使用小手术室。配备1名专职护理人员做器械、敷料消毒等准备工作，并担任手

术助手。1978年，迁入门诊楼，用房面积增为21平方米。由1名护士长负责小手术室。1999年6月，由外科门诊护士负责。2006年5月，由于门诊重新装修，门诊小手术室暂停使用。

表4-2-4　　　　　　　1979~2006年医院门诊小手术台次统计

年份	台次	年份	台次	年份	台次
1979	684	1989	166	1999	56
1980	824	1990	118	2000	151
1981	646	1991	104	2001	168
1982	756	1992	69	2002	200
1983	596	1993	43	2003	153
1984	524	1994	130	2004	168
1985	640	1995	133	2005	147
1986	383	1996	48	2006	124
1987	233	1997	49		
1988	328	1998	71		

表4-2-5　　　　　　1974~2013年医院门诊、急诊护理负责人一览

姓名	职务	任职时间	姓名	职务	任职时间
丁彩玉	护士长	1974.06 ~ 1978.10	陆雁	副护士长	1999.06 ~ 2001.06
程莲香	(门、急)护士长	1978.10 ~ 1994.07	丁洁云	(门诊)护士长	2001.06 ~ 2012.12
谢玲芳	副护士长	1982.09 ~ 1985.07	顾晓云	护士长	2001.06 ~ 2009.11
	(门、急)护士长	1985.07 ~ 1986.01	冒小平	副护士长	2003.04 ~ 2009.11
何水冰	副护士长	1986.10 ~ 1987.04	李小琴	(南院)门诊护士长	2006.05 ~ 2012.12
张曦霞	副护士长	1987.04 ~ 1993.12	徐平	(南院)急诊副护士长	2008.05 ~ 2009.11
赵兰英	(门)副护士长	1994.07 ~ 1995.09		急诊护士长	2009.11 ~
蔡守平	副护士长	1993.12 ~ 1999.06	周晓梅(小)	护士长	2009.11 ~ 2012.12
蒋晓红	(门)副护士长	1995.09 ~ 1999.06	胡正梅	护士长	2012.12 ~
钱瑞熙	(门)护士长	1999.06 ~ 2001.06			

第三节　临床科室

一、内　科

（一）科室沿革

建于1974年6月，时有医生7人，其中主治医师2人、住院医师5人，门诊用房面积30平方米，住院病床12张。1985年年底，有医生14人，其中副主任医师1人、主治医师4人、住院医师9人，门诊用房面积增至42平方米，病床增至50张。1997年开始，陆续分设消化内科、呼吸内科、血液淋巴瘤科、肝肿瘤综合治疗科四个二级科室，分布在

七、十、十一、十二四个病区。2001年，全科有医生26人，其中主任医师8人、副主任医师3人、主治医师9人、住院医师6人，享受国务院特殊津贴的专家1人，床位105张。2006年4月，兼并原南通港口医院，增设综合内科。2013年，全科有医生49人，其中主任医师9人、副主任医师9人、主治医师14人、住院医师17人；其中具有博士研究生4人，硕士研究生21人，本科学士学位24人，核定床位203张。

南通市肿瘤化疗中心创建于1993年3月，挂靠于市肿瘤医院肿瘤内科。其主要职责是：对肿瘤病人开展化疗；开展化疗药物血液浓度、药物代谢的监测及抗癌药物敏感性检测；成立苏北地区化疗协作网，开展新技术、新项目的推广应用，进行肿瘤化疗科研；开展肿瘤化疗宣传、咨询和随访工作；协助市卫生局做好全市化疗专业人员的培训，开展学术活动。

（二）医疗技术

内科擅长以化疗为主的综合治疗，严格遵循诊疗规范化、标准化和个体化的原则，运用多学科治疗手段，合理地安排化疗、放疗、内分泌治疗、分子靶向治疗、支持治疗等，以期提高治愈率和最大限度地改善病人生活质量，延长生存期。对经手术已得到根治的恶性肿瘤，进行规范的术后辅助化疗，使患者能够痊愈；对潜在可手术的病人通过新辅助化疗，使不能手术变为可以手术；对失去手术机会或不愿手术的肿瘤患者，通过综合治疗能延长病人生存期，并大大改善其生存质量。

1.消化内科拥有先进的奥林巴斯电子胃肠镜。1976年，开始通过胃镜检查诊断食管、胃、十二指肠的疾病。1997年，开展内窥镜下食管恶性狭窄及食道、胃息肉的射频治疗，食管恶性狭窄及术后疤痕狭窄的扩张治疗，钛镍合金金属支架治疗以及用于诊治食管气管瘘和食管纵隔瘘的带膜支架治疗。开展内镜下食道粘膜卢戈氏液染色、胃粘膜刚果红染色，用以提高早期食道癌及胃癌的检出率。2004年，内窥镜室并入内科的二级科室消化内科，新增1名专职内镜医师，并开展无痛胃镜检查术。2006年，新购置OLYMPUS260主机

及电子胃肠镜。逐步开展食道扩张、取异物、食道支架置入及取出、内镜下止血、内镜下营养管置入等内镜下治疗术。2008年以来，常规开展ERCP、内镜下胆道支架植入术、内镜下粘膜切除术（EMR）及粘膜剥除术（ESD）。

2.呼吸内科拥有先进的奥林巴斯电子纤维支气管镜。1984年，新增纤维支气管镜，2010年又购置OLYMPUS260主机PenTax及电子支气管镜。能熟练开展气管镜下活检术、肺活检、针吸活检、肺泡灌洗等技术。在南通地区率先开展气管镜下放置支架治疗气管狭窄术，苏北、苏中最早开展超声内镜下纵隔肿瘤穿刺活检术。2013年开展超声电子支气管镜检查及镜下穿刺技术，填补了南通市在这项技术上的空白。

3.淋巴瘤综合治疗病区按照单病种肿瘤综合治疗这一有效治疗模式，淋巴瘤患者进入本病区后，将有病理专家、肿瘤内科专家、放疗专家进行会诊，并制定最佳综合治疗方案，使每一位病人都能得到规范化、个体化的最佳治疗。病区掌握了自体外周血造血干细胞动员、采集、分装、冻存等一系列关键技术，2006年率先在南通地区成功开展了首例自体外周血造血干细胞移植，填补了南通市在干细胞移植史上的空白。2008年又成功开展第二例自体干细胞移植。

4.肝肿瘤综合治疗科开展原发性肝癌以介入为主的综合治疗。科室熟练掌握原发性肝癌介入手术及PEI、RF等技术。掌握肝、胆、胰肿瘤的诊断及综合治疗，尤其对肝癌的规范化治疗以及分子靶向治疗。科室在南通市最早开展三维适形放疗治疗肝癌门静脉癌栓。2012年在南通市率先开展三维适形放疗联合肝动脉化疗栓塞治疗肝癌伴门脉癌栓的临床对照研究。

5.综合内科开展血液光量子对脑血管意外及脑血管意外后遗症病人的康复治疗；开展糖尿病病人用胰岛素泵进行临床强化治疗，对糖尿病病人进行24小时血葡萄糖连续动态监测检查；自制胎肝混悬注射液对慢性病人的支持治疗及肿瘤病人的辅助治疗。获得良好的临床效果，提高了病人的生活质量。接受新技术、注重知识更新。启

动POCT检测系统,提高临床急诊医师对心脑血管疾病的早期诊断和鉴别诊断的水平。

特色治疗手段主要有:

1.通过根治性化疗,使部分恶性淋巴瘤、乳腺癌、小细胞肺癌、睾丸癌等一部分可根治的肿瘤得到治愈;对已行根治性手术的恶性肿瘤,如乳腺癌、肺癌、食管癌、胃癌、结直肠癌,进行规范的术后辅助化疗,使患者得到长期生存;对一些不能立即手术的局部晚期肿瘤,如乳腺癌、非小细胞肺癌,通过新辅助化疗,使不能手术变为可以手术切除;对失去手术机会的晚期病人或不愿手术的患者,采取以化疗和靶向治疗为主的多学科综合治疗手段,提高病人生活质量,延长病人生存期。内科治疗方案严格遵循国际NCCN指南。

2. G-CSF支持下的大剂量化疗治疗各种晚期恶性肿瘤。

3.肿瘤内科淋巴瘤病区拥有南通市最高级别百级层流病房,为造血干细胞移植以及干细胞支持下的高剂量化疗提供有力的保证。

4.经皮穿刺胸腹腔闭式引流术合并化疗治疗癌性胸腹水,心包闭式引流术治疗癌性心包积液。

5.大剂量、大容积腹腔内热化疗治疗晚期消化道肿瘤。

6.采用微量静脉输液泵持续输注5-FU,增加化疗疗效,减少毒副作用,同时提高化疗期间病人的生活质量。

7.介入治疗,包括经皮穿刺肝动脉、门静脉双路径化疗治疗原发性肝癌。

8.化疗后出现的严重并发症——"粒细胞缺乏症",在肿瘤内科已形成一整套规范的抢救措施,抢救成功率近100%。

9.国际上新问世的在国内已上市的抗癌新药在肿瘤内科能熟练运用,并取得良好疗效。如白蛋白纳米紫杉醇、培美曲噻等;分子靶向药物吉非替尼、厄洛替尼、利妥昔单抗、西妥昔单抗、曲妥珠单抗、贝伐单抗索拉非尼、舒尼替尼等。国际上一些最新治疗方案也能及时运用。

10.目前,国际上流行的肿瘤治疗热点靶向治疗已在肿瘤内科熟练开展:吉非替尼、厄洛替尼一线治疗EGFR基因突变的晚期非小细胞肺癌;索拉非尼治疗晚期肾癌或肝癌;舒尼替尼治疗晚期肾细胞癌、肝细胞癌及对甲磺酸伊马替尼治疗失败或不能耐受的胃肠间质瘤(GIST);伊马替尼治疗Ph染色体阳性的慢性髓细胞白血病、c-kit(CD117)阳性、不能手术切除的、和(或)转移性恶性胃肠道间质肿瘤;曲妥珠单抗治疗HER2过度表达的转移性乳腺癌或HER2过度表达早期乳腺癌的辅助治疗;利妥昔单抗治疗CD20阳性的非霍奇金淋巴瘤;西妥昔单抗治疗K-ras野生型晚期大肠癌;贝伐单抗联合以5-FU为基础的化疗方案多线治疗转移性结直肠癌等。

11.对一些不能耐受常规化疗的病人,尤其是老年病人,通过内分泌治疗、靶向治疗、最佳支持治疗、中医中药治疗等提高生存期,改善生存质量。

12. 2012年,肿瘤内科成立药物临床试验机构肿瘤专业组,编写肿瘤内科《药物临床试验质量管理规范》和标准操作规范。2013年5月,获得国家食品药品监督管理总局GCP认证。参与国际国内一些大型医药公司主办的临床试验。

(三)教学科研

1975年开始,科室先后承担南通市第二卫生学校内科教学任务、南通医学院学生的见习带教工作。2012年,开始承担南通大学杏林学院临床肿瘤内科班的教学工作。同时每年接受南通各县(市)及周边地区进修人员来科学习培训。1996年举办南通市第一期化疗学习班,1998年5月举办南通市第二期化疗学习班。2001年,举办南通市乳腺癌规范化治疗及新发展学习班。自2006年起,每年举办一期国家级或江苏省医学继续教育项目学习班,如乳腺癌规范诊治学习班、胃癌结直肠癌规范化诊治学习班、恶性肿瘤内科治疗新进展学习班、江苏省消化道肿瘤进展学习班等。2010年举办的国家级继续教育学习班"肿瘤化学治疗高峰论坛",吸引全国各级医疗机构的肿瘤防治人员200多人前来参加会议。

科室每年选派人员至中国医学科学院肿瘤医院、上海复旦大学附属肿瘤医院、天津肿瘤医院、上海中山医院、上海胸科医院等多家知名医院进修学习及参加全国性、全省性及市级的专题学习班。2011～2012年选派杨磊医师前往美国MD.爱迪森癌症中心进修。至2012年全科绝大多数医护人员均接受过卫生部及江苏省卫生厅主办的GCP培训，并获得合格证书，保证临床试验规范化、高质量地进行。

1976～2013年获得各级科技奖励成果共计37项，2010～2012年共承担国家级及市级科研项目14项，其中国家自然科学基金课题1项，国家重大专项3项，市级课题10项。2013年申报市级课题4项。2007～2013年肿瘤内科医护人员在国内外各级期刊杂志上共计发表论文96篇，其中SCI收录11篇，中华系列期刊9篇，统计源或核心期刊29篇，科研水平进一步提高。

南通市肿瘤医院率先承担一系列抗肿瘤药物的临床试验。1974年以来，肿瘤内科陆续承担如SN、AT1717、丙亚胺、FT-207、PSK、G-CSF、草酸铂、拓扑替康等药的Ⅱ期、Ⅲ期临床试验等一系列抗癌药的临床疗效的验证工作。2013年5月获得国家食品药品监督管理局GCP认证，成为国家药物临床试验机构后进一步承担了国内国际一系列大型临床试验，如津优力预防乳腺癌患者化疗后中性粒细胞减少的Ⅳ期临床研究；卡培他滨与多西他赛一线联合化疗序贯卡培他滨节拍或间歇维持治疗HER2阴性转移性乳腺癌的前瞻性、多中心、随机、开放Ⅲ期临床研究；注射用重组人促红细胞生成素治疗肿瘤化疗相关性贫血的有效性和安全性的多中心、随机、平行、盲法、阳性药对照临床试验；甲磺酸阿帕替尼片二线治疗晚期肝细胞肝癌Ⅲ期临床试验；聚乙二醇化重组人粒细胞集落刺激因子注射液"申力达"Ⅲb期临床试验；在对既往系统治疗失败的晚期肝细胞癌受试者中进行的ADI-PEG20+最佳支持治疗（BSC）VS安慰剂+BSC的随机、双盲、多中心的Ⅲ期研究；一项评价HER2阳性的转移性胃食管交界处癌和胃癌患者接受帕妥珠单抗联合曲妥珠单抗加化疗的有效性和安全性的双盲、安慰剂对照、随机化、多中心、Ⅲ期研究（BO25114）等。

2003年获评南通市首批市级建设重点临床专科称号；2008年获评南通市医学重点建设学科；2009年获评市级临床重点专科；2012年再次被确认为市级临床重点专科。2013年5月，通过国家食品药品监督管理总局的药物临床试验机构资格认定，这是迄今为止南通地区获得国家药物临床试验机构资格的唯一市直医疗机构。

（四）诊疗病例

1. 住院号：20012099，男，71岁，患者因"右肺癌Ⅳ期"入院。一般情况较差，咳嗽明显，给予抗癌治疗后，咳嗽缓解，精神状况改善，但在休息期间出现腹泻，给予抗菌消炎后腹泻停止，后再次出现腹泻，进行性加重，病情又渐加重，X线检查显示：肠麻痹、麻痹性肠梗阻。肠麻痹考虑为中毒性肠麻痹，经采取抗感染、低压保留灌肠、胃肠减压、禁食等治疗措施，患者病情好转，中毒性肠麻痹、肠梗阻治愈出院。经治医生：谭清和、王建红。

2. 住院号：20012381，男，52岁，患者因"肝癌Ⅲ期"入院。病情较重、黄疸明显，对症治疗，病情好转后行肝内肿块X-刀治疗，病情明显好转，肝内肿块缩小、黄疸消失，给予介入治疗，但一周后出现上消化道出血并有黑便，出血量约800毫升，同时出现粒缺，病情危重，经积极抢救、治疗后，患者全身状况好转后出院。经治医生：季平、王建红、张晓东。

3. 住院号：20013440，女，34岁，患者因"原发性肝癌伴包膜下出血、中期妊娠，右上腹部疼痛"入院。CT、B超提示：肝右叶原发性肝癌，妊娠7个月单活胎。大生化示：低蛋白血症，贫血中度。经院内联合会诊，确诊合并肝包膜下出血同时患者存在诸多介入不利因素，经讨论当天行输白蛋白支持治疗，一般情况稳定后行肝动脉栓塞治疗，术后第二天腹痛缓解，顺利止血后，转市妇产科医院成功处理胎儿，再次返院进一步介入栓塞加化疗，更大程度地控制了肿瘤。经治医生：周锦华、姚卫东、张春荣。

4. 住院号：20020047，男，39岁，患者因"原发性肝癌手术、介入、化疗后，两肺转移"入院。经"PALF"方案化疗后行医院首例肝脏微波毁损术，疗效肯定，再次化疗后出现粒缺白细胞0.86×10^9／L、口腔粘膜糜烂、破溃、双侧鼻孔出血、高热不退，生命垂危，病区组织抢救小组，经积极对症治疗，患者转危为安。经治医生：谭清和、周建明、陈志云、倪静怡。

5. 住院号：20020804，男，72岁，患者因"咳嗽2月诊断左肺癌Ⅲ期"，于2002年3月20日入院。第二天诉左下肢明显肿张，浅静脉明显暴露，急诊查彩超示髂外静脉、股静脉、部分大隐静脉血栓形成（总长9厘米），患者既往有高血压、脑梗塞病史。诊断左肺癌晚期并左下肢深静脉血栓形成。需积极溶栓治疗，但在溶栓抗凝治疗过程中有可能发生栓子脱落至心肺脑等重要脏器而危及生命，在向患者家属说明交待病情，征得家属同意的基础上，密切观察病情，大胆进行溶栓治疗。经治疗4天后，患者的左下肢静脉血栓退缩，左下肢肿痛明显缓解以至肿胀完全消退。经治医生：朱亚芳、张晓东。

6. 住院号：20023273，女，56岁，患者因"腺癌术后4年、纳差、肝脏肿大、黄疸"入院。彩超、CT显示肝内多处性肝转移。由于胆红素明显高于正常，对化疗耐受性无经验可谈，且无资料说明化疗对高胆红素是否可以使用，试用泰素蒂化疗第一疗程出现粒缺、转氨酶、胆红素急骤升高，经积极抢救、对症处理，转氨酶、胆红素均好转，继续给予泰素蒂化疗，肝脏明显缩小、胆红素降至正常出院。此病例治疗过程中有一定经验可作参考。经治医生：龚振夏、王建红、陆俊国、何灵慧。

7. 住院号：20029023，男，65岁，患者因"胰头癌术后肝转移"，于2002年6月15日入院。化疗后第11天出现粒缺（WBC0.4×10^9／L）、合并感染，患者高热不退、不能进食、极度衰竭、双下肢浮肿、消化道出血，两次发病危通知，经积极组织抢救，历时两周，病情好转出院。经治医生：江坚、陈冬梅、陈志云、张晓东。

8. 住院号：20105117，女，45岁，患者因"左膝肉瘤术后复发"入院。予ADM+DDP化疗后，复查WBC0.7×10^9/L，PLT6.4×10^9/L，Hb80g/L，出现Ⅳ度骨髓抑制，予保护性隔离，积极升白细胞、血小板、抗感染等治疗后，患者白细胞、血小板渐恢复至正常，骨髓抑制解除，病情好转。经治医生：王建红、杨磊、陈守华、苏小琴。

9. 住院号：20110887，女，54岁，患者因"鼻咽癌放化疗后两年余，进食困难一周"入院。诊断为鼻咽癌颈部淋巴结转移放疗后并发食管上段狭窄，出现上消化道出血合并低血容量性休克，积极予止血、扩容、升压等治疗后，出血停止，病情好转出院。经治医生：朱亚芳、顾洪兵、徐薇薇。

10. 住院号：20116220，女，81岁，扁桃体弥漫大B细胞淋巴瘤Ⅰ期B组，Ⅳ度骨髓抑制，予保护性隔离，层流通风，循环风消毒，消毒灵拖地，呋喃西林漱口等加强个人卫生，并予重组人粒细胞刺激因子升白细胞，抗感染，补液支持等治疗后骨髓抑制渐恢复，排除化疗禁忌后予依托泊苷50mgqd×5+复方环磷酰胺50mg×5化疗，同时予中成药抗肿瘤及调节免疫治疗，患者病情好转后出院。经治医生：宋诸臣、沈茜、曹永峰。

11. 住院号：20120052，男，70岁，患者因"胃底贲门癌Ⅳ期、慢性支气管炎、肺气肿、Ⅱ型呼吸衰竭、肺心病、脑梗塞"入院。予G-CSF升白治疗，白细胞恢复后予替吉奥联合奥沙利铂化疗，化疗次日出现呼吸浅快，意识不清，即予心电监护、吸氧、吸痰、气管插管开放气道、呼吸机机械辅助通气、加强抗感染、化痰平喘、营养支持、维持内环境稳定等治疗后，患者神志转清，撤出呼吸机后可自主呼吸，病情好转。经治医生：陆俊国、朱亚芳、姚卫东、高湘湘。

12. 住院号：20123729，男，35岁，患者因"右肺原始神经外胚叶肿瘤广泛转移、粒细胞缺乏症、Ⅳ度血小板减少症"入院。予吸氧，心电监护，保护性隔离，粒细胞集落刺激因子升白细胞，血小板生成素升血小板，头孢他啶、左氧氟沙星抗感染，输注血小板，补充电解质，营养支持等治疗后，解除隔离，病情转危为安。经治医生：陆俊国、张晓东、丁令池、陈希。

13. 住院号：20126894，男，60岁，患者因"食管癌广泛转移伴消化道出血"入院。出现反复呕血、便血，伴头晕、胸闷、气喘，予垂体后叶素、血凝酶、奥曲肽止血,质子泵抑制剂抑酸护胃,补液扩容,输注红细胞后,患者上述症状消失,出血停止,生命体征平稳,病情改善。经治医生:谭清和、王建红、李剑英、何灵慧。

14. 住院号:20128420,男,65岁,患者因"胸闷气促二月余"入院,诊断为食管癌Ⅳ期、胸腔心包积液、急性非ST段抬高型心肌梗死、心力衰竭、心功能Ⅲ级、右肺炎症、高血压病Ⅲ级(极高危)。予心包胸腔持续引流胸水,注入香菇多糖4毫克+地塞米松5毫克控制浆膜腔积液,并予阿司匹林、氯吡格雷抗血小板聚集,低分子肝素钙抗凝,单硝酸异山梨酯扩冠,卡托普利降压,螺内酯利尿改善心功能,环磷腺苷葡胺营养心肌,哌拉西林纳他唑巴坦抗感染、化痰等治疗,患者症状改善,病情缓解好转。经治医生:徐小红、戴学英、丛智荣、倪静怡。

15. 住院号:20134237,男,64岁,患者因"咳嗽伴腰痛一月"入院。经纤支镜活检病理检查及头颅MR检查等,确诊为右肺癌Ⅳ期。住院期间突发腹痛腹胀,呈进行性加重,腹腔抽出不凝血,后出现低血容量休克,积极予补液扩容、止血、输血等治疗后,患者生命体征平稳,出血停止,病情缓解。经治医生:谭清和、李剑英、凌国杰。

16. 住院号:20134331,男,63岁,患者因"左肺癌术后Ⅳ期(胸腔、纵膈淋巴结转移)、血小板减少症、肺部感染、低蛋白血症、贫血"入院。予引流胸腔积液、抗感染、止血、输注血小板、红细胞、TPO、白蛋白支持等治疗,患者胸闷症状缓解,肢体水肿减轻,血红蛋白及血小板上升,白蛋白纠正,同时予Iressa靶向治疗,病情缓解。经治医生:陆俊国、张晓东、丁令池、陈希。

17. 住院号:20134924,男,75岁,患者因"淋巴瘤、肺部感染、脓毒血症、感染性休克、膀胱癌术后"入院。住院期间高热,血压降至94/36毫米汞柱,出现感染性休克症状,予积极抢救、冰袋降温、开放静脉、加强抗感染、快速补充血容量,并予升压处理,患者病情渐好转出院。经治医生:谭清和、李剑英、陈佳。

18、住院号:20136710,男,67岁,患者因"胃癌广泛转移"入院。给予氟尿嘧啶联合顺铂化疗一周期,予唑来膦酸抑制骨溶解。住院期间出现呕血、黑便、上消化道出血症状,给予止血、输血、补液等治疗后出血控制不佳,行胃左动脉介入栓塞治疗,出血控制,呕血黑便消失,病情缓解。经治医生:宋诸臣、沈茜、曹永峰。

表4-3-1 　　　　　　1986~2013年医院内科住院指标完成情况

项　目	年　份	1986	1987	1988	1989	1990	1991	1992	1993
数量指标	入院人数	143	137	159	159	261	338	348	457
	出院人数	160	157	181	182	227	362	375	468
	病床数	48	49	49	49	49~105	105	105	105
效率指标	床位使用率(%)	98.3	98.9	99.1	99.4	90.1	92.3	90.4	89.7
	平均床位周转次数	3.3	3.2	3.6	3.7	2.2	3.4	3.6	4.5
	平均床位工作日	358.6	361.1	362.6	362.7	212.2	337	330.9	327.4
	出院者平均住院日	105.6	116.9	102.7	108.6	85	98.6	93.3	89.7
质量指标	治愈好转率(%)	35.6	43.9	47.5	42.9	37.7	43.6	33.5	42.3
	病死率(%)	6.3	6.4	2.7	1.6	6.6	1.1	2.1	1.1

续表4-3-1

项 目	年 份	1994	1995	1996	1997	1998	1999	2000	2001
数量指标	入院人数	557	645	698	883	1068	1113	1214	1451
	出院人数	563	651	730	910	1069	1131	1227	1460
	病床数	103	103	103	103	103	106	106	106
效率指标	床位使用率(%)	93.2	93	89.2	80	83.1	86.9	85.2	79.9
	平均床位周转次数	5.5	6.3	7.1	8.8	10.2	10.7	11.6	13.8
	平均床位工作日	340.3	339.4	326.5	291.9	303.3	317	311.7	291.6
	出院者平均住院日	69.3	50.8	51.3	36.2	29.2	29.7	26.8	22
质量指标	治愈好转率(%)	42.3	43.2	45.2	46.4	52.2	51.2	55.7	52.2
	病死率(%)	1.2	0.5	1	0.3	0.6	0.6	0.4	0.3

项 目	年 份	2002	2003	2004	2005	2006	2007	2008	2009
数量指标	入院人数	1598	1600	1679	2608	3203	4050	4617	4944
	出院人数	1590	1606	1651	2560	3200	4011	4683	4980
	病床数	106	113	113	133	199	199	206	189
效率指标	床位使用率(%)	90.1	87.6	89.4	96.6	107.3	112.1	118.6	99.1
	平均床位周转次数	15	14.4	14.6	19.2	20	20.2	22.9	24.7
	平均床位工作日	328.8	319.8	332.3	352.7	391.5	409.3	434	361.7
	出院者平均住院日	21.9	22.2	22.7	18.5	19.5	19.8	19.4	15.1
质量指标	治愈好转率(%)	63.8	64.5	71.6	89.9	92.1	92.1	92.8	93.6
	病死率(%)	0.5	0.6	1.1	0.3	0.2	0	0	0.1

项 目	年 份	2010	2011	2012	2013
数量指标	入院人数	5247	6493	7586	8849
	出院人数	5226	6454	7584	8777
	病床数	189	189	189	189
效率指标	床位使用率(%)	104.7	128.4	132.9	129.5
	平均床位周转次数	27.7	34.1	40.1	46.4
	平均床位工作日	382.1	468.5	486.4	472.6
	出院者平均住院日	13.8	13.7	12.2	10.1
质量指标	治愈好转率(%)	90.4	89.4	89.1	89.2
	病死率(%)	0	0.1	0	0

表4-3-2   1974~2013年医院内科负责人及护士长一览

姓　名	职　务	任职时间	姓　名	职　务	任职时间
张春芳	负责人	1974.06 ~ 1978.11	朱　明	病区护士长	1989.07 ~ 1996.01
季　震	负责人	1978.11 ~ 1979.09	陆勤美	病区副护士长	1989.07 ~ 1997.06
	主任	1979.09 ~ 1997.06		科护士长	1997.06 ~ 2001.06
朱公悦	副主任	1979.09 ~ 1983.12		病区护士长	1997.06 ~ 2001.06
龚振夏	副主任	1984.09 ~ 1994.06	张兰凤	城东病区副护士长	1992.05 ~ 1992.12
江　坚	副主任	1984.09 ~ 1999.06	蔡守平	城东病区副护士长	1992.10 ~ 1993.12
	消化科主任	1997.06 ~ 1999.06	章詠芳	病区护士长	1993.12 ~ 1994.06
谭清和	副主任	1997.06 ~ 1999.06	倪　杰	病区护士长	1994.07 ~ 1999.06
	主任	1999.06 ~	陈　艳	病区护士长	1994.07 ~ 1996.12
杨广才	血液科主任	1997.06 ~ 2001.06	丁洁云	病区护士长	1998.03 ~ 2001.06
戴学英	呼吸科主任	1997.06 ~ 2001.06	邵火芳	病区护士长	1999.06 ~ 2012.12
魏金芝	副主任	1999.06 ~	陈红梅	病区护士长	1999.06 ~
王建红	消化科副主任	1999.06 ~ 2001.06	蔡晓娟	病区护士长	2001.06 ~
	消化科主任	2001.06 ~ 2002.05	张慎芳	科护士长	2001.06 ~ 2012.12
	副主任	2005.12 ~	黄　胜	城东病区护士长	2001.12 ~ 2009.11
	消化科主任	2005.12 ~		病区护士长	2009.11 ~ 2012.12
徐小红	血液科主任	2001.06 ~		科护士长	2012.12 ~
陆俊国	呼吸科主任	2001.06 ~	石明兰	病区护士长	2006.05 ~
	副主任	2005.12 ~	严　群	病区护士长	2006.05 ~
周恒发	副主任	2006.05 ~	孟　云	病区副护士长	2008.05 ~ 2009.11
	普内科主任	2006.05 ~		病区护士长	2009.11 ~
	老干部病区主任	2006.05 ~	陈海珍	病区副护士长	2008.05 ~ 2012.08
李建良	城东分部副主任	2001.12 ~ 2005.12	高红芳	城东病区副护士长	2008.05 ~ 2009.11
崔雅芳	综合内科城东病区副主任	2008.05 ~ 2009.11	吉冬丽	病区护士长	2009.11 ~
	综合内科社区副主任	2009.11 ~	葛晓霞	病区护士长	2009.11 ~
朱秀英	病区副护士长	1980.09 ~ 1983.09	王美华	病区护士长	2012.12 ~
程稳山	病区护士长	1982.09 ~ 1993.04			
朱　明	病区副护士长	1984.09 ~ 1989.07			

二、外　科

（一）科室沿革

建于1974年6月，当时有医生5人，床位16张。由胸外科、普外科、麻醉组等组成。1979年5月，成立口腔科，有医生3人，床位4张。1980年5月，成立五官科，有医生3人，床位8张。1983年外科、五官科、口腔科合并成立大外科。1984年9月，麻醉组从外科划出。1985年年底，共有外科医生17人，其中，副主任医师1人、主治医师7人、住院医师9人，病床80张。1998年7月，五官科、口腔科合并成立头颈外科。2004年4月1日，肝胆肿瘤科成立，实行单病种多学科诊治模式。至2013年年底，外科医生66人，其中，主任医师15人、副主任医师8人、主治医师27人、住院医师16人。

（二）医疗技术

1. 胸瘤科：1984年开始，外科分成胸瘤科和普瘤科。开展胸、腹、颈三切口食管次全切除术、经左胸食管癌切除术、IVor-Lewis手术、全胸腹腔镜下食管癌手术，食管剥脱术、结肠代食管、放疗后食管癌根治术；肺癌根治性手术、支气管袖状切除术、胸膜剥脱术、胸廓成形术、纵隔肿瘤切除术、胸腔镜下肺癌手术。1984年，在南通地区率先将吻合器应用于食管癌，食管癌术后吻合口瘘为0.46%，食管癌手术切除率达到94%，术后5年生存率30.6%，I期食管癌5年生存率89.5%。2011年1月以来，广泛开展胸腔镜食管癌根治、肺叶切除术。对于食管癌吻合口瘘的治疗取得重大进步，显著降低死亡率。与美国协作开展乳腺癌的综合治疗，与澳大利亚协作开展乳腺癌局部切除研究，常规开展保留乳头的乳房单纯切除术、乳腺癌根治术、乳腺癌改良根治术、乳腺癌扩大根治术以及乳腺癌保留乳房的根治术，在切除乳腺肿瘤的同时注重部分或整个乳房的修正与重建。2006年，卫生部认定医院为"全国百万妇女乳腺普查"定点单位。进一步开展乳腺病普查、早期诊断、规范化治疗、实行单病种多学科诊治模式，专业诊治乳腺增生病、纤维腺瘤、乳腺炎、导管内乳头状瘤、乳腺癌等。2008年，开设乳腺病专科门诊、乳腺病综合治

疗病区，是集预防、医疗、教学、科研于一体的现代化综合诊疗中心。

2. 普瘤科：常规开展肱骨离体再植术、胃癌根治术、结肠癌根治性手术（右半结肠切除术、横结肠切除术、左半结肠切除术、乙状结肠切除术、全结肠或次全结肠切除术）、伴有梗阻但可根治切除的结肠癌手术。直肠（肛管）癌的手术治疗，全盆腔脏器切除术、直肠癌扩大根治术、低位结直肠吻合或结肠肛管吻合、Hartmann手术、乙状结肠造瘘、经会阴直肠切除术（Loekhart Mummery手术）、低位直肠癌原位人工肛门和括约肌成形术、肛管癌伴腹股沟淋巴结转移的手术治疗、经肛门直肠癌局部切除术、经会阴部直肠癌局部切除术、睾丸肿瘤后腹膜淋巴结清扫术、晚期前列腺癌无水酒精注射加去势术、前列腺电切术、膀胱肿瘤电切术、全膀胱切除术。胃癌5年生存期达36.7%，早期胃癌5年生存率达85.4%。自2012年以来，肿瘤微创手术在医院迅速发展，常规开展腹腔镜结直肠癌根治及胃癌根治术。普瘤科为全国大肠癌协作组成员。

3. 肝胆肿瘤科：自2004年建科以来，在省内率先开展肝癌单病种多学科综合治疗模式，开展肝癌肝叶切除术（左外叶、左半肝、右半肝、肝中叶、左三叶、右三叶），各肝段切除、不规则切除（楔形切除、肿瘤剜除术）、肝动脉结扎、TACE，不能切除的肝癌综合治疗降期后再切除、复发肝癌的再手术治疗。常规开展多种高难度手术包括中肝切除、尾状叶肿瘤切除、第八肝段切除、门脉切开取癌栓、高位胆管癌根治术等高难度肝胆肿瘤切除术。肝癌合并门静脉/胆管癌栓、合并脾肿大、门静脉高压的联合手术、二期切除、肝癌复发的再切除、腹腔镜下肝肿瘤切除术、腹腔镜下胰体尾肿瘤切除等手术也得到开展。"全肝血流阻断下的无血肝癌切除术""选择性肝静脉阻断下肝癌切除术"等均为南通首先开展并达到国内先进技术水平。2004年以来，开展的"术中使用TISSUELINK刀进行不阻断肝门的无血肝癌切除术""碘125放射粒子在肝癌及胰腺癌的术

中应用""姑息性切除肝癌创面的缓释抗癌剂的应用"等新技术有效提高了肿瘤治疗效果。

4. 头颈科：建科初期，开展眼、耳、鼻、咽喉、口腔颌面部普通病及肿瘤的诊断和治疗，上颌骨切除术、鼻侧切开术。20世纪80年代，开展经腭鼻咽肿瘤切除术、经颈侧途径咽部肿瘤切除术、颈淋巴结清扫术。90年代以来，开展保留喉功能的各类部分喉切除术、喉近全切除术、喉全切除术、下咽颈段食管癌手术、颅面联合切除侵犯前颅底的鼻腔筛窦手术、甲状腺癌侵犯气管行全甲状腺切除加气管袖状切除术、颈动脉体瘤切除术、口腔颈部的联合手术、咽颈部的联合手术、灵活运用多种组织瓣整复头颈肿瘤术后组织缺损，如游离前臂皮瓣、游离髂骨肌皮瓣、颏下岛状皮瓣、胸大肌皮瓣、背阔肌皮瓣、斜方肌皮瓣、舌骨下肌皮瓣等。

(三)教学科研

1975年开始，先后承担南通地区肿瘤医院卫生学校、南通市卫生学校、南通医学院等院校的教学任务。先后接受内蒙古、新疆，以及无锡、盐城、南通各县(市)、张家港、江阴等地进修人员112人次。1999年5月，举办南通市首届肿瘤外科学习班；2013年6月，举办"江苏省肝癌多学科综合治疗新进展"学习班。

建科以来，先后选派医务人员到中国医科院肿瘤医院、解放军第二军医大学长征医院及长海医院、中山医科大学肿瘤医院、复旦大学医学院附属中山医院、上海交通大学附属瑞金医院、第九人民医院、胸科医院、肺科医院、浙江大学附属第二医院、邵逸夫医院、北京大学医学院附属人民医院、江苏省人民医院、南京医科大学附属口腔医院、南京市口腔医院、苏州大学附属医院、南通大学附属医院等单位进修学习。每年多人在国内外学术会议上进行学术交流。2009年被评为市级临床重点专科，2012年被评为市级临床重点专科及南通市医学重点建设学科。近十年来科室人员共发表论文百余篇，获省级新技术奖2项，南通市科技进步奖3项、市级新技术奖14项、新技术引进奖3项。

(四)诊疗病例

1. 住院号：20010555，女，57岁，患者因"舌右缘肿块术后一年局部复发肿块一月"入院。于2001年8月6日，在全麻下行舌癌根治术+背阔肌皮瓣整形术，术程顺利。病理诊断：舌右缘鳞癌术后复发。经治医生：蒋斌、陆鹤良、韩靓、陈卫贤。

2. 住院号：20013436，女，45岁，患者因"咽部异物感3月"入院。经查发现右侧咽侧壁隆起3厘米×3厘米肿块，既往有肾病综合征、狼疮性肾炎病史，于2001年10月7日在全麻下行肿瘤姑息切除术，术中发现肿瘤来源于迷走神经和舌下神经增粗，于肿块粘连，故切断右侧迷走神经、舌下神经副神经，术程顺利。病理诊断为：右颈段迷走神经副神经节瘤。经治医生：蒋斌、陆鹤良、韩靓、陈卫贤。

3. 住院号：20020845，女，52岁，患者因颈部巨大肿块，在多家医院均诊断为甲状腺癌伴纵膈转移，被告知无法手术。病人来院后，经仔细检查，诊断为胸骨后巨大甲状腺肿瘤而入院，并进行手术切除，手术难度在于肿瘤巨大(15厘米×12厘米×9厘米)且位于胸骨后，位置深、紧邻大血管不易暴露。术后恢复顺利，痊愈出院。(曾在《江海晚报》报道)经治医生：张一心、黄健、江晓晖。

4. 住院号：20021608，女，44岁，患者因"第Ⅷ肝段肿瘤约2厘米×3厘米×4厘米大小，伴脾亢，门脉高压"入院。行第Ⅷ肝段肿瘤切除+脾切除术，术后因凝血功能障碍出现弥漫性渗血、低蛋白症等，经抢救脱险，临床治愈出院。经治医生：蒋松琪、邵冰峰、王伟。

5. 住院号：20023035，男，91岁，患者因有较严重的心脏病，在安装了临时起搏器的情况下手术，因病灶范围较大、外侵而行全胃切除。术后未出现并发症，顺利出院。经治医生：张一心、黄健、江晓晖。

6. 住院号：20023762，女，53岁，患者因"纵膈肿瘤、胸腺瘤"，于2002年11月12日入院。11月18日经胸骨正中切口劈开胸骨手术径路，术中手术操作顺利，胸腺瘤完整切除，术后第一天发生重症肌无力，咳痰无力，相继并发肺部感染，经积极抢救，于术后第5天恢复肌力，15天治愈出院。经治医生：高俊、毛清华、徐永峰。

7. 住院号：20071152，女，40岁，患者因"一周前无明显诱因出现左胸部不适，胸闷"入院。于通医附院CT示左前上纵膈占位，考虑侵袭性胸腺瘤可能，于2007年3月27日在全麻下行左前纵膈肿瘤联合左上肺叶，部分心包切除术，术程顺利，病理诊断：左前纵膈胸腺瘤（B、C混合型）。经治医生：沈飚、王强、柏文庆。

8. 住院号：20076054，男，52岁，患者因"咽部异物感两个月"入院。电子喉镜下见左侧杓会咽襞声门上区，梨状窝溃疡型新生物，3厘米大小，于2007年12月5日在全麻下行下咽癌根治术+游离前臂皮瓣修复（保留喉功能）术，术程顺利，术后恢复可。病理诊断：下咽鳞状细胞癌Ⅱ级。经治医生：蒋斌、顾云飞、陈卫贤、季振华。

9. 住院号：20082391，男，50岁，患者因"咽部不适"入院。于2008年5月9日在全麻下行全下咽+全喉切除+全食道拔脱+胃上提咽胃吻合术，术程顺利，病理诊断：下咽癌。经治医生：蒋斌、顾云飞、陈卫贤。

10. 住院号：20086815，男，50岁，患者因"无痛性肉眼血尿一年"入院。彩超提示，考虑膀胱肿瘤，于2008年12月30日行医院首例经尿道膀胱肿瘤电切除术，术后病理：送检的碎组织示移行细胞癌Ⅱ级；术后于12月31日、2009年1月7日予丝裂霉素20毫克膀胱灌注，术后予以抗炎治疗，恢复可；出院医嘱：丝裂霉素20毫克每周行膀胱灌注共两月，后每月行膀胱灌注共两年。术后至今未见肿瘤复发。经治医生：黄健、王小林、曹广鑫。

11. 住院号：20100215，女，48岁，患者因"右乳肿块两个月"入院。B超示：右乳占位，考虑乳腺癌可能。乳腺MRI示：右乳见单一病灶，于2010年1月18日在全麻下行右乳腺区段切除+右腋窝淋巴结清扫术。病理诊断：右乳侵润性小叶癌。术后恢复可。经治医生：许广照、沈飚。

12. 住院号20112596，女，70岁，患者因"腰背部酸痛一月余"入院。上腹部MR：胰头占位，考虑胰头癌，病灶与肠系膜上动静脉分界不清，伴胰管及胆道系统轻度扩张，肝功能示ALT193U/L，

AST260U/L，肿瘤标记物正常，行护肝治疗，经院内多学科会诊同意手术，于2011年5月18日在全麻下行胰十二指肠切除术（肠系膜上静脉部分切除，端端吻合），病理诊断：；胰头癌，患者术后恢复可。经治医生：张一心、邵冰峰、周益龙、李鼎。

13. 住院号：20115017，女，38岁，患者因"体检发现左前上纵膈肿瘤一周"入院。外院胸部CT提示左前上纵隔占位，考虑胸腺癌可能，于2011年9月2日在全麻下行胸腔镜下左前上纵隔肿瘤切除术，手术顺利，术后予以抗炎治疗。病理诊断：胸腺癌AB型。经治医生：施民新、张春荣、陈赛华。

14. 住院号：20123783，男，64岁，患者于"一月前无明显诱因下出现右侧胸部不适"入院。于通州人民医院查CT示右上肺不张，纵隔淋巴结肿大，两下肺炎症；于南通大学附属医院纤维支气管镜示右上肺鳞癌。于2012年7月6日行右肺叶袖式切除术，加淋巴结清扫，术程顺利，术后恢复可。病理诊断：右肺癌。经治医生：高俊、陆海敏、刘郁鹏。

15. 住院号：20124357，女，67岁，患者因"上腹隐痛不适"20余天入院。经MRI提示壶腹部交界性肿瘤、胆囊肿大、胆总管扩张。于2012年7月26日在全麻下行保留幽门的胰十二指肠切除术，术程顺利。病理诊断：十二指肠乳头腺癌，术后患者出寒战、高热，血培养提示埃希菌感染，予亚胺培南抗炎治疗后好转。经治医生：张一心、张素青、蔡鸿宇。

16. 住院号：20130014，女，64岁，患者因"进食不畅一月"入院。胃镜+病理：食管中上段癌，于2013年1月8日在全麻复合硬膜外麻醉下行胸腔镜+上腹、左颈联合切口食管癌根治术（左颈吻合），术后恢复良好，后续抗肿瘤治疗。经治医生：施民新、张春荣、陈赛华。

17. 住院号：20130872，男，69岁，患者因"发现腹膜恶性间皮瘤5月"入院。查体：腹平软，左腹可触及一大小20厘米×18厘米×18厘米肿块，过腹中线，质韧，轻压痛，无反跳痛；肿块穿刺活检（南通大学附属医院）：梭形细胞恶性肿瘤，建议免疫组化进一步分类，免疫组化结合HE考虑恶性间皮瘤；CT（南通大学附属医院）示：淋巴瘤侵及左肾、胃壁可能，肝脏多发病灶，淋巴瘤侵润不能除外；

于2013年2月26日在全麻下行腹腔巨大间皮瘤切除+脾切除+左肾切除+胃部分切除术,术程顺利,病理诊断:结合免疫组化结果和电镜超微结构,考虑具有上皮连接的梭形细胞恶性肿瘤,术后恢复可。经治医生:黄健、王小林、曹广鑫。

18. 住院号:20133715,男,45岁,患者因"进食不畅一月余"入院。胃镜(泰州市第二人民医院):

食管中段癌;活检病理(姜堰市人民医院):(食管)鳞状细胞癌;入院后查食管气钡双重造影、CT:食管中段癌,彩超示脾脏肿大。于2013年7月13日在全麻下行食管癌根治+脾切除术(胃食管弓上吻合),术程顺利,病理诊断:食管癌合并肝硬化、脾肿大。术后恢复可。经治医生:樊天友、毛清华、刘郁鹏。

表4-3-3   1986~2013年医院外科住院指标完成情况

项 目	年 份	1986年	1987年	1988年	1989年	1990年	1991年	1992年
数量指标	门诊总人次	10348	10286	11884	10349	9743	9373	9160
	专家门诊人次	—	—	—	—	—	—	—
	手术人次	1612	1692	1685	1760	1888	1805	1770
	入院人次	1314	1345	1359	1406	1481	1348	1348
	出院人次	1269	1301	1300	1365	1468	1307	1307
	病床数	92	94	94	94	94	94	94
效率指标	床位使用率(%)	91.6	93.8	92.3	83.3	80	68.5	68.5
	平均床位周转次数	13.8	13.8	13.8	14.5	15.6	13.9	13.9
	平均床位工作日	308.5	342.2	337.9	304.2	291.8	250.6	250.6
	出院者平均住院日	23.2	23.6	23.6	20.4	18.3	17.7	17.7
质量指标	治愈好转率(%)	77.8	77.6	82.5	86	87.4	90.4	90.4
	病死率(%)	0.6	0.2	0	0.2	0.1	0.4	0.4
项 目	年 份	1993	1994	1995	1996	1997	1998	1999
数量指标	门诊总人次	8703	7585	7339	7194	6709	6744	7805
	专家门诊人次	—	—	—	—	—	—	—
	手术人次	1792	1901	1756	1702	1668	1825	1871
	入院人次	1213	1207	1185	1213	1193	1326	1364
	出院人次	1197	1199	1173	1184	1169	1301	1349
	病床数	94	94	94	94	94	91	91
效率指标	床位使用率(%)	64.9	66.7	64.4	69.6	64.8	73	72.9
	平均床位周转次数	12.7	12.7	12.3	12.6	12.4	14.1	14.8
	平均床位工作日	236.2	242.9	236.1	254	237.2	266.6	266
	出院者平均住院日	18.1	19.16	18.8	19.3	18.7	18.7	17.8
质量指标	治愈好转率(%)	91.1	92.1	92.1	92.8	91.7	90.5	90
	病死率(%)	0.2	0.5	0.3	0.4	—	—	0.1

续表4-3-3

项 目	年 份	2000	2001	2002	2003	2004	2005	2006
数量指标	门诊总人次	7039	7270	8230	7372	6941	6777	7477
	专家门诊人次	—	—	—	—	—	2248	3094
	手术人次	1976	1597	1363	1332	2931	1628	1638
	入院人次	1476	1516	1693	1811	2261	1785	1833
	出院人次	1401	1471	1627	1767	2304	1749	1927
	病床数	91	91	91	120	120	95	80
效率指标	床位使用率(%)	78.9	82.1	89.74	76.85	85.61	81	96
	平均床位周转次数	15.4	16.2	17.9	15.7	18.8	18.4	23
	平均床位工作日	356.6	373.3	327.5	280.6	313.3	295.6	350.4
	出院者平均住院日	17.7	18.3	17.6	17.4	16.2	15.8	14.9
质量指标	治愈好转率(%)	90.8	89.6	86.7	79.5	76.9	94.8	95.9
	病死率(%)	0.1	0.2	0.2	—	—	0.2	0.3

项 目	年 份	2007	2008	2009	2010	2011	2012	2013
数量指标	门诊总人次	7706	8653	8818	9982	10557	11690	12124
	专家门诊人次	2289	4795	5963	6932	7192	7761	6810
	手术人次	1637	1961	1869	1940	2083	2230	2377
	入院人次	1856	2628	2951	3624	4057	4203	4796
	出院人次	1953	1656	2886	3514	4044	4134	4816
	病床数	100	139	153	143	141	141	141
效率指标	床位使用率(%)	101	98	93.8	88.8	100	103	103
	平均床位周转次数	23.1	20.8	18.9	24.2	28.7	29.3	34.2
	平均床位工作日	367.8	358.8	342.4	324	366.3	376.4	376.7
	出院者平均住院日	16.1	16.6	17.8	16.1	12.6	12.9	11.2
质量指标	治愈好转率(%)	96.1	97.1	96.5	98.2	98.2	97.8	97.7
	病死率(%)	0.1	0.2	—	—	0.1	0.1	0.1

表4-3-4　　　　　　　1974~2013年医院外科负责人及护士长一览

姓　名	职　务	任职时间	姓　名	职　务	任职时间
王浩声	负责人	1974.06 ~ 1979.09	戴　洁	胸瘤科副护士长	1982.09 ~ 1984.09
	副主任	1979.09 ~ 1984.09	章詠芳	胸瘤科护士长	1984.09 ~ 1993.12
	主任	1984.09 ~ 1994.06	吴汉芳	普瘤科副护士长	1984.09 ~ 1985.07
黄自庆	口腔科负责人	1979.05 ~ 1981.11	陆亚玉	胸瘤科副护士长	1987.04 ~ 1988.08
张爱平	副主任	1979.09 ~ 1994.06	倪汉英	胸瘤科副护士长	1988.08 ~ 1993.12
	主任	1994.06 ~ 1999.06	龚光明	普瘤科副护士长	1989.07 ~ 1995.09
沈振祥	五官科负责人	1980.05 ~ 1988.08	张兰凤	胸瘤科副护士长	1993.12 ~ 1999.06
	副主任(五官科)	1988.08 ~ 1994.06	赵兰英	普瘤科副护士长	1995.09 ~ 1999.06
秦顺明	口腔科负责人	1981.10 ~ 1986.01	杨晓晴	科护士长	1997.09 ~ 1999.06
张积熙	普瘤科主任	1984.09 ~ 1988.11	周　平	胸瘤科护士长	1999.06 ~ 2002.03
程克忠	胸瘤科主任	1984.09 ~ 1997.06	蔡守平	外科副护士长	1999.06 ~ 2001.06
陆崇胤	副主任	1988.08 ~ 1990		科护士长	2001.06 ~ 2012.12
梁锦森	普瘤科副主任	1992.05 ~ 1997.06	朱　伟	普瘤科护士长	2001.06 ~
黄元络	胸瘤科副主任	1992.05 ~ 1997.06	周建萍	胸瘤科护士长	2002.05 ~ 2012.12
	副主任	1997.06 ~ 1999.06		科护士长	2012.12 ~
顾云飞	口腔科负责人	1994.06 ~ 1999.06	邱云芳	肝胆科护士长	2003.03 ~ 2007.04
王　强	胸瘤科副主任	1997.06 ~ 1999.06	陆美芹	肝胆科护士长	2007.04 ~ 2013.01
	肿瘤研究所研究室副主任	1999.06 ~	吉冬丽	头颈普外护士长	2008.01 ~ 2008.04
蒋松琪	普瘤科副主任	1997.06 ~ 1999.06	袁　慧	头颈普外副护士长	2008.05 ~ 2009.11
	主任	1999.06 ~		头颈普外护士长	2009.11 ~
高　俊	副主任	1999.06 ~	杨爱民	综合病区护士长	2009.11 ~ 2010.01
樊天友	胸瘤科主任	1999.06 ~		乳腺病区护士长	2010.01 ~
蒋　斌	头颈科副主任	1999.06 ~ 2001.06	张　玲	肝胆科护士长	2012.12 ~
	头颈科主任	2001.06 ~	陈晓燕	综合病区护士长	2012.12 ~
高志斌	普瘤科副主任	1999.06 ~ 2001.06	周晓梅	胸外科护士长	2013.01 ~
	普瘤科主任	2001.06 ~	高红芳	普外护士长	2013.04 ~
施民新	副主任	2005.12 ~			
程　飞	副主任	2006.05 ~			
	腔镜中心主任				
邵冰峰	肝胆科副主任	2008.05 ~			

三、妇　科

(一)科室沿革

建于1974年6月,有医生4人,病床22张。1985年,有医生10人,病床51张。1994年,有医生12人,病床51张。2001年,在职医生共13人,其中主任医师2人、副主任医师4人、主治医师2人、住院医师5人、退休主任医师2人、护士14人,病床55张。2013年底,有医生22人,其中主任医师5人、副主任医师4人、主治医师8人、住院医师5人、病床79张。设门诊、病房、阴道冲洗室及后装治疗室。后装室配备技术人员3人,工人2人。

1.后装治疗室:该室前身为镭锭房,建于开诊初期,当时因无专用房,腔内镭疗在钴^{60}机房进行。1975年,镭锭房正式落成,配有自动传送冲洗装置,随后安装铅屏风及玻璃,治疗由妇科医生进行,撤镭由医院职工轮流执行。1984年2月购进钴^{60}后装治疗机(电动),取代人工上、下镭疗。1995年,引进电脑自动控制后装治疗机,放射源为高剂量铱,使腔内治疗更加完善。2004年更换深圳威达医疗器械有限公司WD-HDR18后装治疗机。

2.阴道冲洗室:建于开诊初期,冲洗床为简陋木板床,冲洗装置为陶制大罐缸,冲洗用水为PP粉加人工挑运的开水配置而成。2000年改造后,配有电热水器、浴室和空调,冲洗床换为不锈钢产床。2005年后,冲洗室配有水温控制系统及配药监测系统。

(二)医疗技术

妇科日常工作包括综合门诊、病房、后装治疗、会诊、定期科室大查房、专业培训、大中专院校临床实习讲课、定期下乡会诊、参与社会科普知识宣传等。治疗手段有手术、放射、化疗及生物治疗等。

建院始,即开展宫颈癌根治术、外阴癌根治术、卵巢肿瘤减灭术。经过40年的临床实践,能进行妇科各种肿瘤的手术操作,技术娴熟,准确到位,达到国内先进水平。

放射治疗手段主要包括体外照射和腔内治疗。建院初至1984年,体外照射一直采用钴^{60}照射,体内照射采用暴露式镭疗。1984年,改为钴^{60}后装机(电动),对医务人员有了较好的保护。1995年,开始采用加速器,腔内治疗以后装治疗为主,放射治疗技术日益完善,主要用于宫颈癌、阴道癌、宫体癌、外阴癌和卵巢肿瘤,体外照射常规全盆野及四野照射以及适形野照射。1999年,开始X-刀适形照射。2012年,开展妇科肿瘤调强治疗、腔内治疗,除常规贴穹及腔内治疗外,还可以进行阴道膜及插植治疗。

化学治疗开始仅用于滋养细胞肿瘤和卵巢肿瘤术后。1988年以来,化学治疗用于妇科恶性肿瘤方面有了突破性进展。除了应用于滋养细胞肿瘤、卵巢肿瘤术后外,还用于宫颈癌、宫颈内膜癌等妇科肿瘤。其化疗方式,由原先单一的静脉用药发展为腹腔用药、腹壁下动脉用药及介入治疗,并取得良好效果。根据病人的具体病情(灵活应用手术、放疗、化疗等手段),制定出综合性的个性化方案,获最佳疗效。

1978年,开展腹壁下动脉插管化疗,治疗晚期妇科恶性肿瘤。

1981年,开展盆腔淋巴结造影技术,参加南通地区宫颈癌防治小组和科研活动,在如东县沿南乡进行宫颈癌首轮普查普治试点工作。

1984年,开展阴道镜检查。

1985年,开展热疗配合放射治疗宫颈癌。

1987年,开展腹腔镜诊断性检查。

1989年,开展宫颈癌的新辅助化疗,使得部分巨块型肿瘤及Ⅱb期病人得到手术治疗的机会。

1996年,开展组织间插植治疗妇科转移性癌灶及巨块型宫颈癌。

1997年,开展妇科恶性肿瘤的介入治疗;开展部分超分割放化疗加5-氟尿嘧啶持续点滴,治疗中、晚期宫颈癌。

1999年,开展宫颈癌根治术后腹膜外持续负压吸引以减少后淋巴囊肿的发生。

2000年,开始对宫颈癌及盆腔放化疗病人,常规使用 X‑ray 模拟定位机。

2001年，开展第一例全盆腔脏器切除术。

2003年，开展腹腔镜微创技术。

（三）教学科研

1979～1998年，承担南通市第二卫生学校妇产科教学任务和南通医学院临床见习带教任务。2013年，开始承担南通大学杏林学院的妇科肿瘤学教学工作。2001年，邱云芬、范剑虹参加苏州大学《妇产科临床处方手册》一书的编写。1984年，承办南通地区首期妇科肿瘤诊治培训班；1999年，承办苏北地区妇科肿瘤诊治规范培训班；2012年，举办南通市妇产科学术研讨会暨"难治妇科恶性肿瘤的治疗与对策研讨学习班"，同时进行江苏省妇产科常见病诊治规范学术讲座。建科以来，科室先后选派医生赴中国医学科学院肿瘤医院、中山医科大学肿瘤医院、上海复旦大学附属肿瘤医院、浙江省肿瘤医院、上海复旦大学附属妇产科医院、北京复兴医院、第三军医大学附属西南医院等单位进修学习；同时接收全国各地进修生100多人次。

1999年，陈曾燕主持完成"中国妇女盆腔照射野修正"课题。

2000年，"妇科恶性肿瘤组织间插植治疗"获南通市卫生局优秀新技术项目二等奖。

2005年，何爱琴等完成"腔镜下子宫动脉阻断后行肌瘤挖除术治疗子宫肌瘤"课题获南通市卫生局优秀新技术项目三等奖。

2007年，"超声导向介入配合囊液细胞学检查在妇科的应用"获南通市卫生局新技术引进奖三等奖。

2008年，施春明等完成"超分割放疗联合化疗治疗晚期宫颈癌临床应用"获南通市卫生局新技术引进奖二等奖。

2009年，"介入治疗在妇科恶性肿瘤阴道大出血中的应用""宫颈恶性肿瘤治疗后 HRT 临床应用"获南通市卫生局新技术引进奖三等奖。"分段加速超分割放疗联合化疗治疗晚期宫颈癌的临床研究"获南通市科技进步三等奖。

2010年，陈曾燕等完成的宫颈恶性肿瘤治疗后 HRT 临床应用》课题2013年获市科技进步三等奖。

2013年，贾美群等完成《IGF1信号通路与卵巢癌顺铂耐药关系的研究》课题。

科室有江苏省第四期"333高层次人才培养工程"培养对象、南通市"226高层次人才培养工程"第三层次培养对象及南通市医学重点人才。自建院以来，科室人员在各类医学期刊上发表论文100余篇。2006年被南通市卫生局评为市级重点临床专科；2012年被南通市卫生局分别评为医学重点建设学科及临床重点专科。

（四）诊疗病例

1. 住院号：20011300，女，60岁，患者因"腹胀腹痛四个月"入院。彩超：卵巢肿瘤可能，子宫与块相贴，腹水少量。于2001年5月10日在持硬麻下行卵巢肿瘤细胞减灭术，术中见盆腹腔巨大囊性肿块，15厘米×13厘米×10厘米形状不规则，来源于右卵巢输卵管，与子宫底部及盆底、膀胱粘连，右输卵管增粗，位于肿块表面，术程顺利，术后恢复可，病理诊断：右输卵管乳头状腺癌 III 期。经治医生：黄崇芳、何爱琴。

2. 住院号：20020977，女，42岁，患者因"直肠癌术后四年全阴道转移"，于2002年4月1日入院。4月8日行全子宫+双附件+全阴道+部分外阴切除术。术中探查：子宫、双附件均密切粘连于后盆壁，活动度差，阴道后壁肿块约8厘米×6厘米×5厘米大小，质硬，不易推动，术中顺利，未出现大出血及副损伤。经治医生：张必杰、邱云芬、朱丽均、高志斌。

3. 住院号：20022134，女，67岁，患者因"阴道低分化癌"，于2002年6月29日入院。7月26日行广泛全子宫+盆腔淋巴结清扫术。患者年老且阴道肿瘤较大，行一程化疗后再手术，术中见肿瘤已穿破阴道后壁与直肠前壁粘连、浸润。术后给予补充放射治疗。经治医生：陈曾燕、邱云芬、陆云燕。

4. 住院号：20023670，女，59岁，患者因"右卵巢肿瘤术后7月、下腹坠胀3月"，于2002年11月5日入院。当地医院治疗认为不能切除来院，入院诊断右卵巢恶性肿瘤术后盆腔转移、腹壁转移。11月7日行次全子宫+左附件+大网膜腹壁转移+部分小肠切除术+盆腹腔减瘤术+肠粘连松解术。术中探查：大网膜局部增厚，肠系膜见直径2.5厘米肿瘤，肠管上见多个肿瘤并相互粘连、部分小肠、大肠与盆底及子宫上肿瘤、左附件相互粘连紧密，部分小肠与阑尾切口腹壁粘连成团包裹部分肿瘤，原阑尾切口腹壁扪及直径5.0厘米肿瘤与部分小肠及肿瘤相粘连，子宫前壁见直径5.0厘米肿瘤，左卵巢肿瘤直径6.0厘米与盆壁、盆底、子宫、肠管相互粘连封闭盆底，子宫前壁肿瘤与膀胱粘连，下腹部腹直肌前鞘内的耻骨联合上5.0厘米处扪及肿瘤直径3.0厘米。患者手术后恢复良好出院。经治医生：吴霞、施春明、何陈云。

5. 住院号：20116786，女，46岁，患者因"外阴前庭大腺癌"，于2011年11月30日入院。12月07日行广泛外阴切除术+左侧腹股沟淋巴结清扫术。术后病理：外阴残腔未见癌残留，切缘阴性，左侧腹股沟淋巴结(3/15)见癌转移。术前病理：前庭大腺乳头状瘤，局部癌变，术后PET-CT检查：结肠管壁增厚，右侧腹股沟淋巴结考虑转移，肠镜检查提示结肠局部中重度不典型增生。2012年01月04日行盆腔淋巴结清扫+结肠部分切除术，术后病理：结肠管状绒毛状腺瘤伴腺上皮中度不典型增生，术后补充放化疗。手术医生：吴霞、季瑞、邵佳。

6. 住院号：20121260，女，68岁，患者因"宫颈

癌"，于2012年03月14日入院。术前给予全身化疗一程，后装治疗两次，04月09日行宫颈癌根治术。术后病理：宫颈低分化鳞癌伴变性；宫颈管件癌累及，盆腔淋巴结未见癌转移。术后补充化疗。经治医生：吴霞、陆云燕、金敏。

7. 住院号：20122940，女，37岁，患者因"宫颈癌"，于2012年05月22日入院。05月25日行宫颈癌根治术。宫颈、宫颈管腺鳞癌，局部侵及全层，宫内膜见癌累及，盆腔淋巴结未见癌转移。术后补充放化疗。经治医生：陈曾燕、施春明、贾美群。

8. 住院号：20124073，女，34岁，患者因"卵巢交界性粘液性囊腺瘤癌变"，于2012年07月10日入院。2012年07月13日行右侧附件切除术，术后病理提示卵巢交界性粘液性囊腺瘤癌变，术后补充化疗。经治医生：陈曾燕、施春明、章伟玲。

9. 住院号：20133783，女，62岁，患者因"恶性腹水"四疗程化疗后13天入院。辅助检查：腹水涂片，找到癌细胞，倾向于腺癌；磁共振，示两侧附件区呈结节状改变；CA125：93.8U/ml，HE-4：152.4pmol/L。于2013年12月19日在全麻下行卵巢癌肿瘤细胞减灭术，术后于抗炎补液营养支持治疗，术后病理示双侧卵巢：低分化腺癌，倾向浆液性腺癌；阑尾：浆膜面及肌层见癌转移；网膜组织：见癌转移。术后恢复良好。经治医生：邱云芬、陆泓、刘春花。

表4-3-5　　　　　　　　　　1986~2013年医院妇科住院指标完成情况

项 目	年 份	1986	1987	1988	1989	1990	1991	1992	1993
数量指标	入院人次	449	415	454	477	529	513	488	517
	出院人次	447	416	451	492	529	513	490	507
	病床数	49	50	51	51	51	51	51	51
效率指标	床位使用率(%)	99.4	99.9	97.9	93.3	91	90.2	85	80.2
	平均床位周转次数	9.1	8.3	8.8	9.6	10.6	10.2	9.6	9.9
	平均床位工作日	362.9	364.9	358.5	340.5	332	329.1	311.1	315.6
	出院者平均住院日	39.9	42.9	41.7	37.1	32.1	32	33	28.2

续表4-3-5

项　　目	年　份	1986	1987	1988	1989	1990	1991	1992	1993
质量指标	治愈率(%)	92.4	95.2	94.7	94.7	94.6	96	96.5	96.1
	病死率(%)	—	0.7	0.4	—	—	—	—	—

项　　目	年　份	1994	1995	1996	1997	1998	1999	2000	2001
数量指标	入院人次	566	537	500	553	562	652	665	680
	出院人次	575	541	509	550	558	937	660	680
	病床数	51	51	51	51	51	52	55	55
效率指标	床位使用率(%)	86.5	82.3	78.3	86.1	83.6	104.2	97.4	102.3
	平均床位周转次数	11.3	10.6	10	10.8	10.9	12.2	12	12.4
	平均床位工作日	292.8	300.3	286.5	314.4	305.1	380.4	373.3	356.6
	出院者平均住院日	29	28.6	29.2	29	27.5	30.3	29.5	30.1
质量指标	治愈率(%)	96.7	97.2	95.1	94.9	93.9	93.4	93.6	94.4
	病死率(%)	—	—	—	—	—	0.2	0.2	—

项　　目	年　份	2002	2003	2004	2005	2006	2007	2008	2009
数量指标	入院人次	825	922	1160	1340	1536	1661	2086	2452
	出院人次	806	940	1143	1323	1512	1671	2074	2463
	病床数	55	77	77	77	77	77	93	79
效率指标	床位使用率(%)	115.5	94	87.5	93.3	113.9	127.5	117.9	107
	平均床位周转次数	14.7	13.1	14.8	17.2	19.6	21.7	20.6	31.2
	平均床位工作日	421.6	343.1	320.2	340.5	415.9	465.4	431.3	390.6
	出院者平均住院日	28.8	26.9	21.4	19.7	20.4	22	20.9	12.9
质量指标	治愈率(%)	95.5	95.5	95.5	97.9	97.6	97.6	98.6	98.5
	病死率(%)	0.1	0	—	0.1	0.1	0.1	0	0

续表4-3-5

项 目	年 份	2010	2011	2012	2013
数量指标	入院人次	2985	3141	3634	4059
	出院人次	2982	3134	3640	4030
	病床数	79	79	79	79
效率指标	床位使用率(%)	99.1	111.1	118.9	106.6
	平均床位周转次数	37.7	39.7	46.1	51
	平均床位工作日	361.7	405.6	435.3	389.2
	出院者平均住院日	9.6	10.1	9.6	7.7
质量指标	治愈率(%)	99.1	99.5	99	98.1
	病死率(%)	0	0	0	0

表4-3-6　　　　1986~2013年医院部分年份妇科住院、手术、放疗人次统计

年 份	门诊人次	住院人次	手术人次	单片放疗人次	后装治疗人次
1986	9807	449	187	177	—
1990	7397	529	282	272	—
1995	6277	537	262	249	—
2000	4995	665	420	157	—
2001	4189	680	411	139	1350
2002	5305	825	511	—	1346
2003	5458	922	494	—	1410
2004	4891	1160	520	—	1473
2005	4446	1340	601	—	1383
2006	4750	1536	561	—	1813
2007	6257	1661	643	—	2046
2008	6948	2086	468	—	2184
2009	12342	2452	643	—	2075
2010	18453	2985	779	—	2203
2011	19446	3141	764	—	2178
2012	22203	3634	804	—	2303
2013	27873	4059	924	—	2484

表4-3-7　　　　　　1974~2013年医院妇科负责人及护士长一览

姓　名	职　务	任职时间	姓　名	职　务	任职时间
张健增	负责人	1974.06 ~ 1984.09	朱　玉	病区护士长	1982.09 ~ 1984.09
	主任	1984.09 ~ 1998	陈　萍	病区副护士长	1984.08 ~ 1995.09
夏似秀	负责人	1974.06 ~ 1977.11	杨晓晴	病区副护士长	1995.09 ~ 1997.06
杨慰梅	负责人	1977.11 ~ 1980.08		病区护士长	1997.06 ~ 1999.06
黄崇芳	副主任	1984.09 ~ 1998		科护士长	1997.06 ~ 1999.06
	副主任（主持）	1998 ~ 1999.06	邵火芳	病区副护士长	1997.06 ~ 1999.06
陈曾燕	主任助理	1997.06 ~ 1999.06	许　燕	病区副护士长	1999.06 ~ 2001.06
	副主任	1999.06 ~ 2001		病区护士长	2001.06 ~
	主任	2001.06 ~	陆美芹	病区护士长	2003.03 ~ 2009.11
刘　蓉	副主任	2001.06 ~	陈兰英	病区副护士长	2008.05 ~ 2009.11
吴　霞	副主任	2008.05 ~	冒小平	病区护士长	2009.11 ~
朱　明	后装治疗室护士长	1974 ~ 1976.06	许秀梅	科护士长	2009.11 ~
沈水平	后装治疗室副护士长	1976.06 ~ 1993.12	陆　雁	科护士长	2012.12 ~
	后装治疗室护士长	1993.12 ~ 1999.06	邱小丽	病区护士长	2013.12 ~
张曦霞	后装治疗室护士长	1999.06 ~ 2012.12			
纪国萍	病区护士长	1976.12 ~ 1987.04			

四、放疗科

（一）科室沿革

建于1974年6月，时有医生3人，门诊用房面积15平方米，设病床16张，仅有深部X光机1台，每天治疗20~30人。1977年，病床增至50张。1979年，门诊用房面积增至52平方米，增设门诊治疗室，门诊放射治疗的病人每天30人左右，多时达70余人。1985年，有医生11人，其中主治医师3人、住院医师7人、医士1人。1985年10月，增加临时病房六病区。2001年，有两个病区，156张病床，下设X-刀室、物理后

装室；有X-刀治疗系统、三维适形治疗系统模拟定位机、加速器、钴60治疗机、后装机等专科治疗设备，有医生20人、物理师2人、技术员15人，每天治疗170~200人次。

截至2013年年底，共有四个病区，256张病床。医生组39人，其中主任医师9人、副主任医师8人、主治医师10人、住院医师12人；有硕士15人（在读博士3人）、本科24人；物理组7人，其中硕士1人、本科6人；技术组28人，其中本科18人、大专8人、中专2人。

南通市肿瘤放射治疗中心创建于 1993 年 3 月,挂靠于市肿瘤医院放疗科。其主要职责是:对肿瘤病人开展放射治疗;建立苏北地区放射治疗协作网,开展新技术、新项目推广应用,进行肿瘤放射治疗科研;开展肿瘤放射治疗的宣传、咨询和随访工作;协助市卫生局做好全市放射治疗专业人员的培训,开展学术活动。

(二)医疗设备

开诊时,仅有深部 X 光治疗机 1 台。1975 年,添置沪产旋转式钴⁶⁰治疗机 1 台。1976 年,添置深部 X 光机 1 台。1982 年,添置山东产固定式钴⁶⁰治疗机 1 台。1985 年,添置日本东芝模拟定位机 1 台。1990 年,购进加拿大 T₇₈₀c 钴⁶⁰治疗机,撤去山东产固定式钴⁶⁰治疗机。1993 年,添置上海核子仪器厂组装的西门子直线加速器 MD-67-7745,撤去沪产钴⁶⁰治疗机。1997 年,增添铱 197 高剂量率后装治疗机 HY-H01218 1 台,并带有简易 TPS。1999 年,购置北京大恒公司生产的 STAR-XD18 立体定向放射治疗系统 1 套(含头、体部 X-刀、适形治疗功能)。2001 年,添置美国 varian23EX 直线加速器 1 台。2007 年购置大孔径 CT 定位机 1 台及西门子加速器 1 台。2013 年购置 Elekta 加速器 1 台。近 10 年来放疗科硬件设施达到同行业的先进水平,2013 年放疗科有医用直线加速器 3 台(Varian 23EX 1 台、Siemens Oncor 1 台、Elekta VMAT 1 台),螺旋 CT 模拟机及普通模拟机各 1 台,高剂量率近距离后装治疗机 1 台,深部射频加温热疗机 1 台,治疗计划系统 4 套,医生工作站 8 套,计算机控制切割机和模室设备,粒子植入计划系统,这些设备大部分从国外购进,通过网络系统 Lantis/Mosaiq 连接,使治疗更为精确。放射物理室有:Beam Analyzer(测量三维水箱)1 台、剂量仪 2 台、剂量验证仪 2 台等,能适应临床新技术开展的需要。

(三)医疗技术

建科 40 年来,放疗科应用国内外先进技术于临床,不断开展新项目。将"超分割"照射法应用于某些头颈部晚期肿瘤及放射线抗拒的肿瘤,开展全肺照射及肺癌的低分割治疗,将移动条野照射技术应用于肝癌、肺癌、腹腔肿瘤等,采用多种照射技术治疗颈段食道癌,运用摆动照射治疗 1 年生存率达到 62.5%,开展脑瘤的有计划综合治疗,钴⁶⁰外照射配合后装腔内治疗鼻咽癌,采取放疗加化疗治疗鼻咽低分化癌以减少远处转移的发生率。综合治疗方面开展眼、耳、上颌窦、颊粘膜、舌、食道癌等术前放疗加手术;脑癌、乳癌、肾脏肿瘤手术后加放疗,对早期偏心性肿瘤,采取患侧面相邻野成角照射,淋巴癌治疗逐步规范化,符合国内外资料的要求。

1985 年,开始使用 X 线模拟定位机,运用于临床多种疾患的定位,开展模拟机淋巴造影、鼻咽癌钡胶浆造影,应用模拟机摄片技术探讨食道癌放疗前、中、后食道位置的改变。

2000 年购置 Siemens Oncor 1 台、飞利浦计划系统,正常开展 IMRT/IGRT 的治疗。

2001 年 1 月,将计算机应用于临床放疗计划的剂量计算,使得 10% 的病人治疗剂量通过计算机软件系统计算,三维适形治疗得到顺利开展,治疗方案与国内上级肿瘤医院接轨,同时开展超分割、后程加速、不均等剂量分割照射法,立体定向放射治疗,大面积不规则野、移动条形野等放射治疗技术,大大提高肿瘤放疗的效果,1 年、3 年、5 年、10 年生存率,分别为 62.5%、35.6%、24.4% 和 15.6%。新开展的食管癌后程加速、不均等剂量照射、新辅助化疗加常规放疗的综合治疗也获得较好疗效。鼻咽癌放疗加化疗的综合治疗常规外照射治疗加腔内后装治疗疗效均有提高。立体定向放射治疗 200 多例,对颅内肿瘤、肺癌及不能手术的肝癌、胰腺癌、腹腔淋巴结转移取得较满意的疗效。

2011 年,购进医科达 Synergy-VMAT 加速器 1 台,计划系统两套,独立开展旋转容积调强放疗(VMAT),利用医院 PET-CT 定位进行生物调强等现代化精确放射治疗技术。至 2013 年,70% 以上的患者接受三维适形(3D-CRT)、调强放疗(IMRT)、图像引导放疗(IGRT)和旋转调强放疗。科室有健全的 QA、QC 组织,正常开展放疗质控工作。截至 2013 年,放疗科能开展各种现代放射治疗照射技术，年收治病人 3000 余人，包括来自江苏和安徽、江西、新疆等外省（自治区）的患者。

（四）教学科研

放疗科是苏州大学、南京医科大学、南通大学、泰安医学院、江苏省健康学院等院校的教学实习基地，同时承担南通大学肿瘤学专业的教学工作及教材编写工作，是南通大学放疗硕士培养基地，承担南通大学肿瘤专业研究生带教工作。放疗科先后选派多位业务优秀的医技人员援助新疆伊犁友谊医院放疗科建设，2004 年吴志军、储开岳赴伊犁友谊医院协助成立放疗科，2008 年至 2010 年刘向阳、杨燕光受江苏省人民政府的委派先后赴伊犁友谊医院援助，并挂职放疗科副主任。科室同时接受来自省内外诸多二级以上医院医生、物理师、技术员的进修学习，并连续三年（2010~2012 年）承办国家级继续教育学习班。

在学科带头人蔡晶的带领下，放疗科团队利用高端设备，开展多项科研项目，有后程加速超分割及不规则分割的临床研究，CT-MRI、CT-PET 图像融合，三维 TPS 计划系统及剂量验证系统，高剂量率个体化后装（腔内）治疗技术（宫颈癌、食管癌、鼻咽癌、组织间插植治疗技术），开展临床放射物理学、生物的研究，开展全脑全脊髓、斗篷野、大面积不规则野放疗技术。

1986 年至 2013 年，科室有近 20 多项科研项目获江苏省或南通市科技进步奖、新技术引进奖等。2013 年，在研及立项的科研项目近 20 项。建科以来，科室人员共发表论文 150 多篇，其中 SCI 论文 5 篇，中华级论文 10 多篇。

科室注重人才培养，2013 年有江苏省第四期"333 高层次人才培养对象" 1 人，市"226 高层次人才培养对象" 1 人，市医学重点人才 3 人。

2002 年获评南通市首批市级重点建设学科，2009 年获评市级临床重点专科，2012 年再次被确认为市级临床重点专科。2012 年获评市"科教兴卫"工程医学重点学科称号。是南通市肿瘤质控中心挂靠单位，承担全市肿瘤放疗质控工作。

2013 年放疗科在全省质控检查中获得唯一满分的好成绩。

（五）诊疗病例

1. 住院号：19870178，男，58 岁，患者因"食道癌，进食不畅"于 1987 年 1 月来院就诊。确诊为食道鳞癌，6 厘米，给予放射治疗，该患者已有 86 岁高龄，复查各项指标均正常。经治医生：万志龙。

2. 住院号：19882326，男，48 岁，患者因"鼻咽癌，颈部淋巴结肿大"，于 1988 年入院。给予放射治疗，于 9 月治疗结束，定期来院复查。该患者已有 74 岁，身体健康。经治医生：王守明。

3. 住院号：19892221，男，66 岁，患者因"鼻咽癌，鼻塞、头痛、耳鸣"，于 1989 年 8 月来院首诊。鼻咽癌活检确诊，给予放射治疗，该患者已有 90 岁高龄，身体健康，定期来院复查。经治医生：马煌如。

4. 住院号：19921481，男，45 岁，患者因"鼻咽癌，左颈部淋巴结肿大"，于 1992 年 5 月来院检查确诊鼻咽癌。给予化疗加放射治疗，疗程结束后出院，现已有二十多年，已近 70 岁，身体健康，定期来院复查。经治医生：蔡晶。

5. 住院号：19962263，女，43 岁，患者因"鼻咽癌，偏头痛"于 1996 年 5 月来院就诊。确诊后给予单纯放射治疗。该患者已有 60 多岁，定期来院复查，一切指标均正常。经治医生：何晓军。

6. 住院号：19972896，男，66 岁，患者因"食道癌进食不畅"，于 1997 年 10 月来院就诊。经查食道癌 8 厘米，没有手术治疗的机会，给予放射治疗。住院号 20001569，女，64 岁，食道癌，于 2000 年 4 月因进食不畅来院就诊，确诊食道癌，同样选择了放射治疗。这两人是夫妻，虽然不幸，但治疗效果均满意，复查一切正常。经治医生：成国建。

7. 住院号：20011062，女，11 岁，患者因"头痛、呕吐 10 余天，行走不稳一周"，CT 提示小脑肿瘤，于 2001 年 4 月 12 日入院。2001 年 4 月

16日进行第一次脑部适形放疗，并给予脱水治疗，当日下午15：30，患儿呕吐，咖啡色，给予络赛克静脉滴注，20：00患儿诉头痛、腹部不适，22：00患儿嗜睡，偶尔哭叫、烦躁不安，给予脱水支持治疗后病情缓解。后继续X-刀治疗六次，病情好转于5月10日出院。经治医生：刘向阳、蔡晶、李耀洲。

8. 住院号20012062，男，58岁，患者因"大B淋巴瘤、发热"，就诊多家医院未能确诊。于2001年4月入院。确诊后给予化疗加放疗，该患者已有71岁，各种复查指标均正常。经治医生：蔡晶。

9. 住院号：20013687，女，68岁，患者因"淋巴瘤、发热、颈部淋巴结肿大"，于2001年11月来院就诊。确诊后给予化疗加放疗。该患者已有81岁，各种复查指标均正常。经治医生：蔡晶。

10. 住院号：20023223，男，38岁，患者因"肺癌晚期、纵膈淋巴结转移、椎骨转移性疼痛剧烈、大小便失禁、脊瘫"，在外院无法治疗后来院。经放疗科病区会诊诊治后，导尿管拔除，病人能下床行走，疼痛消失，小剂量化疗后出现粒缺，白细胞0.8×10⁹/L，经积极对症处理后，症状缓解，白细胞恢复正常出院。经治医生：万志龙、宗井凤。

11. 住院号：20023353，男，53岁，患者因"双颈淋巴结肿18个月，鼻塞、涕血3个月"入院。入院诊断：鼻咽癌伴双颈、颌下淋巴结转移、肝转移，经化疗、放疗后，肝脏实质性占位缩小、鼻咽部肿瘤全部消退、双颈淋巴结明显缩小，病情好转出院。经治医生：谢国栋、成国建。

12. 住院号：20043000，女，28岁，患者因"鼻咽低分化鳞癌伴左上颈淋巴结转移"，于2004年8月8日入院。首诊于南京鼓楼医院，确诊后来南通市肿瘤医院放疗科治疗。入院后给予放疗加化疗的治疗方案，于2004年9月27日治疗结束给予出院，出院后两年健康生子，迄今为止，定期返院复查，各项指标均恢复正常。经治医生：蔡晶、成国建。

表4-3-8　　1986~2013年医院放疗科住院指标完成情况

项　目	年份	1986	1987	1988	1989	1990	1991	1992	1993
数量指标	入院人数	327	320	326	327	663	722	683	762
	出院人数	338	345	362	348	691	713	709	758
	病床数	50	51	51	51	100	100	100	100
效率指标	床位使用率(%)	100.1	97.9	98.9	96.8	90.1	92.2	89.2	86.8
	平均床位周转次数	6.8	6.8	7.1	6.8	6.5	7.2	7.1	7.6
	平均床位工作日	365.5	357.3	362.1	353.5	302.0	330.0	326.4	316.8
	出院者平均住院日	54.9	54.2	53.3	55.2	48.2	44.9	47.6	42.1
质量指标	治愈率好转率(%)	90.2	86.4	83.7	85.6	90.2	91.2	91.5	91.6
	病死率(%)	0	0	0	0.6	0.3	0.3	0	0.3

续表4-3-8

项　目	年　份	1994	1995	1996	1997	1998	1999	2000	2001
数量指标	入院人数	773	782	755	755	1201	1282	1387	1408
	出院人数	776	779	767	769	1155	1302	1436	1438
	病床数	100	100	100	100	156	156	156	156
效率指标	床位使用率(%)	91.8	92.7	91.2	91.1	104.4	96.1	108.6	108
	平均床位周转次数	7.8	7.8	7.7	7.7	8.9	8.2	9.2	9.02
	平均床位工作日	350.0	338.5	333.8	332.4	381.2	350.6	397.3	394.2
	出院者平均住院日	43.2	43.1	43.9	43.7	42.3	43.1	43.9	43.2
质量指标	治愈率好转率(%)	93.0	92.7	92.7	93.1	93.1	94.6	94.7	91.7
	病死率(%)	—	—	—	—	—	—	0.1	0

项　目	年　份	2002	2003	2004	2005	2006	2007	2008	2009
数量指标	入院人数	1481	1374	1579	2349	2460	2563	2506	2322
	出院人数	1521	1474	1666	1708	1882	1995	2385	2089
	病床数	156	140	140	164	230	210	212	176
效率指标	床位使用率(%)	115.5	120.9	141.7	144.6	118	119.7	125.4	110.3
	平均床位周转次数	9.1	10.2	11.9	17.2	11.5	11.4	12.2	11.3
	平均床位工作日	421.7	441	518.7	340.5	430.6	437.1	458.9	402.6
	出院者平均住院日	44.8	43	43.6	19.7	38.1	38.4	38.2	37.1
质量指标	治愈好转率(%)	93.7	90.6	89.5	81	91.9	92.8	93.4	93.8
	病死率(%)	0.1	0.06	0.13	0.1	0.1	—	—	0.1

项　目	年　份	2010	2011	2012	2013
数量指标	入院人数	2324	2858	3296	3884
	出院人数	2231	2820	3097	3826
	病床数	191	191	191	191
效率指标	床位使用率(%)	101.9	119.3	123	121.7
	平均床位周转次数	12.6	15.1	17.5	20.4
	平均床位工作日	371.7	435.3	450.3	444.2
	出院者平均住院日	29.8	29	26	21.9
质量指标	治愈好转率(%)	93.8	92.9	94.1	93.3
	病死率(%)	0.1	—	—	0.1

表4-3-9　　　　　　　　1974~2013年医院放疗科负责人及护士长一览

姓　名	职　务	任职时间	姓　名	职　务	任职时间
沈振祥	主　任	1974.06 ~ 1979.08	邱云芳	技术组护士长	2008.11 ~
王守明	主　任	1979.09 ~ 1984.09	章詠芳	病区护士长	1976.06 ~ 1980.01
印淦华	副主任	1984.09 ~ 1991.09	沈云珠	病区副护士长	1980.01 ~ 1984.09
马煌如	副主任	1984.09 ~ 1993.12	陈桂英	病区副护士长	1984.09 ~ 1993.11
马煌如	主　任	1993.12 ~ 1999.06	丁吉英	病区副护士长	1985.10 ~ 1989.07
万志龙	副主任	1990.10 ~	丁吉英	病区护士长	1989.07 ~ 1993.12
顾国泉	副主任	1990.10 ~ 1997.06	蒋晓红	病区副护士长	1992.07 ~ 1995.09
蔡　晶	主　任	1999.06 ~	倪汉英	病区副护士长	1993.12 ~ 1995.12
李耀洲	副主任	2001.10 ~ 2002.04	陈　萍	病区护士长	1997.06 ~ 1999.06
谢国栋	主任助理	2001.08 ~ 2002.09	陈　萍	科护士长	1997.06 ~ 1999.06
谢国栋	副主任	2002.09 ~	倪　杰	科副护士长	1999.06 ~ 2001.06
赵季忠	头颈专科主任	2005.12 ~	倪　杰	科护士长	2001.06 ~
何晓军	胸腹专科主任	2005.12 ~	曹　杰	病区副护士长	1999.06 ~ 2001.06
刘向阳	门诊放化疗中心主任	2010.05 ~	张慎芳	病区护士长	1999.06 ~ 2001.06
杨燕光	腹部专科主任	2010.05 ~	陆　雁	病区护士长	2001.06 ~ 2012.12
吴汉芳	技术组副护士长	1974.06 ~ 1985.07	吕淑玲	病区护士长	2003.03 ~
黄元培	技术组副组长	1976 ~ 1987.04	赵兰英	病区护士长	2009.11 ~ 2012.12
钱瑞熙	技术组副护士长	1978.11 ~ 1993.12	高红芳	病区护士长	2009.11 ~ 2013.04
钱瑞熙	技术组护士长	1993.12 ~ 1999.06	陈　蕾	病区护士长	2012.12 ~
储开岳	技术组副组长	1992.07 ~	马平平	病区护士长	2013.04 ~
邬荣斌	技术组副组长	1992.07 ~ 1998.08	陆美芹	病区护士长	2013.01 ~
张曦霞	技术组副护士长	1993.12 ~ 1999.06	徐燕飞	病区护士长	2013.09 ~
周　平	技术组副护士长	1998.03 ~ 1999.06			
季雪梅	技术组护士长	1999.06 ~ 2008.11			

五、中西医结合科

（一）科室沿革

原中医科建于1974年6月，有中医师1人、中医士1人。1984年增至8人，其中主治医师1人、住院医师7人。至1991年，主任中医师1人、主治中医师1人、住院医师2人。2006年4月兼并南通港口医院，共有医师10人，其中高级职称3人、中级职称3人、初级职称4人。2008年1月，成立中西医结合科，共有医师8人，高级职称3人、中级职称2人、初级职称3人。至2013年年底，共有医师8人，高级职称3人、中级职称4人、初级职称1人。南北院均设有门诊，病房及中药房设在南院，开设的中西医结合病区现有病床48张。

（二）医疗技术

1977年，针对中晚期肿瘤患者口服药物吸收不佳的情况，科室拟定经验方抗癌I号、抗癌II号、扶正I号及扶正II号注射剂应用于临床。1978年，研制全虫散、复方711丸、消肿丸等中成药进行针对肝癌治疗的科研及临床工作。1983年，主任万潜光研制补康灵糖浆，具有补气益血的功效。

2001年，开展腰椎牵引及超声音频综合治疗癌痛、椎间盘突出症等急慢性疼痛。

2008年，科室开设中西医结合病房（姑息治疗科），收治肿瘤相关性疾病患者，发挥专科特色，以中医辨证与辨病相结合，配合现代医学来规范诊治恶性肿瘤，充分发挥中药内服、外治法在多学科综合治疗中的作用。

（三）教学科研

1985年，参加全国肝炎协作组的科研工作，完成肝炎观察随访病例100例。

主任中医师刘浩江于1985年参加全国肝炎协作组的科研工作，参加1989年人民卫生出版社组织编写的《肝炎论治学》，1996年被南通市卫生局评为"南通市名中医"。

主任中医师许春明于2013年起参加南通大学杏林学院肿瘤临床的教学工作。先后在省级以上学术期刊发表《中药灌肠加针灸治疗癌性肠梗阻56例》《川芎嗪注射液联合激素、抗生素治疗放射性肺炎临床观察》等论文10余篇。获得市卫生系统优秀新技术三等奖2项。建科以来，科室人员在各类医学期刊上发表论文近50篇。

（四）诊疗病例

1. 住院号：20078292，男，74岁。2007年6月诊断为"右肺癌伴纵膈淋巴结转移"。行姑息性手术，术后半月CT提示颅内多发转移，给予全身化疗联合中药治疗，化疗期间予颅内转移灶姑息性放射治疗，通过多学科综合诊治后疗效评价CR后，继续口服中药维持治疗。2009年6月出现纵膈淋巴结转移，患者拒绝化疗及靶向治疗，通过中医辨证施治抗癌治疗后病情稳定。2010年10月出现两肺转移及颅内新发转移灶，予口服中药基础上联合全身化疗，治疗后病灶明显退缩。2012年2月出现颈部及锁骨淋巴结转移，调整化疗方案联合中药治疗病情再度得到控制。后继续口服中药维持治疗。经治医生：许春明、卫国华、季进锋、顾寄树。

2. 住院号：20088547，女，67岁。2008年7月行右肺癌姑息性切除术。术后予姑息性放化疗，后续长期口服中药维持治疗，病情稳定。2011年3月出现右侧胸膜转移，予全身化疗联合中药治疗，病情缓解。2012年2月出现右侧大量胸腔积液，予胸腔穿刺置管引流胸水，胸腔注入中成药榄香烯注射液，胸水得到控制，继续口服中药巩固治疗，病情稳定。经治医生：许春明、卫国华、季进锋、顾寄树。

3. 住院号：20108142，男，60岁。2003年3月行胃癌根治术。2010年6月出现腹腔及腹壁转移，予全身化疗及口服中药汤剂治疗，病情稳定后予口服中药维持治疗。2013年8月出现残胃复发及腹股沟淋巴结转移，调整化疗方案联合中药治疗，病情得到控制。2013年12月合并右下肢深静脉血栓形成，考虑到血栓与腹股沟肿大淋巴结压迫相关，与家属沟通后果断予局部放射治疗加抗凝治疗，右腹股沟淋巴结缩小，右下肢深静脉血栓消失，下肢肿胀完全消退。维持治疗阶段出现癌性肠梗阻，在胃肠减压、禁食及低压保留灌肠基础上配合中药及针灸治疗，肠梗阻症状缓解，家属要求继续口服中药抗癌治疗。经治医生：许春明、卫国华、季进锋、顾寄树。

4. 住院号：20118007，男，68岁。2011年6月诊断为左肺腺癌伴右锁骨上、纵膈淋巴结转移及广泛骨转移。予全身化疗联合口服中药治疗，化疗六周期后病情稳定，继续予化疗联合中药维持治疗。2012年7月左肺病灶较强进展并出现脑转移，予头颅转移灶姑息性放射治疗并口服厄洛替尼靶向治疗，病情得到控制。2013年1月新发肝转移病灶，予全身化疗同步厄洛替尼治疗，并继续口服中药，病情一度稳定。经治医生：许春

明、卫国华、季进锋、顾寄树。

5. 住院号：20138114，女，44岁。2013年1月因呼吸困难伴双下肢活动受限，急诊抬入病房，入院病情危重。经检查确诊为"左乳腺癌伴广泛转移"，患者多发淋巴结、双肺、双侧胸膜、肝脏及多发骨转移，伴T5、6，L2、5病理性骨折，双侧大量胸腔积液及大量心包积液，病情危重，若不及时抗肿瘤治疗病情将进一步恶化危及生命。予胸腔、心包穿刺引流积液，同时予中成药及化疗药腔内注射控制积液。危急症状改善后即行全身化疗联合中药抗肿瘤治疗。病情得到控制，化疗期间配合椎体转移灶外照射及靶向治疗。通过多学科综合治疗后肿瘤缩小，症状逐渐好转，可自行下床活动，行走自如，后续按疗程化疗并口服中药治疗。经治医生：许春明、卫国华、季进锋、顾寄树。

表4-3-10　　　　　1974~2013年医院中西医结合科负责人一览

姓 名	职 务	任职时间
刘浩江	负责人	1974.06 ~ 1980.03
	副主任	1980.03 ~ 1984.09
	主 任	1984.09 ~ 2001.06
万潜光	负责人	1975 ~ 1984.09
	副主任	1984.09 ~ 1987.04
浦鲁言	副主任	1999.06 ~ 2001.06
	主 任	2001.06 ~ 2008.05
许春明	副主任	2008.05 ~

六、麻醉科

（一）科室沿革

1973年建院之初，外科仅有麻醉士3人。1974年6月，在外科建立麻醉组，并调入本科学历医生1人。1984年9月，麻醉组从外科划出，建立麻醉科，人员增至8人，并设科主任1人。2002年，科室人员增至12人。2006年4月兼并南通港口医院后，科室分南、北院两部分，科室人员增至14人。2013年年底，科室人员已增加至22人，其中麻醉医师17人，麻醉护士4人，药师1人；具有中高级职称人数占65%以上，其中主任医师4人、副主任医师2人、主治医师8人、住院医师6人。科内现有硕士研究生6人（在读4人）。

（二）医疗技术

科室先后开展颈丛、臂丛、硬膜外等各类神经阻滞麻醉、静脉麻醉、全身麻醉、静吸复合麻醉、全麻复合硬膜外麻醉。对各种疑难病例复杂手术、小儿、高龄患者及各种急危重患者的麻醉与抢救具有较强的处理能力。同时开展急慢性疼痛及晚期癌痛患者的PCA镇痛治疗，提高患者生活质量。常规开展纤维支气管镜引导下的双腔支气管插管术、B超引导下的中心静脉穿刺术、BiS麻醉深度监测、超声联合神经刺激器连续神经阻滞技术、可视下气管插管术、无线镇痛管理等国内领先技术。2005年，创建麻醉后恢复室，填补市内空白，在省内处于先进水平。2009~2011年科室先后引进麻醉信息系统及无线镇痛管理系统，在全国率先实现麻醉前、中、后全面信息化。

麻醉科拥有价值1000多万元设备，包括Drager、Ohmeda等世界著名品牌的麻醉机15台、呼吸机2台、除颤仪2台及多功能监护仪25台，并拥有纤维支气管镜、BiS麻醉深度监测仪及TITIAN便携式彩超各1台、可视插管喉镜3台、肌松监测仪2台、微量注射泵17台、有创血压监测设备5套、血糖仪2台。

（三）教学科研

麻醉科先后选派年轻医生到上海中山医院、江苏省人民医院、南京军区总医院进修学习。科室人员多次参加国家级、省级学术交流，承办主持南通市疼痛学术研讨会，申报国家级继续教育项目。科室在江苏省具有较高的知名度，是南通大学硕士生培养基地，曹汉忠为硕士生导师。每年带教进修生、实习生、轮转医师、研究生50余人，制定有严密的带教计划和考核体系。科室人员在各类杂志发表论文60余篇。2010年以来陆续获得部级课题1项、省级课题1项、市厅级课题6项、南通市科技进步三等奖1项、新技术引进二等奖2项、新技术引进三等奖4项。

2008年7~8月，曹汉忠参加省对外交流赴台湾学术交流。2010年12月，张建锋开始为期1年半的援疆工作。2012年7月，王浩然开始为期1年半的援疆工作。2013年12月刘志成开始为期1年半的援疆工作。

2009年被评为市级临床重点专科，2012年被评为南通市临床重点专科、医学重点建设学科。

表4-3-11　　　　　　　　　1986~2013年医院麻醉科麻醉数统计

年　份	麻醉总数	全麻	全麻持硬	持硬	腰硬联合	腰麻	静脉	静吸复合	颈丛	神经阻滞	分离	臂丛	骶丛
1986	1231	399	—	659	—	—	—	—	133	1	24	6	9
1987	1294	457	—	686	—	—	—	—	119	1	16	5	10
1988	1287	473	—	693	—	—	—	—	97	—	22	2	—
1989	1337	475	—	694	—	—	—	—	111	—	52	5	—
1990	1455	521	—	747	—	—	—	—	120	—	52	11	4
1991	1384	495	—	683	—	—	—	—	125	—	75	6	—
1992	1372	523	—	688	—	—	—	—	90	—	68	1	2
1993	1269	512	—	636	—	—	—	—	55	—	63	1	1
1994	1334	473	—	753	—	—	—	—	64	—	43	1	—
1995	1285	469	—	727	—	—	—	—	55	—	32	2	—
1996	1318	515	2	732	—	—	—	—	46	—	22	1	—
1997	1350	455	—	822	—	—	—	—	58	—	14	—	1
1998	1460	503	12	792	67	—	—	—	48	2	24	5	7
1999	1583	427	11	940	73	—	—	—	83	5	42	2	—
2000	1626	255	256	1029	—	—	—	—	110	—	11	—	—
2001	1610	145	301	1036	—	—	—	—	77	1	42	4	3
2002	1570	49	276	1113	4	—	18	—	91	6	2	4	7
2003	1741	222	358	973	10	2	330	—	70	8	—	2	9
2004	2034	356	400	1055	21	6	529	1	72	8	—	5	9
2005	2079	390	458	976	28	3	785	2	72	6	1	2	8
2006	2556	561	502	975	224	11	853	—	119	15	—	2	3
2007	2688	751	576	953	229	10	922	—	84	4	—	4	1
2008	2919	828	627	1257	8	6	1119	—	79	9	—	3	9
2009	3017	1122	523	1218	3	2	1412	—	56	—	—	4	1
2010	3201	1281	500	1160	11	8	1685	111	23	—	—	3	0
2011	3365	1694	498	872	11	4	2182	162	20	—	—	2	1
2012	3577	2139	442	863	1	2	2231	14	17	—	—	—	—
2013	3779	2601	310	701	3	—	2878	52	—	—	—	—	—

表4-3-12　　　　　　　　1976~2013年医院麻醉科负责人一览

姓　名	职　务	任职时间
陈海涛	负责人	1976 ~ 1984.09
	副主任	1984.09 ~ 1997.06
	主　任	1997.06 ~ 2011.07
曹汉忠	副主任	1997.06 ~ 2011.07
	副主任(主持工作)	2011.07 ~
卞振东	副主任	2001.06 ~

七、重症医学科（ICU）

（一）科室沿革

建于2007年6月，有医生6人，设置病床6张，（含十万级层流隔离病房1间）。2009年11月，心电图室并入，共有医生10人（含心电图室医生3人）。截至2013年12月底，全科共有医生9人（含心电图室医生4人），其中副主任医师2人、主治医师5人、住院医师2人。

（二）医疗技术

2007年科室拥有有创呼吸机2台、亚低温治疗仪1套、多功能床边监护仪及液晶显示中央监护站1套，另配备高档输液泵、注射泵多台、除颤仪、体外起搏器、血气分析仪、纤维支气管镜、脑功能监测仪等先进设备各1台，并且可实行床旁及中心双重监控、管理网络化。2010年购置血液净化仪1台、转运呼吸机1台。2013年购置无创呼吸机1台、气压泵1台。

建科伊始，引进APACHE II、SOFA等国外先进危重症评分标准，对危重症病人的危重度及预后做整体的科学判断。同时对各个系统、脏器功能均建立科学的评判系统，实施严密的监测。医疗水平从抢救单一器官功能衰竭逐步向多器官功能衰竭方向发展。能熟练使用有创、无创呼吸机进行呼吸辅助支持，开展床边呼吸力学和呼吸波形分析等监测项目。使用床边持续血液净化（包括连续静脉——静脉血液滤过连续静脉——静脉血液透析滤过）进行肾替代治疗。常规开展动静脉置管，进行血流动力、血气水平监测；临时起搏器置入，治疗严重缓慢性心律失常。常规开展Bis系统在昏迷病人中脑电活动的监测。2011年以来，陆续开展的新技术、新项目包括经皮气管切开术、床边纤维支气管镜肺部灌洗、肺复张策略在ARDS肺保护中的应用、带声门下吸引气管插管及气管切开套管在呼吸机相关肺炎中的预防作用、球囊冲击法清除声门下分泌物用于人工气道的管理、床边气压泵治疗预防深静脉血栓。重症医学科负责全院危重病人的抢救、诊治以及高龄、高危病患围手术期间的监护、治疗，并参与疑难病例的会诊。

心电图室负责全院住院、门诊病人的心电图检查、诊断，急诊床边心电图。

全科有12导联同步全电脑自动分析心电图机2台、3导联同步全电脑自动分析心电图机1台、心电工作站1台。24小时动态心电图工作站1台。开展常规心电图检查、诊断；心电向量分析；24小时动态心电图监测；心电负荷试验。熟练掌握常见心电图的诊断分析标准，对疑难复杂心电图也有一定的分析能力。

（三）教学科研

科室拥有一支素质优良、技术精湛、经验丰富、配合默契的医护团队，能熟练操作和应用各种抢救措施和生命支持设备进行危重症患者的抢救支持治疗。所有从业医师均参加专门培训并获得卫生部重症委员会核准5C证书（中华医学会重症医学专科资质培训合格证）。护理人员亦获得省市级专科资质证书。

重症医学科为医院心肺复苏培训基地，负责全院心肺复苏操作的基本培训；心电图室先后接受下级医院进修人员12人次。科室先后选派技术骨干赴北京朝阳医院、上海长海医院、上海长征医院进修。并不定期参加全国各地学习班及省内外的学术会议多次。科室人员在各类杂志上发表论文20余篇。其中核心期刊发表论文11篇。2013年获得市青年科研基金课题1项。

（四）诊疗病例

1. 住院号：20088972，女，63岁。冠心病，不稳定心绞痛。入院后予心电监护、抗凝、抗血小板、扩张冠脉，稳定粥样斑块等对症治疗。患者症状改善顺利出院。经治医生：陆俊国、黄捍群、陶勇、金小洁、吴毅。

2. 住院号：20090590，女，54岁。胆囊，胆总管切除术后，感染性休克，呼吸衰竭。转科后予气管插管、呼吸机辅助通气、积极液体复苏、抗感染、抑制炎症因子、支持治疗。患者感染控制，血压平稳。顺利转回原病区。经治医生：陆俊国、黄捍群、陶勇、金小洁、吴毅。

3. 住院号：20102139，女，44岁。卵巢癌综合治疗后，顽固性腹泻，电解质紊乱，低血容量休克，肾功能不全。患者转科后予心电监护、开放大静脉通路、充分液体复苏、全胃肠外营养、补充电解质、肠粘膜保护、调节肠道菌群、改善肾功能等对症治疗。患者腹泻症状得到有效控制，血压平稳出院。经治医生：陆俊国、黄捍群、陶勇、金小洁、吴毅。

4. 住院号：20105810，女，73岁。食管癌。化疗后出现IV度骨髓抑制，急性肾功能不全。转科后予保护性隔离，升白细胞，血小板对症治疗，并予以血液净化行肾替代治疗。患者骨髓抑制纠正，肾功能恢复，转回原科室。经治医生：陆俊国、黄捍群、陶勇、金小洁、吴毅。

5. 住院号：20110742，男，85岁。慢性阻塞性肺病急性加重，呼吸衰竭，II型糖尿病。入院后予气管插管，呼吸机辅助通气，积极抗感染、祛痰、控制血糖水平等治疗。患者肺部感染控制，血糖平稳。顺利拔管出院。经治医生：陆俊国、黄捍群、陶勇、金小洁、吴毅。

6. 住院号：20110202，男，86岁。直肠癌术后，肠梗阻、肺部感染、呼吸衰竭。转科后予经皮气管切开、呼吸机辅助通气、胃肠减压、积极抗感染、全胃肠外营养支持等相关治疗。患者病情改善，拔除气管插管，转回原病区。经治医生：陆俊国、黄捍群、陶勇、金小洁、吴毅。

7. 住院号：20121126，女，67岁。甲状腺肿瘤术后，肺部感染，呼吸衰竭。患者转科后予气管插管接呼吸机辅助通气。患者较为肥胖，常规通气模式氧合不能维持。予多次肺复张，并持续予高PEEP维持肺泡开放，同时积极抗感染、祛痰、支持治疗。患者肺部感染控制，顺利拔管出院。经治医生：陆俊国、黄捍群、陶勇、金小洁、吴毅。

8. 住院号：20131236，女，57岁.患者为卵巢癌晚期，住院期间出现急性大面积肺栓塞，呼吸功能衰竭，予尿激酶溶栓、低分子肝素抗凝、强心、无创呼吸机辅助支持。患者病情逐步平稳，转回原科室。经治医生：陆俊国、黄捍群、陶勇、金小洁、吴毅。

表4-3-13 2007~2013年医院重症医学科业务量统计

年 份	收治总人数	危重病人数	危重症抢救成功率
2007年(6月~12月)	225	22	65.6%
2008	423	27	70.4%
2009	372	32	71.8%
2010	415	51	72.5%
2011	348	57	77.2%
2012	357	69	81.2%
2013	465	70	80%

表4-3-14 2007~2013年医院重症医学科负责人及护士长一览

姓 名	职 务	任职时间
曹汉忠	主 任	2007.06~2009.11
陆俊国	副主任	2007.06~2009.11
	主 任	2009.11~
黄捍群	副主任	2009.11~2013.09
冒小平	护士长	2007.06~2008.08
吉冬丽	护士长	2008.08~2009.11
秦云霞	护士长	2009.11~
陈锦凤	护士长	2013.10~

八、介入科

(一)科室沿革

1989年，在放射科成立介入治疗小组，开始对外接诊。1997年，成立介入治疗科，仍隶属于放射科，有工作人员2人。2009年6月，成立独立的介入科，病房有床位18张。2013年，在职医生6人，其中副主任医师1人、主治医师3人、住院医师2人（硕士研究生2人）；介入治疗手术室工作人员3人，其中DSA机器操作人员1人（医生兼）、护士2人。设有门诊、病房及介入手术室。

(二)医疗技术

20世纪80年代末，运用500毫安胃肠机开始肝癌的介入治疗。2000年年底，在飞利浦数字胃肠机上开始肿瘤的介入治疗。2001年，开展经皮肝穿刺胆道引流术及胆道内支架置入术。2008年，在南通市率先开展经瘘口置管治疗食管胃吻合术后吻合口瘘、经鼻插入型肠梗阻导管置入治疗难治性肠梗阻。2009年，引进飞利浦ALLura Xper FD20大平板DSA代替原有数字胃肠机。2009年，开展深静脉血栓的滤器置入及溶栓治疗。2010年，开展椎骨转移的椎体成形术，开展肝癌、肺癌等肿瘤的放射性粒子置入治疗。

至2013年，介入科开展的主要治疗项目包括：1. 恶性肿瘤的血管介入：原发性肝癌、转移性肝癌、肺癌、胸腺癌、食管癌、贲门癌、胃癌、胆管癌、胰腺癌、肠癌、肾癌、肾上腺肿瘤、膀胱癌、妇科肿瘤等；2. 肿瘤的非血管介入：经皮穿刺肿瘤组织病理活检术；联合B超或CT引导下经皮穿刺肿瘤，实施肿瘤内药物注射、射频、放射性粒子植入等；肿瘤所致消化道、胆道、血管等狭窄的扩张、内支架置入术如PTCD等；3. 非肿瘤的血管介入：各种原因引起的血管狭窄、阻塞、动脉瘤、动静脉畸形等病变的血管造影诊断、栓塞、溶栓、球囊成形及支架置入治疗；动脉或静脉性消化道出血；肺部疾病引起的咯血；各种原因引起的肝、脾、肾等实质性脏器的出血及顽固性鼻出血的介入治疗；功能亢进器官（如脾功能亢进）的栓塞、灭能术；4. 非血管性介入：血肿、囊肿、脓肿、积液经皮穿刺引流术；消化道、呼吸道、胆道、泌尿道等腔道狭窄扩张、内支架成形术。

至2013年已开展各种具有国内外先进水平的高新介入治疗技术，完成近万台手术，年收治病人500余人次，年介入手术1000余例。

（三）教学科研

2012年，开始承担南通大学杏林学院肿瘤学专业学生的教学及见习带教工作。2013年，参加编写南通大学杏林学院教材《肿瘤学概论》。建科以来，科室先后选派3名医务人员赴上海中山医院、上海同仁医院、江苏省人民医院进修学习。科室先后培养基层医院等进修人员10余人。2010年，举办南通市肿瘤介入新技术学习班。

2007年，《介入治疗在肿瘤急性出血中的应用》获南通市卫生局新技术引进奖三等奖。2013年，《经鼻插入型肠梗阻导管在难治性肠梗阻中的应用》获南通市卫生局医学新技术引进奖三等奖。自建院以来，科室人员在各类医学期刊上发表论文30余篇，其中国家级10余篇，省级以上期刊20余篇。

（四）诊疗病例

1. 住院号：20083914，男，43岁，胸腺癌术后多发转移综合治疗后，于2010年12月31日在CT引导下行放射性粒子植入术，术中穿刺右肺上叶后段病灶，植入碘125放射性粒子5枚，再穿刺甲状腺右前方病灶，植入碘125放射性粒子20枚。术后1月复查CT示：粒子植入部位肿块明显退缩。经治医生：李拥军、张卫华。

2. 住院号：20085713，女，58岁，患者因"卵巢癌术后一年半，反复左下肢肿胀半年"入院。CT示：卵巢恶性肿瘤术后，双侧髂血管周围转移伴左侧髂血管、输尿管下段、盆壁及邻近髋臼受侵、左下肢水肿。于2010年4月22日行下腔静脉滤器置入+左侧髂静脉支架置入术，术后左下肢肿胀明显缓解。经治医生：李拥军、张卫华、黄洪华。

3. 住院号：20092858，男，61岁，患者因"食管中段鳞癌术后3年，声音嘶哑伴气急渐加重2月"入院。CT示：纵隔淋巴结肿大压迫气管至气管狭窄，于2009年6月2日行气管支架置入术，术后患者气急症状立刻缓解。经治医生：李拥军、张卫华、黄洪华。

4. 住院号：20101631，男，51岁，患者因"原发性肝癌术后10年，2010年4月上腹部胀痛不适"入院。经彩超及CT检查，诊断为"原发性肝癌术后再发"，4月9日行肝动脉化疗栓塞（TACE）术，5月14日在持硬麻醉下行肝右叶部分切除+右侧肾上腺腺瘤切除+胆囊切除术，病理诊断：肝右叶肝细胞肝癌伴广泛变性、坏死，结节性肝硬化。6月30日再次行肝TACE术，8月复查CT示肝右前叶上段子灶形成，10月复查MRI示术区异常信号较前增大，考虑局部肿瘤复发可能性大，10月11日再次行TACE术，术后恢复良好，定期复查，随访病情稳定。经治医生：张一心、邵冰峰、徐爱兵、周益龙、沈茜、陈守华、黄洪华、田思源、胡晓莉。

5. 住院号：20105062，男，47岁，患者因"原发性肝癌"入院，于2010年10月5日在全麻下行肝右叶（巨块型）肿瘤切除术。病理诊断：肝（右叶）、肝细胞肝癌Ⅱ级（部分为透明细胞亚型），脉管见癌栓。术后于11月24日、2011年3月17日行巩固性介入治疗两次，后定期来院复查。2013年11月份查胸部CT示左肺占位，考虑转移可能性大，左肺原发性肺癌伴左肺转移不能除外。11月26日行脾动脉部分栓塞术＋动脉灌注化疗术，术后恢复可。后予FOLFOX4方案化疗八周期，定期复查，随访病情稳定。经治医生：张一心、邵冰峰、徐爱兵、周益龙、沈茜、陈守华、黄洪华、田思源、胡晓莉。

6. 住院号：20112221，女，32岁，患者因"胃癌术后腹腔广泛转移伴不全性肠梗阻"入院。于2011年12月1日行经鼻插入型肠梗阻导管置入术，术后行腹腔动脉灌注化疗术2次，两个月后，梗阻导管通过回盲部，肠梗阻症状解除，遂拔除梗阻导管。经治医生：李拥军、张卫华。

7. 住院号：20113947，男，70岁，患者因"食管癌术后1周发现吻合口瘘"入院。于2011年7月27日行经瘘口置管引流术，1月后瘘口愈合，但出现吻合口狭窄，经数次球囊扩张术后，效果欠佳，于2011年11月3日行食管可回收支架置入术，术后10天取出支架，吞咽困难症状明显改善。经治医生：李拥军、张卫华。

8. 住院号：20120836，男，69岁，患者因"右肺癌Ⅳ期"综合治疗后未控并发上腔静脉阻塞综合征入院。于2013年3月25日行上腔静脉支架置入术，术后3天头面部肿胀好转。经治医生：李拥军、张卫华。

9. 住院号：20128028，男，50岁，患者因"脑胶质瘤术后5月，左下肢肿胀1天"入院。彩超示左侧股总及股浅静脉、左侧腘静脉内血栓形成，于2012年7月4日行下腔静脉滤器置入术＋溶栓术，术后3天，左下肢肿胀明显好转，出院。经治医生：李拥军、张卫华。

10. 住院号：20131762，男，75岁，患者因"胆管梗阻PTCD术后近3月"，要求提高生活质量入院。于2013年7月3日行胆道支架植入术，术中胆道支架置入位置良好，造影剂通过顺畅，遂拔除原PTCD外引流管，以明胶海绵条堵塞窦道，出院。经治医生：李拥军、张卫华、黄洪华。

表4-3-15　　　　　　　　1995~2013年医院介入科手术量统计

单位：台次

名 称 ＼ 年 份	1995	1996	1997	1998	1999	2000	2001	2002	2003	2004
介入手术	104	146	192	173	212	184	162	197	193	227

名 称 ＼ 年 份	2005	2006	2007	2008	2009	2010	2011	2012	2013
介入手术	313	436	460	477	742	839	1013	1005	1007

表4-3-16　　　　　　　　介入科负责人一览

姓 名	职 务	任职时间
严 峰	负责人	1989 ~ 1999.06
	副主任	1999.06 ~ 2002.08
	主 任	2002.08 ~ 2003.09
夏淦林	负责人	2003.09 ~ 2008.05
李拥军	副主任	2008.05 ~

第四节　医技科室

一、病理科

（一）科室沿革

建于1974年6月，时有工作人员6人，其中主治医师1人、医师2人、技师1人、技术员2人；业务用房面积48平方米，设诊断室、制片室、脱落细胞室，配备单目显微镜3台及徐国明技师自行设计制成的电气化制片设备1套。1985年，有工作人员11人，其中副主任医师1人、主治医师4人、主管技师、技士6人，业务用房面积168平方米；新增设超薄切片室，拥有双目显微镜7台、单目显微镜5台。2002年年底，有工作人员17人，其中，主任医师1人、副主任医师1人、主治医师2人、医师4人，主管技师4人、技师、技士各2人，工人1人；业务用房面积320平方米；新增设彩色病理图像分析室、免疫组化室、分子病理室、电子显微镜室。2005年年底，有工作人员16人，其中主任医师1人、副主任医师2人、主治医师1人、医师2人，主管技师5人，技师、技士各2人，工人1人；业务用房320平方米。2013年年底，有工作人员27人，包括诊断医生13人、技术员10人、卫生管理人员1人、外聘专家2人及享受国务院特殊津贴老专家1人；其中高级职称8人、中级职称7人、初级职称12人；有博士生导师1人、硕士生导师2人、博士生1人（在读3人）、硕士生4人（在读5人）。拥有现代化工作和教学场所1700多平方米；拥有电子显微镜、AI细胞遗传工作站、超柏液基细胞仪、全自动免疫组化仪、实时荧光定量PCR仪、二代测序仪等价值2000多万元的仪器设备。

南通市病理诊断中心创建于1993年4月，挂靠于市肿瘤医院病理科。其主要职责是：为全市各级医院提供病理会诊和技术咨询服务；建立全市病理诊断检测协作网，开展新技术、新项目的推广应用；开展肿瘤病理研究工作，为肿瘤防治提供依据；协助市卫生局做好全市病理诊断、检测专业技术人员的培训，开展学术活动。

（二）技术项目

建科以后，即开展常规病理组织学诊断、冰冻切片及脱落细胞诊断。

1973年，技师徐国明与有关单位协作，设计制造16种病理技术配套设备。

1974年，与南通县医疗设备厂协作制造全自动脱水机，一次可装50例病理标本。

1978年，与海安县刀片厂协作制造75型通用切片刀，质量优于国内同类产品，并批量生产，供应全国。

1979年，以徐国明为组长的技术人员与南通县医疗器械厂协作制造77型显微切片机，吸收、综合国内外同类产品优点，随后批量生产。

1980年，韩枋主持开展乳腺管内乳头状瘤病因分析及诊断标准的研究。

1982年，开展正丁醇在病理组织切片和苏木素染色中的应用。

1984年，购置配有自动控制摄影及相位二装置，把照相技术应用到病理诊断中，为教学科研提供证据。

1985年，引进西德产冰冻切片机1台、英国产自动脱水机1台、ZMD型自动磨刀机1台，提高切片质量，缩短制片与诊断时间；另引进1套日本荧光显微配件，开展病理学免疫荧光诊断技术，使得从蛋白质水平上分析病例成为可能。

1986年，购置瑞典产超薄切片机，用于电镜诊断的超薄切片，提高良性、恶性肿瘤的鉴别诊断水平与科研开发能力。同年，细胞室人员率先在南通地区把无痛性细针穿刺技术应用于全身肿瘤的诊断中，其诊断准确率达到95%以上。

1988年，建立免疫组化室，在苏北地区首先把免疫组化技术用于病理诊断和鉴别诊断中，尤其是 ER、PR 在乳腺癌和宫内膜癌组织中的测定，为临床治疗与预后提供有力的证据。与南京航空学院合作开发电脑病理资料处理软件，购置彩色病理图像处理系统1套，把繁琐的病理资料纳入到科学化、智能化管理。

1998年，开始运用免疫组化方法对恶性肿瘤标本进行癌基因、耐药基因及转移相关基因等的测定，为恶性肿瘤的个体化治疗提供科学依据。

1999年，组建分子病理室，可以进行 HPV、EBV、κ、λ 等原位分子杂交分析，为病理诊断提供分子水平的依据。

2001年，引进日立600型电子显微镜，建立电镜室，完成从超微切片到超微诊断的过渡，从超微结构上对病理标本进行观察和诊断，为病理的鉴别诊断与科研开发提供技术平台。

2002年，正式开展原位分子杂交技术，实现以分子水平辅助病理诊断。

2003年，科室与华东理工大学合作研发病理信息网络及 DNA 分析系统，并获得中华人民共和国国家版权局软件著作权证书2项和南通市科技进步三等奖1项，从此实现了真正意义上的病理办公自动化和科内信息管理网络化，为病理管理和科研工作提供极大的便利，此项技术达到了国内领先水平。同年，开展 DNA 含量测定技术，实现了运用基因水平辅助病理诊断的新手段。

2006年，购入照相系统及软件，安装在诊断医师的显微镜上，用于对镜下图像进行拍照，图像体现在报告单上。

2008年，购入肿瘤药物敏感性分析系统，开展肿瘤药敏实验，为实现临床个性化治疗和个体化用药提供实验依据。购入美国产超柏自动液基细胞仪、LAB全自动染色仪，实现自动化液基细胞涂片及免疫组织化学染色过程。同年11月，开展荧光原位杂交技术，用于辅助恶性肿瘤的诊断及鉴别诊断。

2009年，购入分析天平、电热恒温磁力搅拌器、圆筒式不锈钢过滤器、恒温浴器等设备，开展细胞遗传学检查项目。

2010年，诊断医师显微镜全部安装南京捷达公司生产的 JD SmartV 数字成像系统，在原有拍照基础上实现了图像处理和分析功能。同年10月，购置液体回收仪，实现二甲苯、酒精废液的回收再利用，降低成本同时减少环境污染。

2011年，购入透射电镜图像采集系统，实现对电子显微镜图像的实时采集，采集的图像可以用于科研、论文等各种用途。

2012年，与南京捷达公司合作，开发新一代的病理信息管理系统，这套系统具有功能多、实用性强的特点，并且实现现代化病理质控要求，使病理信息与医疗、科研、教学、管理等无缝对接，受到病理学界的广泛欢迎。同年，科室率先在南通市引进开展个性化治疗基因检测技术，该项技术可以为指导临床制定个性化用药方案提供科学依据，同时可以促进患者早日治愈、降低费用，具有广阔的应用前景，并能产生很大的社会效益。

2013年，组建PCR实验室，引进2代基因测序仪及实时荧光定量PCR仪等设备，率先在南通市开展淋巴瘤基因重排检测及多种癌基因检测。同年，购入大体拍摄系统，安装在取材室取材台上方，由照相机和电脑显示屏组成，取材医师可以在取材的同时进行拍照并记录取材过程。

截至2013年年底，病理科已发展成为江苏省内建制最全、综合实力较高、集医、教、研为一体的现代化病理科室。开展常规病理、术中快速冰冻、外院会诊、免疫组化、细胞学、荧光原位杂交、基因重排、个性化用药基因（突变、扩增、融合、多态性）检测、超微结构、肿瘤培养药敏试验等10多个工作项目。

（三）教学科研

1975～1994年，承担南通市卫生学校的病理教学任务。2004年，开始承担南通大学病理诊断本科生的教学任务，为南通大学先后培养本科病理专业学生212人、硕士研究生12人。1974年以来，科室共制作陈列标本136件，其中62件为自然色，供参观和教学。此外，主编《诊断病理学教程》、参编《现代病理学临床研究的基本问题》《免疫组织化学病理诊断》等专业书籍。

建科以来，先后选派人员到上海、北京、浙江、南京等国内知名医科大学及附属医院进修学习共50多人次；同时接收全国各地的病理医生和技术员到医院进修学习100余人次。科室先后举办国家级医学继续教育学习班1届、江苏省医学继续教育学习班4届。获得南通市科技进步一等奖2项、二等奖3项、三等奖5项、四等奖2项，获得省级新技术引进二等奖4项，市级新技术项目奖7项。

1996年，与日本东京大学医学院合作的有关肝癌病理形态、癌基因及免疫组化的研究顺利完成，其论文分别发表在国内《中华医学杂志》（英文版）、《中国体视学与图像分析》《国际癌症》（英文版）等杂志，论文获南通市优秀科技论文二等奖。2013年，何松获得1项国家自然科学基金面上项目《Numblike对β1整合素的调节作用在非霍奇金淋巴瘤粘附介导的耐药（CAM-DR）中的意义》（项目编号：81372537，资助金额：70万元），对科室有着划时代的意义，标志着科研进入国家级研究水平。建科至2013年，病理科共获得国家自然科学基金面上项目1项，江苏省卫生厅课题1项，市级科研课题19项，总资助金额达300多万元；共发表论文近200篇，

2002年至2013年以第一作者或通讯作者发表论文96篇，其中发表SCI收录论文11篇，中华系统论文10篇。

至2013年，科室现有江苏省"333"工程第三层次人才1人、南通市"226工程"第二层次人才1人、南通市"226工程"第三层次人才1人、南通市科技兴市功臣1人、南通市专业技术拔尖人才1人、南通市医学重点人才2人。

病理科获得多项荣誉称号，1993年经南通市人民政府批准为"南通市病理诊断中心"；2002年被南通市卫生局确立为首批市级医学重点学科；2003年获评南通市首批市级重点临床专科；2004年4月与南通大学联合成立"南通市病理诊断与教研中心"；2005年被南通市科技局确立为首批"南通市医疗卫生领域科研重点学科"；2009年被评为省级临床重点专科建设单位；2011年，被评为省级临床重点专科；2012年，被评为"南通市临床医学中心（创新平台）"。科室在做好医院及邻近地区日常病理组织学诊断及细胞学诊断工作的同时，还承担着南通市及邻近地区的病理会诊，每年接受会诊千余例，解决大量疑难病例，纠正了许多"错案"，深得广大病员的信赖，被称为江海平原上的"肿瘤判官"。

表4-4-1　　　　　　　　　　　1974~2013年医院病理科负责人一览

姓　名	职　务	任职时间	姓　名	职　务	任职时间
徐国明	负责人	1974.06 ~ 1980.03	何　松	副主任	1998.04 ~ 2001.06
	副主任	1980.03 ~ 1985.10		主任	2001.06 ~
韩　枋	副主任	1979.09 ~ 1984.09	杨书云	副主任	2009.11 ~
	主任	1984.09 ~ 1998.04			
童淑兰	副主任	1991.02 ~ 1993.05			
张建兵	副主任	1998.04 ~			

二、影像科

(一) 放射科

1. 科室沿革

建于1974年6月，时有工作人员6人。1980年，有工作人员12人，其中诊断医生8人，技术员4人，诊断、技术正式分开。1989年，成立介入治疗小组，筹建介入科，对外接诊。1997年，成立介入治疗科。2001年，有工作人员22人，其中：主任医师1人、副主任医师2人、主治医师3人、住院医师6人；技术员6人，其中主管技师3人、技师3人；主管护师2人；工人2人。内设普通放射科、CT室和介入科3个科室。2006年4月，医院兼并南通港口医院，科室分南北两部分，科室人员开始内部轮转。截至2013年年底，有工作人员52人，其中主任医师1人、副主任医师9人、主治医师12人、住院医师12人；技术员10人，其中副主任技师1人、主管技师1人、技师8人；护士8人，其中副主任护师1人、主管护师7人。其中博士研究生2人、硕士研究生6人、在读硕士研究生12人。南通大学兼职副教授1人，硕士生导师1人。

2. 技术项目

1974年，科室配备有400毫安X光机1台，200毫安X光机2台，开展各种X线检查及各种造影检查和X光断层摄影。

1980年，引进电视透视、X光机，逐步开展血管造影。健全读片制度，实行集体读片。

1983年，开展血管造影及肝胆管造影。

1995年，利用以色列国家贷款购置Elscint 2400全身CT机1台，并配全市第1台激光相机。

1997年，率先在南通地区开展CT引导下肺穿刺活检术，解决肺内肿块定性诊断难的问题。

1998年，在全市率先开展肿瘤血管造影及介入治疗，治疗病种有肝癌、胃癌、肺癌、盆腔肿瘤等，年治疗病人200例左右。

2001年，科室配备有当时最先进的飞利浦1000毫安数字胃肠（带DSA功能）X光机1台、600毫安电视透视X光摄片机1台、高频X光摄片机1台、Elscint2400全身CT机1台及激光相机2台、自动洗片机3台。开展X线常规检查及数字胃肠双对比造影、DSA血管造影、全身CT检查，形成较完整的影像诊断系统，能满足临床诊断需要。

2004年，在全市率先使用4排螺旋CT，型号为SIEMENS sensation 4，加快检查速度，提高影像质量。

2009年至2010年，利用欧洲政府贷款，购置飞利浦16层螺旋CT模拟机、西门子64层螺旋CT、西门子1.5T磁共振、飞利浦PET-CT、飞利浦平板DSA血管造影系统、飞利浦DR及GE PASC/RIS系统，这是科室设备和技术的一次重大飞跃。PET-CT为苏中地区首台。

2013年，购置西门子数字乳腺X射线系统。

1974年至2003年间，通过开展医疗、教学、科研工作，逐步形成高、中、初级职称人员组成的医疗学术队伍，积累大量的临床资料和临床诊断经验。尤其对肿瘤的认识和诊断有较高的学术水平，擅长对肺癌、消化道肿瘤的诊断。随着先进设备的引进，提供了高清晰度的影像，特别是数字化X光机的引进，对胃肠道的诊断有独到之处。肺断层摄影的数字化应用，提高了支气管显示的清晰度，从而提高肺癌早期诊断的准确率。DSA的应用使血管造影和介入治疗得到进一步发展，摄影技术得到提高。开展除心脑以外脏器的血管造影，进行肝、肠、胃肿瘤的介入治疗，年治疗病人200例左右。

2004年以来，影像科相继开展多项医疗技术。肺部低剂量CT扫描、肺部高分辨率CT靶扫描、心脏冠状动脉造影、头颈CTA及MRA、多层螺旋CT图像后重组（MPR、CPR、MIP、VR、SSD）、CT尿路造影（CTU）、MR尿路造影（MRU）、磁共振胰胆管造影（MRCP）、磁共振波普成像（MRS）、脑磁敏感成像（SWI）、前列腺/乳腺MR动态增强成像、卵巢MR灌注成像、肺结节灌注成像、普美显在小肝癌诊断中的应用、乳腺钼靶、乳腺DR病灶定位、PET-CT肿瘤生物靶区勾画、PET-CT指导CT引导下肺穿刺活检等。这些医疗技术的开展能够更便捷更全面地为广大患者提供服务。

3. 教学科研

1976年，开始承担南通市卫生学校和南通市第二卫生学校的授课任务。1986年，开始为南通卫生学校放射专业班授课。2001年，开始承担南通大学医学院、苏州大学、江苏省建康学院实习生的带教工作。2012年，开始承担南通大学杏林学院临床肿瘤专业的教学工作。科室每年还承担进修医生的培训带教工作，是南通医学院、盐城医学专科学校影像专业的实习生带教基地。

1980年1月至1981年7月，陈志平随中国医疗队赴坦桑尼亚桑给巴尔完成援外任务。1999年6月至2002年6月，严峰作为介入治疗专家随江苏省医疗队赴新疆伊犁友谊医院工作，带动伊犁地区介入治疗工作的开展。

经过40年的建设和发展，科室在技术、科研及人才等方面均取得显著成绩。1978年，编写《X线诊断资料汇编》。20世纪80～90年代，先后有近百篇论著和文章发表在国家级和省市级杂志。近10年来，在省级以上期刊发表论著100余篇，其中SCI收录4篇，中华级论文10余篇。科室相继开展PET-CT肿瘤生物靶区勾画、PET-CT指导CT引导下肺穿刺活检、普美显在小肝癌诊断中的应用、低频超声联合微泡辐照肝肿瘤的实验及临床研究、胸腹联合增强扫描显示恶性肿瘤供血血管的应用、肝脏血管成像对巨块型肝癌可切除性评估等多项新项目。南通市科技局科技项目4项；与外院科研合作项目4项，其中《不同条件下低频超声治疗前列腺癌的应用基础研究》为国家自然基金项目；2001年获南通市卫生局优秀新技术项目二等奖1项；2006年获南通市卫生局优秀新技术项目三等奖1项；2013年获南通市科技进步二等奖1项、南通市卫生局医学新技术引进奖三等奖1项。2013年始开展医疗器械临床验证试验，截至年底共完成5项试验。

2009年被南通市卫生局评为市级临床重点专科；2012年被评为市级临床重点专科及市医学重点学科。是中华医学会南通市放射学分会副主任委员单位。

表4-4-2　　　　1974~2013年医院放射科负责人一览

姓 名	职 务	任职时间	姓 名	职 务	任职时间
张冠山	负责人	1974.06 ~ 1980.03	夏淦林	副主任	1997.06 ~ 2001.06
	副主任	1980.03 ~ 1984.09		主 任	2001.06 ~
	主 任	1984.09 ~ 1986.01	谢 均	副主任	2001.06 ~ 2005.12
叶宣平	副主任	1984.09 ~ 1988.08	严 峰	副主任	2002.08 ~ 2003.09
	主 任	1988.08 ~ 1993.03	王汉杰	副主任	2005.12 ~
陈志平	副主任	1988.08 ~ 1999.06	李洪江	副主任	2008.01 ~
沈 贤	副主任	1993.11 ~ 1996.12			

（二）超声科

1. 科室沿革

原称物理诊断室，建于1984年4月，时有工作人员2人，其中主治医师1人、医士1人。主要负责临床超声诊断及治疗工作。1995年，有工作人员5人，其中医生4人、护士1人。2005年有工作人员6人，其中医生5人、护士1人。2006年4月兼并南通港口医院，其超声科2名工作人员并入超声科管理。2013年年底，有工作人员15人，其中主任医师1人、副主任医师2人、主治医师6人、住院医师5人、护士1人。

2. 技术项目

1983年，购入AlokaSSD-256 B型超声仪1台，开展肝、胆囊、胰腺、脾、肾、子宫、卵巢等腹盆腔脏器以及胸、腹水的检查。

1990年，开展水囊袋配合3.5兆探头检查术，诊断甲状腺病变。

1992年，购入EUB-315 B型超声仪1台，开始利用高频探头检查甲状腺、乳腺、睾丸等浅表器官，并开展经阴道探查诊断子宫、卵巢及盆腔其他脏器病变，同时开展超声引导下肝囊肿、肾囊肿穿刺治疗术和肝癌注射无水乙醇治疗术。

1997年，购入APOGEE-800彩色多普勒超声诊断仪1台。

1998年，购入AlokaSSD-100 B型超声仪1台。

2001年，购入HDI5000型彩色多普勒超声诊断仪1台。

2005年，购入西门子G60S彩色多普勒超声诊断仪1台。

2007年，购入飞利浦飞凡彩色多普勒超声诊断仪1台。

2007~2013年，购入飞利浦IU-22彩色多普勒超声诊断仪共3台。

2002年起陆续开展超声引导下肿块粗针活检术、肝肿瘤射频消融治疗术、腔内超声肿块活检术、肾盂穿刺造瘘术、膀胱造瘘术、超声引导下放射粒子植入术等超声介入术。

2010年，开展超声心动图检查。

3. 教学科研

2000年，开始承担南通大学医学院的实习带教任务，同时接受医院新分配大学生的轮转带教工作。建科以来，先后选派5人到上海肿瘤医院、上海解放军第二军医大学附属医院、上海中山医院进修学习；同时接受下级医院进修生约100人。

建科以来，科室获江苏省新技术引进二等奖2项，南通市新技术奖9项，南通市科技进步奖二等奖及三等奖、四等奖各1项。2011年以来，科室1人获南通市"226"人才称号，1人被评为南通市医学重点人才。南通市医学会超声学分会常务委员2人，江苏省超声医学工程学会青年委员1人。2009年，科室被评为南通市级临床重点专科。

表4-4-3   1979~2013年医院超声科工作量统计

项目\年份	A超	B超	彩超	介入	项目\年份	A超	B超	彩超	介入
1979	11178	—	—	—	1997	—	11642	1551	—
1980	11137	—	—	—	1998	—	10693	4877	—
1981	9971	—	—	—	1999	—	8701	8801	—
1982	11502	—	—	—	2000	—	11156	6881	—
1983	11130	—	—	—	2001	—	11951	5981	—
1984	11390	1909	—	—	2002	—	9448	7628	54
1985	10688	2270	—	—	2003	—	6140	10415	27
1986	10607	2753	—	—	2004	—	5355	12006	46
1987	10879	2919	—	—	2005	—	422	15147	86
1988	8057	3293	—	—	2006	—	—	21955	79
1989	9617	4362	—	—	2007	—	—	25966	102
1990	8454	4812	—	—	2008	—	—	26646	196
1991	6837	5640	—	—	2009	—	—	38451	267
1992	3198	6737	—	—	2010	—	—	27449	374
1993	638	5617	—	—	2011	—	—	42644	333
1994	—	9140	—	—	2012	—	—	37514	547
1995	—	12050	—	—	2013	—	—	51448	749
1996	—	13546	301	—	—	—	—	—	—

表4-4-4   1984~2013年医院超声科负责人一览

姓名	职务	任职时间	姓名	职务	任职时间
祁颖	副主任	1984.09 ~ 1997.01	季秀珍	主任	2009.11 ~
季秀珍	副主任	1997.01 ~ 2009.11			

三、检验科

（一）科室沿革

建于1974年6月，始称化验室，设生化室、血库、门诊和病房化验室，有检验士5人，业务用房总面积70平方米。1979年，搬迁至门诊楼，更名为检验科，用房面积112平方米。1981年，用房面积增至240平方米，逐渐增设细菌室、血液室、酶谱室、免疫室等，共设8个室。1985年，全科有工作人员18人，其中，主管检验师1人、检验师2人、检验士13人、血库护士2人。2001年年底，全科有工作人员17人，其中主任检验技师1人（兼南通市检验学会副主任委员）、主管检验技师7人、检验技师6人、主管护师（血管员）、检验技士、高级技工（工人）各1人。2006年4月，兼并南通港口医院，检验科分南、北院两部分，检验设备、检验人员由北院统一调配管理。2010年检验科用房面积近1000平方米，2013年有生化、免疫、临检、血液、血库、细菌、分子生物、南院8个专业组。2013年年底，全科有工作人员35人，其中高级职称7人（其中主任技师2人）、中级职称13人、初级职称15人；其中硕士学位有6人。

1977年设立血库，组织献血员100余人，配备护士1人、临时工1人。1985年，检验科先后添置血库专用冰箱和低温离心机，献血员发展到700多人。1991年，建立无菌采血室、分浆室、增加护士2人。同年2月份，通过市卫生局检查验收，血库正式开展采血、成份血分离业务。自行采集的血液基本上能满足医院医疗需要。对临床用血病人进行成份输血，使临床用血日趋合理、经济、科学。1998年，根据市卫生局要求，血库不再自行采血，临床用血均由南通市中心血站调配供应。2001年，血库配备专职血管员1人，负责临床用血互助保证金的管理，另有1人负责临床用血的检验和调配。2010年，血库设为检验科二级科室，设血库主任1人。

（二）技术项目

化验室成立之初仅能进行临床检验及一般生化检验。1981年，细菌室新开展血、尿、粪便、痰、空气及脓液分泌物等标本培养、药敏试验、肥达氏反应、类风湿、抗"O"等项目；生化室增加γ-GT、AD等新项目；门诊临检室增加HCG快速测定、骨髓涂片检验。血液室开展凝血酶原、3P、凝血酶、纤维蛋白原、中性粒细胞碱性磷酸酶、过氧化酶等项目；酶谱室开展LDH同工酶、溶菌酶、蛋白电泳和免疫球蛋白等。检验项目有所增加，基本上能满足当时门诊及住院病人诊疗的需要。1986年，检验科在南通市率先开展血清唾液酸及脂质结合唾液酸检测，该项目填补市内空白。从1991年起，科室内设施、仪器、人员逐步按三级肿瘤专科医院的标准配置，为临床诊疗提供临检、生化、免疫、血液、细菌以及交叉配血诸方面的检验服务。1992年，在全市率先引进日本System公司F-00血球计数仪，下半年引进荷兰威图全自动生化仪等，检验工作逐步走向自动化，生化检验项目从手工8项增加到自动化15项，全面开展血清酶学、血脂、血糖、胆红素、蛋白等生化检测。2001年，开展的早期肾损伤诊断指标（NAG、GAL）取得较理想的效果。随着先进检验设备的陆续引进，检验科各项检验全面进入现代化检验时代，检验速度和检验项目有了划时代的发展。2010年，将化学发光仪由核医学科调整至检验科，开展肿瘤标志物、激素及心肌标志物等检测近50项。2013年年底，检验科开展检测项目超过350项，年收入超2000万元。

（三）仪器设备

建科初期，主要设备有581光电比色计2台、72型分光光度计1台。至1984年，检验科陆续添置电导仪1台、沪产双目显微镜4台、浓度比色计3台、显微摄影仪1台、自动光密度扫描仪1台、超净工作台1台。1985～1990年检验科陆续增添722光栅分光光度计2台、721分光光度计1台、NB-2浓度比色计1台、GD811连续比色仪2台、7520紫外分光光度计1台、国产血球计数仪3台、HG-3型火焰光度计2台、-30℃低温冰箱1台。1991年检验科购进日本爱尔玛尿液分析仪，1992年购置日本东亚公司F-800血球计数仪、荷兰威图全自动生化分析仪。1993年购上海迅达903钾钠氯分析仪。1997年，购进美国杜邦公司Dimension AR任选式全自动生化分析仪。1998年，美国库尔特公司MD-2血球计数仪和日本东亚公司SF-3000全自动血细胞计数仪分别投入使用。1999年，检验科配备英国DENLEY公司MK2酶标仪及日本ASTEC PCR扩增仪等先进的临床实验室检查设备。

2000年后，陆续购进德国BE公司Compact-X全自动血凝仪、美国Coulter公司的EpicsXL流式细胞仪和Gen's血球计数仪、法国梅里埃公司的微生物鉴定及药敏分析仪、美国实验仪器的Gem Premier血气分析仪、上海新波生物技术有限公司的时间分辨荧光分析仪ANYTEST、罗氏Light Cycler全自动荧光定量PCR仪、美国强生的Vitros350全自动干式生化分析仪、深圳新产业的Maglumi发光免疫分析仪、日本希森美康的XE-2100L全自动血液分析仪、UF-50及UF-500i全自动尿有形成分分析仪和CA7000血凝仪、日立公司7600-110全自动生化仪、罗氏公司Modular E170化学发光分析仪、血流变分析仪3台。南院检验科先后添置日立公司7060全自动生化仪、全自动五分类血液分析仪、BE血凝仪、日本希森美康的XE-2100全自动血液分析仪和CA1500血凝仪。

（四）质量管理

1982年起，参加江苏省医院生化室间质量控制，达到省质控标准。1983年，生化室开始对葡萄糖、钾、钠、氯、钙、磷、总蛋白、尿素氮、肌酐实行室内质量控制。随着检验工作自动化程度的不断提高，检验质量控制成为工作的重中之重。检验科逐步建立健全各项工作制度，加强医疗安全管理，杜绝差错事故的发生。生化、细菌、临检各室室间、室内质控处于全市领先地位，平均VIS远低于三级医院（小于150）指标的要求，检验质量稳中有升。1984年至1992年，检验科连续获得江苏省室间质控优秀奖。1990年，生化室间质控、血液室间质控成绩优秀受到江苏省卫生厅医政处的表彰。1993年起，检验科在江苏省临检中心组织的质量控制评选活动中，连续3届（每三年评选一次）获优秀奖。1996年以后，江苏省卫生厅以合格证书代替表彰，检验科各项质控均为合格。2004年以来，检验科发展迅速，质量管理工作进一步加强。随着新版检验科建设管理规范的实施，全面加强科室建设，落实管理规范，检验科和血库先后通过省卫生厅组织的规范化检查；临床分子生物实验室取得临床基因扩增检验实验室技术验收合格证书并取得三类技术合格证。

（五）教学科研

1981年，带教南通第二卫生学校检验实习生2人。此后陆续开始接收苏州卫校、河北医科大学、南通医学院、杏林学院、江苏建康职业学院、扬州环境学院检验本、专科实习生。至2013年，共带教实习生100多人，为基层医院培训检验人员近10人。

1983年，开始承担南通第二卫生学校护理、放射、检验专业的实验诊断学、微生物学、免疫学、寄生虫学、生化等课程理论教学及实验带教任务。2010年，开始承担体臣卫校检验专业寄生虫学的教学任务。2011年起协助通大附院开展市肿瘤医院在职研究生的毕业论文实验带教任务。全科被南通大学聘为兼职教授1人，兼职副教授5人，被评为南通大学优秀带教老师2人次。至2013年，共培养在职研究生4人，先后选派20余人到上海、南京、苏州等地进修细菌、骨髓、血液、生化、凝血等科目。1986年在南通市率先开办临床检验培训班，邀请全国知名临床检验专家（第二军医大学长征医院检验科主任）孔宪涛教授到医院讲学，取得良好效果。

建科以来，获得市卫生局新技术、新项目奖4项，发表在市级以上刊物的论文共有100余篇，其中1990年撰写的"超薄PAGE检测癌相关蛋白技术和临床应用"和1991年撰写的"甘氨酰脯氨酸二肽氨基肽酶的检测"分别获市科技论文评选四等奖、三等奖。"定量检测血清脂质结合唾液酸在肺癌、肺结核诊断的价值"以及"癌相关蛋白的检测"课题于1992年分别获南通市人民政府科技成果三、四等奖。"竞争性抑制法测定血清二氧化碳"获1998南通市卫生局优秀新技术项目三等奖。2001年，检验科承担的省、市级课题有"等点聚焦测定肝细胞肝癌异质体

AFP""肝癌早期微转移标志物－AFPmRNA检测"和"肿瘤药物对肾功能损害的早期检测"。"双链置换探针实时荧光定量PCR结合融解曲线特性分析检测高危型人乳头瘤病毒16、58亚型"2012年获市卫生局新技术引进三等奖，"分支DNA技术检测血清游离DNA在胃癌辅助诊断中的应用"2013年获市卫生局新技术引进三等奖，参与市科技进步二等奖课题2项。

2012年被评为市级临床重点专科。

表4-4-5　　　　1974~2013年医院检验科负责人一览

姓　名	职　务	任职时间	姓　名	职　务	任职时间
陈启均	负责人	1974.06 ~ 1976	张金业	副主任	1997.06 ~
王润林	负责人	1976 ~ 1979.09	朱自力	副主任（兼）	2005.12 ~
张　豪	副主任	1979.09 ~ 1984.09	朱建军	血库主任	2008.12 ~
	主任	1984.09 ~ 1991.02			
刘国富	副主任	1991.02 ~ 1999.06			
	主任	1999.06 ~ 2005.11			

四、药剂科

（一）科室沿革

1974年6月成立，始称药房，有药剂人员6人；业务用房面积184平方米，其中，门诊药房32平方米，病区药房与住院处合用12平方米，药库50平方米，制剂室90平方米。1980年更名为药械科，1983年更名为药剂科。2000年7月设立便民药房，2009年撤销便民药房。2006年4月兼并南通港口医院，与港口医院药剂科合并。2008年8月设立临床药学室。2010年4月设立静脉输液配置中心。

2013年，药剂科下设门诊药房、急诊药房、中药房、病区药房、药库、临床药学室、静脉输液配置中心等业务单元，工作用房面积1675平方米。药剂科有工作人员75人，其中主任药师2人、副主任药师5人、主管药师10人、主管中药

师1人、主管护师3人、药师32人、护师2人、药士11人、会计6人、工人3人；销售药品品种700余种，销售额28676.56万元。

（二）药学服务

1. 调剂室

负责全院门急诊和住院病人的用药调配。2006年4月兼并南通港口医院，原港口医院中药房负责中药饮片的配发，满足患者日常就诊需求。调配过程中，加强处方质量的审核，调配处方坚持四查十对制度，即查处方：对姓名、科别、年龄；查药品：对药名、剂型、规格、数量；查配伍禁忌：对药品性状、用法用量；查用药合理性：对临床诊断。麻醉药品：第一类精神药品按"五专"（专人负责、专柜加锁、专用帐册、专用处方、专册登记）管理；第二类精神

药品实行"三专"(专人负责、专柜加锁、专用处方)管理,贵重药品实行"二专"(专人管理、专册登记)管理,调配处方差错率小于万分之一,处方合格率大于99%,药品月报损率小于万分之三。

2. 制药室

始建之初,面积小,只配制少量的大输液和针剂。1982年,新制剂楼落成,总面积达620平方米,大输液生产车间安装净化设施,精洗瓶间,灌装间局部净化达100级。制定规章制度和生产操作规程,落实岗位责任制。制剂品种按三级标准进行配制和检查,共有69个制剂品种,其中大输液12种,注射剂6种,眼药水6种,普通制剂45种。中药制剂室建于1977年,面积20平方米,制剂品种7个,后合并于制剂楼。1983年,制剂室通过江苏省验收。1988年,取得江苏省卫生厅颁发的"医院制剂合格证"。1990年,取得江苏省卫生厅颁发的大输液、普通制剂(内服、外用)、中药糖浆剂的"制剂许可证"。1995年经改造,取得江苏省卫生厅颁发的"制剂许可证",41个品种获批准文号,年产值85万元。2001年,根据国家有关制剂政策和医院实际情况,对制剂品种进行筛选,停止大输液的生产,保留普通制剂和中药糖浆剂,制剂品种19个。按照《医疗机构制剂许可证的验收标准》,对制剂室进行重新布局和改造,制剂室面积412平方米,其中净化面积160平方米。新建中药提取间,安装多功能中药提取罐,改善生产条件,提高制剂质量,合格率大于99%,2002年6月,取得江苏省药品监督管理局颁发的"医疗机构制剂许可证",重点开发复方甘露醇口服液、清肠口服液、补康灵糖浆、云南白药灌肠液等特色制剂,充分保证临床各科特色用药的需求。随着制药企业的飞速发展和医院制剂要求的不断提高,医院制剂走向萎缩,2010年10月经医院成本核算,决定停止医院制剂,2011年1月"医院制剂许可证"到期,所有制剂停止配制。

3. 药库

1974~1983年,负责全院药品、器械和卫生材料的采购供应工作。1984年,《中华人民共和国药品管理法》颁布实施,药库严格执行"药品管理法"和《医院药剂管理条例》,坚持以国营医药公司、药厂为采购主渠道,坚持药品质量第一的原则,严禁购进假药、劣药,把好药品入库关,杜绝"三无"药品入库,药品完好率达99%,保证临床用药的安全有效。1984~1992年负责全院药品和卫生材料的采购供应工作。1993年开始,负责全院的药品采购供应工作,器械和卫生材料由设备科采购。1996年,账册开始实行电算化管理。2000年开始,推行药品招标采购,2001年,参加南通市医疗机构药品集中招标采购,所有药品均从当地医药公司采购。2006年,医院设立医疗物资采购中心,药品的采购划由采购中心负责,药库主要负责药品的计划、验收、养护、供应及药学服务。

4. 药检室

1974~1981年,由于条件限制,只能做一般定性定量的检测项目,输液无菌检查由化验室代做,热原检查由市药检所等单位协助。1982年制剂大楼落成,建立药检室,面积50平方米,有分析室、仪器室、微生物检查室,添置一些设备和精密仪器,改建动物房,独立承担医院自制制剂的检验工作。1996年,开始采用类毒素检查法检测制剂热原,停用动物房。2001年,药检室进行改造,面积达110平方米,布局更趋合理。仪器设备有:分析天平、紫外分光光度计、PH酸度计、微粒计数仪、旋光仪、永停滴定仪以及完善的卫生学检查设施,重新修订制剂检测操作规程,制剂质检率100%。2011年1月,随着制剂室的停产,药检室也不再开展制剂质量检测项目。

5. 静脉输液配置中心

2010年4月,药剂科紧随药学学科的快速发展,为提高静脉用药质量,保障用药安全,促进临床合理用药,设立静脉输液配置中心。2013年配备工作人员26人,其中药学人员17人、护理人员5人、工勤人员4人;拥有生物安全柜8台、水平层流台4台,设置两套送排风系统,负责调配抗菌药物、细胞毒性药物、普通营养药物和肠外营养液。配置中心面积约为250平方米，负责全院11个病区、约500张床位的静脉输液调配工作，每日调配工作量约为1200袋。静脉输液配置中心有效改善了静脉输液的配置环境，提升输液治疗的安全性，构建一个医、药、护紧密配合的全新平台。

6.临床药学

随着临床药师制度的出台，2008年药剂科设立临床药学室，医院药学实现从供应型向服务型转换，以病人为中心的药学服务工作模式开始建立，临床药学室以合理用药为核心，参与临床病诊断、治疗，运用药学专业知识与技能提供技术服务。2013年年底，临床药学室有专职临床药师6人，其中副主任药师1人、硕士研究生3。临床药学室的具体工作：

（1）开设门诊用药咨询窗口，解答门诊病人的用药咨询，向医务人员宣传合理用药、药政法规。安排副主任药师负责门诊的用药咨询，每年解答用药咨询1000余人次。

（2）临床药师深入临床。临床药师参加临床查房与病例讨论，建立特殊病例的药历，为医护人员提供药物处方信息，为患者提供用药教育和指导，解释用药中出现的相关问题，促进临床合理用药。至2013年主要参加肿瘤内科、外科、妇科等三个科室的查房，每年撰写药历100份。

（3）处方点评，合理用药干预。通过抽查处方、抽查病历及查房等方式对临床用药（尤其是抗菌药物的合理使用）进行合理性评价，并及时反馈，促进临床合理用药。已开展抗肿瘤药物、抗菌药物、静脉用药集中调配医嘱、肿瘤辅助用药4项专项点评。同时，编写和修订《医院基本用药目录》，为临床合理用药提供便利。《医院基本用药目录》3~5年修订1次，至2013年最新版本为2013年版。

（4）药品不良反应监测和上报。负责收集全院临床用药中出现的不良反应并上报药监管理部门，多次被南通市药品监督管理局评为全市药品不良反应监测工作先进集体。

（5）协助个体化治疗。开展以治疗药物监测为基础的个体化用药研究，至2013年开展监测的药物主要有紫杉醇、万古霉素等药品。

（6）编辑出版药讯。《药讯》主要报道医院药学及与其相关领域的新进展、新技术、新方法、药品不良反应及药物与临床、新药介绍以及临床实践方面的论著。赠阅于院内临床医生、护士并与其他医院进行学术交流。《药讯》编写开始于2003年4月，每季度出版1期。

（7）负责卫生部抗菌药物临床应用监测网的上报。每月上报医院住院患者手术与非手术病人抗菌药物使用情况和门诊抗菌药物使用情况。

（三）教学科研

1977年起，承担南通市第二卫生学校药理学课程的授课任务，直至1992年，南通市第二卫生学校搬迁至南通市区。1977年，开始带教药学专业学生实习，2009年至2013年，主要带教南京医科大学、南通大学、江苏建康职业学院、南通体臣卫生学校等学校药学专业的实习生71人。2013年9月，开始承担南通大学杏林学院《肿瘤学概论》课程药物临床试验章节的教学工作。为进一步加强同行间学术交流与合作，药剂科从2010年开始连续举办江苏省医学继续教育学习班，为药学人员专业水平的提高提供很好的平台。

科室重视人才培养，注重提高药学技术人员的业务素质和技术水平，鼓励药学人员参加高层次学历的学习，2013年在职在读研究生6人，同时招聘优秀毕业生加入团队，并有针对性地组织科室人员去复旦大学中山医院、复旦大学肿瘤医院、连云港第一人民医院、南通市药检所等单位进修学习。药剂科有优秀的人才队伍，有南通市"226"人才1人，硕士生导师1人，南通大学讲师1人，硕士4人，本科46人，12人取得执业药师资格。随着科室的不断建设和发展，也逐步树立了药剂科在同行中的地位，科室有江苏省抗癌协会抗肿瘤药物专业委员会副主任委员1人、中国药理学会药物临床试验专业委员会青年委员1人、江苏省药理学会理事1人、南通市药学会医院药学专业委员会副主任委员1人、南通市医学会药学分会委员3人，《中国保健营养》杂志编委1人。

药学人员通过阅读专业期刊文献、参加学术交流等途径，掌握和了解药学发展的新信息、新动向，并结合日常工作，开展新技术项目和科学研究。2009年以来，开展有"补康灵糖浆与薏苡仁提取物在辅助肺癌化疗中改善患者生存质量的对比研究""肿瘤化疗中奈达铂的时辰药理学应用研究""医院静脉药物配置中心的建立与实施研究""临床药师在围手术期抗菌药物的干预管理对合理性用药影响的研究""三级质量控制点评对用药合理持续性改进的干预研究""复方理气颗粒制剂工艺、质量标准及药效学研究""化疗前预测药敏和化疗中血药浓度监测对奈达铂合理用药的作用"等江苏省卫生厅、南通市科技局计划项目研究；发表专业期刊论文54篇，其中SCI论文2篇，中文核心期刊论文13篇，科技核心论文31篇。2013年"补康灵对辐射损伤肺癌小鼠免疫功能影响的观察"获得南通市政府第八届自然科学优秀学术论文三等奖。2011年、2012年获得南通市优秀中医药项目一等奖和南通市医学新技术二等奖各1项，2012年7月获得江苏省卫生厅新技术引进二等奖1项，2013年12月"一种促进术后胃肠功能恢复药物及其应用"获得建院以来医院第1项国家授权发明专利。

科室经过历代同仁共同努力，已形成一支具有优良传统、并不断创新的药学团队，在医院肿瘤防治的医教研等工作中发挥积极的作用，取得瞩目的成绩。2012年，被南通市卫生局评为市级临床重点专科建设单位；2012年，药剂科顺利通过江苏省卫生厅、江苏省食品药品监管局组织的三级医疗机构规范药房检查并受到表彰。

表4-4-6　　　　　　　1974~2013年医院药剂科负责人一览

姓　名	职　务	任职时间	姓　名	职　务	任职时间
张作俊	负责人	1974.06 ~ 1979.09	郭随章	副主任	1992.05 ~ 2010.10
汪汉云	负责人	1979.09 ~ 1980.12	邓锦玲	副主任	1999.06 ~ 2001.06
洪玉珍	负责人	1980.12 ~ 1983.01		主　任	2001.06 ~ 2004.12
唐锦贤	主任（兼）	1984.09 ~ 1985.07	倪美鑫	主任助理	2001.08 ~ 2010.05
马汉成	负责人	1983.01 ~ 1984.09		副主任	2010.05 ~
	副主任	1985.07 ~ 1992.05			
	主　任	1992.05 ~ 2001.06			

五、核医学科

（一）科室沿革

建于1974年6月，前身为同位素室，时有工作人员4人，其中医师2人、医士2人。拥有黑白扫描机、甲状腺功能测定仪、井型探头、定标器、单管γ计数器及超声净洗机等设备。1992年，改名为核医学科。2001年，有工作人员6人，其中主任医师1人、主治医师2人、住院医师2人、工人1人。拥有彩色扫描机、多功能肾图仪、全自动γ计数器、放射性活度计等先进的技术设备。至2013年年底，全科有工作人员9人，其中主任医师1人、副主任医师1人、副主任技师1人、主治医师2人、住院医师2人、技师1人、主管护师1人。拥有Siemens E.CAM SPECT 1台、γ免疫计数器1台、低温离心机1台、活度计1台、核素通风柜1台、放射性废液处理系统等设备。拥有南通市唯一的核医学专科门诊及核素治疗专用病房。

（二）技术项目

建科初期，开展肝、脾、肺、肾、骨、甲状腺、淋巴等扫描，甲状腺功能测定、肾图、甲胎蛋白提纯、^{131}I标记甲胎蛋白，为肿瘤临床诊断治疗提供有效的帮助。1975年，在中国科学院肿瘤研究所的帮助下，引进当时国内最先进的"标记抗原渗入火箭电泳自显影法"，到工厂、农村作大面积的肝癌普查，为肝癌研究工作提供大量原始资料。开展的技术项目有：1.体外分析：从刚开始的4项增加到目前27项，为更好的做好质量控制管理、加强血液管理及方便患者，2009年起本项目与检验科联合开展；2.核素检查：自2008年8月开始，开展检查项目有：全身骨显像、甲状旁腺显像、肾动态显像、唾液腺动静态显像、甲状腺静态显像、静息心肌灌注显像、亲肿瘤局部显像、下肢深静脉显像等；2013年共完成ECT检查1500多人次。3.核素治疗：已开展30余年，主要从事^{131}I治疗分化型甲状腺癌及转移灶、89SrCl2治疗各类恶性肿瘤引发的多发性骨转移等。2008年建成南通市唯一的标准化核素治疗病房，进一步规范核素治疗，吸引众多患者，工作量有显著提高，核素治疗从2007年的30人次上升到2013年80人次，治疗收入从2007年的10万元上升到2013年90万元。

（三）教学科研

科室承担多家医学院校大学生的教学、见习、实习带教任务，同时还承担新分配人员的住院医师规范化培训工作。

开展的科研项目："放射性核素89SrCl2治疗多发性骨转移癌疼痛的临床应用研究""胸腹水肿瘤标志物检测鉴别良恶性肿瘤的临床价值研究"分别于2005年和2009年获得南通市科技进步三等奖；"氯化锶联合唑来膦酸治疗多发性骨转移疗效的临床研究"正在进行中。

40年来全科累计发表论文110余篇。近10年来每年均有多篇论文发表，有的发表在中华级专业杂志，大部分发表在核心期刊，有多篇论文获奖。

2012年，被南通市卫生局评为市级临床重点专科建设单位；2013年被定为"江苏省市级核与辐射应急处理洗消定点医院"。

表4-4-7　　　　　　　　　1974~2013年医院核医学科负责人一览

姓　名	职　务	任职时间
储蓓蓓	负责人	1974.06～1984.09
	副主任	1984.09～1988.09
高　炎	副主任	1988.09～1997.06
李建刚	副主任	1997.06～1999.06
	主　任	1999.06～2005.12
朱自力	副主任	2005.12～
崔学军	副主任	2010.05～

六、营养科

（一）科室沿革

成立于2009年9月，设有营养门诊、肠内营养配制室、营养食堂，配备有中西医结合营养治疗系统、身高体重测量仪、全自动营养液灌装机、恒温冷藏柜、现代厨房设备、食物匀浆机及保温送餐车等。科室有副主任医师1人、主治医师1人、副主任护师1人。营养食堂有营养厨师2人、配餐员14人。负责全院患者的营养诊疗、营养会诊、营养支持、营养查房、营养咨询与宣教、治疗膳食管理等工作。

（二）技术项目

1. 开设营养门诊，提供营养诊疗、营养咨询和营养宣教。

于2009年9月开设营养门诊。门诊配有NC-CW（中西医结合营养治疗）咨询软件、身高体重测量仪、针对不同病种的营养处方、各种宣教材料等，为门诊和住院患者及特殊需要的人群提供科学合理的营养指导和饮食建议，主要包括肿瘤的围手术期、放化疗期与恢复期的营养治疗，常见慢性疾病如糖尿病、高血压、肾病、心脑血管疾病以及高血脂、脂肪肝、肥胖、痛风、代谢综合症等患者的营养咨询。

营养门诊同时设有糖尿病专科门诊，配备有快速血糖监测仪、持续皮下输注的胰岛素泵，为患者规范、合理诊治糖尿病，注重并发症的防治，注重饮食治疗的宣教、指导；为患者开具营养饮食处方，指导患者正确掌握饮食控制与合理营养的关系。专科还负责全院糖尿病会诊，为围手术期、放化疗期的肿瘤伴糖尿病的患者提供最佳的平稳降糖方案，结合肠内营养支持，帮助患者稳定血糖、合理营养，减少各类并发症的发生。

营养科定期组织住院患者进行营养与健康教育讲座，指导住院患者合理膳食、科学营养；经常参加院外的各种义诊与社区的营养宣教。同时营养科人员每天深入病房，针对需要治疗饮食的患者进行一对一健康教育，发放营养处方，接受各类营养咨询，并为部分患者建立营养档案。

2. 为住院患者提供营养会诊、营养支持，并进行营养查房。

营养科应用国际通用的SGA、NRS2002等营养筛查工具，对入院患者进行营养风险筛查与评估，对无营养风险的患者定期复查；对存在营养风险、且有营养治疗适应症的患者在接到会诊单24h内进行营养会诊。通过必要的营养检测、评估和诊断，对营养不良的患者进行营养干预，给患者制定个体化营养支持、治疗方案。对于需要连续营养治疗5天及以上的患者，建立营养病历。并通过营养查房及时跟踪与评估营养治疗结果，及时纠正不良反应，按需调整治疗方案。

2010年9月医院建成标准化肠内营养配置室，配有全自动营养液灌装机、恒温冷藏柜、高精度电子秤等设备，拥有10种以上不同类型的肠内营养制剂，形成比较完整的肠内营养制剂系列，实现肠内营养制剂的规范化管理。既可批量配制协定营养配方，亦能够针对各种危重症患者的自身特点和病情，配制个体化肠内营养液，提供肠内营养制剂的使用建议和追踪指导，确保肠内营养支持治疗能安全、有效的实施。

3. 推动营养食堂建设，完善治疗膳食管理

营养科按三级甲等医院要求建立各项工作制度、人员岗位职责，健全餐饮管理流程与规范，医院改建后的营养食堂现总面积达200平方米，有营养厨师2人、配餐员14人，配有专用的送餐车14台和独立治疗膳食配制区。可按营养师要求配制糖尿病饮食、低盐低脂饮食、流质、半流质等各种营养治疗需要的饮食种类。

营养科根据患者的不同病情，制定适合医院的营养治疗标准食谱，春秋两季各两周及25种不同的治疗饮食、管饲等。如：肿瘤放化疗、手术前后、糖尿病、高血压、肾功能不全等的治疗膳食食谱，满足不同疾病患者的饮食治疗要求。

也可根据患者个人需求和病情特点设计个性化的治疗膳食食谱。

营养科制定标准化营养饮食医嘱，并每天统计住院患者的治疗饮食医嘱种类、人次，为营养食堂订餐、配餐提供依据；且深入病区，为需要治疗饮食的患者作现场饮食指导、开具营养处方；亦为出院患者提供家庭营养指导和建议，促进患者早日康复。

（三）技术培训

2009年营养科选派医师参加北京301解放军总医院举办的营养科管理与营养新进展专题培训，2010年派出1名医师去上海第六人民医院营养科进修半年，营养科护士于2008年参加江苏省护理学会组织的糖尿病专科护士培训，并去香港威尔斯亲王医院短期学习。

表4-4-8　　　　　　　　　　　2009~2013年医院营养科工作量统计

年份 项目	2009	2010	2011	2012	2013
营养门诊	96	276	383	457	705
营养会诊	79	134	230	253	276
营养筛查	—	561	1082	1063	1138
营养咨询	62	163	247	366	421
肠内营养	—	86	315	333	617
治疗膳食	—	262	369	535	630

表4-4-9　　　　　　　　　　　营养科负责人一览

姓　名	职　务	任职时间
顾　军	副主任	2009.11 ~

第五节　护　理　部

一、科室沿革

1974年，医院护理工作由医务科监管，有内科、外科、妇科、放疗科、手术室、供应室、急诊室7个护理单元，各护理单元配备护士长或副护士长1人，护士8~10人。1979年，建立总护士长、护士长两级负责制，设总护士长及副总护士长各1人，在业务副院长的领导下负责全院的护理工作；各护理单元设正、副护士长1~2人。1984年9月，成立护理部，设主任、副主任各1人。1985年增设六病区。1990年，增设七、八病区，将八病区设为老干部病房。1992年设置城东分院护理单元。1997年，增设科护士长管理层级，建立护理部主任、科护士长、护士长三级管理体制，在内科、外科、放疗科配备科护士长各1人。2001年，重设城东病区，全院有护理单元14个。2003年3月，新病房大楼启用，增加护理单元5个。2006年4月，兼并南通港口医院，增加护理单元5个。2013年年底，全院有护理单元19个，其中北院护理单元14个，南院护理单元5个。

二、管理职能

（一）负责制定全院护理工作的近期和远期管理目标，并组织医院护理人员完成目标。

（二）加强对护理工作的具体指导，充分发挥护士长的作用，定期召开护士长会议，了解情况，布置工作。

（三）经常深入科室，检查督促各级护理人员实行岗位责任制，具体指导护理工作，及时解决所发现的问题。

（四）根据各科室工作的需要，及时调配护理人员，协调与其他部门的关系，保证护理工作的正常进行。

（五）狠抓"三基"训练，不断提高护理人员的素质。切实抓好标准化、规范化、程序化管理，做到计划安排、措施落实、定期检查、考核评比。

（六）做好护理人员的业务技能、工作实绩、理论水平的考核，协助人事科做好护理人员的职称晋升评审工作。

三、规章制度

建院时，护理工作比较简单，护理制度不太健全。随着医疗事业及医院的发展，医院护理工作逐步走上正轨，各项护理规章制度逐步完善和健全。至2013年，医院主要护理工作制度有：

（一）一般护理工作制度

1.护理质量管理制度；2.护理质量委员会管理制度；3.护理安全管理制度；4.防止坠床、跌倒管理制度；5.防止皮肤压疮、褥疮管理制度；6.防止各类导管脱落管理制度；7.护理不良事件报告制度；8.病人交接规范制度；9.腕带标识使用管理制度；10.查对制度：（1）医嘱查对制度（2）服药、注射、输液查对制度（3）输血查对制度（4）饮食查对制度（5）手术查对制度（6）供应室查对制度；11.护理查房制度；12.护理会诊制度；13.护理人员考评制度；14.规范化培训制度；15.继续教育制度；

16.实习生、进修人员管理制度；17.病区管理制度；18.抢救室管理制度；19.治疗室管理制度；20.危重病人抢救制度；21.分级护理制度；22.医嘱执行制度；23.护理文件管理制度；24.病例讨论制度；25.值班与交接班制度；26.护士长夜查房制度；27.消毒隔离制度；28.药品管理制度；29.物品管理制度；30.健康教育制度；31.探视陪护制度；32.饮食管理制度；33.危重患者外出检查、转科护送制度；34.医技科室危重患者接检制度；35助理护士管理制度；36.冰箱管理制度

（二）部门护理工作制度

1.护理部工作制度；2.护理部会议制度；3.ICU护理工作制度；4.门诊部护理工作制度：（1）门诊一般工作制度（2）肠道门诊工作制度（3）发热门诊工作制度（4）换药室工作制度（5）门诊手术室工作制度（6）注射、输液室工作制度；5.急诊护理工作制度；6.急诊抢救制度；7.手术室护理工作制度（1）手术室护理工作制度（2）手术清点制度（3）手术室术前访视制度（4）手术室参观制度；8.内镜室护理工作制度；9.核医学科护理工作制度；10.后装室工作制度；11.医学影像科护理工作制度；12.静脉配置中心护理工作制度；13.体检中心护理工作制度；14.预防保健护理工作制度；15.消毒供应中心（室）工作制度；16.社区卫生服务护理工作制度；17.一站式服务中心工作制度；18.导管室工作制度；19.PICC置管室管理制度；20.PICC换药室制度；21.麻醉恢复室工作制度。

四、护理单元

（一）病区护理单元设置

为顺利开展护理工作，护理排班需保证各班工作量、技术力量均衡。按护理工作分：主班、治疗班、连班、两头班、责任班、大夜班、小夜班。随着整体护理的开展，全院实行责任护士相对固定，便于观察病情，更好地对病员进行治疗护理。各病区基本按此排班，必要时由护士长临时调度。至2011年优质护理工作开展以来，护理工作实行APN弹性排班。

表4-5-1 2013年南通市肿瘤医院护理单元设置情况

病 区	科 别	床位数（张）	护理人数（人）	其中（人）					
				护士长	正主任护师	副主任护师	主管护师	护师	护士
一	放疗科	55	14	1	—	2	3	6	3
二	放疗科	64	15	1	—	2	2	9	2
三	放疗科	61	14	1	—	1	4	8	1
十五	放疗科	63	13	1	—	—	3	6	4
五	普外科	46	16	1	—	1	1	8	6
六	胸外科	45	16	1	—	—	2	8	6
七	肝胆外科	46	17	1	—	—	2	6	9
综合	乳腺、介入外科	28	12	1	—	—	3	4	5
二十八	普外科	48	13	1	—	—	2	5	6
八	妇科	46	21	1	—	2	1	8	10
九	妇科	43	17	1	—	1	3	3	10
二十七	妇科	44	15	1	—	1	1	6	7
十	内科	46	17	1	—	3	0	6	8
十一	内科	46	18	1	—	1	1	8	8
十二	内科	40	14	1	—	2	1	4	7
二十一	内科	48	15	1	—	1	3	7	4
二十二	内科	48	13	1	—	1	1	3	8
二十六	内科	48	9	1	—	1	4	4	—
ICU	重症监护室	—	10	1	—	—	1	4	5
手术室(北院)	—	—	28	2	1	4	4	9	10
手术室(南院)	—	—	12	—	—	2	5	2	3
急诊室、输液室(北院)	—	—	11	1	—	1	3	5	2
急诊室、输液室(南院)	—	—	11	1	—	1	3	3	4
门诊(北院)	—	—	31	—	—	—	7	15	9
门诊(南院)	—	—	16	—	—	—	4	12	—
供应室(北院)	—	—	10	—	—	—	3	6	1

（二）手术室

建于1974年6月，时有手术间6间，正常开放2间，配备护士5人，每天手术3~5台。2003年3月，手术室搬迁至新病房大楼，手术间扩大到7间，全部为层流手术间，百级1间、万级3间、十万级3间，配备护士17人。截至2013年，手术室有护士21人。

1974年6月，医院正式开诊，每天开展手术4台左右，手术种类包含乳腺癌、食管癌、肺癌、肝癌等手术。1984年，吻合器在食管癌根治术中开始应用。1987年，购入尿道膀胱镜开展膀胱镜手术。20世纪90年代，开展保留喉功能的各类部分喉切除术，全喉、全下咽、全食道切除胃上提代食道手术、全喉切除游离前臂皮瓣发音重建术、灵活应用各种皮瓣整复术。2002年，购入宫腔镜、腹腔镜，开展宫腔镜、腹腔镜手术。

2006年，购入德国莱卡显微镜，开展脑外科手术。2007年，购入STORZ膀胱电切镜，开展前列腺电切术、膀胱肿瘤电切术。2008年，购入美国美敦力耳鼻咽喉综合动力系统，开展鼻窦镜手术。2012年，增购STORZ腹腔镜系统，微创手术全面推广，开展腹腔镜下直肠癌根治术、腹腔镜下胃癌根治术、胸腹腔镜联合食管癌根治术、胸腔下肺癌根治术、腹腔镜下宫颈癌根治术、腹腔镜下全子宫双附件切除术、腔镜下甲状腺癌根治术。截至2013年，手术室开展的各类大手术有胰腺癌根治术、高位胆管癌根治术、全膀胱切除回肠代膀胱术、纵隔肿瘤切除术、胸腺肿瘤切除术等。在三级甲等医院创建及复核评审期间，进一步完善和健全手术室各项规章制度，明确手术室各级各类人员的岗位职责、工作流程，修订各类突发事件的应急预案。

表4-5-2　　　　　　　　1974~2013年医院手术室负责人一览

姓　名	职　务	任职时间	姓　名	职　务	任职时间
茅蕴婷	负责人	1974.06 ~ 1979.09	许秀梅	护士长	1999.06 ~ 2009.11
金德泉	副护士长	1976 ~ 1980.01	张慎芳	副护士长	1997.06 ~ 1999.06
白维玉	副护士长	1980.01 ~ 1983.05	沈　燕	副护士长	1999.06 ~ 2005.12
刘淑仪	副护士长	1982.09 ~ 1992.05	成　萍	护士长	2006.05 ~ 2012.12
	护士长	1992.05 ~ 1997.06	夏燕萍	副护士长	2008.05 ~ 2009.11
戴　洁	副护士长	1984.09 ~ 1989.02		护士长	2009.11 ~
葛静茹	副护士长	1986.10 ~ 1990	倪红霞	副护士长	2009.11 ~
夏一琴	副护士长	1990.08 ~ 1992.07	张爱华	护士长	2012.12 ~
许秀梅	副护士长	1992.07 ~ 1999.06			

（三）供应室

1974年成立，时有工作人员4人，1985年共有工作人员9人，其中护师1人、护士6人、消毒员1人、工人1人；面积约120平方米；设置卧式消毒锅1台、双层下排气消毒锅2台；消毒供应注射器、各种敷料、吊桶、输液输血器具、少量器械等。随着医院的发展，规模的扩大，工作量日益增多，供应量及物品种类逐年增加，有静脉切开包、缝合包、导尿包、清创包、胸穿包、腰穿包、气管切开包、骨髓活检包、胸膜活检包、CT穿刺包、B超穿刺包、锁骨下静脉穿刺包等。

1982年，供应室划分无菌区、清洁区、污染区；制定有供应室工作制度、消毒隔离制度、差错事故登记制度、财物保管制度等。

1990年，根据工作需要，划分4个小组，即收发组、洗涤组、敷料组和质控组，进一步建立、健全工作制度。

1999年，根据三级甲等医院供应室的创建标准，供应室重新作出调整。严格划分三区，物流路径由污到洁，不得交叉逆行，无菌间安装紫外线消毒灯。组织下收下送，并设置收物组、发物组、包装组、洗涤组、敷料组、消毒组、成本核算组。

2003年3月，成立中央运送，负责下收下送。

2004年8月，医院新建的消毒供应室启用，总建筑面积429平方米。

2005年6月，手术室器械统一归供应室清洗；根据要求及工作需要，分清洗组、包装组、无菌物品发放组、消毒组，并制定相应的职责、流程。

2008年，通过南通市卫生局的验收，年底根据三级甲等医院的要求修订护理常规、工作流程、相关应急预案、工作制度、职责。

2009年6月，下收下送人员由供应室统一管理，规范下收下送的职责和流程，及时满足临床需要；7月通过江苏省医院消毒供应中心专家组的验收，获得消毒供应室合格证。

2013年6月，根据实际工作需要及消毒供应中心建设管理规范再次修订护理常规、工作流程、相关应急预案、工作制度、职责。截至2013年年底，共有工作人员17人，其中护士10人、工人7人。

表4-5-3　　　　　　　　　1974~2013年医院供应室负责人一览

姓　名	职　务	任职时间	姓　名	职　务	任职时间
丁彩玉	护士长	1974.06～1979.04	曹　杰	副护士长	1989.11～1999.06
黄兰芬	副护士长	1976～1980.07	蒋晓红	护士长	1999.06～2011.09
任孝安	护士长	1980.07～1987.04	倪红霞（兼）	护士长	2011.09～
倪汉英	副护士长	1987.04～1988.07	夏燕萍（兼）	护士长	2012.12～
夏一琴	护士长	1988.07～1989.11			

五、队伍结构

1974～1979年间，全院护士由29人增至50人。1983年，护士人数增至99人。2001年，护理人数增至253人。2013年年底，护理人员总数520人。

（一）业务素质

建院初期有护士29人，大多数为护校毕业生，受过严格的训练，素质较好。1990年以来，医院重视对在职护士的培养，鼓励在职护士参加自学考试。至2001年，取得护理大专毕业证书有38人，有20余名护士参加本科段自学考试。2008年年底，大专以上学历人员198人，达到48%，护理本科、在读研究生学历人员34人，占比8%。截至2013年在读研究生10人，占比2%；本科205人，占比40%；大专233人，占比45%；中专72人，占比13%。同时，培养专科护士，2008年1名护士取得首批省级ICU专科护士证书。至2013年年底，共有32名取得省级肿瘤、营养、静脉治疗等专科证书的护士服务于临床各护理战线。

表4-5-4   1992~2013年医院护理学术论文统计

年 份	稿 数	会议交流	杂志及书刊发表	年 份	稿 数	会议交流	杂志及书刊发表
1992	7	5	2	2003	48	6	42
1993	5	2	3	2004	40	5	33
1994	7	3	4	2005	20	5	8
1995	13	2	11	2006	28	2	21
1996	27	9	18	2007	36	2	33
1997	10	5	5	2008	35	3	23
1998	19	1	18	2009	40	4	34
1999	23	1	22	2010	56	8	47
2000	24	8	16	2011	60	8	55
2001	23	1	22	2012	80	10	73
2002	28	3	25	2013	74	3	56

（二）职称晋升

20世纪80年代初，由于专业技术职务的改革，调动了广大护士提高自身素质的积极性，每年均有护士升中级专业技术职务。90年代后，护士除参加医院组织的继续教育，大多数人积极参加护理大专自学考试。随着高等教育制度的改革及卫生专业技术职称改革，护理人员晋升职称的人数逐年增加。2013年副高以上职称58人，占比11%；中级164人，占比31%；初级305人，占比57%。

表4-5-5   1981~2013年医院护理人员专业技术职务晋升统计

单位:人

年 份	正主任护师	副主任护师	主管护师	护师	年 份	正主任护师	副主任护师	主管护师	护师
1981	—	—	—	14	1989	—	—	2	2
1982	—	—	2	12	1990	—	—	2	7
1983	—	—	2	12	1991	—	—	1	8
1984	—	—	2	8	1992	—	—	2	6
1985	—	—	2	8	1993	—	—	1	11
1986	—	—	2	10	1994	—	—	2	10
1987	—	—	2	4	1995	—	—	2	12
1988	—	—	3	8	1996	—	—	1	20

续表4-5-5

年　份	正主任护师	副主任护师	主管护师	护师	年　份	正主任护师	副主任护师	主管护师	护师
1997	—	1	14	6	2006	—	6	8	4
1998	—	—	4	4	2007	—	2	12	18
1999	—	—	5	7	2008	—	5	6	23
2000	—	—	7	10	2009	—	7	18	27
2001	—	—	33	11	2010	—	4	29	32
2002	—	—	12	12	2011	1	16	4	21
2003	—	—	16	5	2012	5	16	6	24
2004	—	1	15	5	2013	2	25	20	33
2005	—	1	3	5					

六、护理技术

建院初期，护理人员主要是协助医师做好各项治疗、护理工作。20世纪80年代，主要开展基础护理、肿瘤专科护理、生活护理、心理护理等。

1996年，开展周围静脉留置术。

1997年，在内科病区开展锁骨下区静脉穿刺置管留置术。

2003年，组织全体护士进行护理技术操作全面训练，要求掌握急诊技术、专科护理技术、锁骨下静脉穿刺、心电监护、呼吸机、微泵使用。

2004年，全院开展锁骨下静脉穿刺技术、股静脉留置技术及手术游离肠攀食管再造新技术的护理配合。

2005年，ICU病房正式收治病人后，危重症专科护理技术进一步发展。

2006年，首次开展PICC穿刺24例。

2007年，气管插管、心电监护仪操作、呼吸机操作、简易呼吸器操作、除颤仪操作、心肺复苏操作、吸痰操作、微量注射泵操作、输液泵操作评分标准、密闭式输液技术操作、中心静脉压操作、经外周中心静脉置管、深静脉置管操作、中心静脉置管换药操作、真空采血法操作、药物

外渗预防及处理、更换胸腔引流瓶的护理、更换引流袋/集尿袋操作、更换造口袋操作、结肠造口灌洗操作、空肠泵操作、肠内营养护理操作、血糖仪操作、宫颈癌后装治疗护理操作、鼻咽冲洗技术操作等专科操作技术娴熟。

2010年，在省厅组织的三基理论考核中，总分在全省排名第七、南通市第一。

2012年10月，开设PICC门诊，全院PICC实行集中穿刺。开展PICC穿刺906例，开展超声引导下PICC穿刺423例。

2013年，增加全自动注药泵操作、倾倒引流液操作、心电图机操作、血滤机操作、人工气道固定操作、气管导管气囊压力监测操作、人工气道湿化操作、气管导管气囊上滞留物清除操作、经口气管插管患者口腔护理操作、拔出气管插管操作、气管切开伤口换药操作、密闭式吸痰操作等规程。

七、教学科研

建院初期，由于医院规模小，护理教学仅限于临床见习。后随着市肿瘤医院卫校建立，承担卫校（后更名为南通市第二卫校）的理论和临床教学任务。医院成为三级甲等医院后，护理教学

有了长足发展，每年接收体臣卫校、成都卫校、南京中天卫生学校等护士几十人以示教、讲解、床边提问、查对和指导等方法为主进行护理临床教学。2010年开始承担南通体臣卫生学校的理论教学工作，2011年始，有护理硕士生导师1人，承担南通大学硕士临床实践教学工作，2012年开始承担南通大学杏林学院临床医学专业肿瘤学方向（临床肿瘤学概论）教学；2010年成为南通市肿瘤专科护士培训基地，为周边二、三级医院培养肿瘤专科护士20人。先后接受来自新疆伊犁哈萨克自治友谊医院、如皋港人民医院、如皋第四人民医院等单位进修人员20余人。至2013年，连续培养了2名护理硕士生。

护理人员在日常工作中不断积累经验，勇于创新，富有研发精神。利用业余时间一边开展技术革新，一边撰写论文，一边搞科研。建院以来，共发表护理论文703篇。

1993年至1997年，获南通市科技论文奖3项；2000年至2012年，获实用新型专利2项；2000年至2013年获南通市卫生局新技术引进奖13项；2011年获南通市卫生局优秀中医药项目奖1项；2006年至2013年获江苏省卫生厅医学新技术引进奖2项、南通市科技进步奖6项；2013年获中华护理学会科技三等奖1项。

八、要事纪略

1974年，医院规模小，床位少，护理人员少，护理工作主要是常规护理。

1979年，健全护理工作制度和护理岗位责任制。

1981年，贯彻《江苏省医院管理工作会议》精神，选择一病区为示范病区，按照"制度化、常规化、规范化"的要求管理。次年，推广至三、四病区。

1982年，急诊观察室实行病房化管理。各病区设立抢救室，制定抢救室管理制度。

1983年，病房配备生活用品，病房陈设规范化。医院统一10项护理技术操作程序。

1984年，实行基础护理。制定陪客、探视制度，规范护理文件书写。在5个病区同时实行责任制护理，在市卫生局医疗护理质量检查中获总分第一。

1985年，建立护士长手册，护理工作做到月有计划，周有安排，日有重点，每月作小结。临床护理实行注射器一人一针一管制和供应室实行"四室"分开（洗涤室、无菌室、消毒室、敷料室）。

1989年，对护士长进行管理培训。

1990年，制定业务学习制度，每月开展业务讲座和定期进行技术操作训练。完善护士长夜查房制度，从原来的每周抽查两次改为每日值班。

1991年，基础护理指标达到市规定的指标，特护、一级护理合格率达到100%，常规器械消毒合格率达到100%，其他指标达到上级要求。

1993年，制定护理安全管理制度，举办两期护士长培训班，制定病区护士长工作考核标准，成立操作示教室，召开护理缺陷分析会。

1994年，对照等级医院评审标准，举办护士长专题学习班，加大对护理基础设施的投入，硬件基本符合等级医院的评审标准。

1995年，在五病区建术后监护病房，开展监护技术，并制定相关制度。开展创等级医院活动，规范护理管理。制定各级护理人员业务技术考核制度，建立护理人员业务技术档案。制定护理质量检查标准。五病区、八病区为责任制护理试点。

1996年，先后选派8人参加两期市护理学会举办的护理操作培训班，举办院内23项技术操作培训班。定期组织全院性的业务讲座、个案查房等一系列活动。

1997年，召开年度护理论文报告会、护理缺陷分析会。按照等级医院评审要求和管理的需要，增设科护士长，实行三级护理管理。执行市卫生局《关于南通市输液护理质量控制目标及措施》的文件精神，各病区建立输液巡视卡。

1998年，在五、八病区试行整体护理模式。

1999年，实行护士轮岗制度，试行护嘱制。

2000年，全院护士运用计算机处理医嘱等护理资料。

2001年，全院实行整体护理病区的排班模式，重新修订各项制度。

2002年，深化温馨服务工程，规范护士服务行为，组织护士参加护理远程教育，运用循环管理方法（PDCA）管理16项护理标准。

2003年，组织全体护士学习《江苏省护理三基训练标准》《基础护理学》《肿瘤护理常规》，对20多项基础护理技术操作全面训练，掌握急诊技术、专科护理技术、锁骨下静脉穿刺、心电监护、呼吸机、微泵使用。新大楼启用，护理单元进行调整，招聘首批合同制护士15人。

2004年，出台系列护士形象、优质服务规定。在市卫生局"十佳护士""黄金身材杯"白衣天使形象大赛中，朱建云获"优秀护士"称号，孙丽获"黄金身材杯"白衣天使最佳口才奖。七区获评南通市温馨服务先进集体；四区、六区、十二区获评"南通市青年文明号"。成立特护小组，参与全院重大、特殊的救护援助。建立护士、护士长读书报告制度，召开读书心得交流会。接受外院进修3人。参加市卫生局护理文件书写质量评比获三等奖。

2005年，开展"感动服务"专题研讨会；开展服务4W思维：即服务的对象是谁（Who）、需要我做什么（What）、我做了什么（What）、我还能做些什么（What）；落实"患者入院时、治疗护理时、实施创伤性操作时、出院时"的谈话制度；建立护士读书笔记制度；成立静脉输液技术专业组；开展PICC新技术，培养ICU专科护理人员；手术室、内科淋巴瘤病区实施专科护理。

2006年，贯彻落实《中国护理事业发展规划纲要（2005～2010年）》，制定《南通市肿瘤医院护理部十一五发展规划》并落实。修订完善护理工作制度、护理人员职责等。对"医院管理年"活动进行部署。

2007年，重点围绕护理队伍建设，打造三支队伍：骨干队伍建设、急救队伍建设、专科队伍建设。建立护理信息管理体系、严抓基础质量、

制度落实、人才培养和学科建设、倡导管理和服务的人性化等。完善出院病人回访制度。

2008年，建立等级医院创建网络及督察组，促进护理工作内涵建设，督察各护理单元落实创建情况。强化护士技术培训与考核，在市卫生局组织的全市护士三基理论竞赛中荣获一等奖。调整护理部及护理单元质控组成员名单，建立医院护理质量管理委员会。修订完善护理工作制度、护理质量标准、岗位职责。修订各项整体护理资料、肿瘤专科护理常规，增加8个肿瘤专科护理操作规程。在全院范围内推行整体护理（原来整体护理病区5个）模式。选送112人次护理骨干到省内外短期护理知识培训班学习。

2009年，对照等级医院评审标准推进落实护理工作。制定迎接百日安全检查活动实施方案，补充防跌倒、不良事件上报等安全管理制度。规范护理文件记录，设计有肿瘤医院专科特色的表格式护理记录单在省卫生厅备案，并于5月份在全院启用。对全体护士长进行"有效时间管理"专题培训。协助省护理学会举办继续教育学习班。供应室通过省医院消毒供应中心专家组的验收。

2010年，把"优质护理服务示范工程"作为护理工作第一任务，陆续开展了综合病区、八区、九区为优质护理服务示范病区，制定具体计划，督促落实。对照"三甲"医院标准，督查创建工作任务完成情况。6月10日，接受省厅专家组对创建三甲医院的调研初评。9月20日，接受省厅专家组对创建三甲医院的现场评审。在省厅组织的三基理论考核中，总分在全省排名第七、南通市第一。优质服务标兵11人，参加市卫生局组织的优质服务知识竞赛二等奖获得者3人。

2011年，贯彻落实《中国护理事业发展规划纲要（2011～2015年）》，制定《南通市肿瘤医院护理部十二五发展规划》并落实。成立静脉配置中心，成立护理人员志愿队伍。组织实施"年轻护士素质提高行动方案"。在市卫生局护理基本技能竞赛活动中获得团体二等奖。对示范病区实行A、B、C分类管理，将综合病区确定为A类

病区，妇科两个病区为B类病区。在全院病区开展优质护理服务示范病区活动。组织专科护士、高职称护士成立静疗、肿瘤、压疮、造口等专业小组，PICC实行集中换药。添置床旁护理车、洗头车、床单元消毒仪等护理用具。召开全市肿瘤护理学组护理论文经验交流，征集论文62篇，科普学组组织志愿者进行"健康生活，从我做起"科普宣传活动。

2012年，肿瘤护理获评南通市医学重点学科。制定《南通市肿瘤专科护士培训手册》，完成南通市首批10名肿瘤护理专科护士的培训工作。举办省级继续教育项目"肿瘤护理人文关怀学习班"。4名护理人员参加市卫生局比武，获得团体三等奖。拓展A、B类病区的开展，增加六区、十区、四区、十一区为优质护理服务示范工程A类病区，推进七区、五区、十二区、二十八区为B类。对照考核活动表彰奖励省先进病区1个、省先进个人1人、市级先进个人3人。10月

份开展PICC专科门诊，全院PICC进行集中穿刺。

2013年，启动卫生部中国护理管理人才培养项目，为全院38名护理管理人员进行系统管理培训。护理管理人员人人持证上岗。实施护士分级管理。修订《护理常规》《专科操作规程》《护理岗位职责》《护理工作流程》《护理工作常见并发症的处理》《应急预案》等。试行《南通市肿瘤医院护士岗位管理》规定，落实不同用工形式的护理人员同工同酬。成立静脉治疗护理组、危重症护理组、临床营养护理组、伤口压疮护理组、管道护理小组、康复护理小组、疼痛护理小组，对全院患者的静脉护理、疼痛护理等进行分项管理。开展"护理质量安全双月"活动。举办省级继续教育项目"肿瘤护理人文关怀学习班"，组织肿瘤学组开展"肿瘤人文关怀日"活动。10名专科护士参加南通市"展专科护士风采、促全民健康水平"科普宣传活动。

表4-5-6　　　　　市肿瘤医院护理人员在江苏省护理学会任职情况一览

姓 名	职 务	任职年份
陆勤美	江苏省护理学会肿瘤护理专业委员会副主任委员	2006～
张兰凤	江苏省护理学会静脉输液护理专业委员会副主任委员	2009～
张小芹	江苏省护理学会供应室护理专业委员会委员	2009～2012
	江苏省护理学会糖尿病护理专业委员会委员	2012～
袁 慧	江苏省护理学会眼耳鼻咽喉科护理专业委员会委员	2012～
解金凤	江苏省护理学会伤口造口失禁护理专业委员会委员	2012～
周建萍	江苏省护理学会疼痛护理专业委员会委员	2012～
吉冬丽	江苏省护理学会肿瘤护理专业委员会委员	2012～
黄 胜	江苏省护理学会内科护理专业委员会消化内科学组组员	2013～
倪 杰	江苏省护理学会外科护理专业委员会心胸外科学组组员	2013～

表4-5-7　　　　　　　　市肿瘤医院护理人员在南通市护理学会任职情况

姓　名	职　务	任职年份
茅蕴婷	中华医学会南通地区分会副理事长 中华护理学会南通地区分会副理事长	1974～1982 1982～1984
王　玠	中华护理学会南通地区分会副秘书长 中华护理学会南通地区分会第四届理事长 护理行政管理学组副组长	1982～1984 1984～1987 1984～1987
程稳山	中华护理学会南通市分会内科护理学组员	1984～1987
纪国萍	中华护理学会南通市分会妇产科护理学组员	1984～1994
吴汉芳	中华护理学会南通市分会外科护理学组员	1987～1994
朱　明	中华护理学会南通市分会内科护理学组员	1987～1994
朱　玉	中华护理学会南通市分会理事、 外科护理学组员	1993～1995
陆勤美	南通市护理学会内科护理专业委员会委员	1994～2001
陈　萍	南通市护理学会妇产科专业委员会委员	1994～1999
蔡守平	南通市护理学会急救护理专业委员会委员	1994～1999
陈桂英	南通市护理学会护理管理专业委员会委员、 外科护理专业委员会副主任委员 南通市科学技术心理卫生协会第三届理事会理事	1994～1999
龚光明	南通市科学技术学会工作委员会委员 南通市护理学会科普咨询工作委员会委员 南通市护理学会外科护理专业委员会副主任委员	2000～2004
张兰凤	南通市护理教育专业委员会委员	2000～2004
蔡守平	南通市护理学会外科护理专业委员会委员	2000～2008
许秀梅	南通市护理学会手术室护理专业委员会委员	2000～2008
许　燕	南通市护理学会妇科护理专业委员会委员	2000～2008
丁洁云	南通市护理学会心理护理专业委员会委员	2000～2004
张小芹	南通市护理学会护理教育专业委员会委员	2004～2008
张慎芳	南通市护理学会内科护理专业委员会委员	2004～2008
张兰凤	南通市护理学会外科护理专业委员会副主任委员	2004～2008
陆勤美	南通市护理学会手术室护理专业委员会副主任委员	2001～2008
陆勤美	南通市护理学会肿瘤护理主任委员、 护理管理副主任委员、副秘书长	2008～
张兰凤	南通市护理学会科普护理主任委员、 静脉输液护理副主任委员	2008～

南通市肿瘤医院志(1972~2013)

续表4-5-7

姓　名	职　务	任职年份
张小芹	南通市护理学会护理管理委员、消毒供应中心(室)管理副主任委员	2008～
陆美芹	南通市护理学会护理教育委员	2008～
张慎芳	南通市护理学会内科护理委员	2008～
蔡守平	南通市护理学会外科护理副主任委员	2008～
许秀梅	南通市护理学会手术室护理副主任委员	2008～
丁洁云	南通市护理学会门急诊护理委员	2008～
倪　杰	南通市护理学会医院感染管理委员	2008～
许容芳	南通市护理学会肿瘤护理秘书	2008～
吉冬丽	南通市护理学会危重症护理委员	2008～
陆　雁	南通市护理学会糖尿病护理委员	2008～
蔡晓娟	南通市护理学会眼耳鼻咽喉科护理委员	2008～
严　群	南通市护理学会社区护理委员	2008～
蒋晓红	南通市护理学会消毒供应中心(室)管理委员	2008～
朱　伟	南通市护理学会伤口造口失禁护理委员	2008～
周建萍	南通市护理学会科普护理秘书	2008～
石明兰	南通市护理学会科普护理委员	2008～
许　燕	南通市护理学会妇科护理专业委员会委员	2008～
徐　平	南通市护理学会健康教育护理专业委员会委员	2008～
黄　胜	南通市护理学会肿瘤护理专业委员会委员	2008～
陈红梅	南通市护理学会儿科护理专业委员会委员	2008～
赵兰英	南通市护理学会传染科护理专业委员会委员	2008～
邵火芳	南通市护理学会静脉输液护理专业委员会委员	2008～

220　/ NANTONGSHIZHONGLIUYIYUANZHI

表4-5-8　　　　　　　　　　1974~2013年医院护理部负责人一览

姓　名	职　务	任职时间	姓　名	职　务	任职时间
杨学源	负责人	1974.06 ~ 1979.08	陈桂英	副主任	1993.11 ~ 1997.06
邹积楠	负责人	1 975 ~ 1979.08		主　任	1997.06 ~ 1999.06
茅蕴婷	总护士长	1979.09 ~ 1984.09	龚光明	副主任	1997.06 ~ 2001.06
张　玲	副总护士长	1979.09 ~ 1982.02	张兰凤	副主任	1999.06 ~
王　玪	副总护士长	1982.02 ~ 1984.09	陆勤美	副主任	2001.06 ~ 2010.06
	主　任	1984.09 ~ 1987.04		主　任	2010.06 ~
朱　玉	副主任	1984.09 ~ 1996.08	张小芹	副主任	2006.05 ~
纪国萍	副主任	1987.04 ~ 1993.01			

表4-5-9　　　　　　　　　1974~2013年医院科护士长、护士长一览

首任年份	职　务	姓　名
1974	护士长(副)	茅蕴婷　张　玲　朱　明　纪国萍　章詠芳　丁佩秋　丁彩玉　黄兰芬　王　玪　程莲香　金德泉
1980	护士长(副)	任孝安　白维玉　沈云珠　朱秀英　沈水平
1982	护士长(副)	程稳山　朱　玉　陈桂英　戴　洁　刘淑仪　丁吉英　吴汉芳　谢玲芳
1986	副护士长	何水冰　葛静茹
1987	副护士长	陆亚玉　倪汉英　张曦霞　陈　萍
1988	副护士长	夏一琴
1989	副护士长	陆勤美　龚光明　曹　杰
1992	副护士长	张兰凤　蒋晓红　许秀梅　蔡守平
1995	副护士长	杨晓晴　赵兰英
1997	科护士长	陆勤美　杨晓晴　陈　萍
	副护士长	邵火芳　张慎芳
1998	副护士长	丁洁云
1999	科副护士长	蔡守平　倪　杰
	护士长(副)	陆　雁　沈　燕　许　燕　陈红梅　周　平　钱瑞熙

续表4-5-9

首任年份	职 务	姓 名
2001	科护士长	张慎芳
	护士长	朱 伟　蔡晓娟　黄 胜　顾晓云
2002	护士长	周建萍
2003	护士长(副)	冒小平　吕淑玲　吉冬丽　邱云芳　陆美芹
2006	护士长	严 群　石明兰　李小琴　成 萍　陈德美
2008	副护士长	夏燕萍　袁 慧　陈兰英　孟 云　陈海珍　徐 平　高红芳
2009	科护士长	许秀梅
	护士长(副)	周晓梅　倪红霞　秦云霞　葛晓霞　杨爱民
2012	科护士长	黄 胜　陆 雁　周建萍
	护士长	陈 蕾　陈晓燕　陈锦凤　胡正梅　马平平　邱小丽　王美华　徐燕飞　张爱华　张 玲

第五章　教学科研

第一节　教　学

一、医院办学

建院初期，医院护理人员匮乏。为解决护士来源问题，1974年，医院开始筹建卫生学校。1975年6月，经中共南通地委和行署批准，并报江苏省革命委员会备案，创办南通地区肿瘤医院卫生学校。该校系全日制普通中专卫校，当年招收二年制1个班学生40人。1976～1978年，每年招收二年制1个班。1979年5月，经江苏省人民政府批准，改名为南通地区卫生学校，同年招收三年制1个班，增办公共卫生大专班，招生71人。1980年，办公共卫生中专班，招生51人。1983年3月改名为南通市卫生学校，11月更名为南通市第二卫生学校。自1975年至1984年，卫生学校为全省、全市培养护士、卫生防疫医师、卫生医士、检验士、放射医士等各类人员共600多人。

（一）基本建设

1975年，校址未定，在医院浴室前建造平房教室2间。1977年，在医院5号宿舍楼两侧建平房2间作为教室，原教室改作学生宿舍。1978年，先后两次向平西公社一农业生产大队第二生产队征地3000平方米，新建学校教学楼874.1平方米、办公用房（包括食堂）648平方米。1979年6月，学生搬至新校址上课、就餐，学生宿舍仍在医院内。1981年，内招检验专业班。为解决学生和部分职工宿舍困难，向平西公社三官殿农业生产大队第二生产队征地2000平方米，建造

平房403.79平方米。1983年上半年，改建校门、扩建传达室、修建学校围墙。同年下半年，翻建学生食堂169.69平方米，办公用房101.18平方米。1984年上半年，向平潮镇三官殿村二组征地267平方米，拓宽学校校门道路，改善交通。下半年，动工兴建教职工宿舍楼965.36平方米。1985年，新建学生宿舍926.2平方米，下半年，学生全部从医院搬出住进学校本部。

（二）学校规模

1979年前，学校规模、编制、级别没有明确要求。1979年，江苏省人民政府明确规定在校学生600人，教职员工编制120人，为县处级单位。后因多种原因未能完全落实。建校初期，因地区肿瘤医院急需护理人员，故1975～1977年招收的护士专业学制均为二年。1978年，改为三年制。1979年8月，卫生学校升级，并扩大招生。根据南通地区卫生防疫高级人才缺乏的实际情况，经江苏省人民政府批准，招收卫生防疫大专班。鉴于学校师资力量薄弱，教学设备简陋的现状，经南通地区卫生局与南通医学院协商，决定以南通医学院名义面向全区各县招收新生71人，毕业时以南通医学院名义颁发南通医学院卫生防疫大专班文凭。1980年，招收卫生医士50人。1981～1982年，面向全省分别招收一年制、二年制检验士专业各50人。1983年下半年，面向全省招收放射医士专业40人。此后，学校改为每年只招收放射医士专业。学校共有教职工27

人，其中教员9人、助理教员2人、行政管理人员7人、炊事员7人、助杂工2人。根据江苏省卫生厅指示，从1981～1983年，海安县、如东县、通州市、海门市4所卫生学校列为教学基地，卫生学校毕业生均以南通第二卫生学校名义颁发毕业证书。

（三）教学条件

建校初期，仅设护士专业。尽管教室、教学设备、学生宿舍条件较差，但作为院办卫生学校，教学和实习基地较好，办学尚属顺利。1979年，改名为南通地区卫生学校并扩大师资力量。由于教学设备、硬件设施不能满足教学需要。调进部分教师，建立综合实验室，购置教学器材和设备，大专班的课程特别是实验课还得去南通医学院进行。1981年，开设卫生医士专业班。1982年招新开设检验士专业班，在校学生最多有3～4个不同的专业，共有学生260余人。由于专业不同，课程设置、专业老师、教学设备、实验内容均不尽相同，给办学带来很大的困难。经常发生教师、排课、实验、住宿等"四难"。在南通医学院、市第一人民医院、市卫生防疫站等单位的支持下，充分调动和发挥教职员工的积极性，地区肿瘤医院在人力物力、财力方面全力予以支持和帮助，如期、保质、保量完成各类专业的教学任务。

表5-1-1　　　　　1975~1984年医院卫生学校负责人一览

姓　名	职　务	任职时间
张健增	校　长	1975.09～1977
	党支部书记	1976.08～1977
居　群	党支部副书记	1977～1978.02
朱天福	副校长、党支部负责人	1979.03～
	副校长	1979.12～1984.07
宋启明	副校长(兼)主持工作	1979.12～1984
戴义济	党支部书记主持工作	1984.08～

说明：1975年9月至1979年5月，卫生学校隶属于南通地区肿瘤医院。1979年5月至1984年卫生学校隶属于地区卫生局主管，党政工团仍属医院领导。1984年6月与南通市肿瘤医院完全脱钩。

二、南通大学教学工作

2006年12月，医院成为南通大学附属肿瘤医院。2009年起承担南通大学病理专业教学工作，共6届230名学生。2012年起肿瘤学专业共3届200余名学生。其中病理专业负责人为南通大学医学院病理教研室陈莉教授，肿瘤学专业负责人为南通大学附属肿瘤医院张一心教授。到2013年年底，医院共培养全日制研究生17人，拥有教授3人：张一心、杨俐萍、何松，讲师19人，硕士研究生导师16人。

南通大学杏林学院临床肿瘤学与临床病理学相关教学机构

一、医学部肿瘤学与病理学临床教学办公室
主任：沈康（兼）　副主任：徐燕（兼）顾红梅（兼）

二、临床肿瘤学与临床病理基础教研室
主任：杨俐萍　副主任：刘继斌

三、临床肿瘤病理学教研室
主任：何　松　副主任：陈旭东

四、临床肿瘤内科学教研室
主任：徐小红　副主任：杨　磊

五、临床肿瘤外科学教研室
主任：张一心（兼）副主任：张素青　刘　蓉

六、临床肿瘤放射治疗学教研室
主任：蔡　晶（兼）副主任：杨燕光　刘向阳

七、临床肿瘤影像学教研室
主任：李洪江　　副主任：沈智勇

表5-1-2　　　　　　　　　　硕士研究生导师一览

姓　名	职　称	学位	带教专业	所在科室	备　注	年　份
张一心	教授、主任医师	博士	外科学	肿瘤外科	学术型	2006
	教授、主任医师	博士	肿瘤学	肿瘤外科	专业型	2009
	教授、主任医师	博士	外科学	肿瘤外科	专业型	2010
蔡晶	主任医师	硕士	医学影像与核医学	肿瘤放疗科	专业型	2009
	主任医师	硕士	肿瘤学	肿瘤放疗科	专业型	2010
何松	副教授、主任医师	学士	病理学与病理生理学	病理科	学术型	2006
	副教授、主任医师	学士	肿瘤学	病理科	专业型	2010
张兰凤	主任护师	学士	护理学	护理部	学术型	2009
杨俐萍	教授	博士	病理学与病理生理学	中心实验室	学术型	2011
	教授	博士	免疫学	中心实验室	学术型	2013
刘继斌	副主任技师	博士	临床检验诊断学	生物治疗中心	专业型	2011
	副主任技师	博士	肿瘤学	生物治疗中心	专业型	2013
杨磊	副主任医师	硕士	肿瘤学	肿瘤内科	专业型	2011
强福林	研究员	硕士	流行病与卫生统计学	院长室	学术型	2013
陈建国	研究员	硕士	流行病与卫生统计学	流行病学研究室	学术型	2013
张锦林	副主任药师	硕士	药剂学	药剂科	学术型	2013
施民新	主任医师	学士	肿瘤学	外科	专业型	2013
何爱琴	主任医师	硕士	肿瘤学	妇科	专业型	2013
王小林	副主任医师	硕士	外科学	外科	专业型	2013
沈智勇	副主任医师	博士	影像医学与核医学	影像科/B超	专业型	2013
曹汉忠	主任医师	硕士	麻醉学	麻醉科	专业型	2013
张素青	副主任医师	硕士	外科学	外科	专业型	2013

三、培训进修

开诊前，医院即组织主要医疗骨干分别在中国医学科学院日坛医院、上海肿瘤医院、江苏省肿瘤研究所、上海中山医院、广州中山医院等单位进修一年以上，其他各类医技人员共37人亦选择专业对口单位进修学习。先后邀请全国知名专家教授如中国医学科学院日坛医院孙宗棠教授、上海肿瘤医院外科谢大业主任、上海中山医院汤钊猷教授等到院讲学，举办各种专题学术讲座50余次。

1978年、1979年，分别举办两期业余英语初级班，共有90余人参加学习，并安排14人脱产学习。1980年，举办业余英语学习班初级班59人，中级班51人。1982年，建立职工业余教育领导小组，开设文化补习班，聘请平潮中学教师授课，参加初中班学习19人，共授课160小时。参加小学班学习8人，共授课46小时，并安排4人脱产半年学习英语。1983年，开办初中语文、数学补习班、高中数学补习班及相当大学程度的英语班，参加人数50多人，最多时达90余人。1984年、1985年，医院共有24人参加高等教育自学考试，1人脱产参加电大学习，2人半脱产参加电大学习。

1990年，举办基础护理技术培训班，邀请专家、教授到院讲学、作学术报告、会诊等。开展全院性业务讲座3次，邀请专家来院活动5人次；派员外出进修和参观学习8人次，外出参加各种学习班及学术活动150人次，接受外单位进修生15人、实习生12人、临床见习64人、岗位培训30人次；自学考试30人、夜大在学2人、函大在学5人。参加外语培训60人次，组织全院性的业务学习4次，参加抗癌协会的讲座1次。1993年，全年外出参加各种学术活动71人次，学习班19人次，外出进修12人次，接受进修生29人，实习生19人。

1994年，坚持每月安排1次全院性的教学讲课，各科每周组织至少1次业务学习，公派外出进修8人次，参加学习班12人次；根据市卫生局要求，派出4名技术骨干进行专门培训。邀请留

学加拿大学者朱允平博士、原省人民医院院长林桂芳教授、上海市肿瘤医院放疗科主任赵森教授到院讲学。全年共接受进修生17人，实习生19人，派出医务人员外出授课560学时。

1996年，安排5名中青年技术骨干到南通医学院学习、培训。引进研究生1人，接收本科生5人、中专生11人，安排进修生11人，接收到院进修、实习生40人次。做好技术人员继续教育证书的填证工作。组织全院业务讲座4次。自办两期计算机等级考试培训班，举办彩超学习班，邀请上海专家到院授课，全年共邀请来自广州、上海等2名专家到院讲学。

1997年，安排外出进修13人，参加高级知识分子技术骨干培训3人，参加各类培训学习215人，接受到院进修17人，先后接受南京、苏州、常州、南通卫生学校实习生24人。组织全院性业务学习2次，举办英语学习班，邀请南通医学院教授到院讲授"抗癌药物的敏感性测定及肿瘤的免疫治疗"和"肺功能检查的临床意义"。根据住院医师继续教育计划，组织参加市卫生局阶段性理论考试的统考。配合局人事教育科完成南通地区1990届放疗、放射、病理、内科专业的医师理论考核和技术操作考核。支持护理人员参加省护理大专的自学考试。

1998年，邀请上海、苏州等地著名教授作专题讲座5次，组织全院性业务学习16次（含护理），各科做到每月1~2次业务学习。选派8名医师外出进修，有8名住院医师参加阶段性理论技术考试并参加各类学习班52人次，参加英语培训4人次，参加卫生局主办卫技骨干培训班1人。年底，21名护士获护理大专毕业证书，80余人在考。6人被全国成人高校录取。此外，完成继续教育换证工作和学分登记工作。

1999年，先后输送4名副主任医师参加高级医师科研知识培训班，7名医务人员赴上级医院进修，5名医技人员参加X-刀培训，75人次参加各类培训班。组织人员参加执业医师资格理论和实践考试。

2000年，选拔2名高级专业技术人员参加高

级医师培训班，3名临床医技人员报考研究生，1位医师考入徐州医学院硕士研究生学习。8人参加成人高考，6名护理人员获得护理自学考试大专毕业证书，118人参加临床医学的护理的自学考试。邀请专家、教授到院讲学、会诊；选派人员外出进修或短期培训；参加外地学术活动和会议；全院及各科组织业务学习和"三基"训练考试，利用远程教育网等方法提高医务人员业务能力。

2001年，共有14名专业人员赴国内知名医院进修；在职攻读研究生1人，参加研究生课程班学习2人，报名参加研究生入学考试9人；近百人参加大专或大专或本科的学习，在注重培养技术人才的同时也注重培养管理人才，参加省医科大学举办的卫生管理培训班、市委党校干部管理班4人。

2002年，全年外出参加会议及学习班183人次，选派骨干到上海长海医院、上海长征医院、复旦大学附属肿瘤医院等医院进修或短期培训17人，接受实习生27人。邀请专家、教授到院讲学、会诊；全院及各科组织业务学习和"三基"训练考试，利用远程教育网等方法提高医务人员业务水平。杨磊参加南通大学脱产研究生学习，许春明、陆海敏到上海参加为期半年的英语脱产学习。

2003年，全年外出参加会议及学习班110人次，赴复旦大学附属肿瘤医院、复旦大学附属中山医院、中国医学科学院等国内知名医院进修14人，接受实习生41人。支持护理人员参加省护理本科的自学考试；完成继续教育换证工作和学分登记工作；组织人员参加执业医师资格理论和实践考试等。

2004年，组织院内业务学习12次，并在医院三十周年院庆时，配合相关科室完成一系列业务讲座活动。全年外出参加会议及学习班169人次，在国内知名医院进修25人。组织41名住院医师参加住院规范化培训公共必修课的考试，3名住院医师规范化培训结业，外出参加学术会议107人次。全年安排临床医技科室13人外出进

修，接受实习生53人。

2005年，全年共接受进修生18人，南通医学院、体臣卫校等院校实习生共24人，暑期社会实践学生7人。全年外出参加会议及学习班149人次，国内知名医院进修12人，同年组织新老放射人员8人去省疾控中心培训、体检，并为新参加工作的放射工作人员办理个人剂量监测及放射人员证。另有8人参加大型设备上岗培训。

2006年，科教科成立以后，各科室加强业务学习和岗位技术练兵，全年外出参加各种学术活动255人次，学习班87次，外出进修18人次，接受到院进修生9人，苏州大学等实习生40人，南通大学研究生5人。全年组织全院性业务学习共24次，做到坚持每月2至3次，其中共邀请国外、北京、上海、南京等地的10名专家到院讲学。3名临床医技人员报考并参加研究生培训班。冯峰、何英成为医院第一批取得南通大学同等学历申请硕士学位的人。

2007年，全年组织全院性业务学习18次，外出参加各种学术活动315余人次，其中参加学习班90余人次，赴国内知名医院进修17人，接受到院进修生14人、实习生61人、研究生2人。34名临床医技人员报考并参加研究生培训班。

2008年，全年外出参加各种学术活动达400余人次，其中参加学习班200余人次，1人参加全国大型设备上岗证培训考试，赴中国医学科学院肿瘤医院等国内知名医院进修14人，接受到院进修生16人，实习生58人，研究生1人。全年组织全院性业务学习10次。3名临床医技人员报考并参加研究生培训班。

2009年，医院在注重培养技术人才的同时也注重培养管理人才，举办15次全院性业务学习，其中包括"学习做一个智慧型科主任"和"医疗评估与医疗质量"学习讲座。参加外出学术活动400余人次，其中100余人次参加学习班，20人参加全国大型设备上岗证培训考试，25人赴国内知名医院进修，107名进修、实习生到院学习，32名临床医技人员报考并参加研究生培

训班。

2010年，全年外出参加各种学术活动439人次，赴国内外知名医院进修32人，其中杨磊、刘继斌赴台湾进修学习，在职攻读博士学位3人。接受114人到院进修、实习。有37名临床医护人员报考并参加研究生培训班。全年组织全院性业务学习18次，邀请北京、上海、南京等专家到院讲学。

2011年，全年外出参加各种学术活动325人次。倪杰、吴俊赴台湾学习交流1个月。各科室选赴国内知名医院进修共11人，接受到院进修生14人，实习生136人，研究生培训4人，有29名临床医护人员报考并参加研究生培训班。全年组织全院性业务学习14次，其中包括美国费城Fox Chase肿瘤中心马长明教授的"肺癌、乳腺癌最新放疗进展"讲座；美国安德森癌症中心终身教授谢克平的"胃肠道肿瘤的临床研究"讲座；中国医药城医院副院长、肿瘤中心主任、普

外科主任许正昌的"中晚期肿瘤的低频超声治疗进展"讲座等。

2012年，全年外出参加各种学术活动385人次，其中杨磊赴美国学习半年，吴志军赴台湾学习交流1个月。外出进修28人，组织全院性业务学习17次，接受到院进修17人、实习生98人，研究生10人。另有13名临床医护人员报考并参加研究生培训班，其中护理专业8人。

2013年，全年外出参加各种学术活动422人次，学习班103人次，外出进修38人，全年组织包括南京医科大学第二附属医院党委书记、副院长季国忠的"质量提升、患者安全、规范管理、服务社会—从《标准》到实践"讲座；东南大学附属中大医院护理部李国宏的"卫生部等级医院评审实践"讲座等在内的业务学习15次。到院进修生15人，实习生98人，研究生培训10人，另有15名临床医护人员报考并参加研究生培训班。

表5-1-3 1995~2013年医院邀请外院专家讲学人次统计

年 份	人 次	年 份	人 次
1995	1	2004	7
1996	2	2005	9
1997	3	2006	13
1998	3	2007	8
1999	2	2008	7
2000	2	2009	15
2001	4	2010	10
2002	6	2012	10
2003	6	2013	3

表5-1-4 1989~2013年医院外出进修人次统计

年　份	1个月	3个月	6个月	1年	合　计
1989	—	—	—	4	4
1990	2	1	1	1	5
1991	—	—	1	7	8
1992	—	—	—	4	4
1993	—	8	—	4	12
1994	—	—	3	5	8
1995	—	—	3	5	8
1996	—	—	4	9	13
1997	—	4	3	6	13
1998	—	—	—	8	8
1999	—	—	1	6	7
2000	—	4		2	6
2001	—	1	7	6	14
2002	3	5	6	3	17
2003	—	—	7	7	14
2004	—	9	9	7	25
2005	—	—	8	4	12
2006	—	7	3	8	18
2007	—	—	15	2	17
2008	—	—	11	3	14
2009	2	15	5	3	25
2010	7	2	15	8	32
2011	1	1	4	5	11
2012	6	1	16	5	28
2013	—	8	25	5	38

表5-1-5　　　　　　　　　　2006~2013年南通市肿瘤医院举办各类学习班一览

科室	名　称	负责人	级别	时　间
内　科	恶性肿瘤治疗新进展学习班(项目编号:2006030101106)	谭清和	省级	2006.07
	乳腺癌规范化诊治学习班(项目编号:2006031001106)	谭清和	省级	2007.11
病理科	乳腺肿瘤WHO新分类及术中冰冻切片快速诊断研讨班 (项目编号:2008060206002)	何　松 张建兵	省级	2009.01
内　科	恶性肿瘤化疗新进展学习班(项目编号:2009060310002)	王建红	省级	2009.06
院长室	南通市医院管理干部培训班	强福林	市级	2010.07
影像科	恶性肿瘤影像学诊断新进展学习班(项目编号:2010010901009)	夏淦林	省级	2010.07
药剂科	国内临床药学工作(肿瘤专科)开展现状的交流与讨论 (项目编号:2010061301003)	郭随章	省级	2010.11
内　科	恶性肿瘤化疗新进展学习班(项目编号:2010060310001)	谭清和	省级	2010.12
病理科	淋巴瘤WHO最新分类应用研讨班(项目编号:2010060104002)	何　松	省级	2010.12
放疗科	肿瘤放射治疗新进展及质量控制学习班(项目编号:20100903020)	蔡　晶	国家级	2010.12
	全国肿瘤放射治疗新进展及质量控制学习班 (项目编号:20100903020)	蔡　晶	国家级	2011.12
影像科	江苏省恶性肿瘤影像诊断新进展学习班(项目编号:2010060901009)	夏淦林	省级	2011.05
药剂科	临床药学的工作实践与研究进展学习班(项目编号:2010061301003)	倪美鑫	省级	2011.11
内　科	恶性肿瘤内科治疗新进展学习班(项目编号:2010060310001)	谭清和	省级	2011.12
病理科	恶性淋巴瘤WHO最新分类应用研讨班(项目编号:2010060104002)	何　松	省级	2011.12
	消化系统肿瘤WHO最新分类应用研讨班(项目编号:20120104058)	何　松	国家级	2012.06
放疗科	肿瘤放射治疗技术新进展及质量控制学习班 (项目编号:20120903047)	蔡　晶	国家级	2012.11
护理部	肿瘤护理人文关怀学习班(项目编号:2012061405014)	陆勤美	省级	2012.10
妇　科	难治性妇科恶性肿瘤的治疗与对策学习班(项目编号:201206051003)	陈曾燕	省级	2012.11
药剂科	抗肿瘤药物的临床合理应用(项目编号2013061301004)	倪美鑫	省级	2013.09
护理部	肿瘤护理人文关怀学习班(项目编号2012061405014)	陆勤美	省级	2013.9
院长室	肿瘤医院创新管理理论与实务培训班(项目编号2013061502002)	强福林	省级	2013.10
内　科	恶性肿瘤内科治疗新进展学习班(项目编号201306031001)	王建红	省级	2013.11
妇　科	难治性妇科恶性肿瘤的治疗与对策研讨学习班 (项目编号2012060501003)	陈曾燕	省级	2013.12

四、业务协作

1985年，与上海第一医学院肿瘤医院在放射治疗方面进行协作，邀请该院专家、教授不定期来医院查房、门诊、讲学。与如东县栟茶医院、沙洲县三兴乡医院协作，开设肿瘤科门诊及病区，医院定期派人进行诊治工作。

1987年，与上海解放军第二军医大学、张家港市三兴乡医院、南通县五接乡医院、如皋县郭园乡医院、东台县东台镇医院建立医疗技术协作关系。

1992年，与崇川区钟秀乡城东医院协作，组建医疗联合体——南通市肿瘤医院城东分院。

2004年，与南通医学院合作建立病理诊断与教研中心。

2006年，与南通大学附属医院建立关于干细胞移植研究的合作。与安徽省安庆市第一人民医院病理科共同开展科研项目"甲状腺乳头癌神经内分泌分化的病理学研究"。

2007年，与上海市疾病预防控制中心合作开展肿瘤相关研究。与南通大学科学技术处协作参加"经络沿线脂肪条带结构域经络相关性实验研究"。协助南通大学附属医院医学实验中心完成江苏省卫生厅科技计划"核转录因子（NF-kB）在肝癌细胞癌变早期的激活机制与临床价值研究"。

2008年，与北京博渥德生物技术有限责任公司建立关于"自体灭活肿瘤细胞+GM-CSF主动免疫疗法"临床应用的科研技术合作。与中国科学院上海生命科学研究院营养科学研究所共同申报并开展科研课题"Bmi-1及p120ctn在乳腺肿瘤及血浆中的表达与临床病理特征的相关性研究"的研究工作。参加南京医科大学肿瘤中心项目合作。与如皋市长江镇卫生所合作开展肿瘤社区综合防治与预防干预工作。

2009年，与南京医科大学肿瘤中心合作开展"恶性肿瘤遗传易感性和预后的分子流行病学研究"的科研项目。与南通大学合作开展"NET-1/EMS1 siRNA联合应用抑制肝癌侵袭转移的动物实验研究"项目。与如东县人民医院协作开展"三维适形放疗联合同步化疗治疗食管癌的临床研究"项目。

2010年，与南通大学医学院、启东肝癌防治研究所合作成立南通大学肝癌研究所。与江苏省肿瘤医院科研科协作江苏省科技厅社会发展重大项目"防治胃癌规范化综合诊治技术方案研究及其临床应用示范"；与南京医科大学肿瘤中心共同进行"胃癌组织芯片及相关数据库"的制备的研究工作；与美国伯明翰阿拉巴马大学张瑞稳教授共同进行肿瘤基因研究工作；与泰州市肿瘤超声技术研究所就其技术成果"低功率超声诱导微泡试剂空化致肿瘤血管栓塞技术"开展肿瘤临床治疗合作。

2011年，与中科院上海生科院营养所开展科研协作完成科研项目"肿瘤分子生物学和流行病学研究"；与南京医科大学附属南京第一医院协作完成科研项目"恶性肿瘤个性化治疗相关分子标记物及治疗靶标的研究"；与中国科学院上海药物研究所共同合作执行"抗肿瘤分子机制及药物开发"项目；与南京医科大学合作进行科研项目"microRNA及其相关基因遗传变异与胃癌发生和预后的关系"的研究。

2012年，与南通大学协作完成项目"RNA干扰介导抑制FOXP1基因靶向治疗肝癌的研究"；与南京诚明投资管理有限公司、南京医科大学协作完成课题"PET-CT在南通市5种常见恶性肿瘤规范化诊疗中的应用价值及卫生经济研究"；与南通市疾病预防控制中心协作完成"恶性肿瘤资源信息化平台的建立与转化应用"的项目；与江苏人先医疗科技有限公司合作完成"应用无线镇痛泵系统建立PCA数据库的研究"的项目；与南通大学动物实验中心进行基因敲除小鼠饲养繁殖研究；与南京市第一医院协作开展"胃癌分子分型和个体化治疗"的科研项目；与同济大学协作完成课题"基于氧化石墨烯的多功能纳米复合体在HER-2表达阳性人乳腺癌诊治中的应用研究"。

2013年，与北京圣谷同创科技发展有限公司建立"细胞与分子临床医学研究中心"；与复旦大学附属中山医院共同申请消化系统疾病国家临床医学研究中心，一起构建多中心临床研究。

<h1 style="text-align:center">第二节　科　　研</h1>

一、科研工作

建院初期，医院根据医疗、教学、科研三结合的办院宗旨，在努力完成医疗、教学任务的同时，重视科研工作，成立科研领导小组，指定专人兼职领导科研工作，并结合临床组织开展各种科研活动，探索恶性肿瘤的防治规律。在充分挖掘科研潜力，搞好院内各科室之间协作的同时，加强横向联系。

1974年开始，配合北京、上海、湖南等研究单位进行抗癌新药的临床验证，20余种新药得到鉴定。各学科的研究活动随着医院的发展逐步活跃起来，陆续开展一些治疗新技术的应用研究。

1975年，根据南通地区恶性肿瘤发病状况，与有关单位协作开展专题研究，取得一定的成绩。临床开展宫颈癌早期防治研究、开展全食管照射、摆动照射等放射治疗技术研究。应用PHA皮试测定肿瘤患者的免疫功能，并研究其与放疗、手术治疗及病人预后的关系。开展小棒杆菌对癌性胸膜炎的治疗研究，大剂量氨甲喋呤十甲酰四氢叶酸钙治疗晚期癌症的研究等。各学科研究活动与专题科研齐驱并进，开展胃癌诊断的互补试验，区域性化疗，甲胎提纯、理学淋巴瘤分型、病理组织包埋精密度数据表的测试研究等，对乳癌的印片检验方法积累大量资料。

1985年，开展微机应用于临床的研究。

1990年，科学研究、新技术、新疗法、新项目取得进展。主要项目有（其中省级2项、市级7项）：电镜在疑难病例诊断中的应用、气功对某些生化测定的影响、食道癌的腔内治疗、鼻咽癌CT扫描对设野的价值研究、食管癌放疗加中药的综合治疗效果测定、食道癌的超分割治疗研究、腹腔化疗卵巢癌途径探讨、髂内动脉栓塞治疗晚期盆腔肿瘤、CA—50、胃泌素、FT$_3$、FT$_4$等肿瘤标记物的临床应用检测与盆腔肿瘤的插管化疗、动脉灌注治疗各种肿瘤、放化疗治疗各种肿瘤、腔内肿瘤的微波治疗、胰岛素升白细胞的研究、胸部注入美兰治疗恶性胸水的研究、眼球的B超探查、头颈部整复手术。

1992年，继续开展微波合并放疗、化疗治疗宫颈癌的临床研究、大剂量放化疗后骨髓移植的临床研究、双极对置法电感式短波局部加温合并小剂量放化疗对深部肿瘤的临床研究、滑膜组织及肿瘤的电镜免疫组织分析、X线电视硅靶摄像管代替影像增强管的研究。通过鉴定的市级科研项目3项：肿瘤标志物癌胚蛋白的临床应用研究、中西药加肝动脉插管化疗栓塞对治疗中期偏晚肝癌的临床研究、肺癌、肺结核定量测定血清脂质结合唾液酸及总唾液酸的临床应用研究。开展新技术18项。

1993年，全年开展新技术、新项目达20项，市级立项科研课题2项：中药腹室外敷对癌症放化疗后消化道症状的临床应用研究、抗肿瘤药物敏感性与耐药性试验的临床研究，对金克槐耳、沙培林、升白安等药品进行Ⅲ期临床验证。

1994年，立项科研课题3项：肝癌的病理形态学、免疫组化及癌基因的研究、食道癌临床治疗的数学模型方法研究、加速器优化剂量测量及计算技术研究。年内鉴定课题3项：乳腺癌雌孕激素检测的应用和推广、滑膜肉瘤的免疫组化研究、医用直线加速器优化剂量测量及计算技术研究。全年开展新技术、新项目达6项。

1996年，全年开展科研课题12项，"肺癌雾化化疗的临床应用研究"等3项课题予以立项。经市科学技术委员会评审鉴定，"滑膜肉瘤的免疫组化研究""乳腺癌雌孕激素检测的应用和推广""医用电子直线加速器优化剂量及计算技术研究"等3项获市科技进步四等奖。引进新技术23项。

1997年，经院学术委员会审议，全年开展的科研项目为：应用抑制法测定谷胱酰S—转移酶及其在肿瘤诊断中的价值、外照射加腔内治疗食道癌临床剂量探讨、宫颈腺癌临床流行病学及病理学研究、巢式RT-PCR技术检测外周血肿的肝癌细胞、子宫内膜癌的癌基因表达及显微图像分析、病人自控镇痛技术的临床应用研究、体位重建装置等。其中立项5个课题。开展"彩色多普勒心功能测定对阿霉素所致心肌毒性监护的临床观察"等新技术新项目15项，其中3项获市优秀新技术项目二等奖，2项获市优秀新技术项目三等奖。开展5种新药的Ⅲ期临床验证工作。护理部门开展锁骨下静脉穿刺置管术、弯头胃管的应用、食道支架应用的护理等新技术。

1998年，切实加强南通市肿瘤化疗中心、南通市肿瘤放疗中心、南通市病理诊断中心的3个中心建设，积极开展新技术、新项目。5月，举办南通市第一期肿瘤化疗学习班。9月，承办苏南地区病理读片会，南通市肿瘤放射治疗中心派员外出考察、论证，拟购X-刀，选送人员外出进修学习。获南通市卫生局优秀新技术项目三等奖5项，获院级新技术项目奖14项，开展2种药物的Ⅱ期临床验证，3种药物的Ⅲ期临床验证，年内立项科研课题4项。

1999年，继续加大科研投资力度，多渠道筹集科研经费，从人力、物力、财力上保证科研所需，先后购置PCR扩增仪、酶标仪等设备，用于开展新技术、新疗法、新项目。在省内上报科研课题1项，在市科委立项7项，全年开展新项目29项，立项科研课题8项，其中省、厅、市管项目1项，市社会发展科技项目和市医学科研项目7项。开展特色医疗，将妇科作为重点扶持科室，并初见成效。食管癌、乳腺癌综合治疗工作着手开展。

2000年，医院加大科研投资力度，从人力、物力、财力上保证科研所需，对立项的各级科研课题，医院以1∶1的比例匹配经费，确保科研工作顺利开展。向省市主管部门申报科研课题7项，其中省厅市管项目1项，各科开展的新技术

项目有：内科的"经皮穿刺胸腔闭式引流术治疗癌性胸水"；放射治疗科的"腹部适形放射治疗"；妇科的"利用化疗泵行腹腔下动脉插管术"；头颈科的"全喉切除发音重建"；病理科的"原位分子杂交技术"等。全年共获市优秀新技术项目二等奖3项、三等奖6项。组织学术论文交流会议，交流科研经验体会，组织拟晋升专业技术职务人员专题讲座11次。

2001年，加大科研投入，加强对外协作，增加科研经费，加强科研所力量，配备专职人员管理，进一步做好课题的申报和新技术项目的引进消化。全年共申报省级优秀新技术2项，其中获省级优秀新技术二等奖1项；申报市级优秀新技术13项，其中二等奖2项、三等奖5项；申报参评市级优秀论文12篇，其中获市自然科学优秀论文奖3篇，市科协优秀论文奖4篇，获全国肿瘤学术大会优秀论文奖1篇，开展新技术新项目25项。与市医学会联合举办省麻醉学年会、乳腺癌规范化治疗及新进展学习班。至2001年年底，共取得科研成果13项，其中获卫生部（甲）级科技成果奖1项、江苏省卫生厅乙级科技进步奖1项、南通市科技进步奖三等奖3项、四等奖8项。

2002年，医院继续加大科研投入，进一步做好课题的申报和新技术项目的引进消化。获院级优秀新技术项目7项，省级优秀新科技项目一等奖1项、二等奖1项，获市级优秀新科技项目奖9项。

2003年，全年各科室开展新技术项目30项，其中获市级优秀新技术三等奖3项。

2004年，医院支持科研发展，全年获批立项在研课题7项，获市级优秀新技术引进三等奖3项。另有"胸苷酸合成酶预测结直肠癌5-Fu耐药性的临床应用"项目获省级优秀新技术引进二等奖；"肿瘤耐药基因和转移相关基因免疫组化表达及其临床价值的研究""中国妇女宫颈癌盆腔照射野设计研究"2个项目分获南通市科技进步奖二等奖、四等奖。

2005年，积极向省、市部门申请科研课题，

多渠道争取科研经费，以1：1的比例匹配，专款专用、专项核算，确保科研工作的顺利开展。全年获批立项在研课题7项，各科积极开展科研及新技术研究，其中"白介素12诱导肝癌肿瘤浸润淋巴细胞的临床应用""经直肠彩色多普勒超声在直肠肿瘤诊断中的应用"2个项目分获省级优秀新技术引进一、二等奖；"结直肠癌癌基因、多药耐药基因表达与临床病理及预后关系""放射性核素氯化锶（$^{89}SrCl_2$）治疗多发性骨转移癌疼痛的临床应用研究"2个项目获南通市科技进步奖三等奖。此外，获得市级优秀新技术引进二等奖1项、三等奖4项。

2006年，加强对外协作，增加科研经费，全年获批立项在研课题11项。各科积极开展科研及新技术研究，其中"中西医结合治疗长春瑞宾血管渗漏性损伤"项目获省级优秀新科技项目二等奖；"中西药结合治疗诺维本血管外渗性损伤的应用研究""髂内动脉置化疗泵预防膀胱癌复发的临床研究"2个项目获南通市科技进步奖三等奖。此外，获得南通市级优秀新科技项目三等奖1项。

2007年，加强科研队伍力量，配备专职人员管理，科研项目不断增加。全年获批立项在研课题7项。各科积极开展科研及新技术研究，其中"图象细胞术DNA含量测定在胃癌诊治中的应用"项目获省级优秀新科技项目二等奖；"经直肠彩色多普勒超声在直肠肿瘤诊断中的临床应用""食管癌血清特异表达蛋白在临床早期诊断的应用"2个项目获南通市科技进步奖二等奖。"病理信息网络和癌细胞DNA分析系统的研制及应用"项目获南通市科技进步奖三等奖。此外，获得市级优秀新科技项目奖7项，其中二等奖2项、三等奖5项。

2008年，全年获批立项在研课题8项，科研成果有了新的突破。其中与南通大学共同开展的合作项目"经络沿线脂肪条带机构与经络相关性实验研究"获江苏省科技进步奖三等奖；"细胞周期相关蛋白在免疫系统肿瘤及炎症免疫中作用的初步研究"项目获南通市科技进步奖一等奖；

"胃癌神经内分泌分化的临床病理学研究"获南通市科技进步奖二等奖；"PTEN、survivin、cyclinE基因在结直肠癌中的表达及临床意义""不同剂量分割方式的三维适形放疗治疗中晚期胰腺癌的临床研究""洁净手术部微生物动态监测与控制"3个项目获南通市科技进步奖三等奖。

2009年，全年获批立项在研课题9项。南通市级优秀新科技项目三等奖14项。"NET-1EMST在癌细胞运动中作用的新发现及其对肝癌进展和预后影响的研究"项目获中国抗癌协会科技奖三等奖、南通市科技进步奖一等奖；"胸苷酸合成酶基因多态性与胃癌的关联研究"获南通市科技进步奖二等奖；"低温加皮肤防护剂对皮肤放射性损伤的临床干预""分段加速超分割放疗联合化疗治疗晚期宫颈癌的临床研究""肿瘤标志物检测诊断与鉴别诊断良恶性胸腹水临床价值研究"等项目获南通市科技进步奖三等奖。

2010年，在科研项目申报上有了新的突破。全年获批立项在研课题13项。其中，科研所朱海霞的"micRNA及其相关基因遗传变异与胃癌发生发展和预后的关系"项目获国家自然科学基金青年基金资助，是医院第一个获国家自然科学基金资助的项目。各科积极开展科研及新技术研究，"磷酸化p27kip1在肿瘤病理学中的应用"项目获省级优秀新科技项目二等奖；"深静脉置管在肿瘤化疗患者中医院感染的研究"获南通市科技进步奖二等奖；"腹腔镜下子宫肌瘤剔除前先行子宫动脉阻断的研究""下咽癌手术修复方式的临床研究"获南通市科技进步奖三等奖。

2011年，医院从人力、物力、财力上保证科研所需。全年获批立项在研课题22项。"血管彩色多普勒超声在四肢静脉血栓与颈内静脉血栓临床应用"获省级优秀新科技项目二等奖；"NET-1EMST在癌细胞运动中作用的新发现及其对肝癌进展和预后影响的研究"项目获江苏省科技进步奖三等奖；"膀胱癌遗传易感性及其机制研究"（强福林与南京医科大学合作）项目获中华医学科技奖三等奖；"非霍奇金淋巴瘤细胞周期调控异常的基础与临床研究"项目获南通市科技进步奖一等奖;"面向病人的医院门诊流程整合与再造研究""DLC-1基因甲基化检测在肝细胞癌复发转移应用"2个项目获南通市科技进步奖二等奖。此外获得市级优秀新技术项目9项,其中二等奖3项、三等奖5项、中医新技术二等奖1项。

2012年,科研项目申报再传喜讯。全年获批立项在研课题23项。中心实验室杨俐萍教授的"Dicer/miRNA-210在肝癌血管生成中的作用及其机制研究"项目成为医院院第一个获得国家自然科学基金面上项目资助的项目,也是市直医院的第一次。刘继斌博士作为共同第一作者的论文《Genetic Variants in Human Leukocyte Antigen/DP-DQ Influence Both Hepatitis B Virus Clearance and HepatocellularCarcinomaDevelopment》单篇影响因子高达12.003分。"补康灵汤联合非小细胞肺癌放化疗的临床应用"获省级优秀新技术项目二等奖;"肝癌表观遗传学以及相关基因单核苷酸多态性改变在肝癌发展以及预后中的临床价值""补康灵汤联合化疗治疗非小细胞肺癌的临床应用"获市新技术引进一等奖;其余项目获二等奖4项、三等奖4项。"食管癌围手术期加速康复整合实践""彩色多普勒超声诊断颈内静脉血栓与四肢静脉血栓的临床应用研究""HepPar-1等免疫标记在血AFP阴性肝癌诊断及鉴别诊断中的价值""三维适形放疗联合肝动脉化疗栓塞治疗肝癌伴门脉癌栓的临床对照研究""ATP-TCA体外药敏检测在复发或耐药NHL化疗中的临床应用研究""乙型肝炎病毒前S基因突变与肝癌相关性研究"6个项目获南通市科技进步奖三等奖。

2013年,全年获批立项在研课题33项。其中,陈建国、陈旭东、陆美娟等参编著作3篇。何松主任的"Numblike对β1整合素的调节作用在非霍奇金淋巴瘤粘附介导的耐药(CAM-DR)中的意义"项目获国家自然科学基金面上项目资助。"低温加药物灌肠技术在防治宫颈癌放射治疗所致直肠炎的应用"项目获省级优秀新技术项目一等奖;张兰凤的"后装治疗宫颈癌并发直肠炎的护理干预研究"项目获中华护理学会科技奖三等奖,成为获该奖项的南通市第一人。"后装治疗宫颈癌防治并发直肠炎的护理干预研究""乳腺癌超声表现与基因蛋白表达及预后指数的相关性研究"2个项目获南通市科技进步奖二等奖。"医护人员血源性职业暴露的防护研究""相关基因单核苷酸多态性改变与宫颈癌发生风险的研究"2个项目获南通市科技进步奖三等奖。此外获得南通市级优秀新技术项目14项,其中一等奖1项、三等奖13项。

二、学术交流

建院以来,医务人员积极撰写学术论文、译文,发表在国际国内学术刊物或在各级各类学术会议上交流。医院先后出版3部论文集。1984年年初,为纪念建院十周年,编印《肿瘤资料汇编》,收录论文100篇;1994年4月,为纪念建院20周年,编写《肿瘤防治论文集》,收录自1984年至1993年10年间的学术论文共275篇。为庆祝建院30周年,编印《南通市肿瘤医院论文汇编》,收集学术论文446篇。3本书在栏目设置上保持较好的一致性,主要栏目有科研成果介绍、临床医学、实验技术、临床护理、传统医学、药物与临床、经验与教训、个案报道、综述讲座、译文摘要、管理与其分等。至2006年年底,医院医务人员在省级学术刊物上发表论文千篇以上。

《南通市肿瘤医院论文集》2007年卷共收录医院在医学学术期刊上发表的论文110篇,根据论文内容分门别类列入相应的栏目,其中实验研究25篇、临床研究36篇、医学影像5篇、中医中药3篇、药学1篇、护理25篇、医学工程1篇、医院管理14篇。

《南通市肿瘤医院论文集》2008年卷共收录在国内外医学学术期刊上发表的学术论文143篇,其中核心期刊收录论文55篇,其中何松、沈爱国两人发表医院第一和第二篇SCI收录论文。

《南通市肿瘤医院论文集》2009年卷共收录医院在学术期刊上发表的论文141篇,其中SCI收录论文9篇、中华系列论文7篇、其他核心期刊论文53篇。

《南通市肿瘤医院论文集》2010年卷共收录医院在学术期刊上发表的论文163篇，其中SCI收录论文11篇、中华系列论文19篇、其他核心期刊论文84篇。根据论文内容分门别类列入相应的栏目，其中实验研究27篇、临床研究30篇、医学影像15篇、药学14篇、中医中药3篇、医学工程1篇、护理62篇、医院管理8篇。

2011年，因医院发表论文的数量与质量提升明显，《南通市肿瘤医院论文集》不再收录全部文章。《南通市肿瘤医院论文集》2011年卷共收录医院在学术期刊上发表的论文148篇，其中SCI收录论文9篇、中华系列论文21篇、其他核心期刊论文113篇。内容涉及科研学术、医学工程、医院管理，其中实验研究26篇、临床研究46篇、医学影像20篇、药学15篇、中医中药1篇、医学工程7篇、护理85篇、医院管理5篇。

2012年医院发表论文215篇，《南通市肿瘤医院论文集》2012年卷收录论文129篇，其中SCI收录论文11篇、中华系列论文23篇、其他核心期刊论文91篇。内容涉及科研学术、医学工程、医院管理，其中综述7篇、实验研究20篇、临床研究28篇、医学影像6篇、药学13篇、医学及信息工程3篇、护理及感染管理39篇、个案报道6篇、医院管理7篇。

2013年医院共发表论文267篇，另有参编论著3部，《南通市肿瘤医院论文集》2013年卷收录论文63篇，其中SCI收录论文25篇、中华系列论文16篇、双核心期刊论文21篇，外文1篇。内容涉及临床医学、实验研究、医院管理及流行病学等，其中综述6篇、实验研究25篇、临床研究13篇、医学影像5篇、药学2篇、护理及感染管理8篇、个案报道1篇、医院管理及流行病学3篇。

三、药物临床试验机构

为积极开展药物临床试验，不断提高医院医疗水平和科研能力，拓宽和高层次医药同行交流合作平台，由国家著名肿瘤专家、解放军八一医院副院长秦叔逵教授建议，在内科主任谭清和的

大力推动下，药物临床试验机构创建始于2008年4月，创建工作由科教科科长沈康负责牵头，从药剂科借调张锦林具体负责申报材料和相关条件的准备工作。2009年9月邀请江苏省人民医院到院进行全院GCP（药物临床实验质量管理规范）培训。后由于创建三级甲等医院，试验机构申报工作暂停。

2011年3月，三甲医院通过评审后，药物临床试验机构申报工作重新启动，由副院长张一心担任机构主任，成立药物临床试验办公室，确认肿瘤内科、外科、妇科、放疗科、麻醉科、影像科为申报科室。全院严格按照《药物临床试验机构资格认定办法》的要求，从组织构建、规章制度建设、硬件设备配套及人员培训等多方面着手，投入相应的人力物力，机构办公室组织相关科室和人员到无锡市肿瘤医院、江苏省中医院、东南大学中大医院等单位参观学习。各专业科室确定机构资格认定工作专职秘书，结合医院实际情况，制定各项管理制度和标准操作规程200余项，并配备冰箱、资料柜、药品柜及受试者接待室等相关设施。同时，先后多次邀请药物临床试验检查专家到院做药物临床试验技术培训，派出多批次医护人员参加国家级、省级相关知识培训，并积极开展医院内部培训，采用封闭学习、闭卷考试、现场提问等形式不断强化药物临床试验知识，最后邀请有关专家到医院进行模拟资格认定检查，使大家对GCP相关知识和标准操作规程有了较全面的掌握。

2012年12月11~12日，国家食品药品监督管理总局药品认证管理中心委派专家组到院进行现场检查。机构办公室和各申报科室分别接受专家组的知识提问和现场检查。专家组对医院机构申报工作给予充分肯定，认为医院已基本具备药物临床试验机构的各项条件，但也发现一些不足。机构办公室和各相关科室对检查发现的问题及时进行整改，并将整改报告第一时间内提交国家食品药品监督管理总局。

2013年5月7日，经过国家卫生和计划生育委员会、国家食品药品监督管理总局的联合审

查，医院取得"药物临床试验机构资格认定证书"（证书编号0420），肿瘤专业具有承担药物临床试验资格，主要承担Ⅱ～Ⅳ期新药临床试验。药物临床试验机构在行政上受院长领导，日常业务工作由机构主任直接领导，下设药物临床试验机构办公室，负责临床试验的组织、实施、协调与监管工作，着重对临床试验实施过程的各个环节进行质量控制和质量保证。

2013年7月13日，邀请北京大学人民医院方翼教授、中大医院王慧萍主任到院指导如何规范化开展临床试验。9月12日，罗氏公司到院现场考察试验项目合作事宜。2013年年底，全院开展医疗器械临床试验2项。全院严格执行GCP原则，坚持对受试者高度负责的精神，秉持"求真务实、质量第一"的理念，科学规范地开展药物临床试验。

药物临床试验机构人员组成

机 构 主 任：张一心
机构办公室主任：沈　康
办 公 室 秘 书：张锦林
质 保 督 查 员：张慎芳
药 物 管 理 员：钱生勇
档 案 管 理 员：张　蕾
专 业 负 责 人：王建红

四、伦理委员会

根据卫生部关于印发《涉及人的生物医学研究伦理审查办法（试行）》的通知，医院于2008年3月组建第一届医学伦理委员会，委员9人。第二届伦理委员会于2011年11月进行调整，委员共13人，成员组成包括临床医学、卫生管理学、法学、新闻、药学和护理学等专业，并制定伦理委员会章程、工作制度、标准操作规程，配备独立的办公室及相应设备。第二届伦理委员会成立以后，医院涉及人的生物医学研究伦理审查工作逐步规范，主要审查医院医疗新技术开展、科研项目、药物临床试验及医疗器械。第三届伦

理委员会委员于2013年10月进行调整，委员21人。自2013年5月获GCP资格以来，截至2013年年底，伦理委员会共审查医疗器械临床试验项目4项、医疗技术项目1项、药物临床试验1项。

三届委员名单：

第一届：主 任 委 员：蔡　晶
　　　　副主任委员：吴勇军
　　　　委　　　员：陆永生　谭清和
　　　　　　　　　　蒋松琪　陈曾燕
　　　　　　　　　　王金霞　王振声
　　　　　　　　　　沈　康
第二届：主 任 委 员：施民新
　　　　副主任委员：吴志军
　　　　委　　　员：王金霞　宋海燕
　　　　　　　　　　徐　速　陆新华
　　　　　　　　　　陆勤美　何爱琴
　　　　　　　　　　陆俊国　倪美鑫
　　　　　　　　　　顾　艳　朱亚芳
　　　　　　　　　　张　燕
　　　　秘　　　书：张　燕
第三届：主 任 委 员：施民新
　　　　副主任委员：吴志军
　　　　委　　　员：王金霞　宋海燕
　　　　　　　　　　徐　速　陆新华
　　　　　　　　　　陆勤美　何爱琴
　　　　　　　　　　陆俊国　倪美鑫
　　　　　　　　　　顾　艳　朱亚芳
　　　　　　　　　　张　燕　陆国宁
　　　　　　　　　　徐　瑾　陆美芹
　　　　　　　　　　王小林　杨　磊
　　　　　　　　　　刘继斌　朱卫华
　　　　　　　　　　沙　兰
　　　　秘　　　书：沙　兰

五、科研奖励

表5-2-1　　　　　　　　南通市肿瘤医院科研获国家、省、市奖励一览

授奖年份	完成项目	荣誉名称	获奖单位(或主要完成人)	授奖单位
1978	75型通用显微切片刀	科学技术显著贡献者	徐国明	省革命委员会
1980	早期肝癌和癌前期甲胎蛋白血清学规律的研究	部(甲)级科学技术成果荣誉证书	孙宗堂　王来屺　李凤鸣 朱源荣　储蓓蓓　季　震 丁光曙	卫生部
1984	短波局部加温实验研究及临床应用	市科学技术进步奖四等奖	季　震　杨洪钧　徐承春 高　虹　谭清和	市政府
1985	人体甲胎蛋白分子变异体的临床应用价值	市科学技术进步奖二等奖	季　震　谭清和　马惠芳 丁光署　陈江华　许凯黎 沈兆忠　吴赛芳　周　瑾	市政府
1986	AFP分子变异体的临床应用价值	厅级医学科技进步奖乙级	季　震　谭清和　马惠芳 丁光曙　陈江华　许凯黎 沈兆忠　吴赛芳　周　瑾	省卫生厅
1986	放射治疗剂量计算软件包	市科学技术进步奖四等奖	马煌如　周道林　蔡　晶 季　斌	市政府
1988	微电脑病理资料处理系统	市科学技术进步奖四等奖	韩　枋　周道林　马煌如 孙幼芳　朱慧君	市政府
1992	中西药加肝动脉灌注化疗对中期偏晚肝癌的临床研究	市科学技术进步奖四等奖	季　震　严　峰　周锦华 叶宣平　张爱平　江　坚	市政府
1992	肿瘤标志物癌相关蛋白的检测及临床应用研究	市科学技术进步奖三等奖	曹兴建　季　震　谭清和 季　平　刘玲祥　龚振夏	市政府
1992	肺癌、肺结核定量测定血清脂质结合唾液酸及总唾液酸的临床研究	市科学技术进步奖四等奖	季　震　张金业　戴学英 魏金芝　朱亚芳　张　豪	市政府
1990~1993	食管癌的腔内放射治疗	优秀新技术项目二等奖	万志龙　马煌如	市卫生局
1990~1993	654-2多抗甲素升高外周血白细胞的临床应用	优秀新技术项目三等奖	龚振夏　许春明　谭清和	市卫生局
1990~1993	多抗甲素胸腔内注入治疗恶性胸水	优秀新技术项目三等奖	龚振夏　许春明　魏金芝	市卫生局
1990~1993	睾丸恶性非精原细胞肿瘤腹膜后淋巴结扩大范围清扫术	优秀新技术项目三等奖	蒋松琪　陆崇胤	市卫生局
1990~1993	肿瘤介入疗法的临床应用	优秀新技术项目三等奖	严　峰　夏淦林　金德泉	市卫生局
1990~1993	细针穿刺肿瘤细胞学诊断	优秀新技术项目三等奖	吉志固　于　兰　吴丽华	市卫生局

续表5-2-1

授奖年份	完成项目	荣誉名称	获奖单位（或主要完成人）	授奖单位
1994～1995	岛状胸大肌肌皮瓣一期重建下咽颈段食管	优秀新技术项目一等奖	蒋　斌　房　敏　沈振祥	市卫生局
	图像分析仪在肿瘤诊断中的应用	优秀新技术项目一等奖	韩　枋　杨其昌　曹　松	市卫生局
	内镜微波治疗食管、贲门癌性食管狭窄	优秀新技术项目二等奖	朱亚芳　江　坚　周建明	市卫生局
	N-乙酰化酶多态现象与膀胱癌的关系研究	优秀新技术项目二等奖	蒋松琪　张爱平　凌　敏	市卫生局
	结肠折迭加移植自体游离结肠平滑肌片会阴部原位人造肛门括约肌成形术	优秀新技术项目二等奖	许广照　王浩声	市卫生局
1995	滑膜肉瘤的免疫组化研究	市科学技术进步奖四等奖	韩　枋　张建兵　杨书云陶　玉	市政府
	医用电子直线加速器优化剂量测量及计算技术研究	市科学技术进步奖四等奖	马煌如　曹金山　周道林	市政府
	乳癌雌、孕激素受体检测的应用和推广	市科学技术进步奖四等奖	韩　枋　张建兵　杨其昌曹　松　朱惠君	市政府
1996	苷酸酰脯氨酸二肽按苯肽酶检测技术及临床应用研究	市科学技术进步奖三等奖	曹兴建　谢晓谦　顾爱霞沈　康　龚振夏　张金业	市政府
1997	胰岛素升高外周血白细胞临床观察	优秀新技术项目二等奖	龚振夏　徐小红　许春明	市卫生局
	内镜下置入带膜支架治疗食管癌性纵膈气管瘘	优秀新技术项目二等奖	朱亚芳　周建明　汤志英	市卫生局
	头颈部肿瘤放射治疗中面模固定器的临床应用	优秀新技术项目二等奖	万志龙　马煌如　曹金山	市卫生局
	新免疫组化标记物	优秀新技术项目三等奖	韩　枋　张建兵　陶　玉	市卫生局
	低流量七氟醚吸入全麻在胸科手术中的应用	优秀新技术项目三等奖	陈海涛	市卫生局
1998	经结肠镜微波治疗大肠息肉	优秀新技术项目三等奖	蔡忠仁　梁锦森　张琴芳	市卫生局
	竞争性抑制法测定血清二氧化碳	优秀新技术项目三等奖	刘国富　张金业　单建山	市卫生局
	电子线简易采模筒	优秀新技术项目三等奖	储开岳　李正明　马煌如	市卫生局
	彩超引导下经皮肝门静脉穿刺化疗	优秀新技术项目三等奖	季秀珍　朱亚芳　魏金芝	市卫生局
	低位硬膜外注入吗啡用于开胸术后止痛的临床研究	优秀新技术项目三等奖	曹汉忠　陈海涛	市卫生局

续表5-2-1

授奖年份	完成项目	荣誉名称	获奖单位（或主要完成人）	授奖单位
1999	肿瘤组织微机立体图像分析及临床应用的研究	市科学技术进步奖三等奖	韩　枋　杨其昌　张建兵　吴丽华　郭　燕　王厚枢　王　昕	市政府
2000	肿瘤耐药基因和转移相关基因	省医学新技术引进奖二等奖	市肿瘤医院	省卫生厅
	弯头胃管的研制与应用	优秀新技术项目二等奖	张兰凤　陈桂英　龚光明	市卫生局
	食管癌切除胃代食管胸内重建吻合改进术	优秀新技术项目二等奖	许广照　张爱平　程克忠	市卫生局
	妇科恶性肿瘤组织间插值治疗	优秀新技术项目二等奖	刘　蓉　吴　霞　曹金山	市卫生局
	细胞周期素在病理诊断中的应用	优秀新技术项目二等奖	张建兵　何　松　杨其昌	市卫生局
	不规则野成角照射的挡铅技术	优秀新技术项目三等奖	储开岳　李正明　万志龙	市卫生局
	CD79在病理诊断中的应用	优秀新技术项目三等奖	何　松　张建兵　杨其昌	市卫生局
	体表7.5MHz超声诊断颈段食管癌	优秀新技术项目三等奖	季秀珍　万志龙　蒋晓娟	市卫生局
	病人自控镇痛技术在术后止痛、癌性镇痛中的应用	优秀新技术项目三等奖	曹汉忠　陈海涛　龚振夏	市卫生局
	吻合器在食管癌颈部食管胃吻合中的应用	优秀新技术项目三等奖	高　俊　张爱平　沈　飚	市卫生局
	瘤内无水酒精注射加去势治疗	优秀新技术项目三等奖	蒋松琪　邵冰峰　江晓晖	市卫生局
2001	CT引导下肺穿刺活检术	优秀新技术项目二等奖	夏淦林　陈瑜凤　杨露华	市卫生局
	颏下岛状皮瓣在头颈外科的应用	优秀新技术项目二等奖	蒋　斌　房　敏　蒋松琪	市卫生局
	心包内肺切除治疗肺癌的改进术式	优秀新技术项目三等奖	许广照　程克忠　毛清华	市卫生局
	全麻复合硬模外阻滞用于开胸手术联合进行术后止痛	优秀新技术项目三等奖	陈海涛　卞振东　曹汉忠	市卫生局
	放射性核素治疗多发性骨转移癌	优秀新技术项目三等奖	李建刚　龚振夏　谭清和	市卫生局
	不均等剂量分割放射治疗食管癌的临床研究	优秀新技术项目三等奖	万志龙　蔡　晶　马煌如	市卫生局
	立体定向放射治疗技术临床应用	优秀新技术项目三等奖	蔡　晶　李耀洲　吴志军　金建华	市卫生局

续表 5-2-1

授奖年份	完成项目	荣誉名称	获奖单位(或主要完成人)	授奖单位
2002	颏下岛状皮瓣在头颈外科的应用	省医学新技术引进奖二等奖	市肿瘤医院	省卫生厅
	不均等剂量分割放射治疗食管癌的临床研究	市科学技术进步奖四等奖	市肿瘤医院	市政府
	高聚金葡素流内注射并全身化疗治疗晚期消化系肿瘤	优秀新技术项目三等奖	朱亚芳　魏金芝　季秀珍	市卫生局
	内镜射频电流疏通食管恶性梗阻	优秀新技术项目三等奖	朱亚芳　王建红　周建明	市卫生局
	消化道肿瘤合并癌性腹水腹腔热化疗的疗效观察	优秀新技术项目三等奖	陈志云　龚振夏　谭清和	市卫生局
	锁骨下区锁骨下静脉穿刺配合微泵持续输入化疗药物的临床应用	优秀新技术项目三等奖	陈桂英　陆勤美　张兰凤	市卫生局
	贲门癌术式改良	优秀新技术项目三等奖	许广照　张爱平　王　强	市卫生局
	恶性淋巴瘤WHO新分类的临床应用	优秀新技术项目三等奖	何　松　张建兵　章建国	市卫生局
	CD117/c-kit Queoprotein用于肿瘤的诊断	优秀新技术项目三等奖	张建兵　何　松　周建云	市卫生局
	SonoCT技术诊断颈段食管癌的初步应用	优秀新技术项目三等奖	季秀珍　万志龙　何　英	市卫生局
	肺癌的粉刺立体定向放射治疗	优秀新技术项目三等奖	蔡　晶　吴志军　季雪梅	市卫生局
2003	肝癌的病理形态学、免疫组化及癌基因的研究	市科学技术进步奖三等奖	韩　枋　张建兵　杨其昌　朱慧君　吴丽华	市政府
	去甲长春花碱匀速持续滴注治疗晚期非小细胞肺癌的临床应用	优秀新技术项目三等奖	周建明　谭清和　龚振夏	市卫生局
	原位杂交技术检测宫颈HPV感染的病变	优秀新技术项目三等奖	杨书云　何　松　曹　松	市卫生局
2004	胸苷酸合成酶预测结直肠癌5-FU耐药性的临床应用	省医学新技术引进奖二等奖	市肿瘤医院	省卫生厅
	肿瘤耐药基因和转移相关基因免疫组化表达及其临床价值的研究	市科学技术进步奖二等奖	何　松　杨书云　龚振夏	市政府
	中国妇女宫颈癌盆腔照射野设计研究	市科学技术进步奖四等奖	陈曾燕　徐爱萍　何爱琴　邱云芬　储开岳	市政府
	气管镜引导下气管支架放置术	优秀新技术项目三等奖	陆俊国　陈冬梅　张琴芳	市卫生局
	同步放化疗-宫颈癌治疗的新模式	优秀新技术项目三等奖	吴　霞　陆云燕　陆美芹	市卫生局
	三维适形放疗配合化疗治疗局部晚期和术后复发性直肠癌	优秀新技术项目三等奖	何晓军　蔡　晶　魏金芝	市卫生局

续表5-2-1

授奖年份	完成项目	荣誉名称	获奖单位(或主要完成人)	授奖单位
2005	白介素12诱导肝癌肿瘤浸润淋巴细胞的临床应用	省医学新技术引进奖一等奖	张一心 汪晓莺 黄剑飞	省卫生厅
	经直肠彩色多普勒超声在直肠肿瘤诊断中的应用	省医学新技术引进奖二等奖	季秀珍 何 英 万志龙	省卫生厅
	结直肠癌癌基因、多药耐药基因表达与临床病理及预后关系	市科学技术进步奖三等奖	张建兵 何 松 缪宏兰 于 兰 吴丽华	市政府
	放射性核素氯化锶治疗多发性骨转移癌疼痛的临床应用研究	市科学技术进步奖三等奖	李建刚 谭清和 陈 忠 张福明 陆小鹏	市政府
	白介素12诱导肝癌肿瘤浸润淋巴细胞的临床应用	市科学技术进步奖三等奖	张一心 汪晓莺 黄剑飞	市政府
	三维适形放射治疗恶性肿瘤	优秀新技术项目二等奖	谢国栋 蔡 晶 成国建	市卫生局
	过继性细胞免疫治疗恶性肿瘤	优秀新技术项目三等奖	郁惠高 徐 鸣 施玲燕	市卫生局
	腔镜下子宫动脉阻断和肌瘤挖除术在保守性治疗子宫肌瘤患者中的应用	优秀新技术项目三等奖	何爱琴 陈曾燕 沈 燕	市卫生局
	癌基因蛋白及耐药基因蛋白P-gp/GSTDENG在结肠癌中的表达及临床意义	优秀新技术项目三等奖	张建兵 何 松 于 兰	市卫生局
	经直肠彩色多普勒超声在直肠肿瘤诊断中的应用	优秀新技术项目三等奖	季秀珍 万志龙 张一心	市卫生局
2006	中西医结合治疗长春瑞宾血管渗漏性损伤	省医学新技术引进奖二等奖	张兰凤 孟凡讯 陆勤美	省卫生厅
	中西医结合治疗长春瑞宾血管渗漏性损伤	市科学技术进步奖三等奖	张兰凤 孟凡讯 陆勤美 谭清和	市政府
	髂内动脉灌注化疗预防膀胱癌术后复发的临床研究	市科学技术进步奖三等奖	蒋松琪 邵冰峰 王晓蔚 龚光明 蔡守平	市政府
	多排螺旋CT动态增强扫描诊断肺内孤立性球形病灶	优秀新技术项目三等奖	夏淦林 陈瑜凤 冯 峰	市卫生局

续表 5-2-1

授奖年份	完成项目	荣誉称号	获奖单位（或主要完成人）	授奖单位
2007	图像细胞术 DNA 含量测定在胃癌诊治中的应用	省医学新技术引进奖二等奖	何　松　曹　松　周建云	省卫生厅
	经直肠彩色多普勒超声在直肠肿瘤诊断中的应用	市科学技术进步奖二等奖	季秀珍　万志龙　何　英 何　松　张一心	市政府
	食管癌血清特异表达蛋白在临床早期诊断的应用	市科学技术进步奖二等奖	施民新　刘继斌　强福林 张一心	市政府
	病理信息网络和癌细胞 DNA 分析系统的研制及应用	市科学技术进步奖三等奖	何　松　张健增　张建兵 韩　枋　徐宝康	市政府
	全喉切除前臂桡侧游离壁板发音重建	新技术引进奖二等奖	蒋　斌　吴丽华　王晓蔚	市卫生局
	不同剂量分割方式的三维适形放疗治疗中晚期胰腺癌的临床研究	新技术引进奖二等奖	蔡　晶　吴志军　季雪梅	市卫生局
	TissueLink 技术对提高肝癌切除手术精确性和安全性的应用价值	新技术引进奖三等奖	张一心　邵冰峰　张素青	市卫生局
	食管癌切除胃代食管胸内重建吻合改进术的临床应用	新技术引进奖三等奖	许广照　施民新　王　伟	市卫生局
	超声导向介入配合囊液细胞学检测在妇科的应用	新技术引进奖三等奖	刘　蓉　季秀珍　施春明	市卫生局
	介入治疗在肿瘤急性出血中的应用	新技术引进奖三等奖	李拥军　夏淦林　张卫华	市卫生局
	三向瓣膜式 PICC 导管穿刺术在肿瘤化疗病人中的应用	新技术引进奖三等奖	陆勤美　张兰凤　许容芳	市卫生局
2008	细胞周期相关蛋白在免疫系统肿瘤及炎症免疫中作用的初步研究	市科学技术进步奖一等奖	沈爱国　何　松	市政府
	胃癌神经内分泌分化的临床病理学研究	市科学技术进步奖二等奖	何　松　陈旭东　周建云	市政府
	经络沿线脂肪条带结构域经络相关性实验研究	省科学技术进步奖三等奖	强福林　张兰凤　蔡　晶	省政府
	不同剂量分割方式的三维适形放疗治疗中晚期胰腺癌的临床研究	市科学技术进步奖三等奖	蔡　晶　吴志军　季雪梅 谢国栋　储开岳	市政府

续表5-2-1

授奖年份	完成项目	荣誉名称	获奖单位（或主要完成人）	授奖单位
2008	PTEN、survivin、cyclinE基因在结直肠癌中的表达及临床意义	市科学技术进步奖三等奖	张建兵 曹 松 顾晓云 何 松 邵冰峰	市政府
	洁净手术部微生物动态监测与控制	市科学技术进步奖三等奖	王晓蔚 许秀梅 朱自力 张兰凤 蔡守平	市政府
	超分割放疗联合化疗治疗晚期宫颈癌临床应用	新技术引进奖二等奖	施春明 刘 蓉 蔡守平	市卫生局
2009	NET-1EMST在癌细胞运动中作用的新发型及其对肝癌进展和预后影响的研究	市科学技术进步奖一等奖	张一心	市政府
	胸苷酸合成酶基因多态性与胃癌的关联研究	市科学技术进步奖二等奖	杨 磊 肖明兵 王建红 谭清和	市政府
	低温加皮肤防护剂对皮肤放射损伤的临床干预	市科学技术进步奖三等奖	倪 杰 龚光明 徐云香 陆 雁 吉冬丽	市政府
	分段加速超分割放疗联合化疗治疗晚期宫颈癌的临床研究	市科学技术进步奖三等奖	施春明 刘 蓉 蔡守平 陈曾燕 杨晓晴	市政府
	肿瘤标志物检测诊断与鉴别诊断良恶性胸腹水临床价值研究	市科学技术进步奖三等奖	李建刚 吉志固 朱自力 陈 忠 刘 云	市政府
	胸苷酸合成酶基因多态性的检测在胃癌诊治中的应用	新技术引进奖三等奖	杨 磊 肖明兵 倪润洲	市卫生局
	DICE方案在复发或难治中高度恶性非霍奇金淋巴瘤中临床应用	新技术引进奖三等奖	杨 磊 宋诸臣 徐小红	市卫生局
	EPOCH方案在复发或难治中高度恶性非霍奇金淋巴瘤中临床应用	新技术引进奖三等奖	徐小红 杨 磊 季建美	市卫生局
	超声引导经颈内静脉穿刺中心静脉置管术的应用	新技术引进奖三等奖	张建锋 曹汉忠 陈海涛	市卫生局
	介入治疗在妇科恶性肿瘤阴道大出血中的应用	新技术引进奖三等奖	何陈云 刘 蓉 李拥军	市卫生局
	宫颈恶性肿瘤治疗后HRT临床应用	新技术引进奖三等奖	陈曾燕 贾美群 李 咏	市卫生局

续表 5-2-1

授奖年份	完成项目	荣誉名称	获奖单位（或主要完成人）	授奖单位
2009	锝哨淋巴结示踪术在甲状腺癌手术中的临床应用	新技术引进奖三等奖	韩　靓	市卫生局
	同期放化疗治疗Ⅲ－Ⅵα期鼻咽癌的临床应用	新技术引进奖三等奖	赵季忠　蔡　晶　吴志军	市卫生局
	DLC－1基因甲基化检测在肝癌临床中的应用	新技术引进奖三等奖	刘继斌　张素青　施民新	市卫生局
	PTEN、survivin、cyclinE基因在结直肠癌中的应用	新技术引进奖三等奖	张建兵　何　松　周建云	市卫生局
	超声引导特殊部位心包积液穿刺的临床应用	新技术引进奖三等奖	季秀珍　张福明　张　晴	市卫生局
	麻醉护士管理技术在肿瘤专科医院的应用	新技术引进奖三等奖	张兰凤　陈晓燕　郁　燕	市卫生局
	冰敷法预防放射性口腔黏膜反应的临床应用	新技术引进奖三等奖	吉冬丽　倪　杰　陆　雁	市卫生局
2010	NET-1EMST在癌细胞运动中作用的新发型及其对肝癌进展和预后影响的研究	中国抗癌协会科技奖三等	张一心	中国抗癌协会
	磷酸化P27在肿瘤病理学中的应用	医学新技术引进奖二等奖	何　松　沈爱国　王橘婵	省卫生厅
	乳腺导管造影技术在乳头溢液疾病诊断中的价值研究	科技进步奖一等奖	施民新	伊犁哈萨克自治州人民政府
	伊犁地区维、哈、汉不同民族乳腺癌成簇微钙化X线特点研究	科技进步奖三等奖	施民新	伊犁哈萨克自治州人民政府
	肿瘤化疗患者中心静脉置管溢液感染的预防和控制研究	科技进步奖二等奖	龚光明　周红芳　倪　杰　刘继斌　吴晓燕	市政府
	下咽癌手术修复方式的临床研究	科技进步奖三等奖	蒋　斌　吴丽华　韩　靓　刘玮玲	市政府
	腹腔镜下子宫肌瘤剔除前先行子宫动脉阻断的研究	科技进步奖三等奖	何爱琴　陈曾燕　沈　燕	市政府
	超声引导腹膜后肿块粗针活检的临床应用	新技术引进奖一等奖	季秀珍　万志龙　谭清和	市卫生局
	无线镇痛泵系统的临床应用	新技术引进奖二等奖	曹汉忠　张建锋　陈晓燕	市卫生局

续表 5-2-1

授奖年份	完成项目	荣誉名称	获奖单位(或主要完成人)	授奖单位
2010	LDH、β2-MG 及 CA125 测定在非霍奇金淋巴瘤病情及预后判断的应用	新技术引进奖三等奖	徐小红 杨 磊	市卫生局
	三维适形放射治疗对治疗复发性宫颈癌的临床应用	新技术引进奖三等奖	施春明 储开岳 陈曾燕	市卫生局
	放射增敏剂配合三维适形放疗治疗纵膈肿瘤压迫气管临床应用	新技术引进奖三等奖	成国建 蔡 晶 戴美云	市卫生局
	整体护理路径在全下全喉全食管切除及胃代食管术围手术期的应用	新技术引进奖三等奖	吉冬丽 陆勤美 王 琳	市卫生局
	洁悠神预防宫颈癌根治术后留置尿管尿路感染的效果贯彻	新技术引进奖三等奖	陈兰英 陆勤美 张 跃	市卫生局
	护理干预在鼻咽癌放疗患者功能锻炼中的临床应用	新技术引进奖三等奖	陆 雁 倪 杰 吉冬丽	市卫生局
	恒速湿化工具在气管切开病人气道湿化中的应用	新技术引进奖三等奖	袁 慧 陆勤美 王 琳	市卫生局
2011	血管彩色多普勒超声在四肢静脉血栓与颈内静脉血栓临床应用	医学新技术引进奖二等奖	季秀珍 何 英 张 晴	省卫生厅
	NET-1EMST 在癌细胞运动中作用的新发型及其对肝癌进展和预后影响的研究	江苏省科学技术奖三等奖	市肿瘤医院	省政府
	非霍奇金淋巴瘤细胞周期调控异常的基础与临床研究	市科学技术进步奖一等奖	何 松 沈爱国 王橘婵 强福林	市政府
	面向病人的医院门诊流程整合与再造研究	市科学技术进步奖二等奖	沈 康 强福林 陆会均 蔡 晶 张一心 陆勤美	市政府
	DLC-1 基因甲基化检测在干细胞癌复发转移应用	市科学技术进步奖二等奖	刘继斌 施民新 沈 康 张一心 邵冰峰 蔡 晶	市政府
	免疫 PCR 法检测乳腺癌患者 P185 蛋白医技抗体的临床应用	医学新技术引进奖二等奖	刘继斌 施民新 江晓晖	市卫生局
	药物经济学原理在肿瘤专科临床药学中的应用	医学新技术引进奖二等奖	张锦林 倪美鑫 季屹红	市卫生局

续表5-2-1

授奖年份	完成项目	荣誉名称	获奖单位(或主要完成人)	授奖单位
2011	食管癌围手术期加速康复整合实践	医学新技术引进奖二等奖	张兰凤 周建萍 高 俊	市卫生局
	硼替佐米联合NK细胞对骨髓瘤细胞株KM-3作用的影响	医学新技术引进奖三等奖	沈 茜 陈冬梅 陆 伟	市卫生局
	GDP方案节拍化疗在复发难治性非霍奇金淋巴瘤中的应用	医学新技术引进奖三等奖	杨 磊 宋诸臣 曹永峰	市卫生局
	COX-2和HER-2对非小细胞肺癌病情及预后判断的价值	医学新技术引进奖三等奖	陆俊国 杨 磊 谭清和	市卫生局
	超声引导多点粗针活检在淋巴瘤诊断中的临床应用	医学新技术引进奖三等奖	何 英 季秀珍 徐小红	市卫生局
	双链置换探针实时荧光定量PCR结合融解曲线特性分析检测高危型人乳头瘤病毒16.58亚型	医学新技术引进奖三等奖	张金业 林 兰 李 明	市卫生局
	早期营养管内滴注扶正理气汤加足三里按摩对加速食管癌术后肠功能恢复影响和护理	优秀中医药项目奖二等奖	张兰凤 周建萍 杭小平	市卫生局
2012	补康灵汤联合非小细胞肺癌放化疗的临床应用	省医学新技术引进奖二等奖	张锦林 蔡 晶 谭清和	省卫生厅
	食管癌围手术期加速康复整合实践	市科学技术进步奖三等奖	张兰凤 周建萍 高 俊 陆海敏 王晓蔚	市政府
	三维适形放疗联合肝动脉化疗栓塞治疗肝癌伴门脉癌栓的临床对照研究	市科学技术进步奖三等奖	蔡 晶 吴志军 徐爱兵 苏小琴 王向前	市政府
	彩色多普勒超声诊断颈内静脉血栓与四肢静脉血栓临床应用研究	市科学技术进步奖三等奖	季秀珍 何 英 张 晴 姜 倩 万志龙	市政府
	ATP-TCA体外药敏检测在复发或耐药NHL化疗中的临床应用研究	市科学技术进步奖三等奖	杨 磊 宋诸臣 徐小红 杨书云 曹永峰	市政府
	HepPar-1等免疫标记在血AFP阴性肝癌诊断及鉴别诊断中的价值	市科学技术进步奖三等奖	陈旭东 何 松 陈亚丽 张建兵 张 婷	市政府

续表5-2-1

授奖年份	完成项目	荣誉名称	获奖单位(或主要完成人)	授奖单位
2012	乙型肝炎病毒前S基因突变分子流行病学及临床意义研究	市科学技术进步奖三等奖	强福林 杨自力 吴徐明	市政府
	肝癌表观遗传学医技相关基因单核苷酸多态性改变在肝癌发展以及预后中的临床阴阳	医学新技术引进奖一等奖	刘继斌 强福林 刘 莉	市卫生局
	ATP生物荧光法体外药敏试验指导复发或难治性非霍奇金淋巴瘤化疗的临床应用	医学新技术引进奖二等奖	杨 磊 宋诸臣 蒋 斌	市卫生局
	依据ERCCI、RRMI耐药基因表达水平指导肺癌个体化化疗	医学新技术引进奖二等奖	谭清和 陈 佳 何 松	市卫生局
	限制性液体治疗策略在促进胃癌手术患者康复中的应用	医学新技术引进奖二等奖	陈小红 曹汉忠 王小林	市卫生局
	低分割法三维适形放疗联合TACE治疗肝癌合并门静脉癌栓的临床应用	医学新技术引进奖三等奖	徐爱兵 谢国栋 田思源	市卫生局
	经尿道膀胱出血点电凝术在放射性膀胱炎治疗中的应用	医学新技术引进奖三等奖	王小林 黄 健 曹广鑫	市卫生局
	PET/CT在乳腺癌TNM分期中的应用	医学新技术引进奖三等奖	施东辉 陆海敏 谢鹏飞	市卫生局
	超声引导粗针活检在颈部肿块诊断中的应用	医学新技术引进奖三等奖	张 晴 吴志军 何 英	市卫生局
	补康灵汤联合化疗治疗非小细胞肺癌的临床应用	优秀中医药项目奖一等奖	张锦林 王建红 倪美鑫	市卫生局
	循经移疮泄毒法治疗晚期肝癌	优秀中医药项目奖二等奖	羌曹霞 蒲鲁言	市卫生局

续表 5-2-1

授奖年份	完成项目	荣誉名称	获奖单位(或主要完成人)	授奖单位
2013	低温加药物灌肠技术在防治宫颈癌放射治疗所致直肠炎的应用	医学新技术引进奖一等奖	张兰凤　张曦霞　刘　蓉	省卫生厅
	后装治疗宫颈癌防治并发直肠炎的护理干预研究	市科学技术进步奖二等奖	张兰凤　张曦霞　许　燕 刘　蓉　邱云芳　邓锦玲	市政府
	乳腺癌超声表现与基因表达及预后的相关性研究	市科学技术进步奖二等奖	沈智勇　吴名凤　夏淦林 谢阳桂　施民新	市政府
	医护人员血源性职业暴露的防护研究	市科学技术进步奖二等奖	龚光明　周红芳　李　桃 王美华　徐　燕	市政府
	相关基因单核苷酸多态性改变与宫颈癌发生风险的研究	市科学技术进步奖三等奖	强福林　刘继斌　吴徐明 陈小军　何爱琴	市政府
	彩色多普勒超声检查乳腺癌血流信号判断患者预后的临床应用	医学新技术引进奖一等奖	沈智勇　吴名凤　张建兵	市卫生局
	晚期非小细胞肺癌β—tubulinⅢ表达水平预测化学治疗敏感性	医学新技术引进奖三等奖	谭清和　陈　佳　何　松	市卫生局
	0.005mg/长托宁在老年子宫肌瘤患者麻醉前的临床应用	医学新技术引进奖三等奖	康培培　曹汉忠　丛顾俊	市卫生局
	激素替代疗法在宫颈恶性肿瘤治疗后患者的应用	医学新技术引进奖三等奖	陈曾燕　贾美群　费国华	市卫生局
	改进型腹板与热塑模联合固定在直肠癌放疗中的应用	医学新技术引进奖三等奖	李　明　储开岳　徐雪峰	市卫生局
	翼形板+真空垫体位固定技术在胸部肿瘤放疗中的应用	医学新技术引进奖三等奖	葛　琴　谢国栋　吴建亭	市卫生局
	调强放射治疗技术在食管癌放射治疗中的应用	医学新技术引进奖三等奖	蔡　晶　徐朋琴　吴建亭	市卫生局
	经鼻插入型肠梗阻导管在难治性肠梗阻中是应用	医学新技术引进奖三等奖	张卫华　李拥军　于洪波	市卫生局
	分支DNA技术检测血清游离DNA在胃癌辅助诊断中的应用	医学新技术引进奖三等奖	张金业　吴晓燕　朱自力	市卫生局

续表5-2-1

授奖年份	完成项目	荣誉称号	获奖单位(或主要完成人)	授奖单位
2013	HePar-1等免疫标记联合检测技术在血AFP阴性肝癌诊断及鉴别诊断中的应用	医学新技术引进奖三等奖	陈旭东 何 松 陈亚丽	市卫生局
	院外延续管理在PICC置管患者中的应用	医学新技术引进奖三等奖	吉冬丽 陆勤美 孟 云	市卫生局
	健康教育路径在食管癌放疗患者中的应用	医学新技术引进奖三等奖	陆 雁 姜凤梅 储春霞	市卫生局
	洁悠神在PICC皮肤护理中的应用	医学新技术引进奖三等奖	吉冬丽	市卫生局
	刃针微创治疗术	优秀中医药项目奖三等奖	江 洋	市卫生局

六、重点学科、重点专科、重点人才及评定

表5-2-2　　　　　南通市肿瘤医院重点学科、重点专科、重点人才等一览

发文年份	荣誉名称	科 室	姓 名	发文单位
1994	第一批"市卫生局中青年专业技术拔尖人才"	—	谭清和	市卫生局
1996	首批卫生专业技术带头人	—	韩 枋 季 震 江 坚 龚振夏 张爱平 黄崇芳 陈海涛 祁 颖 刘国富 马煌如	市卫生局
1998	第四批南通市专业技术拔尖人才		谭清和	中共南通市委
2002	首批市级医学重点学科	病理科	—	市卫生局
	首批市级重点建设学科	放射治疗科	—	市卫生局
	首批市级医学重点人才	—	张一心	市卫生局
	首批市级医学重点人才培养对象	—	蔡 晶 蒋 斌	市卫生局
2003	重新确认南通市首批市级重点临床专科	肿瘤内科、放疗科、病理科	—	市卫生局
2004	第六批南通市专业技术拔尖人才	—	强福林	市委、市政府
2004	南通市新世纪科学技术带头人第三批培养对象	—	周建明	市委人才工作领导小组
2006	第二批市级重点临床专科	肿瘤妇科	—	市卫生局
	第二批市级重点临床专科建设单位	肝胆肿瘤科	—	市卫生局

续表5-2-2

发文年份	荣誉名称	科　室	姓　名	发文单位
2007	"226高层次人才培养工程"首批中青年科学技术带头人	—	张建兵　何　松　张兰凤 杨书云	市委人才工作领导小组
2008	南通市医学重点学科及重点人才	重点学科:病理科 建设学科:肿瘤内科	重点人才: 何　松　张建兵　张兰凤 蔡　晶　张一心 医学培养对象: 徐小红	市卫生局
2009	省级临床重点专科建设单位	病理科	学科带头人: 陈　莉　张建兵　何　松 沈爱国	省卫生厅
2009	第七批南通市专业技术拔尖人才		何　松	市委、市政府
2009	市级临床重点专科	肿瘤内科、放疗科、病理科、肿瘤妇科 麻醉科、肿瘤外科、影像科	—	市卫生局
2011	省级临床重点专科	病理科	—	省卫生厅
2012	"226高层次人才培养工程"第二层次培养对象	—	何　松　张兰凤	市委人才工作领导小组
2012	"226高层次人才培养工程"第三层次培养对象	—	张素青　徐小红　陈旭东 何　英　周红芳　何爱琴 吴志军　张锦林　王小林 杨　磊　刘继斌	市委人才工作领导小组
2012	市"科教兴卫"工程医学重点学科和重点人才	临床医学中心:肿瘤研究中心、病理诊断中心 医学重点学科:放疗科、肿瘤内科、影像科、肿瘤护理 医学重点建设学科:肿瘤外科、肿瘤妇科、麻醉科	学科带头人: 杨俐萍　何　松　蔡　晶 王建红　夏淦林　施裕新 张兰凤　张一心　陈曾燕 曹汉忠 重点人才: 张素青　杨　磊　徐小红 沈　飚　王小林　张锦林 刘继斌　周红芳　施春明 何爱琴　杨燕光　吴志军 何　英　沈智勇　陈旭东	市卫生局
2012	市级临床重点专科及建设单位	临床重点专科:医学检验科、麻醉科、肿瘤妇科、医学影像科、肿瘤外科、肿瘤科、放疗科 临床重点专科建设单位:核医学科、药剂科	—	市卫生局

续表5-2-2

发文年份	荣誉名称	科　室	姓　名	发文单位
2013	江苏省有突出贡献中青年专家	—	强福林	省政府
	省第四期"333高层次人才培养工程"培养对象	—	陈旭东　何爱琴　刘继斌 王小林　何向锋　吴志军 杨　磊	市委人才工作领导小组
	江苏省"双创计划"引进人才	—	杨俐萍	省人才工作领导小组办
	江苏特聘医学专家	—	杨俐萍	省人才工作领导小组办
	省"六大人才高峰"第十批高层次人才选拔培养资助	—	沈　飚　刘继斌　吴志军	省委组织部

七、肿瘤防治

（一）科研现场

1975年起，先后在农村设立5个科研现场，进行大规模人群恶性肿瘤的普查和防治研究，探索肝癌、食管癌、宫颈癌在南通地区发生、发展规律，及时掌握患者的转归及发病动态，开展流行病学的调查研究，使临床与科研、临床医学与预防医学更好地结合。1975年，在如皋县吴窑公社设点开展肝癌普查普治，进行早期肝癌和易感人群甲胎蛋白（AFP）血清学特征的研究。1976年，在如东县沿南地区开展食管癌普查，在当地医院的配合下，用半年时间对农民生活习俗、饮食习惯进行社会调查，对1.2万人进行食管癌普查，经拉网检查，阳性率达54/10万。1978年，在如东县双甸、掘郊两个公社进行宫颈癌普查，查实1万人，普查率达85.43%，患病率达309.1/10万，早、中期占77.42%，基本达到早期诊断、早期治疗的要求，经过社会调查，对发病原因作初步探讨，提出预防意见。1983年10月，在肝癌死亡率较高的如皋县胜利乡进行大规模人群肝癌普查科研，普查1.35万人，将查出的33名肝癌患者作定期观察对象，同时结合进行甲胎分子变异体临床应用的研究。

（二）普查普治

1974年6月至1982年3月，共作病理检查4.06万例，其中肿瘤1.35万例，占总数的33.3%。经过分类，良性肿瘤2690例，占肿瘤总数的19.9%；恶性肿瘤1.08万例，占肿瘤总数的80.6%。恶性肿瘤中，女性生殖系统肿瘤5328例，占恶性肿瘤总数的49.33%，占首位的是宫颈癌；消化系统肿瘤2643例，占恶性肿瘤总数的24.5%，占首位的是胃癌，次为食道癌；呼吸系统肿瘤703例，占恶性肿瘤总数的6.5%，占首位的是鼻咽癌。根据上述状况，把发病率高的几种恶性肿瘤作为防治工作的重点，每年组织力量到工厂、农村、机关、学校开展普查普治工作。除设立科研现场外，先后对数十个单位人员进行全面体格检查。1985年，在南通天生港发电厂等单位共体检4887人次，为南通市2003名中学教师进行肿瘤普查，在徐州煤矿对5000余名职工进行单项性肝癌普查。到1985年年底止，累计共体检、普查71万余人次。面向基层，开展业务技术协作活动，与如东县栟茶区医院合建肿瘤科；在苏州市沙州县三兴卫生院建立肿瘤防治技术指导站；与如皋县白蒲区医院建立业务协作关系。按期选派主治医师以上骨干前往协作单位进行门诊、查房、手术及举办业务讲座，开展肿瘤咨询，参加肿瘤普查普治工作。

八、南通市肿瘤研究所

南通市肿瘤研究所的前身为南通市肿瘤医院临床肿瘤研究所，创建于1983年5月，科研团队是由临床医护人员构成，主要任务是为临床科研服务。20世纪90年代中期，随着肿瘤研究的发展和需要，医院向南通市卫生局请示，拟将临床肿瘤研究所升格为南通市临床肿瘤研究所，于1996年8月，经南通市编制委员会、南通市卫生局批准，南通市肿瘤医院临床肿瘤研究所更名为南通市肿瘤研究所，相当于科级建制事业单位，隶属于南通市卫生局，与南通市肿瘤医院合署办公，实行院所合一的管理体制，增设编制10人。2006年5月研究所依托和挂靠的南通市肿瘤医院挂牌为南通大学附属肿瘤医院。

2011年在"科教兴院"方针指导下，院领导大胆尝试研究所的结构性改革，借以引进海外留学高端人才杨俐萍组建中心实验室为契机，对研究所内部结构进行优化组合，下设中心实验室、肿瘤流行病学研究室、肿瘤生物标本库以及生物治疗中心。研究所的领导班子也作相应调整，经市卫生局批准，院长强福林兼任研究所所长，杨俐萍任常务副所长，张一心、吴徐明、张建兵、陈建国、沈爱国任副所长。整合后的研究所新组建两支科研专业队伍，一支是在杨俐萍教授带领下从事肿瘤基础及肿瘤转化医学的研究队伍；另一支是在陈建国研究员带领下从事肿瘤流行病学研究的队伍。2013年，研究所拥有高级职称7人、中级职称3人、初级职称8人，其中具有博士学位6人、硕士学位7人，南通大学硕士导师4人，该团队学术背景全面，涵盖肿瘤干细胞、肿瘤血管生成、肿瘤标志物、肿瘤流行病、肿瘤免疫、肿瘤药物分子等多学科专业。自2011年来，研究所的科研运行经费主要来源于国家自然

基金、省市科研基金、卫生局科研基金下达的课题专用经费，以及医院自筹部分经费。

自2011年来，科研所获得的成绩有：以第一单位获立项课题15项，获经费总额400多万元，其中国家自然基金面上项目2项、青年基金1项、省双创人才1项等；以第一或通讯作者发表论文50多篇，其中SCI收录32篇；获市厅级科技成果奖7项。

（一）中心实验室

2006年9月成立，2011年新建中心实验室，占地面积670平方米，分9个功能区：组织化学室、细胞培养室、分子生物室、流式细胞仪室、激光共聚焦显微镜室、动物实验室、标本库、洗涤消毒室、学术交流室。实验室拥有50万元以上的精密仪器设备7台，包括流式细胞分选仪（3个激光管）、激光共聚焦显微镜（3个激光管）、正立荧光显微镜及图像分析系统、荧光定量PCR仪、冰冻切片机、梯度PCR仪等。实验室2013年有固定工作人员6人，其中高级职称1人、初级职称4人，具有博士学位学历1人、硕士学位学历2人、在读硕士1人、硕士导师1人，学科带头人是杨俐萍主任。

中心实验室的主要任务是开展肿瘤转化医学研究，研究的方向有肿瘤血管生成、肿瘤标志物、肿瘤干细胞、肿瘤发生。另外，还承担医院及院外合作单位的硕士研究生的实验培训，以及为临床研究服务。

（二）流行病学研究室

2012年2月创建流行病学研究室。2013年有固定工作人员4人，其中高级职称2人、中级、初级职称各1人，在读博士和硕士学位各1人、硕士学位2人；南通大学硕士导师1人，学科带头人是陈建国。

流行病学研究室主要从事肿瘤流行病学研究、肿瘤登记与病例随访等工作。提出流行病学随访设计工作思路和发展目标，对肿瘤住院病例的信息资料进行摘录整理；对入院肿瘤病例开展登记报告和流行病学调查，开展病例随访，建立

并逐步完善医院为基础的肿瘤登记制度，开展描述性和分析性研究。

（三）肿瘤标本库

标本库成立于2006年9月，经过多年的努力，标本库在硬件、软件方面得到大力发展，至2013年已储存医院5000多份新鲜肿瘤组织和血液标本，以食管癌、胃癌、肝癌、胆管癌、胰腺癌、结直肠癌、肺癌、乳腺癌、宫颈癌、子宫内膜癌和淋巴瘤等肿瘤为主。存储方式：液氮以及－80度超低温冰箱保存新鲜组织，－20度低温冰箱以及－80度超低温冰箱保存血液标本包括白细胞、红细胞以及血浆标本，－80度保存组织样本提取DNA、RNA（此工作从2013年开始启动）。自2013年开始采用电子TBANK组织库管理系统，建立并完善冷冻组织保存标本库管理系

统和低温预警报警系统。实现与医院信息系统的联网，实现管理信息化的要求。

标本库2013年有固定工作人员4人，其中高级职称1人、中级2人、初级职称1人，博士学位1人，在读硕士学位1人；南通大学硕士导师1人，负责人是刘继斌。

（四）生物治疗中心

生物治疗中心创建于2003年9月，2013年有高级职称人员2人、中级职称人员1人、初级职称人员1人，博士1人，是苏中苏北地区首家肿瘤生物治疗中心，引进各种进口专业仪器，建立符合国家GMP标准的净化实验室，拥有配置完整、功能齐全的质量控制实验室。中心自成立以来已经治疗1000多名各种肿瘤患者，均取得较为满意的疗效。

表5-2-3　　　　　　　　　1984~2013年南通市肿瘤研究所负责人一览

姓　名	职　务	任职时间
季　震	南通市肿瘤研究所所长	1984.09 ~ 1996.12
江　坚	南通市肿瘤研究所副所长	1992.01 ~ 1998.04
周锦华	南通市肿瘤研究所副所长	1993.12 ~ 1996.12 1998.05 ~ 1999.06
龚振夏	南通市肿瘤研究所所长	1998.05 ~ 2001.12
郁惠高	南通市肿瘤研究所副所长	1999.06 ~ 2005.12
张一心	南通市肿瘤研究所所长	2004 ~ 2011.07
	南通市肿瘤研究所副所长	2011.07 ~
强福林	南通市肿瘤研究所所长	2011.07 ~
杨俐萍	南通市肿瘤研究所副所长兼中心实验室主任	2009.11 ~
吴徐明	南通市肿瘤研究所副所长	2011.07 ~
张建兵	南通市肿瘤研究所副所长	2011.07 ~

第六章　医院文化

第一节　宗旨·精神·院训

医院自建院以来，在不同历史时期开展一系列全心全意为病人服务的宣传教育活动，在职工中培育与弘扬救死扶伤和革命的人道主义精神，始终注重医疗技术与医德医风的同步建设与发展。经过长期的蕴育、积淀与提炼，在 20 世纪 90 年代，逐步形成富有行业特色、体现单位特点的医院宗旨、医院精神与院训。

宗　旨：攻克肿瘤，造福人类；
　　　　服务社会，奉献人民。
精　神：敬业　廉洁　开拓　务实。
院　训：服务热情周到，技术精益求精。

第二节　院　　徽

院徽的内涵：以绿、蓝、白三色为主色调——绿色代表生命，蓝色代表康复，白色代表纯洁美好；以两片飘逸的绿叶象征南、北院比翼齐飞，肿瘤专科与综合医疗同步发展；同时如呵护之手，象征关爱生命、善待患者，体现以病人为中心的优质温馨服务以及医务工作者亲、善、美的形象；十字凸现医疗行业的特点，近似英文字母 "t"，既是肿瘤英文的首字母，也是南通 "通" 字的首字母；两片绿叶造型暗含医院首字母 "H" 的变形，三者结合，是南通市肿瘤医院之意；1972，代表医院创建于 1972 年，是国内创建最早的地市级肿瘤专科医院。

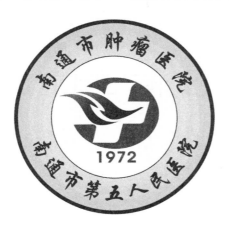

第三节　院　歌

1=F 2/4
♩=116

施勤耕 词
王　剑 曲

（6. 66 ｜6 -｜i 5 3｜5 -｜4. 4 4 5｜6 5 3 0｜0 2 6｜

5 3｜2. 6｜7 5｜1 -｜1 0）‖：5 3 3｜5 3 3 0｜

让 我们 把爱心
让 我们 把爱心

2 2 2 1 2｜1 5.｜5 2 2｜5 2 2 0｜1 5 1 2.｜3 -｜5 3 3｜

融进 真诚的 笑容，　去 抚平 病员 痛苦的心 灵。　让 我们
融进 奉献的 双手，　去 换来 病员 满意的笑 容。　让 我们

5 3 3 0｜5 5 6 5 6｜5 4.｜3. 4 5 0｜5 4 3 0｜5 3 2 2 1｜1 -：‖

把爱心　化作 神圣的 职责，　担 负起 攻 克 肿瘤的道 义。
把爱心　化作 无穷的 智慧，　为 病员 带 来 又一个春 天。

6 -｜6. 6｜6 5 3｜5 -｜6 6 i｜5 6 5 3｜2 2 2 1 2｜

我 们 是白衣 天 使，　我 们是攻克 肿瘤的尖
我 们 是白衣 天 使，　我 们是攻克 肿瘤的尖

3 -｜6. 6 6｜6 -｜7 5 3｜5 -｜i. i i 7｜6 5 3 0｜

兵。　敬业爱 岗，　廉洁 守纪，　救 死 扶 伤
兵。　勇于开 拓，　务真 求实，　白求恩的 精 神

0 2 6｜5 3｜2 2 6｜7 5 2｜1 -｜1 0：‖5 -｜

是 我们 神圣 的 使 命。
鼓舞我们 永远 向 前，　永

5 6｜7 -｜5 -｜i -｜i -｜i -｜i -｜

远 向 前。

第四节　院　　报

南通市肿瘤医院院报前身名为《院讯》，编辑部由党委办公室工作人员和相关部门人员组成。医院党委高度重视院报建设，由院党委书记任院报总编辑、党办主任具体分管院报工作。

2004年10月10日改为《肿瘤医苑》，月刊，每年编辑出版12期，共分4个版面，一版医院要闻、二版医护视点、三版健康导航、四版医院文化。

2007年，《肿瘤医苑》被全国医院报刊协会评为全国优秀医院报刊，同时面向社会征集院标和广告语，收到来自全国各地3000多件应征作品。2008年，院报进行改版，在用稿、编排、纸质等方面进行改进。围绕中心工作开设医院动态、技高一筹、一线报道、专家风采、抗癌之窗等专栏。2011年，《肿瘤医苑》随《江海晚报》发行，每月刊发5万份，并与全国医院报刊协会及各兄弟单位院报编辑部加强沟通联系。

第五节　文体活动

建院以来，工会、共青团经常组织医院职工开展各种文体活动、劳动竞赛、技能比武等，丰富职工生活，展示职工才华，培育高雅的情操，服务医院中心工作，加强医院精神文明建设。

1981年，组织群众性歌咏大会。

1984年，春节期间，举办首届迎春运动会。编排《食堂炊事员》参加南通市卫生系统文艺会演，获得演出二等奖。组织观看优秀影片和电视节目。比赛项目有5000米长跑、乒乓球、自行车慢车赛、拔河、托球赛跑、象棋等。组织国庆征文、书法交流活动。建立男女羽毛球队、排球队、篮球队、男女乒乓球队、象棋队、桥牌队。春节前夕，举办游艺晚会。

1985年，举办第二届迎春运动会、组织国庆征文、书法交流活动。

1993年，每周组织舞会、放录像等娱乐活动。

1996年，组织"迎春卡拉OK大奖赛""闹元宵、学雷锋、迎三八联欢会""五月的鲜花联欢会"。成立书法美术、歌咏舞蹈、花卉盆景等3个兴趣小组。定期举办舞会，丰富职工的业余文化生活。

1997年，举办"爱国、兴院、敬业"等大型文娱晚会。自编群口快板《喜看医院新气象》和小品《迷眼的"红包"》等节目。组织"庆七一迎回归""庆十五大"歌咏比赛及"庆八一暨第二届卡拉OK演唱比赛"。分别组织象棋、五子棋比赛。组织参观如皋十里花市，举办院首届盆景展览。

1998年，开展寓教于乐的群众性活动，举办新春联谊会、元宵联欢会、"迎三八"、五四晚会、国庆晚会。参加市卫生局组织的文艺调演，舞蹈《等你来》深受好评。组织参加市卫生局组织的第三届运动会，获团体总分第2名，其中获篮球冠军、钓鱼单项冠军，乒乓球第5名。10月，组织"我爱我院"征文及演讲比赛，评出优秀文章10篇，优秀演讲者3人。

1999年，全面开展"创建合格工会小组"活动。坚持每月开展一次主题教育活动，如设计院徽、谱写院歌、"火红的青春"演讲、歌唱祖国"歌咏比赛、"主人翁教育"等。

2000年，举办"卡拉OK"比赛、"红色旋律"游艺会、"回归自然盆景展""时装展示"等。

2001年，在每月一次主题教育活动的基础上举办首届职工文化节，参加职工1500余人次，设11个奖项。

2007年，开展"迎五一卡拉OK大奖赛""病人在我心中"演讲比赛。

2008年，开展"天使情怀·首届文明礼仪服务大赛暨文艺汇演""天使情怀·第七届抗癌明星文艺汇演""医疗核心制度知识竞赛"等活动。

2009年，举办庆祝国庆60周年职工大合唱比赛暨第八届抗癌明星活动，全院350多名员工走上市文化宫大舞台。

2010年，在"蓝天下的至爱"暨南通市肿瘤医院第九届抗癌明星活动中，戏剧小品《身影》及配乐诗朗诵《向着阳光飞翔》等节目在市更俗剧院成功演出，南通市电视台作专题报导。

2011年，在生命欢歌第八届"蓝天下的至爱"暨第十届抗癌明星活动专场文艺汇演中，戏剧小品《身影》、集体舞《在创建中年轻》及歌舞《我和你》（中、英文演唱）等节目在"濠滨夏夜"成功演出。为全面贯彻落实全民健身精神，医院组织"庆国庆"暨首届职工乒羽联赛。

2012年，举办医院PPT教学演示大赛。

2013年，举办"中国梦·医院梦·我的梦"征文活动。

表6-3-1   医院文化建设一览

种 类	内 容		创作者	确定时间
医院精神	主题词:敬业 廉洁 开拓 务实		集体	1999.03
医院院歌	南通市肿瘤医院院歌		词:施勤耕	1999.03
			曲:王 剑	
医院院徽	名称:1999版院徽		施勤耕	1999.03
	名称:2007版院徽		利玉章	2007.10

第七章 人 物

第一节 人物传略

张作俊（1932～1980）

女，江苏南通人，中共党员，药师。曾任南通市肿瘤医院药房负责人。1956年参加工作，历任南通医学院附属医院、南通地区机关门诊室药剂士，南通市公费医疗门诊所、南通县通海地区医院药师。1974年调入南通地区肿瘤医院，较好地完成了药房筹建任务。

吕秀文（1926～1986）

江苏海安人，中共党员。1944年10月入伍，在部队期间，先后担任卫生员、军医、医务所长、军分区卫生队副队长、军分区卫生处主任、卫生营长等职。先后荣立三等功1次、四等功3次，被授予医工模范称号，并被多次表扬和奖励。1958年，转业到地方后，先后担任牡丹江农垦局职工医院院长、农场卫生科科长、佳木斯市卫生局秘书科科长、防疫站党支部书记、中心医院工会主席、党委办公室主任。1979年3月，调到南通市肿瘤医院担任工会主席。主持建立医院职代会制度，并于1984年成功召开医院首届职工代表大会。

巫云华（1921～1988）

江苏通州人。1940年10月加入中国共产党。1941年6月，在如东潮桥一带从事民运工作。1941～1944年，担任如东马塘区警卫连指导员、如东倔马北区区队副队长。1944～1947年，先后在栟茶、马塘、岔河、城东、桐本五区担任中共区委副书记、区委书记，以后历任南通县公安局局长、中共南通县委组织部部长、中共如皋县委副书记、中共南京航空专科学校党支部书记、中共南京林业学院党委副书记、中共南通专区化肥厂党委书记、中共南通地委劳动工资部、农工部、城工部副部长、南通地区精神病防治院党支部书记、南通地区肿瘤医院党总支书记、南通地区科委副主任等职。

在革命战争时期，巫云华为革命屡立战功。1942年秋、冬，他带领游击队多次冲破日伪军的包围，击败敌人的进攻。他机智勇敢，巧妙伪装，开展游击战。在陶庄战斗中，他带领两个排的兵力，消灭敌人。他密切配合分区作战，组织指挥高家大园战斗，击溃几路日军的进攻，缴获敌人大量的枪支。1947年秋，他带领一个游击队连在骑南、饮泉一带，与国民党部队展开浴血奋战，在突围时不幸遭机枪扫射，半个膝盖骨被子弹打碎，先后开了17刀，为三等甲级残废军人。抗日战争胜利后，巫云华积极领导对敌斗争，努力恢复地方民兵组织，为巩固革命政权、肃清反动势力、保障人民生产安全做出贡献。

新中国成立以后，巫云华长期担任领导职务，不管从事党务工作，还是从事公安、农业、城市、科技等工作，都是认真负责，积极贯彻执行党的路线、方针、政策，出色完成组织交给的任务。20世纪70年代，他不辞辛劳，艰苦创业，先后创建南通地区精神病防治院和南通地区肿瘤医院。在肿瘤医院创建过程中,从基础建设、购置仪器到招收医生、培训人才,他都竭尽全力,亲自操办。在他的领导下,仅用两年左右时间,就建成江苏农村第一所初具规模的肿瘤医院。他事业心强,工作踏实细致,公而忘私,逢年过节,很少回家,深夜经常探望病人,一心扑在工作上。他节衣缩食,慷慨解囊,几年间无私捐献数千元工资,支持和发展医疗卫生事业。1982年离休后,他仍然牵挂医院的建设和发展,多次前往南京、北京,争取医疗设备,为防治肿瘤事业奉献余热。

茅蕴婷（1923~1991）

女,江苏如皋人。1944年9月,南通基督医院毕业,后在南通基督医院、上海同仁医院从事护理工作。1950年,先后在南通地区中心卫生院、南通医学院附属医院、南京工人医院任护士长。1969年12月下放到如皋林梓乡医院、白蒲区医院任护士长。1974年3月,调入南通地区肿瘤医院,先后担任手术室护士长、护理部总护士长、主管护师等职。1980年,加入中国共产党。曾担任江苏省护理学会理事、南通地区医学会副理事长、南通地区护理学会组长。

1974年,茅蕴婷服从组织决定,毅然挑起筹建医院手术室的重担,克服人员少、时间紧、任务重等困难,依靠组织,依靠群众,在较短时间内建立起一个较正规的手术室。同时,积极组织业务技术训练,制定各项制度。在担任护理部总护士长后,努力学习现代管理知识,积极探索护理管理的新办法、新途径,逐步建立健全一整套护理工作的规章制度。她作风踏实,深入科室,了解情况,解决问题,指导制定疑难病例护理计划,组织疑难病例护理会和危重病人的抢救护理,她先后担任数十批数百名护理专业学生的实习带教和授课任务,亲手示教,以自己从事护理工作的体会和感受,阐明护理工作的意义和价值。

杨新泉（1945~1997）

江苏通州人。1968年8月毕业于哈尔滨军事

工程学院原子工程系。1970年8月,在江苏省连云港市光学仪器厂劳动锻炼。1971年8月,分配到连云港市商业局从事宣传工作。1976年,参加中共连云港市委组织的工作队到锦屏乡工作,担任秘书组组长。1976年11月,调入南通地区肿瘤医院负责宣传工作。1984年9月,任医院党总支秘书兼宣传员、党总支委员。1987年6月,任医院党总支副书记。1994年8月任巡视员。

杨新泉出身贫寒,在党的培养下,杨新泉上了大学,对党怀有深厚的感情。他常说:要饮水思源,以认真踏实的工作报答党的恩情。1976年11月,调入南通地区肿瘤医院后,专职从事宣传工作,同时兼管共青团和职工教育,他根据院领导的安排,精心组织全院性政治学习,学习《邓小平文选》,学习邓小平建设有中国特色社会主义一系列重要论述,开展真理标准问题的大讨论,宣传党的工作重点转移到经济建设上来的伟大意义。并通过举办培训班,开展学习交流,召开演讲会等形式,把学习引向深入。自分管青年工作、统战工作、老干部工作后,他和青年们谈思想、谈学习、谈工作、谈生活,开展各种公益活动和文体活动;他和各民主党派人士建立密切的工作关系,定期召开座谈会,听取对医院工作的意见;他与老干部保持经常的联系,定期看望慰问,得到老干部好评。他注意吸收现代医院管理的理论知识,提高管理水平和决策能力,抓好中心组学习,按期召开民主生活会,注意协调各方面的关系,支持院长工作。他密切联系群众,重视党群、干群关系,经常深入科室、班组了解工作情况;深入职工家庭、集体宿舍,与职工谈心交心,沟通思想;在职工婚姻恋爱、子女上学就业、患病治疗、丧事料理、家庭矛盾等方面,帮助解决一些具体问题,得到职工的信赖和敬重。

徐国明（1918~1998）

江苏海门人。1934年,在国立上海医学院病理科当童工,任助理员、技术员、技士,后担任上海医学院病理教研组技士。1957年9月,调往重庆医学院病理教研组工作,先后任技士、技师。

1973年2月调入南通地区肿瘤医院病理科,先后任技师、主管技师、副主任技师。1980年3月,任病理科副主任,曾担任南通市第五届政协委员。

徐国明家境贫寒,只上过一年私塾,他克服各种困难,利用业余时间补习小学、初中的文化课程,系统学习病理技术的基础理论,广泛阅读国内外病理专业的图书资料。自学机械学、电气学、制图学等相关专业知识。1973年,徐国明担负病理科的组建任务,在经费缺、时间紧的情况下,带领全科人员,设计多种病理制片仪器设备,节约资金,争取时间,保证医院按时开诊。徐国明从事病理技术工作48年,先后设计、制造、改进病理技术设备及仪器40余项,其中有自动脱水浸蜡包埋机、污水自动消毒处理装置、三角型磨刀背壳、75型通用显微切片刀及全套病理纸片自动化、机械化、电气化装置、78型显微切片机等,为提高医院病理技术质量及诊断水平作出了突出贡献。

徐国明重视知识的积累和经验的总结,他和全科人员一道,建立了完整的病理档案资料库和管理制度,得到同行和专家的好评。他将发表的论文、经验、体会文章及各类病理技术资料逐一进行整理,于1998年1月捐赠给医院病理科和海门市人民医院病理科。

万潜光（1915～1998）

又名万德鸿,江苏如东人。1929年,从师学中医。1934年,在如东县河口自设诊所行医。1946年秋,在南通市区经商并兼行中医。1954年,与他人组织联合诊所,从事中医内科诊疗。1956年11月,在南通市防疫站中医内科工作。1957年7月,调入南通市中医院任中医师。1960年2月,在南通市干部疗养所工作。1962年2月,调回南通市中医院,负责住院部内科的中医治疗工作。1969年12月,下放如皋市搬经区医院任中医师。1975年1月,调入南通地区肿瘤医院中医科,先后任中医师、主治中医师、副主任中医师、中医科副主任等职。曾担任农工民主党地区肿瘤医院支部主任。

20世纪50年代后期,万潜光克服家庭困难,先后参加江苏省和南通地区组织的血防医疗队,到东台、海安等地从事晚期血吸虫病人的治疗工作,圆满完成任务,受到主管部门的表彰和奖励。他广泛诵读和研究历代名医经典医籍和各家学说,灵活运用中医的理、法、方、药为病员辩证施治。在治疗再生障碍性贫血、癫痫、顽固性呕吐、癌症病人手术、放疗后并发症等方面积累了成功的经验。先后在省级中医杂志发表论文多篇。他研制的补康灵糖浆受到病员和临床医务人员的欢迎,取得显著的社会效益和经济效益。晚年,他根据从医50多年的经验,编撰《诊余一得集》,为后人留下宝贵的知识遗产。

万潜光服务热情,态度和蔼,千方百计为病人提供诊疗上的方便。经常为老年病人或重病病人挂号,为经济困难的病人垫付药款,为路远的病人寄化验单、检查单,为函诊病人寄处方,对出院病人进行随访。严守职业道德,从不以医谋私,经常拒收病人为表达谢意而馈赠的物品,有时病人将物品送到家中,第二天他又带回医院退给病人,或折合成现金邮寄给病人,深得病员及家属的信赖和敬重。

龚振夏（1943～2005）

江苏通州人。原南通市肿瘤医院副院长,南通市肿瘤研究所所长,主任医师,中共党员。1968年毕业于南京医科大学。1970年5月任启东人民医院内科医师,1974年6月调入南通市肿瘤医院内科工作。曾任江苏省医学会肿瘤学会委员、江苏省抗癌协会化疗专业委员会副主任委员、南通市医学会理事、南通市医学会肿瘤学会主任委员。

从事医学临床工作30多年,通晓内科专业理论,临床经验丰富,擅长肿瘤的诊治,尤其在肿瘤内科方面颇有建树。对肿瘤化疗后骨髓抑制、癌性胸水等毒副反应处理有较深的研究。为南通市化疗专业学科带头人,省、市医疗事故技术鉴定专家组成员。先后在《实用癌症》《实用肿瘤》《肿瘤防治研究》《河南肿瘤学》《交通医学》《南通医学院学报》等刊物发表学术论文多篇。获南通市科技进步三等奖2项，南通市卫生局优秀新技术新项目二等奖1项、三等奖2项。获得南通市优秀知识分子、优秀共产党员、南通市五一劳动奖章等荣誉称号。

担任副院长期间，狠抓医院业务建设，抓住医疗质量这一管理核心，领导临床、医技、护理等部门认真落实各项医疗制度和操作规程，强化业务学习，加强人才培养，组织开展各项科研，抓好各项工作检查和考核，使医院的医疗业务工作有了长足的进步，为市肿瘤医院的建设和发展作出了突出贡献。

邱 报（1932~2007）

山东滕县人。曾任南通地区肿瘤医院医务科副科长，中共党员。1945年8月参加革命工作，先后担任通讯员、卫生所卫生员、团卫生队卫生班班长、营卫生所军医、团卫生连连长、团卫生防疫所所长兼主治军医等职务。先后经历铁道游击战、鲁南突围、淮海战役、渡江战役、江浦战斗、夺取国民党总统府、剿匪斗争等重要战斗。曾多次荣获战斗四等功、三等功奖励。1976年6月，转业到南通地区肿瘤医院任医务科副科长，负责医疗管理工作。

金显勋（1936~2007）

浙江镇海人。1960年7月上海第一医学院医疗系毕业，同年分配至甘肃省徽县人民医院外科，先后任医师、主治医师。1982年5月调入南通市肿瘤医院妇科，先后任主治医师、副主任医师、主任医师。曾任政协南通市第七届委员会委员、中国农工民主党南通市委委员、中国农工民主党南通市肿瘤医院支部副主任。擅长妇科肿瘤的手术治疗及放、化疗和各种疑难、急症的处理。发表专业论文近10篇，刊登于省级以上杂志。

张爱平（1936~2008）

江苏南通人，原南通市肿瘤医院院长，主任医师，中共党员。1963年8月毕业于南通医学院医疗系。曾任南通市肿瘤医院外科主任、业务副院长、院长。中国抗癌协会骨与软组织委员会委员、江苏省抗癌协会食管癌专业委员会委员、中国抗癌协会南通分会副理事长、中华医学会南通分会胸心外科委员会副主任委员。

从事胸外科工作40年，精通胸外科专业基础理论和专业知识，基本功扎实、临床经验丰富，是南通市卫生局胸外科学科带头人。擅长肺、食管、胃、纵膈等肿瘤的手术治疗，对肿瘤综合治疗作了较多研究，取得较好疗效。结合临床开展科研，参加由中国医学科学院肿瘤医院与英国牛津大学医学院合作开展的国际早期乳腺癌随机对照多中心临床治疗的研究，获牛津大学医学院与中国医学科学院肿瘤医院联合签发的科研证书。另与美国威斯康新大学合作开展对早期乳腺癌根治术后内分泌临床治疗方面的科研。先后在省以上杂志发表论文10多篇，其中7篇获优秀论文奖。多次被评为院先进工作者及市卫生系统优秀共产党员。

担任医院院长期间，坚持贯彻卫生工作方针政策，为加强医院建设和管理，对医疗质量、专科发展、人才队伍、技术水平、服务能力等方面做出了较大贡献。

祁 颖（1936~2009）

女，北京人。1954年7月铁道部哈尔滨卫生技术学校毕业。同年分配至铁道部第六工程局任内科医士。1957年8月考入甘肃省兰州医学院医疗系学习，1962年12月大学毕业。1963年1月在甘肃省徽县医院内科先后任医师、主治医师。1982年4月调入南通市肿瘤医院任内科主治医师。1984年2月，先后任南通市肿瘤医院物理诊断科主治医师、副主任医师、主任医师。1988年任物理诊断科副主任。曾任中华医学会江苏分会第二届超声专科学会委员、中华医学会南通市分会超声医学学会第二届、第三届主任委员、理事、中华医学会会员、中日抗癌协会会员。

擅长于内科临床及B超诊断学，在省级以上刊物发表《脂餐后胆囊体积变化的观察》《宫腔

积液的超声表现》《胰腺癌的影像学诊断》等论
文10多篇。

梁锦森（1942～2009）

江苏南通人。1968年11月南通医学院医疗
系毕业，同年12月到如东县南坎公社劳动锻
炼。1970年1月，分配至如东县丰利地区医院任
外科医师。1972年1月，调入南通地区驻徐州煤
矿指挥部柳新煤矿医院任外科医师，1980年2月
任副院长。1983年3月，调入南通市肿瘤医院外
科，先后任医师、主治医师、副主任医师、主任
医师，1984年9月任副院长，1992年5月任普外
科副主任。曾任中华医学会南通分会肿瘤专业委
员会委员。

擅长肿瘤的诊治，尤其是以手术为主的普瘤
外科综合治疗。对甲状腺癌、胃癌、肝癌、胰腺
癌、腹膜后肿瘤、直肠癌及软组织肿瘤等术中、
术后处理有较深的研究，并在《交通医学》《南
通医学院学报》《河南肿瘤学杂志》《南通医药》
等刊物发表学术论文多篇。《甲状腺癌124例临
床探讨》论文曾在第一届全国甲状腺肿瘤学术会
议上作大会交流。对少见疑难病能认真正确处
理，对结肠多发性家族性息肉病，能施行结肠全
切除、直肠粘膜剥脱经直肠浆肌鞘回肛管吻合
术，获得成功。擅长纤维结肠镜检查，经结肠镜
微波治疗大肠息肉，获得南通市卫生局优秀新技
术项目三等奖。曾多次被评为医院先进工作者，
1999年度被评为南通市卫生局优秀共产党员。

周洪宾（1923～2012）

江苏通州人，曾任南通地区肿瘤医院副院
长、政工组组长、中共党员。1944年10月参加
革命工作，先后任职于苏北第一届文研会；南通
通州五总初级小学教师、校长，西亭小学校长，
通州教育工会副主席；市委党校党支部书记，地
委党校教员，南通专区工会办事处宣传部部长，
地委文教部副科长、宣传部干部科科长等职务。

1976年7月，调入南通地区肿瘤医院工作。

陈天慈（1927～2013）

江苏通州人，曾任南通市肿瘤医院副院长，
中共党员。1946年9月参加革命工作。入伍后考
取苏中医校学习两年，学习结束后一直担任军队
医疗及战地救护等工作。先后担任医助、军医、
团医务主任、师医务主任、师卫生科科长等职
务，一直在前线从事战地救护工作。在解放战争
期间，多次立功受奖，荣立三等功2次、四等功
6次。1979年10月，转业到南通地区肿瘤医院，
分管医院财务、后勤物资等工作。

陈培均（1936～2013）

江苏南通人，曾任南通市肿瘤医院总务科、
保卫科副科长，中共党员。1952年中学毕业后经
过短期师资训练班的学习后，投身教育工作近10
年。先后在数所小学任教师、副校长。1960年至
1968年工作期间，先后在如皋县公安局、人民检
察院，南通专署公安处等单位工作。1973年1月
调入南通地区肿瘤医院，负责总务、安全保卫管
理工作。多次荣获港闸区及南通市卫生局的表
彰，数年连续获得"医院先进工作者"荣誉称号。

陈公权（1936～2013）

江苏南通人，曾任南通市肿瘤医院副院长，
副主任医师，中共党员。1963年8月苏州医学院
医疗系本科毕业，服从组织分配到灌南县从事医
疗卫生工作，先后担任医师、主管医师、副院
长、院长等职务，擅长普外科工作。多次被灌南
地委、县卫生局表彰嘉奖。1984年8月调入南通
市卫生局医政科从事医政管理工作，先后任副科
长、科长，南通市医院管理学会秘书、市统计学
会副会长、市卫生协会副会长、市牙病防治指导
组组长等职务。1991男8月调入南通市肿瘤医
院，分管财务工作，同时配合市卫生局分管全市
的农村初级卫生保健等医疗工作。

第二节　人物简介

（以姓氏笔画为序）

丁　云

1954年7月生，江苏如东人，中共党员。1979年10月上海第二军医大学临床医学专业毕业。南通市肿瘤医院医疗保险管理办公室主任。曾任医院职工食堂司务长、总务科干事、党委办公室组织员、医务科副科长兼保健科副科长。2012年6月，在江苏省医保工作年会上作关于医院管理工作先进经验交流。2003年被市卫生局评为抗非先进个人，2013年被南通市医保中心评为先进个人。

丁大勇

1958年11月生，江苏南通人，中共党员。1998年12月中共中央党校毕业，副主任中医师。南通市肿瘤医院保障部主任，南院一支部书记，曾任南通港口医院党总支副书记。先后在《河南中医》《交通医学》等医学期刊发表专业论文多篇。

万志龙

1953年1月生，江苏海安人。1978年8月南通医学院毕业，主任医师，南通市肿瘤医院放疗科副主任。南通市抗癌协会委员、南通市医学会委员、南通医学院副教授、苏州大学副教授。擅长常规肿瘤及疑难肿瘤疾病的诊断和治疗。在鼻咽癌、脑瘤、食管癌、肺癌、乳腺癌、直肠肿瘤、淋巴瘤软组织肿瘤、骨肿瘤及儿童肿瘤的诊治方面积累丰富的临床经验。积极开展立体定向放射治疗、适形调强放射治疗、图像引导放射治疗、临床热疗及以放疗为主的肿瘤综合性治疗。获得南通市卫生局优秀新技术二等奖3项，三等奖3项，并获得南通市委科技进步四等奖1项。在核心期刊上发表《不均等剂量放射治疗食管癌临床研究》《食管癌腔内治疗》《骨肿瘤的放射治疗》《脑肿瘤的放射治疗》《鼻咽癌的放射治疗》等论文28篇。

马汉成

1944年1月生，江苏南通人，中共党员。1968年8月南京中医学院中药系毕业，主任中药师。曾任南通市肿瘤医院药剂科主任、南通市药学会理事、江苏省药学会药剂专业委员会委员、江苏省抗癌协会抗肿瘤药物专业委员会副主任委员、江苏省医院制剂专家库成员。从事药物调剂、制剂工作30余年。在《中国药业》等核心期刊上发表《补康灵糖浆的制作及应用》等论文10篇。

马传钟

1939年4月生，江苏通州人。1964年8月清华大学自动控制系毕业，主任技师。曾任南通地区电子学会理事。1966年10月至1973年10月，先后承担中国科学院原子能研究所、国家核工业部第一研究设计院有关科研项目的研制、安装、调试工作。1973年10月到1982年2月，任南通市肿瘤医院机修室负责人，主持5000克镭当量钴60放射源的水池倒装的高难工作，在国内医院系统中领先。1982年2月至1994年10月，在南通体臣卫生学校任放射医士专业教研组组长，主持筹建放射医士专业。获国家科学技术进步特等奖，省职业教育研究会论文三等奖，被评为市卫生系统先进教师。先后在《中外医用放射技术》《医疗装备》等核心期刊上发表文章数十篇并编写《X线机构造及维修实验讲义》。

马春旺

1940年11月生，江苏海安人，中共党员。1980年9月解放军后勤学院医疗卫勤指挥系毕业，主治医师。曾任南通市肿瘤医院副院长、第一副院长、院长、书记，解放军总后勤杂志、医院管理学会分会、中华医学会南通分会、局政治思想研究会委员、常务理事。从军20余年，先后担任团卫生队队长，九七医院内科副主任、副院长，十二军卫生处处长。1984年由部队转业到南通市肿瘤医院，主要负责医院全面管理和党务工作。曾参加党校、卫生厅主办的医院现代化管理班学习。精通医院管理基础理论，熟悉医院管理方法，重视人才培养，狠抓后勤保障与医疗设备更新，重点投资医院的硬件和软件建设。任职期间，医院多次被省政府授予文明单位、文明医院称号。1991年被市卫生局评为党政领导关心支持共青团工作奖；1993年获市卫生局综合治理先进工作者称号；多次被南通市卫生局、港闸区政府评为先进工作者、事业单位优秀管理者。先后在《人民军医》《解放军总后勤部杂志》《解放军后勤学术》《现代卫生事业管理》等医刊上发表论文10余篇。其中部分论文在学术大会上交流，4篇获优秀论文二等奖。

马煌如

女，1943年8月生，江苏通州人。1966年7月南通医学院医疗系毕业，主任医师。曾任南通市肿瘤医院放疗科主任、江苏省医学会放疗专业组委员、南通市医学会肿瘤分会委员、南通市抗癌协会理事。1976年以来，一直从事肿瘤放射治疗临床工作，积累丰富的经验，在食管癌、鼻咽癌等肿瘤的放射治疗技术、肿瘤综合治疗、放射增敏剂临床应用研究、计算机在放疗中的应用等方面取得较丰硕的成果。1984年，主持开发国内新进的"放射治疗软件包"。1987年，与他人合作开发"微电脑病理资料处理系统"。1994年，主持完成"医用直线加速器优化剂量测量及计算机技术研究"，获得市级科技进步奖三项，并在核心期刊发表论文多篇。

王　玎

女，1932年2月生，上海人，中共党员。1954年8月上海市第三护士学校毕业，主管护师。曾任南通市肿瘤医院护士长、副总护士长、护理部主任。从事护理工作30多年，具有熟练的内、外科护理技术和护理管理能力。1978年获江苏省卫生先进工作者称号；1980年获省劳动模范称号；1981年获省"三八"红旗手称号；1979年至1981年获南通地区三八红旗手称号；1982年获省卫生先进工作者、省劳动模范、省三八红旗手、南通地区劳动模范、市劳动模范称号；1983年获全国卫生先进工作者、南通市记功奖励。

王　强

1953年6月生，江苏高邮人，九三学社社员。1978年8月南通医学院毕业，主任医师，南通市肿瘤研究所肿瘤治疗研究室副主任、南通市医学会心胸学会委员、南通市政协委员、九三学社卫生工作委员会副主任委员、九三学社科技工作委员会副主任委员、市肿瘤医院支社主任委员、《中华医学研究杂志》编委。曾任南通市肿瘤医院胸瘤科副主任。从事肿瘤的临床、科研及防治工作30余年。擅长乳腺癌、食管癌、贲门癌、肺癌等胸部肿瘤的诊断及外科治疗。尤其对早期乳腺癌及乳腺病的防治具有丰富的临床经验。曾获得全国优秀学术成果二等奖1项，市卫生局优秀新技术项目三等奖2项，1991年被市卫生局记三等功，获医院先进工作者称号2次。在省级以上医刊发表《改良Ivor—Lewis术式在食管癌手术中的应用》等论文20余篇。

王孔佳

江苏南通人，1948年1月生，中共党员。1973年7月安徽医科大学医疗系毕业，主任医师。从事医疗科学教研工作40余年。在南通地区率先开展体外震波碎石治疗术，效果显著。擅长泌尿系统结石、肿瘤等诊治。带教进修及实习医师，兼职临床课教学。多次被评为先进工作者，2007年被评为医院十佳医师。先后在医学期刊杂志发表论文10余篇。

王守明

1935年3月生，江苏沭阳人，中共党员。1960年4月山东卫生干部进修学院毕业，副主任医师。1978年2月调入南通地区肿瘤医院任放疗科主任。从事放射治疗工作近20年，有一定的组织管理能力及丰富的临床经验,能熟练处理疑难杂症,并积极引进新技术应用于临床。

王志高

1941年10月生,江苏南通人,中共党员。1964年7月江苏煤矿专科学校煤矿工业会计专业毕业,会计师。1982年3月调入南通地区肿瘤医院工作,曾任财务科科长、南通市会计系列中级职称评审委员会评委、南通市等级医院评审专家组成员、南通市卫生经济学会理事、南通市卫生学校财会专业兼职专业教师。1988年被市卫生局记三等功、1990获市卫生局卫生计划财务先进个人称号、1989年、1995年、1997年获医院先进工作者称号。

王建红

1966年10月生,江苏如皋人,中共党员。1990年8月南通医学院临床医学专业毕业,主任医师。南通市肿瘤医院肿瘤内科副主任兼消化内科副主任、临床一支部书记、中国药物临床试验联盟肿瘤专业药物临床研究协作组第一届委员会委员、中国抗癌协会肿瘤内镜学分会第一届委员会委员、江苏省医学会化疗与生物治疗分会胃肠道学组委员、江苏省抗癌协会化疗专业委员会委员、江苏省肿瘤科质量控制中心专家委员会成员、南通市医学会肿瘤分会副主任委员、南通市医学会消化与内镜学分会委员、南通市医学会物理医学与康复医学分会委员会常务委员、南通市抗癌协会化疗专业委员会副主任委员、南通市抗癌协会常务理事、南通市康复医学会常务理事。从事肿瘤内科、消化内镜诊治工作20余年。擅长各种常见及疑难肿瘤的诊断及内科治疗。在消化道肿瘤的内镜下诊治包括晚期食管癌致消化道梗阻的扩张治疗术、射频治疗术、金属支架置入术、肿瘤内镜下的注射治疗术、早期胃癌、早期食管癌及胃食管良性肿瘤的内镜下肿块切除术(EMR)、内镜下粘膜下层剥除术(ESD)方面积累丰富的经验。尤其擅长对消化道肿瘤包括胃癌、肠癌等,根据其蛋白组学、基因组学等生物标志物表达的情况,采取个体化的综合治疗措施。领导肿瘤内科于2013

年5月通过国家食品药品监督管理总局的药物临床试验机构资格认定,成为国家药物临床试验机构,并担任药物临床试验专业组负责人,组织带领科内人员进行多项抗癌药物的临床试验。2003年获市卫生局非典型肺炎防治工作先进个人称号,2008年获市卫生局、医院优秀共产党员称号等。开展的"胃镜下射频电流疏通食管恶性梗阻"获南通市新技术应用三等奖,"胸苷酸合成酶基因多态性与胃癌的关联研究"获南通市科学技术进步二等奖。在《肿瘤基础与临床》《胃肠病学》《中国肿瘤外科杂志》等医刊发表学术论文多篇。

王浩声

1933年4月生,江苏苏州人。1955年8月山东医学院医疗系毕业,主任医师。曾任南通市肿瘤医院肿瘤外科主任、全国大肠癌协作组成员、南通市崇川区政协副主席、港闸区人大常委会副主任。从事临床工作40余年,曾与他人合作过肘关节成形术,对食道癌术后并发症、保留肛门低位直肠癌根治术、直肠癌根治术、会阴部造瘘术、直肠癌根治术、会阴部造瘘人造括约肌成形术等进行广泛的研究。参加全省及全国会议交流。多次获省、市政协表彰,获市科学技术二、三等奖,市卫生局记三等功,1982～1984年、1986～1990年被评为医院先进工作者。并在核心期刊上发表论文多篇。

王海剑

1969年12月生,江苏如东人,中共党员。2010年1月南通大学毕业,主管技师、副研究员。南通市肿瘤医院行政部主任、医务科副科长、医患沟通中心主任。2002年获市卫生局记三等功;2007年被市卫生局评为全市医院管理活动先进个人;2008年、2011年被评为医院先进工作者;2011年被市卫生局评为社会治安综合治理先进个人;2013年被市卫生局评为社会管理创新先进个人。

王爱娣

女,1936年12月生,浙江宁波人。1961年7月南通医学院医疗系毕业,副主任医师。曾任南通市肿瘤医院保健科副科长,具有扎实的专业理论知识、较高的技术水平,有独立解决疑难问题的能力。1981年至1983年获医院先进工作者称号;1995年被市卫生局评为规范执业道德建设行业新风先进个人;1996年被市卫生局记三等功。

王晓蔚

女,1964年6月生,江苏南通人,九三学社社员。2005年12月南京医科大学护理专业毕业,主任护师。中华护理学会会员、江苏护理学会会员,南通市抗癌协会会员。从事临床一线护理工作30多年,尤其擅长手术室临床护理与管理、护理科研、临床带教等。熟练掌握各类肿瘤外科治疗的围手术期护理,熟知各类急危重症患者的抢救流程与护理,对手术护理质量控制有较深的研究。"洁净手术部微生物动态检测与控制""髂内动脉灌注化疗预防膀胱癌术后复发的临床研究""食管癌围手术期加速康复外科实践"3项科研课题分别于2006年、2008年、2012年获南通市科技进步三等奖;"全喉切除前臂桡侧游离皮瓣发音重建"于2007年获南通市卫生局医学新技术引进开发与推广应用二等奖。2008年、2010年被评为九三学社南通市优秀社务工作者、优秀通讯工作者,并多次被评为医院先进工作者。先后在《中华护理杂志》《中国实用护理学杂志》等核心期刊上发表专业论文近20篇。

卞振东

1963年7月生,江苏启东人,九三学社社员。1985年8月徐州医学院毕业,主任医师。南通市肿瘤医院麻醉科副主任、南通市医学会麻醉分会秘书、南通市医学会重症医学学会委员、南通市医学会医疗事故技术鉴定专家库成员。1988年在复旦大学附属中山医院进修学习。从事临床麻醉工作近30年,对麻醉意外有较强的判断及处理能力,熟练掌握麻醉与镇痛专业各项临床理论和技术,在各科疑难危重症患者的麻醉操作与管理方面积累丰富的临床经验。工作以来多次参加全国麻醉新技术提高班及学术交流会议。在疼痛诊疗

方面积累一定的临床经验。先后在《临床麻醉学杂志》等核心期刊上发表论文8篇。

毛爱廉

1973～1976年任南通地区肿瘤医院办公室主任(简历资料缺)。

邓锦玲

女,1949年9月生,江苏海安人,中共党员。1975年8月南京药学院药学专业毕业,主任药师,曾任南通市肿瘤医院药剂科主任、党总支纪检员。先后负责药房调剂、灭菌制剂、普通制剂、质量检验及药事管理等,积累较为丰富的经验。结合医学临床,研制电解质清肠口服液,用于清洁肠道;研制复方云南白药灌肠液,用于治疗放射性直肠炎,疗效显著,填补放射性直肠炎无特效药可用的空白。在《中国医院药学》等核心期刊上发表《复方云南白药灌肠液的制备与应用》等多篇论文。

叶宣平

1937年8月生,江苏南通人,中共党员。1955年6月扬州医校毕业,主任医师。曾任南通市肿瘤医院放射科主任、江苏省中华医学会放射诊断分会学术委员、南通市放射诊断分会副主任委员、市卫生局中级职称评审委员、市劳动局职业病诊断专家组尘肺诊断小组组长。擅长放射诊断,有解决疑难问题的能力。先后在《中华放射学杂志》《放射学杂志》《实用放射学杂志》《江苏医药》等医刊上发表论文14篇,其中"中西药加肝动脉灌注化疗对中期偏晚肝癌的临床研究"获市科学技术进步四等奖。多次获医院先进工作者称号。1993年3月调离南通市肿瘤医院。

丛远军

1965年1月生,江苏如东人,农工民主党党员。1987年8月南通医学院毕业,主任医师。曾任南通市医学会医疗事故技术鉴定专家库成员、南通市医患纠纷调处中心专家咨询委员会成员。近20多年来一直从事临床麻醉,疑难病人的麻醉

及处理,各级医师麻醉操作、意外情况的处理,疼痛门诊和急诊疑难病人的诊治,新项目、极高风险手术麻醉的开展等。1992年、1999年、2001年、2007年获医院先进个人。在《临床麻醉学杂志》等核心期刊上发表《吗啡控释片治疗重度癌痛的临床体会》《两种三叉神经阻滞法在腮腺手术中的应用》《氟吗西尼用于开胸手术全麻后拮抗咪唑安定残余作用的临床观察》等论文10余篇。

江 云

1932年12月生,江苏泗洪人,中共党员。1962年1月南通医学院专科毕业,主治医师。曾任南通市肿瘤医院保健科副科长。从事内科临床工作多年,熟悉内科基础理论和肝病专科知识,临床经验丰富,能熟练运用中西医结合方法治疗常见病、多发病,处理疑难复杂病。1982年至1985年、1989年至1991年获医院先进工作者称号。

江 坚

1939年11月生,江苏通州人,1965年8月南通医学院医疗系毕业,中共党员,主任医师。曾任南通市肿瘤研究所副所长、南通市肿瘤医院内科副主任兼消化科主任、中华医学会南通市分会消化病学会第三届委员,是南通市卫生局消化学科带头人。长期从事肿瘤临床和研究工作,对恶性肿瘤的诊治积累丰富的经验,擅长肿瘤化疗与内镜的诊断及治疗,能熟练处理肿瘤治疗过程中的并发症,对化疗后骨髓抑制、癌性胸腹水的处理有较深的研究。指导并参加"中西药加肝动脉插管灌注化疗对中期、偏晚期肝癌的临床应用研究""中晚期肝癌介入治疗的临床研究"等多项课题的研究,并获多项新项目、新技术奖。多次获优质服务标兵、优秀共产党员等称号,被南通市卫生局记三等功2次。先后在省级以上刊物发表论文20余篇。

江宏英

女,1932年7月生,浙江金华人,中共党员。1971年5月调入南通地区精神病防治院附属肿瘤科筹建处,属于南通市肿瘤医院首批筹建人员,负

责筹建处财务工作管理,制定仓库管理制度。规范化管理药品材料、基建材料等明细账,这套管理制度在南通开创先河,得到卫生局表彰,并在如东财务工作会议上作经验交流。1982年获市人民政府南通地区财会先进工作者称号,1982年、1983年获医院先进工作者称号。

江晓晖

1968年12月生,江苏通州人,中共党员。2013年6月南通医学院硕士毕业,主任医师。南通市肿瘤医院外科支部书记,江苏省抗癌协会大肠癌专业委员会委员,南通大学兼职教授。长期从事肿瘤外科的临床及科研工作,曾在北京大学人民医院、复旦大学中山医院、上海交通大学瑞金医院腹腔镜中心进修学习,师从冷希圣、王杉、汤钊猷、郑民华等著名专家。熟练掌握腹部肿瘤、泌尿系肿瘤的规范化诊治。擅长胃肠道及肝胆胰脾肿瘤以手术为主的综合治疗。开展的"去势加瘤内无水酒精注射治疗晚期前列腺癌"获南通市新技术成果三等奖,"应用免疫PCR法检测乳腺癌患者p185蛋白以及抗体的临床应用研究"获南通市新技术二等奖。在省级以上核心期刊发表论文近10篇。

江晓燕

女,1955年3月生,江苏海安人,九三学社会员。1980年1月南通医学院医疗系毕业,主任医师。从事放射治疗工作30余年,专长为食管癌、肺癌、鼻咽癌、乳腺癌等常见病的放射治疗。在《南通医学院学报》《中华医药杂志》等核心期刊上发表《食管癌后程加速放疗近期疗效分析》《甘氨双唑钠合并放射治疗食管癌疗效分析》《睾丸精原细胞瘤术后放疗(附180例分析)》《放射治疗加化学治疗综合治疗食管癌(附180例分析)》《安替可胶囊合并放射治疗食管癌近期疗效分析》等论文。

纪国萍

女,1937年10月生,江苏扬州人,中共党员。1958年12月南通市护士学校护理专业毕业,主管护师。曾任南通市肿瘤医院护理部副主任。从事

临床护理工作30多年,熟知各类护理基础知识,熟练掌握临床护理技术。1990年被市卫生局记三等功,1982年、1984年、1985年、1986年获医院先进工作者称号。

刘 蓉

女,1964年10月生,四川人,中共党员,九三学社社员。1986年8月青海医学院医学系毕业,主任医师。南通市肿瘤医院妇科副主任、南通大学杏林学院临床肿瘤外科学教研室副主任、江苏省妇女第十次代表大会执行委员、南通市第十三届人民代表大会代表、中国人民政治协商会议南通市第十一届委员会委员、中国工会第十次全国代表大会代表、CSCO会员、南通市医疗事故鉴定委员会委员。熟练掌握妇科肿瘤的手术、放疗、化疗的理论及技术。尤其擅长宫颈癌的诊疗,熟练实施广泛子宫切除术、盆腔淋巴结清扫术、广泛外阴切除术、腹股沟淋巴清扫术、卵巢癌肿瘤细胞减灭术、妇科腹腔镜手术、阴式子宫切除术等。1998年,在南通市率先引进组织间插植治疗妇科恶性肿瘤技术;2000年获市卫生局优秀新技术项目二等奖;2007年获市卫生局创建无红包医院活动先进个人称号;2007年、2009年获市卫生局新技术引进三等奖;2008年获市卫生局新技术二等奖;2009年获市科技进步三等奖;2013年获江苏省卫生厅医学新技术引进一等奖。在省级以上核心期刊发表《巨块型宫颈癌术前治疗方法的比较》《加速超分割放射治疗宫颈癌的近期副反应》《老年妇女宫颈癌根治术122例临床分析》《宫颈癌术前插植治疗的疗效观察》等论文多篇。

刘万国

1943年1月生,江苏通州人,中共党员。1963年8月南通医学院中医专科毕业,1988年12月南京大学、江苏省自学考试党政干部基础专业毕业,主治中医师、高级政工师。曾任南通市肿瘤医院副院长、纪委书记,全国中心城市中医医院思想政治工作研究会第二届理事会理事,江苏省卫生系统思想政研会党建学组成员,南通市卫生系统思想政研会第三届常务理事。1963年应征入伍,历任副班长、报务主任、电台台长。1969年赴越作战记三等功一次。1971年转业,先后任血站站长,市卫生局、市纪委纪检员,市中医院副院长、副书记。1995年6月调入南通市肿瘤医院分管医院后勤工作。1980年被评为南通市安全生产、劳动保护先进个人,1986年被评为市纪委先进工作者,2001年被评为南通市纪检监察先进工作者。在市级以上医刊发表论文多篇,并在学术会议上交流。其中,7篇在省、全国中心城市中医医院思想政研会上交流,论文《"自身能源"与"激励艺术"》获三等奖。

刘元生

1976~1980年任南通地区肿瘤医院革命委员会副主任、副院长、党总支副书记(简历资料缺)。

刘国富

1945年9月生,浙江宁波人。1970年7月上海第二医学院毕业,主任技师。曾任南通市肿瘤医院检验科主任兼南通市肿瘤研究所肿瘤标志研究室主任。1987年赴日本理化学研究所、筑波生命研究中心研修。中华医学会生化会第三届理事,中华医学会江苏分会第三届临床检验专科学会委员,南通市医学会第二、第三届副主任委员,南通市九三学社市委委员。大学毕业后,在中国科学院工作,主要从事高原适应性的研究,承担国家自然科学基金课题"低氧对酶分子基因表达的影响"的研究,获青海省科委优秀论文三等奖。1990年,调入南通市肿瘤医院工作。擅长生化、分子肿瘤及肿瘤免疫的研究,承担省级课题"等电聚集HCC-AFP带谱的研究",市级课题"肝癌早期标志物——血浆AFPmRNA的检测"。其中"磷酸二氢钠抑制法测定血清CO_2"被南通市卫生局授予新技术三等奖。先后共发表论文20多篇。

刘玲祥

女,1944年7月生,江苏涟水人。1970年7月南通医学院医疗专业毕业,主任医师。长期从事肿瘤内科的治疗及内窥镜诊断工作。擅长治疗消化道肿瘤，对食道癌、胃癌、肝癌、大肠癌、恶性淋巴癌、肺癌放化疗的综合治疗取得好的疗效。胃癌的胃镜下的微小癌、一点癌的诊断技术较纯熟，为早期手术、早期治疗提供重要依据。参加国际性会议1次，全国学术会议交流论文9篇，大会交流3篇，小会交流3篇。撰写论文14篇，在省级以上刊物发表论文5篇。

刘浩江

1931年11月生，江苏高邮人，中共党员。1958年8月南京中医学院师资班毕业，江苏省名中医。曾任南通市肿瘤医院中医科主任、中医肿瘤研究会副主任委员、任教于北京中医学院伤寒教研组。擅长肿瘤、肝病的治疗技术。对中医四大经典有较深入的研究，并对中西结合理论与实践有独到的理解。善长将中西医理论融会贯通。多次被评为医院先进个人，并培训2名医师考取博士生。先后在省级以上刊物发表《慢性肝炎肋痛、腹胀、纳差三症的治疗》《100例肿瘤病运用保胃会与存津液的作用》等论文61篇。参与编纂《肝炎论治学》(人民卫生出版社，1988年版)。

刘捷兴

1938年7月生，广东兴宁人。1961年7月广西医科大学医疗系毕业，主任医师。曾任中华医学会会员、中华抗癌协会会员、上海市肿瘤化疗协会会员。精通专业理论，具有扎实熟练的普内科和肿瘤内科的技术操作技能，对肿瘤内科尤其是消化肿瘤的诊治、疑难复杂病的处理具有丰富的临床经验。对其他肿瘤，通过临床实践以及采取新方法、新药物，治疗疗效明显提高，病人生存期和生活质量指标均达到国内先进水平。根据国内外报导及临床的科研实践，对胃癌的治疗进行不断钻研。在全市消化学年会上作胃癌化疗的讲座。曾4次出席全国胃癌学术会议交流。1999年在全国第五届胃癌学术会上作"MUS"方案治疗胃癌高效的交流，受到好评，并获南通市1994年度优秀科技论文三等奖。在省级以上医刊发表论文多篇。

朱　玉

女，1941年3月生，江苏南通人，中共党员。1961年8月南通护士学校毕业，主管护师。曾任南通市肿瘤医院护理部副主任。从事护理工作30余年，熟悉护理专业的基础理论和专业知识，具有丰富的临床护理经验及一定的组织工作能力和管理水平。多次获医院先进工作者称号；1989年被南通市卫生局评为优秀护士；1991年被市卫生局记三等功。

朱少香

1976～1978年任南通地区肿瘤医院革命委员会副主任、党总支副书记(简历资料缺)。

朱天福

1928年12月生，江苏东台人，中共党员。1945年12月参加革命工作，先后担任通讯员、副班长、看护员、军医、所长。1978年11月，调入南通地区肿瘤医院卫校任副校长，兼任党支部负责人。1983年2月，任南通市肿瘤医院总务科副科长。1994年、1995年、1999年、2003年获医院优秀共产党员称号。

朱自力

1959年11月生，江苏如东人，农工民主党党员。2008年1月江苏大学毕业，副主任技师。南通市肿瘤医院核医学科副主任兼检验科副主任、中华医学会检验学会南通市分会委员、南通市抗癌协会肿瘤标志专业委员会常务委员、农工民主党南通市肿瘤医院一支部副主任、南通大学兼职副教授、南通体臣卫校兼职教师。擅长肿瘤标志物的检测研究和血液病细胞学形态检查。"洁净手术部微生物动态检测与控制""肿瘤标志检测诊断与鉴别诊断良恶性胸腹水的价值研究"两项科研课题分别于2008年、2009年获南通市科技进步三等奖。2012年在医院组织的"PPT制作与演讲"讲课比赛中获得二等奖。"分支DNA技术检测血清游离DNA在胃癌辅助诊断中的应用价值"于2013年获南通市新技术引进三等奖。同年获南通市医学会论文写作演讲比赛二等奖。2009年、2012年度被评为农工民主党南通市优秀党务工作者。在《江苏医药》《现代检验医学杂志》等核心期刊上发表论文多篇。

朱亚芳

女,1951年4月生,江苏启东人。1975年10月南通医学院医疗系毕业,主任医师。曾任南通市肿瘤研究所肿瘤治疗研究室主任、南通市肿瘤医院门诊部主任、保健科科长。1989年、1991年、1998年先后3次参加中华医学会举办全国消化内镜学习班。1997年,参加南通医学院高级医师培训班结业。从事肿瘤临床工作30多年,对中晚期恶性肿瘤以化疗为主的综合治疗具有扎实的专业基础和专业知识,积累丰富的临床经验。擅长消化道肿瘤内镜下治疗,具有娴熟的技术,对上消化道肿瘤的临床症状及内镜下表现具有较深的研究。获南通市优秀科技论文三等奖1篇、四等奖3篇,南通市卫生局优秀新技术新项目二等奖2项、三等奖3项。先后在《中华肿瘤杂志》《中华消化内镜杂志》等刊物上发表论文20多篇。

朱建军

1956年11月生,江苏如皋人,中共党员。1977年8月南通地区肿瘤医院卫校毕业,主管技师。南通市肿瘤医院血库主任。从事临床检验工作36年,具有系统的临床检验基础理论和丰富的临床检验经验,特别对血液成份的分离技术有较深的研究。2001年在江苏最早引进微柱凝胶技术,并于2002年运用于临床。1994年在《南通医药杂志》上发表《南通地区六种恶性肿瘤与ABO血型关系的初探》。2003年在《南通医学院学报》上发表《凝聚胺交叉配血若干影响因素探讨》。同年在《交通医学》上发表《抗—E引起严重输血反应1例》《高效价冷凝集素致采血袋内的脾血自凝1例》等论文。

许广照

1952年9月生,江苏通州人,中共党员。1980

年1月南通医学院毕业,主任医师。曾任南通市肿瘤医院医务科科长、乳腺病诊治中心首席专家、"全国百万妇女乳腺普查工程"南通地区首席专家、中华医学会肺癌专业委员会会员、江苏省中西医结合学会外科专业委员会常务委员、江苏省中西医结合学会乳房病专业委员会常务委员、江苏省抗癌协会食管癌专业委员会委员、南通市医学会医疗事故鉴定专家库成员、南通市劳动鉴定委员会聘约鉴定专家。从事肿瘤外科诊治工作30多年,临床经验丰富,擅长胸部肿瘤的外科治疗,尤其对以手术为主的乳腺癌、肺癌、食管癌、纵膈肿瘤等的综合治疗颇有临床研究。参加1992年至2002年由中国医学科学院肿瘤医院与英国牛津大学医学院合作组织开展的国际早期乳腺癌随机对照多中心临床治疗研究工作。参加国际性学术会议5次,全国性学术会议14次。"对食管癌切除胸内吻合口重建方法进行改进"获2000年度南通市卫生局优秀新技术项目二等奖。在第一届中国国际肺癌会议上交流的《836例肺癌外科治疗疗效分析》一文,2000年4月发表于《中国肺癌杂志》,并获得2001年南通市政府自然科学三等奖。"心包内切除治疗肺癌的改进术式"获2001年度南通市卫生局优秀新技术三等奖。"贲门癌手术改进方法"获2002年度南通市卫生局优秀新技术三等奖。"1256例食管癌胃代食管胸内重建改进术临床研究"参加国际食管癌会议大会交流,并获得2005年度全国医药卫生优秀成果二等奖、中华医学优秀科技成果一等奖。先后在省级以上核心期刊发表论文近20篇。

许春明

1966年4月生,江苏通州人,中共党员。1989年8月扬州医学院毕业,主任中医师。南通市肿瘤医院中西医结合科副主任、中国抗癌协会传统医学专业委员会委员、南通市中西医结合学会理事、南通市中医药学会理事。曾任江苏省中医药学会肝病专业委员会常务委员。从事肿瘤中西医结合治疗的临床和科研工作。曾在江苏省中医院及上海复旦大学附属肿瘤医院学习,具有系统的肿瘤专科知识和较强的业务工作能力,对恶性肿瘤的诊治积累丰富经验,能熟练处理肿瘤诊治过程中的并发症,并对中西医结合的理论与实践有独到之处,善于将中西医理论融会贯通。擅长对中晚期肿瘤采用中医药和手术、化疗、放疗等相结合的综合治疗,同时具有较强的科研教学能力。2013年起参加南通大学杏林学院肿瘤临床学的教学工作。获得南通市卫生系统优秀新技术三等奖2项,1999年被市卫生局记三等功。先后在省级以上学术期刊发表《中药灌肠加针灸治疗癌性肠梗阻56例》《川芎嗪注射液联合激素、抗生素治疗放射性肺炎临床观察》等论文10余篇。

孙向阳

1977年9月生,江苏如皋人,中共党员。2003年12月中央党校毕业,人力资源管理经济师。南通市肿瘤医院党委委员、人事科科长。多年来一直从事医院人事管理工作。2010年至2011年被南通市卫生局评为卫生工作先进个人。在《现代医院管理》《中国卫生质量管理》等医刊上发表《医院人才外流现象与对策探讨》《遴选后备学科带头人的实践与思考》等论文。

孙蕴奇

女,1956年11月生,江苏无锡人,农工民主党党员。1983年8月江苏省南通医学院毕业,主任医师。从事临床工作30余年,先后从事内科工作9年、病理诊断工作10年。2002年从事超声诊断工作。精通多学科专业技能和专业知识,并将之有机整合,视角全面跨学科,基本功扎实,临床经验丰富,超声诊断准确率高。尤其在乳腺病、甲状腺疾病及妇科疾病方面有相当造诣,对多专业疑难疾病具有较强的分析和解决问题能力。多次被评为医院先进工作者。曾在中华级以及省级期刊上发表医学论文十余篇。

邬荣斌

1964年2月生,江苏如皋人,中共党员。2002年12月江苏电大党政管理专业毕业,技师。南通市肿瘤医院保卫科科长。1992年、1995年、1999年被评为医院先进工作者;1999年、2000年被市卫生局评为先进保卫干部;2001年、2002年被评为天生港政府治安综治先进个人;2003年、2006年被港闸区政府及卫生局评为综治先进个人;2005年、2006年被卫生局评为优秀共产党员;2006年、2007年、2010年至2013年被市公安局评为治保先进个人;2008年、2009年被卫生局评为综治先进个人;2009年被评为医院优秀共产党员;2010年至2011年获全国无偿献血奉献奖银奖。

严志友

1951年1月生,江苏通州人,中共党员。2003年6月江苏广播电视大学党政管理毕业,高级政工师。1969年1月参加革命工作,历任班长、排长、政治指导员、政治副教导员、支队政治处副主任。1987年10月转业到南通市肿痛医院,先后任党总支宣传员、党委办公室主任、院党委委员、机关一支部书记等职。1991年、1995年、2000年获医院先进工作者称号,1996年被市卫生局记三等功,1997年获市卫生局普法先进个人称号,2004年获市卫生局优秀党员称号、2008年获医院优秀党务工作者称号、2009年获市卫生行风建设先进工作者称号。先后在《人民日报》《中国医院报》《健康报》《改革报》《新华日报》《南通日报》《江海晚报》等报刊发表文章10多篇。在《中国医院管理》《中华医院管理》《江苏卫生事业管理》等省以上杂志发表论文近10篇,多篇论文在全国性学术会议上交流。

李 明

1967年9月生,江苏如东人。1991年9月镇江医学院毕业,主任技师。南通大学兼职副教授,中华医学会会员。熟练掌握各种与肿瘤疾病相关的医学检验工作,尤其擅长对肿瘤病患者免疫功能的检测。先后在《上海医学检验杂志》《现代肿瘤医学》《现代检验医学杂志》《肿瘤基础与临床》等核心期刊发表《用TBHBA色原测定血浆游离血红蛋白》《胃癌患者外周血T淋巴细胞亚群的测定及临床意义》《用TBHBA色原测定血清葡萄糖》

《大鼠脑缺血后脑红蛋白对Cyt—CmRNA表达的影响》《免疫PCR法检测乳腺癌患者血清抗P185抗体方法学研究》等论文10余篇。

李建刚

1950年10月生,江苏南通人,中共党员。1978年8月徐州医学院临床医疗系毕业,主任医师。曾任南通市肿瘤医院核医学科主任,中华医学会江苏分会核医学会第三、四、五届委员,南通医学院兼职教授。从事核医学工作20余年,主要擅长放射性核素显像、核素治疗、肿瘤标志物CA系列,对恶性胸腹水研究达18年之久,其检测数据被《实用放免学》收录。多次被评为医院先进工作者,1991年被市卫生局记三等功,1997年获市卫生局优秀共产党员称号。历年参加全国性大型学术会议和省学会活动及学术交流多次。先后在《中华核医学杂志》《中国肿瘤临床》等杂志上发表研究论文10余篇,其中2篇被收入《中国肿瘤临床年鉴》论著,2篇被《美国生物学杂志》刊载。

李拥军

1967年10月生,江苏如皋人,农工民主党党员。1993年7月南通医学院临床医学系毕业,硕士研究生,副主任医师。南通市肿瘤医院介入科副主任,江苏省抗癌协会第二届肿瘤介入治疗委员会常委,南通市抗癌协会第一、二届肿瘤介入治疗委员会副主任委员。1997年4月至1998年4月在复旦大学附属中山医院进修影像诊断和介入治疗,积累丰富的经验。特别在原发性肝癌、转移性肝癌、肺癌、妇科恶性肿瘤、晚期胃癌、PTCD、胆道支架植入等方面有独特的见解,擅长肿瘤及肿瘤相关并发症的诊断及治疗。2011年获江苏省对口支援工作先进个人称号,两次获得农工民主党南通市委员会优秀党员称号,多次被评为医院先进工作者。先后在省级以上专业刊物及全国会议交流中发表论文近10篇。

李德利

1941年5月生,江苏如皋人,中共党员。1988

年12月江苏省南通市干部正规化理论教育公共政治课结业。1979年,任南通地区肿瘤医院卫校任总务处副主任。曾任南通市肿瘤医院总务科副科长、保卫科副科长,熟悉医院安保、综合治理、消防工作。1991年、1992年被医院评为先进工作者;1993年被南通市卫生局评为先进保卫干部;1994年获市卫生局消防先进个人称号;1997年获市卫生局治保先进个人称号;1999年被港闸区天生港镇授予综合治理先进工作者。

李震云

1938年9月生,江苏徐州人。1963年9月苏州医学院临床医学专业毕业,主任医师。擅长胸外科、肿瘤外科。先后在各级杂志发表专业论文10余篇。

吴 俊

1971年10月生,江苏如皋人,中共党员。2000年12月苏州大学公共卫生专业硕士毕业,卫生管理副研究员,智能建筑弱电工程师、网络管理中级、临床检验技术中级。南通市肿瘤医院信息科科长,南通市医学信息学会副理事长,江苏医药信息学会理事。对医院精细化管理、现代化医院的信息规划、信息实施、信息整合及区域卫生信息等知识有较为丰富的实践经验。先后带教过计算机及医学信息实习生数十名。组织实施医院HIS、LIS、PACS、EMR、体检、手麻等多套系统及多个弱电工程、机房建设项目。参与完成的课题获2013年河南省科技进步三等奖。完成并通过南通市科技局验收的指导课题有《嵌入式静脉输液配制中心管理系统开发与应用》和《基于数据挖掘的非特殊管理药品滥用监控系统开发与应用》。在《中国数字医学》《中国医疗设备》《中国医院统计》等核心期刊发表十多篇专业论文。

吴 霞

女,1961年4月生,江苏通州人。1982年12月南通医学院毕业,主任医师。南通市肿瘤医院妇科副主任、中国抗癌协会成员。曾任南通市肿瘤研究所临床治疗研究室副主任,南通市医疗事故鉴定委员会专家库成员。从事妇科肿瘤临床工作30余年,对妇科肿瘤的诊治积累丰富的临床经验。擅长腹膜后淋巴结清扫术,尤其是卵巢肿瘤细胞减灭术等高难度的盆腔手术,对宫颈癌和子宫内膜癌的综合治疗有独到之处。率先将子宫肌瘤的介入治疗引入临床,为子宫肌瘤的保守治疗创立行之有效的方法。率先将组织间插植放疗的新技术引入南通,获2000年南通市卫生系统新技术二等奖。在国家级、省级刊物发表《外阴癌51例临床治疗与预后分析》《48例子宫内膜癌放射治疗疗效分析》《卵巢颗粒细胞瘤的治疗》等论文10余篇。

吴志军

1970年11月生,江苏如皋人,中共党员。1996年9月南通医学院毕业,副主任医师。南通市肿瘤医院医务科科长、江苏省抗癌协会第一届肿瘤放射治疗分会委员、南通市抗癌协会肿瘤放射治疗第三届委员会委员、南通市医学会肿瘤学会委员兼秘书、南通市肿瘤质控中心秘书。从事肿瘤放射治疗工作近20年,积极倡导个体化的多学科诊治,擅长各种肿瘤以放疗为主的综合治疗。具有系统的理论知识和较高的专业技术水平,尤其擅长消化道肿瘤放疗为主的多学科综合治疗,是单病种多学科规范化治疗肿瘤的倡导者之一。获南通市优秀医学新技术引进奖4项,南通市科技进步奖2项,江苏省医学新技术引进奖1项。被评为江苏省"333高层次人才培养工程"、卫生拔尖人才、"六大人才高峰"高层次人才培养对象、南通市"226高层次人才培养工程"培养对象、南通市医学重点人才,获得市级卫生系统优秀共产党员称号、医院管理先进个人称号、医院优秀共产党员称号,多次获得医院先进工作者称号。先后在核心期刊上发表学术论文近20篇。

吴建华

女,1966年4月生,江苏南通人,中共党员。2002年7月扬州大学毕业,高级会计师。南通市肿瘤医院审计科科长、财务科副科长。擅长医院财务管理工作,组织编印《医院财务管理制度汇编》。分管医院综合目标管理及内部分配方面的工作,先后主持制定《综合目标管理实施意见》《绩效工资分配指导意见》并按方案进行内部分配。在全市医疗单位率先进行全成本核算。1993年、1995年、2008年、2011年、2013年被评为医院先进个人;2002年被市卫生局记三等功、抗击非典先进个人;2005年被评为医院优秀共产党员;2006年获南通市总工会经审先进个人称号;2007年获医院十佳员工称号;2011年获医院创建先进个人称号;2013年获中国总会计师协会总会计师资格。在核心期刊上发表《医院成本核算的现状及分析》《浅述肿瘤专科医院药占比上升的原因和解决办法》《构建公立医院财务分析评价指标体系的设想》等论文多篇。

吴炽华

1949年7月生,江苏通州人,中共党员。2003年6月江苏电大党政管理专业毕业,劳动经济师。1974年4月从部队退伍分配到南通市肿瘤医院工作。曾任南通市肿瘤医院人事科副科长、科长、党委组织员、院党委委员、纪委副书记(主持工作)。2006年5月受组织调派去南院协助分管院长工作,并兼任行政部主任。1993年被南通市委组织部评为全市优秀组织工作者;2002年被评为市卫生系统优秀思想政治工作者。先后3次被市人事局、卫生局记三等功;多次被评为卫生局、医院优秀共产党员、医院先进工作者。先后在《干部学习与培训》等书刊上发表《医疗卫生单位"红包现象"浅析及对策》等论文多篇。《诚述改革中的医院思想政治工作》在2002年市卫生系统政研会上交流,并获评三等奖。《精心组织、大力推进,全面深化人才分配制度改革》在第十四届全国肿瘤医院管理学术研讨会上交流。

吴徐明

1974年2月生,江苏如东人,中共党员。2012年12月南京医科大学博士研究生毕业,副研究员,主治医师。南通市肿瘤医院院长助理、纪委副书记、南通市肿瘤研究所副所长、中国抗癌协会肿瘤流行病学专业委员会第一届青年委员、南通市抗癌协会肿瘤流行病学专业委员会副主任委员、南通市医学会预防医学分会理事。曾任南通市肿瘤医院办公室主任。2010年赴美国德州理工大学访问学习。主持南通市级肿瘤技术服务平台项目1项,获市科技局资助30万元。参与的3项课题获南通市科技进步三等奖。多次获市卫生系统优秀党务工作者、社会治安综合管理先进个人和安全生产先进个人称号。在核心期刊上发表专业学术论文10余篇,其中SCI收录9篇。

吴德祥

1963年2月生,江苏海安人,农工民主党党员。2013年7月南通大学毕业,主治医师。南通市肿瘤医院医务科副科长,曾任南通港口医院医务科科长。从事内科医疗工作30余年,擅长呼吸系统疾病及老年病的临床诊治工作。

陈午才

女,1966年1月生,江苏海安人,农工民主党党员。2003年7月南通医学院毕业,主任医师。南通市肿瘤医院医疗设备科副科长、江苏省放射医学与防护专业委员会委员。从事影像诊断工作20余年、放射防护管理工作6年,具有系统的影像专业理论知识和较高的专业技术水平。擅长头颈、胸腹部肿瘤的影像学诊断。具有一定的放射防护管理知识及经验。熟知放射防护领域的法律法规及医院各项放射诊疗项目的办理流程。参研市级课题1项,先后6次被评为医院先进工作者。在《临床放射学杂志》《实用放射学杂志》等核心期刊上发表专业论文10余篇。

陈冬梅

女,1967年2月生,江苏盐城人。1990年8月南通医学院医疗系毕业,主任医师。从事肿瘤内科诊治工作20余年,熟练掌握各种常见肿瘤及疑难肿瘤的诊断和内科治疗,尤其擅长呼吸系统肿瘤和晚期乳腺癌的诊治,在纤维支气管镜检查方面积累丰富的经验。在省级以上核心医刊发表《TP方案治疗NP联合方案失败的晚期非小细胞肺癌的临床疗效》《紫杉醇加阿霉素联合治疗晚期乳腺癌疗效观察》《吉西他滨联合卡培他滨治疗蒽环类和紫杉类治疗失败的晚期乳腺癌的近期疗效观察》等论文,并多次参加全国肿瘤学术交流大会。

陈志云

1965年10月生,江苏通州人,1990年7月南通大学医学院临床医疗系毕业,主任医师。中国抗癌协会临床肿瘤学协作中心成员。长期从事肿瘤内科的临床治疗及研究工作,对乳腺癌、肺癌、胃癌、结肠癌等恶性肿瘤的诊治积累丰富的经验,尤其擅长消化道肿瘤合并癌性腹水的腹腔热化疗。获南通市科协优秀科技论文奖,主持开展的腹腔热化疗技术获南通市卫生局优秀新技术三等奖。多次受到医院嘉奖,获南通市卫生系统温馨服务先进个人称号。在省级以上核心期刊发表《重组人血管内皮抑制素联合化疗治疗46例晚期非小细胞肺癌的临床观察》《Bard自动活检枪在肿瘤病理诊断中的临床应用》等论文多篇。

陈志平

1944年4月生,江苏南通人。1968年12月南通医学院医疗系毕业,主任医师。曾任南通市肿瘤医院放射科副主任、南通市医学会放射学会委员、南通市中级专业技术职务评审委员会委员、南通医学院兼职教授。先后在南通医学院附属医院、南京医学院附属医院接收省援外放射诊断培训。1980年1月至1981年7月,参加中国援桑给巴尔医疗队。在外工作期间,严格遵守外事纪律,全心全意为桑给巴尔人民服务,为祖国争得荣誉。回国后,积极配合科主任搞好科室建设,为科室取得省先进单位作出应有的贡献。先后撰写论文数10篇,并在国家、省、市学术会议上交流。

陈志林

1956年8月生,江苏南通人,中共党员。2003年12月江苏省广播电视大学法学专业毕业,南通市肿瘤医院总务科科长、机关三支部书记。1992年被市卫生局记三等功;2003年、2007年、2013年获医院先进工作者称号;2006年、2008年获医院优秀共产党员称号;2009年获市卫生局优秀共产党员称号;2007年、2010年获市卫生局安全生产个人荣誉称号。

陈建华

1965年9月生,江苏通州人,中共党员。2010年5月南开大学医院管理专业硕士毕业,主任医师。曾任南通市肿瘤医院党委副书记、纪委书记,擅长神经科疾病的诊治,有较丰富的临床经验。对医院管理有较深的理论研究和丰富的实践经验。先后担任中华医院管理协会理事会常务理事、江苏省医院协会理事、江苏省妇幼保健协会第三届理事会常务理事、中国医院协会妇产医院管理分会委员、南通市医学会第二届物理医学与康复医学分会副主任委员。2004年获市科技进步三等奖,2006年获市卫生系统增强共青团意识主题教育活动优秀指导奖,2007年在市管干部考核中被评为优秀,2007年、2009年获市卫生局社会治安综合治理先进个人称号,2007年、2009年被评为市卫生局优秀党务工作者,2009年获卫生行风建设先进工作者称号。在省级以上期刊发表各类论文数篇。2009年8月调离南通市肿瘤医院。

陈桂文

1927年9月生,江苏南通人,中共党员。1957年3月江苏省干部文化学校毕业。1943年参加工作,先后在当地任通讯员、警卫员、指导员、南通县公安局看守所所长、南通县平潮区政府公安股长、镇委书记、区委副书记、书记、工业局副局长;平潮区委、李港、五接、平西公社组织员、党委书记、副书记、主任。1976年1月调入南通地区肿瘤医院,曾任办公室主任、副院长,负责医院基建、物资采购工作。

陈桂英

女,1944年5月生,江苏通州人。1964年7月

南通护士学校护理专业毕业,副主任护师。曾任南通市肿瘤医院护理部主任,南通市护理学会外科专业委员会副主任委员,南通市心理卫生协会理事。长期从事临床护理、护理管理及护理科研工作。1994年,获南通市卫生局优秀护士称号,先后获优质服务标兵、先进工作者等称号10多次。2000年、2002年《弯头胃管的研制与应用》《锁骨下区锁骨下静脉穿刺配合微泵化疗》分别获南通市卫生局医学新技术引进开发和推广应用工作二、三等奖。在省级杂志上发表《鼻咽癌放射治疗的护理》《长春新碱至麻痹性肠梗阻病人的护理体会》《上腔静脉综合征的监护和治疗》《鼻咽癌患者放射治疗腮腺功能损伤的护理》《放射性肺损伤的防治》《内科恶性肿瘤院内感染的控制》等论文多篇。多次参加全国性学术会议,作大会发言并获得好评。

陈海涛

1942年2月生,江苏通州人,中共党员。1968年12月南京医科大学医疗系毕业,主任医师。曾任南通市肿瘤医院麻醉科主任、徐州医学院兼职教授、硕士生导师。中华医学会江苏分会麻醉学会第二、第三届委员会委员、中麻醉学会南通市分会主任委员、中华医学会南通市分会第六届理事会理事、南通市麻醉学科质控委员会副主任、南通市麻醉学科带头人、徐州医学院麻醉科硕士研究生培养基地负责人。主持的"麻醉学科现状研究"获南通市科委科研成果四等奖,连续多年获市卫生局科技进步奖。在各省级以上医学杂志和各级学术会议发表和交流论文多篇,多次获市优秀科技论文奖。

陈振福

1930年12月生,江苏通州人,中共党员。1959年8月上海第二军医大学毕业。曾任南通市肿瘤医院办公室副主任、医务科科长、党总支办公室纪检员。1979年11月从部队转业到南通地区肿瘤医院工作。1981年、1982年被医院评为先进工作者。1990年被评为《专利法》和《技术合同法》宣传普及先进工作者。

陈维道

1978～1979年任南通地区肿瘤医院副院长（简历资料缺）。

陈曾燕

女，1956年12月生，江苏南通人，中共党员，农工民主党党员。1983年8月南通医学院毕业，主任医师。南通市肿瘤医院妇科主任，中华医学会南通市分会理事，妇产科学会副主任委员，江苏省抗癌协会妇科肿瘤专业委员会副主任委员，南通市抗癌协会理事，苏州大学医学院临床教学副教授，南通市医疗事故鉴定委员会专家库首批成员，南通市第九、十、十一届政协委员。1988年12月，于中国医学科学院妇瘤科进修。1994年9月于南通医学院进修研究生基础课程及参加卫技骨干培训班。从事妇科肿瘤临床与科研工作30年，熟练开展各类妇科肿瘤手术、放疗、化疗及综合治疗，擅长根据年龄、肿瘤类型、临床病期的不同制定个体化的综合性治疗治疗方案。主持并扶持科室开展"多项肿瘤标志物测定妇科恶性肿瘤的临床分析""中国妇女宫颈癌盆腔照射野修正设计研究""子宫动脉阻断和肌瘤挖除治疗子宫肌瘤的研究""宫颈恶性肿瘤治愈后HRT对预后的影响研究"等科研项目。多次获省、市新技术奖和成果奖，获南通市市级二等功两次，多次获得南通市卫生局巾帼标兵、医德标兵、优秀学会委员、江苏省农工民主党基层支部先进主任、医院先进个人称号。

沈 贤

1939年10月生，江苏启东人，中共党员。1961年7月启东县卫生学校医士班毕业，副主任医师。曾任南通市肿瘤医院放射科副主任、门诊部主任、医技党支部副书记。1983年获全国工会积极分子称号；1998年获南通市卫生局优秀党员称号；1989年获南通市服务标兵称号；1984年、1990年被市卫生局记三等功；1994年获南通市卫生局服务明星称号；先后8次被医院评为先进工作者。在国家、省级医刊上发表论文5篇。

沈 康

1962年10月生，江苏启东人，中共党员。2002年12月中央党校毕业，研究员。南通市肿瘤医院科研教育科科长、南通大学附属肿瘤医院药物临床试验机构办公室主任、南通大学杏林学院医学部肿瘤学与病理学临床教学办公室主任、南通市抗癌协会第三届、第四届理事会常务副秘书长、南通市医学信息学会第一届、第二届副理事长、南通市医学会科研管理分会委员，江苏省医院协会科技教育管理专业委员会第二届、第三届委员。从事医院管理工作25年，其间兼任医院考核工作，推动医院出台有关成本核算考核奖惩系列文件。主持医院信息系统建设，形成初步满足医院基本医疗业务运行的网络，获得国家药监局认证的药物临床试验机构资格，医院的科研立项、论文发表和重点人才等方面走在市医疗单位的前列。先后获得南通市优秀自然科学论文三等奖3次，主持的"面向病人的门诊流程整合与再造研究"项目获南通市科技进步二等奖。在核心期刊上发表论文40余篇，并参与由曹荣桂主编的《医院管理新编》等3部专业著作的编写。

沈 飚

1969年6月生，江苏盐城人，农工民主党党员。1992年7月南通医学院毕业，主任医师。南通大学兼职教授、江苏省中西医结合学会外科专业委员会委员、南通市医学会胸心血管外科学会委员、南通市抗癌协会乳腺癌专业委员会副主任委员、全国百万妇女乳腺普查工程主检医师、中国农工民主党南通市肿瘤医院总支副主委。长期从事胸外科、乳腺外科的临床研究工作。擅长食管癌、肺癌、乳腺癌、贲门癌、纵隔肿瘤等以手术为主的综合治疗，尤其对食管癌、肺癌、乳腺癌的诊治具有丰富的临床经验和独到见解。曾在上海瑞金医院胸心外科进修，师从著名胸心外科专家陈中元教授，被评为优秀进修生。连续多年担任国家执业医师实践操作技能考官。多次应邀在国家及省市级学术会议上作学术报告，承担多项科研项目并获奖，其中"肺癌治疗临床疗效的评价"获

2013年度江苏省"六大人才高峰"资助项目。被评为江苏省"六大人才高峰"高层次人才,南通市医学重点人才。2010年获南通市优秀农工民主党党员称号,多次被评为院先进工作者。在国家级省级核心期刊发表论文数十篇,部分获优秀论文奖,并多次参加国际性学术交流。

沈振祥

1938年5月生,江苏盐城人,中共党员。1959年7月江苏省南京医士学校毕业,副主任医师。曾任南通市肿瘤医院放疗科主任、五官科副主任。擅长耳鼻咽喉科疾病的诊断和治疗。自1975年起,相继开展全喉切除,上、下颌骨切除,颈淋巴结廓清术以及中耳癌、大唾液腺肿瘤的手术治疗,当时在南通地区处于领先水平。曾担任南通地区第二卫生学校耳鼻咽喉科的教学任务。先后发表《原发性气管肿瘤》《全喉切除之咽瘘预防》《胸镇乳突肌鸟状肌皮办修复咽瘘》《鼻腔鼻泡细胞癌》《5-FU局部注射治疗外耳道乳头瘤》等论文10余篇,其中《上颌窦坏死性息肉》获南通市论文四等奖。

张 勇

1963年3月生,江苏通州人,中共党员。1984年7月南京中医学院毕业,研究员。南通市肿瘤医院副院长。分管后勤、药事工作。

张 前

1969年1月生,江苏泰兴人。1993年8月南京铁道医学院硕士毕业,主任医师。中华医学会扬州分会泌尿外科专业委员会委员、仪征市计划生育委员会专家组成员、《中华现代外科学杂志》专家编辑委员会常务编委。从事泌尿外科工作20余年,精通专业理论知识,具有丰富的临床工作经验和科研工作能力。能够熟练进行泌尿外科各种疾病的诊断治疗工作,掌握本专业较高难度手术操作和解决复杂疑难的技术问题,泌尿外科各种常见病、多发病的诊治。在仪征地区率先开展经尿道前列腺电切除术、膀胱全切除改良Sigma直肠膀胱术、精道造影、经尿道输尿管镜下钬激光碎石术、微创经皮肾镜钬激光碎石术等。特别精通经皮肾镜技术(个人完成100多例)、输尿管镜技术(个人完成近300例)及前列腺等离子剜除技术。参加南京医科大学预防医学本科班的理论教学工作多年,每年授课10学时,并指导和教学下级医生和实习生。被评为江苏省第四期"333高层次人才培养工程"第三层次培养对象,获仪征市科技进步一、二、三等奖各1项。在《中华泌尿外科杂志》等顶级核心期刊发表论文10余篇。

张 豪

1931年4月生,江苏南通人,中共党员。1954年1月上海市第二军医大学专科毕业,副主任技师。曾任南通市肿瘤医院检验科主任。从事检验工作30余年,具有较系统的检验理论和专业知识及丰富的工作经验。带领科室淘汰诸多陈旧的检验方法,更新知识,并用于实践。开展的LSA(定量测定)检测技术填补南通地区在此领域的空白,为临床诊断肺癌、卵巢癌提供依据。1984年被市卫生局记三等功;1985年获市卫生局优秀共产党员称号;1996年获医院优秀共产党员称号;多次被评为医院先进工作者。

张一心

1956年9月生,江苏海门人,中共党员。2002年7月苏州大学博士研究生毕业,主任医师。南通市肿瘤医院副院长、南通市肿瘤研究所副所长,药物临床试验机构(GCP)主任,南通市抗癌协会理事长,南通大学杏林学院临床肿瘤外科学教研室主任、教授、硕士生导师,南通地区首位美国癌症学会会员,南通市第三届抗癌协会理事长,中华医学会南通市分会第七届常务理事,中华医学会南通市分会肿瘤学会副主任委员,"国外医学"肿瘤分册杂志编委。曾赴美国匹兹堡医学中心观摩学习世界最前沿的医学科技,在肝癌的早期诊断和综合治疗方面极具经验。在理论与实践上均有扎实的基础,能主刀进行各种高难度肿瘤手术,解决疑难问题。2003年为南通市肿瘤医院创建肝癌单病种多学科联合诊治肿瘤综合治疗模式,该模式为当前国际国内规范治疗肿瘤的先进模式,为省内首创。2002年获评首批市级医学重点人才;2006年被评为第三届南通市优秀科技工作者、南通市卫生局卫生科技教育管理工作先进个人;2007年被评为医院优秀共产党员;2008年被评为市卫生局优秀共产党员、南通市医学重点人才。先后作为第一人承担省市级课题8项。获省市级新技术奖5项,其中作为第一承担人获江苏省新技术一等奖1项。省市级成果奖6项,其中江苏省科技成果三等奖1项。在核心期刊上发表《Mda～7/IL～24基因转染对肝癌细胞生长的影响》等论文数十余篇,其中SCI收录15篇,中华杂志收录2篇。

张兰凤

女,1963年4月生,江苏如东人,中共党员。2005年7月北京中医药大学毕业,主任护师。南通市肿瘤医院护理部副主任兼患者护理服务中心主任,南通大学硕士生导师,江苏省护理学会静脉治疗专业副主任委员,南通市护理学会科普学组主任委员、静脉治疗专业副主任委员,《实用临床医药杂志》编委。从事护理工作近30年,精通肿瘤护理专业知识,多次参加省护理质量专项检查,省专科护士评审,市护理质量检查、二乙以上等级医院评审。2009年组建医院患者服务中心,2012年率领护理团队迈入南通市肿瘤护理重点学科行列。先后参与1项国家"973"课题研究,主持1项省级课题及4项南通市科技局基金课题;主要参与3项南通市科技局基金课题研究。多次获得省市科技进步奖、新技术引进奖,获得国家实用新型专利1项。获南通市科技优秀论文奖10次。2006年,主持的"中西医结合治疗长春瑞宾外渗性损伤"获江苏省卫生厅医学新技术引进奖二等奖。2007年,获"226高层次人才培养工程"首批中青年学科技术带头人。2011年,获"226高层次人才培养工程"第二次培养对象、南通市医学重点人才。2013年,开展的"低温加药物灌肠技术在防治宫颈癌放射治疗所致直肠炎的应用"项目获江

苏省卫生厅医学新技术引进奖一等奖。同年,主持的"后装治疗宫颈癌防治并发直肠炎的护理干预研究"项目获第三届中华护理学会科技奖三等奖、南通市科技进步奖二等奖,2013年获南通市第七届优秀科技工作者称号。在中华护理杂志等核心期刊发表论文50余篇,参与国家十一五护理本科教材的编写。

张必杰

1942年1月生,江苏如皋人,1967年7月上海市第一医学院医疗系毕业,主任医师。从事外科工作16年,肿瘤妇科20年。自1989年始,研究宫颈癌的新辅助性化疗,将改良UBP方案用于高危组宫颈癌的一线治疗,获得87%以上缓解率,其中完全缓解率达42%。致力于宫颈癌晚期患者的研究。共发表论文10余篇。

张金业

1965年4月生,江苏通州人,中共党员。2003年7月南通医学院毕业,主任技师。南通市肿瘤医院检验科副主任、南通市医学会检验分会常务委员、南通市抗癌协会肿瘤标志物委员会副主任委员、南通大学兼职教授、南通体臣卫校兼职教师。长期从事临床检验工作,对临床肿瘤生化、肿瘤免疫有较深入的研究。擅长分子生物检测技术。曾获南通市科技进步奖3项。主持的"双链置换探针实时荧光定量PCR结合融解曲线特性分析检测高危型人乳头瘤病毒16、58亚型""分支DNA技术检测血清游离DNA在胃癌辅助诊断中的应用"等获南通市卫生局新技术奖4项。"定量检测血清脂质结合唾液酸在肺癌、肺结核诊断的价值"课题于1992年获南通市人民政府科技成果三等奖。"竞争性抑制法测定血清二氧化碳"获1998南通市卫生局优秀新技术项目三等奖。多次被评为医院先进工作者、优秀共产党员、南通大学优秀带教老师。在《中华检验医学杂志》《中华医院感染杂志》等省级以上核心期刊上发表《DLC1-1基因在原发性肝癌组织和血清中表达的关系及临床意义》《双链置换探针实时荧光定量PCR结合

融解曲线特性分析检测高危型人乳头瘤病毒 16、58 亚型》《肿瘤化疗患者中心静脉置管感染病原菌耐药性调查》等论文 20 余篇。

张建兵

1964 年 3 月生,江苏通州人,中共党员。2003 年 7 月南通大学病理专业硕士毕业,主任医师。南通市肿瘤医院肿瘤研究所副所长、病理科副主任、组织标本库主任,博士、副教授、硕士生导师,南通市医学会病理学会副主任委员,中华医学会江苏分会病理学会委员,江苏省抗癌协会病理专业委员会委员,南通市医疗事故技术鉴定专家库成员。能熟练做好各种手术标本(尤其肿瘤病例)的病理组织学诊断,具有较强的解决疑难问题的能力。能负责做好南通地区及邻近地区各种疑难病理切片的会诊工作,并带教病理进修医生及病理研究生 20 多人。参与并主持江苏省病理学会、苏北病理读片会及苏南病理读片会疑难病理读片的讨论。2011 年获"中国抗癌协会病理切片比赛"三等奖。2006 年获南通市"226 高层次人才培养工程"首批中青年科学技术带头人,2008 年获南通市医学重点人才。主持科研课题 4 项。多次获南通市科技进步奖及市医学新技术项目奖。发表论文近 30 篇,其中中华级杂志收录论文 2 篇,SCI 收录论文 5 篇。

张林根

1962 年 9 月生,江苏如皋人。1985 年 7 月毕业于南通医学院临床医学专业,副主任医师。南通市肿瘤医院急诊室副主任,南通医学会急诊医学分会委员。从事内科临床工作近 30 年,临床经验丰富。能够熟练掌握内科常见病、多发病的诊断与治疗以及危、急、重症疾病的抢救。先后在医学期刊上发表论文 10 余篇。

张冠山

1932 年 2 月生,江苏海门人,中共党员。先后在省卫生干部进修学院放射班、苏州医学院放射医师班、上海医科大学系统学习、进修深造放射学

专业,副主任医师。曾任南通市肿瘤医院放射科负责人、主任、南通地区医学会放射学组主任委员、江苏省医学会放射学会委员。1981 年、1982 年被评为医院先进工作者,并出席省先进表彰大会。在全国性和省级杂志上发表文章数篇,编写《X 线诊断资料汇编》,在全国发行。1986 年 1 月调离南通市肿瘤医院。

张春芳

1974 ~ 1978 年任南通地区肿瘤医院内科负责人(简历资料缺)。

张素青

1968 年 8 月生,江苏连云港人,中共党员。2003 年 7 月苏州大学外科学普通外科硕士毕业,主任医师。南通大学杏林学院临床肿瘤外科学教研室副主任、兼职教授、硕士生导师,中国疼痛医师学会委员,江苏省抗癌协会肿瘤微创治疗专业委员会委员,南通市抗癌协会第三届肝癌专业委员会委员,《肝癌》杂志编委。擅长肝肿瘤、胆(囊)道肿瘤、梗阻性黄疸、胰腺癌、脾脏等手术治疗和中晚期肿瘤的无水酒精注射术、射频消融术、肝内结石胆道镜取石术、碘 125 粒子植入内照射等微创治疗,熟练将腹腔镜技术用于肝胆、脾、胰肿瘤手术治疗。2012 年获南通市第四期"226 高层次人才培养工程"第三层次培养对象,2012 年获南通市"科教兴卫工程"医学重点人才。在省级以上核心期刊上发表论文 7 篇,其中被 SCI 收录 2 篇。

张健增

女,1936 年 10 月生,江苏无锡人,中共党员。1961 年 8 月苏州医学院毕业,副主任医师。曾任南通地区肿瘤医院副院长、革命委员会副主任、党总支委员、妇科主任,卫生学校校长、党支部书记,中华医学会南通分会妇科专业委员,江苏省第六次党代会代表。担任南通医学院妇科肿瘤专业带教及卫生学校大专班教学任务。1972 年被派往上海市肿瘤医院培训,师从张志毅、蔡树模等名教授。1973 年回院创建妇科,筹建镭锭房。率先在

南通地区开展宫颈癌、外阴癌等肿瘤的根治术及放射治疗,并在全国首次宫颈癌会议上进行学术交流。从事临床工作40余年,对妇科恶性肿瘤有丰富的临床经验。1991年被南通市委评为优秀共产党员;1995年被市卫生局记三等功;1996年被评为医院先进工作者;2003年被评为医院优秀共产党员。

张葆春

1966年2月生,江苏通州人,中共党员。1991年8月南京铁道医学院毕业,主任医师。中国抗癌协会临床肿瘤学协作专业委员会会员、南通市抗癌协会乳腺专业委员会委员。从事恶性肿瘤的临床治疗和研究工作20余年。擅长以化疗为主的中晚期恶性肿瘤的综合治疗,熟练掌握各种肿瘤并发症及化疗中不良反应的处理。在省级以上核心期刊发表《XELOX方案治疗晚期胃癌30例临床观察》《得力生注射液联合FOLFOX4方案治疗晚期消化道肿瘤临床观察》等论文多篇。

张毅强

1934年11月生,江苏如东人,中共党员。曾任南通市肿瘤医院办公室主任、工会副主席。1982年2月,由部队转业到南通市肿瘤医院工作。1982年、1985年被评为医院先进工作者。1992年被南通市人民政府评为南通市双拥先进个人。1994年被评为市卫生工会先进工会工作者。2001年、2002年获医院优秀共产党员称号。

宋 学

女,1963年7月生,江苏启东人。1987年7月南通医学院毕业,主任医师。长期从事头颈、耳鼻喉科临床工作,熟练掌握耳鼻喉科常见病、多发病的诊断和治疗,擅长鼻息肉、鼻窦炎及喉部、声带病变的内镜检查及手术治疗。尤其擅长鼻窦镜下鼻科疾病的微创手术,各类喉部肿瘤的根治术及甲状腺疾病的手术和非手术的综合治疗。2000年在上海复旦大学附属眼耳鼻喉医院进修学习。在省级以上核心期刊发表多篇论文并参加学术会议

交流多次。

宋启明

1931年10月生,江苏南通人,中共党员。1954年3月苏北第二医校毕业,副主任医师。曾任南通市肿瘤医院副院长,兼任南通地区卫生学校副校长(主持工作),江苏省医院管理学会理事。先后在省级医刊上发表论文2篇。

宋诸臣

1964年8月生,江苏通州人,农工民主党党员。1987年8月扬州医学院毕业,主任医师。江苏省抗癌协会胆道肿瘤委员会委员、中国抗瘤协会临床肿瘤协作中心(CSCO)会员。从事肿瘤内科临床和研究工作20余年。擅长恶性肿瘤的化疗、综合治疗以及化疗毒副反应的防治,尤其对消化系统及淋巴系统肿瘤有较深入研究。承担"ATP-TCA法体外药敏指导治疗复发或耐药非霍奇金淋巴瘤的研究"课题,并获南通市科技奖。参加国家863课题"丁磺氨酸化疗增敏研究"及有关基因对肿瘤病人诊断和疗效意义的研究,获得多项新技术奖。多次参加UICC等国际学术会议。曾到澳大利亚新南威尔士州大学圣乔治医学院癌症中心及肿瘤研究所、韩国梨花大学医学院考察学习。在国家级、省级等核心期刊发表《胸腺瘤术后复发14例分析》《癌肿伴发精神障碍分析》《多发性骨髓瘤误诊分析》《原发性肝癌误诊分析》等论文20余篇。

何 松

1965年8月生,江苏启东人,中共党员。2007年1月南通大学毕业,主任医师。南通市肿瘤医院病理科副主任,南通大学杏林学院临床肿瘤病理学教研室主任、教授、硕士研究生导师,中国抗癌协会肝癌专业委员会病理学组委员,中华医学会病理学专业委员会消化学组委员,江苏省抗癌协会肿瘤病理专业委员会委员,南通医学会病理学分会副主委,南通市抗癌协会肿瘤病理专业委员会主委,南通市抗癌协会淋巴瘤专业委员会副

主委,南通市抗癌协会理事会常务理事,兼任《肝癌》杂志副主编,《东南大学学报(医学版)》编委,《中国肿瘤临床》杂志及《J Clin Pathol》杂志审稿专家等职务。从事肿瘤病理诊断及研究工作25年,能熟练运用超微病理、免疫组化、荧光原位杂交、瘤细胞培养、肿瘤细胞核型分析、PCR等技术手段解决疑难病理问题。在恶性淋巴瘤和消化系统肿瘤的病理诊断和研究方面有突出成就,具有丰富的病理诊断经验及较高的科学研究水平。先后在南通市率先引进分子病理、电镜技术、肿瘤个性化基因检测、淋巴瘤基因重排、荧光原位杂交、肿瘤药物敏感性分析测定等多个工作项目。先后主办1届国家级和4届省级医学继续教育学习班。从2008年起开始承担南通大学病理本科生和硕士生的教学任务。2013年获得1项国家自然科学基金面上项目,2008年承担1项江苏省卫生厅科研项目,并先后主持或参与5项南通市科技局科研项目。2007年以第一完成人获得2项国家版权局计算机软件著作权证书。2006年获南通市"226高层次人才培养工程"首批中青年科学技术带头人,2007年获南通市医学重点人才;2008年获南通市学科带头人、南通市第七批专业技术拔尖人才;2011年获南通市"226高层次人才培养工程"第二层次培养对象;2013年获南通市科技兴市功臣称号。先后获得南通市科技成果奖6项,其中一等奖2项、二等奖2项、三等奖2项;获江苏省新技术项目二等奖4项。同时多次被南通市卫生局、南通市医学会、南通市肿瘤医院记功奖励并授予先进个人、优秀共产党员等称号。以第一作者或通讯作者在《Hum Pathol》《Med Oncol》《Clin Transl Oncol》等SCI收录期刊发表论文40多篇。

何水冰

女,1956年3月生,江苏通州人,中共党员。2004年1月江苏广播电视大学行政管理专业毕业,主管护师。曾任南通市肿瘤医院急诊室副护士长,人事科、感染管理科副科长,党委办公室组织员。1991年、1996年被市卫生局记三等功;1984年至1986年获医院先进工作者称号;2002年

被评为市卫生系统优秀思想政治工作者;2007年被评为医院十佳员工。先后在省、市级医学期刊上发表论文3篇。

何晓军

1967年2月生,江苏通州人。1990年8月南通大学医学院临床医疗专业毕业,主任医师。南通市肿瘤医院放疗科胸腹科主任、中国抗癌协会会员。1996年至1997年于上海复旦大学附属肿瘤医院进修肿瘤放射治疗专业,师从赵森、蒋国樑等知名教授。2001年于成都参加全国γ—刀培训学习。2004年参加中华医学会组织的χ(γ)—刀培训并获得医师上岗证。擅长食管癌、肺癌、乳腺癌、大肠癌等胸腹肿瘤的诊断与治疗,对头颈部肿瘤、淋巴瘤等也积累较丰富经验。获南通市新技术引进三等奖,并在《中华放射肿瘤学杂志》等国家及省级期刊杂志上发表论文10余篇。

何爱琴

女,1968年1月生,江苏如皋人。2008年6月南通大学肿瘤学专业硕士毕业,主任医师。南通大学硕士生导师、中华医学会妇产科腔镜分会委员、江苏省抗癌协会会员。从事妇科肿瘤的诊治工作20余年。1999年至2000年于中山医科大学附属肿瘤医院进行妇科肿瘤的培训,师从全国知名妇科肿瘤专家李孟达教授。擅长对各种中、晚期妇科肿瘤实施个体化综合治疗,对疑难危重患者的诊治也有一定的临床经验。2002年,率先在全科开展腹腔镜、宫腔镜微创手术。2008年,在全科率先参加全国放疗医师资格培训考试并取得优异成绩。2011年获南通市"226高层次人才培养工程"第三层次培养对象,2012年获江苏省第四期"333高层次人才培养工程"培养对象。先后主持多项市级课题并获奖,课题"腔镜下子宫动脉阻断后行肌瘤挖除术治疗子宫肌瘤"获南通市科技成果三等奖,新技术"腔镜下子宫动脉阻断后行肌瘤挖除术治疗子宫肌瘤"获2005年南通市新技术三等奖。在《实用妇产科杂志》《肿瘤研究与临床》等核心期刊发表论文多篇。

邹积楠

1931年7月生,山东荣成人,中共党员。1946年12月参加革命工作,先后担任班长、文书、书记、见习参谋、参谋、所长、支部书记等职,荣立二等功1次、三等功3次、四等功1次。因战残疾,等级为八级。1974年5月调入南通地区肿瘤医院,曾任办公室副主任、医务科负责人兼工会副主席。1982年获医院先进工作者称号。

邵冰峰

1965年3月生,江苏如皋人,中共党员。1987年8月南通医学院毕业,主任医师。南通市肿瘤医院肝胆外科副主任,南通市抗癌协会肝癌专业委员会副主任委员。从事普通外科、泌尿外科临床工作20余年。1999年至2000年,于上海第二医科大学瑞金医院泌尿外科进修,师从全国知名教授刘定益、张祖豹。擅长肝门区肿瘤切除、胰十二指肠切除及胃肠道、泌尿生殖系统肿瘤以手术为主的综合治疗。多次参加全国泌尿外科大会、全国男科学术会议等并发言交流,获院局荣誉多项。在省级以上核心期刊发表《颈淋巴结清扫在甲状腺再手术中的价值》《原发性胆囊癌35例分析》《28例醛固酮瘤误诊原因分析》《输尿管结石急性梗阻自发性尿外渗》等论文。

陆会均

1963年3月生,江苏南通人,中共党员。1986年7月南通医学院毕业,研究员、主任医师。南通市肿瘤医院副院长、纪委书记,曾任南通市第三人民医院团委书记、医务科副科长,南通市卫生局医务处处长,南通市肿瘤医院院长助理。从事卫生管理工作近30年,具有扎实的管理理论知识和丰富的医院管理经验,尤其在等级医院创建方面经验丰富,在南通市肿瘤医院南院建设发展中作出较大贡献。获南通市卫生局优秀新技术项目二、三等奖各1项。1997年、1999年获南通市卫生局嘉奖;2012年获南通市委组织部嘉奖;2013年被评为江苏省优秀卫生信息主管。在国家和省市级核心期刊上发表管理论文多篇。

陆俊国

1963年4月生,江苏通州人,九三学社社员。1987年8月南通医学院毕业,副主任医师。南通市肿瘤医院内科副主任兼呼吸内科主任、ICU主任,江苏省医学会肿瘤化疗与生物治疗委员会委员,江苏省医学会肿瘤化疗与生物治疗委员会肺癌学组委员,江苏省医学会肿瘤学分会肺癌学组委员,南通市医学会呼吸疾病分会委员,南通市医学会肿瘤化疗与生物治疗学组副组长,南通市抗癌协会常务委员。从事肿瘤内科工作20多年,具有较为系统的肿瘤内科理论知识和丰富的临床经验,对肺癌、乳腺癌、消化道肿瘤的诊断和治疗深有研究。曾在上海中山医院、上海胸科医院进修学习。率先在南通市乃至苏中、苏北开展超声气管镜引导下纵膈肿瘤或淋巴结穿刺术(三类手术),气管镜引导下气管支架置入术及氩离子凝固术(均为四类手术),治疗气管狭窄手术。先后两次获得南通市卫生局新技术引进三等奖。在省级以上医学杂志发表《青年乳腺癌45例临床分析》《脑转移性肿瘤临床研究》《DMCF持续滴注治疗胃肠道肿瘤临床观察》《健择治疗肺癌临床观察》等论文多篇。

陆勤美

女,1962年10月生,江苏海门人,中共党员。2010年1月江苏大学毕业,主任护师。南通市肿瘤医院护理部主任、机关二支部书记、纪委委员、江苏省护理学会肿瘤护理专业委员会副主任委员、南通市护理学会副秘书长、肿瘤护理专业委员会主任委员、护理管理专业委员会副主任委员、南通市等级医院评审专家库成员、市护理质控中心委员。从事临床护理和护理管理工作34年,具有系统的护理管理理论知识和较高的专业技术水平,能独立解决肿瘤病人疑难护理问题,擅长处理各种化疗药物外渗的并发症。1996年率先在八病区开展整体护理工作。1997年率先开展锁骨下静脉穿刺技术,并为院内外带教培养12名护理骨干,掌握这一技术。2005年又亲自开展PICC新技术,为肿瘤病人的治疗通道提供安全保障。主持或参与科研、新技术多项,2005年获得市科技进步三等奖1项,2006年获得省新技术引进二等奖1项,2010年获得市科技进步二等奖1项,2002年、2007年、2011年、2013年获得市新技术引进三等奖6项。多次被评为市卫生系统先进工作者、优秀共产党员、优秀护士。在省级核心期刊上发表论文10余篇。

陆新华

1965年3月生,江苏通州人,中共党员。1998年12月中央党校党政管理专业毕业,高级政工师。南通市肿瘤医院纪委副书记、监察室主任,伦理委员会委员、工会经审委员会委员,通州区邮政局特约行风监督员,曾任南通市肿瘤医院党委办公室宣传员。2006年11月被南通市卫生系统思想政治工作研究会授予优秀思想政治工作者。2007年4月被南通市卫生局记三等功。在《江苏社会科学》《中华综合医学月刊》等期刊上发表《医院发展源于"德治"》《用科学发展观指导卫生改革必须处理好几个关系》《浅谈依法治国的对策措施》等论文10余篇。

陆崇胤

1939年10月生,江苏海安人,中共党员。1962年7月南京医学院医疗系毕业,主任医师。曾任南通市肿瘤医院院长、外科副主任、党总支委员,擅长普外科、泌尿外科。1979年2月,参加赴西藏医疗队。1981年、1982年、1984年被评为医院先进工作者,1984年获市卫生局升级奖励。发表的《睾丸恶性非精原细胞肿瘤腹膜后淋巴结扩大范围清扫术》论文获市卫生局优秀新技术项目三等奖。1990年调离南通市肿瘤医院。

邱云芬

女,1966年1月生,江苏通州人。1988年8月徐州医学院毕业,主任医师。从事妇科肿瘤临床诊治工作20余年,积累丰富的临床经验。擅长妇科肿瘤的综合治疗。曾在上海肿瘤医院进修,师从张志毅等著名教授。2001年参加在上海举办的妇科肿瘤诊治规范高级医师进修班及上海妇产科年会。2002年参加全国第七届肿瘤学年会并在会上交流文章,参与编写《妇产科临床处方手册》。2003年参与主编《初为人母》。《新辅助化疗联合手术或放疗治疗局部晚期宫颈癌的临床观察》等论文荣获南通市科协优秀论文奖,"中国妇女宫颈癌盆腔照射野的修正设计研究"获南通市科技进步四等奖。在核心医刊上发表《P53基因蛋白及PCNA在宫颈癌组织中的表达及临床意义》《肿瘤相关抗原CA125在卵巢癌诊断和监测中的应用》《卵巢恶性肿瘤46例死亡分析》《CA125半衰期在卵巢癌治疗监测中的价值》《外阴恶性黑色素瘤的治疗特点与预后关系》等论文10余篇。

杨广才

1942年8月生,江苏南通人。1967年7月南通医学院医疗系毕业,主任医师。从事普内科15年,肿瘤内科20年,有较好的普内科知识及较系统的肿瘤内科理论,具有丰富的临床经验。擅长于淋巴瘤、乳癌、肺癌等肿瘤化疗及肿瘤常见并发症的处理。先后在《癌症》《肿瘤防治研究》《临床内科杂志》《河南肿瘤学杂志》等医学期刊发表论文10余篇。

杨书云

女,1967年1月生,江苏海安人,中共党员。1992年8月徐州医学院毕业,主任医师。南通市肿瘤医院病理科副主任、江苏省医学会病理学分会细胞学组委员、南通市医学会病理学分会常务委员、南通市抗癌协会肿瘤病理专业委员会常务委员。具有扎实的病理学理论知识基础和近20年的临床病理诊断经验。擅长乳腺癌、食管癌、头颈部等肿瘤的组织病理学诊断,具有较强的解决疑难问题的能力。全面掌握免疫组织化学技术和原位杂交技术,熟悉PCR等分子生物学技术在科研和实际工作中的应用。了解特殊染色、组织化学、电镜、电脑图像分析等技术在病理上的作用。

除承担常规病理诊断、术中快速诊断工作外,还负责院外病理会诊工作。先后承担和参与科研课题"滑膜肉瘤的免疫组织研究""肿瘤耐药基因和转移相关基因免疫组化表达及其临床价值的研究""轻链 κ、λ mRNA 的检测在鉴别淋巴瘤与反应性增生中的应用"等,并获南通市科技进步奖。2007年主持1项市级科研课题并已结题验收。开展新技术项目"原位杂交技术检测宫颈 HPA 感染的病变""细胞周期素 Cyclin-D1 在病理诊断上的应用""CD79a 在病理诊断上的应用""胸腺苷酸合成酶(TS)预测结直肠癌 5-FU 耐药性的临床应用"等,并获得南通市及省卫生厅颁发的优秀新技术项目奖。2006年获南通市"226高层次人才培养工程"首批中青年科学技术带头人。在专业核心期刊上发表多篇论文。

杨学源

1974～1979年任南通地区肿瘤医院革命委员会副主任、党总支委员、医务支部书记、医务科组长兼护理部负责人(简历资料缺)。

杨俐萍

女,1958年4月生,安徽省安庆人。2006年1月毕业于瑞典隆德大学并获博士学位。南通市肿瘤医院肿瘤研究所副所长兼中心实验室主任、江苏省特聘医学专家、南通大学杏林学院临床肿瘤学与临床病理基础教研室主任、病理学教授、硕士生导师,南通市抗癌协会肿瘤标志专业委员会副主任委员、南通市抗癌协会理事、瑞典医学会会员,《交通医学》《肝癌》杂志编委。2007年至2009年分别在英国牛津大学及瑞典皇家医学院做博士后并担任课题负责人。主要从事干细胞与肿瘤血管生成以及肿瘤标志物研究,以第一作者、通讯作者或主要作者在国内外学术刊物上发表论文30余篇,其中在国际著名杂志《Cell》《Immunity》《Blood》《JACS》《J of Imm》等发表SCI收录文章近30篇,影响因子100余分,SCI引用达800多次。主要学术贡献:建立创造性的干细胞鉴定技术,得到国际著名同行专家的高度评价,题为《Creative

stem sell assays》的评论在《Blood》上发表,并且被《Cell》作为封面文章发表。在南通市肿瘤医院成功创建一个具有国内先进水平的肿瘤转化医学中心实验室,组建一支年轻的科研队伍。课题"Dicer/miRNA-210 在肝癌血管生成中的作用及其机制研究"获得2012年度国家自然科学基金立项及资助,这是医院建院以来获得的第一个国家自然科学基金面上项目。2013年获江苏省"双创计划"引进人才、江苏特聘医学专家,获得省财政专项资助100万元及南通市港闸区政府20万元资助。主持1项南通市卫生局创新平台项目,获院外科研经费资助达200多万元。回国后发表论文10篇,其中SCI收录7篇。

杨晓晴

女,1964年9月生,江苏通州人,中共党员。2013年6月江苏大学护理本科专业毕业,副主任护师。南通市肿瘤医院预防保健科科长兼办公室副主任。曾任南通市肿瘤医院护理部干事、病区护士长、外科科护士长。2000年被南通市卫生局记三等功,多次被评为医院先进工作者、优秀共产党员。先后在《中华护理杂志》《实用护理杂志》等省级以上刊物发表论文8篇。

季 平

女,1945年1月生,江苏南通人。1967年7月南通医学院医疗系毕业,主任医师。从事普内科15年,肿瘤内科近20年,有较扎实的普内科及肿瘤内科知识,对淋巴瘤、乳癌、肺癌、胃癌等肿瘤化疗及肿瘤常见并发症的治疗具有较丰富的临床经验。先后在《河南肿瘤学杂志》《癌症》等省级医学期刊发表论文多篇。

季 震

1932年4月生,江苏通州人。1955年7月毕业于苏北医学院内科系,主任医师。曾任南通市肿瘤医院内科主任、临床肿瘤研究所所长、江苏省肿瘤学会副主任、省卫生厅科学技术委员会通讯委员、江苏省高级职称评定委员会委员、南通市抗癌协会理事长。是南通市著名的肿瘤内科治疗专家,在省内有较大的影响力,曾经数次出访美国和日本进行学术交流。对肿瘤化疗及肿瘤标志物的临床研究有较高的造诣,参加的"早期肝癌和癌前期甲胎蛋白血清学规律研究"获1980年卫生部甲级科技成果奖;主持的"肝癌癌前期病变的临床研究"获1982年南通地区科技奖;主要研究的"短波局部加温实验研究及临床应用"获1984年南通市科技成果奖;主持研究的"人体甲胎蛋白分子变异体的临床应用价值"获1986年省卫生厅科技进步二等奖,该研究为原发性肝癌的鉴别诊断和早期诊断提供有效方法,该成果由省卫生厅举办两期学习班,并在省内外推广应用。被江苏省人民政府授予"享受政府特殊津贴高级专家"荣誉称号。2012年获南通市首届医师终生荣誉奖。

季秀珍

女,1955年12月生,江苏通州人,中共党员。2004年7月南通医学院毕业,副主任医师。南通市肿瘤医院影像科副主任兼超声科主任,南通大学兼职副教授,南通市超声学会委员。从事超声诊断工作30年,掌握国内先进的超声诊断技术,对消化系、妇科、浅表器官肿瘤的超声诊断有较深入的研究,在超声诊断方面有着丰富的临床经验。曾在上海肿瘤医院进修学习,率先在南通市开展超声介入诊断与治疗、超声引导下腹膜后肿块穿刺活检术,浅表淋巴结、乳腺肿瘤等粗针切割活检技术,是南通市超声诊断和介入治疗临床经验丰富的资深专家。带教几十名超声专业实习生及进修生。获江苏省新技术引进二等奖2项,南通市新技术奖7项。1998年被南通市卫生局记三等功,2007年"经直肠彩色多普勒超声在直肠肿瘤诊断中的应用"获南通市科技进步二等奖,2012年"彩色多普勒超声在颈内静脉血栓诊断价值"获南通市科技进步三等奖。在省级以上专业杂志发表学术论文20余篇。

季雪梅

女,1964年10月生,江苏通州人,中共党员。

2013年6月江苏大学毕业,副主任护师。南通市肿瘤医院市场开发部副主任,曾任放疗科放技组护士长。1995年、2003年被市卫生局记三等功、2003年获市卫生局优秀共产党员称号、2009年获医院优秀共产党员称号、1982年、1983年、2001年、2009年、2012年被评为医院先进工作者。参加研究的课题"不同剂量分割方式的三维适形放疗治疗中晚期胰腺癌的临床研究"于2008年获南通市科学技术进步三等奖。在中华护理杂志等核心期刊上发表论文多篇。

周存凉

1968年12月生,江苏大丰人,中共党员。2010年1月南通大学医学院医学影像专业毕业,副主任医师。南通市肿瘤医院门诊部主任,曾任南通市肿瘤医院党委办公室副主任,南通港口医院工会主席。

周锦华

1942年4月生,江苏南通人。1968年12月南通医学院医疗系毕业,主任医师。曾任南通市肿瘤医院医务科副科长、南通市临床肿瘤研究所副所长、中国抗癌协会会员。1971年参加筹建南通地区肿瘤医院的论证工作,对南通地区进行全面的肿瘤流行病学和肿瘤病因的调查,为该论证工作作出重大的贡献。1975年以来,从事肿瘤的综合治疗工作,积累丰富的肿瘤基础理论和临床实践经验,对肺癌、胃癌、恶性淋巴瘤、食道癌、精原细胞瘤、乳腺癌的综合治疗取得良好效果,达到国内先进水平,对晚期的常见肿瘤的化疗加放射治疗的综合治疗也取得延长生命和提高生活质量的好疗效。重视学习中医肿瘤理论及中药学,运用中药减痛和抗癌取得疗效。尤其对中晚期肝癌采用西、中药相结合特别是运用中药抗癌取得长期生存的良效。在省级以上医刊发表论文6篇,全国学术会议交流3篇,专业小组会议交流3篇,参加医学科研3项,并均获奖。

郁惠高

1945年10月生,江苏海门人,中共党员。1970年8月中国人民解放军第二军医大学海军医学系毕业,主任医师,曾任南通市肿瘤医院医务科科长、南通市肿瘤研究所副所长、中华医学会会员、中国抗癌协会会员。从事医务、科教管理工作多年。曾参加维利多亚—江苏医院管理学习班学习。1996年被评为医院先进工作者、1999年被市卫生局党委授予优秀共产党员、2000年被市卫生局记三等功、2006年被市卫生局授予市卫生科技教育管理工作先进个人。先后在《河南肿瘤学》《交通医学》等刊物发表学术论文近10篇。

洪玉珍

女,1939年1月生,江苏涟水人。1964年8月南京药学院药学系本科毕业,主管药师。曾任南通市肿瘤医院药剂科负责人。1974年12月至1977年9月,创办医院大型输液(静脉)制剂工作,使医院取得较大经济效益。1977年至1978年,承担南通地区药剂培训班教学。

胡瑞芳

1947年1月生,江苏南通人,中共党员。1970年7月南京铁道医学院医疗系毕业,主任医师。曾任南通港口医院副院长兼外科主任。多次荣获铁道部第四工程局局机关先进个人以及南通港务局十佳先进个人。先后发表论文8篇,刊载于《中国厂矿医学》《交通医学》《内蒙医学》等省级杂志上。

姚 伟

女,1948年8月生,江苏启东人,中共党员。1975年7月上海医科大学公共卫生系毕业,高级政工师,主任医师。曾任南通市肿瘤医院院长、党委书记,南通地区卫生防疫站医师,南通地区计划生育办公室主任,南通地区卫生局副局长,启东市卫生防疫站站长,南通市第二人民医院副书记、书记、院长,南通市医院管理学会副会长,南通市卫生系统思想政治工作研究会常务理事,中华医学会南通分会常务理事,南通市第七届、第八届、第九届政协委员。从事卫生工作30年,其中从事卫生和医院管理26年,曾先后赴澳大利亚、美国考察卫生事业状况,多次参加国内外医院管理培训班学习。精通医院管理基础理论,熟悉现代医院管理的原则、方法和内容。在医院领导体制、管理体制、经营机制、人事制度、分配制度及后勤保障等方面进行积极的改革和探索。具有系统的预防医学基础理论和专业知识,掌握预防医学专业现状、动态和发展趋势,熟悉疾病防控、医院内感染管理及计划免疫等方面的工作,具有丰富的经验。参加工作以来,先后获省"三八"红旗手、市劳动模范、市"五一"劳动奖章、市"巾帼建功"先进个人称号,1998年、2002年、2003年获市卫生系统优秀共产党员称号,2000年获市事业单位优秀管理者称号,2000年、2004年获社会治安综合治理工作先进个人、先进工作者等称号。先后在省级以上杂志发表或学术交流10多篇论文,其中多篇获优秀论文奖。

施民新

1965年10月生,江苏南通人,中共党员。1988年8月南通医学院毕业,主任医师。南通市肿瘤医院党委委员、院长助理、肿瘤外科副主任,南通大学硕士生导师,江苏省医学会肿瘤学分会委员、江苏省医师协会肿瘤外科分会委员、江苏省医学会肿瘤学分会食管癌学组成员、肺癌学组成员、江苏抗癌协会食管癌分会委员、江苏抗癌协会肺部癌分会委员、江苏抗癌协会第一届肿瘤微创治疗专业委员粒子治疗学组副组长、南通市医学会胸心血管外科分会副主任委员、南通市抗癌协会副事长、南通市抗癌协会乳腺癌专业副主任委员。曾任新疆维吾尔自治区伊犁哈萨克自治州友谊医院(三甲)副院长、党委委员、胸心外科副主任、乳腺中心主任。长期从事胸外科、乳腺外科的临床诊疗工作,擅长食管癌、贲门癌、肺癌、乳腺癌、纵隔肿瘤等胸科肿瘤的手术及综合治疗。熟练开展胸外科各种疑难病例的高难度手术,胸部肿瘤微创手术。对术中、术后各种并发症的处理具有丰富的临床经验。2012年获全国卫生系统先进工作者称号、2009年获江苏省首届百名医德之星称号,2012年获江苏省首届十佳医德标兵称号,2010年获新疆维吾尔自治区优秀援疆干部、新疆维吾尔自治区伊犁哈萨克自治州优秀共产党员称号、科技进步一、三等奖,1999年、2000年、2002年被市卫生局记三等功,2003年获南通市卫生系统温馨服务标兵称号,2005年获市卫生系统白求恩式卫生工作者称号,2006年获市优秀共产党员称号,2007年获南通市劳动模范称号,2008年被评为市卫生局创建无红包医院活动先进个人,1990年、2013年获医院先进工作者称号,2007年、2009年、2012年获南通市科技进步二等奖。先后在省级以上核心医刊发表论文50余篇,其中《吻合器在食管外科的临床应用》获全国肿瘤大会优秀论文奖。

施勤耕

1945年6月生,江苏海安人,中共党员。1977年6月南京大学中文系毕业,高级政工师。曾任南通市肿瘤医院党总支委员会副书记、工会主席、南通体臣卫校平潮分校党支部书记。1991年获党政领导关心支持共青团工作奖、1992年获市局颁发的优秀基层党务工作者称号、1997年获市卫生局民事调解先进个人称号、2000年、2004年被市卫生局评为社会治安综合治理先进个人。《刍议医院红包现象的反复性》1992年获江苏省卫生厅论文征集二等奖;2004年12月6日《"三心"工会主席——施勤耕》的事迹被《江海晚报》报道,获得"三心"工会主席荣誉称号;2006年获得《全国医院报刊协会》好标题奖。《医院管理工作的道德》1991年8月经济日报出版社出版;《向绒癌夺取生命》1992年红旗出版社、《国际微循环领域的女强人》1993年12月华文出版社出版;《关于"收受"行为的哲学思考》世纪英才社科论文集收录,中国戏剧出版社出版。国画《生命高于一切》2009年4月8日《中国老年报》录用;《我的育儿公式》2011年第8期《银潮》杂志刊登。

施殿祥

1973~1975年任南通地区肿瘤医院政工组组长(简历资料缺)。

赵季忠

1965年12月生,江苏如东人,农工民主党党员。1990年8月镇江医学院医疗系毕业,主任医师。南通市肿瘤医院放疗科头颈专科主任、江苏省抗癌协会第二届头颈肿瘤专业委员会委员、南通市抗癌协会淋巴瘤专业委员会第一届委员会委员。1994年10月至1995年9月,在上海肿瘤医院进修肿瘤放疗,并取得卫生部颁发的大型医疗设备上岗证,及X(γ)刀上岗证。"同期放化疗肿瘤Ⅲ~Ⅳ其鼻咽癌的临床应用"获得南通市卫生局新技术引进三等奖;2004年、2006年、2008年、2013年被评为医院先进个人;2007年获医院十佳医生称号;2008年获南通市卫生局创建无红包医院活动先进个人称号;2011年获医院创三甲先进个人称号;2011年至2012年度获南通市农工党优秀党员称号。在省级以上杂志发表论文10余篇。

顾 军

1969年5月生,江苏南通人,农工民主党党员。1992年6月南京中医学院毕业,副主任中医师。南通市肿瘤医院营养科副主任、南通市中西医结合学会理事、南通市内分泌学会委员、中国中西医结合学会糖尿病专业委员会会员、中国医师协会临床营养专业委员会会员。2003年于北京中医科学院广安门医院进修,师从路志正、薛伯寿等国家级名老中医。2008年于上海复旦大学附属肿瘤医院进修学习。从事中西医结合内科临床工作20余年,擅长内科慢性疾病及疑难杂症的中医辩证施治,糖尿病及其并发症的规范化诊治,各类恶性肿瘤的中医药治疗与康复调理,常见疾病的营养治疗及恶性肿瘤的营养支持与营养康复治疗。先后在《山东中医药杂志》《中国实用中医药》等省级刊物发表专业论文多篇。

顾智伟

　　1972年2月生,江苏如皋人,中共党员。2008年7月江苏省委党校研究生毕业,澳大利亚弗林德斯大学医院管理硕士,高级政工师、经济师。南通市肿瘤医院办公室主任、医疗物资采购中心主任、中国医院协会肿瘤医院管理分会全国地市级肿瘤医院联盟秘书、江苏省医院协会肿瘤医院管理分会委员、全国医院报刊协会理事。曾任南通市肿瘤医院党委办公室副主任兼党委宣传员、总务科管理员。获江苏省公立医院改革思想政治工作优秀论文一等奖,江苏省自学考试自学成才奖,江苏省委党校优秀研究生、南通市优秀社会科学论文等奖项,2004～2005年度获南通市优秀宣传思想工作者,2004年、2011年获市卫生局优秀共产党员称号,2006年、2010年获医院优秀共产党员称号,2002年、2009年、2013年获医院先进工作者称号。在省级以上刊物发表医院管理、政工研究论文10余篇。

倪 杰

　　女,1964年10月生,江苏启东人,中共党员。2008年2月复旦大学护理专业研究生课程班毕业,主任护师。南通市肿瘤医院放疗科科护士长兼患者服务中心副主任,曾任院内科病区护士长。从事肿瘤临床护理工作30余年。2010年被选送赴台参与江苏省卫生国际交流支撑计划两岸医护管理项目进修学习。具有系统的肿瘤护理理论知识和较高的专业技术水平。主持的科研项目"低温加中药对皮肤放射损伤的临床干预"获南通市科技进步三等奖。参与合作研究的"肿瘤化疗患者中心静脉置管医院感染的预防和控制研究"获南通市科技进步二等奖。"三全护理中六字服务艺术的实践与研究"获南通市科技进步三等奖。"冰敷法预防放疗性口腔粘膜反应的临床应用"和"护理干预在鼻咽癌放疗患者功能锻炼中的临床应用"均获南通市优秀新技术项目奖。2011年被评为医院优秀共产党员,多次被评为医院先进工作者。先后在《中国实用护理杂志》《护理学杂志》等护理核心期刊发表论文10余篇。

倪美鑫

　　女,1965年3月生,江苏启东人,农工民主党员。2005年7月中国医科大学毕业,副主任药师。南通市肿瘤医院药剂科副主任、江苏省抗癌协会抗肿瘤药物专业委员会副主任委员、江苏省药学会抗感染药物专业委员会委员、南通市药学会医院药学专业委员会副主任委员、南通市药事管理质控中心副主任、南通市医学会药学专业委员会委员。曾任南通市肿瘤医院药剂科主任助理。具有较强的医院药事管理及科研能力。2009年主持的江苏省卫生厅科技项目"补康灵糖浆与薏苡仁提取物在辅助肺癌化疗中改善肿瘤患者生存质量的对比研究"获江苏省卫生厅科技优秀项目。2010年筹建南通地区第一家静脉药物配置中心。2011年主持南通市科技局项目"医院静脉药物配置中心的建立与实施研究"。在省级以上科技核心期刊发表论文10余篇。

袁义新

　　1930年11月生,江苏海安人,中共党员。1947年10月入伍,先后任卫生员、助理军医、所长、党总支副书记、副科长。解放战争期间参加过淮海战役、渡江战役、解放上海、进军福建剿匪等大小战役和战斗,并荣立三等功、四等功各1次。1949年6月在苏州遭遇匪特袭击在搏斗中负伤被评定三等伤残。1982年2月从部队转业到南通市肿瘤医院任副院长,分管办公室和财务工作。成立医院宣传队,开展"假如我是一个病人"文明创建活动。开设广播,创办并主编医院简报。1984年9月至1988年,调任南通市精神病防治医院副书记(主持工作)。1988年下半年调回南通市肿瘤医院,退居二线担任督导员,协助党务工作。

徐 速

　　1957年3月生,江苏南通人,中共党员。1983年8月南京医学院毕业,副主任医师。南通市肿瘤医院工会副主席,曾任南通港口医院党总支书记、院长。多次获南通市总工会优秀工会工作者、工会经费审查优秀工作者称号。在《交通医学》

《中国厂矿医学》等医刊上发表论文多篇。

徐小红

1967年11月生,江苏如皋人,中共党员。1991年8月南通医学院临床医学专业毕业,主任医师。南通市肿瘤医院血液内科主任、工会委员,南通大学杏林学院临床肿瘤内科学教研室主任、中国抗癌协会肿瘤临床化疗专业委员会第四届委员会秘书,中国抗癌协会临床肿瘤协作中心(CS-CO)会员,江苏省抗癌协会第一届淋巴瘤专业委员会副主任委员,江苏省抗癌协会第一届癌症康复与姑息治疗委员会委员,江苏省抗癌协会第一届血液肿瘤专业委员会委员,江苏省医学会肿瘤化疗与生物治疗分会第二届委员会肿瘤姑息与康复学组成员,中华医学会南通市血液学分会第六届委员会副主任委员,南通市抗癌协会肿瘤临床化疗专业委员会第四届委员会委员,南通市抗癌协会第一届淋巴瘤专业委员会主任委员。从事肿瘤内科工作20余年,熟练掌握血液淋巴系统肿瘤、肺癌、消化道肿瘤及乳腺癌的诊治及并发症的处理,临床经验丰富。熟练掌握自体外周血造血干细胞动员、采集、分装、冻存等一系列关键技术,尤其擅长恶性淋巴瘤的诊治,并于2006年率先在南通地区开展首例自体外周血造血干细胞移植,填补南通市在干细胞移植史上的空白。1997年"胰岛素升高外周血白细胞的临床观察"获南通市卫生局优秀新技术二等奖、市科委优秀科技论文三等奖。《国产长春瑞宾低剂量持续输注治疗非小细胞肺癌的临床研究》获2005~2006年度市科协优秀论文奖。2009年以来"DICE方案在复发或难治中高度恶性非霍奇金淋巴瘤中的临床应用""EPOCH方案在复发或难治中高度恶性非霍奇金淋巴瘤中的临床应用"和"LDH、β2-MG及CA125测定对非霍奇金淋巴瘤病情及预后判断的价值"获市新技术三等奖。"超声引导多点粗针活检在淋巴瘤诊断中的临床应用"获市卫生局新技术引进三等奖,"ATP-TCA体外药敏检测在复发或耐药NHL化疗中的临床应用研究"获市科技进步三等奖。每年多次参加二级以上医院间重大会诊。多

次被医院评为先进工作者,南通市医学重点人才。2011年被选为"226高层次人才培养工程"第三次培养对象。在省级以上核心期刊上发表论文19篇,其中SCI论文1篇。

徐必林

1955年6月生,江苏南通人,中共党员,高级政工师。曾任南通市肿瘤医院副院长、党委副书记,南通市卫生思想政治工作研究会理事,南通市港闸区第六届人大代表,中国医药数学会卫生管理专业委员会理事、常务理事,2001年被聘为中国管理学研究会特约研究员。1995年获市卫生局优秀共产党员称号,1996年获南通市优秀党务工作者、综合治理先进个人称号,2001年获江苏省卫生政研会"优秀政研工作者"称号。在国家、省市级杂志上发表论文多篇,部分论文在学术会议上交流。其中《浅谈医疗保险制度改革中的医院管理》一文获1998年全国医疗保健、医院管理高新技术推广应用大会优秀论文;《抓好医院文化建设,培育塑造医院精神》等多篇文章入选《美国中华健康卫生》等杂志。2001年12月调离南通市肿瘤医院。

徐爱兵

1967年2月生,江苏如东人。1991年8月扬州医学院毕业,主任医师。从事普外科工作20余年,擅长甲状腺癌、乳腺癌、骨肿瘤、胃癌、结直肠癌、胰腺癌、肝癌、肾癌等恶性肿瘤的以手术为主的综合治疗。对于各种软组织肿瘤、恶性黑色素瘤等以手术为主的综合治疗颇有造诣。多次获得医院先进工作者称号。在《肿瘤基础与临床》《中国临床医学》等核心期刊上发表《行中央区淋巴结清扫的cNo分化型甲状腺癌的临床转化》等论文多篇。

高 炎

1935年2月生,江苏南通人,农工民主党党员。1954年4月南通医士学校毕业,副主任医师。曾任南通市肿瘤医院核医学科副主任。从事核医学工作30多年,擅长放射免疫及其临床研

究。1989年、1991年获医院先进工作者称号。先后发表《探讨放射免疫标志物联合检测诊断良、恶性胸腹水的临床价值》等论文多篇,并在中华核医学杂志上发表,另翻译日、英专业杂志登载专刊10余篇。

高 俊

1952年1月生,江苏通州人,中共党员。1977年1月南通医学院医疗系毕业,主任医师。南通市肿瘤医院肿瘤外科副主任、南通市医疗事故技术鉴定专家库成员。江苏省中西医结合学会肿瘤分会常务委员、南通市心胸外科学会委员。曾任南通市肿瘤医院外科支部书记。擅长食管癌、贲门癌、肺癌、纵隔肿瘤、乳腺癌等胸科肿瘤的手术及综合治疗,熟练开展胸外科各种疑难病例的高难度手术。对术中、术后各种并发症的处理具有丰富临床经验。在南通市率先开展吻合器在颈部食管胃吻合中的应用,获南通市卫生局先进新技术奖。在科室率先开展肺癌肺叶袖状切除、肺血管成型、肺癌心包内肺血管处理、介入下新三管法治疗食管癌术后吻合口瘘等高难度手术。2013年与护理部开展食管癌围手术期加速肠功能恢复的临床研究课题,获南通市自然科学新技术二等奖。在《中华胸心血管外科杂志》《中国胸心血管外科杂志》《中国肿瘤临床与康复》等省级以上核心期刊发表论文20多篇,其中8篇获南通市自然科学优秀论文奖,6篇在全国学术会议上交流。

高志斌

1962年8月生,江苏启东人,九三学社社员。1984年8月苏州医学院毕业,主任医师。南通市肿瘤医院普外科主任、中国抗癌协会肉瘤专业委员会委员、中国抗癌协会江苏分会胃癌协会委员、中华医学会江苏肿瘤分会委员。从事肿瘤外科临床工作近30年,擅长肝胆胰等消化道肿瘤、软组织肉瘤和复发肿瘤以手术为主的综合治疗。曾在北京协和医院、上海中山医院学习深造,并赴香港大学玛丽医院学习交流。在省内率先开展直肠癌保肛手术,在苏中苏北地区较早规范施行胃癌根治性D2根治术以及高位胆管癌的扩大手术。在省级以上核心期刊发表10余篇论文,并多次参加全国性肿瘤学术会议。

高佩文

1931年11月生,江苏通州人,中共党员。1955年8月南京医学院毕业,副主任医师。1976年2月调入南通地区肿瘤医院,曾任医务科副科长、医务支部副书记。从事外科工作30多年,有丰富的临床经验,对胸部肿瘤、食管癌、贲门癌和肺癌等诊治有较深造诣,能熟练处理临床遇到的疑难复杂问题。1982年到南通医学院英语脱产进修学习;1984年南通医学院医学科研基础学习;1987年参加上海肿瘤外科新进展讲习班和1991年北京肿瘤综合治疗新进展学习班学习。1991年被市卫生局记三等功;1981年、1991年获医院先进工作者称号。先后发表论文10余篇,其中独著6篇。《肺癌外科治疗129例报告》《食管腺癌20例报告》《食管癌切除术厚乳糜胸》获南通市优秀科技论文奖,余《滑膜肉瘤10例报告》等文刊载于《江苏医药》和有关肿瘤杂志。

凌金城

1957年1月生,江苏通州人,中共党员。2005年7月南通大学毕业,主管技师。南通市肿瘤医院医疗设备科科长、南通市医疗设备评标委员会专家库成员。擅长放射治疗设备、影像设备的维修。1989年5月在解放军总后勤部医学高等专科学院参加"大型医疗设备维修高级研修班"学习。2009年参与开发的"医疗设备信息管理系统"获江苏省信息产业厅"金慧奖",并多次获医院表彰。

夏淦林

1956年9月生,江苏海安人,中共党员。1990年12月南通医学院毕业,副主任医师。南通市肿瘤医院影像科副主任,南通大学兼职副教授、第三届中国抗癌协会影像专业委员、第二届全国艾滋病临床影像学组委员、江苏省核医学会显像学组委员、南通市放射学会副主任委员、南通市医疗事故鉴定专家库成员。从事临床医疗、教学和科研工作30多年,积累丰富的工作经验。擅长恶性肿瘤的CT、MRI与PET-CT等综合影像诊断。率先在南通市开展肝癌介入治疗、CT引导下肺穿刺活检术以及PET-CT诊断工作。积极引进和开展新技术、新项目,获南通市新技术奖4项,获市科技进步二等奖1项。在国家级核心期刊及SCI发表论文20余篇,参编高等院校教材及专著4部。

郭金涛

1968年8月生,江苏通州人。1993年8月南京医学院临床医学系毕业,主任医师。南通市肿瘤医院专家会诊组成员。从事放射治疗工作20年,擅长食管癌、肺癌及乳腺以胸部肿瘤为主的放射治疗,具有较强的解决疑难问题的能力,积累丰富的临床经验。在省级及核心重点期刊发表论文10余篇。

郭随章

1950年3月生,江苏海安人,中共党员。1976年1月中国药科大学药学专业毕业,主任药师。曾任南通市肿瘤医院药剂科副主任兼医技支部书记、江苏省南通医药质量管理协会会员、江苏药学会南通分会药学理事。从事药学工作30余年,主攻医院制剂、临床合理用药以及药师管理,对药学专业具有系统的理论知识和较高的专业技术水平。特别在医院制剂生产的厂房设计、净化设施及制剂室改造、输液剂及注射剂、口服制剂等生产方面具有丰富的经验。研制用于治疗食管癌患者在放疗期间引起的食管水肿、烧灼样疼痛以及消化道症状的复方甘露醇口服液,取得满意疗效,获得显著的经济效益。承担卫校药理教学18载,有着丰富的教学经验。在药学杂志上发表文章40多篇,撰写科普文章多篇,多次参加全国医院药学会议,进行论文交流并予刊载,并被聘任为《中国药师》《家庭用药》通讯编委。其学术成就收藏在《世界优秀专家人才名典》《中国专家大辞典》《中国世纪专家传略》等刊物上。

唐振华

1942年11月生,江苏南通人,中共党员。1966年8月南京工学院自动控制系毕业,高级工程师。曾任南通市肿瘤医院设备科副主任。从事机械工程专业30多年,有解决实际疑难问题的能力。1992年被市卫生局记三等功,1989年、1991年、1993年、1995年获医院先进工作者称号。在《医疗器械与维修》杂志上发表论文2篇,编导《真空包装机培教材》一册,参加《真空包装机国家标准》的制订。

唐锦贤

1931年2月生,江苏海门人,中共党员。1948年3月参加革命工作,先后在部队任医助、药房主任、军医、卫生队副队长。1978年10月调入南通地区肿瘤医院,任门诊部主任兼药械科主任、医技支部书记。服从组织分配,认真负责门诊部的管理工作。

浦鲁言

1948年3月生,江苏通州人,1982年11月南京中医药大学中医系毕业,主任中医师。曾任南通市肿瘤医院中医科主任、江苏省抗癌协会传统医学专业委员会委员、江苏省中医学会肿瘤专业委员会委员、江苏省中西医结合专业委员会副主任委员。从事中医内科工作近30年。擅长运用各种验方、偏方对疑难杂症进行治疗,常取良效。利用中医"十八反"组方的"消肿丸"治疗晚期肿瘤,积极探索治疗肿瘤的新方法和新途径,其经验在台湾举办的"海峡两岸中医学术交流大会"上交流,得到同行及专家的好评和肯定。多次参加国际中西医结合肿瘤学术会议和全国性中医学术研讨会。参与研究的"关于经络沿线脂肪条带机构与经络相关性实验研究"中利用"脏腑别通,子午相冲"理论进行的"循经泄毒治疗晚期肿瘤的研究"获2008年南通市科技进步二等奖。在省级以上期刊发表论文多篇。

黄　健

1956年12月生,江苏南通人,中共党员。1984年8月南通医学院医疗专业毕业,主任医师。中国抗癌协会会员。从事肿瘤外科的临床和研究工作近30年,擅长肿瘤以外科为主的综合治疗,在胰头癌根治术、复杂性后腹膜肿瘤切除术、肾上腺肿瘤切除术等方面有独到之处。曾在上海复旦大学附属中山医院、第二军医大学附属长海医院进修学习。在苏中苏北地区率先开展直肠癌术后局部置软管补充放射治疗、全结肠切除、保留部分直肠、直肠粘膜剥脱、结肠直肠套叠术等手术。在省级以上核心医刊发表《原发性肠系膜肉瘤分析》《早期膀胱癌的诊治探讨》《女性尿道癌分析》等论文10余篇,并多次参加全国性肿瘤学术会议。

黄元络

1942年10月生,江苏江堰人。1968年12月上海医科大学医学系毕业,主任医师。曾任南通市肿瘤医院医务科副科长、胸瘤科副主任、外科副主任、中华医学会南通急救学会委员及南通医学会理事。从事外科临床工作30余年,其中从事肿瘤外科工作18年。对胸部肿瘤的外科治疗,特别对食管癌、肺癌和乳腺癌的综合治疗有较深研究。能正确处理病情复杂、高难度的重症患者,对贲门癌术后小剂量化疗进行深入研究并一直应用于临床。参加美国威斯康辛大学Love教授主持的"早期乳腺癌术后内分泌治疗研究"科研课题协作组工作。先后在《癌症》《实用癌症杂志》《实用肿瘤学杂志》等杂志发表专业论文10余篇。

黄捍群

女,1958年3月生,江苏启东人。1983年7月南通大学医学院医疗系毕业,主任医师。南通市医学会心血管分会委员,曾任南通市肿瘤医院ICU副主任,南通市医学会第五届急诊分会委员。1995年、2005年分别在南京市鼓楼医院和上海中山医院心内科进修学习。从事心血管内科临床工作30年,对急性心功能不全、急性肾功能不全、急性呼吸功能不全、急性心肌梗死、恶性心律失常、休克、心肺复苏有扎实的专业基础和专业知识,积累丰富的临床经验。开展心脏起搏器的安置和床旁连续性血液净化治疗2项新技术。先后在《中国临床研究》《中国药业》等杂志发表论文15篇,其中《急性心肌梗塞早期QTC离散度与严重心律失常和猝死的关系》被评为优秀论文。

黄崇芳

女,1940年4月生,江苏南通人。1963年9月苏州医学院医疗专业毕业,主任医师。曾任南通市肿瘤医院妇科主任,中华医学会江苏分会妇产科专业委员、南通分会副主任委员、中国抗癌协会江苏妇瘤专业委员会南通分会副主任。精通专业理论知识,业务能力强,基本功扎实,能熟练地进行妇科各种肿瘤手术及肠切等相关普外手术以及放化疗工作。常被邀请到市、县医院进行会诊,解决疑难杂症。1988年参加全国妇产科会议并应邀作宫颈癌手术示范表演。先后主持开展腹壁下动脉插管术、淋巴造影术、盆腔血管床分离术、后腹膜淋巴清扫术、女性尿道重建术、腹腔镜手术。对过胖妇女宫颈癌手术切口进行改良,开展阴道内子宫切除韧带免扎法,缩短手术时间,减少出血量;率先开展宫颈癌淋巴结整块撕剥术,研制腹腔化疗长期进路装置及动脉泵区域介入治疗。先后在省级以上杂志发表论文16篇,其中《卵巢无性细胞瘤》《内胚窦癌的治疗和预后》《家庭性卵巢肿瘤》分别获市优秀论文二、四等奖,综述2篇分别刊于《实用妇产科杂志》及《国外医学妇产科手册》。

龚光明

女,1959年5月生,江苏海门人,中共党员。2010年1月江苏大学护理学专业毕业,主任护师,南通市肿瘤医院感染管理科科长,南通市医院感染管理质量控制中心副主任委员。曾任南通市肿瘤医院团总支副书记、护士长、护理部干事、护理部副主任、门诊部副主任、南通市护理学会外科护理专业委员会副主任委员。具有系统的理论知识和较高的专业技术水平。主持的科研项目"肿瘤化疗患者中心静脉置管医院感染的预防与控制研究""医护人员血源性职业暴露的防护研究"分别获得南通市政府科技进步二、三等奖。参与的新技术项目"弯头胃管的研制与应用"获南通市卫生局医学新技术引进开发和推广应用二等奖。"髂内动脉灌注化疗预防膀胱癌术后复发的临床研究""低温加皮肤防护剂对皮肤放射损伤的临床干预"获南通市政府科技进步三等奖。1983年获南通市新长征突击手称号,1993年获南通市卫生系统服务明星、优秀护士称号,2003年被市卫生局记三等功,多次被评为医院先进工作者,2008年获市卫生局优秀共产党员称号,在中华系列杂志发表论文15篇。

曹汉忠

1965年1月生,江苏南通人,中共党员。2004年7月徐州医学院麻醉学硕士毕业,主任医师。南通市肿瘤医院麻醉科副主任、中国医师协会麻醉医师分会委员、中国药理学会麻醉药理分会委员、江苏省医学会疼痛学分会委员、江苏省医师协会第一届疼痛科医师分会委员、南通市医学会麻醉学分会副主任委员、南通市抗癌协会第四届理事会理事、南通市疼痛学会主任委员、江苏省麻醉质控中心专家委员会委员。曾任南通市肿瘤医院ICU主任。2008年7月至8月参加省对外交流赴台湾进行学术交流。参与编写医学著作《医疗机构医务人员"三基"训练指南(麻醉科)》《医院麻醉科建设管理规范与操作常规(第二版)》,任编委委员。从事临床麻醉工作30年,对各种急、危、重患者的抢救和疼痛治疗及临床麻醉的质量控制和病人自控镇痛(PCA)有较深的研究。发明专利11项,同时取得无线镇痛管理系统软件著作权证。"无线镇痛泵系统临床应用""限制性液体治疗策略在促进胃癌手术患者康复中的应用"等分获南通市卫生局优秀新技术二等奖2项、三等奖2项。"无线镇痛泵系统"获国家科技部创新基金支持。"无线遥控镇痛泵及管理系统的研制""病人自控镇痛系统解决方案的研究"等课题获南通市科技

局立项批文,已鉴定结题。先后在国家级核心期刊杂志、省级杂志上发表论文20余篇,其中在《中华麻醉学杂志》《国际麻醉学与复苏分册》等核心期刊上发表论文6篇。

曹金山

1940年3月生,江苏通州人,中共党员,1965年7月北京大学技术物理系核物理专业毕业,主任技师。曾任南通市肿瘤医院医疗设备科主任、放射物理室主任、江苏省核学会委员、承担卫生学校大专班、体臣卫校放射班的有关科目的教学任务。毕业后分配到苏州医学院放射医学系任教9年。1974年调到南通地区肿瘤医院工作,从事医用放射物理、计量、防护、大型医疗设备的维修及教学等方面的工作。1984年赴美国考察X线、CT,1993年赴日本考察医疗设备。1995年获南通市科学技术进步奖四等奖,2000年获市卫生局优秀新技术项目二等奖。先后在《医疗装备》《医疗器械》等医刊上发表论文多篇。

程 飞

1963年5月生,江苏启东人。1985年7月南通医学院毕业,主任医师。南通市肿瘤医院外科副主任兼腔镜中心主任,曾任南通市港口医院副院长、外科主任。从事普外科工作近30年,对普外科疾病的诊治有丰富的经验,尤其擅长腹腔镜手术。在南通地区率先开展腹腔镜胆囊切除术、腹腔镜下肝癌切除、脾切除、腹腔镜下结直肠癌根治等手术,为本地区腹腔镜手术的推广与普及作出贡献。1995年5月至1996年5月在上海复旦大学附属中山医院肝癌研究所进修学习。在《中国微创外科》《腹腔镜外科》等国家核心期刊上发表论文10余篇。

程克忠

1939年2月生,江苏如东人。1964年8月苏州医学院医疗系毕业,主任医师。曾任南通市肿瘤医院胸瘤科主任。南通市第六、七、八届政协委员。1964年大学毕业,分配至上海市第二结核病

院胸外科工作。师承全国著名胸外科专家邱少陵、蔡钦、裴广建等。对重症肺结核的治疗有丰富经验,在肺部良、恶性肿瘤,结核瘤等鉴别诊断上有较深的造诣。1974年调至南通地区肿瘤医院工作,对食管癌、肺癌、纵膈肿瘤、胸部肿瘤等治疗方面吸收、开展新技术取得成效。胸改术在巨大纵膈肿瘤手术止血上的应用获得成功。肺癌晚期肺门冻结采用心包内血管处理,提高手术切除率。对食管癌手术吻合口重建技术的改进大大减少手术并发症。"肺癌心包内结扎血管"获得南通市科技奖。在《肿瘤防治研究》《上海医学参考》《交通医学》等杂志上发表论文多篇。

韩 枋

1930年11月生,江苏南通人。1956年7月苏州(北)医学院毕业,1961年卫生部病理高级师资班结业,主任医师。曾任南通市肿瘤医院病理科主任。中华医学会江苏分会病理专科学会委员,省卫技高级专业技术评审委员会委员,市病理学科带头人,省第六届、第七届及市第七届、第八届、第十届人大代表。为南通市劳动模范,享受国家特殊津贴。20世纪50年代大学毕业时,服从祖国统一分配支援边疆建设。在青海工作期间,对包虫病的亚型进行病理研究,首次发现并报导,受到国内外专家们的重视。曾对其他诊疗未能确诊的矿工职业病作出最后病理解剖诊断,对边疆建设做出有益的贡献,两项研究曾获省厅二等奖。1974年调入南通地区肿瘤医院工作,积极引进先进设备和技术,较全面的建成省内及邻近地区有一定声誉的科室,并先后完成有关科研工作。获南通市记功奖励1次,获市卫生局记功奖励5次。发表文章15篇及合著书1册,其中论文《泡型包虫病的报告》引起国内外专家的重视,《乳腺管内乳头状瘤病》受到同行们的欢迎,《40596例活检的初步分析》为本地提供临床肿瘤流行病学的宝贵资料,"鼻咽未分化癌与非何杰金氏淋巴瘤的显微图像分析"获市卫生局优秀新技术一等奖。完成的"微机病理资料处理系统"软件,在国内处于领先地位。"乳腺癌雌、孕激素受体的研究和推广"和

"滑膜肉瘤的免疫组化研究"两项成果通过省内专家鉴定。开发研制的"肿瘤的显微图像分析"系统软件通过省内外专家鉴定。与东京大学合作的《南通市肿瘤的一些分布与基因突变的地区差异》一文被《中华医学杂志》(英文版)发表。

蒋 斌

1964年12月生,江苏通州人。1988年8月南通医学院临床医学系毕业,主任医师。南通市肿瘤医院头颈外科主任兼神经外科主任、江苏省医学会头颈外科分会常务委员、江苏省医学会肿瘤学分会头颈肿瘤学组成员、南通市医学会耳鼻咽喉头颈外科分会委员。系统掌握耳鼻咽喉科、口腔颌面外科、颈部甲状腺外科基础理论知识,在头颈肿瘤的综合治疗方面积累丰富的临床经验。熟练开展头颈部疾病常规手术,能成功地将整形外科、显微外科和肿瘤外科相结合,在彻底切除肿瘤的同时,能最大限度地保存、重建患者的功能及整复患者的容貌。开展多种头颈部疾病的高难度手术和创新手术,行腹腔镜下甲状腺美容手术,将游离空肠、游离前臂皮瓣、髂骨游离组织瓣、腓骨游离组织瓣、胸大肌皮瓣、背阔肌皮瓣、斜方肌皮瓣、舌骨下肌皮瓣、颏下岛状皮瓣、股前外侧皮瓣、腹直肌穿支皮瓣、改良胸锁乳突肌皮瓣等各种皮瓣灵活运用于临床。2002年,被评为首批南通市市级医学重点人才培养对象。获江苏省卫生厅新技术二等奖1项、南通市卫生局新技术一等奖1项、二等奖1项、市科技进步三等奖1项。在核心期刊上发表论文10余篇。

蒋守汉

1930年2月生,山东邹平人,中共党员。在部队期间先后担任医助、军医、主治军医、科主任、上海警备师医院副院长等职务。在解放战争期间多次立功受奖,先后荣立三等功4次,"战地救护模范"1次,1955年被南京军区授予"解放奖章"。

1978年10月,从部队转业到南通地区肿瘤医院,曾任医务科科长。具有较强的临床实践经验,外科手术较熟练,有较强的组织协调能力。

蒋松琪

1950年10月生,江苏通州人,中共党员。1975年10月南通医学院临床医学专业毕业,主任医师。南通市肿瘤医院肿瘤外科主任、中华医学会南通普外泌尿学组委员、南通市劳动鉴定分会委员、南通市劳动鉴定医疗专家库成员、南通市医学会医疗事故技术鉴定专家库成员。从事肿瘤普外、泌尿外科工作近40年。对本专业的疑难疾病具有分析和解决的实际能力。对难度较大的肝门区肿瘤切除、高位胆管癌的切除、胰十二指肠切除、胃肠道复发性肿瘤再次手术及泌尿系统高难度的肿瘤治疗有独到之处。开展的科研项目"颏下岛状皮瓣在头颈外科的应用"获江苏省卫生厅优秀新技术二等奖,"N-乙酰多态现象与膀胱癌的关系研究"获南通市卫生局优秀新技术二等奖,"髂内动脉置化疗泵预防膀胱癌术后复发的临床研究"获2006年南通市科技进步奖三等奖。多次被评为医院先进工作者,2006年被市卫生记三等功,2012年被评为道德楷模。在核心期刊和省级期刊上发表论文40余篇。

谢国栋

1965年5月生,江苏如皋人。1987年8月苏州医学院放射医学系毕业,主任医师。南通市肿瘤医院放疗科副主任、中国抗癌协会会员、江苏省医学会放射肿瘤治疗学分会立体定向放射治疗学组成员、南通市医疗事故鉴定专家库成员、南通市抗癌协会放射治疗委员会秘书,曾任院放疗科主任助理。1993年至1994年在复旦大学附属肿瘤医院放疗科进修。2001年在医学科学院肿瘤医院进修放射物理。擅长食管癌、肺癌、乳腺癌、鼻咽癌、中枢神经系统肿瘤等恶性肿瘤的诊断与放射治疗,尤其擅长各种常见肿瘤的三维适行调强放疗,并积极开展肿瘤的个体化治疗。获南通市卫生局新技术引进奖及科学技术进步奖多项,并在中华级等学术期刊上发表论文10余篇。

谢群安

1942年8月生,江苏张家港人,中共党员。1964年8月江苏师范学院数学系毕业,高级经济师。1972年10月调入南通地区肿瘤医院,曾任团支部书记、人事科科长、党总支办公室组织员,从事政治思想、行政管理工作。1987年被评为医院先进工作者,1988年获南通市劳动人事系统先进工作者称号。1990年3月调离南通市肿瘤医院。

强福林

1957年10月生,江苏如皋人,中共党员。1981年7月南通医学院毕业,研究员、副主任医师、高级政工师。南通市肿瘤医院院长、党委书记、肿瘤研究所所长。南通大学硕士生导师、南京医科大学博士生导师、中国医院协会肿瘤医院管理分会全国地市级肿瘤医院联盟主任委员、江苏省医院协会肿瘤医院管理分会副主委、江苏省肿瘤姑息治疗专业委员会副主委、南通市抗癌协会名誉理事长、南通市预防医学会常务副会长、南通预防医学会慢病防治专业委员会主任委员、南通市第九届党代表、南通市第八、九、十届政协委员。曾任南通市第三人民医院党总支副书记(主持工作),南通市卫生防疫站站长、书记,市疾病预防控制中心主任、书记。从事卫生工作30余年,精通医院管理。自2005年任南通市肿瘤医院院长、党委书记以来,实现医院由二级医院发展为三级医院、再晋升为三甲医院的两次跨越。主持完成省、市以上研究项目10项,取得成果8项。主要参与国家自然科学基金项目1项,获中华医学科技奖1项,江苏省科技进步三等奖2项,南通市科技进步一等奖1项、二等奖2项、三等奖3项。先后获全国卫生系统抗击非典先进个人称号,2013年获中国最具领导力医院院长称号,2007年获江苏省卫生系统先进工作者称号,2010年获江苏省优秀院长称号,2011年获江苏省卫生系统优秀共产党员称号,2012年获江苏省有突出贡献中青年专家、江苏省优秀科技工作者称号,2004年获南通市卫生局中青年专业技术拔尖人才,2006年获市卫生系统增强共青团意识主题教育活动优秀指导奖,2008年获落实党风廉政建设责任制先进个人称号,2010年获全市卫生系统先进个人称号,并多次获市事业单位管理先进个人称号。在SCI收录的国际学术期刊和中文核心期刊发表论文近20篇,其中SCI收录杂志发表论文4篇,以第一作者或重要合著者在《World Journal of Gastroenterology》《Human Immunology》等国际高水平的著名期刊杂志上发表4篇原创性论文。

葛晓南

女,1977年4月生,江苏通州人,中共党员。2013年7月南通大学护理本科毕业,政工师、主管护师。南通市肿瘤医院党委办公室组织员、团委副书记。熟练掌握宣传工作要素,积极撰写多篇医院宣传报道,从事共青团工作7年,具备较为丰富的青年工作经验和组织协调能力。先后获得全国医院报刊协会优秀记者、南通市优秀共青团干部、医院优秀党务工作者、南通市卫生局优秀团干部、医院优秀团干部、医院先进工作者称号,并于2011年获南通市新长征突击手称号。在《现代医院》等杂志上发表《公开竞聘选拔年轻干部工作实践与思考》《加强基层党组织建设,促进医院健康和谐发展》《发挥专业优势,打造青年志愿者服务品牌》等论文多篇。

储蓓蓓

女,1937年7月生,江苏宜兴人,农工民主党党员。1956年8月南京卫生学校毕业,副主任医师。曾任南通地区肿瘤医院核医学科主任。1982年、1983年、1987年被评为医院先进工作者。先后在《江苏省核医学杂志》《南通科技》发表《肝脏扫描假阳性横结肠巨大憩室一例报告》《Xr-153治疗肺癌骨转移八例报告》《原发性肝癌AFP定期动态观察100例》等多篇论文。1977年,于北京肿瘤研究所孙宗堂教授指导下开展甲胎蛋白的提纯及同位素I^{131}标记工作,并在南通地区及徐州煤矿、工厂等地展开大面积普查,总结材料在北京肿瘤杂志上发表并获得集体科技成果奖。

缪 明

1972年8月生,江苏如东人,中共党员。2007年1月南通医学院临床专业毕业,主管技师、副研究员。南通市肿瘤医院党委办公室主任,机关一支部书记。曾任院团委副书记、院监察室副主任。多次获卫生局、南通市、医院优秀团员、团干部和医院先进工作者、优秀党务工作者等称号。先后在省级期刊上发表《发挥党组织"三个作用",促进医院跨越式发展》《以"三甲"创建为载体、扎实开展创先争优活动》《新时期医院宣传工作的定位与探索》等论文多篇。

缪 培

1929年8月生,江苏如东人,中共党员。1960年9月福建医学院专科毕业,1944年参加革命工作,先后担任医助、军医、医政干事、副队长、副院长、如东县卫生局副局长、局长。1978年调入南通地区肿瘤医院任党总支书记、院长,兼市卫生局副局长。曾任南通市港闸区一届人大代表,南通市第五届政协委员。

缪旭东

1955年10月生,江苏如东人,中共党员。1980年1月南通医学院毕业,主任医师。曾任南通市肿瘤医院党总支副书记,擅长放射治疗及行政管理。1987年8月调离南通市肿瘤医院。

缪宏兰

女,1954年2月生,江苏如皋人,中共党员。2003年7月南通大学医学院临床医学专业毕业,副主任技师。曾任南通市肿瘤医院团委书记、门诊部主任、市场开发部主任。1989年被共青团南通市委评为"我为南通腾飞作贡献"主题活动先进个人;1990年获南通市新长征突击手称号;1989年至1992年被团市委、市卫生局评为优秀团干部;2005年获医院优秀共产党员称号;先后6次获医院先进工作者称号。参与病理科科研项目1项,荣获省市科研项目二、三等奖。在核心医学期刊上发表论文6篇,其中1984年撰写的《84例早期食管癌的诊断》论文在全国病理细胞学术会上交流。

蔡 晶

女,1962年9月生,江苏如东人,中共党员。2005年8月苏州医学院硕士毕业,主任医师。南通市肿瘤医院副院长、放疗科主任,南通大学杏林学院临床肿瘤放射治疗学教研室主任、硕士生导师,江苏省医学会放射治疗专业委员会副主任委员,江苏省医学会鼻咽癌分会副主任委员、南通市医学会肿瘤学分会主任委员,南通市抗癌协会放射治疗分会主任委员,南通市药品招标专家库成员。曾在上海肿瘤医院进修,赴美国学习X-刀、加速器等先进治疗技术。擅长于食管癌、肺癌、鼻咽癌、乳腺癌等各种肿瘤的常规放疗,在苏中地区率先开展脑瘤、胰腺癌、肝癌、肺癌等肿瘤的适形放疗和X-刀治疗。开展的多项新技术获省、市新技术引进奖,多次课题获省、市科技进步奖,2000年获南通市巾帼建功先进分子称号、市卫生局记三等功,2005年获医院优秀共产党员称号,2008~2009年被评为南通市五一巾帼标兵,2011年获"南通市十大女杰"、全市医院医政工作先进个人称号,2012年被评为市卫生局医德诚信标兵,2013年获南通市"三八"红旗手等称号。2008年、2011年获市医学重点人才、2011年获首批市级医学重点人才培养对象。在省级以上医学杂志发表论文数10篇。

蔡守平

女,1962年8月生,江苏如东人,中共党员。2010年1月江苏大学毕业,主任护师。曾任南通市肿瘤医院外科科护士长,临床二支部书记,南通市护理学会外科专业委员会副主任委员,从事护理专业30余年,1997年被评为市卫生局优秀护士,2005年被评为医院优秀共产党员,1995年、2002年、2006年被评为医院先进工作者,2007年被评为市卫生局优秀共产党员。参加研究的课题"超分割放疗联合化疗治疗晚期宫颈癌临床应用""洁净手术部微生物动态监测与控制"分别于2008年、2009年获南通市科学技术进步三等奖。在核心期刊上发表论文10余篇。

蔡忠仁

1942年3月生,江苏射阳人,中共党员。1963年8月盐城医学专科学校医疗系毕业,主任医师。曾任中华医学会会员、南通市抗癌协会肝癌专业委员会副主任委员。从事肿瘤外科临床近40年,擅长肿瘤的诊治,熟练从事普外科、胸外科肿瘤的手术治疗,尤其注重肝癌、消化道癌的诊治与研究,对预防和处理手术后各种并发症有独到的研究。曾在《中华外科杂志》《中国实用外科杂志》等国家级、省级刊物上发表学术论文20余篇。

谭清和

1946年5月生,上海人,农工民主党党员。1969年7月上海第二医学院医疗系毕业,主任医师。南通市肿瘤医院内科主任、苏州大学兼职教授、CSCO肝癌专家委员会委员、江苏省抗癌协会化疗专业委员会常务委员、江苏省抗癌协会肿瘤标志物专业委员会委员、美国AACR会员、《交通医学》杂志社编委、南通市第十届、第十一届人大代表、江苏省抗癌协会理事、江苏省抗癌协会化疗专业委员会副主任委员、南通市抗癌协会秘书长、南通市抗癌协会化疗专业委员会主任委员。从事临床工作40余年,具有系统的理论知识和娴熟的专业技术水平,对各种恶性肿瘤的诊断、治疗和毒副反应的处理积累丰富的临床经验。擅长乳腺癌和肺癌的综合治疗,尤其对肿瘤的分子靶向治疗有较精深的研究。能熟练运用各种抗癌新药。获江苏省卫生厅科技进步二等奖1项,南通市科技进步二等奖3项,南通市科技进步三等奖4项,南通市卫生局新技术引进奖7项。多次获市卫生局记功、医院嘉奖等称号,1993年、1997年获南通市专业技术拔尖人才称号,1996年获南通市"五一"劳动奖章,1998年被评为南通市劳动模范,2000年获卫生部先进医务工作者,2007年获全省卫生行风先进个人称号,2011年被评为江苏省先进工作者。在各级刊物上发表学术论文20余篇。

樊天友

1951年7月生,江苏通州人。1977年1月南通医学院医疗系毕业,主任医师。南通市肿瘤医院胸瘤科主任、南通市心胸外科学会第四届委员会副主任委员。从事胸外科临床诊治工作30余年。擅长食管癌、贲门癌、肺癌、乳腺癌、纵膈肿瘤等胸部常见肿瘤的诊治,尤其对食管癌及乳腺癌以手术为主的综合治疗颇有见地,经验丰富。1992年、1995年、2000年、2012年获得南通市肿瘤医院先进工作者称号。在省级以上核心医刊发表《高龄贲门癌进腹手术治疗》《食管癌放疗后复发的再手术治疗》《食管手术预防性胸导管结扎术后乳糜胸的原因分析》等10余篇论文。多次参加全国性肿瘤会议,并进行学术交流。

戴义济

　　1982~1984年任南通市肿瘤医院副院长(简历资料缺)。

戴学英

　　女,1944年11月生,江苏通州人。1968年12月南通医学院毕业,主任医师。曾任南通市肿瘤医院呼吸内科主任、中国抗癌协会临床肿瘤协作中心(COSO)成员。从事临床工作30余年,有较系统的理论知识及较高的专业技术水平,对肺癌、胃癌、乳腺癌、恶性淋巴瘤等实体肿瘤有一定的临床经验,尤其对肺癌的综合治疗有较深的研究。参加"肺癌肺结核定量血清脂质唾液酸及总唾液酸的临床研究",获得南通市科学技术进步奖四等奖。先后发表《晚期非小细胞肺癌两种化疗预案的比较》《肺癌脑转移39例临床分析》《CTXNV、VM26 pred治疗难治性、复发性、恶性淋巴瘤》等10余篇论文,并多次参加全国肺癌学术会议。

瞿卫星

　　1957年10月生,江苏南通人。1982年7月南

通医学院医学系毕业,主任医师。对各种外科急诊手术、二次以上复杂手术、疑难杂症、手术中的意外情况以及手术后的并发症的处理具有丰富的临床经验。对治疗烧伤、褥疮、组织缺损有一定的研究,尤其擅长急诊急救及烧、烫伤的应急处理。率先将我国原创的超声联合微泡治疗恶性肿瘤的技术应用于临床。获实用新型专利1项,发表论文7篇。

魏金芝

　　1949年1月生,江苏通州人,中共党员。1975年10月南通医学院毕业,主任医师。南通市肿瘤医院肿瘤内科副主任、淋巴瘤综合病区首席专家,南通市抗癌协会化疗专业委员会委员,南通市抗癌协会肝癌专业委员会委员,南通市医学会急诊医学分会委员。曾任南通市肿瘤医院感染管理科副科长。从事肿瘤内科诊治工作近40年,对肿瘤内科具有系统的理论知识和较高的技术水平,尤其对恶性淋巴瘤、肺癌和乳腺癌的诊断治疗造诣较深。率先在南通地区开展经皮穿刺置管引流治疗恶性胸水、腹腔内大容量灌注治疗腹腔恶性肿瘤等治疗方法。参加的"肺癌、肺结核定量测定血清脂质唾液酸及总唾液酸的临床应用研究"获南通市科技进步奖。"多抗甲素胸腔内注入治疗恶性胸水""超声引导下经皮肝门静脉穿刺化疗"及"高聚金葡素癌内注射并全身化疗治疗消化系肿瘤"获南通市卫生局优秀新技术项目奖。组织带领内科人员进行多项抗癌药物及提升白细胞药物的三期临床试验。1988年、1995年、1999年、2008年被评为医院先进工作者、2007年被评为医院优秀共产党员、2009年获市卫生局优秀共产党员称号。先后在《中华肿瘤杂志》《实用癌症杂志》等核心期刊上发表论文20余篇,并多次在全国及省肿瘤专业会议上交流发言。

第三节 职工名录

一、职 工 名 单

（2013年12月在册在职人员，排名不分先后）

医院编制：784人，编外：571人，实有：1191人。

院长室

强福林　张一心　蔡　晶　陆会均　张　勇
施民新　吴徐明

行政办公室

顾智伟　杨晓晴　丛顾俊　顾红梅　张　明
周　燕　吴永华　林袁嘉　黄卫兵　刘林生
褚　翔

党委办公室

缪　明　葛晓南　陶　冶　冯　璇　李　真

监察室

陆新华　王志宏

工会

徐　速　徐　燕

团委

孙　峰

人事科

孙向阳　周　湛　匡　莹　金　秀

医务科

吴志军　许广照　沙　兰　顾　艳　朱卫华
周春梅　刘陈宗子　万　云　刘　娟

病案室

高春然　张蓉蓉　徐旭东　蒋　璐　钱丽萍
陈海峰　张　莉　周　燕　陈　燕

科研教育科

沈　康　张　燕　马　铎　张明敏　朱　珊
金晓霞　王晓丽　孟佳佳　刘浩峰　葛杨杨
沈　健　邬　清　徐　虎　吴晓丹　王　燕
李国兴

肿瘤研究所

杨俐萍　刘继斌　何向锋　朱海霞　钱红燕

金　华　赵文静　李　静　邵晶晶　陈冰燕
施玲燕　刘晓玲　吴银芳　陈海珍　张　蕾
朱镒林

护理部

陆勤美　张兰凤　许容芳

患者服务中心

杭小平　蔡淑华　昝金云　冒智红

感染管理科

龚光明　周红芳　徐俊炜

门诊部

周存凉　张晓芳　邱丽红　刘　燕　钱　云
瞿　红　陆慧香　刘维芳　徐芳芳　徐蓓蓓
刘　蕊

南院门诊部

李汉平　李小琴　顾美云　邹晓红　姜耀珍
仲文艳　王　俊　陈爱云　成　萍　张立峰
陈德美

急诊室

张林根　胡正梅　薛胜兰　朱媛媛　沈海华
褚志敏　施晓晓　吴丹丹　朱月霞　石春妮
胥巧留

南院急诊室

徐　平　曹美凤　曹菊芳　刘小燕　韩红云
陈　丽　金小于　张珍珠　周伟慧　陈晓玫

医疗保险管理办公室

丁　云　袁丽萍　罗石梅

预防保健科

黄捍群　马洁云　高允玉

体检中心（开发部）

季雪梅　沈　燕　缪宏兰　赵兰英　余　燕
田晓久　赵　宁　黄　燕　钱玉春　周小梅

陈惠芳

总务科

陈志林　孙宏林　葛志华　金广余　单仪华
秦　明　吉永法　钱国章　吴遂华　吴小春
陈少骏　范丛建　沈宝华　徐薇琴　席志炎
殷济民　蔡祥东　黄宝文　程道林　周国根
徐　艳　马世莲　程晓萍　吴　键　吴建国
秦向明　李立星　陶建东　沈锡范　徐忠英
李　明

保卫科

邬荣斌　陆晓晔　于传贵　李育雷

信息科

吴　俊　岳增军　韩　蓉　宋　楷　顾　敏
陆美章　陈　燕　徐　捷　夏丹丹　刘晓辉
魏芝兰

财务科

孙艺梅　顾怡舒　杨建华　李　星　吴亚舒
施晓云　张　颖　樊佳芳　管小玲　杨　坚
曹琛琳　王锦清　顾铁生　何静贤　黄　丽
孙幼芳　祁安樊　袁　卫　周俊杰　张苏燕
邱　宏　吴美玲　陈　晶　宋秀华　吴　晖
毛　伟　张莺莺　缪　文　高江华　董路路
罗凤清　杨玲丽　张　蓉　陈　亭　季林枫
孔为凤　邵　进　沈　媛　丁莉莉　钱　雪
郭　超　夏红杼　虞　素　杨　凯　袁　卉
曹丽丽　李　敏　陆玉凤　陈　娟　姚金凤

审计科

吴建华　陈　丹　王　丽

设备科

凌金城　杨智祥　陈午才　黄效东　季智勇
杨爱建　丁　霞　李　慧　陆建斌　钱建锋
陶萍萍　陈素英　倪　瑾　吴海波　陆钱鹏
蒋　丹　郭　亮　顾逸申　胡　彧　陆亚梅
徐新林

医用物资采购中心

曹桂群　杨军炎　陈兰英　丁勇平　刘加进

供应室

夏燕萍（兼）　　沈红霞　曹　玲　王翠兰
张惠莲　袁霞虹　马　丽　吴红梅　刘美芹

唐　培　孙业恒　高志林

南院供应室

倪红霞（兼）　　朱建英　王敏侠　任玉芳
解秋红　邵卫军　陆建武

南院行政部

王海剑　余兴华　朱志斌　沈红星　黄海华
葛　敏

南院医务部

吴德祥　张小芹　施　君　施　蓉　黄玉春
申迎建　任国萍　陈君红　孙　丽　徐田静
施　庆

南院保障部

丁大勇　杨耀泉　徐伯冲　陆川峰　顾民枢
邵金健　邹　畅　孙　全　顾建麟　张志坚
顾建芳　周　燕　钱　林　孙兴华　王建全
陈　奕　孙素平　陶红霞　赵勇军

肿瘤内科

谭清和　魏金芝　陆俊国　王建红　徐小红
徐爱兵　宋诸臣　陈冬梅　陈志云　张葆春
姚卫东　葛伯建　顾洪兵　李剑英　张晓东
杨　磊　沈　茜　倪静怡　丁令池　何灵慧
丛智荣　曹永峰　苏小琴　龚　军　彭春雷
季建美　张娣娣　徐薇薇　于志娟　陈　希
陈　佳　田思源　胡晓莉　凌国杰　葛建娟
季从飞　周　艳　邵丽丽　黄沈珺　施向荣
宋　丽　陈守华　江　棋　肖金章　宋佳烨
李　桃

综合内科

周恒发　吴元朝　崔雅芳　杨汉英　李亚云
张海燕　顾旭升　高湘湘　李薇佳　朱小鹏
曹牡华　贾如银　夏珮杰　朱小慧

内镜室

田晓峰　朱建平　朱永梅　高春风　王　鹏
缪　燕　张小红

肿瘤外科

蒋松琪　高　俊　樊天友　高志斌　邵冰峰
王　强　黄　健　张素青　江晓晖　沈　飚
徐爱兵　张　前　朱汉达　毛清华　陆海敏
王小林　黄向华　张春荣　吴金东　周益龙

王 伟	陈 铁	蔡鸿宇	陈志刚	陈红健
樊怿辉	陈赛华	刘郁鹏	曹广鑫	李兴慧
王 健	周 元	张学良	谢鹏飞	薛 秋
李 鼎	程 春	毛俊峰	潘金锋	汤明明
王 鼎	陈 橼	徐海飞	刘 雷	许 峰
陈铃丽	谢湖阳	王 青	张小磊	吴龙祥

头颈外科

蒋 斌	顾云飞	韩 靓	陈卫贤	徐 平
陆鹤良	黄东伟	徐新江	季振华	戴文成
陈 怡	邵顾建			

综合外科

| 程 飞 | 瞿卫星 | 侍 宏 | 张 明 | 金 杰 |
| 郭海峰 | 陈继兵 | | | |

五官科

| 宋 学 | 姚 红 | 王俊英 | 张文英 | 王迎昶 |

肿瘤妇科

陈曾燕	刘 蓉	吴 霞	邱云芬	何爱琴
施春明	徐美华	陆云燕	何陈云	李 咏
季 瑞	张 羽	贾美群	徐海波	章伟玲
邵 佳	陆 泓	刘春花	夏卫军	金 敏
姚 涓	韩 晴			

后装室

| 张曦霞 | 瞿国芳 | 于领晖 | 夏秀娟 | |

放疗科

万志龙	谢国栋	何晓军	赵季忠	刘向阳
杨燕光	江晓燕	顾红芳	郭金涛	成国建
黄灿红	杭达明	朱琪伟	邹淑华	丁 华
王 锋	王向前	徐朋琴	葛 琴	邰国梅
王铃燕	葛方红	管志峰	谭 程	倪 峰
王兴丹	俞岑明	崔晓佳	易 琼	刘 怡
杨百霞	夏小春	张 珏	崔娟娟	黄晋博

放疗科技术组

邱云芳	储开岳	金建华	吴建亭	刘海涛
缪志祥	曹 飞	金淑平	严布谷	董惠珍
杨晓梅	郭建霞	周爱华	薛 云	李玉琴
姜照林	徐雪峰	赵永亮	李 明	殷将锋
郝其洁	曹顾飞	周 莉	赵志刚	冯进进
曹旻昱	郭云健	商在春	宋 强	孙 超
邱杨雷	李明轩	刘 于		

麻醉科

曹汉忠	卞振东	丛远军	刘玮玲	姜秀芹
刘志成	章美华	张建锋	马根山	王浩然
陈慧峰	陈小红	康培培	葛家希	张 雷

重症医学科（ICU）

| 吴名凤 | 陶 勇 | 金小洁 | 吴 毅 | 朱松雷 |
| 孙 涛 | 卑源琪 | 余晓燕 | | |

心电图

| 符竺筠 | 陆美娟 | 龚文光 |

中西医结合科

| 许春明 | 卫国华 | 顾寄树 | 季进锋 |

中医科

| 顾 军 | 羌曹霞 | 江 洋 | 杜 忠 | 刘 岚 |
| 朱 丽 | | | | |

营养科

| 姜凤梅 |

介入科

| 李拥军 | 张卫华 | 黄洪华 | 孙 军 | 于洪波 |
| 王 威 | | | | |

放射科

夏淦林	李洪江	王汉杰	沈智勇	陈 忠
冯 峰	颜宗华	杨露华	施冬辉	周玉凤
傅爱燕	沈爱军	丁勇生	沈月红	卫 江
吴春平	蒋小冬	胡红梅	司海峰	段书峰
韩春燕	毛咪咪	王 丽	陈瑜凤	石 健
李峥嵘	陈 飞	邱永娟	邢金丽	李海明
李 君	顾亮亮	张 丰	戴 能	张明珠
张益飞	李月玥	周丹枫	庄 蔚	石 卉
王 勇	陈丽霞	张建泉		

超声科

季秀珍	孙蕴奇	吴云松	蒋晓娟	何 英
孙春娟	姜 倩	黄 丽	杨春林	张 晴
施 胜	桂佳佳	陈伟伟	吴晓恬	

病理科

何 松	杨书云	张建兵	陈旭东	李春笋
朱兴华	郭 燕	尹海兵	卫颖泽	宗桂娟
周建云	陶 玉	曹 松	刘玉山	郑桂华
缪小兵	赵 斌	吴雅珣	陆晓云	陈亚丽
於海燕	黄洁玉	沈 蓉		

药剂科

倪美鑫	钱炎均	周明祥	陆新洲	钱生勇
冯　平	张锦林	季屹红	郭小红	朱冬梅
徐艳艳	冯国楠	秦　丽	顾海娟	梅　丹
徐永平	刘　珊	钱锦铎	黄　建	朱海龙
缪华媛	姚　敏	顾　湘	邵勇军	周　静
徐　霞	姜玉梅	施燕飞	王兴宁	徐宝年
徐丽华	顾　莹	孙　莉	施海芹	凌佳慧
赵亚丽	顾翩翩	韩黎黎	钱　荣	曹　乐
丁　晶	沈　丹	沈丽君	黄红霞	倪晓东
丁　玲				

静脉配置中心

邵火芳	刘爱梅	吕曙霞	金　幸	顾亚春
司　宏	杨军军	肖　雪	周　敏	秦　澄
吴亚岭	顾娟娟	俞小卫	张晓燕	卫栋萍
夏娴娴	司云霞	顾晓琴	朱媛媛	周　杰
王林霞	钱　骅			

核医学科

朱自力	崔学军	刘　云	张福明	张　军
翟小刚	汤鹏鹏	王藕玲		

检验科

张金业	李　明	吴晓燕	林　兰	顾益凤
卢国平	陈　健	肖春红	戴伟萍	陆　苓
陶步志	张桂华	许智勇	冯晓云	顾建美
薛亚晶	张　慧	曹晓莉	王丽丽	史跃燕
葛　琴	岑春伟	葛雪峰	王秋红	吴　玮
蔡　平	严玲玲	和小华	张　敏	黄潇潇
张小霞	朱慧婧	邱　叶		

血库

朱建军

护理

黄　胜	周建萍	陆　雁	倪　杰	许秀梅
张爱华	陈　蕾（大）	陆美芹	吕淑林	
朱　伟	袁　慧	周晓梅	张　玲（大）	
冒小平	许　燕	孟　云	吉冬丽	蔡晓娟
杨爱民	秦云霞	葛晓霞	陈红梅	高红芳
严　群	马平平	陈晓燕	徐燕飞	邱小丽
陈锦凤	石明兰	王美华	张慎芳	蔡守平
丁洁云	顾晓云	王晓蔚	缪网兰	费国华

瞿国霞	张　跃	朱聪萍	袁军莲	马晓霞
费锋燕	江　娟	周玉清	朱美芳	陆美华
陈　美	顾俊红	王金云	孙小云	穆桂梅
袁　丽	张卫华	王　云	郭建梅	曹建飞
徐春明	储春霞	鞠小梅	张　霞	周宇红
孙兴美	钱玉兰	秦　娟	刘　娟	胡爱媛
吉磊燕	刘迎春	顾小丽	陆红梅	陆　云
解金凤	孙志红	宗　莉	王　琳	朱向阳
朱亚丽	肖　婷	郁　燕	刘荣华	梁雯茵
王晓梅	张　萍	刘军美	王红梅	周艳霞
李云飞	陈萍娟	周　霞	陈莉莉	顾美华
管　云	费晓晨	朱琴琴	张柳花	钱金平
陆敏敏	陈水萍	缪愿成	屈玲玲	罗　艳
顾丽丽	沈琳霞	李　婷	高淑华	张金梅
张美华	陶赛赛	黄　菊	顾　莉	仲小君
赵翠翠	蔡　雳	梁丽娜	朱小玲	李春燕
陈　鸿	陈　艳	张冬梅	张苏凤	石友芳
刘　莉	季亚萍	陆　周	沙锦芳	俞美琴
田　丽	毛金燕	彭培培	钱春霞	魏海霞
周红飞	贾如琴	吴惠波	任玉峰	薛丽娟
杨雪峰	胡　敏	韩凤霞	徐娟娟	李　晓
吴林霞	翁莉莉	张莉莉	陈　蕾（小）	
季红燕	杨　洁	金晓燕	张　燕（大）	
张菊红	马志云	司燕霞	倪赛楠	顾　佳
黄永香	缪世萍	李银霞	郑丽云	沈永霞
倪志峰	姚　丹	宋红霞	朱雅敏	陈冬梅
马卫平	王小燕	朱伯琴	朱　娟	何冯贤
袁亚萍	任　伟	张鸿林	沈　丽	崔莉丽
张菊云	杨淑炎	张　玲（小）		吴小华
缪雅晶	范玲玲	高丽梅	余春燕	杨思思
王清香	沈　杰	袁　媛（大）		吕　婧
薛金霞	曹倩倩	张清清	张美霞	范小敏
蔡志丽	左佳伟	沈水晶	秦　建	钱婷婷
顾超男	费晓钰	冯　静	谢丽丽	仇芳芳
徐湘杰	宋荣燕	吉园云	谢晓雅	薛　丽
王　云（06）	徐金华	王　萍	唐慧娟	
丁晓霞	朱晓丽	虞　颖	顾小红	陈敏艺
姜　霞	程　颖	赵晓丽	程思洁	许海霞
徐　丽	陆玉玲	孙　燕	潘露露	管海燕

金 阳	张 瑜	仇玲风	王 云（07）	蔡尔东	曹 慧	顾 婷	韩晓霞	黄 丽
沈艳飞	丁 菲	祁小舟	陆艳阳	李红萍	周小云	庄 超	姚 林	薛玲玲	丁红云
邵晶晶	高 丽	张 艳	刘 丹	杨 阳	马于丽	袁 媛（小）		谢 银	张 倩
陈 真	吴建霞	黄 静	吴 喻	曹莎莎	王秋艳	李 敏	钱中亚	葛淋莉	王 萍
唐 颖	卫培忠	周 洋	刘玲丽	张玉霄	李金平	陈宇兰	贾 倩	袁静楠	吴 梅
刘敏敏	孙 晶	康小燕	马佳燕	张顾兔	沈香伟	邵婷婷	王鸿伟	袁佳佳	曹慧慧
黄凤凝	顾 玲	周青青	钱俊楠	周丹培	王 艳	陆姜萍	余建美	陆 燕	朱云霞
孙澄澄	黄 浩	司 霞	金 伟	朱桂娟	刘锦茂	成婷婷	钱 宇	冒海燕	陆玉珠
杨 艳	李添添	包云娟	陈 玲	章爱玲	李 程	陈 霞	张 陆	肖晓娟	宣宁娜
邵恬静	钱月亭	顾敏慧	高海娟	李婧婧	李 燕	张鑫垚	柯婧婧	宋丽萍	卫 鹏
李竞知	季 瑶	金红梅	张丽丽	杨玲玲	仲海溢	朱亚楠	单 竞	钱亚丽	吴红霞
范冬波	吴露露	倪晓庆	陈鑫烨	邵铭铭	朱红梅	施 琳	栗晓雷	马 丽	钱雪蔚
杨玲丽	徐梦菲	沈 楠	张燕梅	周灿灿	孙晓男	刁 煜	刁倩雯	黄胜男	徐 丽
王啸宇	金晓燕	黄玉婷	杭林珠	周昊怡	李伯琴	纪玲玲	花园园	龚 利	王 赟
陆培燕	尤艳楠	蔡倩倩	浦孝君	李露露	赵露露	顾 晨	金琳彦	李 炎	秦凡懿
焦惠杰	韩 云	马楚楚	褚 楚	翟宏亮	左瑞奇				
马龙凤	张 燕（小）		吴 燕	费林玉					
张春杨	朱玉平	薛红燕	倪 平	丁时亚					

二、1985～2013年离退休人员名单

离休人员：

缪 培	蒋守汉	陈桂文	朱天福	袁义新
邹积楠	冒 美	张毅强	唐锦贤	陈振福
李祖香	张 豪	王守明	江 云	蒋宝芹

退休人员：

王 玮	任孝安	江宏英	朱 洁	袁淑珍
叶青丽	刘诗吟	范 炎	戴苣贞	严秀芳
高佩文	严雅梅	宋启明	张家节	孙桂英
吴汉芳	王培森	纪国萍	徐凤英	王浩声
孙祥增	章詠芳	洪玉珍	程莲香	王秀英
王菊铃	高 炎	朱 明	陈达九	黄益人
马传钟	朱 玉	陈晓雷	韩 枋	刘浩江
季 震	顾自芳	张健增	王爱娣	吴光遂
于素兰	周美英	沈水平	陈美芬	姜继礼
沈振祥	刘捷兴	李震云	陈玉芬	程克忠
周士文	李润训	吕树森	徐福勋	沈 贤

曹金山	谭凤竹	王增治	马春旺	李德利
张世霞	王志高	张必杰	王秀梅	施玉英
蔡忠仁	周锦华	杨广才	唐振华	黄元络
周道林	马煌如	杨巧玲	丛昌荣	黄崇芳
刘永康	马汉成	王振惠	刘淑仪	殷永洁
陈志平	刘玲祥	陈桂英	钱瑞熙	刘万国
戴学英	季 平	赵志礼	施勤耕	刘国富
谢 均	郁惠高	姚 伟	房 敏	张宏云
周锦华（女）		汤志英	李国英	浦鲁言
陈建华	江 坚	张建华	王 成	陈 萍
于 兰	吴炽华	邓锦玲	成锦香	陈筱筱
陆亚玉	王 静	严志友	李建刚	陈海涛
郭随章	何水冰	丁士中	朱亚芳	曹 杰
蒋晓红	金德泉	陈菊芳	沈毓娴	程 云
王丽娟	李建良	葛德玲	张建美	张琴芳
孔繁溪	胡美兰	蔡 恕	顾金根	吉志固
单建山	顾国泉			

退休工人：

张翠英	刘爱莲	夏志英	陈银凤	李素英
满　珍	彭　德	单炳均	姚淑芳	杨龙英
王尚美	高汉青	吴　萍	吴冬英	钱兰英
王汉明	孙桂玉	朱显达	刘正如	张卫萍
陆建华	葛进喜	周惠娟	秦国仁	黄志妹
周锦霞	马建芳	张桂红	李守良	张国振
朱志英	刘宝寿	储芬兰	陈素兰	张秀华
孙玉道	凌淑英	吴士斌	周维亮	殷桂秀
李淑芳	吴璜松	何万贵	吴　霞	刘宝琪
朱谦泉	黄玉茹	黄治德	周德新	李　煌
陶永灿	钱永聪	石照彩	陈志华	缪广和
李永康	吴光平	李　铖	顾伟星	陈汉钧

南院退休人员：

赵惠民	保淑良	白加美	朱有英	过建生
曹德琴	邵孟志	施　平	肖兴玉	张世珍

李雅兰	沈文嘉	刘锁英	陈美鑫	秦德玉
储蓓蓓	江锦霞	李企兰	印谏南	蔡美琪
刘琴桢	凌缵昭	胡安鲁	戴　洁	张文英
凌秀瑛	华醒民	朱惠英	舒雅娟	陈鸿生
杨松云	王辛强	郁文标	高志崑	袁金娣
龚玉珍	尚绿霞	张乃聪	张　华	殷佩新
郑林霞	陆剑梅	季方爵	陈建明	张银凤
吴　强	王烨梅	蒋荣林	周惠成	吴秀明
刘春玲	葛汉清	胡　军	陈丽云	丁　玲
陈冠石	赵天民	沈学军	管家华	王爱英
李吉祥	张美芝	邢　超	聂京南	黄正乾
马明芬	王　珍	耿　银	王道成	沈永珍
候彬贤	胡瑞芳	袁建新	茅志云	陆国强
程　鸽	蔡惠丽	王欣梅	易　芳	王孔佳
沈荣良	周月琴	李卫芳	张凤珠	黄一慧
周玉华	朱桂红	施友明	朱爱华	季金茹
戴美英	黄苏平			

三、1973~2013年工作调动及其他人员名单

姚守明	张　翔	孙蓉英	徐桂荣	王步高
武桂英	施殿祥	王庭群	黄志祥	毛爱廉
董维善	严志昌	袁金栋	孙　铁	夏似秀
朱少香	居　群	沈宝莲	冯志新	忻绛子
钱诗光	汪逸楣	茅爱丽	蔡惠英	张春芳
全惠芬	董梅燕	朱国珍	唐金华	缪德荣
陈维道	杨学源	凌　静	徐　勇	丁彩玉
林淑娴	纪　文	富丽娟	巫云华	张兰芬
朱兆昇	王　颖	严仁蒂	钟　霞	吕丽娜
陈月往	袁治平	秦惠玉	石初培	陈丽娟
刘元生	吴　平	胡秀芳	黄兰芳	李国丁
江婉君	杨蔚梅	保和珍	陈学义	王雪琴
汪汉云	肖　炎	陈美娟	张琴苏	陈玉庆
常晓忠	朱启寅	沈明淑	李　悟	凌则全
马昌明	宋　莉	丁佩秋	王金泉	徐婉如
葛树义	秦子丁	高玉琴	许树凤	陆国平
刘　建	张　玲	赵莉贞	施毓成	黄自庆
赵宇烽	陈金荣	保秉忠	苏　真	钟景强

胡静辉	郑海泉	成　凤	王学政	史浩华
王惠冲	叶建梅	高淑珍	陈秀鑑	秦美珍
王　颖	陈娟华	王润林	周建芳	李文如
李建芳	杨恩凤	陈玉婵	尤宝如	陆瑞泉
凌建坤	戴亚琴	丛婉昌	陈启均	白唯玉
史浩华	曾纪华	朱锦红	朱秀英	李佩娟
张卫平	罗灿荣	李一翔	张惠琴	许　凌
朱公悦	江　弘	张　霞	章永红	许秀明
戴义济	李　冬	施桂明	朱桂芳	徐迎春
方翠均	吴凤鸣	秦晓玲	黄冠瑾	周景红
姚小平	李　希	秦顺明	谢玲芳	张冠山
朱庆英	王　森	姚翠玲	沙美兰	蔡　萍
蒋均亮	王桂林	刘伯梅	张恩如	施美君
陆忠兰	沈章樨	汪德汉	陈水平	杜家菊
杨洪君	吕亚萍	陈江华	吴秋萍	陈　朴
缪旭东	沈　安	武佐君	王振环	陈　敏
戴绍芬	陆春玉	陈美玉	张孝萍	范丽华
李剑芳	金晓萍	沈云珠	曹　晖	张积熙

马惠芳	钱美蓉	顾芳英	丁光曙	汤海琴		陈 艳	赵元芳	陈 郁	吴海平	严志美
高振华	朱惠丽	倪丽萍	季晓华	袁美娟		单 琴	顾 娟	邰立俊	刘 玲	刘 昕
陈 蕾	高锦华	刘曼华	季新芳	葛静如		吴丽华	赵美芳	张秋琴	程 涛	许映龙
周桂英	陆崇胤	陈彦武	谢群安	赵玲娣		王 翔	徐必林	朱惠君	刘春艳	严 峰
李 平	张保华	赵智红	周金良	李 晔		朱丽均	周建明	周 平	李耀洲	李正明
印淦华	王 池	邵永红	陈 峰	陈素琴		展宝田	徐 飞	杨其昌	章建国	黄友武
赵美娟	汤亚红	周 琴	秦 平	曹新建		陈奇兵	兰太平	蔡 飏	黄元培	朱建云
王 琳	浦世炤	陆培宏	马晓妹	王 达		李洪娥	陈志霄	朱正飞	张冬健	黄坚尖
沈宝良	顾锦昌	叶宣平	夏一琴	卞晓云		王明春	宗井凤	尹预真	陈小军	徐永锋
耿志坚	童淑兰	陆幼琴	周美兰	蒋灿云		陆 澄	魏婷婷	范剑虹	张小峰	吴 琼
郭汉菊	秦 怡	王素兰	保健芳	张晓伟		顾琳琳	陈建华	欧定山	王淼舟	吴 银
袁道英	王爱华	周建峰	喻海忠	郭春燕		张 艳	陆小鹏	陆秋惠	施丽丽	刘 莉
丁爱萍	季 斌	陈华利	钱雪冰	江益琴		张海燕				
刘培珍	吴卫琴	朱李红	倪汉英	陆永生						

四、1980~2013年辞世职工名单

张作俊（1932—1980）　李百平（1937—1983）　　　于逢修（1930—2006）　黄祖裕（1934—2006）
吕秀文（1926—1986）　巫云华（1921—1988）　　　邱 报（1932—2007）　金显勋（1936—2007）
顾 莉（1940—1988）　茅蕴婷（1923—1991）　　　丁吉英（1943—2007）　薛 进（1973—2007）
周建海（1931—1992）　周子云（1923—1995）　　　张爱平（1936—2008）　梁锦森（1942—2009）
施企汉（1938—1996）　程稳山（1938—1996）　　　祁 颖（1936—2009）　杨 炳（1946—2011）
杨新泉（1945—1997）　万潜光（1915—1998）　　　刘学范（1945—2011）　周宏宾（1923—2012）
徐国明（1918—1998）　秦德明（1919—1999）　　　张志强（1931—2012）　夏树林（1934—2012）
苏晓宇（1971—1999）　徐天纬（1929—2002）　　　陈天慈（1927—2013）　刘长明（1932—2013）
郁素华（1978—2002）　蒋月秋（1931—2003）　　　陈培均（1936—2013）　陈公权（1936—2013）
龚振夏（1943—2005）　吴志华（1955—2005）　　　石君碧（1942—2013）

第八章 荣誉表彰

第一节 医院荣誉

表8-1-1 获国家级奖励一览

授奖年份	荣誉名称	获奖单位	授奖单位
1978	全国科学大会奖	南通地区肿瘤医院	国家科委

表8-1-2 获省级奖励一览

授奖年份	荣誉名称	获奖单位	授奖单位
1983	江苏省"五讲四美三热爱"先进集体	市肿瘤医院	省政府
1985	1984~1985年江苏省文明单位	市肿瘤医院	省政府
1987	江苏省级爱国卫生先进单位	市肿瘤医院	省爱卫会
1987	军人家庭服务工作成绩显著	市肿瘤医院	省政府、省军区
1988	1986~1987年江苏省文明单位	市肿瘤医院	省政府
1990	1988~1990年江苏省文明单位	市肿瘤医院	省政府
2006	江苏省临床检验室间质评各专业成绩优秀单位	市肿瘤医院	省临床检验中心
2013	模范职工之家	市肿瘤医院	省总工会

表8-1-3 获省级卫生系统奖励一览

授奖年份	荣誉名称	获奖单位	授奖单位
1985	江苏省文明医院	市肿瘤医院	省卫生厅
1986	江苏省文明医院	市肿瘤医院	省卫生厅
1988	1987~1988年江苏省文明医院	市肿瘤医院	省卫生厅

续表8-1-3

授奖年份	荣誉名称	获奖单位	授奖单位
1988	省级临床生化室质量控制良好奖	市肿瘤医院	省卫生厅
1989	江苏省文明医院	市肿瘤医院	省卫生厅
1990	1989~1990年江苏省文明医院	市肿瘤医院	省卫生厅
1992	1991~1992年江苏省文明医院	市肿瘤医院	省卫生厅
1995	"三五"普法先进集体	市肿瘤医院	省卫生厅
2001	省级临床生化室质量控制良好奖	市肿瘤医院	省卫生厅
2007	2004~2006年省临床检验质量管理优良奖	市肿瘤医院	省卫生厅
2011	全面改善医疗服务推进医德医风建设专项行动先进单位	市肿瘤医院	省卫生厅
2012	三级医疗机构规范药房	市肿瘤医院	省卫生厅
2012	省医疗计量工作先进单位	市肿瘤医院	省卫生厅
2013	群众满意的医疗卫生机构	市肿瘤医院	省卫生厅

表8-1-4   **获市级奖励一览表**

授奖年份	荣誉名称	获奖单位	授奖单位
1980	南通市计划生育先进集体	地区肿瘤医院	市政府
1981	南通市计划生育先进集体	地区肿瘤医院	市政府
1982	南通市计划生育先进集体	地区肿瘤医院	市政府
1983	南通市计划生育先进集体	市肿瘤医院	市政府
1983	南通市文明单位	市肿瘤医院	市委、市政府
1984	南通市文明单位	市肿瘤医院	市委、市政府
1985	科教文卫等系统先进单位	市肿瘤医院	市人民政府
1985	南通市文明单位	市肿瘤医院	市委、市政府
1986	南通市文明单位	市肿瘤医院	市委、市政府
1987	市区窗口行业优质服务达标夺魁竞赛优胜单位	市肿瘤医院	市委、市政府
1987	南通市文明单位	市肿瘤医院	市委、市政府
1988	南通市文明单位	市肿瘤医院	市委、市政府
1989	南通市文明单位	市肿瘤医院	市委、市政府
1990	南通市文明单位	市肿瘤医院	市委、市政府
1990	南通市城市绿化先进单位	市肿瘤医院	市政府

续表8-1-4

授奖年份	荣誉名称	获奖单位	授奖单位
1991	南通市文明单位	市肿瘤医院	市委、市政府
	南通市事业单位管理工作先进集体	市肿瘤医院	市政府
1992	南通市文明单位	市肿瘤医院	市委、市政府
2000	1998～1999年度南通市社会治安综合治理先进集体	市肿瘤医院	市政府
2001	1999～2000年度南通市文明单位	市肿瘤医院	市委、市政府
2003	2000～2001年度南通市文明单位	市肿瘤医院	市委
	市防治非典型肺炎工作先进集体	市肿瘤医院	市委
2007	创建国家卫生城市工作先进集体	市肿瘤医院	市委、市政府
2008	创建无红包医院活动先进单位	市肿瘤医院	市政府纠风办
	南通市文明单位	市肿瘤医院	市委
2009	市政府信息公开工作考核优秀单位	市肿瘤医院	市政府
	创建无红包医院活动先进单位	市肿瘤医院	市政府纠风办
2010	市政府信息公开工作考核优秀单位	市肿瘤医院	市政府
	民主评议政风行风先进单位	市肿瘤医院	市政府办
2013	2011～2012年度南通市文明单位	市肿瘤医院	市委、市政府

表8-1-5　　　　　　　　　　**获市级其他奖励一览**

授奖年份	荣誉名称	获奖单位	授奖单位
1986	爱国卫生先进单位	市肿瘤医院	市爱国委
1987	计算机推广应用先进集体	市肿瘤医院	市经委
1988	南通市区窗口行业十优	市肿瘤医院	市总工会
1990	南通市百日交通安全先进集体	市肿瘤医院	市百日交通安全领导小组
1991	南通市事业单位管理工作先进集体	市肿瘤医院	市事业管理协会
1996	"二五"法制教育先进集体	市肿瘤医院	市依法治市领导小组
	环境保护责任目标奖	市肿瘤医院	市环境保护委员会
2000	市巾帼建功先进集体	市肿瘤医院	市妇联
	退休职工管理先进单位	市肿瘤医院	市退休职工管理委员会
2001	慈善事业先进集体	市肿瘤医院	市慈善会
2002	市工会财务工作先进集体	市肿瘤医院	市总工会
2003	2001～2002年度保密工作目标管理先进集体	市肿瘤医院	市委保密委
	市区"建设合格工会争创示范工会"活动先进集体	市肿瘤医院	市总工会

续表8-1-5

授奖年份	荣誉名称	获奖单位	授奖单位
2005年	市非公有制企业民主管理先进单位	市肿瘤医院	市总工会
2007年	园林式单位	市肿瘤医院	市建设局
	市药品不良反应监测工作先进单位	市肿瘤医院	市药监局、市卫生局
2009年	先进工会	市肿瘤医院	市卫生工会联合会
2010年	红十字荣誉奖章	市肿瘤医院	市红十字会
	特种设备达标管理优胜单位	市肿瘤医院	市通州质量技术监督局
2011年	2009~2010年度保密工作目标管理优秀单位	市肿瘤医院	市委保密委员会
	市无偿献血工作先进集体	市肿瘤医院	市献血工作领导小组
	南通市文明社区共建工作先进单位	市肿瘤医院	市精神文明建设指导委员会
2012年	市"五好"离退休干部党支部	市肿瘤医院	市委组织部、市级机关工委、市委老干部局
2013年	医疗器械不良事件监测工作先进单位	市肿瘤医院	市食品药品监督管理局
	市五一劳动奖状	市肿瘤医院	市总工会

表8-1-6   **获市卫生局奖励一览**

授奖年份	荣誉名称	获奖单位	授奖单位
1987	"优质服务、达标夺魁"竞赛优胜单位	市肿瘤医院	市卫生局
1989	百日双优竞赛优胜单位	市肿瘤医院	市卫生局
1993	先进团组织	市肿瘤医院	市卫生局
1997	消防先进单位	市肿瘤医院	市卫生局
1999	环境保护责任状奖	市肿瘤医院	市卫生局
	先进护院队	市肿瘤医院	市卫生局
2002	创"十佳"医院工作先进单位	市肿瘤医院	市卫生局
2003	医疗安全工作先进单位	市肿瘤医院	市卫生局
	社会治安综合治理工作先进集体	市肿瘤医院	市卫生局
	医疗安全工作先进单位	市肿瘤医院	市卫生局
2004	社会治安综合治理先进集体	市肿瘤医院	市卫生局
2006	市十六运卫生保障工作先进集体	市肿瘤医院	市卫生局

续表 8-1-6

授奖年份	荣誉名称	获奖单位	授奖单位
2007	市药品不良反应监测工作先进单位	市肿瘤医院	市卫生局
	先进基层党组织	市肿瘤医院	市卫生局
	社会治安综合治理先进集体	市肿瘤医院	市卫生局
2008	社会治安综合治理先进集体	市肿瘤医院	市卫生局
	创建无红包医院活动先进单位	市肿瘤医院	市卫生局
2009	社会治安综合治理先进集体	市肿瘤医院	市卫生局
2010	社会治安综合治理先进集体	市肿瘤医院	市卫生局
	安全生产优胜单位	市肿瘤医院	市卫生局
	"无红包医院"创建活动先进单位	市肿瘤医院	市卫生局
	市优质护理服务知识竞赛优胜单位	市肿瘤医院	市卫生局
	市卫生应急与重大疫情防控工作先进集体	市肿瘤医院	市卫生局
	市区"无烟医疗卫生机构"	市肿瘤医院	市卫生局
2011	市医院工作先进集体	市肿瘤医院	市卫生局
	安全生产先进集体优胜单位	市肿瘤医院	市卫生局
	社会治安综合治理先进集体优胜单位	市肿瘤医院	市卫生局
	卫生科教管理先进集体	市肿瘤医院	市卫生局
2012	市卫生工作先进集体	市肿瘤医院	市卫生局
	市优质护理服务先进单位	市肿瘤医院	市卫生局
	社会治安综合管理和安全生产先进集体	市肿瘤医院	市卫生局
	先进团组织	市肿瘤医院	市卫生局
2013	社会管理创新（长安法治建设）先进集体	市肿瘤医院	市卫生局
	安全生产先进集体优胜单位	市肿瘤医院	市卫生局
	优质护理服务先进单位	市肿瘤医院	市卫生局

表8-1-7　　　　　　　　　　　获区级奖励一览表

授奖年份	荣誉名称	获奖单位	授奖单位
1983	南通市港闸区人口普查先进集体	市肿瘤医院	港闸区委、区政府
1985	文明卫生单位	市肿瘤医院	市城区爱国卫生运动委
1986	南通市城区军人家庭服务中心先进集体	市肿瘤医院	城区人民政府
1986	南通市城区爱国卫生先进单位	市肿瘤医院	城区人民政府
1988	南通市城区创"三优"先进单位	市肿瘤医院	城区人民政府
1990	拥军优属先进集体	市肿瘤医院	市城区委
1990	城区计划生育先进单位	市肿瘤医院	城区人民政府
1991	社会治安综合治理先进集体	市肿瘤医院	港闸区委
1993	社会治安综合治理先进集体	市肿瘤医院	港闸区委、区政府
1994	社会治安综合治理先进集体	市肿瘤医院	港闸区委、区政府
1995	社会治安综合治理先进集体	市肿瘤医院	港闸区委、区政府
1999	安全文明单位	市肿瘤医院	港闸区委、区政府
2000	社会治安综合治理先进集体	市肿瘤医院	港闸区委、区政府
2000	计划生育先进集体	市肿瘤医院	港闸区委、区政府
2000	"三五"普法先进集体	市肿瘤医院	港闸区委、区政府
2002	治安模范单位	市肿瘤医院	港闸区委
2002	社会治安综合治理先进集体	市肿瘤医院	港闸区委
2003	社会治安综合治理先进集体	市肿瘤医院	港闸区委
2004	区社会治安安全单位	市肿瘤医院	港闸区委
2008	社会治安综合治理先进集体	市肿瘤医院	港闸区委、区政府
2009	社会治安综合治理先进集体	市肿瘤医院	港闸区委、区政府
2010	社会治安综合治理先进集体	市肿瘤医院	港闸区委、区政府
2011	区级防范和处理邪教问题工作先进集体	市肿瘤医院	港闸区委防范和处理邪教问题领导小组
2013	社会管理综合治理和长安建设先进集体	市肿瘤医院	崇川区委、崇川区人民政府

第二节　　　先进科室（部门）

表8-2-1　　　　　　　　　获先进科室（部门）奖励一览

授奖年份	荣誉名称	获奖科室（部门）	授奖单位
1983	南通地区工会先进集体	院放射科	地区卫生系统工会
1988	市卫生系统优秀服务窗口	院急诊室	市卫生局
1990	优秀团组织	院团委	市卫生局
	先进基层团委	院团委	市委
1991	全市青年思想政治教育先进单位	院团委	市委
	先进团组织	院团委	市卫生局
	先进工会集体	院工会委员会	市卫生局工会
1992	市财务工作先进集体	院放射科	市总工会
	市退休职工管理先进集体	院放射科	市总工会
1995	先进职工之家	院工会	市卫生工会
	先进基层党组织	机关二支部	市卫生局
	市卫生系统综合治理先进集体	院保卫科	市卫生局
1999	优质服务窗口环境保护先进集体	院B超室	市卫生局
2000	双拥工作先进集体	院保卫科	市卫生局
	社会治安综合治理先进集体	院保卫科	市卫生局
2001	巾帼文明示范岗	物理诊断科	市巾帼活动小组
2002	温馨服务科室	病理科、八病区	市卫生局
	市卫生系统青年文明号	八病区及五病区护理组	市卫生局
2003	温馨服务示范科室	核医学科、五病区护理组	市卫生局
	市卫生系统青年文明号	二病区护理组、院内科八病区护理组	市卫生局
2004	温馨服务示范科室	CT室、五病区护理组	市卫生局
	市卫生系统青年文明号	四病区护理组、十二病区护理组、胸外科六病区护理组	市卫生局
2005	市卫生系统青年文明号	四病区、六病区及十二病区护理组	市卫生局
2006	先进团组织	院团委	市卫生局
	市卫生系统增强共青团员意识主题教育活动先进集体优秀组织奖	院团委	市卫生局

续表8-2-1

授奖年份	荣誉名称	获奖科室(部门)	授奖单位
2007	2005~2006年省"巾帼建功"活动先进集体	院物理诊断科	省妇女联合会、省城镇妇女"巾帼建功"活动领导小组
2008	省"工人先锋号"	院放射科	省总工会
	市卫生系统首批"党员先锋岗"	院病理诊断组	市卫生局
	市卫生系统青年文明号	四病区护理组、六病区护理组、十二病区护理组	市卫生局
	先进团组织	院团委	市卫生局
2009	2007~2008年省"巾帼建功"活动先进集体	手术室护理组	省妇女联合会、省城镇妇女"巾帼建功"活动领导小组
	五一文明班组	胸外科护理组、十二病区护理组、财务科	市卫生工会联合会
	优秀工会小组	检验科工会小组、二病区护理工会小组、南院门急诊工会小组	市卫生工会联合会
	巾帼文明岗	南院急诊室	市城镇妇女"巾帼建功"竞赛活动领导小组
	先进基层党组织	中共南通市肿瘤医院委员会	市卫生局
2010	2008~2009年度五一巾帼标兵岗	ICU病区、二十二病区	市卫生工会联合会
	南通市五四红旗团委	院团委	共青团南通市委
	市"三八"红旗手(集体)	二病区	市妇女联合会
	先进团组织	团委	市卫生局
2011	市优质护理服务示范工程先进病区	综合病区	市卫生局
	先进基层党组织	院党委	市卫生局
	市卫生系统青年文明号	四病区护理组、六病区护理组、十二病区护理组	市卫生局
2012	市"三八"红旗手(集体)	六病区胸外科护理组	省卫生厅、共青团江苏省委
	2010~2011年省卫生系统青年文明号	综合病区	省卫生厅
	省优质护理服务先进病区	妇科护理组	省卫生厅
	市优质护理服务先进病区	六病区、九病区、十病区	市卫生局
	卫生系统护理专业"巾帼文明岗"	妇科护理组	省卫生厅
2013	优质护理服务先进病区	妇科九病区	省卫生厅
	先进团组织	中共南通市肿瘤医院委员会	市卫生局
	市直卫生系统优秀共青团组织	院团委	市卫生局

表8-2-2 　　　　　　　　　　　**获市肿瘤医院先进科室（部门）一览**

授奖年份	荣誉名称	获奖科室（部门）
1981	先进集体	放射科
1982	先进集体	放射科 中医科
1983	先进集体	放射科 中医科 内科（护理组）病员食堂
1984	先进集体	外科（医生组）四病区 检验科 病员食堂
1985	先进集体	放疗（医生组）制剂室 五病区（护理组）病员食堂
1986	先进集体	中医科 放射科 急诊室（护理组）病员食堂
1987	先进集体	外科（医生组）四病区 病理科 病员食堂
1988	先进集体	放射治疗科 放射科 急诊室 司炉班
1989	先进集体	内科 病理科 急诊室 生活服务部
1990	先进集体	内科 病理科 急诊室 职工食堂
1991	先进集体	放射治疗科 病理科 二病区（护理组）总务科汽车驾驶组 人事科
1992	先进集体	内科 物理诊断室 急诊室 人事科 总务电工组
1993	先进集体	护理部 保健科 放射治疗科 四病区（护理）幼儿园
1994	先进集体	医务科 医疗设备科 药剂科 一病区（护理）总务科仓库组
1995	先进集体	人事科 中医科 B超室 急诊室 总务科电工班
1996	先进集体	内科 CT室 二病区 人事科 托儿所
1997	先进集体	妇科 CT室 三病区（护理组）七病区（护理组）院办公室 锅炉房
1998	先进集体	麻醉科 B超室 五病区（护理组）八病区（护理组）护理部 总务科电工班
1999	先进集体	妇科（医生组）物理诊断科 B超室 手术室 医务科 总务科食堂
2000	先进集体	放疗科（医生组）药剂科 八病区（护理组）医疗设备科 总务科司炉班
2001	先进集体	内科（医生组）病理科 四病区（护理组）人事科 基建办
2002	先进集体	妇科（医生组）核医学科 六病区护理组 城东分部 保卫科 总务科电工班
2003	先进集体	检验科 大楼设备中心 六病区护理组 工会
2004	先进集体	头颈科 病理科 七病区 护理部 司炉班
2005	先进集体	病理科 四病区护理组 城东分部 财务科 总务科污水处理组
2006	先进集体	放射科 胸外科医生组 八病区护理组 日杂仓库 南院二十六病区医生组 南院二十二病区护理组 南院保障部
2007	先进集体	放射科 手术室护理组 肿瘤内科医生组 市场开发部 总务科电工班 南院行政部 南院肿瘤内科医生组 二十六病区护理组
2008	先进集体	放射科 妇科医生组 十二病区护理组 采购中心 中央运送 南院综合内科医生组 南院体检中心 南院二十一病区护理组

续表8-2-2

授奖年份	荣誉名称	获奖科室（部门）
2009	先进集体	医务科 肿瘤内科医生组 病理科 十病区护理组 总务科电工组 体检中心 二十七病区护理组
2010	先进集体	科教科 肿瘤外科医生组 病理科 急诊室 总务科司炉班 南院保障部 南院综合内科医生组 南院二十二病区护理组
2011	先进集体	人事科 麻醉科 药剂科 二病区护理组 总务科水工组 体检中心 南院综合内科医生组 南院二十八病区护理组
2012	先进集体	医保办 肿瘤妇科医生组 放疗科技术组 手术室护理组 总务科水木工组 南院行政部 南院药剂科 南院二十六病区护理组
2013	先进集体	感染管理科 肿瘤内科医生组 放射科 ICU护理组 总务科电工组 南院行政部 南院肿瘤内科医生 南院急诊室

第三节　先进个人

表8-3-1　　获国家级先进个人奖励一览

授奖年份	荣誉名称	获奖人员	授奖单位
1983	全国优秀卫生工作者	王玲	卫生部
1983	全国优秀工会积极分子	沈贤	全国总工会
1988	部科技一等奖	季震	卫生部
2000	全国卫生系统先进工作者	谭清和	人社部、卫生部
2012	全国卫生系统先进工作者	施民新	人社部、卫生部
2013	最具领导力中国医院院长	强福林	中国医院院长杂志

表8-3-2　　获省级先进个人奖励一览

授奖年份	荣誉名称	获奖人员	授奖单位
1978	江苏省卫生工作先进代表	王玲	省卫生厅
1980	江苏省劳动模范	王玲	省政府
1981	江苏省劳动模范	王玲	省政府
1982	江苏省优秀卫生工作者	王玲	省卫生厅

续表8-3-2

授奖年份	荣誉名称	获奖人员	授奖单位
1983	江苏省三八红旗手	王　玲	省政府
1998	基层工作先进个人	刘捷兴	中国致公党江苏省委员会
1999	江苏省卫生系统先进工作者	谭清和	省卫生厅
2007	江苏省卫生行风先进个人	谭清和	省卫生厅
	江苏省卫生系统先进工作者	强福林	省卫生厅
2009	百名医德医风标兵	施民新	省卫生厅
2010	优质护理服务标兵	周建萍	省护理学会
	优秀援疆干部	施民新	中共新疆维吾尔自治区委员会
	"恒瑞杯"优秀院长称号	强福林	省医院协会
2011	江苏省优秀共产党员	强福林	中共江苏省卫生厅党组
	城乡医院对口支援工作先进个人	李拥军	省卫生厅
	江苏省先进工作者	谭清和	省政府
2012	全省优质护理服务先进个人	邱小丽	省卫生厅
	江苏省"百名医德之星""十大医德标兵"	施民新	中共江苏省委宣传部;省文明办
	全省优质护理服务先进个人	胡　敏	省卫生厅
	江苏省有突出贡献中青年专家	强福林	省政府

表8-3-3　　　　　　　　　　**获市级先进个人奖励一览**

授奖年份	荣誉名称	获奖人员	授奖单位
1979	南通地区"三八"红旗手	王　玲	地区妇联
1980	南通地区"三八"红旗手	王　玲	地区妇联
1981	南通地区"三八"红旗手	王　玲	地区妇联
1982	南通地区"三八"红旗手	王　玲	地区妇联
	南通地区劳动模范	王　玲	市政府
	南通地区财会先进工作者	江宏英	市政府
	南通地区后勤服务先进工作者	于素兰	市政府
1983	南通市记功奖励	韩　枋	市政府
	南通市记功晋级奖励	王　玲	市政府

续表8-3-3

授奖年份	荣誉名称	获奖人员	授奖单位
1984	南通市新长征突击手	龚光明	团市委
	南通市升级奖励	王 玲	市政府
1989	"我为南通腾飞作贡献"主题活动先进个人	缪宏兰	共青团南通市委
1990	1988~1990年南通市劳动模范	韩 枋	市政府
1990	军人好妻子、好家长	陶 玉 唐锦贤	市政府、南通军分区
1991	优秀共产党员	张健增	市委
1991	新长征突击手	缪宏兰	共青团南通市委
1992	新长征突击手	陆新洲 杨金霞	共青团南通市委
	南通市双拥先进个人	张毅强	市政府
1997	优秀党务工作者	徐必林	市委
	优秀知识分子	龚振夏	市委
	南通市劳动模范	谭清和	市政府
1998	南通市专业技术拔尖人才	谭清和	市政府
2002	市纪检监察先进工作者	刘万国	市委
2006	优秀共产党员	施民新	市委
2007	2005~2007年度南通市劳动模范	施民新	市政府
2010	新长征突击手	葛晓南	共青团南通市委
2011	南通市先进工作者	谭清和	市政府
2012	新长征突击手	葛晓南	共青团南通市委
2013	南通市"三八"红旗手	蔡 晶	市妇女联合会
	南通市"妇女工作之友"	徐 燕	市妇女联合会
	南通青年五四奖章	杨 磊	市政府
	市科技兴市功臣	何 松	市委

表8-3-4　　　　　　　　　　获市部、委、办、局、先进个人奖励一览

授奖年份	荣誉名称	获奖人员	授奖单位
1984	市区档案工作先进个人	张志强	市档案局
1988	劳动人事系统先进工作者	谢群安	市劳动人事局
	机关档案工作先进个人	张志强	市档案局
1989	保密工作先进个人	张志强	市委保密委
	百日竞赛先进个人	朱显达	市交通局
	优秀宣传干部	严志友	市委宣传部
1990	"依靠科技、振兴南通"科普宣传周先进个人	沈　康	市科普宣传周领导小组
	《专利法》和《技术合同法》宣传普及先进工作者	陈振福	市科学技术委员会等
1991	档案系统先进工作者	张志强	市档案局
1992	内保系统先进工作者	陈培均	市公安局
1993	优秀宣传干部	严志友	市委宣传部
1994	优秀组织工作者	吴炽华	市委组织部
	内保系统先进工作者	陈培均	市公安局
1995	市五一奖章	谭清和	市总工会
1996	老干部医疗保健工作先进个人	刘捷兴 陆勤美	市老干部局
	"二五"法制先进个人	陆新华	市依法治市领导小组
1997	优秀工会积极分子	张爱平	市总工会
	科普活动先进个人	刘捷兴 沈　康	市科教局
1998	卫生系统先进工作者	陆勤美 夏淦林	市人事局、市卫生局
	市保密先进工作者	王振惠	市保密局
2000	事业单位优秀管理者	姚　伟	市编制委员会
	市"巾帼建功"活动先进个人	蔡　晶	市"巾帼奖"活动领导小组
2002	市红十字会系统先进工作者	陈　萍	市人事局
	市直会计委派工作先进工作者	杨建华	市纪检委
	档案工作先进个人	王振惠	市档案局
	市药品不良反应监测工作先进个人	邓锦玲	市药品监督管理局

续表8-3-4

授奖年份	荣誉名称	获奖人员	授奖单位
2003	市区医疗卫生系统"计量管理工作先进个人"	丁　霞	市质量技术监督局
2006	市十六运卫生保障工作先进个人	施友明 吴德祥 张　明	市人事局
	第三届南通市优秀科技工作者	张一心	中共南通市委组织部、 市人事局等
	2004~2005年度优秀宣传思想工作者	顾智伟	中共南通市委宣传部
2007	机关企业事业单位治安保卫工作先进个人	邬荣斌	市公安局
2008	市档案工作先进工作者	顾红梅	市档案局
2010	市第五届"青年科技奖"荣誉称号	杨　磊	市科学技术协会
2011	市第三届十大女杰	蔡　晶	市精神文明委员会； 市人社局
	2006~2011年度市科协系统先进工作者	沈　康	市科学技术协会
	"十一五"期间全市卫生防病与卫生应急工作 先进个人	陆会均	市人社局、市卫生局
2012	市第六届青年科技奖荣誉称号	刘继斌	市委组织部、市人社局、 市科技局、市科技协会

表8.3.5　　　　　　　　　　**获市卫生系统（记功）奖励一览**

授奖年份	荣誉名称	获奖人员	授奖单位
1984	立功奖励	王浩声　张　豪　陈志平　顾铁生	市人事局　市卫生局
	升级奖励	陆崇胤　王　成　程稳山　沈　贤	
1985	记功奖励	张小芹	市人事局　市卫生局
1988	记功奖励	龚振夏　房　敏　金德泉　倪汉英　王志高　夏树林	市卫生局
1990	记功奖励	韩　枋　高佩文　纪国萍　施企汉　沈　贤　吴炽华 吴光遂　丛昌荣　戴茞贞	市人事局　市卫生局
1991	记功奖励	朱　玉　黄益人　钱瑞熙　谭清和　陈　萍　何水冰 李建刚　韩　枋　王　强	市人事局　市卫生局
1992	记功奖励	陈志林　张宏云　江　坚　韩　枋　刘国富　唐振华 顾伟星	市人事局　市卫生局

续表8-3-5

授奖年份	荣誉名称	获奖人员	授奖单位
1995	记三等功	吴炽华　陆永生　张健增　谭清和　何　松　季雪梅 朱显达　陈汉均　成锦香	市人事局　市卫生局
1996	记三等功	严志友　何水冰　王爱娣　张冬健　江　坚　吴云松 陈建华　张曦霞　周建萍　马汉成	市人事局　市卫生局
1997	记三等功	丛昌荣　周建明　谭清和　张宏云　陆新洲	市人事局　市卫生局
1998	记三等功	江　坚　张兰凤　单建山　陈红梅　季秀珍　杨建华 张冬健　邬荣斌	市人事局　市卫生局
1999	记三等功	金淑萍　陈曾燕　许春明　杨智祥　施民新　张卫萍	市人事局　市卫生局
2000	记三等功	杨晓晴　蔡　晶　陆新洲　谭清和　施民新　丛昌荣 郁惠高　陈海涛	市人事局　市卫生局
2001	记三等功	张建兵　陈曾燕　吴云松　王汉杰　陈　萍　秦云霞 李立星　王　成　杨巧玲　周建萍	市人事局　市卫生局
2002	记三等功	黄友武　吴建华　王海剑　施民新　何　松　曹　松 钱生勇　杨晓梅　李国英	市人事局　市卫生局
2003	记三等功	季雪梅　许秀梅　吉志固　朱自力　龚光明　刘国富 韩　蓉　黄治德　曹建飞	市人事局　市卫生局
2004	记三等功	吉冬丽　刘宝琪　周建萍　朱建军　储开岳　何爱琴 何　松　金广余	市人事局　市卫生局
2006	记三等功	吴炽华　蒋松琪　徐小红　陆新华　杨　磊　顾红芳 冯　峰　陈　萍　邱　宏　黄治德　刘宝琪　杨耀泉 杨汉英	市人事局　市卫生局
2008	记三等功	许容芳　杨智祥　杨　磊　刘向阳　施春明	市人事局　市卫生局

表8-3-6　　　　**获市卫生局表彰的优秀共产党员、优秀党务工作者一览**

发文年份	荣誉名称	获奖人员	授奖单位
1986	优秀共产党员	周洪宾　李祖香　张爱平　程稳山　张　豪	市卫生局党组
1993	优秀共产党员	龚振夏　吴炽华	市卫生局党组
1995	优秀共产党员	徐必林　曹金山　陆勤美　施玉英　朱显达	市卫生局党组
	优秀党务工作者	黄元培	市卫生局党组

续表8-3-6

发文年份	荣誉名称	获奖人员	授奖单位
1997	优秀共产党员	赵兰英　江　坚　李建刚　吴炽华	市卫生局党组
1999	优秀共产党员	陆勤美　沈　贤　杨晓晴　姚　伟　丛昌荣	市卫生局党组
2000	优秀共产党员	成锦香　孙宏林　丛昌荣　郁惠高　梁锦森　吉志固	市卫生局党组
2002	优秀共产党员	许广照　丛昌荣　许秀梅　何　松　蔡　晶　姚　伟	市卫生局
2003	优秀共产党员	姚　伟　吴炽华　陆勤美　陶永灿　江　坚　季雪梅　陈海涛　金德泉	市卫生局
2004	优秀共产党员	严志友　朱建军　季秀珍　顾智伟　杨晓晴　张　玲　许秀梅	市卫生局
2007	优秀党务工作者	陈建华	市卫生局
2007	优秀共产党员	陆会均　江　坚　许广照　陆勤美　吉志固　邰荣斌　张　明　张小芹　高　俊　蔡守平　张曦霞　邵冰峰	市卫生局
2009	优秀共产党员	王建红　张一心　陈志林　张　明　吴　俊　吴炽华　陆　雁　沈　燕　季　瑞　金德泉　徐旭东　龚光明　魏金芝	市卫生局
2009	优秀党务工作者	陈建华	市卫生局
2011	优秀党务工作者	张一心	市卫生局
2011	优秀共产党员	何　松　吴志军　顾智伟　高　俊	市卫生局
2013	优秀共产党员	丁　云　杨书云　吉志固　秦云霞	市卫生局

表8-3-7　　　**获市肿瘤医院优秀共产党员、优秀党务工作者一览**

授奖年份	荣誉名称	获奖人员	授奖单位
1991	优秀共产党员	施企汉　丛昌荣　张家节	院党总支
1994	优秀共产党员	王秀英　施企汉　陈　萍　吴炽华　丛昌荣　朱天福	院党总支
1995	优秀共产党员	郁惠高　成锦香　朱天福　张志强	院党总支
1996	优秀共产党员	张爱平　吴炽华　黄元培　朱显达　郭随章　刘浩江　杨晓晴　张　豪	院党总支
1997	优秀共产党员	高　俊　张兰英　江　坚　李建刚　吉志固　吴炽华　黄元培　陈志林	院党总支
1999	优秀共产党员	顾金根　马汉成　朱天福　冒　美　张志强	院党委

续表 8-3-7

授奖年份	荣誉名称	获奖人员						授奖单位
2001	优秀共产党员	张 颖	张兰凤	金广余	钱瑞熙	郭随章	冒 美	院党委
		张毅强						
2002	优秀共产党员	郁惠高	丛昌荣	刘宝琦	张曦霞	蒋晓红	冒 美	院党委
		朱天福	陈培均	张健增				
2003	优秀共产党员	陈 萍	陆亚玉	殷永洁	曹金山			院党委
2004	优秀共产党员	吴建华	陆勤美	缪宏兰	邬荣斌	陆会均	郁惠高	院党委
		蔡 晶	邵冰峰	蔡守平	吉志固			
2005	优秀共产党员	吴徐明	顾智伟	宋 楷	陈志林	邵金健	夏淦林	院党委
		郭随章						
2007	优秀共产党员	陈 萍	张 明	张一心	龚光明	魏金芝		院党委
	优秀党务工作者	吉志固	周恒发					院党委
2008	优秀共产党员	吴炽华	沈 燕	王建红	徐旭东	吴 俊	陈志林	院党委
		陆 雁	金德泉	黄玉春	季 瑞	缪愿成	张建华	
		施友明						
	优秀党务工作者	严志友	许秀梅					院党委
2009	优秀共产党员	成锦香	陆亚玉	邬荣斌	羌曹霞	蒋松琪	黄向华	院党委
		吉志固	周玉凤	季雪梅	顾怡舒	张 明		
	优秀党务工作者	丁大勇	陆勤美					院党委
2010	优秀共产党员	杨晓晴	吴志军	顾智伟	羌曹霞	杨玲玲	高 俊	院党委
		蔡守平	何 松	夏淦林	张金业	戴美英	吴元朝	
	优秀党务工作者	吉志固	徐旭东					院党委
2011	优秀共产党员	陆新华	许广照	张 勇	倪 杰	赵兰英	张曦霞	院党委
		秦云霞	蔡 晶	吉志固	季秀珍	张兰凤	金 杰	
	优秀党务工作者	陆勤美	缪 明					院党委
2012	优秀共产党员	缪宏兰	丁 云	季智勇	季从飞	赵勇军	周建萍	院党委
		康培培	张锦林	杨书云	陈慧峰			
	优秀党务工作者	吴徐明	丁大勇					院党委
2013	优秀共产党员	杨晓晴	匡 莹	张苏燕	吉冬丽	邱云芳	邵冰峰	院党委
		朱 伟	陆 雁	王汉杰	崔学军	张 慧	邵金健	
		严 群						
	优秀党务工作者	葛晓南	江晓晖					院党委

表8-3-8 　　　　　　　　　　　　　获市卫生系统先进个人奖励一览

发文年份	荣誉名称	获奖人员	授奖单位
1987	卫生统计工作先进个人	朱洁	市卫生局
1988	优质服务标兵	龚振夏	市卫生局
	优秀团干部	杨其昌	市卫生局团委
	优秀医师	曹兴建	市卫生局团委
	优秀护士	沈燕　王翠兰	市卫生局团委
	先进卫生工作者	程稳山	市卫生局
1989	优质服务标兵	张曦霞　沈贤	市卫生局
1990	优秀团员	瞿国霞　曹兴建　陆新州　陆雁　陈郁　周红芳　李耀洲	市卫生局
	优秀团干部	缪宏兰	市卫生局
	优秀护士	刘燕　张曦霞　朱玉	市卫生局
	卫生计划财务先进个人	王志高	市卫生局
	优秀工会积极分子	施玉英　陈志华　房敏　周建海	市卫生局工会
	"双学"女先进个人	陆勤美	市卫生工会
1991	党政领导关心支持共青团工作奖	马春旺　施勤耕	市卫生局
	普法工作先进个人	李德利	市卫生局
	拥军优属先进个人	黄益人	市卫生局
	护卫队先进个人	陈汉均	市卫生局
	优秀团干部	缪宏兰　杨其昌	市卫生局
	优秀工会积极分子	陈志华　房敏　姜继礼	市卫生局工会
	治保工作先进个人	陈培均	市卫生局团委
1993	优秀护士	章詠芳　陆亚梅　张曦霞　张慎芳	市卫生局
	优秀团员	黄胜　宋诸臣　顾晓云　施玲燕　吴俊　朱伟　蔡晓娟　何晓军	市卫生局
	优秀团干部	缪宏兰	市卫生局
	综合治理先进工作者	马春旺	市卫生局
	先进工会工作者	张毅强	市卫生工会
1994	服务明星	谭清和　沈贤　龚光明　章詠芳	市卫生局
	拔尖人才	谭清和	市卫生局
	先进工会工作者	张毅强	市卫生工会
	优秀工会积极分子	曹汉忠	市卫生工会

续表8-3-8

发文年份	荣誉名称	获奖人员	授奖单位
1995	十佳白衣战士	谭清和　江　坚　吴云松　陈建华 张曦霞　周建明　马汉成	市卫生局
	优秀团员	陆　雁　严志美　徐　飞	市卫生局
1997	综合治理先进个人	徐必林	市卫生局
	治保先进个人	李德利	市卫生局
	民事调解先进个人	施勤耕	市卫生局
	普法先进个人	严志友	市卫生局
	护院队先进个人	金广余	市卫生局
	文档先进工作者	王振惠	市卫生局
	优秀护士	陆　雁　蔡守平　冒小平	市卫生局
	先进卫生工作者	沈　康	市卫生局
	牙病防治先进工作者	徐　平	市卫生局
1998	优秀团干部（1996~1997年）	孙向阳	市卫生局团委
	表彰从事30年护理工作人员	谭凤竹	市卫生局团委
1999	优秀团干部	缪　明	市卫生局团委
	优秀团员	鞠晓梅	市卫生局团委
	青年突击手	费锋燕	市卫生局团委
	先进工作者	陆勤美　夏淦林	市人事局 市卫生局
	优秀团员	鞠晓梅　杨军炎	市卫生局团委
2000	社会治安综合治理先进个人	黄元培　陈汉均	市卫生局
	优秀团干部	葛晓南	市卫生局团委
	社会治安综合治理工作先进个人	姚　伟　施勤耕　邬荣斌　刘宝琦	市卫生局
	优秀团干部	缪　明	市卫生局团委
	优秀团员	邱小丽	市卫生局团委
2002	优秀团干部	葛晓南	市卫生局团委
	优秀团员	秦云霞	市卫生局团委
2003	温馨服务标兵	施民新　葛晓南	市卫生局
	优秀团员	葛平平　朱亚丽	市卫生局
	非典型肺炎防治工作先进个人	丁　云　王建红　邵火芳　冒小平 陶永灿	市卫生局
	先进红十字志愿工作者	陈志云　张慎芳	市红十字会

续表8-3-8

发文年份	荣誉名称	获奖人员	授奖单位
2004	优秀团干部	孙向阳	市卫生局
	优秀共青团员	朱向阳	市卫生局
	计划生育先进工作者	成锦香	市卫生局
	社会治安综合治理先进个人	姚伟 施勤耕 邬荣斌	市卫生局
	安全生产先进个人	黄友武 金广余	市卫生局
	温馨服务标兵	吴云松 张玲	市卫生局
	十佳医生	吴云松	市卫生局
	优秀护士	朱建云	市卫生局
2005	市健康教育岗位能手	陶冶	市卫生局
	市卫生系统白求恩式卫生工作者	施民新	市卫生局
2006	社会治安综合治理和安全生产工作先进个人	陈汉均 刘宝琦 李立星 陈少骏	市卫生局
	优秀团干部	葛晓南	市卫生局
	优秀团员	朱亚丽 陆小鹏	市卫生局
	市卫生系统增强共青团意识主题教育活动优秀指导奖	强福林 陈建华	市卫生局
	市卫生系统增强共青团意识主题教育活动先进个人	孙峰 吴亚舒 李晓 罗艳	市卫生局
	市十六运卫生保障工作先进个人	施友明 吴德祥 张明	市卫生局
	市卫生科技教育管理工作先进个人	张一心 郁惠高	市卫生局
	市卫生工作先进个人	丁云 许广照	市卫生局
2007	全市医院管理活动先进个人	王海剑	市卫生局
	优秀团干部	费晓晨	市卫生局
	优秀团员	孙峰 吴亚舒	市卫生局
	安全生产先进个人	陈志林 孙宏林 陈汉均	市卫生局
	社会治安综合治理先进个人	陈建华 陆筱晔	市卫生局
2008	创建无红包医院活动先进个人	谭清和 施民新 周恒发 刘蓉 赵季忠	市卫生局
	优秀团干部和优秀团员	曹飞 葛建娟 丛顾俊	市卫生局
	落实党风廉政建设责任制先进个人	强福林	市卫生局
	卫生行风建设先进工作者	陈建华 严志友	市卫生局
	安全生产先进先进个人	葛志华 陈少骏 钱志华	市卫生局
	社会治安综合治理先进个人	陈建华 刘宝琦	市卫生局

续表8-3-8

发文年份	荣誉名称	获奖人员	授奖单位
2009	综治先进个人	邬荣斌　陆筱晔	市卫生局
	安全生产先进个人	葛志华　李立星　殷济民	市卫生局
	市卫生行业"医德医风标兵"	谭清和	市卫生局
	优秀团干部	陶冶	市卫生局
	优秀团员	王向前　胡敏	市卫生局
	文明职工标兵	何松　石明兰	市卫生工会
	优秀工会工作者	徐燕	市卫生工会
2010	社会治安综合治理先进个人	邬荣斌　余兴华	市卫生局
	安全生产先进个人	陈志林　陆川峰　孙宏林	市卫生局
	市卫生应急与重大疫情防控工作先进个人	黄玉春	市卫生局
	全市卫生系统先进个人	强福林	市卫生局
	优秀团干部和优秀团员	孙峰　赵永亮　陆建斌	市卫生局
	2008～2009年五一巾帼标兵	蔡晶　陈曾燕　杭小平	市卫生工会
	优质护理服务标兵	姜凤梅　瞿国霞　马晓霞　张玲　张跃	市护理学会
2011	全市优质护理服务示范工程先进个人	邱小丽　许燕	市卫生局
	全市医院医政工作先进个人	蔡晶　吴志军	市卫生局
	社会治安综合治理先进个人	张勇　王海剑	市卫生局
	安全生产先进个人	李育雷　陶建东　葛志华	市卫生局
	优秀团干部	丛顾俊	市卫生局
	优秀团员	施晓晓　徐金华	市卫生局
	卫生科教管理先进个人	张一心　沈康	市卫生局
2012	市卫生工作先进个人	孙向阳　何松　王建红　张玲	市卫生局
	市优质护理服务先进个人	张跃　陆云　张柳花	市卫生局
	市卫生防病与卫生应急工作先进个人	吴志军　杨晓晴	市卫生局
	社会治安综合管理和安全生产先进个人	吴徐明　余兴华　陆筱晔　丁大勇　葛志华　周国根	市卫生局
	医德诚信楷模	蒋松琪	市卫生局
	医德诚信标兵	蔡晶　陈曾燕	市卫生局
	优秀团员	张明　曹飞	市卫生局

续表8-3-8

发文年份	荣誉名称	获奖人员	授奖单位
2013年	优秀共青团员	周 洋	市卫生局
	社会管理创新(长安法治建设)先进个人	王海剑　陆筱晔　李育雷	市卫生局
	安全生产先进个人	吴徐明　葛志华　李立星	市卫生局
	优质护理服务先进个人	杨爱民　王　琳　周　霞　缪愿戌 陆　云	市卫生局

表8-3-9 　　　　　　　　　**获市肿瘤医院先进个人一览**

获奖年份	荣誉名称	获奖个人
1981	先进工作者	万潜光　马煌如　叶宣平　王　琤　王秀英　王爱娣　刘长明　沈　贤　沈云珠 朱显达　陆建华　陆崇胤　陈振福　陈海涛　徐国明　杨新泉　周建海　周维亮 张冠山　高佩文　施企汉　葛静如　彭　德　章詠芳　龚振夏
1982	先进工作者	朱公悦　程稳山　王爱娣　江　坚　龚振夏　陈　艳　王浩声　张爱平　陈海涛 吴汉芳　刘淑仪　戴　洁　秦顺明　沈　安　蒋松琪　黄冠瑾　陆崇胤　龚光明 周美兰　金晓萍　姜秀芹　马煌如　沈云珠　陈桂英　黄元培　钱瑞熙　印淦华 黄崇芳　朱庆英　纪国萍　沈水平　瞿国芳　张曦霞　刘浩江　万潜光　谢玲芳 季雪梅　倪　杰　李素英　张冠山　沈　贤　叶宣平　陈志平　金德泉　韩　枋 徐国明　尤宝如　刘长明　吉志固　范　炎　朱自力　卢国平　陈江华　储蓓蓓 徐凤英　马汉成　张家节　王秀英　孙祥珍　吴炽华　任孝安　周锦华　曹金山 张毅强　邹积楠　冒　美　杜家菊　陈振福　江　云　王　琤　茅蕴婷　江宏英 施玉英　陈达九　周建海　丛昌荣　朱显达　李祖香　刘正如　彭　德　秦德明 高汉清　陆建华　吴光平　刘宝琦
1983	先进工作者	王爱娣　程稳山　周玉清　王浩声　周美兰　吴汉芳　蒋松琪　黄冠瑾　顾伟星 夏一琴　印淦华　沈云珠　黄元培　黄崇芳　朱　玉　沈水平　万潜光　沈　贤 金德泉　朱自力　叶青丽　刘长明　马汉成　孙祥珍　季雪梅　储蓓蓓　王　琤 曹金山　江　云　杜家菊　江宏英　丛昌荣　李祖香　周建海　于素兰　朱显达 秦德明
1984	先进工作者	王浩声　张爱平　张积熙　程克忠　陈海涛　黄崇芳　朱庆英　龚振夏　江　坚 戴茝贞　王　成　谭清和　刘淑仪　夏一琴　吴汉芳　陈美芬　章詠芳　陆亚玉 纪国萍　陈　朴　程稳山　朱　明　陈桂英　汤志英　任孝安　谢玲芳　何水冰 万潜光　张　豪　陈志平　沈　贤　祁　颖　马汉成　孙祥增　张家节　王秀英 王　淼　缪宏兰　李建刚　单建山　周美英　陆崇胤　杨新泉　张志强　吴炽华 江　云　朱　玉　周志云　王锦清　施玉英　陈培均　丛昌荣　秦德明　顾铁生 高汉清　单炳均　于素兰　朱显达　陈建华　曹金山　钱瑞熙　陈　忠

续表8-3-9

获奖年份	荣誉名称	获奖个人								
1985	先进工作者	张爱平	王　强	陈海涛	朱美芳	顾伟星	黄崇芳	吴汉芳	张小芹	纪国萍
		陈　萍	张慎芳	刘浩江	龚振夏	程稳山	马煌如	施企汉	陈桂英	钱瑞熙
		马惠芳	沈　贤	马汉成	杨　炳	曹　松	朱自力	单建山	何水冰	祁　颖
		顾兆祥	任孝安	于素兰	刘正如	朱显达	秦德明	陈汉均	张毅强	姜继礼
		江　云	周志云	施玉英	李祖香					
1986	先进工作者	叶宣平	陈志平	张　豪	朱自力	王秀英	倪美鑫	杨龙英	汪德汉	祁　颖
		李建刚	何水冰	丁洁云	任孝安	王浩声	黄　健	沈振祥	李企兰	曹　杰
		许秀梅	戴　洁	吴汉芳	黄崇芳	纪国萍	刘诗吟	朱亚芳	戴莒贞	浦鲁言
		程稳山	王　成	张建美	陈桂英	周建海	彭　德	吉永发	朱显达	李永康
		秦德明	张志强	吴炽华	施玉英	周锦华	李素英			
1987	先进工作者	王浩声	李震云	吴汉芳	倪汉英	李建良	曹　杰	张慎芳	陈曾燕	陈　萍
		沈水平	房　敏	施企汉	顾金根	陈桂英	龚振夏	戴莒贞	李　晔	曹金山
		张　豪	张金业	叶宣平	沈　贤	周桂英	储蓓蓓	曹桂群	吴　霞	马汉成
		王菊玲	袁淑珍	瞿国霞	刘长明	黄元培	陈培均	陈汉钧	凌淑英	朱显达
		彭　德	于素兰	谢群安	张志强	施玉英	王锦清	李素英	高汉清	张志华(临)
		薛国钰(临)		耿锁芳(临)						
1988	先进工作者	王浩声	耿志坚	刘曼华	顾云飞	姜秀芹	沈　燕	顾伟星	吴汉芳	王翠兰
		陆勤美	杨晓晴	江　坚	魏金芝	顾国泉	曹金山	王丽娟	陈桂英	陈　艳
		马汉成	邓锦玲	杨龙英	周桂英	单建山	吉志固	沈　贤	程莲香	张曦霞
		丁吉英	李建刚	吴云松	施玉英	展宝田	于逢修	李素英	姜继礼	徐福勋
		葛进喜	陈培均	于素兰	沈保良	刘正如	陈少骏	黄元培		
1989	先进工作者	王浩声	高志斌	陈海涛	徐　平	龚光明	陈　萍	倪汉英	夏燕萍	沈　燕
		杨巧玲	沈水平	龚振夏	戴莒贞	戴学英	唐振华	马煌如	万志龙	陆勤美
		陈桂英	王　静	张　豪	范　炎	马汉成	王秀英	钱永聪	叶宣平	陈志平
		高　炎	张曦霞	周美兰	江　娟	徐凤英	张琴芳	曹　松	于　兰	展宝田
		王志高	丁士忠	朱　玉	李素英	陈培均	徐福勋	李润训	陈汉均	夏树林
		沈保良	于素兰	黄元培						
1990	先进工作者	王浩声	施民新	沈振祥	吴　霞	陈　萍	沈水平	龚光明	夏一琴	汤娅红
		陆　雁	龚振夏	江　坚	马煌如	季　斌	江　云	曹金山	储开岳	陈桂英
		章詠芳	陆勤美	陆美章	祁　颖	王增治	金德泉	李建刚	浦世炤	单建山
		成锦香	郭随章	张苏燕	陈志华	曹　杰	朱美芳	汤志英	徐福勋	黄治德
		陈银凤	陶永灿	吴　平	顾铁生	吴遂华	陈培均	缪宏兰	朱　玉	张志强
		钱兰英	李素英	张卫萍						
1991	先进工作者	高佩文	梁锦森	王爱华	曹汉忠	邱云芬	陆亚梅	蔡晓娟	龚光明	沈水平
		周　琴	瞿国霞	万志龙	蔡　晶	刘捷兴	杨广才	唐振华	沈毓娴	江　云
		朱　明	吕淑玲	陈桂英	张兰凤	章詠芳	钱锦铎	陆新洲	陈玉芬	杨露华
		朱美芳	周美英	朱自力	高　炎	李　钺	夏淦林	顾自芳	童淑兰	曹　杰
		陈汉均	李德利	于素兰	钱国璋	周德新	周景霞	朱海龙	吴建国	严志友
		施玉英	展宝田	沈　康	陆亚玉	吴志华				

续表8-3-9

获奖年份	荣誉名称	获奖个人								
1992	先进工作者	梁锦森	樊天友	丛远军	沙雪梅	邹淑华	刘淑仪	朱李红	龚光明	倪汉英
		陈美芬	陈　美	刘玲祥	周建明	施企汉	刘向阳	邬荣斌	张冬健	章詠芳
		陆勤美	张兰凤	王培森	张惠莲	晳金云	陈桂英	张金业	单建山	葛德玲
		王增治	陶　玉	李建刚	季秀珍	曹桂群	李国英	杨龙英	曹　杰	张曦霞
		秦向明	缪宏兰	吴永华	朱　玉	杨　坚	赵志礼	吕树森	李德利	陈建华
		陈素兰	丛昌荣	于素兰	李守良	秦国仁	刘宝寿			
1993	先进工作者	高　俊	许广照	刘　蓉	陈海涛	陆鹤良	陈　萍	龚光明	顾晓云	周建平
		孔繁溪	季　平	张葆春	许春明	唐振华	顾红芳	倪汉英	蒋晓红	朱　明
		章詠芳	陆勤美	薛　云	周爱华	周明祥	孙桂玉	孙祥增	刘国富	单建山
		蒋灿云	陈午才	朱惠君	何万贵	曹　杰	周锦华(女)	刘　云	王振惠	
		殷永洁	吴建华	王锦清	吴炽华	黄益人	陈培均	丛昌荣	陆建华	陈少骏
		吉永发	徐微琴							
1994	先进工作者	周锦华	宋诸臣	马煌如	施企汉	缪志强	吉磊燕	浦鲁言	凌金城	蔡淑华
		蒋晓红	陈　艳	倪　杰	陆勤美	黄元络	蔡忠仁	姜秀琴	何爱琴	龚光明
		张兰凤	朱聪萍	邱云芳	陈　萍	程　云	钱生勇	杨龙英	单建山	张建华
		王汉杰	缪　明	李建刚	杨其昌	吴名凤	曹　杰	瞿国芳	张琴芳	邓锦玲
		展宝田	高春然	陈达九	黄益人	张世霞	朱显达	黄治德	周国根	李　煌
		张桂红								
1995	先进工作者	程克忠	樊天友	许广照	徐　平	李建良	张兰凤	陆亚梅	穆桂梅	胡爱媛
		陈　美	瞿国霞	许　燕	魏金芝	刘浩江	许春明	谢国栋	王　静	邬荣斌
		唐振华	凌金城	顾俊红	严布谷	丁洁云	陆　雁	邵火芳	韩　枋	陶　玉
		胡美兰	张建华	陆新洲	杨　炳	葛德玲	陈午才	曹金山	祁　颖	刘　云
		蔡守平	吕淑玲	陈菊芳	朱美芳	高志林	严志友	姜继礼	展宝田	王志高
		施晓云	张卫萍	朱　玉	张冬健	陆亚玉	陆新华	陈建华	王素兰	黄益人
		吴遂华	李守良	吴建国						
1996	先进工作者	许广照	毛清华	陈海涛	章美华	张健增	陈曾燕	沈水平	冒小平	吴海平
		黄　胜	张慎芳	沈　燕	周建明	马煌如	赵季忠	顾红芳	王　静	刘浩江
		陈兰英	董惠珍	丁洁云	陈　郁	高允玉	魏芝兰	陆勤美	沈　贤	葛德玲
		朱自力	喻海忠	蔡　恕	杨　炳	钱炎均	韩　枋	瞿国芳	张琴芳	陈筱筱
		沈红霞	郁惠高	张宏云	吕树森	吴永华	施玉英	施晓云	李国英	孙艺梅
		吴炽华	陈桂英	黄元培	周国根	周景霞	单仪华	金广余	吴　平	刘宝寿
		陆新华								
1997	先进工作者	徐小红	陆美章	马晓霞	杨爱民	蔡晓娟	黄元络	高志斌	房　敏	高红芳
		张兰凤	刘爱梅	陆亚梅	杨晓晴	朱　伟	顾晓云	邱云芳	陈海涛	卞振东
		杨燕光	刘向阳	王丽娟	葛晓南	刘　娟	吴丽华	马汉成	张苏燕	李永康
		刘国富	李　明	夏淦林	颜宗华	陈午才	李建刚	陈　忠	汤志英	刘　玲
		陆美华	展宝田	王振惠	邓锦玲	王志高	李　星	吴志华	龚光明	周道林
		马传钟	杨智祥	丁吉英	姜继礼	徐福勋	陆新华	陈建华	陆建华	吴建国
		吉永发								

续表8-3-9

获奖年份	荣誉名称	获奖个人								
1998	先进工作者	朱亚芳	姚卫东	张葆春	马煌如	王　成	刘向阳	王丽娟	薛　云	孟　云
		陆红梅	陆美芹	张晓芳	许　燕	程克忠	江晓晖	沈　飚	顾云飞	黄崇芳
		刘　蓉	刘志成	顾亚春	刘维芳	胡正梅	徐春明	朱聪萍	夏燕萍	谢　均
		陈午才	何　松	杨书云	林　兰	倪美鑫	曹桂群	孙桂玉	曹　杰	许容芳
		周锦华(女)		秦向明	周玉清	蔡　晶	张宏云	吴炽华	孙向阳	兰太平
		陆亚玉	顾铁生	周锦霞	丁　云	刘淑仪	张曦霞	周国根	钱国璋	范丛建
		陶永灿								
1999	先进工作者	魏金芝	陈志云	顾红兵	曹金山	吴志军	陆勤美	陈爱云	吕曙霞	黄　胜
		朱咏梅	钱丽萍	姜照林	蒋松琪	蔡忠仁	陆鹤良	丛远军	施春明	周　平
		朱亚丽	顾红梅	穆桂梅	杭小平	吴银芳	顾晓云	程　云	夏淦林	谢　均
		陈瑜凤	章建国	曹桂群	周明祥	陈　忠	陈　健	吴晓燕	谭凤竹	陈兰英
		沈毓娴	钱　云	孙向阳	陈　丹	何静娴	吴永华	许广照	沈　康	高春然
		周红芳	邹荣斌	吴志斌	陈少骏	陆建华	秦国仁	陈汉均	凌淑英	
2000	先进工作者	陆俊国	宋诸臣	李耀洲	成国建	骆晓文	王金云	倪　杰	吉冬丽	张　跃
		钱玉兰	徐　燕	孙小云	樊天友	邵冰峰	蔡忠仁	章美华	邱云芳	缪网兰
		沈　燕	吴红梅	朱　伟	郁素华	陆亚梅	周建平	马汉成	周明祥	杨　炳
		刘国富	薛　进	张建华	谢　均	李拥军	沈智勇	何　松	郭　燕	袁　丽
		陆美芹	魏芝兰	朱美芳	严志友	杨建华	杨　坚	邱　宏	成锦香	张宏云
		兰太平	陈桂英	金　炜	顾民枢	陈建华	殷济民	周国根	范丛建	
2001	先进工作者	徐小红	张葆春	许春明	万志龙	吴志军	季雪梅	郭建霞	蒋　璐	张慎芳
		陆　雁	陈　美	施玲燕	蔡淑华	于领晖	陈　燕	高　俊	黄元络	徐爱兵
		韩　靓	丛远军	陆　云	邱小丽	杭小平	瞿国霞	费锋燕	马晓霞	夏淦林
		杨军炎	钱生勇	钱锦铎	朱惠君	单建山	陈　健	张　军	刘　燕	郭建梅
		曹　玲	沈毓娴	展宝田	吴　俊	吴炽华	蔡　恕	欧定山	刘加进	张冬健
		杨智洋	殷永洁	顾明枢	刘宝琦	刘淑仪	吉永发	凌淑英	陈少骏	
2002	先进工作者	顾洪兵	张葆春	杭达明	王　成	储开岳	李玉琴	浦鲁言	李建良	徐　燕
		陈海珍	吕曙霞	赵兰英	高红芳	顾小丽	邵冰峰	顾云飞	张建锋	蔡守平
		吕淑玲	杨爱民	施春明	王　云	程　云	陈晓燕	袁　慧	夏燕萍	张金业
		季秀珍	肖春红	金　华	徐永平	冯　平	吴名凤	张卫华	杨露华	刘　云
		薛胜兰	沈毓娴	冒智红	袁军莲	周建明	许广照	王振惠	顾智伟	成锦香
		张宏云	徐旭东	吴亚舒	刘　珊	凌金城	兰太平	顾红梅	刘宝琦	吴　键
		陈建华	孙玉道	单仪华						
2003	先进工作者	缪宏兰	陈桂英	黄卫兵	杨　坚	刘加进	黄　丽	陈志林	刘林生	孙宏林
		吴遂华	陆建斌	陈奇兵	王　静	姜凤梅	董惠珍	陈海珍	刘小玲	袁　丽
		徐　平	曹汉忠	孙志红	倪红霞	王晓蔚	解金凤	秦云霞	朱建平	孙兴美
		朱谦泉	夏淦林	陈午才	单建山	朱卫华	郭隋章	丁勇平	司　红	杨　炳
		张勤芳	张惠莲	张卫华(女)		蒋晓娟	丁洁云	蒋晓红	马平平	顾俊红
		杨爱民	施冬辉	周锦华(女)		马世莲				

南通市肿瘤医院志（1972~2013）

续表8-3-9

获奖年份	荣誉名称	获奖个人							
2004	先进工作者	周建明	展宝田	许容芳	吴　俊	曹　杰	顾琳琳	刘加进	施晓云	周红芳
		陆美章	金广余	凌淑英	陶建东	殷济民	秦向明	孙艺梅	刘宝琦	曹美凤
		胡爱媛	穆桂梅	郭建梅	吕曙霞	周宇红	朱向阳	朱咏梅	吉冬丽	陆俊国
		黄坚尖	顾红兵	张葆春	赵季忠	刘向阳	顾红芳	储开岳	王　琳	杭小平
		张　玲	刘荣华	鞠晓梅	刘娟(手)	张　霞	周建平	张曦霞	蒋　斌
		陆海敏	江晓晖	陈卫贤	章美华	陈曾燕	何爱琴	陆云燕	何　松	张建兵
		于　兰	刘　莉	孙春娟	王翠兰	钱　云	朱建军	李永康	冯　平	钱炎均
		倪美鑫	陈志平	李拥军	陈筱筱	周玉清				
2005	先进工作者	谭清和	宋诸臣	倪静怡	郭金涛	王　峰	刘林生	邱丽红	吉磊燕	刘爱梅
		缪志祥	陈红梅	李淑芳	管　云	钱玉兰	高春风	曹建飞	张健美	陆亚玉
		周小梅	沈　飚	毛清华	黄东伟	卞振东	葛志华	刘玮玲	陈小军	陆美芹
		顾美华	马　丽	范丛建	朱媛媛	陈兰英	邱小丽	于领晖	费晓晨	蔡祥东
		宗　莉	何　松	陈旭东	陶　玉	刘继斌	钱国璋	张建华	季秀珍	何　英
		陈　忠	张卫华	吴美玲	石　健	周明祥	朱冬梅	张　颖	顾晓云	黄玉茹
		瞿国芳	吴红梅	汤志英	陈菊芳	陆会均	顾　艳	杨晓晴	吴永华	陶　冶
		吴炽华	欧定山	张兰凤	张　燕					
2006	先进工作者	张晓东	徐爱兵	孟　云	袁　丽	曹建飞	陈　奕	杜　仲	赵季忠	葛　琴
		陆　雁	郭建梅	邹　畅	王藕玲	陆美华	徐燕飞	郭建霞	周爱华	李　煌
		张素青	吴金东	陆鹤良	蔡守平	解金凤	陈少骏	黄　菊	周晓梅	万　云
		刘　蓉	邱云芬	周德新	徐美华	张　跃	李春燕	王　云	曹汉忠	顾　敏
		姜秀芹	王晓蔚	朱雅敏	张建华	单建山	罗石梅	周建云	尹海兵	张锦林
		冯　平	司　宏	田晓久	王汉杰	颜宗华	陈瑜凤	刘　云	张福明	丁　云
		高允玉	瞿　红	刘　燕	江　娟	高志林	龚光明	宋　学	葛雪峰	金　杰
		陈慧峰	杨汉英	杨跃泉	葛伯建	张海燕	蔡晓娟	成　萍	陈萍娟	葛晓南
		钱玉春	朱爱华	曹菊芳	陈惠芳	陈海珍	丁　霞	陈　美	储春霞	金　幸
		周明祥	冯国楠	殷济民	周维亮	顾金根	陈　丹	孙幼芳	徐　燕	周国根
		蔡淑华	施玲燕	陆勤美						
2007	先进工作者	顾红梅	冯　璇	成锦香	缪宏兰	李国英	管小玲	王锦清	许广照	钱丽萍
		刘娟(大)		宋　楷	马洁云	刘继斌	陈志林	吉永发	吴　键	沈宝华
		陈建华(女)		秦向明	杨智祥	杨军炎	陆筱晔	万志龙	王向前	刘向阳
		吴建亭	倪　杰	王　琳	陆慧香	徐春明	肖　婷	缪亚晶	谭清和	杨　磊
		徐爱兵(内)		苏小琴	张慎芳	黄海华	周　霞	曹建飞	严布谷	瞿国霞
		夏燕萍	丛远军	陈晓燕	徐新江	蒋松琪	江晓晖	沈　飚	黄向华	周益龙
		陈曾燕	季　瑞	李　咏	许　燕	朱琴琴	高淑华	王　鹏	刘荣华	陆　云
		陆　周	缪愿戌	郑丽云	杨书云	朱兴华	陈志华	季屹红	钱炎均	季秀珍
		姜　倩	李　明	林　兰	杨露华	黄洪华	朱谦泉	孙业恒	顾小丽	秦　娟
		张晓芳	吴炽华	张兰凤	张小芹	戴美英	顾民枢	杨爱建	朱志斌	孙素平
		周玉华	王美华	李兴慧	丁令池	顾　军	卫　江	陆　苓	张海燕(内)
		周明祥	冯国楠	黄　胜	徐　平(女)	葛晓霞	周小梅	朱亚丽	穆桂梅
		解秋红	胡正梅	任国萍	陈　丽	张爱华				

续表8-3-9

获奖年份	荣誉名称	获奖个人
2008	先进工作者	杨晓晴 黄卫兵 葛晓南 陶冶 王志宏 褚志敏 孙艺梅 吴建华 顾琳琳 何静贤 陆勤美 龚光明 陆美章 刘小玲 高春然 昝金云 张苏燕 陶建东 袁霞虹 秦明 吴遂华 徐薇琴 刘宝琪 曹桂群 魏金芝 彭春雷 张晓东 邵火芳 毛金燕 吕曙霞 李婷 赵季忠 葛方红 王铃燕 赵兰英 倪赛楠 顾丽丽 马丽 曹飞 姜照林 高俊 毛清华 江晓晖 张春荣 韩靓 刘蓉 张羽 卞振东 刘玮玲 张建锋 金小洁 朱伟 周建萍 陈锦凤 朱聪萍 缪世萍 杨洁 胡敏 陈美 张燕 马志云 程云 陈莉莉 夏淦林 周玉凤 李峥嵘 郭小红 朱冬梅 韩黎黎 朱卫华 孙峰 张建兵 陈旭东 陆晓云 张晴 崔学军 刘维芳 魏芝兰 吴红梅 王静 丁大勇 王海剑 邵金健 钱林 钱志华 施君 韩蓉 袁卫 周宇红 陶赛赛 刘迎春 郭建梅 孙兴美 许春明 杨汉英 卫国华 张明 刘岚 孙蕴奇 宋秀华 秦丽 沈月红 王红梅 费国华 余春燕 刘军美 缪网兰 李小琴
2009	先进工作者	季振华 王小林 陆海敏 周益龙 刘志成 钱金平 孙志红 陶勇 陆云燕 何陈云 陈兰英 顾美云 张玲 费锋燕 蔡雳 徐娟娟 薛丽娟 刘小燕 杭小平 王云 解金凤 翁莉莉 韩凤霞 孙丽 张柳花 谭清和 陈志云 龚军 刘向阳 张小红 杨燕光 刘海涛 邱云芳 吕淑玲 王金云 刘美芹 陈蕾 姜凤梅 陆红梅 张清清 张菊红 施庆 姚丹 吴喻 李洪江 石健 胡红梅 穆桂梅 黄洪华 丁洁云 何松 朱兴华 刘玉山 曹美凤 吴晓燕 卢国平 陈健 邓锦玲 陈志华 王俊英 钱永聪 邵勇军 徐宝年 施丽丽 李建刚 严群 薛胜兰 袁军莲 陈筱筱 沈红霞 徐燕 陈红梅 孙向阳 匡莹 褚翔 吴亚舒 黄丽 侍宏 曹琛琳 季雪梅 王丽娟 周春梅 张明敏 陈冬梅 陈燕 袁丽萍 顾智伟 倪美鑫 李育雷 张林根 葛志华 周德新 李煌 倪瑾 李建良 陶红霞 申迎建 张志坚 杨坚 陈素英
2010	先进工作者	杨晓晴 季进锋 周湛 缪宏兰 蒋松琪 张颖 邱宏 董路路 吴志军 徐爱兵(外) 朱卫华 曹杰 施玲燕 徐捷 丁勇平 孙宏林 陈铁 张蓉蓉 徐微琴 席志炎 陆筱晔 杨智祥 陈卫贤 周红芳 季智勇 谭清和 张晓东 丁令池 陈曾燕 张素青 羌曹霞 万志龙 朱琪伟 丁华 贾美群 赵永亮 周红飞 马晓霞 沙锦芳 季红燕 马根山 金淑平 吴小华 康小燕 秦建 薛云 吴名凤 张慎芳 冒小平 杨爱民 陈冬梅(护) 贾如琴 陆敏敏 高红芳 张玲(七区) 魏海霞 徐芳芳 缪网兰 宋红霞 陆泓 李银霞 薛丽 郁燕 张蕾 罗艳 徐燕飞 李洪江 施冬辉 蒋小冬 韩春燕 张萍 张立峰 戴能 倪美鑫 冯平 司宏 宗莉 石友芳 张锦林 丁晶 钱云 朱建平 周静 赵翠翠 何松 陶玉 李春笋 张桂华 金小于 石明兰 肖春红 胡美兰 蒋晓娟 张福明 朱小鹏 郭海峰 高志林 胡正梅 余兴华 陈奕 杨建华 张葆春 徐伯冲 徐忠英 黄玉春 顾建芳 姚红 杨汉英

续表8-3-9

获奖年份	荣誉名称	获奖个人								
2011	先进工作者	陶冶	祁安樊	孙幼芳	施晓云	田晓久	林袁嘉	金敏	徐旭东	金华
		马平平	许广照	刘陈宗子	顾敏	陆亚梅	李慧	李立星	马世莲	单仪华
		李育雷	邰国梅	成国建	季建美	沈海华	顾佳	顾莉	王小燕	李玉琴
		崔晓佳	张晓东	季进锋	金晓燕	顾玲	田丽	储开岳	徐雪峰	王浩然
		鞠晓梅	陈小红	张美霞	徐海波	于领晖	邵佳	王伟	陈志刚	蔡鸿宇
		戴文成	陆美娟	沈永霞	张霞	唐慧娟	沈丽	王云	杭小平	吕婧
		杨淑炎	陈亚丽	何英	尹海兵	邱丽红	傅爱燕	陈燕	司海峰	王翠兰
		段书峰	张卫华	张卫华(女)		朱媛媛	汤鹏鹏	葛琴	吴玮	冯晓云
		钱荣	钱生勇	施燕飞	张海燕	刘爱梅	徐霞	徐丽华	沈红星	陆川峰
		周燕	孙兴华	陈君红	高江华	江洋	金杰	陈希	顾旭升	顾俊红
		李春燕	钱玉春	周艳霞	顾美华	陈慧峰	张珍珍	王晓梅	姜耀珍	陆勤美
		张兰凤	吴建华	顾智伟	王海剑	夏淦林	季秀珍	邵冰峰	陆俊国	王强
		蔡守平	吉冬丽	周晓梅	倪红霞	陈德美				
2012	先进工作者	谭清和	王建红	徐小红	杨磊	倪静怡	于洪波	陈佳	顾寄树	樊天友
		吴金东	周元	陈怡	韩靓	陈曾燕	吴霞	施春明	章伟玲	李亚云
		顾国泉	谭程	倪峰	金建华	李明(放技)		李薇佳	康培培	张雷
		倪美鑫	钱生勇	陆新洲	张明(外科)		韩黎黎	施海芹	周敏	顾莹
		杨军军	李洪江	於海燕	赵斌	吴晓恬	张军	薛亚晶	丁勇生	曹晓莉
		陶步志	杨俐萍	赵文静	倪杰	陈忠	陆美芹	葛晓霞	孟云	秦云霞
		陈锦凤	毛咪咪	陈美	钱玉兰	倪志峰	杨晓梅	祁小舟	何松	管云
		吴林霞	朱晓丽	朱娟	钱春霞	姜霞	徐金华	顾小红	朱伯琴	周玉清
		张燕(ICU)	杨艳	冒智红	江娟	褚志敏	张惠莲	季亚萍	潘露露	
		吴惠波	黄永香	韩红云	任玉峰	陈水萍	吴毅	任玉芳	李云飞	陆新华
		杨晓晴	丛顾俊	王萍	葛晓南	孙向阳	沈康	马铎	刘娟(大)	
		袁卫	蒋璐	龚光明	陈丹	吴亚舒	毛伟	孙全	缪文	季雪梅
		陈惠芳	高允玉	夏丹丹	徐新林	秦向明	沈夕范	周国根	沈宝华	陈汉钧
		顾民枢	杨爱建	刘加进	张小芹	黄海华	施蓉			
2013	先进工作者	施民新	吴徐明	顾智伟	缪明	吴建华	沈燕	徐燕	周小梅	管小玲
		张蓉	钱雪	孙向阳	龚光明	丁云	吴俊	陈午才	钱丽萍	顾艳
		许容芳	徐俊炜	张明敏	陆美章	陈志林	吉永发	金广余	李明	陈兰英
		钱建锋	谭清和	李剑英	丛智荣	陈佳	赵季忠	万志龙	杭达明	俞岑明
		张珏	郭建霞	周爱华	冯进进	丁晓霞	储春霞	杨雪峰	马卫平	杨玲玲
		袁亚萍	崔丽丽	蒋松琪	陆俊国	邵冰峰	毛清华	陈铁	陈红健	徐新江
		吉园云	任伟	许海霞	司燕霞	陈莉莉	刘蓉	夏卫军	刘春花	王浩然
		刘玮玲	张建锋	费晓晨	包云娟	张鸿林	陶勇	徐梦菲	孙燕	沈楠
		李拥军	王汉杰	周玉凤	沈爱军	陈瑜凤	石健	杨春林	刘云	倪美鑫
		郭小红	缪华媛	顾湘	丁玲	姜玉梅	肖雪	俞小卫	何松	杨俐萍
		陶玉	郑桂华	张慧	王丽丽	蔡平	陈海珍	施晓晓	孙业恒	刘维芳
		杭小平	吉磊燕	张兰凤	严群	黄胜	许燕	吕淑林	张玲	朱志斌
		孙丽	陈素英	杨耀泉	孙兴华	赵勇军	于志娟	卫国华	金杰	邵顾建
		朱小玲	穆桂梅	梁丽娜	屈玲玲	陈艳	仲文艳	曹美凤	刘娟	

第九章　文献辑录

第一节　调查总结

江苏省南通地区恶性肿瘤回顾性调查情况报告

　　为了进一步贯彻落实伟大领袖毛主席光辉的"6·26"指示，加强恶性肿瘤防治工作，保护人民健康，更好地为社会主义革命和建设服务，我们在地委、地革委会的正确领导下，在上海市、江苏省启东医疗科研队的配合帮助下，于1973年3月、4月间，以党的基本路线为纲，组织和发动了6000多名基层医务人员和赤脚医生，对全区6个县近5年（1968～1972年）中人口死亡情况作了一次全面的回顾性调查，并对恶性肿瘤病人死亡情况进行了初步分析,基本上摸清了全区恶性肿瘤的发病情况。现将调查情况报告如下。

一、调查方法

　　根据我区农村肿瘤发病人数多、地区范围大以及肿瘤防治网尚未建立等具体情况，我们以党的基本路线为纲，批林整风为动力，采取集中兵力打歼灭战的方法，即在短期内组织发动大批基层医务人员和赤脚医生，在各级党委、革委会的领导下，集中培训，按照统一的计划和标准要求，深入每个生产队，用开调查会的方式，逐户调查，了解近5年来的人口死亡情况及现症肿瘤病人（经医院确诊者）情况，并进行登记，包括死者姓名、性别、年龄、死亡年月及死亡原因，对肿瘤病人还进一步了解诊断单位、诊断依据及病情；同时，收集调查地区的人口资料，以便分析死亡率及患病率。这次调查，从调查试点到资料汇总、统计分析共约2个月时间。调查范围包括6个县、288个公社(镇)在1968～1972年5年间的人口死亡情况及现症病人情况,调查的死亡人数占公安部门登记死亡人数的94%（见表一）。

表一　　　　　　　　　　　　**南通地区死亡调查资料完整性统计**

年　份	海安县	如皋县	如东县	南通县	海门县	启东县	平　均
1968	—	—	—	81	96	—	88
1969	83	80	90	89	94	108	90
1970	93	89	93	91	88	106	92
1971	90	92	95	95	95	110	96
1972	98	104	101	99	106	—	101
平均	91	91	91	91	95	108	94

*以调查数占户籍部门登记死亡数的百分比表示。

根据海门、如皋两县1811例现症肿瘤病人诊断依据资料的分析，有病理、手术诊断者占39%；有X线、超声波、同位素诊断者占19%；单凭临床症状诊断者占42%（见表二）。

表二　　　　海门、如皋县现症肿瘤病人诊断依据（1973年3月）

肿瘤名称	病理、手术		X线、同位素、超声波		凭临床症状诊断		合计
	例数	占比(%)	例数	占比(%)	例数	占比(%)	
食管癌	14	5.11	175	63.86	85	31.03	274
胃癌	45	28.11	53	33.33	61	38.36	159
肝癌	12	10.17	45	38.14	61	51.69	118
肺癌	5	6.10	45	54.88	32	39.02	82
宫颈癌	310	61.14	—	—	197	38.44	507
乳腺癌	99	51.56	—	—	93	38.44	192
淋尾(巴)肉瘤	18	62.07			11	37.93	29
白血病	8	40.00	—	—	12	60.00	20
其他	160	46.38	27	7.83	158	45.79	345
合计	671	38.93	352	19.44	754	41.63	1811

又据海门县863例现症肿瘤病人中，经上海肿瘤医院、中山医院、瑞金医院、南通医学院附属医院等专科医院、教学医院诊断者占56%；县人民医院诊断者占23%；农村中心卫生院诊断者占14%；公社卫生院诊断者占3%；其他单位诊断者占4%。这说明绝大部分肿瘤病人是经县以上医院诊断的。

二、调查结果

1.人口：全区总人口数为6615016人，其中男性3276427人，女性3338589人。1972年年底人口的性别年龄构成（见图一）。

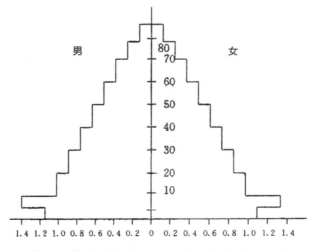

图一　南通地区人口性别年龄构成（1972年）

2. 人口死亡率及死亡原因：全区 1968～1972 年 5 年间总死亡为 212500 人（男性 112452 人，女性 100048 人），平均年死亡率为 6.63‰，男性（7.08‰）高于女性（6.18‰）。人口死亡率近年来有增高趋势，可能与前几年死亡调查资料完整性较差有关。以海门、启东县死亡率较高，而海安县较低（见表三）。

表三　　　　　　　　　南通地区各县死亡率（1968～1972 年）

单位：‰

年份		海安	如皋	如东	南通	海门	启东	全区
1968		4.79	4.47	4.81	6.01	8.47	6.97	5.87
1969		5.53	5.53	5.84	6.31	8.22	6.47	6.27
1970		6.26	6.65	6.35	6.41	7.90	6.53	6.67
1971		6.83	7.62	7.07	6.94	7.89	6.73	7.19
1972		6.61	7.45	7.03	6.95	7.63	6.60	7.06
5年平均	男	6.16	6.77	6.63	6.93	8.54	7.63	7.08
	女	5.93	6.00	5.90	6.14	7.51	5.73	6.18
	计	6.04	6.38	6.27	6.54	8.01	6.66	6.63

区抽样（每个大队抽第一生产队为样本）调查分析了 627806 人口中的死亡原因。根据调查资料汇总分析表明，南通地区主要死亡原因恶性肿瘤居第一位，占总死亡总数的 15.74‰，依次为心血管疾病、呼吸系统疾病、意外伤害、消化系统疾病、新生儿疾病、传染病与寄生虫病、结核病、营养缺乏症及泌尿系统疾病。男、女性人口的主要死亡原因基本相同（见表四）。

表四　　　　　　　南通地区人口死亡原因位次排列（1968～1972 年）

死亡原因	男性			女性			合计		
	死亡数	死亡率（1/10万）	占比（%）	死亡数	死亡率（1/10万）	占比（%）	死亡数	死亡率（1/10万）	占比（%）
恶性肿瘤	1377	119.95	16.71	1073	92.78	14.67	2450	106.31	15.74
心血管系统疾病	1110	96.69	13.46	1243	107.48	16.99	2353	102.10	15.12
呼吸系统疾病	1265	110.19	15.34	895	77.39	12.23	2160	93.73	13.88
意外伤害	1093	95.21	13.25	720	62.26	10.84	1813	88.67	11.65
消化系统疾病	683	59.49	8.28	486	42.02	6.64	1169	50.72	7.51
新生儿疾病	506	44.07	6.13	452	39.08	6.18	958	41.57	6.16
传染病	460	40.07	5.58	408	35.28	5.58	868	37.66	5.58
结核病	332	28.92	4.02	248	21.44	3.39	580	25.17	3.73
营养缺乏症	147	12.8	1.78	149	12.88	2.04	296	12.84	1.91
泌尿系统疾病	82	7.14	0.99	60	5.19	0.82	142	6.16	0.91
其他	436	37.98	5.29	428	37.01	5.85	864	37.49	5.55

续表四

死亡原因	男性			女性			合计		
	死亡数	死亡率(1/10万)	占比(%)	死亡数	死亡率(1/10万)	占比(%)	死亡数	死亡率(1/10万)	占比(%)
老衰	446	38.85	5.41	818	70.73	11.18	1264	54.85	8.12
不明	310	27.00	3.76	336	29.05	4.59	646	28.03	4.15
合计	8247	718.37	100.00	7316	632.59	100.00	15563	675.32	100.00

*系抽样调查资料。

3. 恶性肿瘤死亡率：1968～1972年间全区死于恶性肿瘤计18878人，平均年死亡率为103.65/10万（男118.83/10万，女88.75/10万），并有发展趋势，由1968年的89.33/10万逐年上升到1972年的117.72/10万。根据对全区每个大队第一生产队抽样调查资料统计，死于恶性肿瘤人数占死亡人数的15.74%（男性16.71%，女性14.67%），居各种死因之首位。从整个地区看，死于恶性肿瘤人数占总死亡人数的比例有逐年增高的趋势，由1968年的15.22%上升到1972年的16.67%（见表五）。

分县看，启东、海门两县恶性肿瘤死亡率最高，分别为十万分之一百二十四点四九和十万分之一百二十五点四三；海安县次之（十万分之一百点八三）；南通、如皋、如东三县较低，分别为十万分之九十四点四七、十万分之九十二点二二，十万分之九十二点六八。男性恶性肿瘤死亡率的地区差别较女性尤为明显（见表六）。

表五　　　　南通地区恶性肿瘤死亡率(1968～1972年)

年份	人口死亡率(‰)			恶性肿瘤死亡率(1/10万)			肿瘤死亡率占人口死亡率(%)			肿瘤死亡男、女性比例
	男	女	平均	男	女	平均	男	女	平均	
1968	6.37	5.38	5.87	102.33	76.62	89.33	16.06	14.25	15.22	1.34：1
1969	6.67	5.89	6.27	109.30	80.68	94.89	16.39	13.71	15.12	1.35：1
1970	7.14	6.21	6.67	117.94	86.25	101.95	16.52	13.89	15.28	1.38：1
1971	7.63	6.73	7.19	128.95	97.01	112.97	16.90	14.41	15.72	1.33：1
1972	7.52	6.62	7.06	134.08	101.66	117.72	17.83	15.37	16.67	1.32：1
5年平均	7.08	6.18	6.63	118.83	88.75	103.65	16.79	14.36	15.64	1.34：1
标化指标	6.12	5.30	5.68	109.00	82.19	94.98	—	—	—	—

表六 南通地区各县恶性肿瘤死亡率（1968～1972年）

县别	恶性肿瘤死亡率（1/10万）			肿瘤死亡占人口死亡百分比			肿瘤死亡男、女性比例
	男	女	计	男	女	计	
海安	106.32	95.31	100.83	17.26	16.08	16.68	1.11:1
如皋	92.35	92.09	92.22	13.65	15.35	14.46	1.00:1
如东	97.21	88.04	92.68	14.65	14.91	14.77	1.10:1
南通	102.82	86.31	94.47	14.82	14.04	14.50	1.20:1
海门	152.79	99.48	125.43	17.89	13.24	15.66	1.54:1
启东	177.91	73.38	124.49	23.32	12.80	18.70	2.42:1

男性恶性肿瘤死亡率明显高于女性，男、女性比例为1.34：1。1968～1972年间，恶性肿瘤死亡的男、女性比例基本上没有变化，但各县间恶性肿瘤死亡的男、女性比例有明显差别，启东、海门两县恶性肿瘤死亡的男、女性比例高于其他各县，启东县尤为突出（见表五、表六）。

4. 主要恶性肿瘤死亡率：1968～1972年间死于恶性肿瘤按发病部位分，以死于肝癌为最多，7556例，平均年死亡率为十万分之二十三点五六（男性为十万分之三十五点八；女性为十万分之二十一点五五），占死于恶性肿瘤人数的22.73%；食管癌次之，7449例，平均年死亡率为十万分之二十三点二三（男：十万分之二十七点九八；女：十万分之十八点五六），占死于恶性肿瘤人数的22.41%；胃癌居第三位，6530

例，平均年死亡率为十万分之二十点三六（男：十万分之二十六点三；女：十万分之十四点七九），占死于恶性肿瘤人数的19.64%；三者合计占全部恶性肿瘤死亡人数的64.78%。其他依次为宫颈癌、肺癌、肠癌、白血病、乳腺癌、淋巴肉瘤及鼻咽癌，平均年死亡率均在十万分之十以下（见表七）。

男性恶性肿瘤依次为肝癌、食管癌、胃癌、肺癌、肠癌、白血病、鼻咽癌。几种主要恶性肿瘤死亡率男性均大于女性，以肝癌尤为突出（见表七）。

在几种主要恶性肿瘤中，除宫颈癌死亡率近年来略有下降外，肝癌、食管癌、胃癌、肺癌、肠癌等死亡率近年平均逐年上升，其中肝癌及食管癌死亡率上升速度最为突出（见表八、图二）。

表七 南通地区各部位恶性肿瘤死亡率（1968～1972年）

部位	男性			女性			合计			男、女性比例
	死亡数	死亡率1/10万	占比（%）	死亡数	死亡率1/10万	占比（%）	死亡数	死亡率1/10万	占比（%）	
肝癌	5687	35.80	30.13	1869	11.55	13.01	7556	23.56	22.73	3.10:1
食管癌	4445	27.98	23.55	3004	18.56	20.91	7449	23.23	22.71	1.57:1
胃癌	4136	26.03	21.91	2394	14.79	16.67	6530	20.36	19.64	1.76:1
宫颈癌	—	—	—	3127	19.32	21.77	3127	9.75	9.41	—
肺癌	1197	7.53	6.34	636	3.93	4.43	1833	5.72	5.51	1.92:1

续表七

部 位	男 性			女 性			合 计			男、女性比例
	死亡数	死亡率1/10万	占比(%)	死亡数	死亡率1/10万	占比(%)	死亡数	死亡率1/10万	占比(%)	
肠癌	673	4.42	3.56	561	3.47	3.91	1234	3.85	3.71	1.22:1
白血病	613	3.86	3.25	468	2.89	3.26	1081	3.74	3.25	1.30:1
乳腺癌	1	0.01	—	794	4.91	5.53	795	2.48	2.39	—
淋巴肉瘤	248	1.56	1.31	213	1.32	1.48	461	1.44	1.39	1.71:1
鼻咽癌	279	1.76	1.48	166	1.03	1.16	445	1.39	1.34	1.71:1
其他恶性肿瘤	1598	10.06	8.46	1134	7.01	7.89	2732	8.52	8.22	1.41:1
合计	18878	118.83	100.00	14365	88.75	100.00	33243	103.65	100.00	1.31:1

表八　　　　　　　　　　南通地区几种主要肿瘤死亡率(1968~1972年)

年 份	肝 癌	食管癌	胃 癌	宫颈癌	肺 癌
1968	19.54	19.59	18.31	1.9	3.84
1969	21.28	21.23	19.17	9.79	4.31
1970	23.03	23.23	20.02	9.41	5.43
1971	25.21	25.09	21.76	10.02	7.08
1972	28.34	26.21	22.27	9.46	7.72
5年平均	23.56	23.23	20.36	9.75	5.72
标化指标	24.64	20.03	17.27	7.51	6.18

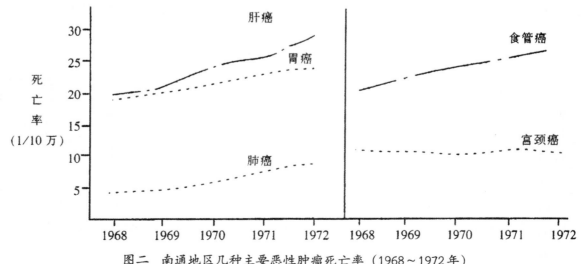

图二　南通地区几种主要恶性肿瘤死亡率（1968~1972年）

5. 恶性肿瘤的地区分布：几种主要恶性肿瘤五年平均年死亡率的高低，在地理分布上有明显区别。肝癌死亡率以东南部的启东县为最高（十万分之四十九），海门县次之（十万分之三十四点四），向西北部逐渐下降，到海安县最低（十万分之十三点五）；食管癌死亡率则反之，以西北部的海安县为最高（十万分之四十六），如皋县次之（十万分之三十六点八），向东南部逐渐减少，启东县最低（十万分之九）；胃癌死亡率

的地理分布特点与肝癌地理分布相近，以东南部的海门、启东县为高，西北部的如皋、海安县为低；宫颈癌死亡率以如皋、如东两县较高，启东、海门两县较低。各县的主要恶性肿瘤：海安、如皋两县主要是食管癌，其次为肝癌；海门、启东两县主要是肝癌，其次为胃癌；南通县主要是胃癌，其次是肝癌；如东县主要是食管癌及胃癌（见表九）。

表九　　　　　南通地区几种主要恶性肿瘤死亡率(1/10万)地理分布

县 别	肝 癌	食管癌	胃 癌	宫颈癌	肺 癌
海 安	13.50	46.00	9.30	10.10	3.30
如 皋	16.10	36.80	7.20	14.20	7.40
如 东	15.10	19.00	17.00	13.80	5.70
南 通	17.30	15.70	24.60	9.00	5.80
海 门	34.40	14.60	33.30	5.40	9.90
启 东	49.00	9.00	31.80	4.60	8.10

若按公社为单位计算恶性肿瘤的死亡率，更可清楚地看到南通地区的肝癌主要集中在启东、海门两县及如东县的兵房、南通县的三余一带；食管癌主要集中在海安、如皋两县；胃癌分布与肝癌相近；宫颈癌则主要分布在如皋、如东两县及海安县东部、南通县北部地区（图三、四、五、六略）。

6. 恶性肿瘤的年龄别死亡率：据1972年资料，恶性肿瘤的年龄别死亡率在30岁以前很低，以后随年龄增长而迅速上升。70岁年龄组达高峰后略降。男性各年龄组恶性肿瘤死亡率均高于女性，男性年龄别恶性肿瘤死亡率曲线的增长速度亦比女性快。在恶性肿瘤死亡中，50岁～79岁组占74%。恶性肿瘤死亡在各年龄组总死亡数中所占比重，以40岁～59岁组最大，占36%～37%（见表十、图七）。

几种主要恶性肿瘤的年龄别死亡率曲线基本相同，一般均是30岁～40岁以后迅速上升，到

70岁组达高峰后略降，但白血病死亡率在30岁以前的儿童青少年组中也相当高。男性年龄别恶性肿瘤死亡率曲线均高于女性（见图八、九、十、十一、十二、十三、十四）。

恶性肿瘤死亡平均年龄：肝癌55岁，宫颈癌62岁，胃癌64岁，食管癌65岁。

7. 恶性肿瘤患病率：据海门、南通、如东、如皋及海安县1973年3月调查资料（启东县因调查方法不同，不宜合并统计，故资料未包括在内），共有现症恶性肿瘤患者4590人，患病率为十万分之八十一点八三，因肿瘤调查所发现的现症恶性肿瘤病人，一般属病情较重，并已为医疗机构所确诊者，实际患病率要高于此数。现症恶性肿瘤病人中宫颈癌为最多，计1394例，患病率为十万分之二十四点八五，占30.37%；其他依次为：食管癌、乳腺癌、胃癌、肝癌、肠癌、肺癌及鼻咽癌（见表十一）。

表十　　　　　　　　南通地区恶性肿瘤年龄别死亡率（1972年）

年龄组	男				女				合计			
	死亡数	死亡率1/10万	占比(%)	占比(%)	死亡数	死亡率1/10万	占比(%)	占比(%)	死亡数	死亡率1/10万	占比(%)	占比(%)
0 ~	56	6.39	1.28	0.99	38	4.63	1.12	0.77	94	5.54	1.2	0.89
10 ~	52	10.74	1.18	10.38	35	5.43	1.03	9.07	87	6.56	1.12	10.34
20 ~	86	16.36	1.96	15.06	69	12.65	2.04	13.07	155	14.49	1.99	14.1
30 ~	244	61.92	5.55	29.15	145	36.59	4.27	23.54	389	49.22	5	26.77
40 ~	579	188.88	13.18	37.74	384	112.67	11.3	35.99	963	148.46	12.37	36.98
50 ~	1013	424.39	23.06	35.65	689	261.18	20.3	37.1	1702	338.7	21.85	36.23
60 ~	1377	822.09	31.34	26.85	986	515.31	29.05	27.93	2363	658.51	30.34	27.29
70 ~	835	1165.53	19.01	15.66	846	788.88	24.8	16.53	1678	940	21.55	16.08
80 ~	151	1115.29	3.44	6.71	205	677.51	6.04	4.99	356	810.84	4.78	5.60
合计	4393	134.08	100	17.83	3394	101.66	100	15.37	7787	117.72	100	16.67

*各年龄组恶性肿瘤死亡数占恶性肿瘤死亡总数的百分比。

*各年龄线恶性肿瘤死亡数占各年龄组死亡总数的百分比。

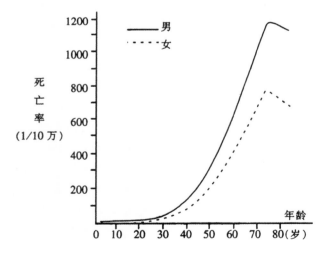

图七　南通地区恶性肿瘤年龄别死亡率（1972年）

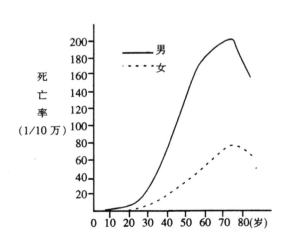

图八　南通地区肝癌年龄别死亡率（1972年）

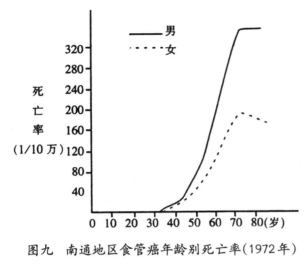

图九　南通地区食管癌年龄别死亡率（1972年）

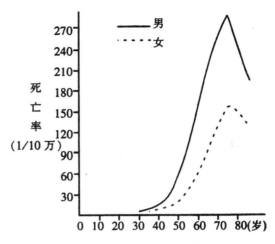

图十　南通地区胃癌年龄别死亡率（1972年）

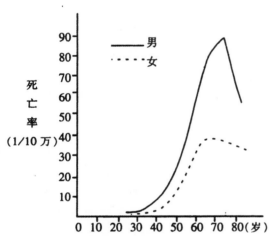

图十一　南通地区肺癌年龄别死亡率（1972年）

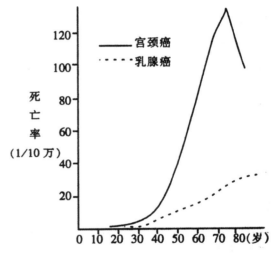

图十二　南通地区宫颈癌、乳腺癌年龄别死亡率（1972年）

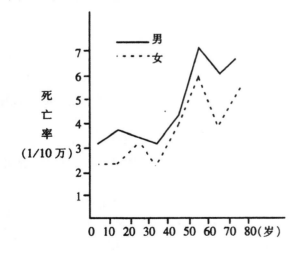

图十三　南通地区白血病年龄别死亡率（1972年）

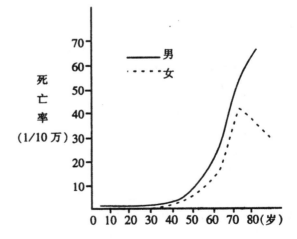

图十四　南通地区肠癌年龄别死亡率（1972年）

表十一 　　　　　　　　　南通地区恶性肿瘤患病率（1973年3月）

	病例数	患病率（1/10万）	
宫颈癌	1394	24.85	30.37
食管癌	596	10.63	12.98
乳腺癌	543	9.68	11.83
胃　癌	468	8.34	10.20
肝　癌	236	4.21	5.15
肠　癌	194	3.46	4.23
鼻咽癌	94	1.68	2.04
淋巴肉瘤	67	1.19	1.46
肺　癌	172	3.07	3.75
白血病	41	0.73	0.89
其　他	785	13.99	17.10
合　计	4590	81.83	100.00

*不包括启东县资料

三、小结

1. 调查方法：我们采取了在较短时间内组织大批基层医务人员和赤脚医生，深入每个生产队，召开干部、老贫农、妇女代表等小型调查座谈会，了解肿瘤病情，于两个月时间内基本摸清了全地区6个县660多万人口中的肿瘤病情。实践证明，运用这种方法调查广大农村中的肿瘤病情，不仅切实可行，而且能做到多快好省。

2. 各级党委领导对肿瘤防治工作的重视与关心，是做好肿瘤调查工作的根本保证；广大社员群众对肿瘤防治工作的迫切要求与支持，基层医务人员和赤脚医生的积极努力，是做好肿瘤调查工作的重要关键。农村合作医疗制度为开展肿瘤调查工作提供了极为有利的条件。

3. 从调查资料看，南通地区的恶性肿瘤患病率与死亡率是相当高的。在人口死亡原因中恶性肿瘤已居首位，在40岁~59岁壮年人死亡中，恶性肿瘤死亡人数占该年龄组死亡总数的36%~37%，在30岁~39岁年龄组中为27%，在10岁

~29岁青少年组中亦占21%。全地区平均恶性肿瘤死亡人数占人口死亡总数的16%。由此可见恶性肿瘤已成为危害广大贫下中农身体健康与生命的常见病、多发病。如何有效地防治恶性肿瘤已成为各级领导和广大群众十分关心的问题，早日攻克"三关"（病因、早期诊断、根治）已成为卫生战线的迫切任务。

4. 南通地区的主要恶性肿瘤是肝癌、食管癌、胃癌及宫颈癌。各种肿瘤均有自己的地理分布特点。肝癌高发区有2个：启东县（除天汾、西宁、吕四公社）及海门县南部沿江一带；如东县兵房地区及南通县三余地区。食管癌高发区在海安县及如皋县西部。胃癌分布与肝癌相近。宫颈癌主要分布在海安、如皋县东部及如东、南通县西部。

（该文由南通地区革命委员会卫生局组织编写，1973年6月整理，1975年10月修改。该文为筹建肿瘤专科医院提供了决策依据）

路线为纲大干快上 积极筹建肿瘤医院

我们南通地区是肿瘤高发区。遵照伟大领袖毛主席关于"应当积极地预防和医治人民的疾病，推广人民的医药卫生事业"的指示，上级党委决定建立南通地区肿瘤医院，于1972年5月开始筹建，1974年6月26日开诊，10个月来共接受门诊33678人次，住院633人次，施行大小手术831人次，同位素用于各种诊断1490人次，放疗照光7289人次，妇科镭疗340人次，为贫下中农做了我们应该做的事。

（一）

我们医院在筹建过程中，充满着激烈的斗争。

上级党委决定把医院办在农村集镇——平潮，全区广大贫下中农欢欣鼓舞，奔走相告。他们说："肿瘤医院办农村，开天辟地第一回"，"送医送药到家门口，毛主席的恩情永远记心头"。这给我们参加筹建的同志很大的鼓舞。但是也有人表示不同意见。他们说，办院不在地点在路线，在城市里不是一样为贫下中农服务吗？我们说地点就是路线问题。今天，我们把医院办在农村，我们离城市远了，但是，靠贫下中农近了，贫下中农的感情深了，就能更好的为贫下中农服务。

医院在平潮原肝炎防治院旧址开始筹建，有人看到这里是空荡荡的一个草院子，乱糟糟的几排旧房子，摇头说不知哪年才能办得成。党支部组织大家认真学习了毛主席制定的"鼓足干劲，力争上游，多快好省地建设社会主义"的总路线。通过学习，大家认识到条件要改变，根本在路线，决心加快筹建步伐，在提高觉悟、明确方向的基础上，抓紧调集和培训医务人员，抓紧诊断治疗肿瘤的主要医疗设备的武装，抓紧病房等生产用房的建设，做到一着不让，全面跃进。

搞基本建设的工人、干部为迎开诊、救病人，他们数九寒天日夜干，烈日当头拼命干，抢时间、争速度、保质量，完成了各项基建任务。

在采购医疗器械过程中碰到有些设备市场买不到，上面没分配，怎么办？是等分配等进口呢？还是自力更生自己造，我们采取后一种做法。

病理科的自动脱水包埋机、半自动磨刀机等一套病理制片设备，在国内是空门。就全国而言，进口的也是少数的几台，我们病理科的同志在南通县医疗器械厂的大力支持下，自己设计，自己制造出来了。经过10个月的使用证明，这些设备性能良好，造价便宜，运转正常，效率提高。进口1台包埋机至少花2万元以上，我们自己造只花了1500多元，过去手工操作，病理出报告总要3～4天，现在不到24小时就完成了。方便诊断，方便病员，受到各地病理工作者的好评。

又如，治疗妇女肿瘤的镭锭机械，我们在化机厂大力支持下，自己设计，自己制造，奋战6个月，制成了一套输镭输入的自动化装置，把镭房工作提高到了一个新水平。大家深有体会的说："自力更生是方向，路子越走越宽广。"

医院还在筹建中，许多贫下中农病员就四面八方络绎不绝地前来求治。贫下中农的需要就是我们建院的目标。根据广大贫下中农的要求，党支部提出了边筹建、边开诊的口号。有人却认为，医院没建好，人员不齐，设备少，万一出事故责任负不了。我们认真学习了毛主席关于"一切从人民的利益出发"的教导，大家认识到，在条件基本具备时，早一点开诊还是迟一点开诊，就是有没有群众观点的问题，关心不关心群众疾苦的问题。恶性肿瘤对于病员来说，时间就是生命。大家一致表示，为病人看病治病要分秒必争，能提早一天也得争。认识统一了，大家心往一处想，劲往一处使。门诊无房子就因陋就简，利用几间旧房子两个芦苇棚来解决；上镭无镭房，妇科的同志就想方设法，借用暂空着的钴房，钴房面积小，他们挖潜力，在走道上加了床，他们不怕吃光，突击分装镭管，使镭疗及时上了马。职工无宿舍，就住芦苇棚，院内不够住，就借用院外磨房、剧场、生产队仓库；人员不齐，就加强互助协作，充分发挥全院同志的社会主义革命积极性。经过一年多的努力，我们医院终于在1974年6月26日这个光辉的日子里正式开诊了。

（二）

"为什么人的问题，是一个根本的问题，原则的问题。"医院开诊后，我们号召全院同志都应做到身在农村，心在农村，想贫下中农所想，急贫下中农所急，痛贫下中农所痛，全心全意地为贫下中农服务。

为了方便贫下中农，专科医院开放综合门诊。肿瘤医院一开诊就碰到了开专科门诊还是开综合门诊的问题。刚开始我们按专科医院开了专科门诊，只看肿瘤，但是从四面八方来我们医院要求查病、看病、看门诊的非肿瘤病人相当多。怎么解决这个问题呢？毛主席在一次接见外宾说到中国保健工作时指出："把专门医生变成不专门的。不多看各种各样的病不好，要改进。"我们对照毛主席的指示，认识到象我们这样办在农村的一所专科医院，看不看综合门诊，就是有没有对贫下中农的阶级感情问题，专科医院开放综合门诊就是对专科医院门诊的一次革命。认识提高了，感情转变了，决心打破专科医院只看专科门诊的旧框框，及时开放了综合门诊，方便了群众，受到了贫下中农的欢迎和好评。

走出院门，面向基层，普查普治。医院新办，能不能走出院门，面向基层，上门为贫下中农服务，开始也有两种不同思想的斗争，有的说我们医院设在农村就是面向了农村，有的说医院新开诊，抽不出人，有的说下乡好是好，就是自己医院没弄好，即使要下乡，也要等医院走上轨

道后。我们重温了毛主席"6·26"指示，一致认为医院办在农村，更要走出院门，把防病治病主动送上门。我们先后组织了医疗小分队去启东县巡回医疗，去海门县防病治病，中医科的同志主动下乡看病，送医送药上门，还为赤脚医生讲授肿瘤病防治知识等。

同位素室、检验室的同志，认为要对肿瘤做到早期诊断就得搞好普查，在中国医学科学院日坛医院的指导和支持下，他们不顾人员少，工作忙，采用火箭电泳自显影术积极为农村、工厂进行肝癌普查，已查2700多人，深受广大群众欢迎。如皋县吴窑公社的贫下中农感激地说："旧社会我们穷人有病无钱，医院大门不得进，现在毛主席他老人家派医生来为我们查病又治病，我们一定以搞好农业生产来报答毛主席的关怀。"

为了救治病人，千难万险也敢上。今年4月，来了一位食道癌病人，而且伴有心脏右束支完全性传导阻滞并左前支传导阻滞，已经滴水不进了，我们将病人转去上海治疗，几天后病人又来了，上海因为病人合并心脏病不给开刀，又因为是缩窄型食道癌而不能放疗，病人眼看就要死了。外科同志对开这个刀也有两种看法，有的认为心脏病人开胸太危险了。为了救死扶伤，抢救病人，在党组织支持下，统一了思想认识，我们凭着对贫下中农深厚的无产阶级感情，做好了一系列准备工作和组织工作。经过认真细致的战斗，手术成功了，病人无限感激地说："这是毛主席、共产党给我的第二次生命。"

去年秋天，妇科收治了一个30多岁的东台县病员。该病员一年前因腹内肿块于当地手术，误诊为卵巢癌，广泛粘连，不能切除而关闭腹腔。妇科认真研究了她的病史，作了细致的调查，认为不一定是恶性肿瘤，即使是恶性肿瘤，病人年纪还轻，决心打破框框，再次为病人施行手术，结果是个盆腔脓肿，解除了病人痛苦，摘除了恶性肿瘤的帽子，病人很快恢复了健康，重返抓革命、促生产的战斗中去了。

重视中西医结合，积极发挥中医、中草药在防治肿瘤中的作用。医院党支部重视和加强对中

西医结合的领导，中西医做到了一起研究病例，一起查房，方便了群众，提高了疗效，发挥了中医、中草药对防治肿瘤的积极作用。中医科的同志为了在防治肿瘤方面摸索出一些规律，注意进行院内院外临床观察，以积累经验。他们还走出院门，向贫下中农学习，到农村与贫下中农、基层医务人员进行广泛接触，了解群众中和基层医务人员、老中医、老乡村医生中防治肿瘤的单方、验方及中草药，经过去粗取精，结合临床实践，拟订了治疗常见肿瘤的基本方法以及8种类别、5种类型（消症丸二号、三号、751胶囊、糖浆、放疗油等）的抗肿瘤中药，在临床应用中初步取得了一些效果。中医科还把针刺麻醉原理应用于肿瘤病人的镇痛方面，进行了积极的尝试和探索，取得了一些可喜的苗头。

（三）

在毛主席革命卫生路线指引下，我们做了一些应该做的事情。但是，还刚刚开始。今后我们一定认真学习毛主席的重要指示，使我们医院永远沿着毛主席的"6·26"道路前进，为攻克肿瘤，贡献自己的力量。

（该文系南通地区肿瘤医院1975年的工作总结）

毛泽东思想指航向　艰苦创业为人民

在深入揭批"四人帮"、实现抓纲治国战略决策取得伟大胜利的大好形势下，在全国人民热烈欢庆《毛泽东选集》第五卷出版、掀起学习毛泽东思想的新高潮中，在第二次全国农业学大寨会议、全国工业学大庆会议精神鼓舞下，第四届全国肿瘤工作会议胜利召开了。这是党中央对人民健康事业的极大关怀，这是对我们肿瘤防治战线的同志极大的鼓舞，我们热烈祝贺这次会议的胜利召开。

现在，汇报一下我们医院是怎样在条件差、花钱少的情况下用较短时间办起来的。有错误的地方，请领导和同志们批评指正。

党和人民心连心　人民疾苦党关心

我们南通地区位于江苏省东部，系一冲积平原地区。东濒黄海，南临长江，西部和北部与本省扬州、盐城两地区相邻，为全国著名棉区之一。共辖海安、如皋、如东、南通、海门、启东6个县，面积7800多平方公里，人口682万人。境内河道纵横交叉，气候温和，年平均湿度在80%上下，年降水量在1000毫米左右。农作物以棉花、水稻、玉米、三麦为主。

解放以来，在毛主席革命路线指引下，社会主义革命和社会主义建设事业蒸蒸日上，人民生活水平不断提高。粉碎王张江姚"四人帮"，全国人民兴高采烈，精神振奋，意气风发，斗志昂扬。我们南通地区人民和全国人民一样，与"四人帮"斗，与天斗，与地斗，"农业学大寨""工业学大庆"群众运动搞得热火朝天，到处呈现一派欣欣向荣、热气腾腾的景象，形势空前大好，越来越好。

但是，就在我们南通地区这样一个美丽富饶的土地上，恶性肿瘤严重地摧残着人民的身体健康。

伟大领袖和导师毛主席早就指出："应当积极地预防和医治人民的疾病，推广人民的医药卫生事业。"敬爱的周总理指示："癌症不是地方病，而是一种常见病，我国医学一定要战胜它"，"对一种常见病放弃治疗、研究，这是不符合毛泽东思想的"。毛主席、周总理对人民的疾苦最清楚，说出了人民的心里话。

为了摸清恶性肿瘤发病情况，我们于1973年初，在上海、江苏赴启东肿瘤科研工作队的配合帮助下，对1968年至1972年人口死亡情况进行了回顾调查。调查结果表明，在农村人口死因中，恶性肿瘤居于首位，并有逐年上升趋势。在40岁至49岁、50岁至59岁两个年龄组中，死于恶性肿瘤人数占总死亡人数的36%和37%。恶性肿瘤，特别是肝癌、食道癌、胃癌及宫颈癌已成为严重威胁人民健康的常见病、多发病。"一人生肿瘤，全家都发愁，亲友心不安"，由于我们地区本身没有医院，更没有肿瘤专科医院，县人民医院也没有肿瘤专科设备，因此肿瘤病人诊治只好转往外地，一个病人几人陪，费钱费功夫，往往贻误了病情，失去了治疗时机，落得个人财两空。这些情况清楚地告诉我们，由于肿瘤防治的空白，不仅给人民的健康和生命、财产带来了巨大的损失，而且严重影响"农业学大寨""工业学大庆"群众运动的顺利开展。因此，建立一所肿瘤医院，已成为广大贫下中农迫切要求，也是形势发展的需要。

为了更好地贯彻落实毛主席的无产阶级革命路线，加强肿瘤防治工作，减轻贫下中农疾苦，有利于抓革命、促生产的顺利进行，1972年5月，地委决定筹建肿瘤科。1974年12月经省革会批准，正式建立南通地区肿瘤医院。

自力更生鼓干劲 群策群力斗志昂

在地委的正确领导下，1972年秋，医院筹建小组到了南通县平潮镇，在原地区肝炎防治医院的旧址开始了肿瘤医院的筹建工作。我们所接受的只有几十间旧平房，面临着一无技术人员、二无医疗设备、三无主要医疗用房的困难。当时社会上有那么一些人嘲笑我们说"肿瘤医院办在农村，真是异想天开"；甚至说"你们技术水平高的有几个人？哪能办得好肿瘤医院"？针对这些问题，我们反复学习了毛主席关于卫生工作的重要指示，组织访贫问苦，亲眼看到患肿瘤的阶级兄妹无处治疗的痛苦。使我们进一步明确了加强肿瘤防治工作的重要意义，认识到在农村办肿瘤

医院，走的是毛主席指引的革命路线，符合贫下中农的根本利益。我们有党的正确领导，有广大人民群众的支持，什么困难都能够克服，更坚定了我们办好肿瘤医院的信心和决心。

毛主席说："什么叫工作，工作就是斗争……我们是为着解决困难去工作，去斗争的，越是困难的地方越是要去，这才是好同志。"毛泽东思想给了我们无穷无尽的力量。在困难面前我们坚持以大庆人、大寨人为榜样，自力更生，艰苦创业，大干快上，克服"等、靠、要"的懦夫懒汉思想，学习大庆铁人精神，有条件要上，没有条件创造条件也要上。革命加拼命，一定要把肿瘤医院搞上去。

办肿瘤医院我们没有经验，要做的事千头万绪，如何着手抓？抓什么？我们认真学习了毛主席的光辉著作《矛盾论》，对存在的各个方面的矛盾进行了分析研究。在筹建肿瘤医院工作中，我们着重抓了以下三件事；

第一件事，迅速培养一支又红又专的技术队伍。毛主席说："世界一切事物中，人是第一个可宝贵的，只要有了人，什么人间奇迹都可以创造出来。"没有人，即使有再好的设备，再好的医疗用房也无用。因此，迅速建立一支又红又专的技术队伍，是筹建肿瘤医院的主要矛盾。没有专业人员怎么办？等分配，来不及，也不够。只有自力更生，尽快培养，经地委同意并在各县支持下，我们抽调了一批政治思想比较好、具有一定技术水平的医务人员，到上海、南京等地进修。在上海肿瘤医院、江苏省肿瘤防治研究所等单位的大力支持下，经过一年的学习，初步掌握了肿瘤防治专业知识和基本技能，经过这几年的实践，他们已成为医院医疗工作中的技术骨干力量。护理人员也是自己培养的。地委给了我们劳动计划，招收了40名知青。在南通卫生学校大力支持下，培训一年后回到医院，在老护士的带教下，在实践中边干边学，她们已成为医院护理工作的主要力量。技术人员缺乏，我们还采取官教兵、兵教官、兵教兵的办法，在医疗实践中培养人。医院放疗科技术组现有10个人，其中有4

人送到上海、南京进修，回院后，以他们为骨干，我们选了思想好、肯钻研的青年拜他们为师，在实践中边干边学，只花了三四个月时间，就能独立进行放疗技术工作。此外，我们也是以这种办法，培养了一批搞病理切片的、搞脱落细胞的、搞X光摄片的及搞同位素诊断的人员。我们就是这样，通过各种渠道，利用各种办法，自力更生，迅速培养了一支又红又专的技术队伍。保证了医院的尽早开诊。

第二件事，抓医疗设备。医院设备是诊断治疗肿瘤的重要武器，像解放军战士一样，手中没有武器，就不能更好地消灭敌人。医疗设备一无所有。等进口不行，靠上面分配又来不及，怎么办？我们还是破除迷信，解放思想，自力更生，因陋就简，土法上马。在具体做法上，先专用设备，后一般器械，这就是要保证重点，做到可买可不买的坚决不买，一个够用决不买两个，把有限的钱用到最需要的设备购置上去。为了做到有计划地采购，我们还组成了医疗器械装备小组，对所需医疗器械进行了排队，再派人外出采购，防止积压浪费。在北京、上海、江苏有关部门的支持下，深度X光机、钴^{60}治疗机、同位素扫描仪等专用设备很快得到了解决。能自己造的，我们就自己造。参考重庆医学院病理教研组有关资料，我们与南通县医疗器械厂密切协作，设计、试制成功了自动脱水包埋机、半自动磨刀机等近十种器械。我们还和海安县轻工机械刀片厂协作，设计、试制成功了具有国内先进水平的75型通用显微切片刀，有效地解决了器械不足的困难。妇科的同志为了让宫颈癌病人早日得到治疗，减少病人痛苦，在只有镭锭，没有镭房的情况下，他们因陋就简，土法上马。借用钴^{60}机房的一间房子，用垒起的铅砖当屏风，给病人上镭。我们参照兄弟医院的经验，在地区化机厂的大力协作下，大胆设想，自己设想，自行设计、制造。安装成功了具有输镭、清洗和输送病人两条自动线的镭房，既方便了治疗，又改善了放射防护。由于工作人员的积极努力，有关部门的大力支持，主要医疗设备在开诊时基本上得到了解

决，保证了开诊的需要。

第三件事，抓基本建设，要办肿瘤医院，只有几十间旧平房是不行的。在投资少，医疗用房和生活用房都需要的情况下，先解决什么？我们的原则是先治疗用房，后生活用房。医疗用房急用的先建，可缓的后建。我们首先建造了机器房，接着解决手术室，病房楼由于资金不够就先建一半。门诊用房没有怎么办？我们搭起了简易房、芦席棚，照样看门诊。职工宿舍不够怎么办？工人支持我们，贫下中农支持我们，当地党组织支持我们，剧场演员宿舍、生产队的仓库、磨坊、社员的私人住房，借给我们，职工宿舍问题就这样解决了。

在毛主席革命路线指引下，在地委的正确领导下，在筹建工作中，我们着手抓好了以上具有内在紧密联系的三件事，仅花了一年零十个月的筹建时间，迅速培养了一支又红又专的技术队伍；装备了除钴^{60}治疗机外的主要医疗设备；建设主要医疗用房，投资81.6万元。在1974年6月26日，我们伟大领袖和导师毛主席光辉的"6·26"指示发表九周年的日子里，我们南通地区肿瘤医院对外开诊了。在为人民服务的道路上，在攻克肿瘤的征途上迈开了第一步。

艰苦创业结硕果　继续革命不停步

医院自1974年开诊以来，又经过近三年的连续努力，现已发展成为一个初具规模的农村肿瘤医院。病床由开诊时的50张发展到现在的220张，还有院外病床70张。工作人员由开诊时的122人发展到现在的260多人。科室逐步完善，现设有中医、内、外、妇、放射、病理、检验、同位素等14个科室。有钴^{60}治疗机、深部X光治疗机、半自动化镭机、同位素诊断仪等主要专用设备。基建及医疗设备总投资为149.4万元。开诊以来，门诊13.3万多人次，放疗1360多人，收治住院3210多人，其中手术1600多人。

为多数人服务，还是为少数人服务，这是卫生战线上两条路线斗争的焦点。我们反复学习伟大领袖和导师毛主席光辉的"6·26"指示，深

深地感到，医院办在农村，不等于解决了为谁服务这个根本问题。为了进一步面向农村，更好的为贫下中农服务，医院采取综合门诊、专科病房的办法，并实行了星期天不停诊，做到病人随到随看。病床少怎么办？附近生产队让出仓库给我们做院外病房，医务人员经常去巡诊，定时去治疗。在商业部门大力支持下，就近在医院旁新建了一所有300张床位的健康旅馆，而且收费低廉。医院内，我们新砌了病员自炊用房，方便病员烧煮一些符合口味的食物。广大贫下中农说，肿瘤医院办在家门口，早诊早治效果好，省钱省力省功夫，有利农业学大寨，党的关怀暖心窝。

"政治路线确定之后，干部就是决定的因素"。建院以来，我们狠抓了医务人员的思想革命化建设。组织全院同志认真学习马列著作和毛主席著作，积极投入批林批孔和深入揭批"四人帮"的伟大政治斗争。并结合肿瘤防治战线实际，批判了"攻克癌症希望渺茫，花费时间，不如改行"懦夫懒汉的错误思想。社会主义积极性空前提高，专业思想大为巩固。他们一心走又红又专道路，为攻克肿瘤钻研业务，为攻克肿瘤贡献力量的风气正在形成。我们还注意了中医与西医、临床与科研、普及与提高、院内与院外等四方面的结合。攻克肿瘤必须走中西医结合的道路，我们组织西医学中医，开展中西医结合。中西医一起查房，共同研究，观察疗效，总结经验；还分别建了肝癌、食管癌及宫颈癌等协作组，结合临床进行科研，同时与北京、上海有关单位协作开展了火箭电泳、激光治疗等科研工作；我们经常组织业务讲座，坚持业务学习制度，普及肿瘤防治知识，还邀请外地同志来院辅导，分期分批选送医务人员去外地进修学习，技术水平和医疗质量都有所提高。开展胸、腹、头颈部各组手术，食管癌和肝癌切除率分别达到91.2%和38.3%；宫颈癌、绒毛癌的近期临床治愈率也分别达到88%和66.6%；我们先后派出8批医疗队共71人深入农村进行调查研究，接受贫下中农再教育，普及防癌"三早"知识，建立肿瘤防治网，摸索开展农村肿瘤防治工作的方法

和经验。

毛主席教导我们勤俭办一切事业。医院开诊以来，我们继续发扬艰苦创业的革命精神，注意节约国家每一分钱的开支，组织劳动建院，领导同志以身作则，和同志们同吃一锅饭，同住一间房，同坐砖垒凳，同睡硬板床，晴天一身汗，雨天一身泥，运钢材、搬水泥、抬砖头、卸石子、锄杂草、清垃圾，既是干部又是工人，既是医生又是装卸工，个个为建院添砖加瓦，人人为办院贡献力量。劳动，不仅创造了国家财富，更可喜的是加速了人的思想革命化。

我们是一所新办医院，是肿瘤防治战线上的新兵，虽然做了一些工作，但跟先进单位相比，有很大的差距；与伟大领袖和导师毛主席、与敬爱的周总理对我们的要求还有很大的距离。医院思想革命化建设，还不能适应新跃进形势的需要；医院管理不完善，技术水平医疗质量还不高，医疗设备特别是现有的床位还远远不能满足病人的需要等，这就要求我们努力作战，尽快地去解决这些问题。

打倒"四人帮"，精神大解放，肿瘤防治工作有希望。全国形势大好，国民经济新跃进的局面已展现在我们面前。在这种大好形势下，我们肿瘤防治战线怎么办？我们医院怎么办？我们也要大干快上。我们医院虽小，技术水平虽不高，但我们有革命加拼命的干劲，有一颗全心全意为人民服务的红心，有攻克肿瘤病的信心和决心。我们有战无不胜的毛泽东思想，我们决心在党中央领导下，实现抓纲治国的战略决策，更好地贯彻执行毛主席无产阶级革命路线，遵循敬爱的周总理生前对肿瘤防治工作一系列重要指示，落实这次会议精神，调动一切积极因素，加强肿瘤防治工作，大力培训基本医务人员，普及"三早"知识，尽快建成防治网，力争早期发现病人，努力提高治愈率，开设家庭病床，大搞中西医结合，搞好群众性科研，树雄心，立壮志，发扬过去革命战争时期那么一股劲，那么一股革命热情，那么一种拼命精神，以"可上九天揽月，可下五洋捉鳖"的英雄气概，努力找出根治肿瘤办

法，攻克肿瘤这个顽固堡垒，争取对人类做出较大的贡献！为伟大的社会主义祖国争光！

（该文系中共南通地区肿瘤医院总支委员会

书记巫云华在1977年6月第四届全国肿瘤工作会议上的书面发言。现在刊载时略有删节）

加强组织管理　积极防治肿瘤

医院是1974年新建的地（市）级专科医院。11年来，在上级党委、政府的领导下，在中国医科院、上海市肿瘤医院、江苏省肿瘤研究所的指导与帮助下，经历了人员与病床由少到多，设备由必备的到基本配套，服务半径由小到大，技术和管理水平逐步提高的发展过程。现有职工408人，其中卫技人员283人，占职工总数69.3%，现有正规病床250张，三级病床31张。每年要完成来自苏北大部分市（县）和苏南的沙洲等县及外省、市的门诊病员8万多人次和2000多名住院病员的诊治任务。近几年来，医院在贯彻预防为主方针，以医院为中心扩大预防，加强组织管理，积极开展肿瘤防治等方面做了一些工作，取得了一定的成绩。现将有关做法和粗浅体会汇报如下：

开展肿瘤普查，早期发现病人

医院于1978年和1979两年中，先后派了两期肿瘤防治工作队赴本市如东县的双甸和掘港，与当地医务人员一起，开展了以宫颈癌为重点的妇女病普查普治。应查人数为11739人，实查10029人，普查率达85.43%。在普查中，对受检妇女均按普查登记卡的要求逐项问诊记录，逐个内诊检查和常规宫颈刮片，对少数宫颈状况有患癌可疑者，直接进行了活检，对宫颈刮片阳性者也进行了活检。经病理诊断后，再作临床分期，并确定治疗方法。通过普查，确诊宫颈癌患者31人，占应查人数的49.23/10万，占实查妇女309.1/10万。31名宫颈癌患者中，Ⅱ期以上（早、中期）占77.42%，Ⅲ期以下的晚期宫颈癌占22.58%。对这些宫颈癌患者我们根据其病情，均一一落实了治疗措施。基本上达到了早期发现，早期诊断，早期治疗的要求。对发病原因亦作了初步探讨，及时提出了防范意见，受到了当地干群的普遍好评。以后，医院基本上每年均组织普查组深入工矿、机关、企事业等单位，对职工进行肿瘤普查。先后检查了3万多人。根据资料较全的7819名受检职工统计发现患各种肿

瘤的有14人，占受检人数的1.79‰，均是早中期患者，说明普查的重要性。我们对这些患者均及时落实了治疗措施，并对职工进行了防癌科普教育。

建立肿瘤观察点，掌握患者转归

1983年10月，医院选择了根据1981至1983年肝癌死亡回顾调查，肝癌死亡率达63/10万以上的，南通市如皋县胜利公社作为观察点，18岁以上的男女社员13481人全部做了AFP（甲胎蛋白）血凝法测定。查出AFP血凝阳性501人，加上1984年和今年新增加的26人，共527人。对这些血凝阳性患者全部作了火箭电泳检测，发现大于20mug/ml的87人，经随防其中：怀孕53人，肝癌死亡5人，剩19人作为定期观察对象。观察内容：①火箭逐步上升大于500mug/ml以上作为转为肝癌（同时做其他项目检查）；对低持阳的作为肝癌前期观察；没有变化的视为易感人群观察。到1984年2月，先后明确为肝癌的8人，癌前期12人，易感人群7人。②观察发现的新病人，到目前为止肝癌患者5人，癌前期患者1人。③及时治疗。对肝癌患者采用手术和药物治疗。对癌前期和易感人群均采用定期服药，目

的是使其火箭电泳值下降，防止转化为肝癌。现在这个点的肝癌已死亡10人，肝癌存活的3人，继续动态观察的15人，撤销观察的5人。从观察情况提示早期肝癌有可能临床治疗，肝癌前期服药治疗有的可以控制其转化为肝癌，现仍在继续观察中。

根据发病动向，明确防治重点

医院自1974年6月到1982年3月病理科普查共40596人次，其中肿瘤13518人次，占总数33.3%。经过分类：良性肿瘤2690人次，占肿瘤总数19.9%；恶性肿瘤10828人次，占肿瘤总数80.1%。恶性肿瘤中，女性生殖系统肿瘤5328人次，占恶性肿瘤总数49.2%，其中占首位的是宫颈癌；消化系统肿瘤2643人次，占恶性肿瘤总数24.4%，占首位的是胃癌，次为食管癌；呼吸系统肿瘤703人次，占恶性肿瘤总数6.5%，其中占首位的是鼻咽癌。根据上述发病动态，医院明确地把发病率高的几种恶性肿瘤作为防治工作的重点。为此，院外开展了普查普治工作，院内采取了培养和充实有关科室的技术力量，先后购置小照相机、全套纤维内窥镜和后装治疗机、定位模拟机等专科设备，增加三级病床、建立临床肿瘤研究所，开展科研工作，特别是将发展放射治疗作为重点专科建设，以尽量满足病员的需求。

面向基层医院，开展协作活动

南通市宫颈癌、胃癌、食管癌、肝癌等发病率较高，对这些肿瘤的防治，单纯在院内进行是不能适应党和人民需要的，也是很难收到满意效果的。为此，医院从去年起，借卫生系统改革之风，面向基层医院，开展业务技术协作活动。到目前为止，医院已与3个基层医院采取不同形式和方法挂了钩。如与如东县的茶区医院合建了肿瘤科，与苏州市的沙洲县的三兴乡卫生院建立了肿瘤防治技术指导站，与如皋县白蒲区医院建立了业务指导关系。对以上协作单位，医院定期或不定期的选派主治医师以上的业务骨干前往，给其门诊、查房、手术、举办业务讲座、开展肿瘤咨询以及参加所在地的肿瘤普查普治活动。不仅为医院建设了"卫星"医院，而且为肿瘤防治工作创造了良好的基地，为基层培养了一批肿瘤专科人才。

急病人之所急，解决其住院难

随着医院的发展和业务技术的扩大，来院就诊病人逐年增加。近两年来，看病难、住院难已成为医院医疗工作中的突出矛盾。全院登记入院的常常在80人以上。有的早、中期肿瘤患者由于等待住院时间过长病情变为晚期，有的失去治疗时机。为此，我们采取了调配和充实重点科室的医务力量，做好入院前的各项准备，缩短住院天数增加手术台次，尽量减少并发症。把好收治标准等，以提高病床使用率，加速病床周转率。调动医务人员积极性，利用节假日加收加治病人，开设家庭病床，与附近旅社挂钩，增设旅社病房，新建三级病房等措施，使病人住院难得到明显好转，有效地提高了社会效益。

医院加强组织管理，积极防治肿瘤，虽然做了一些工作，取得了一定成绩。但与兄弟医院相比我们的工作还相差很远。会后一定贯彻落实好这次会议精神，在改革开放之时把肿瘤防治工作做好，为团结奋斗，再展宏图，做出新贡献！

我们是如何深入持久地创建文明医院的

医院是一所市级肿瘤专科医院。现有职工410人，其中卫生技术人员占职工总数的68.3%，固定床位300张，设有内、外、妇、放疗、中医、五官、口腔、麻醉手术等临床科室和检验、病理、放射、药械、同位素、物理诊断、医疗设备等医技科室，并设有临床肿瘤研究所。几年来，在上级卫生主管部门的领导下，我们认真贯彻执行了党的十一届三中全会以来的路线、方针、政策，坚持两个文明一起抓，深入持久地创建文明医院，使全院职工的精神面貌发生了很大变化，医德医风得到明显改善，医护质量有了较大提高，科学研究取得新的进展。1983年到1985年，连续3年被评为南通市文明单位，1984年和1985年，分别获得"五讲四美三热爱先进集体""江苏省文明医院""江苏省文明单位"的光荣称号。在1986年市文明医院检查评比中又取得了好成绩。我们深入持久创建文明医院的主要体会是：

必须把统一认识作为
创建文明医院的首要任务

要使创建文明医院深入持久，关键是全院干群对于创建文明医院目的、意义有个统一认识，因此必须把它作为首要任务。

我们始终把创建文明医院作为党、政、工、团的共同任务，做到统一领导，分工负责。我们认为，党总支、行政、职代会三者虽然分工不同，但创建文明医院的目标是一致的，因此在宣传工作中坚持了两个文明建设一起抓。医院建立了由党政主要领导亲自负责，由其他院级领导、各职能科室和各群众团体负责同志参加的创建文明医院领导小组，并经常召开会议，制定规划，分析形势，布置任务，协调各方面关系，把各方面的力量拧成一股绳。我们把创建文明医院工作分为医疗、护理、行政后勤和思想组织四个部分，由书记院长分工负责，职能科室分片包干，实行从布置落实、检查验收到加工补课系列化负责制，做到职权统一。

我们始终把创建文明医院作为领导班子的重要任务，领导班子人员变动，创建文明医院的宗旨和决心不变。1983年以来，医院领导班子有过两次较大的变动。我们在加强领导班子的思想建设与组织建设的同时，认真抓住新老班子的交替环节，老同志交班后，继续关心文明医院建设，出主意、想办法，新干部接班既发扬传统，又努力创新，保证了创建文明医院活动一年比一年更深入。

我们始终把创建文明医院作为全体职工共同奋斗的目标，坚持在充分调查研究、广泛征求意见的基础上制定创建文明医院的规划。1986年，我们提出要向省文明医院和全国卫生先进集体的目标努力，制定了"服务热情、诊疗精心、秩序良好、环境优美"的院风建设目标。提出了"病人第一、质量第一、社会效益第一"的口号。为了把创建文明医院的任务变为每个职工的自觉行动。我们坚持联系思想实际，做好耐心细致的宣传教育工作。1986年我们针对一些职工对继续创建文明医院产生的松劲、畏难、厌战情绪，组织大家认真学习《中共中央关于社会主义精神文明建设指导方针的决议》等重要文件，提高了全院职工对创建文明医院的认识，加强了责任感，使大家心往一处想，劲往一处使，文明医院建设出现新局面。

必须把基础建设作为
创建文明医院的经常工作

我们在创建文明医院活动中，始终把人才、技术装备和制度等基础建设作为经常性工作抓紧抓好。

抓紧人才建设，我们广开才路，积极引进人才。1983年以来，医院先后从外地引进人才32

人，分配来院的大中专学生64人，现有的医护骨干基本上都是历年从外地引进的，我们从加强思想教育，落实知识分子政策和解决他们的后顾之忧三方面促进现有人才的稳定。医院离市区18公里，稳定人心一直是医院的一项重要任务。几年来我们一方面在职工中进行理想、道德、纪律、识大体、顾大局等方面的教育；另一方面抓紧平反冤假错案，吸收先进的知识分子入党（1983年以来发展了19名）。选拔优秀知识分子充实各级领导班子，积极建设职工宿舍，优先安排知识分子住房，接送职工上下班，帮助职工代购煤炭，组织粮站来院供应粮油，代办粮油户口计划，协助办理职工子女入学就业手续，办好职工食堂、幼儿园、浴室等等，这样调动了知识分子的社会主义积极性，促使人心稳定。我们通过请进来教、派出去学、内部讲学交流、举办专业学习班、鼓励著书立说等方法，抓好人才培训，提高人员素质。我们制定了人才培训的长期计划、年度计划，舍得智力投资，仅1986年，我们邀请外地专家教授来院讲学9人次，派出一年以上的进修人员4人，组织外出短期观摩学习121人次。目前医院高年资住院医师以上人员都已外出进修过。全院每月进行一次管理知识和业务知识讲座。业务科室坚持每周一次的业务学习。1984年举办了医用英语学习班，设立了科技进步和论文表彰奖励基金，逐年增加了图书杂志购置经费，充实了图书资料人员素质的提高，推动了科学研究，提高了医疗服务质量。1986年，开展了26项科研及新技术、新疗法，其中一项已获得省科技进步一等奖、市级科技进步二等奖并举办了成果推广学习班。另有一项通过市级鉴定。医技人员撰写的论文、译文、科普文章在全国、全省性学术刊物上发表的有20余篇。

抓紧装备建设。1986年我们自力更生、因陋就简，挤出部分职工住房，增开了简易病区；紧缩办公用房，新建制剂楼等建筑，保证医疗用房的需要。1985年购置设备经费达19.5万元，1986年达22.1万元。为了抓好设备维修保养，新建立了医疗设备科，配备了工程技术人员，确保设备的正常运行。我们采取行政的经济的措施，千方百计提高设备利用率，做好设备购置前的利用前景预测，奖励设备利用率高的科室及操作人员，限制利用率很低的设备的更新。

抓好制度建设，做到有章可循。我们在全面贯彻卫生部颁发的卫生工作人员职责条例、规章制度的基础上，根据医院实际，补充制定了28项制度，现正在汇编成册。我们坚持落实岗位责任制，保障制度贯彻，实现按章办事。1986年我们结合讨论哈尔滨市黄庆跃事件、青岛医学院附院的病员死亡责任事故，组织职工对照制度，检查职责，消除隐患。

我们把文明医院检查、规章制度检查和日常工作检查结合起来，使检查考核做到经常化、制度化、形式多样化。在指导思想上坚持严字当头，以查薄弱环节，抓改正措施为主。规定了比较详细的奖惩条款，并坚决执行。例如发现丙级病历一要公布展览；二是开会批评；三要将有关资料放进个人业务技术档案；四要扣发当月奖金。执行以后，病历书写质量有了明显提高。

必须把思想工作渗透到创建文明医院的各项工作中去

如何充分发挥思想政治工作对创建文明医院的保证作用？我们认为必须把它渗透到创建文明医院的各项工作中去做。为此我们在内容安排上做到四个结合：结合医院改革，进行党的路线、方针、政策教育。几年来，我们根据党中央的部署，组织全体职工认真学习邓小平同志关于坚持四项基本原则的论述和党中央关于改革开放、搞活方针的重要文件，普遍提高了职工对建设具有中国特色的社会主义的认识，推动了医院改革。几年来，我们巩固发展了多种形式的医疗联合体，健全了各种形式的管理责任制，推行了劳动合同制，开辟了家庭病床和旅馆病床，开展了业余对外咨询服务，扩大了防治服务范围。

结合解决病员看病难、住院难，进行全心全意为人民服务教育。我们在职工中开展了"假如我是一个病人"的讨论活动，充分发挥群众自我教育的作用。在活动中，许多同志主动延长服务时间，增开诊疗检查项目，缩短医疗检查发报告的时间，副主任医师、主治医师主动上门诊，自觉腾出宿舍增开病区，主动到旅馆病房巡诊，管好家庭病床，指导基层医院开展肿瘤防治等，从而有效地促进了"住院难""看病难"问题的解决。

结合纠正行业不正之风进行职业道德教育。院领导亲自讲授《医疗职业道德》《医疗伦理学》《医疗心理学》等课程，制定了《医院工作人员守则》《医疗职业道德规范》，在病区开展评选"最佳医生""最佳护士"活动，发动住院病人直接投票推荐，从而使医德医风有了明显好转。1986年，全院收到病人和家属的表扬信、锦旗、匾框36件，评选出"最佳医生""最佳护士"各5人。

结合制度建设，进行法制纪律教育。在职工中我们分四批进行了普法教育。通过学习，加强了职工的法制观念，提高了遵守纪律的自觉性。1986年出勤率达到96.7%，计划生育四项指标（即晚婚率、晚育率、一胎率、节育率）都达到100%，没有发现重大医疗和工作差错事故。

此外我们结合职工的思想工作实际，进行"四有"教育、爱国主义和革命传统教育，尊重知识、尊重人才教育都取得了一定的效果。

在方法上我们根据医院多层次对象的特点，做到灵活多样。在宣传工作中注意正确处理党内教育和党外教育的关系，以党风的根本好转带动院风的根本好转。同时疏通工会、共青团、妇联、民主党派、医学会等多种渠道，把思想政治工作与搞好医院的民主管理、抓好统一战线工作结合起来，正确处理群体教育与个体教育的关系，切实加强了个体教育。我们坚持把谈心活动作为各级领导的工作制度，实行分级谈心、定期谈心、普遍谈心。我们制定了家访"四必"制度，即职工生病住院时，院领导必亲自慰问；职工在思想、工作、生活上需要帮助时，必主动家访；职工发生特殊困难时，必及时家访；逢年过节，必普遍走访。正确处理"硬性"教育与"软性"教育的关系，坚持以表扬为主，疏导为主，"软性"教育为主。我们每年都要树立先进典型，抓先进促后进。我们开展了振兴中华读书活动，举办读书知识与智力竞赛，寓思想工作于读书娱乐活动之中，做到有形、有情、有趣、有益，效果显著。

我们在文明医院建设中虽然做了一些工作，但离上级对我们的要求和兄弟单位比还差得很远，我们决心进一步加强对创建文明医院活动的领导，不断找出薄弱环节，制定新的规划，抓实事，求实效，把创建文明医院活动提高到一个新的水平。

（该文系市肿瘤医院在1987年2月全市文明医院检查评比时的发言）

我们是怎样深入开展优质服务达标夺魁竞赛活动的

医院在市委、市政府统一部署和正确领导下，深入开展了"优质服务、达标夺魁"竞赛活动。经过全院职工半年多的艰苦努力，这次竞赛活动取得了初步成效。主要表现在：一是推动了医院的两个文明建设，在竞赛活动期间，医院被省卫生厅又一次命名为"省文明医院"，还被省政府、省军区评为军人家庭服务工作先进集体，被省爱卫会评为省爱国卫生先进单位；二是端正了医德医风，改善了服务态度，受到病员的好评，竞赛期间，医院收到病员送来的表扬信、感谢信和锦旗等共二十八件；三是拓宽了服务渠道，提高了医疗质量。竞赛期间，入院治疗病人数比上年同期增长13.4%，门诊化疗、放疗病人数比上年同期增长22.2%，临床治愈好转率比上年同期提高了2.1%，创历史最好水平；四是提高了经济效益，竞赛活动期间，业务收入比上年同期增长33.8%；五是提高了管理水平，初步形成了优美环境和优良秩序。我们开展"优质服务、达标夺魁"竞赛活动的做法和体会有以下几点：

一、抓住优质服务四大要点，
促进医疗质量稳步提高

"优质服务，达标夺魁"竞赛活动一开始，就认真分析了医院开展这项活动的目的，认为医院必须把提高医疗质量放在第一位，要通过竞赛活动，使我们的医院、我们的医务工作者在病员心目中有着强烈的亲切感、信任感和安全感。为此我们抓住优质医疗服务的四大要素，深入开展竞赛活动。

（一）抓高尚医德，改善服务态度。肿瘤病人有着常人少见的心理压力，治病又治心是市肿瘤医院医护工作者的神圣天职。在这次竞赛活动中，我们坚持把职业道德教育放在首位，要求全体职工牢记全心全意为病人服务的根本宗旨，以高尚的医德，优良的医风去赢得病员的信赖。

在职业道德教育中，我们坚持系统化、规范化、经常化和形式多样化，联系实际，注重实效。我们制定了职业道德教育计划，逐月安排教育学习内容，院部领导亲自讲授职业道德的基本理论。我们把职业道德规范概括为四个心、两个一样和三个不准，即对待病员必须做到服务热心、诊疗精心、解释耐心、接受意见虚心；必须做到生人熟人一个样、干部群众一个样；坚持不准以权谋私，不准收受病人礼物，不准开假诊断证明书，并把它张榜上墙。我们把培养良好的职业道德作为思想教育的基本任务，逢会必讲，并把教育效果作为评选先进的重要条件。通过学习文件，系统上课，出黑板报、宣传栏，开展"假如我是一个病人"的讨论，组织劳动竞赛等多种形式，把职业道德教育引向深入。最近，我们又根据市总工会、南通日报社、南通人民广播电台、南通电视台四单位联合通知精神，在全院范围内开展了评选推荐优秀医生、优秀护士的活动。为了保证职业道德教育落到实处，我们坚持了工作人员挂牌服务，每个科室设意见本，定期召开病员座谈会，向病员发放征求意见卡，发动病人评议医生、护士，使病员直接参与监督。由于深入进行了职业道德教育，全心全意为病员服务的良好医风正在形成。今年4月，妇科接受了

一个患内胚窦癌转移的小姑娘，年仅14岁，为了挽救这个年轻的生命，医生决定对她进行术后化疗。因使用抗癌药物，出现全身乏力、恶心呕吐等药物反应以后，这位小姑娘竟然接连三次自己拔掉输液管，拒绝治疗。她的父母怎么说也不听，无可奈何，只得含泪要求出院。就是在这种情况下，妇科的医生也没有灰心，他们从高度的职业责任感出发，三番五次和她谈心，责任护士象亲姐姐一样，一有空就到床边同她聊天，终于感动了这位小姑娘，顺利地完成了化疗计划。出院时大人小孩都热泪盈眶，依依难舍。

（二）抓岗位职责，严格规章制度。在开展竞赛活动中，我们十分强调医护人员的崇高职责，以一丝不苟的精神，对待每一个病员。为此，我们在全面贯彻卫生部颁发的卫生工作人员职责条例、规章制度的基础上，根据医院实际，补充制定了32项制度，做到有章可循。严格执行各级各类人员的岗位责任制，保证制度贯彻，实现按章办事。结合讨论"5·8"沉船事件和卫生主管部门关于医疗责任事故的通报，组织职工对照制度，检查职责。举一反三，消除隐患。严格奖惩制度，做到有奖有罚，奖惩分明。通过竞赛活动，医护人员的责任心得到加强，医护质量不断提高。竞赛期间，无菌手术感染率降低到0.3%以下，没有发生一例褥疮。今年夏天，天气奇热，全体医护人员想病人所想，急病人所急，严守岗位，在三十七八度的高温下，手术照常做，没有停过一天，有时从上午八点开到下午三四点。8月下旬，外科为抢救一个危重病人，奋战了六天六夜，医护人员日夜守护在病人身旁，终于使患者转危为安。内科副主任龚振夏常常下班铃响了，身边还有不少病员，他总是不处理完不回家，表现了高度的责任感。

（三）抓高超医技，提高医疗质量。我们认为，护理人员不仅要有良好的服务态度、严格的工作责任，而且要有高超的医疗技术，只有这样才能真正实现优质服务，给病人以信任感和安全感。在竞赛活动期间，我们采取请进来教、派出去学、内部讲学交流、举办专业学习班、鼓励著

书立说等办法，抓好人才培训。我们制定了人才培训的长期计划和年度计划，舍得智力投资。今年邀请外地专家教授来院讲学5人次，派出参观学习70人次，批准7位同志报考大中专学校，不定期地进行业务学习交流，设立了技术进步和论文发表奖励基金，增加图书购置经费，千方百计地为职工提高医疗技术水平创造条件。人员素质的提高，促进了医疗技术的进步，推动了科学研究。今年开展的科研课题和医疗新技术新项目25项。有的已取得初步成果，投入临床应用。今年医护人员在省以上学术刊物上发表的论文译文有8篇，在全国性学术会议上交流的文章1篇。医疗技术的进步，有力地促进了医护质量的提高。今年的入出院诊断符合率达到99%，临床治愈好转率达到83.5%，冰冻切片诊断符合率达到95%，逐步接近国内先进水平。

（四）抓高效设备，充实物质基础。我们在经费十分困难的情况下，今年尽可能地挤出财力，添置了钴⁶⁰腔内后装治疗机、微电脑、膀胱镜、500毫安带闭路电视X光机、切片机等先进医疗设备，投资达数十万元，为实现优质服务创造了坚实的物质基础。

二、落实便民服务10条措施，缓解肿瘤病人两大困难

由于种种条件的限制，肿瘤病人看病难、住院难一直是医院的一个突出矛盾。我们从"优质服务、达标夺魁"竞赛活动一开始，就把解决两难作为重点目标，提出抓改革、挖潜力、广开便民渠道、努力缓解两难的口号，要求上下一条心，人人动脑筋，为缓解两难做贡献。为此，我们采取了10项便民措施。

（一）挖掘人才、设备潜力，增收门诊化疗、放疗病人，减轻病房压力。今年1～7月门诊收治化疗病人2400人次，收治门诊放疗病人9529人次。

（二）组织职工利用业余时间进行肿瘤普查体检，今年已查11422人次，发现肿瘤病人84例。由于实行了早查早治、包查包治，很受群众

欢迎。

（三）实行横向医疗联合，让肿瘤病人就地治疗。今年，我们先后同5家县、乡级医院签订了医疗联合协议书。

（四）开设家庭病床、旅馆病床100余张，医护人员上门服务，不辞辛苦，风雨无阻，巡回出诊。

（五）提高床位使用率。今年病床使用率达到96.4%，比上年同期提高7%。

（六）增加医疗检查项目和检查次数。今年新开展的医疗项目有6项。

（七）坚持首科首诊负责制，副主任医师定期上门诊，门诊医师中主治医师不得少于1/3，规定了三次不能确诊的病人必须经上级医师复诊，提高了诊断正确率的及时性，避免病人徒劳往返，贻误病情。

（八）采取每天提早采血、延长采血时间、增加读片次数、尽可能早发报告等措施，力求早诊断、早治疗。

（九）加强门诊服务台、预检处等窗口服务工作。优先照顾危重病人、老年病人就诊。在门诊部增加了候诊椅、电风扇，茶水保证供应。

（十）机关干部轮流到门诊服务，听取病员意见，维持医疗秩序，帮助病人解决困难。

由于落实了以上10项措施，有效地避免了门诊排长队等现象，病人看病难、住院难的矛盾也在一定程度上有了缓解。

三、完善保障体系加强领导，调动积极因素重在激励

半年多来的竞赛活动使我们体会到，实现优质服务、达标夺魁，关键是调动和保护群众的积极性。为此，我们从完善保障体系入手，切实加强领导，抓好激励措施。

（一）抓好组织保障。我们始终把竞赛活动看作推动文明医院建设的强大动力，作为党政工团的共同任务，医院成立了由党政领导亲自负责、科室负责人参加的竞赛活动领导小组，实行分工包干、责任到人，形成党政工团齐抓共管的

局面。在竞赛活动中，我们强调共产党员、共青团员要起模范带头作用，党组织发挥战斗堡垒作用。党政领导在工作任务千头万绪的情况下，把竞赛活动同创建文明医院、开展双增双节运动和医院的其他日常工作紧密结合，做到一起布置、一起检查，互相促进、共同提高。

（二）抓好思想保障。我们根据医院特点，多层次开展多种形式的思想政治工作，调动了职工的积极性。我们坚持把谈心活动作为各级领导的工作制度，实行分级谈心、定期谈心、普遍谈心。我们制定了四必访制度，即职工生病住院时，院领导亲自家访；职工在思想、工作、生活上需要帮助时，主动家访；职工发生特殊困难时，及时家访；逢年过节普遍家访。在思想政治工作中坚持以表扬激励为主、教育疏导为辅。树立先进典型、促后进转化。我们开展了振兴中华读书活动，举办读书知识和智力竞赛，寓思想工作于读书娱乐之中，做到有形、有情、有趣、有益。

（三）抓生活保障。实践使我们体会到，要使医护人员真心想到病员，领导首先要真心想到职工。为此，我们在竞赛活动中，扎扎实实地帮助职工解决后顾之忧。我们除了坚持多年来实行的为职工代购煤炭、代办粮油户口、代办职工子女升学手续、组织粮油来院供应、接送职工上下班、假日送职工进城购货、办好职工食堂、托儿所幼儿园、浴室等一系列方便职工的措施外，今年还新建职工宿舍1680平方米。我们努力办好军人家庭服务中心，帮助军人家属改善居住条件，妥善安排工作，照顾子女入托，特别关心老山前线军人家属。使她们在部队的亲人安心镇守南疆。我们抓好民事调解，帮助职工处理好家庭邻里关系。丰富职工的文化娱乐生活，定期为职工、也为病员放录像，举办文艺晚会、游艺晚会，办好图书馆，组织体育竞赛，努力改变因远离市区形成的业余生活单调枯燥的状况，使解除职工后顾之忧的工作逐步向高层次发展。我们在行政后勤职工中认真开展机关干部全心全意为基层服务、后勤职工全心全意为医疗第一线服务的竞赛活动。通过竞赛，确保了正常供水、供电、供汽、用车，改善了伙食，提高了幼儿保育水平。现在全院职工爱院如家，安心工作，保证了"优质服务、达标夺魁"竞赛活动顺利发展。

我们虽然在"优质服务、达标夺魁"竞赛活动中取得了一定成绩，但离上级领导和广大群众对我们的要求还相差很远。我们决心在这次大会以后。继续发扬成绩，克服缺点，再接再厉，使优质服务、达标夺魁活动搞得更好，更扎实。

（该文系市肿瘤医院院长马春旺在1987年9月全市优质服务、达标夺魁表彰大会上的发言）

第二节　发展规划

南通地区肿瘤医院为工业学大庆农业学大寨服务的规划

（1978~1985年）

一、调查方法

医院是一所地区农村肿瘤医院，1974年建院开诊，经过三年努力，现有床位220张，工作人员270余人，设置内、外、妇、中医、放疗、放射、病理、免疫、检验及同位素等15个主要科室，配备钴^{60}、深部X光治疗机、自动化镭房、同位素诊断仪等专用设备，病员来自全区6县以及盐城、淮阴、扬州、苏州等地，开诊3年，门诊量为13万人次，放疗为1400余人，住院病人3000余人，其中手术1700多例，包括头颈、胸腹各组手术。手术切除率：肝癌为38.2%，食管癌为91.2%，宫颈癌为88%，各组疗法的近期治疗率为16%～43%，病死率为2.3%～3.3%。先后建立了肝癌、食管癌及宫颈癌协作组，在如皋、海安、如东3县建立了现场防治点，开始了科学研究，科研工作取得了一些成果。为了更好地面向农村，先后组织了8批医疗队，深入农村防病治病。在一些地区，普及防癌"三早"知识，协助当地健全肿瘤防治网，培训了基层卫生人员，并参加了地区死亡人口回顾调查工作，基本上摸清了几种常见恶性肿瘤在我区的分布情况。1975年接受医院办校任务，建立了卫生学校，设置了护士专业，纳入了国家招生计划，第一批二年制护士班学员40人已经毕业，战斗在卫生工作岗位上。但是，三年多的发展速度，已经适应不了当前的形势。现在，全国工业学大庆、农业学大寨的群众运动热火朝天，打倒"四人帮"，广大人民群众的革命热情犹如火山爆发那样，全国亿万人民高举毛主席的伟大旗帜，坚持党的基本路线，贯彻十一大路线，实现华主席提出的抓纲治国战略决策，国民经济出现了新的跃进，社会主义革命和建设进入了一个新的历史时期。一幅宏伟的四个现代化蓝图呈现在眼前，全国人民朝着这个目标，抢时间，争速度，出大力，流大汗。我们医院怎么办？恶性肿瘤至今仍然是医学的顽固堡垒，全国每年有100万以上的人口发病，有81万死于癌症，我区的肝癌、食管癌发病率也很高，这说明恶性肿瘤是一类严重危害人民生命健康的常见病、多发病，战胜肿瘤保护劳动力，事关社会主义革命和社会主义建设。我们医院虽小，条件较差，但要树雄心立壮志，要学习大庆人和大寨人，他们是在极为艰苦的困难下斗争出来的，攻克肿瘤也必须是这样，我们决心用最大的干劲、最快的速度，去战胜肿瘤，不达目的，决不罢休！为了更好地为工业学大庆，农业学大寨服务，根据地区卫生工作的要求，结合医院实际情况，制定医院1978～1985年双学规划。

二、奋斗目标

1978～1985年医院的奋斗目标是自力更生、艰苦奋斗、高速度建设医院，成为面向农村的社会主义医院。1980年床位增加到250～300张，尽快培养一支又红又专的中西医结合的技术骨干队伍，引进必要的先进设备和先进技术，使医疗条件逐步完善，力争1980年达到国内同级医院的先进水平，1985年达到省级同类医院的先进水平，8年看3年，3年看头年。1978年的医疗质量要超过医院历史最好水平，要求头3年在基本理论、基本技术、基本操作，外文和西医学习中医方面取得显著成绩，打下坚实基础，要求90%以上的医护人员基本功过硬，70%的医生初步会辨证施治，能用中西两法查病治病，50%的医生初步掌握一门外语。要求5五年，在中西医结合治疗癌症方面有较大的进展，培养出5%的中西医结合的高明医生，为建立我国的新肿瘤学在某些方面做出贡献。到1980年止，要求在如东县消灭晚期宫颈癌，1985年在食管癌的中西医结合、外科治疗及早期诊断方面有所进展。对我区常见的肝癌、食管癌、宫颈癌，治疗率要分别提高1倍。

具体要求：

（一）医疗工作

要提高医疗质量。医疗质量的提高，取决于下列因素：

1. 要把为谁服务的问题当作根本来抓。树立医务人员全心全意为人民服务的思想，要使这个口号落实在每个人的身上，要求改进政治思想工作，把它做深做细，切实改进服务态度。

2. 要培养一支又红又专的队伍。鼓励医务人员为革命钻研业务，为医务人员提高业务创造条件。

（1）选拔骨干，外出进修。定出头3年各科骨干进修计划、落实人员和单位，1980年要把各科骨干配全。1978年重点解决化验室的进修培养问题，要求尽快开展为肿瘤诊断与治疗服务的化验项目。

（2）坚持在职学习。每周各科室都要安排一次业务讲座，全院半月安排一次，讲座内容落实到人，定出计划，使之成为一种制度，既活跃学习空气，又能提高医疗质量。

（3）组织外语学习。要求1980年前有50%的人员初步掌握一门外语，1978年开办英语初级班及中级班，对于相当主治医师水平的医生，外语尚未掌握一门者，要优先创造条件学习，力争一年内能查阅一门外文资料。

（4）组织西医学习中医，从1978年开始，医院组织西医学习中医培训班，脱产学习，3个月一期，二年内培训完毕，普及中医基本知识，1980年内要有70%的医生会用中西两法治病，对于相当主治医生水平的西医骨干，未经中医训练者，应优先安排到地区或省学习中医半年至一年，对这类人员要提出具体名单，联系学习单位，加以落实。

（5）加强护理工作。一是建立护理部，二是加强对护士的培训，特别是基本功的训练要过硬、1978~1979年重点培训1975年、1976年、1977年参加工作的新护士，定期组织讲座和示范，充分发挥老护理人员的带教作用。

（6）抓好以岗位责任制为中心的各项规章制度。对于违反规章制度的现象要及时纠正，不能听之任之，流于形式。

（二）预防工作

1. 积极参加地区组织的各项中心卫生工作，做到要人有人，要物有物。

2. 建立和健全农村肿瘤防治网，1980年以前在如东、海安两县形成三级防治网，充分发挥赤脚医生的作用，力争8年3种常见恶性肿瘤的发病率逐年下降。

3. 坚持巡回医疗，深入农村防病治病，半年一期，医院人员除老弱病残者，都要参加医疗队工作。

4. 做好战备医疗工作，结合民兵训练提高战时医疗水平，一旦有任务，可以拉得出，干得好。

5. 做好医院环境卫生，处理好污水，加强病人粪便管理。

（三）科研工作

科研工作要走在防病治病的前面，为了搞好科研工作，要求如下：

1. 加强党对科研工作的领导，党委专人抓，配备专职人员协助做好日常工作。

2. 建立两个研究基地，一是开设食管癌病区，床位50张，1978年第二季度建立，用中西医结合，综合治疗研究食管癌；二是加强基础医学研究，1978年充实免疫室和血液室，建立动物房和尸体解剖室，加强化验室的力量，迅速扭转化验室青黄不接的局面。力争1980年逐步完善科研基地，为后5年的科研工作创造更好的条件。

3. 扩大图书资料来源，做好科技情报的收集、整理、保管和交换工作，为工作人员创造良好的学习环境，图书资料室要加强，有专人负责。为了反映医院科研工作的动态，交流经验，1978年下半年试办《肿瘤防治研究简报》，作为医院内部的不定期刊物，组织大家写稿，办好刊物。

4. 要建立医院中药房，完善中药制剂室，为中西医结合创造条件，要广泛收集抗癌的民间土、验方、加以筛选。

5. 搞好海安、如东两地协作关系，虚心向基层学习，切实搞好宫颈癌和食管癌的科研工作，实现治疗要在1985年前提高1倍，1980年消灭如东晚期宫颈癌。

（四）教学工作

要全面贯彻党的教育方针，提高教育质量，办好卫校。

1. 卫校学生1980年逐步达到400人，1985年达到600人。

2. 建立一支又红又专的师资队伍：要根据医院办校的特点，解决好各学科的兼职师资问题，兼职教师要选拔又红又专的医护人员担任，要相对稳定，不能应付差使，各科室要提出教学人员计划，兼职教师应脱产一段时间参加卫校教学活动，要管教管学，负责到底，一期一轮换，几年之后，各学科就能配全配好，对留校师资，要加强培养，订好计划，要求中专毕业师资在1985年之前达到大学本科毕业师资水平。

（五）抓好进修教育

认真完成地区分配给医院的短期培训班的教

育任务，根据医院的实际情况，1978年培训县一级肿瘤防治医生，每期20～30名学员，半年为1期，为全区6县培训肿瘤防治骨干力量。此外，还可承担病理、X光、麻醉等学科培训任务，力争为基层多做一些培训工作。

做好来院进修人员的政治思想和业务指导工作：一是要有进修计划；二是落实带教医生；三是组织专题讲座；四是有人检查。使进修同志真正学到专业知识，回去更好地为人民服务。

三、具体措施

为了实现上述的目标和要求，必须做到：

（一）认识恶性肿瘤对社会主义革命和建设的严重危害性，必须切实加强党委领导，把肿瘤防治工作作为贯彻落实毛主席"6·26"指示的一项重要任务，列入党委重要议事日程，带领全院人员认真学习马列主义、毛泽东思想，全面地、正确地领会毛主席革命路线的基本精神，真正解决好为谁服务和如何服务的问题。

（二）紧紧抓住揭批"四人帮"这个纲，要彻底查清与"四人帮"有牵连的人和事，彻底批判"四人帮"帮派体系和资产阶级派性，批深批透"四人帮"反动的政治纲领和反革命修正主义路线，进一步肃清它的流毒和影响，要把"四人帮"践踏的党的优良传统和作风，重新恢复和发扬起来，要把被"四人帮"搞乱和破坏的规章制度建立和健全起来。

（三）要做好整顿工作，在党委一元化领导下，通过整党整风，迅速调整充实医院各级领导班子，选拔那些坚决执行毛主席革命路线，能够密切联系群众，团结同志一道工作，享有群众威信的骨干充实到领导班子来，全院要建立强有力的政治思想工作、行政管理和好的后勤系统，充分发挥各科室的战斗作用，做好各项工作。

（四）要发扬党的优良传统，改进领导作风坚持"三要三不要原则"，加强党的集中统一领导，坚持群众路线和实事求是的作风，深入群众调查研究，抓好典型，以点带面，指导全面，总结经验。发扬大庆人"三老四严"作风，工作深入、细微、踏实，说干就干，不拖拉，不疲沓，也不空谈浮夸，对于上述计划要一项一项落实，说到做到，讲究实效。

（五）发动群众，开展社会主义劳动竞赛，正确执行知识分子政策，从比思想、比作风、比干劲、比贡献，造成一个你追我赶的生动活泼局面。

实现上述奋斗目标，关键在于干劲，有了干劲，什么事情就好办，我们决心在党中央的英明领导下，抓纲治院，继续革命，以远大的革命干劲去创造医院建设的高速度，去战胜癌症，为工业学大庆，农业学大寨，为尽快实现四个现代化而奋斗。

（该文刊载时，作了必要的删节）

南通市肿瘤医院五年总体规划

（1984年10月～1989年10月）

一、总床位数

三年内争取目前250张床位发展至300张床位，主要是增加50张放射治疗床位（立足医院自己力量），视上级领导的规划，如市局有可能者，则增加老干部病床数不在此300张计划内。

二、基建规模及安排

1984～1985年，此期间力争把退居二线及离休的老同志妥善安排好，相应的住房用于改善部分职工的居住条件，这只能是很少的部分。

1986～1987年，这两年集中力量兴建1600平方米职工生活用房，主要改善中、青年医务员工的居住条件，现役军人家属的居住条件，拟定于5号、6号楼前，或建于食堂旁，随此而来的是将原敬老院的老平房拆除，在此基础上将住院部向北的通道扩宽，直通锅炉旁，修整路道。

如市财政投资于老干部病房，则多建一些住房，将病房楼前的平房住房搬出、改建，为今后彻底将生活区和医疗区划分开来打下基础（1989年年底完成）。

扩建钴^{60}腔内后装治疗机房及模拟机房改建等。

近期内争取先兴建部分院外病房以解决部分放疗病人住院难治疗难的问题（1985年年底完成）。

三、业务建设

（一）重点专科建设：发挥医院放疗优势，重点发展，从人力、财力、技术、设备等方面重点加强，新增 X-线模拟定位装置、钴^{60}腔内后装治疗机、配备微电脑应用于放疗科（详细另做决定）逐步向上级反映详述加速器配备的重要性、紧迫性，以求得支持，1989年年底能否实现要视上级领导的意见才能决定。

（二）加强基础建设：从基础知识、基本技能、外文三方面培训医务人员，提高基本素质，通过外出进修，参观学习，学术交流及自己实践中学等方面进一步提高业务技术水平，以提高医疗质量，加强病历书写及其他医疗文件书写的督促检查、各种规章制度的进一步完善并切实执行、术前术后病例讨论、死亡病例讨论、疑难病例讨论、重危病例讨论、教学查房、无菌技术培训等各方面的管理，试行责任制护理以进一步提高治疗水平。

（三）人才培养：加强人才培养工作，根据300张病床计算编制可达420人，增加放疗科、放射科及护理人员。人才来源：首先是工作分配要求素质高、愿意坚持放射治疗工作；其次是自费培训部分中专生。每年均要选送部分医疗护理人员外出进修学习，这包括：放疗科、妇科、外科、内科、放射科、麻醉科等。高年资医师尤其是主治医师及副主任医师通过外出短期参观学习、参加学术会议等方法提高水平，如有可能则从外地引进部分学科带头人。

（四）科研工作：主要以结合临床医疗工作为主、临床研究所重点项目：甲胎蛋白变异体临床应用的科研，X-抗胰蛋白酶诊断甲胎阴性肝癌，以及检验科、同位素室合作的甲胎蛋白提纯工作。争取开展低位直肠癌手术治疗后不改道的术式，电脑在放射治疗计划中的应用等。

四、设备更新

重点解决：深部 X-线机球管向顶、模拟机、后装治疗机、电脑、血库冰箱等方面设备，视上级领导意见能否在1989年内添置加速器，治疗设备运转，及时更新，以适应临床需要。

南通市肿瘤医院"八五"规划

（1988年9月14日）

一、指导思想

以党在社会主义初级阶段的基本路线为指针，贯彻党和国家的卫生工作方针政策，根据国民经济和社会发展的要求和卫生资源的可供条件，立足于现有基础，进一步深化改革，增强自我发展能力，争取上级投资，力争医院迁入市区，以求得到较快地发展，为更好地保障人民健康和发展生产力服务。

二、主要任务

"八五"期间，通过加强业务和基础建设，提高医院科学管理水平、技术水平和医疗服务质量；按照轻重缓急次序，充实、更新、配套现有设备，同时集中力量建设好重点项目；合理安排人力、物力、财力，力争少花钱，多办事，讲究投资效益，促进医院发展；通过多种渠道，大力进行人才培养；继续进行放疗专科建设。积极开展科学研究和新技术、新疗法、新项目；在改革中，全面进行各种形式的承包责任制，并扩大对外交流和协作；从长远着想，为使医院能够更好地生存和发展，力争逐步搬迁到市内；大力加强社会主义精神文明建设，强化思想政治工作和医德教育，提高广大职工的思想素质。通过"八五"期间的努力，奠定医院现代化建设的基础，为今后的更大发展创造条件。

三、奋斗目标

（一）病床总位数 500 张。现有床位 300 张，干部病房建成后，预计到 1990 年可增至 350 张，肿瘤发病率处于上升趋势，拟于 1993 年开始新建 1 座病房楼，增设病床 150 张，使 1995 年的床位总数达到 500 张。

（二）设备仪器装备：万元以上的仪器设备现有 34 台（件），1990 年预计 41 台，重点装备进口钴^{60}治疗机（150 万元），后装治疗机（40 万元），直接加速器（600 万元）各 1 台，要求上级投资。

（三）专科建设：发挥市肿瘤医院特色，继续以放疗为重点专科建设，放射治疗是恶性肿瘤治疗的重要手段之一，在医学中具有重要的地位和作用。医院放疗科经过 14 年的建设，已具有一定的基础。在"八五"期间，主要是加速医疗技术现代化建设。进一步开展电脑在放疗中的应用，配备必要的现代化设备，使放疗技术水平和疗效前进一大步，尽快赶超国内先进水平。

（四）科学研究：以结合临床医疗为主，积极进行科学研究和开展新技术、新疗法、新项目。要求 1995 年达到数：部、省级项目 3 项～4 项，市级项目 10 项以上。

（五）1994 年增设头颈外科。

（六）人才培养："八五"期间共需医疗技术骨干（中级以上）150 人。主要通过人才培养自行解决。每年选派 10～13 名卫技人员（中级为主）外出进修学习（一年以上），高年资医师主要通过外出短期参观学习、参加学术会议等方法提高医疗技术水平。

（七）基建规模：五年建筑面积 2200 平方米，共投资 110 万元，另外基建五年投资 20 万元（自筹）。重点项目是：1. 新建 150 张床位的病房楼 1 幢，建筑面积 1800～2000 平方米，1993 年筹建，次年建成，1995 年投入使用。2. 直线加速器机房 1 座，建筑面积 200 平方米，1994 年建成，次年交付使用。

（八）医院迁入市内，搬迁费约 1000 万元左右。建院 14 年来的实践越来越认识到医院设在远离市区的农村集镇上，弊病很多：信息闭塞、缓慢，不利于学术、技术交流与提高；交通不便，患者看病难，甚至外流沪、宁等地，贻误时机同时影响疗效；职工住市区者甚多，知识分子后顾之忧多，人心不安定；由于远离市区，每年增加各种费用约 10 多万元。这四大问题，长期无法得到解决，已经影响了医院生存与发展，从长远利益着想，必须搬至市区。

附件：

1. 卫生机构国家、集体、私人开业人员数

2. 八五"期间卫生机构、床位、人员数规划表

3. 南通市"八五"期间基本建设项目规划表

表一　　　　　　　　　　　卫生机构国家、集体、私人开业人员数

项目	总计	按市、县分		按部门分			
		市	县	卫生部门	工业及其他部门	集体所有制	私人开业
1990年预计总计	508	508		580			
国家人员	483	483		483			
集体人员	25	25		25			
1995年达到数总计	725	725		725			
国家人员	700	700		700			
集体人员	25	25		25			
私人开业人员							
总计中乡卫生院所							
国家人员							
集体人员							

表二　　　　　　　　　"八五"期间卫生机构、床位、人员数规划数

年份	机构数个	床位数张	总计人	合计	中医师	西医师	中西医结合高级医师	护师	中医师	西医师	检验技师	其他技师	中医士	西医士	护士	助产士	中药剂士	西药剂士	检验技士	其他技士	其他中医	护理员	中药剂员	西药剂员	检验员	其他初级卫生技术人员	其他技术人员	其中工程技术人员	计	其中卫生技术人员	工勤人员
1990	1	350	508	361	5	123		45	1	5	13	15			121		11	9	13								8		42		97
1995	1	500	725	515	8	174		78	3	8	15	24			159		13	15	18								15		58		137

表三   南通市"八五"期间基本建设项目规划

编报单位：南通市肿瘤医院

项目名称	建设内容及规模	总投资	资金来源					建设起止年限	新增生产能力	备注
			国家投资	银行贷款	利用外资	自筹	其他			
病房楼	病床150张，2000平方米	100万元	100万元					1993～1994	病床150张	
直线加速器机房	200平方米	10万元	10万元					1994		

南通市肿瘤医院"九五"规划

（1994年5月）

一、指导思想

以党的十四大精神为指南，全面贯彻党和国家的卫生工作方针政策，坚持"救死扶伤"，全心全意为人民服务，以社会效益为最高准则的卫生工作宗旨，根据社会经济发展要求和医院现状，立足于现有基础，抓住当前有利时机，完善配套；进一步加快医院改革步伐，完善各种形式的责任制，提高两个效益，不断增强自我发展能力，努力加强医院科学管理，提高管理水平和医疗服务质量，更好地为保障人民健康和发展生产力服务。

二、主要任务

"九五"期间，通过加强业务和基础设施建设，提高医院科学管理水平、技术水平和医疗服务质量；按照轻重缓急次序，充实、更新、配套现有设备，同时集中力量建设好重点项目；合理安排人力、物力、财力，力争少花钱，多办事，讲究投资效益，促进医院发展；通过多种渠道，大力进行人才培养；继续加强放、化疗和病理专科建设，积极开展科学研究和新技术、新疗法、新项目；在改革中，从医院实际出发，既要勇于开拓，又要脚踏实地，扎扎实实地抓好已出台和成熟改革措施的贯彻落实。在落实中总结经验，

多做务实文章，使之发挥最佳效益。进一步完善院长负责制和综合目标管理责任制，健全考核办法及考核制度，将考核结果与奖金挂钩，打破奖金分配的"大锅饭"；加强科室核算工作，开展"双增双节"活动，堵塞漏洞；进一步扩大肿瘤防治范围，搞好对外交流和协作；积极进行公费医疗制度改革，为使医院能够更好地生存和发展，积极创造条件将医院迁到市区；大力加强社会主义精神文明建设，强化思想政治工作和医德教育，提高广大职工的思想素质和职业道德观念。通过"九五"期间的努力，奠定医院现代化建设的基础，为迁院南通和创建等级医院创造条件。

三、奋斗目标

（一）积极创造条件，将医院迁入市区，改建城东医院。建院20年的实践证明，将市肿瘤医院办在远离市区的农村集镇上，既不利于卫生事业的发展（职工后顾之忧多，要求调动多，技术骨干引进难），又不利于病人求医（不少病人因交通不便而转往外地或其他医院治疗），造成卫生资源的浪费（床位使用率由1978年的97.2%下降到1991年的86.5%），市区六家医院仅1991年就诊治肿瘤患者约5.8万人次，相当于医院门诊人次的93%，致使医院医疗收治不足，且市区医院难以实行综合治疗，影响肿瘤患者的治疗效

果。综上所述，由于院址不当，使医院的两个效益受到很大影响（每年仅住院一项就少收入25万元，而开支比市区医院增加21万元左右），迁院已很有必要。再之，考虑可行性也有如下几点：其一，医院已在城东建立了联合分院；其二，医院正在想方设法广集资源，积极向海内外，向集体、个人集资、捐款、赞助和多方贷款；其三，据悉，市政府在十年规划中，计划在市区东新建一所综合性医院，若能将新建改为把医院迁入市内，同时增设综合病房，这种取代与新建医院比较具有很多优越性：第一，可以充分发挥医院现有卫生资源的作用；第二，可大量节省建设和卫生经费（建院比迁院要多开支600万元，而且造成人力资源的极大浪费）；第三，我市平均每年有1.5万人死于癌症，若将医院迁入市区，可以克服各种不利发展因素，有利于加强我市肿瘤防治工作的开展。从长远利益着想，必须搬至市区，现在做准备，"八五"期间未完成。

（二）医院搬至城东，改建以肿瘤防治为特色的城东综合医院，病床总床位数550~600张，现有350张为肿瘤病床，另增设200~250张为综合病床。

（三）设备仪器装备：80万元以上的仪器设备现有39台件，1995年增至50台件，重点装备X线CT扫描机（650万元）；进口后装治疗机（66万元），钴60治疗机（145万元）；治疗计划系统（50万元）、ECT机（300万元）各1台。30万元以上的设备要求上级投资或贷款，30万元以下设备由医院自筹或集资经费购置。

（四）专科建设：发挥肿瘤特色，继续以放、化疗和病理诊断作为重点专科建设。放射治疗是恶性肿瘤治疗的重要手段之一，在医学中具有重要的地位和作用，医院放、化疗经过20年的建设，已具有一定的基础。医院病理诊断水平处于市领先地位，也很有特色。在"九五"期间，主要是加速医疗技术现代化建设，进一步开展微电脑在放疗和病理图像分析中的应用，配备必要的现代化设备，使放疗技术水平和疗效及病理诊断

水平再前进一大步，尽快赶超国内先进水平。

（五）科学研究：以临床医疗为主，积极进行科学研究和开展新技术、新疗法、新项目。

（六）1999年增设头颈外科。

（七）人材培养：每年选派卫生技术人员（中级为主）外出进修学习（一年以上），尤其要注重培养各学科带头人。高年资医师主要通过外出短期参观学习，参加学术会议等方法提高医疗技术水平，要达到或超过肿瘤专科医院二级甲等医院标准。

（八）基建规模：若能改建城东医院，分两期工程建设。第一期工程新建门诊和病房楼各1幢，建筑面积8000~10000平方米，争取1997年建成投入使用，需投资800~1000万元，医院主体搬南通，现医院作分院；二期工程筹建职工宿舍，先解决科级以上干部和高级知识分子的宿舍（计50~60人宿舍），"九五"期间全部迁入南通。资金来源，主要靠上级政府投资，多形式筹集，搞好增产节约，积极创收，积蓄资金。职工宿舍的建设资金主要依靠房改公积金，医院自筹资金，个人集资，要求上级拨款等渠道解决，总建筑面积2万平方米。

（九）按照等级医院管理分等标准，积极做好准备，力争达到三级甲等肿瘤医院标准。

四、主要对策措施

（一）努力改进领导和机关作风，提高科学管理水平，认真学习马列主义和毛泽东思想基础理论和现代医院管理理论，深入实际调查研究，密切上、下级之间、领导与职工之间的联系，工作上多与群众商量，虚心听取他们的意见，生活上多关心职工，扎扎实实地办好实事，为职工解决一些迫切需要解决的问题。加强科室之间、同志之间的团结协作，主动配合，相互支持，共同做好工作，努力提高办事效率。改革内部管理机制，打破奖金分配的"大锅饭"，充分调动职工积极性和创造性，为医院迁通努力奋斗。

（二）切实加强各级领导班子建设，按照德

才兼备的原则选拔和使用干部，充分发挥各级领导的骨干作用，尤其要发挥中层干部的作用。同时要加强民主管理，发挥职代会监督作用，增强全院职工主人翁意识，自觉关心大局，体谅医院建设的难处，立足各自本职，为医院建设多作贡献。

（三）加强工作的计划性、科学性。在工作中，长有计划，短有安排，做到"九五"期间有规划，年度有计划，季度有要点，月有工作安排，并注意经常检查执行情况，发现问题及时采取补救措施，保证平时的工作能有条不紊地按照计划进行，确保"九五"规划的顺利实现。

（四）依靠科技兴院，加速人才培养。坚持把优先发展科技、教育作为医院事业的发展战略，注重加强肿瘤临床研究所的建设，采取多种形式鼓励开展科学研究和新技术、新项目，进一步调动中、老年高级知识分子的积极性，加速学科带头人的培养，充分发挥人才资源的效益。

（五）加强医疗质量监控，严格制度管理，确保医疗服务质量。充分发挥质控委员会作用，定期召开会议，分析形势，发现问题及时解决。

认真抓好医疗制度的完善和贯彻落实，真正体现有章可循，违章必究。杜绝医疗差错和事故的发生，确保医疗、生产、工作安全运行。

（六）结合医院工作实际，加强精神文明建设和改革思想政治工作。我们始终坚持物质文明和精神文明一起抓的指导方针，结合医院实际，加强和改进思想政治工作和职业道德教育。坚持四项基本原则，端正卫生工作方向，组织职工学习毛泽东同志的《为人民服务》《纪念白求恩》等著作，学习邓小平同志关于医务人员"要做白求恩式的革命者"的指示，坚持不懈地进行爱国主义、集体主义、社会主义和艰苦奋斗、勤俭建院再教育以及革命传统教育，树立良好的医德医风，切实提高医疗质量，改善服务态度，深入开展"双增双节"活动，切实加强财务和物资管理，控制浪费，充分发挥仪器设备潜力，有组织地开展业余服务，增加医院合理收入，增强医院发展后劲，保证医院改革任务的完成和"九五"规划的顺利实现。

南通市肿瘤医院"十五"发展总体规划

（2001～2005年）

一、指导思想

以党的十五大精神为指针，高举邓小平理论伟大旗帜，全面贯彻党和国家的卫生工作方针、政策，牢牢抓住"以病人为中心"这个主题，根据市场经济发展和医院现状，努力加强职工政治思想教育，深化医院内部改革；抓住当前有利时机，坚定不移地把发展放在首位，立足平潮发展，强化内涵建设；坚持"病人第一，服务第一，质量第一"的服务宗旨，大力实施科技兴院与人才战略；树立"优质、高效、低耗"的管理目标，强化医院科学管理，努力提高管理水平和医疗服务质量，切实加强内部经济核算，全面提高医院两个效益，更好地为保障人民健康和发展生产力服务。

二、现状分析

（一）基本建设

截至2000年年底，医院占地面积3.47万平方米，总建筑面积2.95万平方米，其中医疗用房1.77万平方米，院内医疗区、生活区及行政办公区初步形成格局，医疗用房较为紧张，行政、后勤办公为临时场所，生活区有住宅楼9幢及平房78间。

（二）经济运行状况

全院固定资产累计3856万元，资本总值7454万元，流动资金2555万元，在建工程1010万元。

（三）医疗设备

全院共有医疗仪器1176台套，总价值2754万元，其中万元以上的仪器122台套。大型肿瘤诊疗设备主要有：以色列产全身CT、ATL公司产彩色多普勒、美国杜邦公司产全自动生化分析仪、X-刀、彩色病理图像分析系统、美国产全功能麻醉机、美国产医用直线加速器、加拿大产钴⁶⁰治疗机、高效量近距离遥控后装机、日本产模拟定位机、治疗计划系统（TPS）、菲利普1000毫安数字X光机等。基本满足日常的检查、诊断和治疗工作需要。

（四）人员结构

截至2000年年底，全院在职职工总数510人，其中卫生技术人员412人，专职和兼职行政管理干部60人，各类工人80人。院内现有享受国务院特殊津贴的有突出贡献专家2人，江苏省名中医1人，市局级学科带头人10人。高级技术职称卫技人员48人（正高15人，副高33人），中级技术职称112人。

（五）科室设置及学科发展状况

全院目前设有：内科、外科、妇瘤科、放疗科、中医科、麻醉科等6个临床科室；设病理、放射、检验、核医学科、药剂科、物理诊断室等6个医技科室；行政职能科室14个。1996年南通市肿瘤研究所附设于院内，1993年设立的南通市肿瘤化疗中心、南通市肿瘤放疗中心、南通市病理诊断中心在市内处于领先地位。医院实行综合门诊、专科病房，2000年门诊人次5万人次，入院病人数5000人次。医院运用手术、放疗、化疗、介入治疗、免疫治疗，中西医结合等多种手段治疗癌症，癌症病人五年生存率达到或接近国内先进水平。

（六）"九五"发展情况

"九五"期间，全院干部职工在市委、市政府和市卫生局领导下，励精图志、艰苦创业、取得了一定的成绩，医疗技术水平明显得到提高，开展新业务39项，获奖科研成果10项；医院规模有所扩大，占地面积由1996年的2.85万平方米增至3.47万平方米；医疗设备有所更新，添置CT机、彩色多普勒及全自动生化分析仪、电子胃镜等医疗设备；医院科学管理得到提高，将院内各项规章制度汇编成册，狠抓落实各级各类人员职责，实行院科两级负责制，实施《综合目标责任制考核》，加强管理队伍建设，并取得一定的成效；医院经济效益明显增长，年业务收入由"八五"末的3100万元增至5000万，年入院病人由"八五"末的3100人次增至5000人次，特别是"九五"末狠抓内涵建设，两个效益明显增长，院容院貌发生很大改变。但由于受"搬迁南通"思想的束缚，医院在硬件设施上投入较少，基础设施陈旧，病人休养条件差，制约医院发展，导致医院门诊量持续下降，医院面貌落后于其他兄弟单位。

三、主要任务

五年期间，通过加强业务和基础设施建设，努力提高医院科学管理水平、技术水平和医疗服务质量；集中力量建设好重点项目的同时，充实、更新、配套现有设备；合理安排人力、物力、财力，力争少花钱、多办事、办好事，讲究投资效益，促进医院发展；通过多种渠道，大力进行人才培养；继续加强放、化疗和病理专科建设，积极开展科学研究和新技术、新疗法、新项目；在深化医院改革中，从医院实际出发，既要勇于开拓，又要脚踏实地，抓好已出台和成熟改革措施的贯彻落实。在落实中总结经验，多做务实文章，使之发挥最佳效益。进一步完善院科两级负责制和综合目标管理责任制，健全考核制度，彻底打破资金分配的"大锅饭"，加强科室核算工作，开展"增收节支"活动，堵塞漏洞；积极参与医疗保险制度改革；大力加强社会主义精神文明建设，强化思想政治工作和医德教育，提高广大职工的思想素质和职业道德观念。通过五年的不懈努力，奠定医院现代化建设的基础，积蓄后劲，为在市区办分院和创三级肿瘤医院奠定基础。

四、发展规划及奋斗目标

（一）医院规模：根据《南通市2010年远

景目标纲要及南通区域卫生规划》和人民群众对医疗保健的需要，床位编制暂保持410张，到2005年末增加至500张。

（二）人员结构及人才培养：按照病床与人员以1∶1.4之比，全院职工总数控制在580人左右，其中高级职称为70人，中级职称为130人。大力加强人才培养，实施人才战略，五年末，硕士以上研究生达到5～10人，内科、外科、妇科、放疗科四大临床科室配有1～2名研究生。实行人才引进优惠政策，不惜重金造就人才。拟引进脑外科、骨科、放射、检验、头颈、计算机、医学情报等方面的人才。在平等竞争的基础上选拔、培养跨世纪的学科带头人，其中重点学科带头人力争送到国外研修培养。在人才培养方面重点抓好以下工作：

1. 实行24小时住院医师负责制。

2. 切实抓好继续教育工作，开通远程医学教育。

3. 建立导师制。

4. 每年选送5～10名医疗骨干外出进修培养。

5. 开通远程会诊，邀请全国著名专家教授来院讲学。

6. 鼓励青年骨干考研究生，选派参加市高级医师培训班。

7. 建立年轻医生学习报告制度，每年各科组织报告会不得少于4次。

（三）医疗设备：30万元以上的仪器设备现有22台件，2005年增至30台件，重点添置螺旋CT 1台、ECT 1台、流式细胞仪1台、高效液相色谱仪1台、进口钼靶X机1台、术中B超仪1台。30万元以上的设备争取上级投资或贷款解决，30万元以下设备由医院自筹或集资购置。2005年末使医院医疗设备处于同级同类医院的先进水平。

五、医院建设

（一）专科建设：发挥肿瘤医院的特色，认真学习贯彻卫生部医政司颁布的肿瘤诊治规范，继续以放疗、化疗和病理科作为市重点专科，将妇科建成市级重点专科。放、化疗是恶性肿瘤治疗的重要手段，医院放、化疗经过20多年的建设，已具有一定的基础。医院病理诊断也很有特色。上述三个重点专科在南通市均处于领先地位。在今后五年间，主要是加速医疗技术现代化建设，进一步开展放、化疗新技术、新疗法和电脑在病现图像分析中的应用。配备必要的现代化设备，使放、化疗技术水平和疗效及病理诊断水平再前进一大步，尽力赶超国内先进水平。

（二）医学教育和科研工作：总体要求是要以创"三级"肿瘤医院为契机，根据卫生部关于全国肿瘤医院分等分级标准，积极创建等级医院，争取两年内达到"三级乙等"肿瘤医院分等分级标准，五年末达到"三级甲等"肿瘤专科医院标准。

1. "十五"期间要狠抓"三基"训练，建立住院医师培训考核制度，从低年资住院医师开始，抓好外语、计算机与统计学及科研方法等基础知识的学习，努力提高专业人员的业务素质。狠抓学科带头人的培养，要求主要临床与医技科室处于本市领先地位。并在全国同类型肿瘤医院中位于前三名，力争有1～2个专业处于省内同级医院领先水平，从而形成医院专科特色。

2. 在专业技术水平方面，五年内要开展的新技术、新项目主要有：（1）X-刀单独或配合常规放疗治疗头颈部肿瘤的疗效研究；（2）立体定向治疗胸腹部肿瘤的研究；（3）乳腺癌综合治疗疗效分析；（4）完成大肠癌术中门静脉插管化疗预防肝转移临床研究的随访工作；（5）2001年前完成超声手术刀在中央型肝癌切除应用中的临床研究；（6）全喉切除游离前臂皮瓣发音重建；（7）早期乳癌乳房区域切除加化疗、放疗保留乳房；（8）肿瘤术后溃疡生肌散的研究；（9）肺癌雾化化疗的临床观察；（10）晚期胃癌介入治疗的临床研究；（11）大剂量化疗合并自体造血细胞移植治疗恶性淋巴瘤、转移性乳腺癌；（12）应用流式细胞仪检测肿瘤病人的免疫功能、预后指标；（13）在已开展的70多项免疫组化基础上，进一步引进国外新近肿瘤相关标志物，在肿瘤分子病理学方面的研究，勇当苏北地区"领头羊"；（14）开展 ^{89}Sr 与 ^{153}Sm 治疗肿瘤骨转移；（15）PCR 的临床应用研究；（16）应用数字脑电图、心率变异分析监测麻醉深度、疼痛程度、镇痛效果的研究；（17）癌基因与抑癌基因与卵巢癌的治疗与预后研究。

3. 加强科研工作，加大科研投入力度。在上级所拨科研经费的基础上，医院将给予 1∶1 的匹配经费，强化科研管理，努力提高科研项目的水平，抓好重点实验室建设，"十五"期间全院科研立题 10 项，力争省级科技进步奖 1～2 项；市级科技进步奖 3 项以上。要加强科研成果的管理与转化，要在科技兴院方面有新的突破。

4. 加强教学管理，完善管理体制。要完成南通医学院、南通体臣卫校、苏州卫校等院校大、中专生的见习、实习任务，确保教学质量，扩大医院影响。

5. 加强对外学术交流，充分利用专科医院的优势。扩大对外交流的渠道与领域，继续与美国、澳大利亚等国肿瘤防治机构保持联系，力争与国内高等医学院校及研究所等单位加强科研协作，进一步扩大医院影响。

（三）基本建设：

1. 新建病房大楼 1 幢，建筑面积 1.6 万平方米，病房楼功能齐全，外形美观，以满足不同层次、不同癌种的治疗需要，工程已于 1999 年底动工，将于 2002 年上半年建成投入使用。

2. 拟建放射治疗楼 1 幢，建筑面积 1000～1200 平方米，满足放射治疗病人需要，同时确保放射防护需要。

3. 拟建综合服务楼 1 幢，建筑面积 1200 平方米，以改善行政办公和后勤库房条件。

4. 拆除院内所有旧平房和棚披，改造门庭和主干道。工作区和生活区实施区域管理。

5. 逐步实施绿化规划工程，用三年时间把医院建成苍葱翠绿、四季有花、环境优美的花园式医院。

6. 继续实施安居工程，逐步改善职工住房条件，用 3 年～5 年时间，从根本上解决职工住房难的问题。

7. 卫校房屋整改后作为职工娱乐活动区域，逐步配备各种设施，建成篮球场、羽毛球场、乒乓球室、棋类活动室、卡拉 OK 厅及饭店、宾馆等。

（四）经济效益："十五"期间，年业务收入以 5%～10% 的速度递增，"十五"末，年收入达到 0.8～1 亿元。要强化"优质、高效、低耗"的管理模式，严格控制药收比例，使之维持在 46% 以下，在人员工资不断调整的同时，确保收支节余达到 18～20%。五年内用于医院发展的总投入 5000～5500 万元，固定资产到"十五"末达 8000 万元。

（五）医院管理：1999 年对中层管理干部调整聘任，按照新确认的干部队伍，狠抓管理队伍的组织建设和业务管理能力的培训，努力造就与引进具有现代化管理理论及丰富管理实践的跨世纪的管理人才，更新观念，解放思想，大胆选拔优秀中青年走上各级管理岗位。必要时送到国外深造培养。在认真总结医院以往科学管理经验的基础上，探索出一整套适应社会主义市场经济新形势的管理理论和管理模式，努力提高现代化、科学化管理水平。

（六）医院信息化建设：以全面实现医院信息的计算机采集、传输、存贮、加工、处理，使信息管理规范化、系统化、实时化和智能化为总目标，具体包括以下两方面：一是实现医学信息的多媒体网络化管理，使医院的人、财、物和信息管理计算机化，使医院卫生资源得到充分有效的利用和最小限度的浪费；二是依托国家"金卫"信息网，实现医院与外部之间的远程医疗会诊、国际国内的学术交流和远程教学与培训，达到资源共享和资源优化。

（七）精神文明建设：在党的十五大精神指引下，高举邓小平理论伟大旗帜，努力发挥党组织的政治核心作用，坚持两手抓，两手都要硬的战略方针，积极开展创建文明卫生单位活动，三年内建成市级文明卫生单位，五年内建成省级文明卫生单位，努力争创全国卫生系统先进集体。

六、主要对策措施

我们要始终坚持"深化改革，从严治院，立足平潮，抓住机遇，促进发展"的道路，坚定不移地把发展放在首位，大力实施科技兴院与人才战略，确保"十五"规划的圆满完成。

"九五"期间由于医院受搬迁南通思想的箝制和影响，医院发展步伐滞后了许多，一度几乎处于停滞不前的状态，今后的五年将是医院发展的关键时期，我们必须清醒的看到，要建成初具规模的现代化医院，实现"十五"规划目标，还要付出艰辛的努力，尤其是医疗技术水平的提高。要作为"十五"期间的重中之重，下最大决心搞上去，为此，要切实落实以下几方面的措施：

（一）努力改进领导和机关作风，提高科学管理水平，认真学习邓小平理论和现代医院管理理论，深入实际，调查研究，密切上、下之间、领导与职工之间的联系，在工作和重大建设问题上多与群众商量，虚心听取他们的意见，生活上多关心职工，扎扎实实地办好实事，为职工解决一些迫切需要解决的问题。加强科室之间、同志间的团结协作，主动配合，相互支持，共同做好工作，努力提高办事效率。改革内部管理机制，打破奖金分配的"大锅饭"，充分调动职工的积极性和创造性，为"十五"规划的圆满实现努力奋斗。

（二）切实加强各级领导班子建设，按照德才兼备的原则选拔和使用干部，充分发挥各级领导的骨干作用，尤其要发挥中层干部的作用。同时要加强民主管理。发挥职代会监督作用，增强全院职工主人翁意识，自觉关心大局，立足各自本职，为医院建设多作贡献。

（三）加强工作的计划性、科学性。在工作中，长有计划，短有安排，做到有"十五"长远发展规划、年度有计划、季度有要点、月有工作安排并注意经常检查执行情况，发现问题及时采取补救措施，保证平时工作能有条不紊地按照计划进行，确保"十五"规划的顺利实现。

（四）依靠科技兴院，加速人才培养。坚持把优先发展科技、教育作为医院事业的发展战略，注重加强肿瘤研究所的建设，采取多种形式鼓励开展科学研究和新技术、新项目，进一步调动知识分子的积极性，加速学科带头人的培养，充分发挥人才资源的效益。

（五）加强医疗质量监控，严格制度管理，确保医疗服务质量，充分发挥质控委员会作用，定期召开会议，分析现状，发现问题及时解决，认真抓好医疗制度的完善和贯彻落实，真正体现有章可循、违章必究，杜绝医疗差错和事故的发生，确保医疗、生产工作安全运行。

（六）加大宣传力度，提高医院知名度。实践证明，一个企业没有知名度是没有竞争力的，一个医院也同样如此，没有知名度，就没有病人慕名而来。而这个知名度，一方面靠优质服务、高超的技术水平和良好的医德医风；另一方面是靠有效的宣传。医院在抓好医德医风、优质服务的同时，还必须加大宣传力度，大力推销自己、宣传自己，使社会各界了解我们医院，树立良好的医院形象，只有这样才能抢占医疗市场，赢得主动。

（七）结合医院工作实际，加强精神文明建设和改进思想政治工作。我们始终坚持物质文明和精神文明建设一起抓的方针，紧密结合医院实际，加强和改进思想政治工作和职业道德教育，从提高职工思想政治素质入手，有计划地组织职工学习邓小平理论和江泽民总书记讲话精神，坚持不懈地进行爱国主义、集体主义、社会主义和艰苦奋斗、勤俭建院再教育以及革命传统教育，树立良好的医德医风，努力实现医德医风建设的明显改观，努力提高全体人员的敬业爱院精神和整体素质，切实提高医疗质量，改善服务态度，切实加强财务和物资管理，减少浪费，充分发挥仪器设备潜力，有组织地开展送医下乡和义诊活动，扩大服务范围，增加医院合理收入，增强医院发展后劲，保证医院各项任务的完成和"十五"规划的顺利实现。

（八）切实加强党的建设，在"十五"规划的实施中尤其要加强和改善党的领导，不断增强党委的战斗力、号召力、凝聚力，努力提高党员队伍的素质，充分发挥共产党员的先锋模范作用。

我们一定要高举邓小平理论伟大旗帜，在院党委和院长室的领导下，认清形势，明确目标，振奋精神，克服一切困难，排除一切干扰，同舟共济，齐心协力，抓住机遇，负重奋进，以更扎实的作风和更积极的姿态投身到新一轮创业之中，为开创医院工作新局面而努力奋斗，圆满完成"十五"发展规划，迎来医院再度辉煌的美好未来。

南通市肿瘤医院"十一五"发展规划

（2006年~2010年）

一、指导思想

以邓小平理论和"三个代表"重要思想为指导，认真贯彻党的十六大和十六届五中全会精神，坚持以科学发展观为统领，坚持社会主义办院方向，把履行公益职能，落实社会责任放在突出的位置；坚持以人为本，以病人为中心、以提高医疗服务质量为核心，坚持"科教兴院"发展战略，大力开展科技创新、管理创新；强化基础医疗管理与内涵质量建设，提升医疗服务水平；以改革为动力，以可持续发展为主题，以医院管理年活动为抓手，全面提升医院服务能力和水平，努力实现医院跨越发展、科学发展、和谐发展。力争将医院建设成为国内有一定规模和影响的集肿瘤临床、预防、教学、科研于一体的三级肿瘤医院和具有肿瘤专科特色的基本现代化医院。

二、基本原则

（一）坚持科学发展原则

以发展为主题，以管理为基础，以提高两个效益为目标，以提高医疗服务水平为重点，以深化改革和科技创新为动力，以满足人民群众日益增长的医疗健康需求为根本出发点，坚持以人为本，走全面、协调、可持续发展之路，实现医院又快又好的发展。

（二）坚持科技领路原则

一手抓医疗技术的高、精、尖，一手抓医疗市场的拓展。全面巩固医院在肿瘤专科诊治方面的优势，加大人才培养力度，加快科技进步，增强自主创新能力，不断提高医疗服务的技术含量、科研成果的层次与转化速度、专业技术人员的整体素质和医院的品牌知名度，拓展服务空间和范围。

（三）坚持质量与效益的原则

进一步改革发展模式，坚持质量和安全第一，把医疗质量和医疗安全作为医院工作的生命线，不断完善院科两级责任制，倡导勤俭节约，向质量要效益，把握好内涵与外延的同步建设发展，实现诊疗水平和服务质量及两个效益的全面提高。

（四）坚持品牌运营原则

坚持"大专科、小综合"的发展思路，着力打造肿瘤专科品牌，大力推广肿瘤单病种综合诊疗模式。在医院不断做大做强做优的同时，确保医院建筑规模适度增加、设备投入持续增长、学科建设与人才培养强力推进、创新能力与医教研水平不断提高，从规模、质量、服务、设备、学科、人才、科研等各个方面树立品牌，并逐步扩大品牌对效益的影响作用。

三、总体建设和发展目标

"十一五"期间，全面加强医院内涵建设，在医疗护理质量、服务水平、医院管理和院容院貌方面整体再上一个台阶；争取建设成为省内一流的三级肿瘤专科医院；寻求兼并与合作，在南通市区设立分院、社区医疗中心，在大力加强专科特色建设的同时逐步夯实综合基础；充分发挥和加强肿瘤专科诊治优势，强化肿瘤专科在南通及周边地区的指导作用；加大科研投入，尤其是重点研究领域和重点发展技术的研究投入，力争医、教、研同步跨越式发展；加大设备投入，积极申报国家甲类大型仪器设备的配置使用，使专科医疗技术水平得到较大提高；提高品牌知名度，单病种综合治疗模式得到全面推广；增加高学历高技术层次人员的引进，加强专业技术人员的培养，人才梯队结构合理；加强精神文明和行风建设，服务质量全面提高；到2010年，实际开放病床数达1000张，年诊疗人次保持在10万人次以上，总收入达到3亿元以上，职工福利待遇与业务收入同步增长。

四、工作任务与主要措施

（一）基本建设

根据《南通市2010年远景目标纲要及南通区域卫生规划》，结合医院发展长期规划，到2010年末，医院占地超过8.67万平方米，开放床位达1000张。

积极寻求兼并与合作，在市区设立分院，解决南三县及市区肿瘤病人看病难的问题，在大力加强专科特色建设的同时逐步夯实综合基础。根据南通市政府办公会议决定，将南通市港口医院整体并入市肿瘤医院，医院在市区设立分院（南院）的目标已得以实现。今后2～3年，重点组织实施南院的建设规划，对南院门诊楼和现有业务用房进行改造，到2010年，投资约6000万元，使南院新增建筑面积20000平方米，包括病房大楼、放射中心和相应配套用房，将南院逐步建设成以肿瘤专科为特色、保留和发展综合医疗资源的医疗、教学、科研基地。

北院进行总体规划，门诊楼和放射楼等进行装修改造，并且做好绿化、亮化、美化工程，做好二卫校周边土地征用的政策沟通，将北院建设成肿瘤患者医疗、康复和临终关怀基地。新建食堂综合楼与职工单身公寓，对旧宿舍分批次进行修缮改造，改善职工生活区设施，解决医务人员住房紧张问题。

（二）经济运行

加强院科两级负责制，调动一切积极因素，提高经济运行质量，努力保持医院经济稳健增长，提高经济效益与注重病人减负并重，实现国有资产保值增值，职工福利待遇与业务收入同步增长。

至"十一五"末，年诊疗人次保持在10万以上，规划实现总收入3.2亿元，其中，业务收入3亿元，药收比例控制在省控标准以内。全院资产总值达3.8亿元，五年内增加资产2亿元，其中：流动资产5800万元，固定资产及在建工程3.22亿元，五年内增加固定资产2亿多元。全院负债及净资产规划总计3.8亿元，其中：流动负债1.3亿元，净资产2.5亿元，5年内规划增加净资产1亿多元。规划资产负债率34.2%。规划人员费用总计8000万元，人均人员费用支出8万元。

（三）医疗工作

深入开展医院管理年活动和平安医院活动，加强院科两级负责制，落实目标责任管理，着力做好科室管理和建设工作；建立健全科主任工作的考核机制，坚持长效管理，全面提升基础医疗护理质量管理；落实基本制度、基本技能、基本管理，狠抓核心制度落实，强化院内感染管理，确保医疗质量和安全。

未来五年，计划增设ICU、神经外科、乳腺外科、中西医结合科、营养科、介入治疗科等科室，使科室设置更加合理。全面倡导"以人为本"的服务理念，深入开展肿瘤单病种诊疗模式，打造肿瘤诊治特色，树立自己的品牌。单病种多学科综合治疗模式作为医院在省内率先推行的特色，应该本着"一切以病人为中心"的出发点，以提高肿瘤病人治疗效果为目的，继续完善操作流程、扩大诊疗范围、落实规章制度。成立专家会诊中心，组建肿瘤单病种专家组，明确诊治的对象，根据患者的病情需要对患者进行联合会诊，制定有针对性的最优化、个体化的诊治方案，提高肿瘤治疗效果。在成功试点的基础上进一步推广运用，进一步提高医疗技术和服务水平，增强医院的竞争力和影响力。

面对竞争日益激烈的医疗市场，医院要在坚持公益性质的原则下，积极吸纳多方面资金，包括吸引国际资金合作发展医疗服务项目；积极开展特需医疗服务和个体化保健服务，满足社会不同层次人群的医疗服务需求；大力做好健康、亚健康人群的体检保健、健康教育工作。积极参与和指导社区卫生工作，多方寻求合作，不断将防癌保健知识宣传向社区覆盖，为广大社区居民提供便捷的咨询服务的同时不断提高医院的知名度；努力为基层医院培训医学专业人才、提供技术指导，逐步实现优质医疗卫生资源的共享与输出，更好地巩固医院在肿瘤诊治方面的技术指导地位。

（四）人才队伍建设

根据"精简、统一、效能"的原则，加大人事制度改革力度，保持职工数与床位数按比例同步增长，着力提高职工业务素质，改善知识层次和结构；与南通大学联合举办在职研究生班，提高研究生占比，使医院各级各类人员数量和结构更趋科学、合理。到2010年，实际职工数控制在1100人左右，其中管理人员80人，专业技术人员920人，工勤人员100人。专业技术人员比例为高级职称184人，占20%；中级职称286人，占30%；初级职称460人，占50%；博士研究生8人、硕士研究生90人；临床医师中本科及以上学历人数达到100%；医院床位与护士之比力争达到1:0.6、病房床位与护士之比不低于1:0.4。

制定相应工作计划，推动人才梯队建设。实施"111人才工程"，培养一批市医学重点人才，一批学科带头人，造就一批省市知名专家。坚持"三高一低"的原则，即高学位、高素质、高水平、低年龄。加强后备人才队伍建设，大力挖掘中青年人才资源，院内培养与引进国内外优秀人才并举，建立人才引进评估机制，真正把优秀人

才引入医院，带动学科整体发展。

（五）学科建设

高度重视各科室业务素质的提高，采用"外引内培"的模式，使人员梯度层次更趋合理，数量和结构更趋科学。加强挂靠医院的市肿瘤化疗中心、放疗中心和病理诊断中心的建设，使其在省内处于领先水平，以此来带动全院各科的学科建设。

创建优质平台，鼓励学科带头人和举荐德才兼备、有培养潜能的中青年骨干定期或不定期的到国内外学习、进修、交流，倡导、促进与国内外的技术协作和学术交流，加快引入新技术新疗法步伐，同时为他们学成回院发挥作用创造有利条件。"十一五"期间:1.培养市医学重点人才2~3人，学科带头人4~6人。2.加强重点学科的培养和建设，将原市医学重点学科病理科建设成为省级临床重点专科，原市医学重点建设学科放疗科建设成为市医学重点学科，将以多学科联合诊治为模式的肝胆外科、妇瘤科建设成为市医学临床重点专科;3.力争将具有一定实力和影响力的麻醉科、影像科建设成为市临床重点建设专科。

（六）科研教学

认真实施科教兴院战略，加速重点学科建设和人才培养。制定重点学科和人才培养计划，明确主攻方向和相应政策措施，大力开展创名院、建名科、树名医的"三名工程"，有重点地扶持一批有发展潜力的学科和个人，带动相关学科的发展。加强教学工作管理:加强与南通大学合作，争取尽早成为"南通大学附属肿瘤医院";建立与临床教学任务相适应的教学管理组织、师资队伍及教学场所;争取与南通大学医学院联合开办临床医学病理专业;加大与苏州大学医学院、江苏省职工医科大学的教学合作。

着力抓好科研工作:加大医院科研投入，鼓励临床医技科室积极申报科研立项，以科学严谨负责的态度投入到科研工作中去，不断提高科研信誉，"十一五"期间:每年争取获得市厅级以上立项课题2~3项;每年进行成果鉴定2~3项以上;争取获得市科技进步奖8~10项，其中二

等奖3项以上。增加参与省级立项课题的数目，争取省级立项课题不少于2～3项；加强对在研课题的管理，提高结题率和获奖的等次。努力争取在国家自然科学基金立项和省科技进步奖等方面有所突破，不断提高医院的科研水平。

（七）信息建设

应用先进的计算机技术和信息技术，围绕建设基本现代化医院的目标，加快医院信息化建设，全力构建数字化医院，使数字化医院建设上档次、具规模。

整合完善医院信息系统（HIS），积极筹建融合临床信息系统与医学图象存储与传输系统（PACS）、放射信息管理系统（RIS）、电子病历、电子叫号等为一体的全新系统；逐步丰富医院网站内容，引进24小时医学频道，开通办公自动化（OA）系统；医生工作站、电子病历系统全部投入使用，南院相应系统同步配套；强化网络安全管理，提高信息安全防控能力；制定医院网络的应急方案，提高应急处理能力；加强网站、办公自动化系统和电子图书馆、远程医疗系统建设。

（八）设备投入

在现有仪器设备基础上，根据南北两院发展定位需要，合理调整两院仪器设备布局。"十一五"期间，计划投入4000万元以上，新增加速器、1.5TMR、核磁共振、40排以上螺旋CT、大型平板DSA等，另外还将购置DR、彩超、数字胃肠机、全自动生化仪、五分类血球计数仪、血培养和鉴定系统、呼吸机、麻醉科及ICU中央监护系统、麻醉机等，全院设备资产总值超亿元。

加大大型设备投入，积极申报伽玛刀及其他甲类大型仪器设备的配置使用，添置多叶光栅、平板CT，开展IMRT调强适行放疗、IGRT（图像引导的放射治疗）等，使专科医疗技术水平得到较大提高，满足医疗新技术开展的需要，使肿瘤检查水平在苏北处于领先地位，并且跻身国内先进行列。

（九）党建工作和干部队伍建设

进一步加强思想政治工作，加强党风廉政建设和行风建设，贯彻落实中央有关建立健全教育、制度、监督并重的惩治和预防腐败体系，立足于教育，着眼于防范，加强党员教育，推进"强基工程"，充分发挥党委的政治核心作用，党支部的战斗堡垒作用和共产党员的先锋模范作用。

加强党的建设和领导班子建设是推进医院发展的重要保证。以"领导水平高、改革思路新、拒腐能力强、团结协调好、工作业绩佳"为目标来加强医院班子的建设，注重培养班子成员开拓创新的作风、务求实效的作风、奋发学习的作风、清正廉洁的作风。

加强中层干部队伍建设，努力打造一支德才兼备、素质优良的干部队伍。完善干部的培训、考核机制，提高中层干部队伍素质；结合医院人事制度改革及干部竞聘上岗工作实际，适时进行调整，以更好适应医院发展的需要。

（十）医德医风和精神文明建设

大力弘扬白求恩精神，积极开展各种形式的宣传教育工作，使广大医务人员牢记全心全意为人民服务的宗旨，进一步贯彻落实上级部门有关纠正医疗行业不正之风的文件精神，严格规范医务人员的服务行为，加强医患沟通，努力提高病人的综合满意度。

积极联系实际，将"八荣八耻"学习教育活动与加强医德医风建设和职业道德建设相结合，将社会主义荣辱观教育融入到医教研各项工作中、融入到队伍建设中、融入到医院文化建设中、融入到学科人才队伍建设中，提高全院职工的思想素质与道德水平。全面推进先进文化建设，不断提高职工素质和修养，倡导"积极、健康、正气、诚信"的医院文化，促使全院上下形成"正气凛然、团结拼搏，积极向上"的局面，形成"讲团结，说实话、干实事、广合作"的氛围，不断增强职工的凝聚力和主动性，使得全院职工心往一处想、劲往一处使，不断推动医院工作各环节、各方面协调发展，增强生机和活力，促进医院和谐发展。

南通市肿瘤医院"十二五"发展规划

(2011年—2015年)

　　"十二五"时期是医院在全新平台上谋求新发展的重要时期。医院处于国家深化医药卫生体制改革的大背景下，立足三级甲等医院的新起点，并将迎来医院建院四十周年。现根据卫生部《医院管理评价指南（试行）》《南通市2015年远景目标纲要及南通区域卫生规划》及市卫生局"十二五"规划要求，结合医院实际，制订本发展规划。

一、指导思想

　　以邓小平理论和"三个代表"重要思想为指导，以科学发展观统领医院发展大局，抓住国家深化医药卫生体制改革以及苏通大桥通车后对整个城市建设规划和发展带来的良好机遇，立足三级甲等医院的新起点，突出内涵建设，坚持"以德治院，质量建院，科技兴院，人才办院，管理强院"的办院思想，大力实施"软件、硬件同步提升，南院、北院共同发展，专科、综合相得益彰"的发展战略，积极谋求医院的跨越发展。

二、战略目标

　　（一）总体目标:以学科建设为先导，以队伍建设为重点，以提高竞争力为根本，以完善制度为保障，突出质量，保证安全，加强服务，细化管理，打造品牌，深化医院运行机制改革，实现管理观念创新，管理手段现代化，力争经过五年的努力，把医院建设成为国内有一定影响、省内处于一流、专科特色鲜明且具有较强综合医疗为支撑的现代化三级甲等医院。

　　（二）医院规模:按照三级甲等医院评审标准，合理确定医院办院规模。到2015年，开设床位1200张，年门诊量比"十一五"期末翻一番，达27万人次，年住院量上升50%，达2.39万人次，医院业务收入达6亿元，固定资产投资总额3亿元，职工总数控制在1800人以内。

三、主要任务与工作措施

　　（一）加快学科建设与人才培养

　　1.学科建设

　　"十二五"期间，争取建成3个以上的省级医学重点学科和省级临床重点专科，新增5~6个市级医学重点学科和临床重点专科。

　　病理科：根据《医院病理科建设与管理指南（试行）》规范要求和江苏省临床重点专科标准，完成本科生的教学任务，指导研究生开展结合临床病理的科学研究，进行横向合作，与国际国内先进水平接轨。争取"十二五"期间建设成为江苏省重点学科，创造条件向国家重点专科目标努力。

　　影像科和核医学科：进一步整合影像资源，提高影像诊断水平，充分利用PET-CT、伽玛刀等先进设备进行临床研究，努力建设成为南通市重点学科，向江苏省临床重点专科努力。

　　内科：花三年左右的时间，把内科的三个二级科室（呼吸、消化、血液）建设成相对独立的科室。全面推行单病种多学科综合治疗模式，保证每一位肿瘤患者得到规范治疗。引进和开展多种新技术，开展国内、国际新抗肿瘤药物多中心临床研究，力争"十二五期间"建设成为江苏省临床重点专科。

　　放疗科:开设头颈、胸、腹专科放疗病区，更新数字模拟定位机，添加三维适形及调强放射治疗计划系统，配备三维水箱，加强放射物理、放射生物研究，开展PET—CT与CT融合的生物调强技术和图像引导的IGRT技术，开展伽玛刀治疗，进一步推行三维适形放疗，力争"十二五"期间建设成为江苏省临床重点专科。

外科：开设神经外科、泌尿外科、微创外科，设立食管、肺、泌尿等单病种肿瘤病区，拓展胸腔镜、纵膈镜、腹腔镜等肿瘤微创手术，努力开展高、新、难手术，使外科手术水平全面达到三级甲等肿瘤医院重点专科技术水平。

妇瘤科：拓展腹腔镜手术内容、常规开展宫腔镜、阴道镜等肿瘤微创手术，进行宫颈癌、卵巢癌二级分科，争取"十二五"期间建设成为南通市医学重点学科。

麻醉科：引入新型呼吸机、麻醉中央监护系统和麻醉科信息管理系统，努力将医院麻醉科建设成为南通市医学重点学科。

此外，药剂科开展临床药学工作和有效药物浓度测定，ICU扩大到16～20张床位，进一步加强中西医结合科、营养科和介入科等科室的建设，在发展肿瘤治疗的同时，适度开展综合治疗。

2.人才培养

争取4～6人入选省"333"人才、市"226"人才、市青年科技奖；2～3人获"政府特殊津贴人才"称号。重点学科、学科带头人及科室骨干均发表SCI文章，并逐步铺开到其他学科。

加快人才培养步伐，注重人才梯队的形成。争取培养数名省内乃至国内知名的学科带头人。力争有10名左右的专家成为教授、副教授、硕士生导师，30～40名医师具有中、初级教学职称。培养和引进博士生18～20人、硕士生70～80人。医疗主系列专业技术人员100%达到本科以上学历，具有博士、硕士学历（学位）人员占医生总数的40～50%。护理大专以上学历的人员达到60～70%，形成研究生、本科、专科学历相匹配的合理的人才梯队。大力培养中青年人才，创建优质平台，鼓励学科带头人和举荐德才兼备、有培养潜能的中青年骨干定期或不定期到国内外知名学府和科研机构学习、进修、交流，倡导并促进与国内外的技术协作和学术交流，加快

引入新技术、新疗法步伐，同时为他们学成回院发挥作用创造有利条件。院内培养与引进国内外的优秀人才并举，尤其要做好人才引进工作，建立起人才引进评估机制，真正把优秀人才引入医院，带动学科整体发展。

（二）加强科研、教学工作

1.科研工作

围绕"科技兴院"主题，抓住"技术创新"主线，健全科研制度，营造科研环境，夯实科技基础，加大投入，突出重点，培植优势，设立科研奖、技术创新奖，激发医务人员创新精神。

争取获得国家自然基金项目3项以上；部省级项目5～7项；市厅级项目20～30项。加强横向科研合作，增加国际合作和国内合作项目。加强院级创新技术专项项目。争取在中华医学会科技进步奖项上有所突破，省级科技进步奖3～5项，市级科技进步奖20～30项，市厅级新技术引进奖40～50项。力争中华系列论文发表100篇，SCI论文发表40篇。

争取省级重点学科有国家级继续医学教育项目，二级学科有省级继续医学教育项目。医护人员继续医学教育合格率达100%。住院医师规范化培训覆盖率、合格率达100%。争取举办全国性学术交流会议，举办省级学术交流会议2～3次。

在巩固现有科研传统优势的基础上，着力加强生物中心、标本库和中心实验室建设，做好肿瘤病例随访工作，争取使医院标本库建设达到国内先进水平。

2.教学工作

作为南通大学附属肿瘤医院及南京医科大学、苏州大学、徐州医学院等院校教学医院，要加强教学管理工作，完善教学质量保障监控体系，努力提高教学质量。继续做好南通大学临床医学（病理方向）临床教学工作，争取完成南通大学临床医学肿瘤学专业的建设目标并为主承担该专业的教学任务。

重视教学师资队伍培养。加强医学专业师资队伍建设，加强青年教师培养，教师队伍中硕士以上学位人员超过50%，其中45岁以下教师中

具有博士学位者5~6人。各科室设立教学管理人员，实行规范化管理。

鼓励开展教学研究，加强院内外教学交流，积极参加各级各类学术研讨会，将临床专业（肿瘤学方向）建成南通大学校级精品课程。

（三）不断提高医疗、护理质量

完善单病种综合治疗模式，进一步推广临床路径管理。进一步落实专家会诊制度，提高会诊水平和质量，扩大专家会诊中心功效，提高医疗服务水平。加强预约诊疗服务，加强急诊工作，建立门诊医生工作站，实行门诊电子病历，优化门诊服务流程。

全面落实医疗核心制度，保障医疗安全。加强"三基"训练，根据《江苏省病案室建设规范》要求，认真落实《医疗机构病历管理规定》、《病历书写规范》等病案管理规范，健全病历全程质量监控、评价、反馈制度；开展12种常见肿瘤的随访工作，升级医生工作站，努力提高病案信息化管理水平，实现无纸化电子病历、移动式查房。

进一步加强院内感染管理，规范抗生素使用。积极应对突发公共卫生事件，提高应急处置能力，强化防控意识。继续完善符合《医院感染管理办法》要求的医疗服务配套设施。

采取有效措施，加强医疗安全监督管理；建立医疗不良事件报告制度，设立医疗风险基金，对医疗不良事件及时分析，提出有效改进措施，降低医疗风险，保证医患双方安全。

进一步贯彻落实卫生部《中国护理事业发展规划纲要》精神，夯实基础护理，改善护理服务。全面推广"优质护理服务示范工程"。保证临床一线护士配置，进一步充实临床护士队伍，适当补充护工，加强护理人力资源管理，完善各项基础护理，逐步过渡到无陪护。

（四）提升医疗装备水平

用好现有装备，提高设备利用效率。进一步规范医疗设备的申请、购置、验收程序。强化医疗设备的科学管理，加强医疗设备的质量控制，完善医疗设备的成本效益分析，合理调配设备资源，科学制定年度采购计划。鉴于部分"十一五"期间设备投入的还款将在"十二五"期间，因此，"十二五"期间拟增加5000万元左右设备投入，使医疗设备资产达到2亿元以上。切实加强医疗设备的日常维护保养，做好全程服务跟踪。大力提高医疗设备工程技术人员专业水平，优化人员结构，做好技术培训。

（五）积极推进医院信息化建设

建设与基本现代化医院相适应的医院信息系统，将信息化建设作为现代化医院发展的重要支柱，保证信息化建设投入资金占业务收入的比重不低于2%，为医院可持续发展和未来的信息化打下良好的基础。

做好网络硬件建设，逐步建成万兆主干、千兆到桌面的局域网。实现无线移动查房的全覆盖。建设监控中心，做好全院监控系统汇集的统一管理。做好存储升级工作，实现在线、近线、归档分级异地存储，确保数据安全。添置2~3台小型机，做好服务器升级。按照高质量标准，高技术要求，以实用和适度超前的原则做好南院病房楼弱电系统建设。做好医院临床信息系统建设。建立含临床路径和专家系统的电子病历系统，做好感染管理和医护质量控制管理系统建设；建设ICU和心电信息系统；做好二期PACS建设，将内镜及B超、病理等子系统接入HIS；做好随访系统和病理标本库系统建设；实施较为完善、支持高端体检和科研分析追踪的体检信息系统。做好管理信息系统建设。逐步实现和完善全成本核算及相应报表系统；做好客户关系管理系统和随访系统融合；做好物资设备管理系统完善升级；逐步实现条码、RF射频卡管理；做好数据挖掘工作，为高效管理提供帮助。做好科研管理软件的前期工作。做好多系统整合，将医保、农村合作医疗、物价、银行、中间件等系统融合，确保各系统无缝结合。

（六）统筹规划和加速医院基本建设

对南北院现有的布局进行总体评估、规划、设计，加快南院综合楼建设和北院新征地块项目的建设工作。

南院综合楼按建设拟投入资金约7500万元，该楼为东西两幢布局，建筑面积为地上15354平方米，地下2953平方米，建成后南院床位将达320张，成为以体检中心、康复中心、社区医疗、老干部病区以及肿瘤治疗为特色的综合医院。

北院新征规划用地19578.8平方米，已通过通州区城市规划平潮镇区中心控制性详细规划，规划用地面积66343.7平方米，拟新建康复综合大楼，总建筑面积约22000平方米，综合考虑目前急需改进的门急诊、教学、放疗、影像等部门用房需求，使北院床位数达到880张。同时拟建部分行政后勤用房，建筑面积约10000平方米，使北院形成医疗、后勤、行政、生活、教育各功能区域相对独立的格局。该项目前期工作时间为1年，计划实施3～4年，拟投入资金2.5亿元。

（七）继续深化医院内部改革

按照国家公立医院改革的有关政策精神，深化医院内部改革，重点是人事制度和运行机制改革。坚持以人为本原则，完善院科两级目标责任制管理体系，搞活用人机制，建立职责明晰、责权利统一、人员结构合理的管理体制。

深化人事制度和分配制度改革，预计到2015年年底，职工总数控制在1800人以内，其中管理人员：180人，专业技术人员1440人，工勤人员180人。专业技术人员中：高级360人、中级720人、初级360人。通过事业岗位设置，逐步合理分配医院各类人员的收入，缩小事业编制人员与企业编制人员及编外人员的收入差距，同工同酬、按劳计酬，力争在"十二五"期间使医院岗位结构达到如下比例：专业技术岗位占全院岗位总量不低于80%，管理岗位占全院岗位总量不超过10%，工勤技能岗位占全院岗位总量不超过10%；高级专业技术岗位占专业技术岗位总数的25%，中级专业技术岗位占专业技术岗位总数的50%。实行全员聘用制，专业技术人员实行评聘分开，对中层以上干部实行任期目标责任制，实行竞争上岗。加强干部队伍建设。实行以科室全成本核算为依据的绩效分配制度。

继续推进后勤社会化改革，以管理规范化，服务形象化，质量品牌化为重点，加强制度建设，达到工作标准化、规范化的要求，继续盘活人、财、物、信息资源，培育新的经济增长点。调整现有总务后勤组织结构，实行管理定目标、岗位定人员、工作定质量、服务定标准、保障定时间、消耗定指标，建立责、权、利相结合的工作岗位责任制，使医院后勤保障能互相协调，做到保质、保量、及时。财务管理逐步实现由记账型转向核算管理型，实行全成本核算，财务人员全部持证上岗，档案管理实行计算机管理。

（八）加强党建、反腐倡廉、行风建设、医院文化等工作

以"三个代表"重要思想和科学发展观为指导，全面学习、贯彻、落实党的十八大精神，坚持以医院建设和发展为中心，不断发挥党组织的政治优势、思想优势和组织优势，进一步增强广大干部职工的创造力、凝聚力和战斗力。医院党建工作力争做到"四个一"：有一个坚决贯彻执行党的路线、方针、政策，善运营、会管理的领导班子；有一支能够在改革、发展中经得起困难和风险的考验，在"四个文明"建设中发挥先锋模范作用的党员队伍；有一个适应医院改革和发展要求，与医疗工作紧密结合，保证党组织发挥作用的工作机制；有一套加强党员教育管理，及时解决自身存在的矛盾和问题，不断增强凝聚力和战斗力的工作制度。主要做好以下几方面工作：加强和改进领导班子的思想作风建设；抓好党员队伍建设，保持和增强党员的先进性；建立健全干部党员年度考核制度，加强对干部党员监督管理；加强对工会、共青团等群众组织的领导和指导，充分调动职工积极性；高标准、严要求，扎实开展好"创优争先"活动。加大宣传力度，进一步提升医院整体形象。

在上级纪检监察部门的指导下，以构建惩防体系为主线，坚持标本兼治、综合治理、惩防并举、注重预防的方针，认真学习贯彻落实《中国共产党党员领导干部廉洁从政若干准则》，全面推进党风廉政建设和纠正行业不正之风工作，开展医药购销领域的商业贿赂专项治理活动和创建

"无红包医院"活动，构建和谐医患关系。

以"为人民健康服务，树立卫生行业新风"为主题，深入开展"人民满意窗口"、诚信服务、优质服务、品牌服务等竞赛活动，积极推进文明卫生行业、文明单位、文明科室、文明职工、青年文明号、工人先锋号和巾帼文明岗等创建活动。继续开展扶贫帮困送温暖活动。开展形式多样文体活动，因地制宜，业余为主，寓教于乐，丰富职工文化生活。深入开展"三好一满意"活动，做到服务好、质量好、医德好、群众满意，组织引导全院党员干部职工进一步增强大局意识和服务意识，不断改善服务态度，提高服务质量，优化服务环境，规范服务行为，全面提升医院服务水平。

实施"十二五"发展规划符合医院中长期利益，对确保医院持续、健康、稳定发展具有重要作用。"十二五"发展规划目标具体、任务艰巨、使命光荣。全院职工要精诚团结，艰苦奋斗，迎难而上，努力实现医院规模扩大、综合实力提高、基础设施完善、人才结构合理、技术水平提高、医院环境优美、管理科学规范的奋斗目标。

第三节　报刊选摘

市肿瘤医院强化肿瘤防治新举措

依靠科技进步　拓宽服务领域

南通市肿瘤医院近年来依靠医学科技进步，采取4大措施，强化肿瘤防治工作，提高医疗服务质量，使医院呈现出一片生机和活力。

调动各种手段，强化综合治疗。由于癌症具有易复发和转移的特点，因而单一治疗方法的局限性非常明显。该院依靠雄厚的技术力量，精良配套的诊疗设备，根据病人的机体状况、病理类型、侵犯程度、发展趋向，分别采取不同的综合治疗手段。他们在综合运用手术、放疗和化疗等手段的同时，十分注意运用祖国传统中医药来扶正祛邪，运用现代生物制剂来进行免疫治疗，增强了患者对放疗、化疗的耐受性，提高了治疗效果。

筹资增添设备，提高放疗水平。在癌症病人中约70%左右的患者需要进行放射治疗。为满足医疗需要，市肿瘤医院在政府缺少投入的情况下，采取职工集资、银行贷款和运用外资等多种措施，先后筹资引进加拿大钴60治疗机、日本东芝模拟机、西门子直线加速器、多功能后装机、放射治疗计划系统（TPS）和以色列全身CT等先进肿瘤诊治设备，使放射治疗从单一能量射线发展到多种能量射线治疗，从远距离体外照射到近距离腔内照射治疗，从手工制定计划，到运用微电脑制定治疗计划，扩大了放射治疗肿瘤的范围，大大提高了放疗水平。

设立科技基金，开展科技兴院活动。该院每年从事业发展基金中提取一定比例作为科技基金，用于资助科研课题、新技术、新疗法的开展。近年来，全院取得科研成果6项，引进新技术、新疗法38项。放疗科技人员运用微电脑与直线加速器相结合，进行科学研究，取得了"医用直线加速器剂量测量优化计算技术"成果，这项成果得到著名放疗专家、中科院肿瘤医院殷蔚伯教授的肯定，并在省内多家医院进行推广应用。病理科韩枋主任主持的"肿瘤病理组织图像显微分析技术研究"课题，将卫星图像分析技术应用到医学病理组织细胞分辨上来，使我市病理诊断达到国内先进水平。

专家联合义诊，实行导医服务。癌症的特殊性，使首次治疗具有决定性意义。为了更好地为癌症患者服务，该院院长张爱平主动带领各科专家联合为癌症患者进行义务诊疗，提供高水平、高质量的服务。许多患者获悉后慕名前来。

与此同时，医院在门诊及繁忙科室设立导医服务，进行医疗咨询，解决疑难问题。今年年初以来，该院放射治疗病人剧增，仅加速器到目前已治疗4万多人次。院部针对这一情况，组织机关职能科室干部在加速器室为候诊病人进行导医，昼夜服务，保证了治疗质量，深受患者的欢迎。

（张宏康）

（摘自1995年7月14日《南通日报》）

<h1 align="center">闪耀生命的火花</h1>
——记江苏省南通市肿瘤医院

"世间一切事物中，人是第一个宝贵的，只要有了人，什么样的奇迹也能造出来。"然而，人的生命有它"生老病死"的过程，当人的生命面临死亡危险的时候，有人却又把他从死亡线上拉回来，有生之年让他们继续奋斗，闪耀生命的火花。生死间的奋斗、生死间的较量，于是，一个个惊人的奇迹创造了出来——转危为安、起死回生。本文向您展示的就是生死间的创造与奇迹。

一

这里，除了忧虑就是悲哀，因为许多好端端的人卧床不起，面临死亡；可是，这里却又让人感到是那样的庆幸，因为面临垂危的患者在白衣天使的妙手中开始了生命的延续。中国航天工业部原导弹专家朱某10年前得了癌症，他到几家大医院都被判了"死刑"，只能再活3个月，后转到南通市肿瘤医院作晚期治疗。朱某万分焦急的是由他4个月内完成导弹研制系统中的一个项目研究课题会不会落空？他向大夫恳求的是最短也要让自己的生命延续4个月，圆满完成这一重大课题的研究。为他治疗的几位专家对他的病情作了认真研究，通过多次会诊后，实施综合治疗方案。奇迹果然出现了：病情得到缓解，食欲增加，精神状况大有好转。3个月后不但没有死，反而又延长了2个月的生命。朱某在这宝贵的5个月时间里，边治疗边进行项目研究，顺利完成了领导交给他的导弹系统数据总结任务。国防科工委、航天工业部为此授予他重大科研成果奖。朱某临终前在亲朋好友面前赞扬南通市肿瘤医院的专家、护士小姐们的精湛医技、优良服务和崇高的医德医风。

江苏省南通市肿瘤医院为我国首批创建、效益较佳、影响较大的地市级肿瘤专科医院。从医院的卫技力量到设备更新改造，又从医疗质量到内部管理的规范，始终保持与国内外同等级先进医疗单位同步发展的良好势头。已走过26年风雨之路的南通市肿瘤医院，防治"绝症"已由原来的梦中夜话变为生活中的事实。早在70年代初，南通市肿瘤医院牵头先后在农村设立了五个科研现场，进行大范围恶性肿瘤的普查和防治研究，探索肝癌、宫颈癌、食管癌在本地发生、发展规律，及时掌握患者发病动态，开展流行病学的调查研究，使临床与科研，临床医学与预防医学更好地结合，取得明显的防治效果。1995年，黑龙江嫩江地区的一位患乳癌的妇女来院治疗时发现已是晚期。凭着一份良好的心愿和精湛的医疗水平以及多年丰富的临床经验，南通市肿瘤医院的专家们给她精心治疗，消除了肿块。如今3年过去了，那位患者在医院反馈信中说，她如今一切正常，没有病变反应。南通市肿瘤医院治疗肿瘤已达国内一流水平，他们在防治多种恶性肿瘤的基础上对肝癌、骨癌、肺癌、肠道癌等顽症也有了十分有效的防治方法，早期癌症患者的治疗收到更为理想的治疗效果。

江苏省南通市肿瘤医院是一所国家创办、政

府投资、在全国地市级中有相当权威的肿瘤专科医院。前去治疗肿瘤的患者除国内还有来自在中国考察、经商、旅游的日本、韩国、美国、新加坡、澳大利亚等10多个国家的患者。据前几年的资料统计：3年时间，医院门诊达133000多人次，放疗1360多人次，收治住院患者3210人，其中手术1800多人。手术的成功率为100%。另一份资料记载更为惊喜：在成千上万肿瘤患者中一患者早期手术后延续生命已达21年，一胰腺癌患者来院治疗后生存达22年。在国内外也属罕见。

二

20世纪初期，当人类进入"科学、进步、健康"王国的时候，"肿瘤"这顽症降临世间，它犹如一条毒蛇无情地侵入人的躯体，从而使人类的健康受到严重影响。作为世界肿瘤研究最早国之一的中国，无数专家学者终身专注于世界性难题肿瘤的治疗研究。创建于1972年5月的江苏省南通市肿瘤医院作为我国地市级最早创办的肿瘤专科医院率先投入了世界性健康工程——肿瘤的预防与治疗。于是，几十名年轻的医务人员风风火火地来到当初通州市平潮镇这农村集镇安家创业。从培养人才，创建卫技队伍到保证重点，添置医疗设备，又从科技投入，引入先进设备到巩固基础，发展医疗事业，国家和地方作了大量投资。经过几年的努力，南通市肿瘤医院已进入国内地市级同行业的前列。

办医是艰苦的，当初技术力量薄弱，医院采取引进人才、送出去专业培训，请进来临床指导等渠道，解决了病理切片、脱落细胞、X光摄片和内外科、放疗科等人才问题，迅速培养了一支高素质的技术队伍。

医疗设备是诊治肿瘤的重要手段。在国家财政不宽裕的情况下，医院坚持走艰苦创业，逐步发展的路子，先进的医疗设备很快引进投入使用。随后，医院基建工程逐年上马，分期分批改造更新，院容院貌焕然一新。肿瘤课题的研究进入世界先进行列。据国内有关专家介绍，南通市肿瘤医院治疗鼻咽癌等癌症生存率达到国内领先

水平。妇科采用综合治疗妇女各种恶性肿瘤为其特长的科室，运用手术、放疗、化疗等手段综合治疗宫颈癌、卵巢癌、外阴癌、绒癌等，疗效均处国内前列。肿瘤内科设有消化、血液淋巴组织和呼吸等3个二级科室，治疗淋巴瘤、乳腺癌等恶性肿瘤具有丰富的经验。

"大专科、小综合"是南通市肿瘤医院的一大办医特色，他们充分利用专家特长优势、综合诊治优势重点攻克典型病例，取得明显治疗效果。前不久，身患子宫癌等三种癌症的一名农村妇女来院治疗，面对这一罕见病例，五大专科的10多名专家集体会诊，采取"化疗药物"同步应用的方法，很快使这位患者的病情得到好转。随着医疗事业的发展，南通市肿瘤医院并没有停留在原有的水平上，专家们孜孜不倦地向着深层次研究发展。各个专家小组完成一个又一个项目研究，先后有1000多篇论文论著在国内外医疗业务报刊上发表，"人体甲胎蛋白血清学规律研究""人体甲胎蛋白分子变异体的临床应用研究"先后获省科技进步二等奖。该院先后引进200多个新技术新项目。近年开展的免疫组织化学染色及血清癌相关蛋白检测等项目填补了省内空白。1997年南通市肿瘤医院与美国癌症预防协会主席、美国威斯康星大学流行病学教授劳威协作进行的乳癌防治研究，从理论、临床方面提出新的见解，为攻克乳癌顽症探出了新路子。到目前，这家医院已有10余项学术研究获部、省、市技术成果奖。

肿瘤的研究是国际性的课题，江苏省南通市肿瘤医院不搞关门办医，他们坚持科室研究同社会调查相结合。院领导曾先后深入5市（县）几十个乡镇作病例检查，理论与实践的融合，使项目研究更具有突破性和权威性，他们坚持自我研究同技术协作结合，先后与医科院肿瘤研究所，启东肝癌研究所和上海、南京等地的专科医院进行技术合作。取人之长、补己之短，让每个项目的研究都有个满意的答案。他们坚持国际交流与合作，与美国、日本、澳大利亚等国专家小组共同研究的10多个新项目均获得突破性进展。联合

国卫生组织来院考察时,有专家评说,南通市肿瘤医院有几个项目研究已经达到国际先进水平。

三

"患者满意了,我们才满意"。这不仅是南通市肿瘤医院领导的承诺,而且也是全体员工努力的目标。医院开辟的8个病区、410张标准床位以及特需病房等尽量满足患者的需要。从挂号到门诊,从诊断到住院都能给患者妥善安排。被誉为不是亲人胜似亲人的护理部,100名护士小姐把患者比作亲人,有困难满腔热情的帮助解决。有位如东来的患者带着仅有的3000元来院治病,医院领导和医生们闻讯后纷纷向她伸出了援助之手,使她少花钱,治好病,使患者家属倍受感动。病治好了她偷偷地塞了200元红包给手术医生以表谢意,可那位医生说啥也不愿收下。

医院建立了窗口行业建设制度、医疗优质服务制度,将医务人员的奖惩和每个患者的利益挂起钩来。医院免费向住院病人供水供茶,病员食堂义务为病员加工饭菜,让病员享受集体的温暖。姚伟等医院领导更是关心每个病员,把病员的治疗工作时刻放在心上。今年10月21日,医院正在给部分病人作放射治疗,因突然停电而中断。还在加班工作的院长姚伟急忙放下手中笔,组织力量与供电部门联系,一个小时后,电正常供应,姚院长又组织专家小组为病员进行正常的治疗。

江苏省南通市肿瘤医院为患者治病,认真负责、精益求精,为患者服务,体贴入微、耐心周到、让患者解除病痛,早日康复,受到上级部门的表彰和患者的好评。该院连续8年被评为江苏省文明单位,今年以来已有47位康复患者分别向医院赠送了10多面锦旗和近40封感谢信。

(王春燕 展宝田)

(摘自1998年10月30日《服务导报》)

向 "绝症" 挑战的白衣勇士
——南通市肿瘤医院

拥有780万人口、面积8000多平方公里的南通,滨江临海,美丽富饶。然而,就在这块土地上,癌症一度发病率急剧上升,特别是肝癌、食道癌、胃癌及宫颈癌成为严重威胁人们生命的疾病。来自医学方面的统计表明:全世界每年新增癌症病人约700万人,每年约有500万人死于癌症。癌症死亡的人数已占人类因病致死数的四分之一。癌症已成为人类的一大"杀手"。难道正如有人所说"癌症=绝症"吗?不,癌症≠绝症。南通市肿瘤医院的白衣勇士们以事实向世人作出了回答。他们通过科技兴院创出了自己的医疗特色,将大量癌症患者从死神魔爪中夺了回来。于是,在今天的南通,你又会听到这样一句话,一句经过无数事实证明过、发自大量癌症患者的肺腑的话:"南跑北跑,不如上平潮。"

梅花香自苦寒来

作为世界肿瘤研究最早的国度之一的中国,无数专家学者终生精力倾注于世界性难题肿瘤的研究。创建于1972年5月的江苏省南通市肿瘤医院,作为我国地市级最早创办的肿瘤专科医院,率先投入了世界性健康工程——肿瘤的预防与治疗。

办院是艰苦的,当初技术力量薄弱,医院采取引进人才、送出去专业培训、请进来临床指导等渠道,迅速培养了一支高素质的技术队伍。

在投资少、医疗用房和生活用房都紧张的情况下,医院先建了机房、手术室。病房楼资金不足,就建一半,门诊用房是创业者们自己搭建的芦席棚。而职工宿舍则是通过借剧场演员宿舍,借生产队的仓库,借磨坊甚至群众的私人住房的途径暂时解决的。

没有必需的医疗设备，资金又有限，为保证重点，医院专门组成医疗器械小组、有计划地外出采购。对一些供不应求，难以及时购买到的大型设备，他们千方百计地取得北京、上海、江苏等部门的支持，钴⁶⁰治疗机、深部X光机等专用设备很快得到了解决。市肿瘤医院还积极开展科技攻关和科研工作，与当地医疗器械厂合作，成功地自行研制具有国内先进水平的75型通用显微切片刀等十多种医疗器械，有效地解决了器械不足的困难。

仅仅一年零十个月，仅花了81.6万元，南通就有了自己的肿瘤专科医院。1974年6月26日，医院正式对外开诊，成为全国最早的一所地（市）级肿瘤专科医院，在攻克肿瘤的征途中迈出了成功的第一步。

推进"科技兴院"向癌症宣战

市肿瘤医院从建院起就认识到：不树立医疗品牌意识，不生产自己的"拳头产品"，不发展新技术项目，癌魔的征服、医院的发展将是一句空话。为及时掌握患者的发病规律及发病动态，开展流行病学的调查研究，从1975年起，该院先后在肿瘤高发地区设立了5个科研现场，进行大规模人群恶性肿瘤的普查和防治研究，探索肝癌、宫颈癌、食管癌等在本地区发生、发展规律。根据发病状况，医院明确地把发病率高的几种恶性肿瘤作为防治工作的重点，每年均组织一定力量走出医院，深入到工厂、农村、机关、学校开展普查普治工作。科研获得了重大成果，"人体甲胎蛋白血清学规律性研究"获得卫生部甲级科技成果奖。同时，肿瘤防治工作的成就受到了卫生部的重视、好评。卫生部第一届全国肿瘤防治工作经验交流会上，他们专门作了发言并介绍了经验。

为加强科研工作，早在1983年5月，该院就成立了临床肿瘤研究所，大力探索恶性肿瘤早期诊断途径。他们在省内率先开展一滴血诊断癌症、血清唾液酸等8项测定，填补了南通市检验项目的空白。1993年4月，市肿瘤医院又率先在苏北成立了南通市病理诊断中心、放射诊断中心、化学治疗中心，使肿瘤防治上了一个新的台阶，成为具有全国领先水平的地市级肿瘤专科医院。前来治疗肿瘤的患者除本地外，还有来自全国各地的患者。另外，他们还每年从事业发展基金中提取一定比例的资金，作为科技基金用于资助科研课题、新技术、新疗法的开展。1993年以来，取得科研成果6项，引进新技术、新疗法38项，并先后有1000多篇论文论著在国内外报纸杂志上发表。市肿瘤医院不搞关门办医，坚持自我研究同技术协作结合。这家医院先后与医科院肿瘤研究所、启东肝癌研究所和上海、南京等地的国家级、省市级专科医院进行技术合作，取人之长、补己之短，让每个项目的研究有个满意的答案；他们坚持同国际交流合作，与美国、日本、澳大利亚等国共同研究的多个新项目均获得进展。最近，南通市肿瘤医院与美国癌症预防协会主席、美国威斯康星大学流行病学教授劳威协作进行的乳腺癌防治研究，从理论、临床方面提出新的见解，为攻克乳癌顽症探出了新路子。目前，这家医院已有10余项学术研究获部、省、市技术成果奖。

市肿瘤医院的领导充分认识到医院的竞争实质就是人才的竞争。建院以来，该院采取"请进来"和"走出去"等多种形式，先后邀请上海、北京、广州、南京等地专家来院作专题业务讲座，让所有医务人员了解肿瘤专业诊断和治疗的最新进展和发展动态。为了鼓励青年医生结合本专业刻苦钻研业务知识，该院培养对象外出进修学习期间享受与在职人员同等待遇的奖金和补贴。同时，把人才培养与职务晋升、晋级挂钩，使人才培养工作落到实处。目前，该院拥有各类专业技术人员400多人，其中高级职称51人，有2名享受国务院特殊津贴。中级职称101人，为医院建设和发展提供了人才保障。

针对癌症的特点，医院大力推进综合治疗，即根据病人的机体状况、病理类型、侵犯程度、发展趋向，科学地、有计划地利用现有的各种治疗手段，以期取得较大幅度的疗效，提高生存质量，延长生存期。

据国内有关专家介绍，南通市肿瘤医院妇科是采用综合治疗妇女各种恶性肿瘤为特长的科室，运用手术、放化疗等手段综合治疗宫颈癌、卵巢癌、外阴癌、绒癌等，疗效均处国内前列。肿瘤科设有消化、血液淋巴组织和呼吸3个二级科室，治疗淋巴瘤、乳腺癌等恶性肿瘤效果好。现在经市肿瘤医院治疗的癌症病人五年以上生存率已达到或接近国内先进水平，其中不少人已成为生存期长达10年、20年的抗癌明星。

一切为了病人服务与效益同步

医院也要讲效益，"一切为了病人"还要不要坚持？

市肿瘤医院的回答是：当然要。

"患者满意了，我们才满意。"这不仅是南通市肿瘤医院领导的承诺，而且是全体员工努力的目标。医院开辟的8个病区、410张床位尽量满足患者的需要。他们坚持"以病人为中心"，为广大肿瘤患者提供优质服务。从挂号到门诊，从诊断到住院都能给患者妥善安排。被誉为不是亲人胜似亲人的护理部，100多名护士小姐把患者当作亲人，有困难满腔热情地帮助解决。有位如东县来的患者带着仅有的3000元来院治病，医院领导和医生们向她伸出了援助之手，使患者家属倍受感动。病治好了，她偷偷塞给医生200元钱，可那位医生说啥也不愿收下，将钱退还给了对方。

医院建立了窗口行业建设制度、医疗优质服务制度。将医务人员的奖惩及患者的利益挂钩。医院免费向住院病人供水供茶，病员食堂义务为病员加工饭菜，让病员享受集体的温暖。姚伟等医院领导更是把病员时刻放在心上。今年10月的一天，病人正作放射治疗，因突然停电而中断。还在加班工作的院长姚伟急忙放下手上工作，组织力量与供电部门联系。一个小时后，电正常供应了，姚院长又组织专家、医务人员为病员进行正常的放射治疗，得到病员一致好评。

对于医院来讲，病人就是顾客，就是上帝。正如院长姚伟所说，这里住着时常在生与死、欢乐与痛苦、希望与遗憾之间徘徊的一群人。这就时时提醒我们的医务人员，心里必须时刻装着病人。正因为市肿瘤医院的医务人员心里时时装着病人，所以，医院现在年门诊病人均在10万人左右，年收治入院病人均在3200人左右，病床使用率高达93%。医院服务辐射江苏各地，除整个南通地区，还有盐、淮、扬等苏北地区和沿长江南岸部分县（市）。另外，还有外省市的肿瘤患者慕名来院求医，取得了良好的社会信誉。正因为市肿瘤医院的领导和医护人员心里时时有病人，所以，才会有一封封病患者感人至深的致谢信，医院才会有连续8年被评为"江苏省文明单位"的殊荣。翻阅医院近期的资料，我们又看到，今年以来，已有47位康复患者分别向医院赠送了10多面锦旗和近40封感谢信。

坚信，南通市肿瘤医院必将用他们的汗水、心血为病人托起一道道希望的彩虹。坚信，南通市肿瘤医院必将会带领更多的热爱生命的癌症患者成功地穿越死亡封锁线，去寻回那曾经失去的生命绿洲。

（王　春　展宝田　严志友）

（摘自1998年11月12日《人民日报》）

降伏"世纪第一杀手"

我市拥有780万人口，人杰地灵，号称"崇川福地"。然而，一个肿瘤的阴影在这块美丽富饶的土地上徘徊。肝癌、食道癌、宫颈癌等癌症发病率在某些地区一度居高不下，每年死于癌症的病人约1.4万人，肿瘤发病率千分之二点一，启东、海安、海门被列为全省9个肿瘤防治重点县（市）之一。

世界卫生组织的调查表明，目前，世界每年新增癌症病人约700万人，在各类死亡原因中，癌症位列第一。我国20世纪70年代和90年代作过的两次全国性调研表明，占前三位的死亡原因从过去的脑血管病、心脏病、恶性肿瘤，变为恶性肿瘤、脑血管病和呼吸系统疾病。恶性肿瘤在死亡总数中所占比率由60年代初5.17%上升到90年代初17.94%，这意味着现在每活着的5~6人中有1人将会死于癌症。尽管癌症的诊治水平在不断提高，但癌症仍将与人类一道进入下一世纪并成为"世纪第一杀手"。

科技：第一"武器"

诊治癌症是一道世界性的世纪难题。癌症病人渴望生命的呼声深深震撼着市肿瘤医院的医务人员。推进科技兴院，以特色科技项目抗癌，这是攻克癌魔的必由之路。

掌握癌魔的活动规律，开展流行病学研究是抗癌的基础性工作。从1972年在全国地级市中最早建院开始，市肿瘤医院就在肿瘤高发区设立科研现场，进行大规模人群恶性肿瘤的普查和防治研究，探索肝癌、宫颈癌、食道癌等在本地区发生、发展的规律。根据发病状况，医院明确将发病率高的几种恶性肿瘤作为防治工作的重点，开展普查防治工作，取得一系列"战果"。该院"人体甲胎蛋白血清规律性研究"获得卫生部甲级科技成果奖。

为加强科研工作，早在1983年5月，该院就成立了临床肿瘤研究所，大力探索恶性肿瘤早期诊断途径。他们在省内率先开展一滴血诊断癌症，血清唾液酸等8项测定，填补了南通市检验项目的空白。近年来，市肿瘤医院又率先在苏北成立了南通市病理诊断中心、放射治疗中心、化学治疗中心，使肿瘤防治上了一个新的台阶，成为具有全国领先水平的地市级肿瘤专科医院。

在国际医学发展的大背景下开展科技技术合作，进行抗癌研究，更为人所称道。在国内，该院与中国医学科学研究院肿瘤专科医院进行医学合作；在国际上，他们与美国、日本等国共同研究的多个项目均获得进展，最近该院与美国威斯康星大学流行病学教授劳威合作进行乳腺癌防治研究获得进展，从理论、临床等方面提出一系列新见解，为攻克乳腺癌提供了新路子。

设备：瞄准国内领先水平

从70年代的直线加速器，从模拟定位机、TPS计划治疗系统到后装治疗机，从电脑图像分析仪到X-刀，市肿瘤医院始终瞄准世界先进水平，不断更新医疗设备。食道癌、脑肿瘤、肺癌、鼻咽癌等各类癌症病人都可实施放射治疗，癌魔，在这里一个个被征服。

先说说电脑图像分析仪。这台电脑图像分析仪，能对病理图像中各种目标进行自动提取计数，测量面积周长等各种数据，进行病理细胞学、组织学、酶组织化学等形态分析，为一些疑难病例的鉴别诊断提供了依据。

服务：患者满意了，我们才满意

这不仅是南通市肿瘤医院领导的承诺，而且是全体员工努力的目标。护理部100多名护士把患者当亲人，有困难总是满腔热情地帮助解决。有位如东县来的患者带着仅有的3000元来医院治病，医院领导和医生们向她伸出了援助之手，使患者家属倍受感动。病治好了，她偷偷塞给医生200元钱，可那位医生说啥也不愿收下，将钱退还给对方。医院建立了窗口行业优质服务制度，实施了考核与奖惩挂钩。

对于医院来讲，病人就是上帝。正如院长姚伟所说，这里住着时常在生与死、欢乐与痛苦、希望与遗憾之间徘徊的一群人，这就是提醒我们医务人员，心里必须时刻装着病人。正因为他们心里时时刻刻装着病人，所以，医院现在年门诊量均在10万人次左右，年收治入院病人均在3200名左右，病床使用率高达93%，医院服务辐射整个南通地区、还有盐、淮、扬等苏北地区和沿长江南岸部分县（市）。也正因为市肿瘤医院的领导和医护人员心里时时有病人，所以，才会有一封封患者感人至深的致谢信，医院才会有连续8年被评为"江苏省文明单位"的殊荣。今年以来，已有47名康复者分别向医院赠送了锦旗和感谢信。

（摘自1999年4月16日《南通日报》）

雄厚的治癌专家队伍
——阔步迈向21世纪的市肿瘤医院巡礼之一

"人才是医院的立身之本"，市肿瘤医院的决策者们深知这一点，他们把人才立院作为医院发展的前提。自1974年6月市肿瘤医院开诊以来，医院就一直十分重视技术人才的培养，经过近30年的不懈努力，已造就了一支专业结构合理、业务素质较高、技术专长突出的医疗技术人才队伍。医院现有卫生技术专业人员392人，其中高级职称70人、中级职称人员139人。享受国务院特殊津贴的有突出贡献的专家2人，江苏省名中医1人，有2位专家被评选为市级学科带头人，8位专家被评为卫生系统局级学科带头人。内、外、妇、放疗、中医、麻醉、检验、病理等主要临床医科科室均有学科带头人主持业务工作。

近年来医院实施了人才兴院战略，加大人才培养投入力度，尤其注重对青年人的培养，采用扶持与竞争相结合的方式选拔培养人才。按照"院有特色、科有重点"的技术发展思路，制定了中长期技术发展规划和跨世纪人才培养计划，选拔出一批技术骨干，有目的地实施系统化培训，不断优化人才梯队，保持医院发展后劲。另一方面还十分注重抓医务人员的继续教育，以多种方式提高专业技术人员素质。近年来先后输送20余名医师参加高级医师科研知识培训班，选派80余名医疗骨干赴北京、上海、广州的医院深造，师从著名教授学习最新肿瘤诊治技术。医院还投资20余万元购买了远程教育、会诊系统，让医务人员利用互联网获取最新的专业知识，使全院医务人员的业务水平得到不断更新提高，以精湛的技术更好地奉献社会、服务人民。

（摘自2000年5月30日《江海晚报》）

先进的医疗技术特色
——阔步迈向21世纪的市肿瘤医院巡礼之二

南通市肿瘤医院经过近30年的建设，在恶性肿瘤诊治方面取得了较好的成绩，现南通市肿瘤化疗中心、南通市肿瘤放射治疗中心、南通市病理诊断中心均设于该院。医院实行综合门诊、专科病房，开设内科、外科、妇科、放疗科等临床一、二级科室12个。开设检验、放射、核医学、物理诊断、药剂等6个医技科室，医院编制410张病床。医院拥有1200余台（套）性能先进的肿瘤诊疗设备。主要采用手术、放疗、化疗、介入治疗、免疫治疗、中西医结合治疗等手段，因病制宜、因人而异地选择多种方法综合治疗，癌症病人5年生存率达到国内先进水平。

该院大外科以普外、胸外、头颈外等二级科室组成，利用超声刀、氩气刀、全能麻醉机等先进手术器械施行头颈、胸腹、泌尿及骨骼等全身各部位难度较高的肿瘤手术，经治疗后相当一部分患者能长期生存，一位肝癌患者术后生存时间已达23年，一位胰腺癌患者术后生存时间已达25年，这些病例在国内也较为罕见。作为南通市肿瘤放疗中心主体的放疗科拥有国内先进的放疗仪设备，如直线加速器、X-刀及其适形治疗系统、钴⁶⁰治疗机、后装治疗机、治疗计划系统、模拟定位机等。能熟练运用不规则野、快速分割、移动条野及同中心照射等先进技术治疗各部位肿瘤，并率先在本地区运用放射物理后装机治疗癌症。可治疗脑部、鼻咽部、食道、乳腺及其他不宜手术的肿瘤，年放疗人数达2000余人。鼻咽癌等癌症患者经放疗后5年生存率达到国内先进水平。被列为南通市重点专科的妇科，是以综合治疗各种妇科良、恶性肿瘤为其特长的科室，运用手术、化疗、放疗、介入疗法等手段，综合治疗宫颈癌、卵巢癌、绒癌、外阴癌等，治疗效果在国内处领先地位。内科作为南通市肿瘤化疗中心主体，由消化、呼吸、血液淋巴结等二级科室组成，以化疗为主要手段结合介入治疗、内镜治疗、免痛治疗、中西医结合治疗等手段治疗各种恶性肿瘤，取得较好的效果。

病理科作为南通市病理诊断为中心的主体，除开展细胞形态学检查外，积极引进国内外先进技术和经验，率先开展各种免疫组化染色鉴别良、恶性肿瘤和运用电脑进行病理图像分析，填补了省内空白，为准确诊断、明确治疗提供了科学依据。麻醉科开设止痛门诊及术后止痛，为减轻晚期肿瘤患者及术后病人的痛苦提供服务。核医学科在本地区率先开展核素治疗晚期肿瘤，运用放射性核素治疗晚期肿瘤，运用放射性核素锶、铯治疗多发性骨转移癌，放射性核素磷治疗

恶性胸腔积液，取得较好疗效。为提高单病种治疗效果，市肿瘤医院还开设了食管癌单病种专科门诊，组织外科、放疗科、内科3个科室医疗骨干以门诊会诊形式确定治疗方案，开展综合治疗，提高医疗质量。近期还将开设乳腺癌单病种专科门诊。

以医疗水平吸引病人，以特色专科服务病人，提高病人生存质量，最大限度地延长病人生存期是市肿瘤医院医务工作者的共同心愿。

放疗中心

南通市肿瘤放疗中心依附于医院放疗科，建于1974年，1992年确定为第一批市级重点专科，1993年批准为南通市放射治疗中心。特聘请著名放疗专家、上海肿瘤医院赵森教授为顾问，现有病床160张，高级职称医师6人，其中马煌如主任医师为南通市抗癌协会理事。拥有医用直线加速器、钴⁶⁰治疗机、X-刀及适形治疗系统、模拟定位机、后装治疗机、剂量测量仪等设备。可以对食管癌、脑瘤、肺癌、鼻咽癌等全身各部位肿瘤实施放射治疗，疗效达到国内先进水平。中心还担负着苏北地区肿瘤放射治疗的教学、科研任务。

妇科

妇科对宫颈癌、卵巢癌、绒癌、子宫肌瘤等各种良、恶性肿瘤的诊治有丰富的经验，能对妇科肿瘤进行手术、放疗、化疗，是医院最早将各种治疗手段融为一体的综合治疗科室，并取得了满意的疗效，宫颈癌、绒癌、卵巢癌的治愈好转率分别为94.12%、87.09%、83.6%，疗效达到国内先进水平。

病理中心

南通市病理诊断中心依附于医院病理科，拥有以主任医师韩枋为学科带头人的病理诊断队伍，技术力量雄厚、设备先进，能开展普通病理诊断，冰冻切片、超薄切片、免疫组化、细胞学诊断（耐药基因、转移基因检测）等多种技术。中心担负着本市及邻近地区的病理会诊、教学、科研任务。1995年，在本市率先引进彩色图像分析仪，广泛用于病理细胞学、组织学、酶组织化

学、免疫组织化学等形态分析，为一些疑难病例的鉴别诊断和一般肿瘤的预后判断提供了依据。近年来中心先后完成了病理档案资料的微机管理、肿瘤组织微机立体图像分析临床应用的研究等系列科研课题，已有3项课题获市科技进步奖。

外科

外科包括普外科、胸外科和头颈外科，现有床位98张，技术力量雄厚，高级职称医师14人。能开展胸、腹、头颈、四肢及骨骼等难度较大的肿瘤手术，多处组织瓣整复肿瘤术后的组织缺损、低位直肠癌保肛治疗、超声手术刀在中央型肝癌切除术中的应用、颅面联合径路切除侵犯前颅底的鼻腔筛窦癌、保留喉功能之部分喉切除术，肝门区肝癌及胆管癌切除术等，病人术后生存期达国内先进水平。

化疗中心

南通市肿瘤化疗中心依附于医院肿瘤内科，1992年确定为第一批市级重点专科，特聘著名肿瘤化疗专家、上海肿瘤医院赵体平教授为顾问。现有床位106张，高级职称医师12人，其中副院长、主任医师龚振夏同志为江苏省抗癌协会化疗专业委员会副主任委员、南通市肿瘤学会主任委员、南通市抗癌协会理事；季震主任医师为江苏省抗癌协会化疗专业委员会顾问、南通市抗癌协会理事长，享受国务院特殊津贴。中心主要收治各种肿瘤患者，治疗手段以化疗为主，配合放疗、手术开展综合治疗。中心担负着苏北地区肿瘤化疗的教学、科研任务。

新疗法：超级杀手X-刀

为使本地区的肿瘤治疗达到国内先进水平，使患者得到最好的治疗，南通市肿瘤医院审时度势，紧跟肿瘤治疗的潮流，抓住肿瘤治疗的热点、难点，于1999年购置了目前国内最好的X-刀放射治疗设备。

X-刀可对以下肿瘤实施准确有效的治疗：1.颅内肿瘤，包括松果体区肿瘤、鞍区肿瘤（垂体瘤、颅咽管瘤）、脑膜瘤、听神经瘤、脑干肿瘤、颅内转移瘤等；2.鼻咽部、扁桃体、视网膜肿瘤；3.体部孤立的类圆形病灶如：肺部孤立小病灶、胰头癌、肝癌、前列腺癌、纵膈腹腔淋巴结转移等。

市肿瘤医院本着"服务人民，奉献社会"的宗旨，以最新的技术竭诚为广大肿瘤患者提供热忱优质的服务。

（摘自2000年6月6日《江海晚报》）

完善的医疗服务体系
——阔步迈向21世纪的市肿瘤医院巡礼之三

为了满足人们不断提高的医疗需求，树立医院良好形象，市肿瘤医院结合医院实际，围绕以"病人为中心"，启动温馨服务工程。针对老百姓常说的就医"七难"：住院难、吃饭难、洗澡难、上厕所难、打电话难、找专家难、找科室难等问题，市肿瘤医院从加强硬件设施和软环境建设入手，实施了温馨门诊，温馨病房、温馨环境，温馨保障系统的系列便民举措。想方设法解决"七难"，努力为患者提供方便，赢得了广大病员的赞誉。

绿绿豌豆头 拳拳天使心

在南通市肿瘤医院有这样一群护士，她们常年默默无闻，任劳任怨，在平凡的护理岗位上奉献着爱心。把最真诚的爱心献给病人，为病人带来温馨，点点滴滴的小事感动了病人，病人称这里是"温馨之家"。

患者孙某，乳腺癌根治术后为进一步巩固疗效，医生决定再进行化学治疗，可患者化疗后食欲极差。责任护士陆亚梅焦虑万分，经常关心患者。一天，患者提出想吃清炒豌豆头，而当天食堂没有供应，小陆得知后下班回家买了豌豆头，亲自炒了一碗，端到病床边，病人激动得流下两行热泪。她哽咽地说："当年我支持边疆建设，条件再差，气候再恶劣都没有掉一滴眼泪。今天虽然端来的是一碗豌豆头，但我看到的却是你们白衣天使的一颗真诚的心，真是太谢谢啦！"从那以后，病人战胜病魔的信心更足了，很快便痊愈了。

加大硬件投入 营造温馨环境

该院加大硬件设施投入力度，美化、绿化医院，改造大环境，力求把医院建成一个花园式的休养场所。院内鲜花常开，绿树丛丛，喷泉假山，楼台亭阁，绿化面积达33.8%。该院还千方百计改善诊所条件，如：在候诊大厅等处设置大屏幕电视机，在门诊各候诊厅设饮水机，为每个病室安装空调机，在门诊及病区安装IC电话机，配备病员转运所需的担架和轮椅，开设病员食堂，提供营养丰富、品种多样的饭菜，处处给病人以方便、舒适。

加强软件建设细化温馨服务

该院抓软环境建设，从优质服务入手，开展思想教育，使职工转变服务观念，确立医疗服务应满足社会需求的思想，在主动适应上下功夫。在医院形成了全院围绕医疗转、医疗围绕病人转的工作模式，将以病人为中心的思想落实到日常工作中，把病人的满意作为衡量工作的标尺，提出了"让病人挑选医生""把时间留给护士，把护士还给病人""病人在我心中、质量在我手中"等优质服务口号。在门诊深入开展窗口岗位优质服务竞赛活动，全院推行社会服务承诺制，实行出院病人回访制、一次申告待岗制、收费公示制，住院病人座谈、测评、签约制等方式督查服务质量。改革服务流程，简化就诊程序，落实便民措施，在院内设立若干个院长信箱，聘请行风监督员，建立值班主任制和导医制，实行导医、挂号、划价、收费、取药一条龙服务，并为有需要的病人提供代寄化验单、代邮药品、代办住院手续等；医技科室取消预约制度，病人随到随做，及时发放报告；特殊检查最大限度缩短发

报告时间，另外，各科还派副主任以上医师上门诊，提高诊疗质量。行政后勤实行"三下一上门"服务，全院上下整体联动，形成病人第一、服务第一、质量第一的管理格局，力求使病人满意而归。

精心医治救患者 慷慨解囊献爱心

医务人员不收病人的红包，反倒给病人送去钱物，这样的事您或许没听说过，但这的的确确发生在市肿瘤医院里。

72岁的吴福林是如东县新光乡凤阳村的孤寡老人，今年不幸患上了皮肤癌，他慕名来到南通市肿瘤医院求治。放疗科蔡晶主任和床位医生了解到老人家境十分困难的情况后，将此情况向全科人员作了说明，要求全科医护人员全方位地给予老人帮助。老人入院后，医护人员立刻为其进行了详细的检查，制定了周密的治疗计划。护士们为老人铺好床褥，领好生活用品。当老人为一日三餐发愁时，放疗科的全体医护人员又自发募捐了几百元钱和菜票送到了老人的手里，吴福林老人激动地跪倒在地，连声道谢："谢谢市肿瘤医院救了我，谢谢肿瘤医院的好人。"

其实像这样的事在市肿瘤医院不胜枚举。如：三病区护士刘娟从家中端来饭菜送给一位无人陪护的病员；急诊室护士许容芳将自己带的晚饭送给一位极度贫血的患者；六病区医务人员捐款给一位白血病儿童患者；加速器治疗室医务人员为贫困患者捐医疗费等。由此可窥到市肿瘤医院温馨服务之一斑。

有意见 找院长

"设立院长信箱"，这是该院为广开渠道听取社会反馈而推出的温馨工程系列举措之一。长期以来，医院为了面子，怕被投诉，怕被提意见，有时对存在的问题能掩则掩，因此导致了病员满意度不高。市肿瘤医院不怕揭短，不护短，主动听取意见，除设立院长信箱外，该院还采取走出去、请进来的方法对医院各方面工作进行测评，走出去——对出院病人回访；请进来——聘请了十多位行风监督员进行监督、定期邀请住院病人座谈。通过这些方法广泛听取意见，强化质

量意识，改善服务态度，改进各方面的工作。诚信感动了病员，今年该院共收到感谢信、锦旗等30余封（幅）。诚信吸引了病员，4月份该院平均床位使用率大幅上升，达到98.5%，居市直医院之首。

没有休息日的医生

19岁的匡某在上海被诊断为"肺癌、食道癌"并发而拒绝治疗。绝望之余，匡某和父母抱着试试看的心情来到南通市肿瘤医院。内科主任、全国卫生系统先进工作者谭清和副主任医师收治了他。凭着医生的良好的医疗技术和高度的敬业精神，谭主任放弃休息，整整两天守候在病人床前观察病情。依靠着丰富的临床经验，配合摄片等辅助检查，他果断地作出了纵膈淋巴瘤的诊断，并根据病人的身体状况制定了周密的化疗方案。化疗期间，谭主任密切关注用药效果，及时校治化疗反应。一段时间后，奇迹出现了，靠氧气维持呼吸的小伙子站起来了。摄片结果：纵膈淋巴瘤消失了。青春和活力又赋予了匡某年轻的生命，欣喜的匡某家人要向为此熬过几十个不眠之夜的谭主任表示谢意，被他婉言谢绝了。"既然选择了从医，就没有想着要有休息日，为病人服务永远是我的职责。"这句话，是谭主任和他的同事们的共同心声。

（摘自2000年6月14日《江海晚报》）

"严医生，亚克西！"
——记南通籍援疆干部严峰

到新疆伊犁州友谊医院采访严峰，是在本月的18日。同时兼任着医院肿瘤内科和放射科两个科室负责人的严峰一直忙得不可开交，这在我们抵达新疆伊犁之前就有所耳闻。因为他工作的那家医院是当地规模最大的，所以收治病人也最多，病人中疑难杂症的比例也最高。

找到严峰已是中午12点钟，他正在手术大楼的一间观察室里通过电脑对一位胃癌患者的近期病情作进一步观察。过一会儿他将为这位病人作穿刺介入治疗手术。我们走进屋子，严峰只是起身和我们简单地寒暄了两句，便跑到隔壁的手术室去了。病人正躺在手术台上等他。透过玻璃，我们看到严峰穿上了一件蓝色的围裙。陪同的同志告诉我们，这种围裙是铅制成的，每件有15公斤重，它的功能是阻挡X射线的辐射。虽然采取了这样的防护措施，但X射线还是会通过头部、颈部和臂部等裸露部位对人体造成伤害。事实上，严峰医生的每一次手术都是对自己的一次伤害。

1999年7月1日，时任南通市肿瘤医院介入科副主任严峰，离开了山清水秀的家乡和朝夕相处的亲人、同事，来到了满眼都是戈壁、荒漠、雪山、牧场的西北边陲。作为援疆的技术干部，他此行的任务是帮助当地医院建立一支在肿瘤治疗方面能独立、有效开展工作的医护人员队伍。一年多来，严峰已为400多位肿瘤病人作了诊疗，并为其中的30多人做了介入治疗手术。而此前的近10年时间里，严峰所在的这家医院仅开展了16例这样的手术。在新技术的运用方面，严峰更是做出了很大贡献，深静脉导管留置、深静脉置管持续化疗、经皮肺穿刺活检、经皮乳腺肿块活检、小肝癌无水酒精硬化治疗、肾动脉化疗性栓塞加手术切除等手术，以前在当地医院从未开展或很少开展。现在，这些先进治疗方法都在临床得到了运用。到伊犁一年多，严峰主持开展了12个治疗项目，取得了良好的疗效，挽救了大批患者的生命。

沈柏松是严峰到达新疆后接触的第一位肿瘤患者。我们采访的那天，他是自己骑着自行车从家里赶到医院来的。去年7月，沈柏松感到肝区疼痛，在其他医院治疗后病情非但没有好转，反而有恶化的迹象。8月初，他被转到了伊犁州友谊医院。此时，CT检查结果表明，他的肝癌肿块已达6厘米。沈柏松碰上了刚刚来到新疆的严峰。经过4次介入治疗，目前，沈柏松的肝癌肿块已经消失，现在他白天能够出去打牌，晚上偶尔还跳跳舞。他说："要不是党把严医生派到我们新疆来，我恐怕早就见阎王了。"说这番话时，48岁的沈柏松眼中含满热泪。

"严医生不但自己医术高明，而且还特别愿意把技术教给我们。"买买提·克里木是严峰同科室的维吾尔族医生，他告诉我们，和严峰相处一年来，他学到了很多东西，像深静脉置穿刺的技术，原来在他们医院是空白，是严医生手把手地教会了他们。

说起严峰的为人，医院的上上下下没有不竖大拇指的。医院副院长黄建乐告诉我们："严医生虽然是一名援疆干部，时间也只有3年，但他没有临时思想。他爱医院如家，经常利用去内地出差的机会，为医院联系医疗器械，并处处精打细算。他更是视患者如亲人，视民族同志为兄弟。"今年春节前，严峰为一位维族病人做了手术。回通过年期间，他老是放心不下那位患者，经常打电话询问情况，叮嘱有关注意事项，还专门为病人寄了两次在新疆买不到的药物。

刚到伊犁时，严峰看到医院的医疗服务不太规范，给病人和家属带来了不少痛苦和麻烦。于是，在他的主持下，科室制定了《医患协议书》《介入治疗护理常规》《化疗知情书》等一系列医疗文件，从而使科内的规范管理上了一个新台阶，也大大减少了医疗事故和医疗纠纷的发生。现在在伊利州友谊医院，许多病人哪怕等也要等到严峰给他们看病，他们说："严医生，亚克西！"

正因为严峰的出色工作和与各民族兄弟的友好相处，今年7月，他被评为民族团结先进个人。

手术进行了一个半小时，走出手术室，严峰已是满脸疲惫，不过他很欣慰地告诉我们，手术进行得很成功。

我们跟着严峰走进了他的宿舍，让我们奇怪的是，整个宿舍显得有些冷清。后来，我们了解到，和严峰一起来的江苏援疆医生，已满一年的已相继离开新疆返回内地去了，而由于工作的性质，严峰还必须再留下来两年。

到房间后，严峰做的第一件事是和母亲通了个电话。在电话中，他要母亲安心养病，积极配合医生治疗，不要考虑能不能报销的问题。原来，他的母亲最近患了肾炎，即将住进市第一人民医院。

严峰说："作为祖国最西北的土地，新疆确实缺医少药，这里真的很需要我们。"其实远在万里之外的那个家，又何尝不需要他呢？严峰年迈的岳父正患肺结核住院，柔弱的妻子既要照顾年幼的女儿，又要看护病中的老人。每次听完妻子的"汇报"，严峰都感到深深的内疚。要知道，在家时，他也是个好儿子、好丈夫、好父亲啊！然而，面对边疆被肿瘤折磨的患者期待的眼神，面对他返家时在这里等待的病人反复询问的"严主任什么时候回来"的话语，他知道，他应该留下来。无意间，我们在他宿舍的电脑上发现了这样的句子，那是他用来激励自己的话："这里的病人需要我，那我就应该毫无保留地把自己的智慧奉献给他们。耐住寂寞，方显本色！"

那天晚上，严峰的一位维吾尔族同事一定要邀请我们这些来自严主任家乡的记者去他家作客。围坐在羊毛毯上，端着马奶子酒，严峰唱起了我们耳熟能详的歌："美丽的新疆我的家……"此时，严峰脸上的神情绝对真诚。

(赵彤 杭宇)

(摘自2000年8月《南通日报》)

用爱心为生活制造感动

——记市肿瘤医院内科主任、副主任医师谭清和

"这样的谢意我不要，病人的康复就是最好的报答，这些钱给你儿子买点营养品吧。"谭清和医生边说边把"红纸包"退给一对中年夫妇。"这……"中年夫妇哽咽了。

4个月前，这对中年夫妇19岁的爱子被某医院诊断为"肺癌、食道癌并发"而拒绝治疗。望着奄奄一息的爱子，他们心如刀绞，绝望之余把儿子送到市肿瘤医院。面对年轻且如此危重的病人，谭清和深知责任重大。他放弃休息，守在病人床前观察病情。经过两天的观察，凭着丰富的临床经验，配合摄片等辅助检查，他果断地作出了病人患的是"纵隔淋巴瘤"的新诊断，并根据病人的身体情况，制订了周密的化疗方案。化疗时，他亲自守在病人床前观察用药，一旦有化疗反应，及时给予治疗。一段时间后，奇迹出现了，靠氧气维持呼吸的小伙子站起来了，摄片检查发现，纵隔淋巴瘤消失了。这一奇迹，怎不使这对曾为儿子的病辗转奔波、愁肠百转的夫妇心花怒放，怎不对这位有精湛医术和高尚医德的医生感动不已呢？

谭清和从医30多年来，廉洁行医，坦荡做人，不求回报是他一生的追求。一位胰头癌患者因阻塞性黄疸，全身金黄，已辗转数家医院治疗，医生都不敢和他接近，给患者思想上造成了很大的负担。他抱着试试看的态度来到市肿瘤医院，谭清和主任接待了他，不仅为他进行了认真细致的检查，迅速确定了治疗方案，而且经常从生活上关心他，从思想上开导他，使他深受感动。病人在给谭主任的感谢信中深情地写道："自从得病以来，几家医院的医生中，只有谭主任是真正把我当人看待的。"

一位曾经在枪林弹雨中挺过来的姓戴的老干部身患"后腹腔恶性肿瘤合并广泛转移"合并心脏病，某大医院的专家曾断言他的生命不会超过3个月。对心血管系统疾病造诣颇深的谭主任运用内分泌治疗，使戴某的生命延长了3年。一天深夜两点钟，患者出现严重的紫绀、呼吸困难，谭主任听到消息火速赶到病房，立即组织抢救至清晨。当患者转危为安后，在场的同志这才发现谭主任只套了一件衬衫。初冬天气颇冷，患者十分过意不去。谭主任却打趣说："这跟上战场差不多，只要打的是胜仗就行了。"这位病员3次战胜了癌魔，谭主任感到很欣慰。能使患者的生命延长是他作为一名肿瘤专科医师最大的心愿！凡经他诊治的病人及家属提起谭主任都交口称赞，谭主任服务态度好，两袖清风，医术高明。也曾有人劝他应该跟得上"形势"。谭主任淡然一笑："我们是人民的医生，为民看病是天职，何需再要什么回报！"

医学是严肃的，癌症是当今世界性难题，谭主任深知：攻克癌症的道路是艰辛的，既不能墨守成规，又不能盲目治疗。患者怀着"希望"来求医，总不能让他们太"失望"啊。谭主任在这条攻克难关的道路上探索着。多少回，为了某个疑难病症，常常不耻下问；多少次，为了查阅最新资料，他夜不能寐；多少个白天夜晚，为了观察病情及用药后的效果，常常亲自守在病人床前；多少次抢救，他冲在前面，口对口为病人作人工呼吸，做心脏按摩。即使是节假日，病房里也有他忙碌的身影。常有人问他："人家都盼着早点下班，你怎么一点都不着急？"确实，为了病人，他像一台上足了发条的机器，忙个不停。一份耕耘，一份收获，在孜孜不倦的研究中，一篇篇具有重要价值的论文产生了。近年来他先后在省以上杂志发表多篇论文。他参与研究的"人体甲胎蛋白变异体的实用价值""微波治疗的临床应用研究"及"肿瘤标志物相关蛋白的检测及临床应用研究"分别获得省卫生厅科技成果二等奖、南通市科技成果二等奖。

从医30多年，他仅是一位称职的医生，却

不是称职的丈夫、父亲。事业上的忙碌使他顾不上家庭。多少次刚端上饭碗被叫去急救，多少次深更半夜被电话铃唤醒，多少次女儿想听他辅导功课时，他急匆匆地走向病房，多少次妻子想要他陪着逛街购物时，他守候在病人床边。去年秋天，一位系统性红斑狼疮患者急需转上海会诊治疗，谭主任主动承担了陪同及交接病情、联系床位的任务。就在出发的前一天晚上，他爱人胃病急性发作，痛得直打滚，谭主任稍作处理和安排，第二天清晨顾不上陪伴生病的爱人，仍然陪同住院病人去上海，并在上海将护送的病人安排妥当后才回通。今年他唯一的女儿到上海参加高考，年龄小，又人生地不熟，多么希望上海籍的爸爸能多陪她几天，然而谭清和心里实在不放心他精心治疗的病人，直到高考的第一天才赶到上海。高考结束的当天他又赶回医院。而对家人，他内疚；面对病人，他坦然。他有一颗对病人全心全意的责任心，他把爱无私地奉献给了社会和病人。

（吴俊 志友 雪冰）
（摘自2000年10月27日《南通日报》）

病人需要这样的医生
——记市肿瘤医院胸外科主治医师施民新

"我代表同室的病友及家属，说说我们的心声，我们需要施民新这样的医生。"如皋市马塘中心小学韩老师在感谢信中这样说。

去年9月下旬，韩老师的母亲因患乳腺癌住入市肿瘤医院外科。手术前，患者情绪波动较大。施民新医生得知这一情况后，耐心开导，深入浅出地为病人和家属讲解病情及预后，打消了患者的恐惧心理。为感谢施医生的细心治疗，也为了消除对手术的一份担忧，韩老师悄悄地将"红包"送给施医生，被他谢绝。手术成功了，韩老师非常感激，想"表示"一下，又被施民新退回。施医生说："这是我的工作，钱还是留给你母亲用来治病吧。"

手术后，恰逢国庆节放假。天公不作美，秋雨一直下个不停。韩老师想，看来只好等施医生上班才能换药了。谁知道，10月2日一清早，施民新就走进了病房。"今天不是你休息吗？"施医生笑了，风趣地说："你的学生可以放假，我的病人可不休假哟。"直到亲手为韩老师母亲和几位病人换好药、仔细询问过每个病人的病情后，他才匆匆消失在雨帘中。可又有谁知道，这两天他自己年幼的女儿正出水痘，妻子又在外地学习，他是把生病的女儿托付给年迈的父母看护，

冒雨从十几公里外的市区赶到医院来的。事后，韩老师深为感动，特地写了封感谢信寄到院长信箱。

在施民新的从医生涯中，这样的事例还很多。大丰县一位老年乳腺癌患者，由于病情延误，来医院治疗时，乳房已溃烂流脓血，发出难闻的恶臭，连病人的家属也不愿帮她清洗、换药，施医生认真诊断，精心治疗，病人病情很快得到控制。出院后，病人家属在行风回访信中评价："肿瘤医院的医生是好样的，特别是施民新这样的好医生，不仅医术高明，而且医德高尚，真是人民的好大夫！"

施民新1988年以优秀的成绩毕业于南通医学院。分配到市肿瘤医院外科后，他把当一名好医生的立业准则牢记在心中，付诸在踏实的行动中。在新党员入党宣誓仪式上，施民新倡议："我们全体党员远离'红包'。"他的这一承诺在市肿瘤医院党委办公室收到的感谢信和回访信中已多次得到印证。

作为一名外科医生，施民新深知，仅有高尚的医德和对病人的爱心还远远不够，还必须不断学习，掌握精湛的医术，才能更好地为患者服务。在从医的道路上，他几乎把所有业余时间都

用在钻研业务上。1993年，他在上海胸科医院进修，如饥似渴地汲取新知识、新技术；1995年他参加了"研究生代培班"，将所学的知识与临床实践相结合。为了解世界抗肿瘤动态，提高业务水平，总结实践经验，他还自费购买数千元的医学书籍，并上网查阅资料，全身心投入到学习研究中去。近年来，施民新撰写的8篇论文在省级以上医疗专业杂志上发表，5篇论文在全国性的学术会议上交流并获奖。2000年10月，他撰写

的学术论文《吻合器在食道外科中的临床应用》，在北京国际会议中心举办的全国肿瘤大会上交流，并荣获优秀论文奖。

施民新就是这样，在平凡的岗位上体现着新时代青年医务工作者的崇高思想境界，实现着他人生的价值。

（严志友）

（摘自2001年1月17日《南通日报》）

是护士，更是天使
——记市肿瘤医院八病区护士

也许她们并不伟大，但多少伟大的人们离不开她们悉心的关怀；也许她们并不娇美，但多少娇美的生命离不开她们温柔的呵护。当你走进市肿瘤医院八病区——整体护理模式病房时，你就会发现她们匆匆的脚步，忙碌的身影。她们就是八病区的全体护士。

从卫校毕业后来到地处市郊的市肿瘤医院工作时，她们差不多只有十八九岁，正值花样年华。可在这里，她们面对的却是身患绝症的病人，稚嫩的肩膀担起的是沉甸甸的重担。虽然每天的工作是那样繁琐，虽然每月的薪水并不高，常常为了抢救重症患者，还要加班或不能按时下班，有时还要冒着严寒飞雪上夜班，可她们没有一句怨言，只是默默地帮助不幸的人走出生命的沼泽地。八病区是内科化疗病区之一，收治的大多是中晚期及手术放疗后需进一步巩固治疗的肿瘤病人。由于长期化疗及营养消耗，病人的静脉大都已失去弹性且不易显现。这就要求护士在进行静脉输液时不仅要细心耐心，还要具备较高的技术水平，尽量做到"一针见血"。但是，凡住过这里的病人对护士们的静脉穿刺技术都赞不绝口，这与她们平时苦练扎实的基本功是分不开的。

自1998年7月以来，八病区开展了全新的护理模式——整体护理。这是以病人为中心，护理

程序为框架的一种较为先进的护理模式。护士不仅需要有高度的同情心、责任心，还必须掌握全面的医学知识、操作技能及心理学、美学、公共关系学、人文科学等方面的知识。前年3月，八病区收治了一位肺癌脑转移的女病人。由于肿瘤压迫了语言中枢，病人失去了说话的能力，使得原本爱说爱笑的她一下子成了"哑巴"，但这并未妨碍护士们与病人的交流。每天早晨护理查房时，副护士长陈红梅总是轻轻握住病人的手在她耳边问道："昨晚睡得好吗，还头疼吗？"病人或点头或摇头，或微笑或叹气，在这些平常的表情中，护士们就知道了病人的感受。而责任护士黄胜、秦云霞每天一大早就赶来，先给病人梳理凌乱的头发，再用床刷刷去床上的发屑，整理好床铺，再给病人拿来一份《健康教育报》，用报上事例鼓励病人战胜病魔。有一天晚上病人化疗后，呕吐反应较重，有些闹情绪，不肯接受治疗，不吃不喝。值班护士周小梅连忙来到床旁安慰她，耐心告诉病人恶心呕吐是最常见的一种反应，这不必紧张，一般用了止吐药后会好转。她又叮嘱家属病人饮食要清淡些，不要太油腻，以免加重恶心感。经她反复解释，病人和家属都松开了紧锁的眉头。病人化疗结束出院时，有口不能言的她激动地在病区黑板上写下一行大字："谢谢你们，美丽的护士小姐！你们是天使。"

由于科技飞速发展及知识的不断更新，社会对护理人才的要求也越来越高。而八病区护士小姐们不断地充实自己，紧跟时代步伐。孙小云、黄胜、秦云霞已先后通过了护理大专的自学考试，拿到了南京医科大学的毕业证书，目前，她们又在努力学习计算机及外语知识。而陆勤美、陈红梅护士长更是一边学习理论知识，一边开展新的护理技术项目，自1998年以来，她们在内科病区已成功地进行了1000多例"经锁骨下静脉穿刺置管并留置"输液。她们的这手"绝活"在南通地区乃至外省市都小有名气，连广东湛江市护理界的人士也慕名前来学习。

（陶　冶）

（摘自2001年2月28日《南通日报》）

从伯乐相马到赛场选马

——市肿瘤医院干部竞争上岗见闻

"不想当元帅，就不是好士兵"。5月份以来，市肿瘤医院院长姚伟在推进医院人事、分配、后勤等5大改革动员会上的这句话，激动着全院职工的心。把全院临床医技科室和机关职能科室的22个中层干部岗位全部拿出来，鼓励全院职工竞争上岗，变伯乐相马为赛场选马，这在目前全市卫生系统中尚属首次。

"今天我心里有点害怕，又有点激动，作为医院基建办的一个普通工人，走上这样的讲台还是第一次。"参加竞争总务科副科长职位的黄治德在讲台上，声音有些哆嗦。台下，领导组、专家组、群众组等15人组成的测评团认真地听着、记着。"去掉最高分、最低分，采取定性和定量的方法，公开、公平、透明地选拔干部，是这次竞争上岗的特点。"院办主任展宝田这样介绍。

这是5月30日医院干部竞聘的一个场面。而为了这次竞聘，参与竞争者足足经过了数月的准备，针对医院存在的一些不足，提出了许多建设性的建议。"竞争上岗既是将竞争机制引入干部人事制度的重要手段，也是建立现代医院管理框架的重要措施。"从竞争者发表的一份份施政纲领中，医院的现职领导感到压力。当了10多年院办主任的展宝田说："我这个岗位也有不少同志竞争，我感到自己必须尽快更新知识，提高办公室工作效率，使自己更适应建立现代代医院的要求。"一些参与医技科室负责人竞争的同志，提出了加速医院设备更新、提高使用率的种种建议，现任领导感到形势逼人，不得不改。

"我在医院工作10多年，是目前卫生系统惟一通过省事业单位高级电气技师考试的工人技师。在同事的协助指导下，我完成了深井泵的电气控制部分改造，改变了原来深井泵需24小时值班状况，为医院节省了数十万元；我改造了医院手术室的脚踏吸引器，将它改由高度自动灵活的电气控制……"演讲席上，黄治德渐渐恢复了自信心，谈起业务，头头是道。在演讲结束后，医院还进行了书面考试，参考人员回答36道关于当好中层干部的试题，从另一个侧面测试竞争者的能力和素质。

"树挪死，人挪活"。通过竞争上岗，激发了人的活力，一批原先不在领导层视线内的能人开始脱颖而出。院长姚伟称，赛场选马，必将全面提升医院竞争力，为建设现代化医院奠定基础。

（摘自2001年6月5日《南通日报》）

肿瘤专家勇克"三难"

25日,南通市肿瘤医院的专家们又创下了一个首例:为20个月女婴切除先天性巨块恶性肿瘤,手术获得成功。

上午8点30分,来自盐城射阳的患儿周婷婷被推上了手术台。手术室外,她的父亲周强告诉记者,前些天发现孩子饮食有些反常,粥饭是一口也不肯吃,只靠奶粉、饮料充饥。后来在抱孩子的时候,他发现孩子腹部似乎有硬硬的异物,就送到当地医院检查,方知为肿瘤。抱着一线希望,上周三,周强抱着小婷婷慕名来到了南通市肿瘤医院。

经院方专家检查,小婷婷所患为先天性巨块恶性肿瘤,全国罕见。由于手术风险很大,用专家们的话来说,这项手术有"三难"。一是患儿年幼体弱,身体素质差,手术创伤大,风险大;二是瘤体本身大,要将之切除,难度比较大,而此类手术在国内也鲜有记载;三是麻醉关,稍有不慎,患儿的不配合将增大手术难度及危险性。因此,南通市肿瘤医院的专家们为小婷婷会诊多次,并制订了详细的手术方案。

经过一周积极充分的术前准备,医院组成了

20个月女婴死里逃生

以蔡忠仁副主任医师及黄健副主任医师为主的手术组。手术当天,医务科长、外科副主任医师许广照、大外科主任蒋松琪等专家也赶到现场。术前麻醉则由省内麻醉界的权威陈海涛医师亲自操作。

据陈海涛医师介绍,由于患儿年纪太小,因此对她采用了全身静脉麻醉,这样小婷婷在手术过程中将无痛无知觉。同时,院方还在手术中使用了目前最先进的Datex-ohmeda监护仪器,对病人进行全方位监护,确保手术顺利进行。从现场情况来看,小婷婷的心跳、血压、呼吸等都一切正常,出血量出比术前估计的要小得多,情况比较稳定。

上午9点40分,直径大约12厘米的肿瘤被成功切除。主刀医师蔡忠仁在接受记者采访时称,为患儿施行的是背叶切除术,从肿瘤情况来看,与术前诊断基本一致。小小的意外是患儿肿瘤与结肠、胆囊有粘连,但这一问题很快就被解决,手术进行得非常顺利。

(摘自2001年7月7日《南通日报》)

南通市肿瘤医院积极创建"百姓放心医院"

日前,江苏省南通市肿瘤医院积极响应中华医院管理学会号召,在全市率先启动创建"百姓放心医院"活动,旨在通过加强医院自律,主动接受社会监督,依法治院、以德治院,融洽医患关系,为社会大众提供标准、满意、放心的医疗和护理服务。

为使此次活动真正落到实处,该院专门制定了实施方案,主要包括以下内容:一是抓好职业道德建设,组织全院职工认真学习《中华医院自律公约》《江苏省医疗机构服务规范》以及市、院有关行风建设规定。院长与各临床医技科室负

责人签订了行风建设责任状,狠抓职业道德建设,严惩"红包""药品回扣"等问题,增强职工自律意识;二是广泛向患者宣传"五个明白""五个知道",让患者明白自己的权利和义务,使医疗秩序井然,医疗环境舒适;三是做到收费规范、公开,全部收费项目不仅上墙公布,还在门诊大厅设立了触摸屏查询系统,增加收费透明度;四是深入细化"温馨服务工程",结合创建"文明城市、文明单位",完善及新增一系列便民措施,如落实"首科首诊首问负责制",医院职工对任何患者的提问要有问必答,热情服务;继

续免费为病人提供饮用水，强化特殊病人服务中心工作，为年老体弱、行动不便的病人免费提供担架、轮椅服务；落实责任医生、责任护士制度，发放医护人员服务卡，向住院期间过生日的病人赠送生日蛋糕；继续完善门诊病人选择医生、住院病人选择医疗组的举措，病人对不满意的医护人员可随时提出更换。医院还将聘请社会各界人士担任监督员，设立"百姓放心医院"意见箱等，广泛听取患者的意见，接受社会监督。

南通市肿瘤医院院长姚伟同志表示，这次活动将真正做到自律不手软，维权不护短，真正以百姓放心、社会满意为标准。

（严志友 顾智伟）

（摘自2001年7月10日《医院报》）

无 悔 的 追 求

——记市肿瘤医院副院长龚振夏

"既然选择了从医，就要作出牺牲，因为你面对的是人的生命。"与市肿瘤医院副院长龚振夏熟悉的人经常会听到这句发自肺腑的感叹。是啊，作为省内外知名的化疗专家，从大队卫生室、公社卫生院直到县医院、市医院，龚振夏从医30余年，抢救、会诊、苦读、科研贯穿了他的全部生活，他把青春和热血全都献给了他的病人，献给了他苦苦追求的肿瘤防治事业。

大学毕业后没几年，龚振夏调至市肿瘤医院。一次，一个被诊断为高血压、遍访名医不见效的姑娘，偶然由亲戚介绍到市肿瘤医院。已快到下班时间了，医生作了常规检查，病人也没抱多大希望。但令人吃惊的是，病人刚在旅馆住下，那位年轻的医生找来了。原来，龚医师下班后，总觉得病人的情况有些异常，他顾不上吃饭，要求再对病人进行听诊，反复听了好一阵子，情况在他脑子中越来越清晰：肾血管杂音明显，是肾性高血压。后来明确诊断果然是肾动脉狭窄引起的高血压。病人万分感动，说从未见到这样认真的医生。

正是这股拼劲和钻劲，使这位当时资历尚浅的年轻医生很快脱颖而出。他的胆略和才华随着一个个成功的诊断得到越来越多的病人和同行的信任与认可，他甚至经常提出与上级医生相左的判断，尽管这样做风险很大，然而事实往往证明他是对的。从主治医师到内科主任，再到业务院长，他前进的每一步都浸润着勤奋、敬业的心血。

龚振夏副院长是有名的会诊"专业户"和抢救"急先锋"。市肿瘤医院大外科主任蒋松琪记得，一次一个病人贲门癌手术后小便特别多，连续4小时血压不正常，病人生命垂危。那几天，龚振夏自己身体也不好，但听了情况后，他二话没说，从病床上爬起来，拿出了处置意见：推后叶素，推白蛋白。半小时后，病人血压上来了。在场的年轻医生都向他请教为什么这样处理。他说："休克是假，肾衰竭是真。医生平时要多看书，多接触临床，功夫在平时呀！"前些时，妇科的一个手术病人输了2000毫升血，血压就是上不去，医生按照龚院长的意见，推注7.5%的氯化钠，病人血压上来了。

多年来，龚振夏在临床治疗中屡出奇招，跟他长期养成的严谨治学的作风是分不开的。他常常苦读到深夜，即使现在年事渐高，名望大了，他依旧勤读不辍。"这个问题，到目前为止，国际医学界是这样认为的……"这是他会诊时常说的一句话。看似寥寥数语，实则包含了多年苦读的艰辛呀！这些年他先后撰写了数十篇论文在国内肿瘤学权威刊物发表。为了一篇论文，他往往要查阅大量的资料，每个观点、每个数据都力求缜密精确。最近，他的论文《恶性肿瘤化疗后粒细胞缺乏症29例报告》应邀在中国医学科学院协和医学交流中心交流，引起国外医学界的关注，加拿大、瑞士等国的医学科研机构纷纷邀请他前去讲学或交流。

作为南通地区首屈一指的化疗专家、一家地市级肿瘤医院的业务院长，为了病人，为了他痴迷的肿瘤事业，他常常日夜工作在医院里，所以他对妻女怀着深深的歉疚。偶尔抽空回家，同事们就和他开玩笑：龚院长今天"探亲"了。就是这难得的"探亲"，他也因为老想着工作上的事，以至好几次回家走错了门。

（顾智伟）

（摘自2001年7月31日《南通日报》）

让卫生资源"动"起来
——从市肿瘤医院"连锁"城东医院说起

8月上旬，经过历时数月的艰苦谈判和层层报批，本市首家跨地区、跨部门、跨所有制的肿瘤医疗联合体——市肿瘤医院城东分部合作协议正式签约，在城东医院的3楼，一个由江坚等知名肿瘤专家挂帅，拥有30张病床，内、外、妇科各科兼备的肿瘤"连锁医院"，进入紧张筹备阶段。

此举如一石击水，在市肿瘤医疗市场上激起阵阵波澜：市区以及启东、海门等地区病人不用到通州平潮，就可以得到"原汁原味"的诊疗服务。肿瘤医疗市场竞争升温，是市肿瘤医院"连锁"城东医院的必然结果。同时从卫生资源融合重组和卫生体制改革、机制转换的角度看，原先呆滞凝固的卫生资源"动"起来了!这不啻于今年我市卫生改革的一声响雷。

地区所有、部门割据、条块分离，这曾是困扰我市卫生事业发展的一大难题。以城东医院为例，这家由崇川区钟秀乡投资兴办、位于工农路的医院，前些年为支持大交通建设付出了代价，在多方筹集资金建起堪与市三级医院媲美的病房大楼后，又陷入了少人少技术、有事不能干的境地。与此同时，在我市肿瘤治疗上具有比较权威地位的市属肿瘤医院，尽管设备先进、技术力量雄厚、医疗服务面广，但在各医院纷纷抢"吃"肿瘤饭的态势下，也因地处平潮，白白失去了市区一块市场。

这看似局部的矛盾却折射出普遍的矛盾：我市城乡卫生资源不平衡和不合理。据不完全统计，占全市人口80%的农民只拥有卫生资源总量的26%，而占人口总量20%的城市人口却拥有卫生资源总量的74%。在一些乡镇卫生院中，"赤脚医生"还是"顶梁柱"。有人说，过去，城市的卫生资源是城里人的优势，现在却似乎成了包袱。

让卫生资源在城乡之间由死变活，流动起来，需要创新。创新并不仅仅在于卫生行政部门搞的卫生资源布局和统筹规划，更重要的是医疗卫生单位的积极性、主动性和创造性。"连锁医院"，无疑是一个"双赢"的办法。城东医院负责人说，市肿瘤医院与我们的合作，不仅带来了技术，还将会带动我们后勤、辅助检查科室等一系列医院内涵建设。市肿瘤医院院长姚伟称，抽派来的医务人员，人事、工资关系仍由医院管理，分院的收费按乡镇卫生院略高标准收取，这种"市级技术、乡级收费"的形式，必定会受到欢迎。

卫生资源"动"起来，还仅仅是卫生改革的第一步。双向转诊、大型设备共享、人员技术共享等目标，还必须通过卫生资源重组等办法实现。改革的好戏在后头。

（摘自2001年8月14日《南通日报》）

江海平原上的肿瘤"判官"
——记南通市肿瘤医院病理科

常言说，天有不测风云，人有旦夕祸福。对于很多肿瘤患者来说，他们的祸福常常系于病理医生的一纸诊断书上。

通州刘桥农民张某深有体会。1986年，他42岁，上有老下有小，是家中的顶梁柱。他因胸闷、咳嗽、呼吸不畅到当地医院检查，竟在胸水中发现了癌细胞。"报告拿到手上我吓坏了。"时隔15年老张仍心有余悸，"一个月掉了10多公斤，走路都要靠拐杖"。对一个正值壮年的汉子和他的家庭来说，这一切不啻是飞来横祸。他托人把片子拿到市肿瘤医院病理科会诊，脱落细胞室的吉志固主管技师经仔细阅片分析，初步认定原诊断可能有误，请病人来院抽胸水复查，结果是"未找到癌细胞"。这一诊断对于老张家实在太重要了。"就像做了一场噩梦，吓得要死，醒来才知道不是真的，吉医师就是把我从梦中唤醒的人。"老张说。实际上他得的是结核病性胸膜炎。经过治疗，他和家人又找回了健康幸福的生活。

一顶癌症的帽子可以压垮一个人的精神，帮助病人甩掉"莫须有"的癌症帽子无异于让人获得新生。而癌症的早期发现、早期治疗，从而获得较好的疗效，则是患者不幸中的万幸。

在一次健康检查中，市区某中学一位55岁的女教师被市肿瘤医院病理科诊断为宫颈癌。患者及家属不愿相信这一残酷的事实，又到市内某医院检查，结果被认为是宫颈炎。家属气呼呼地到市肿瘤医院找诊断医生。医院安排病人重新免费检查，结果维持原诊断。病人家属实在不甘心，又到上海会诊。20多天后家属再次来市肿瘤医院，见到诊断医师双手作揖致谢。原来，病人在上海确诊为宫颈癌并立即做了手术。家属感激地说，多亏市肿瘤医院的正确诊断，否则肯定会贻误了最佳治疗时机。

给假癌症"翻案"，让真癌魔现身，这样的故事三天三夜也讲不完。南通市病理诊断中心、南通市肿瘤研究所病理研究室均设在南通市肿瘤医院病理科。他们充分发挥在苏北及苏南部分地区病理诊断领头羊的作用，仅去年一年，就完成外检标本7000余例，会诊外院病理切片950例。他们还成功举办了两期病理进修班，来自本市及盐城、扬州等地的十几名学员在此得到既有理论又有实践的培训，成为当地医院病理诊断的骨干。

"这是一个特别能战斗的知识分子群体。"市肿瘤医院院长姚伟评价说。病理科拥有一支以知名病理专家、国务院特殊津贴享有者韩枋主任医师为学科带头人，以张建兵、杨其昌、何松等青年专家为骨干的技术队伍，他们在淋巴瘤病理、软组织肿瘤病理、消化科病理、妇科病理等方面长期刻苦钻研和实践，在各自领域具有较深的造诣。

为病理事业献身的精神、浓厚的学术氛围、严格的管理使这个群体焕发出勃勃生机。他们先后在南通地区率先开展免疫组化、原位分子杂交、图像分析仪、冰冻切片等项目，目前分子病理癌基因、抑癌基因、耐药基因等检测和电子显微镜检查市内独此一家，免疫组化检查处于省内领先水平。近年来多次获南通市科技进步奖、市卫生局新技术新项目奖，在国家级医学杂志和病理专业杂志发表论文10余篇。主管技师曹松获两项国家专利，他研制的"通用型组织切片刀架"大大提高了病理切片质量，在省内外广泛推广应用。他研制的"全自动全封闭组织脱水机"为国内首创，成本只有进口机的三分之一。

展望未来，37岁的病理科主任何松充满信心。"十五"期间，他们将加大科研力度，加快人才培养，建立超微病理研究室、分子病理实验室，努力建成现代化的肿瘤病理科室。

（顾智伟）

（摘自2001年11月20日《南通日报》）

以病人为中心 靠科技求发展

——改革创新中的江苏省南通市肿瘤医院侧记

长江之畔，黄海之滨，全国创建最早的地市级肿瘤医院——南通市肿瘤医院就座落在这里。它以攻克肿瘤、造福人类为己任，数十年如一日守护着江海人民的健康和幸福。特别是近几年来，该院抢抓机遇，大胆改革，紧紧围绕科技创新、科学办院，向服务要市场、向人才要动力、向管理要效益，软硬件建设并重，不断加强内涵建设，使医院面貌焕然一新，初步实现了管理上水平、技术上台阶、设备上档次的目标。

医院现有床位410张，近三年床位使用率平均在90%以上，2000年床位使用率94.4%，今年第二季度以来超过100%。医院经济效益和社会效益同步提高，连续多年获省市文明单位称号。

作为一家从计划经济时代走过来的"老牌"专科医院，南通市肿瘤医院是如何解决好多年积淀下来的体制、机制、结构性矛盾，而保持患者盈门、活力勃发，进入良性发展快车道的呢？

以质量为核心 靠科技求发展

医疗质量是医院的生命线。对病人来说，疗效无疑是选择医院的第一要素。以党委书记、院长姚伟为首的院领导班子深谙办院治医之道，始终把医疗质量的管理放在重要的位置，贯穿于医院工作始终。

高质量的服务离不开高素质的人才。长期以来，医院把人才作为立身之本，培养和造就了一支专业结构合理、业务素质较高、技术专长突出的医疗技术人才队伍。近几年先后输送20余名医师参加高级医师科研知识培训班，选派80余名医疗骨干赴国内外著名医院深造，学习最新肿瘤诊治技术，医院还投资数十万元购买了远程教育会诊系统，全院人员医疗科研水平不断提高。医院现有卫生技术专业人员392人，其中高级职称70人、中级职称139人。医院拥有享受国务院特殊津贴的突出贡献专家2人，江苏省名中医1人，10余位专家被评为市局级学科带头人。

医院设有6个临床科室及6个医技科室，其中内科、病理科为市重点学科，麻醉科为省重点学科、徐州医学院麻醉学硕士研究生培训点。南通市肿瘤研究所、化疗中心、放疗中心、病理诊断中心均附设在该院。

医院坚持走科技兴院之路，每年引进、开展新技术新项目30余项，在国内外学术刊物发表论文90余篇。医院还注重对外学术交流，先后与国际抗癌联盟及日本、美国、加拿大、澳大利亚等国的抗癌组织开展技术合作，取得了良好的效果。

为把医疗质量提高到一个新水平，医院斥巨资引进各种国际国内先进诊疗设备，全院共有万元以上设备113台件。近两年又投资1500多万元，购置了肿瘤放射治疗的最新武器——X-刀、菲利普公司产1000毫安数字胃肠机、美国瓦里安公司产的最新医用直线加速器、日本产电子显微镜等，使医院的医疗设备处于同级医院领先水平。

强大的技术力量和先进的医疗手段保证了较高的医疗质量，医院治疗的乳癌、肠癌、胃癌、宫颈癌、淋巴瘤等多种肿瘤的5年生存率达到国内先进水平，从该院走出的一大批抗癌明星，有的生存期已达20余年。优良的医疗质量使南通市肿瘤医院美名远扬，医疗辐射面已波及全国16个省市。

以病人为中心 靠服务赢信誉

在努力提高医疗质量的同时，医院还狠抓服务质量，在南通地区率先开展了病人选医生、温馨服务工程、创建百姓放心医院等活动，在服务上不断创新。医院还成立了病人服务中心、印发致病员的公开信、就医指南，方便病人就医，深受患者好评。

2000年6月，一位19岁的青年被某医院诊断为"肺癌食道癌并发"而拒绝治疗，父母在绝望之余把儿子送到市肿瘤医院。他们找到全国卫生系统先进工作者、内科主任谭清和主任医师。谭主任放弃休息，凭着丰富的临床经验，配合摄片等辅助检查，果断地作出病人是"纵隔淋巴瘤"的诊断，制订了化疗方案，不久，奇迹出现了，靠氧气维持呼吸的小伙子站了起来，摄片检查，纵隔淋巴瘤消失了。病人家属万分感激，悄悄地将"红包"塞给谭主任，被婉言谢绝。

1998年开始，市肿瘤医院推行了整体护理。内科八病区收治了一位肺癌脑转移的女病人，由于肿瘤压迫了语言中枢，失去了说话能力。每天早晨护理查房时，护士长陈红梅总是轻轻握住病人的手在她耳边问："昨晚睡得好吗？还头疼吗？"病人或点头或摇头。每天一大早，责任护士先给病人梳理凌乱的头发，整理好床铺，给病人拿来报纸，用报上事例鼓励病人战胜病魔。病人出院时，含着眼泪在病区黑板上写下一行大字："谢谢你们，护士小姐；谢谢你，美丽的天使"。

以发展为主题　靠改革增活力

为迎接挑战，提高医院竞争力，今年以来，医院推出人事制度、分配制度、经营机制、管理体制、后勤社会化等一系列改革措施。

医院在南通市卫生系统率先推行了全员竞争上岗和评聘分开制度，有70名同志通过"赛场选马"被聘为职能科室、临床医技科室中层管理干部和护士长，其中12名同志首次走上管理岗位，有31名中高级职称人员被低聘，3名职工待岗。改革力度之大，前所未有。

在分配制度上，实行奖金向临床一线倾科，逐步将管理、技术和资本要素纳入分配，形成"上岗凭能力，分配论贡献"的竞争氛围。

为了增强职工的成本意识，建立一套有责任、有激励、有竞争的内部经营管理机制，全院临床医技科室分成35个核算单元，实行成本核算和管理，大大强化了主人翁思想，降低了医院经营成本，提高了经济效益。

医院还实施了院科两级负责制，明确了科主任科室行政领导、人事管理、业务决策、奖金补贴分配等权力，使科室负责人心中有目标、手中有权力、肩上有担子，发挥了他们的管理才能，调动了他们的工作热情和积极性。

为更好地为临床一线服务，医院后勤保障系统采取社会化服务、企业化管理等形式，先后对小卖部、食堂、车辆、浴室等经营管理方面实施改革，大力挖潜、增收节支、减员增效。

改革的深入、稳步推进，完善了内部激励机制，充分调动了广大干部职工的积极性和创造性，有力促进了医院各项事业的发展。截至今年10月底，全院共收治各类肿瘤病人4300余人次，业务收入大幅增长，社会满意度不断提高，各项指标在市直医院名列前茅。

院长姚伟介绍说："随着医院内部机制改革的进一步深化，一批批人才脱颖而出，各种先进设备投入使用，现代化的新病房大楼即将完工，南通市肿瘤医院正努力向技术一流、设备一流、服务一流、环境一流的现代化医院的目标阔步迈进。"

（严志友　顾智伟　方辉）

（摘自2001年12月18日《中国改革报》）

在 平 凡 中 创 就 辉 煌

——记"江苏省三八红旗手"、南通市肿瘤医院院长、党委书记姚伟

南通滨江临海,人文荟萃,素有"江海明珠"的美称。然而,在这片美丽富饶的土地上,肿瘤却像一片乌云长期笼罩在人们头顶,严重危害着江海人民的健康。据调查,南通市是全国有名的肿瘤高发区,作为肿瘤专科医院如何发挥其应有的作用,守护江海人民的健康,南通市肿瘤医院院长、党委书记姚伟自上任以来,大胆改革,勇于创新,仅用了短短的几年时间就在平凡的岗位上创出了令人瞩目的辉煌业绩,展现了当代知识女性的魅力和巾帼女杰风采。

锐意改革　勇于创新
做先进生产力的开拓者

姚伟1975年以优异的学习成绩从上海医科大学毕业,1997年调任南通市肿瘤医院院长兼总支委员会书记。"以过人的胆识和魄力,大刀阔斧搞改革;以非凡的勤勉和智慧,坚持不懈地去追求;以无私的奉献和真诚,全心全意做公仆。"就是姚伟上任6年来的真实写照。

南通市肿瘤医院是全国创建最早、规模较大、影响较广的一家地市级肿瘤专科医院,建院30年来,其在苏北地区享有盛名。姚伟上任后发现,医院的基础较好,无论是技术力量、经济效益还是社会影响,都有一定的优势。但作为一个有着丰富经验的管理者,她上任后不久就发现医院还存在许多明显的不足,如整体管理松散,学科建设后劲不足,基础建设投入滞后,医疗环境较差等,这些问题一直制约医院的发展。

那么,问题的症结在哪儿?姚伟马不停蹄地深入科室和病房,与中层干部和医务人员促膝交谈,了解情况。经过两个月的调研和摸索,她找出了问题的关键在于"搬迁情结"。在过去的10多年里,医院一直想搬迁至南通市区,但都因种种原因未能落实。有的人说搬好,有的人说不搬好,争论来争论去,结果不仅搬迁的机会失去了,医院也失去了许多良好的发展机遇,尤其是在硬件建设上投入不足。尽管医院的诊治水平在苏北地区尚属一流,但不少病人因为病房条件太简陋而另择他院治疗,一些设备也因比较陈旧不能满足临床需要,而周边地区的肿瘤治疗机构如雨后春笋,成为医院的竞争对手。

竞争日趋激烈,优势越来越少,困难与日俱增,机遇转瞬即逝。如何把这家起步较早、影响较大的肿瘤医院带入21世纪?摆在姚伟面前的形势是十分严峻的。

"在激烈的竞争中,犹豫会丧失机遇,观望则拉大差距,等待就将被淘汰。"姚伟向全院职工亮出了自己的思想,"维持现状等于后退,不发展就没有出路。"她带领一班人走南闯北学习取经,夜以继日地调查研究,在广泛听取意见、反复酝酿论证的基础上,在职代会上明确提出了"立足平潮发展,强化内涵建设"的发展思路,得到大多数职工的支持和市政府主管领导的肯定。随后,她又主持制定了医院"十五"发展规划,提出要坚定不移地把发展放在首位,着力加大基础设施的投资力度,添置和更新大型医疗设备,兴建15层的综合病房大楼,以彻底改善病员的就医条件,全面提升医院的社会形象。此后,姚伟为实现这一目标倾注了全力。

市肿瘤医院的发展由此翻开了崭新的一页。思想解放给医院带来了有目共睹的变化:16000平方米的病房大楼拔地而起,苏中地区首台X-刀、飞利浦1000毫安数字胃肠机、美国瓦里安23EX型医用直线加速器、日本产电子显微镜等一批先进的诊疗设备在医院落户;院内绿草如茵、花团锦簇……到医院来的病人无不由衷地赞叹:医院变了,变得更加亮丽多彩、富有时代气息了。

"我们的干部一定要敢于站在思想解放的前列,敢想、敢试、敢干,才能有所作为,有所建

树。"姚伟这样要求她的下属，自己更是努力践行。在她的领导下，医院改革如火如荼。2001年以来,医院推出了人事制度、管理体制、分配制度、经营机制、后勤服务社会化等一系列改革措施。

医院在南通市卫生系统率先推行了全员竞聘上岗和评聘分开制度；在分配制度上，奖金向临床一线倾斜；实施了科室全成本核算，增加了职工的成本意识；实施院科两级负责制，使科室负责人心中有目标、手中有权力、肩上有担子；医院后勤保障系统推行社会化服务、企业化管理等形式改革经营管理方式，大力挖潜，增收节支，减员增效。

改革在全院职工中形成了浓厚的竞争氛围，强化了职工的主人翁意识，激发了干部的管理才能和创造性，调动了广大职工的工作热情和积极性，从而有力地增强了医院的发展活力和后劲。一位医生发自内心地说："改革给我的震动是前所未有的，但让我看到了医院明天的希望。"

以德治院 文化兴院
做先进文化的建设者

"医院越向高级阶段发展，就越需要文化的营养和支持，只有营造积极健康的医院文化，才能坚持社会主义办院方向。"作为党委书记，姚伟深知医院文化建设是两个文明建设的基础，只有人的思想道德素质和科学素质都提高了，医院改革、建设、发展和医疗服务活动中的问题才会迎刃而解。

医院以建设具有时代特色、行业特征、单位特点的医院文化为目标，确立了"开拓、务实、敬业、廉洁"的医院精神和"病人第一、质量第一、服务第一"的办院宗旨，并在工作中不断实践和传播。医院还通过各级各类人员的形象设计、院歌、院徽、院服、院史等增强职工的集体荣誉感，形成了凝聚力和向心力。自2001年以来，医院每年举办的职工文化艺术节，包括时装表演、书画、摄影、盆景艺术展、交谊舞大赛、医疗文件书写等10多项内容，职工参与非常踊跃。"医院文化建设是载体，其效果必将体现在医疗质量和服务质量上。"姚伟的这一观点在医院管理层已成为共识。

姚伟院长经常鼓励医务人员积极学习业务，通过营造浓烈的学习氛围与创造较好的学习条件加速医院人才培养。近几年，医院在加大人才引进力度的同时，还先后选派百余名医师参加高级医师科研知识培训班或赴国内外著名医院深造，还投资数十万元购买了远程教育会诊系统，使医务人员通过互联网不断获取新的知识。

"以身作则，无令亦行"。在医院文化建设中，姚伟总是身体力行，率先垂范。一位正在服刑的失足青年因为不能看望身患绝症的父亲而万分痛苦，写信请求姚院长代他了却心愿。姚伟接到信后立即到病区看望了这位特殊的病人，那位青年从狱中写来了感人肺腑的感谢信。从1993年起，她连续8年资助唐闸中学的1名贫困学生；病员段美兰不会忘记，在她住院期间，姚院长为她送上的鲜花和生日蛋糕……她的行动犹如火种，为全院职工做出了最好的表率。而今，"把爱心献给病人，把方便让给病人，把实惠送给病人，把温馨留给病人"的服务文化逐步在医院形成。

院长姚伟十分注重做好思想政治工作，除了组织经常性的政治学习和政治教育活动外，她还善于通过关心人、帮助人、理解人把思想工作渗透在日常工作中。一次，主任医师龚振夏因抢救病人错过了吃饭时间，院长姚伟就亲自安排有关部门把饭菜送到病房。捧着热乎乎的饭盒，这位化疗专家的眼睛湿润了："这么多年，我从未遇到过这样的院长。"

与院长姚伟交谈，不难发现她不仅具有较高的理论水平和党性修养，而且视野开阔，思维敏锐，思路清晰，这无疑得益于长期的自觉训练和学习。尽管工作繁忙，可她仍坚持每天抽时间阅读书籍，日积月累，她读完了大量的管理、法规、经济类书籍。不懈的理论研究加上长期的管理实践，使她成为一名优秀的医院管理者，她撰写的多篇论文先后在省级以上刊物上发表，其中《改革的实践与思考》一文参加了国际医院管理学术会议交流并被编入论文集。

勤政廉洁　乐于奉献
做人民利益的维护者

院长姚伟常说这样两句话："领导干部就是普通百姓加上人民群众赋予的权力，组织培养了我，群众推举了我，对工作只有做好的义务，没有做不好的理由。""任何时候，任何情况下都必须记住权力是人民给的，只有全身心地为人民服务，才能寝食稍安。"

近些年医院搞建设，每年投资数额都在 1000 万元以上。作为一院之长，姚伟经常面临权力和金钱的考验。她始终保持着清醒的头脑，恪守"立党为公、勤政为民"的信条，在基建、购置设备、药品采购等方面，她给自己"约法三章"：不插手、勤监督、增加透明度。这些工作由专门工作小组具体操作，并请群众代表及纪委同志全程参与。她经常提醒和教育身边的同志坚持原则，廉洁自律。"一个人如果钻到钱眼里，那就一分钱不值。"她的下属经常听到这样的教诲。在对外招待、用车等方面，她带头执行院里规定。一次她出差到南京，远在郊外读书的女儿赶来看她，临别时司机主动提出开车送一下，她却坚持让女儿乘出租车回校。她还多次拒收礼金和礼品，实在难以拒绝的，都如数上缴到财务科或办公室。

姚伟深知，医院作为党和政府形象的窗口，能否真正履行好为人民健康服务的职责，决策者无疑起着关键的作用。这些年来，医院一手抓医疗质量，一手抓服务创新。医院在江苏省率先推行国际最新的肿瘤单病种多学科综合治疗模式，并成立省内首创的肝肿瘤综合治疗病区、淋巴瘤综合治疗病区。医院还广泛开展对外学术交流与合作，先后与日本、美国、加拿大、澳大利亚等国的抗癌组织开展了多项技术合作，取得了良好的效果。2003 年医院与国内肝癌研究诊断最高水平的复旦大学中山医院肝癌研究所合作建立了"上海中山医院南通市肿瘤医院肝肿瘤研究中心"，近期还将上马多个合作项目：与深圳键诚投资公司合作建立伽马刀中心，加上原有的 X-刀，将使该院成为苏北地区最大的放射治疗基地；与美国西雅图合作建立放射治疗计划系统项目，将使医院在放射治疗标准化、规范化方面与国际一流水平接轨；与北京中国智密区研究所签订合同建立苏北首家肿瘤生物治疗中心，全面提升医疗科研水平。医院在南通地区率先开展"温馨服务工程""百姓放心医院"等活动。针对社会关注的行风问题，姚伟创造性地提议建立医院扶贫济困基金，用社会援助、职工捐献和难以谢绝的"红包"为特困病人建立专项基金，医院还推出病员会员制等让利于病人的举措，深受社会好评。《人民日报》《医院报》《南通日报》等多家媒体对该院的温馨服务进行了报道。

姚伟对工作倾注了全部的精力和爱，她饱满的工作热情、严谨的工作作风、勤恳的工作态度感染着周围的每一位同志，一年 365 天，她很少有休息日，年年除夕和春节坚持值班，并亲自给全体值班人员送去年夜饭。

十几年来，她一直在远离市区的城郊工作。她的爱人身患疾病，有时因腰椎增生需卧床牵引，但她因忙于工作，很少能照顾爱人的生活，只能怀着深深的歉疚。而对职工和患者的疾苦，她却时刻牵挂在心。在资金紧张的情况下，她还尽最大努力解决职工集资购房问题，为病房及办公的场所添置空调，改善食堂的就餐条件……许多职工由衷地说，跟这样的领导干是值得的。

六年多来，医院的住院病人逐年增加，年床位使用率平均在 90% 以上，业务收入每年增幅近 20%，社会满意度不断提高。随着医院内部机制改革的深化，医院正蓄势待发，开展步入良性发展的快车道。姚伟本人也因其对事业的执著追求、不懈的辛勤耕耘和突出的工作业绩获得了"江苏省三八红旗手""南通市劳动模范""南通市巾帼建功先进个人""事业单位优秀管理者"等多项荣誉称号。

一个个不眠之夜，一次次辛勤奔波，一趟趟外出取经，而今，姚伟虽然已年过半百，但为了党的医疗卫生事业，她依旧奋斗着，追求着，奉献着……

（段丽虹）

（原载《中国医院管理》2003 年第 8 期）

白衣丹心

——深情追忆化疗专家龚振夏

龚振夏，男，汉族，1943年10月18日出生，1968年12月参加工作，中国共产党党员，江苏通州人。原南通市肿瘤医院副院长、南通市肿瘤研究所所长、江苏省抗癌协会化疗专业委员会副主任委员、南通市医学会化疗专业委员会主任委员、内科主任医师。

有人说，他是名副其实的良医，他的仁心妙术曾使无数人走出癌魔的阴霾；有人说，他是令人爱戴的严师，他的悉心指导和谆谆教诲叫人受益终生；有人说，他的心里装的从来只有病人而没有自己，以至最终累倒在钟爱的岗位上；还有人说，他的学术成就已使他成为本市肿瘤化疗界的一面旗帜，他的猝然离世无疑是苏中、苏北医学界的重大损失……是啊，他没有军衔，可在病房里他却是与死神搏斗的全方位的指挥官；他没有哨岗，可一年365天他几乎每天守护着他的病人。谁也说不清他为攻克肿瘤付出了多少心血，谁也计算不了他为救治病员放弃了多少休息，总之，病员的疾患就是他最深的牵挂，病员的康复就是他最大的幸福，他把全部的心血和热忱全部献给了他的病员，献给了祖国的肿瘤防治事业，甚至在他离世前一夜，他还撰写论文至凌晨2点，第二天一上班，他又准时忙碌在病员的视线里……这就是他，南通市"五一劳动奖章"获得者、南通市优秀知识分子、原任南通市肿瘤医院副院长、主任医师龚振夏同志！因长期操劳，突发心肌梗塞经抢救无效，不幸于2005年12月15日逝世。这位曾无数次将病人从死亡线上拉回的化疗专家，最终倒在了他辛勤工作的病区里。闻此噩耗，多少人哀恸叹息、悲痛垂泪，追悼会上，人们从四面八方赶来，争相送这位好医生最后一程，一些曾被他治好的癌症患者更是在其灵柩前长跪不起、涕流满面，大家深切缅怀这位德技双馨的老专家，深情回忆这位可亲可敬的好老师……

难症"专业户" 抢救"急先锋"

谈及龚振夏，同事、朋友、病员无不充满钦佩之情，钦佩他一丝不苟的敬业精神，钦佩他一视同仁的治病态度，钦佩他艰苦朴素的优良作风，当然，最钦佩的还是他有一肚子渊博的医学知识。在市肿瘤医院，当医生们遇到棘手的病例时，首先想到的就是找龚振夏老院长。在医院重大抢救中，他总是随叫随到，认真分析病情，采取各种措施，千方百计抢救病员生命，使许多病员奇迹般起死回升。他精湛的医疗技术、临危不乱的应急能力、丰富的临床经验，为广大医务人员所折服。

妇科主任医师吴霞清晰地记得，2003年的一个深夜，她值班，呼啸的120救护车从如皋转来一名子宫穿孔大出血的急诊病人，患者出血很严重，已出现急性腹膜炎及休克症状，必须尽快手术。可患者的血糖很高，已出现了酮症酸中毒，这可是手术的禁忌症呀！在这两难之际，吴霞于深夜拨通了龚院长的电话，向他求援。了解完病情后，龚院长以丰富的临床经验在电话里遥控指挥，沉着冷静地一步步部署治疗措施。直至凌晨4点，电话那端传来好消息：病人血糖下降后，手术取得成功，目前已脱离险境！第二天一早，龚院长又赶到妇科病房指导该病人的用药，使患者十天后痊愈出院。

像这样经龚振夏之手化险为夷的事例数不胜数，可以说，他是远近闻名的难症"专业户"、抢救"急先锋"。通州市科委的宋汉茂是资深"抗癌明星"，他说，这辈子最要感谢的人就是龚院长，是老院长给了他第二次生命。1990年，老宋因肠道大出血被某医院诊断为"结肠炎"，可到南通市肿瘤医院检查时，严谨的龚振夏却在其腹部触摸到实质性肿块，经B超证实，老宋患的是结肠癌。祸不单行，不几日，老宋又被查出患有颌下腺癌，在43天接受了3次手术后，肿瘤又出现了肺转移，残酷的现实几乎使老宋放弃了生存的希望。生死攸关的时刻，又是龚院长带领治疗小组没日没夜的抢救，几次将其从死亡线上拉回。如今，老宋早已康复，可他和他的癌友们永远不会忘却老院长在一线救死扶伤的身影。

认真做学问　严师亦益友

随着一个个濒临绝境的病员转危为安，龚振夏的名气越来越大，头衔也是越来越多：南通市肿瘤研究所所长、江苏省抗癌协会化疗专业委员会副主任委员、南通市医学会肿瘤学会主任委员……可他丝毫不曾懈怠，不顾年事渐高，依旧以抢救、会诊、科研贯穿全部生活，甚至坚持每天苦读至深夜。他结合临床组织开展各项科研工作，积极探索肿瘤治疗的新方法和新途径，了解和掌握国际国内肿瘤化疗的前沿技术和最新动态，并应用于临床实践。他还非常关心年轻人的成长，悉心指导，精心带教，促进医院整体业务水平的提高。

在市肿瘤医院，他是出了名的"严师"，遇到一些特殊病例，他总要把年轻医生叫来"考考"他们，在听取了他们的见解后，他再作详细而全面的点评讲解，让大家在实践中不断提高。他时常对年轻医生说的一句话就是："你们一定要好好学习，医学是学无止境的，如果一个医生三个月内学不到新东西，那就要落后啦！"同事们不管有什么问题请教他时，他从未推辞、搪塞过，每次都会作耐心解答，直到对方完全弄懂。在诊疗工作中，他自己更是不肯放过一个难题、一个疑点，经常为解决一个问题，通宵达旦查阅资料。正因他的言传身教，与他一起工作过的年轻人都有了长足的进步，有的已成为所在科室的中坚力量。紧张的临床工作之余，他撰写了大量高质量的论文并在肿瘤学权威刊物发表，其中，《恶性肿瘤化疗后粒细胞缺乏症29例报告》等论文应邀在中国医学科学院协和医学交流中心交流，引起国外医学界的关注，加拿大、瑞士等国家的医学科研机构纷纷邀请他前去讲学、交流。他的学术成果在肿瘤界产生了较大的影响，为本地区的肿瘤防治事业作出了突出的贡献。龚振夏逝世后，家人将其生前撰写的全部论文及有价值的资料都捐献给了医院，这些凝聚了老院长心血的宝贵知识财富将有望造福后人。

奉献忘自我　敬业之楷模

作为一名深受病员信赖的肿瘤化疗专家，龚振夏每天接诊的病员很多，同事们都知道，只要一踏进病房，他几乎没有半刻的空闲。因长期劳累，龚振夏患有严重高血压，并有肾结石、糖尿病等病，可是一钻进病房，一遇到求治患者，他就忘了自己其实也是一个需要好好休息的人，有时忙得连按时服药都顾不上。

一个滴水成冰的冬日，龚振夏因输尿管结石症严重发作已5天5夜靠打杜冷丁止痛，药物的副反应令他头晕目眩，呕吐不止。就在此时，手术室来人请他紧急会诊。一位贲门癌的中年妇女在手术过程中血压持续下降，外科医生对她进行了抗休克治疗仍不见效，生命垂危！险情就是命令，躺在病床上的他硬是强忍疼痛扶着墙壁一步步挪到手术室。脸色煞白、满身雪花的他来不及喝口热水就投入到紧张的抢救。基于对病理生理的透彻了解，他分析患者可能因贲门癌长期不能进食而导致低血钾，从而损伤了肾小管的重吸收功能，造成尿液排出过多引起低血压。他紧急下达医嘱：垂体后叶素静脉滴注，白蛋白静脉推注。经对症处理后，病人血压于半小时后奇迹般回升，手术成功。患者最终脱离了险境，而抢救病人的人却再也支撑不住痛倒在冰冷的水泥地上……

很多次，他在紧张的工作中血压升高、突发头晕差点摔倒，都是身旁的同事们扶住了他。市肿瘤医院淋巴瘤治疗病区主任徐小红说："龚院长就是这样一个总想着别人却惟独想不到自己的人，他对病人高度负责及精益求精的精神令人感佩，与龚振夏这样的前辈共事确实是一种幸运。几年前，龚院长到香港作为期5天的学术交流，回到南通已是凌晨1点，同行的人以为他会回家休息，但他却直接走进病区办公室，仔细查阅一份份病例，并把我从家中叫来，向我了解这5天病人的病情变化。虽然他也渴望休息，但他认为病人的治疗更是不能耽搁。"

只因总是牵挂着那些与癌魔作斗争的患者，只因心中装满病员热切的期盼，所以他会一次次对贫困的病员伸出援助之手，为他们买饭送药；所以无数次深更半夜他会亲自到病房看病人的药物是否按时服下。可在女儿患急性肝炎时他却没空照料，甚至在搬家后多次认错自己的家门。随着求治患者的增多，龚振夏的名气传遍省内外，可他一点也没有老院长、老专家的架子，始终保持着为人民服务的本色，严守自己的人生信条：认认真真看病，老老实实做人。到退休年龄后，曾经有多家医院想高薪聘请龚振夏前去坐诊，都被他一口回绝："我在市肿瘤医院干了30多年，

病人都知道到这里来找我，如果为了多赚钱就今天到这儿明天到那儿的，岂不是让病人多走冤枉路。"在他离世后，亲朋好友挥泪写下挽联："鞠躬尽瘁抗击癌魔，仁术施众德及梓里"，这不是他一生最好的写照吗？

龚振夏走了，他走得如此匆忙，甚至没来得及与家人打个招呼；龚振夏走了，他走得无怨无悔，直到最后都没舍得脱下那一袭圣洁的白衣，没舍得离开那些信任他的病员……斯人已去，精神长存：他敬业爱岗、忠于职守的工作态度；他关爱病员、无私奉献的高尚情怀；他钻研业务、甘为人梯的优秀品质；他虚怀若谷、永不满足的进取精神，将激励着更多的医务工作者为人民的健康事业而奋斗！

（摘自《南通日报》2006年1月9日）

自体干细胞移植治肿瘤首获成功

身患非霍奇金淋巴瘤的17岁郭彬，在市肿瘤医院将冻存的自体干细胞回输到体内10天后，昨天，患者的相关生理指标接近正常水平。这标志着我市首例自体外周血干细胞移植治疗恶性淋巴瘤获得成功。

患者郭彬是一名17岁的初三男生，去年9月开始出现不明原因的胸痛、发热，且颈部有肿块，此后在本市多家医院治疗均不见效果，且肿块继续增大增多。病人求诊至市肿瘤医院后，被确诊为中晚期非霍奇金淋巴瘤。经专家多次会诊，决定采用自体干细胞移植的治疗方案。

据市肿瘤医院血液科主任徐小红介绍，自体造血干细胞移植，即经大剂量化疗后，将预先保

存的自身造血干细胞移植到患者体内，使其重建造血和免疫功能。据悉，这种方法对相关肿瘤的治愈率超过80%。

2月22日，在市中心血站的大力支持下，专家们完成了对患者自体造血干细胞的采集。3月6日，患者进入层流病房，进行高剂量化疗，以彻底清除患者体内残存的肿瘤细胞，并为干细胞的植入"腾出"空间。3月15日，医生将事先冻存的患者的干细胞解冻回输到其体内，使他重新获得造血及免疫功能。目前，患者白细胞、血小板等各项指标均达到或接近正常水平，不日即可出院。

（摘自《南通日报》2006年3月28日）

优化医疗卫生资源配置
——港口医院整体并入市肿瘤医院

从9日起，南通港口医院整体并入南通市肿瘤医院。昨天上午，移交签字仪式在文峰饭店举行。据悉，由公立医院接管企业医院，在我市卫生事业发展史上尚属首次。副市长袁瑞良、杨展里出席了签字仪式。

建立于1985年的南通港口医院，是南通港口集团的职工医院。医院成立20多年来，为保障港口集团系统广大职工和医院周边群众的身体健康，作出了积极贡献。该院现具二级综合医院资质，属企业举办的非营利性医疗机构。此前，南通港口集团已与香港保华集团进行资产重组，根据相关协议，港口医院须与港口集团实行整体剥离。在此情况下，在市发改委、卫生局、南通众和控股有限公司及港口集团的共同努力下，经市政府批准，从港口集团"母体"剥离后的港口医院，由市卫生局负责从资产、债务、在职职工、退休人员等方面进行整体接受，并在整合资源和安置人员的基础上，整体并入市肿瘤医院。

市卫生局局长蒋志群介绍，将港口医院并入市肿瘤医院，是市政府顺时应势、谋求长远和可持续发展的一项重大决策。此举不仅有利于原港口医院的稳定发展和职工待遇的改善提高，同时也有利于市肿瘤医院在新平台上加速发展，有利于将全市的医疗卫生资源优化配置工作推向一个新的发展阶段。

据了解，按照相关实施方案，港口集团对港口医院的补贴款341万元，在剥离重组时一次性补贴给港口医院；港口医院实际占用的1.94万平方米土地使用权，从港口集团无偿划转给港口医院；剥离重组后港口医院在职职工、退休人员原有企业性质不变。

（摘自《南通日报》2006年4月10日）

真 实 的 感 动
——南通市肿瘤医院八病区护理组温馨服务侧记

护理事业的创始人南丁格尔有这样一句名言："护理工作是平凡工作，然而护理人员却用真诚的爱去抚平病人心灵的创伤，用火一样的热情去点燃患者站胜疾病的勇气。"南通市肿瘤医院八病区的护士们就是这样一群人；她们在医院特有的气味中，走过了清纯的少女时代和炙热的青春年华。

这里的"护士和病人心连着心"，这是走进病房，听到患者说得最多的一句话。是啊，她们坚持以病人为中心，让患者在细微之处体会她们的服务。来自福建厦门的吴丽珍是个卵巢癌患者，刚来时，总是一个人偷偷的哭泣，责任护士陈兰英发现这一情况后，主动与她细心交谈，发现了她内心对生活的绝望。陈兰英用同龄人的心态，用周围真实的事例鼓励她战胜病魔，渡过难关。一次次的交谈、一声声的鼓励，使这位患者重新鼓起了生活的勇气。她对陈兰英竟有了孩子般的依恋，经常拉着陈兰英的手说"你经过这儿就要进来看看我啊。"化疗期间。头发掉光了，细心的陈兰英帮她买来了假发。康复出院时，她像孩子一般哭着说："你们对我太好了，我真的倒不想回家了。"

来自海安的患者严晓霞诊治时非常情绪化。因为各种原因，她只有一个人在这里进行治疗，责任护士朱建平为她去买饭，嘘寒问暖，给她打气，帮助她解决生活上的各种困难。浓于血的真情；比自己亲人还要亲的优质服务让这位患者对生命又有了新的企望。

还有一位千里迢迢从安徽赶到医院治疗的患者，住院后，因为经济上的原因，她常常把一包方便面分成两顿吃。护士们知道她的窘境后，纷纷伸出了援助之手。她们把自己的工作餐省下来，送到她的床前：她渴了，就为她买西瓜；大便不通畅，就为她买香蕉；天气热了，护士们就把家里的衣服带来给她换。陆美芹、陈美、张跃、张柳花、张燕、陈鸿……一张张真诚的笑脸，一个个天使的善举，使这位靠打柴为生、曾经面对家中三个病号也未曾流过一滴眼泪的坚强妇女顿时泪如泉涌，泣不成声。

优质服务能帮助病人减轻痛苦，缓解症状；微笑、亲情式的服务能给病人带来好的心情，利于疾病的康复；使用美好、得体的语言，能缓和医患关系，增强医患感情。同时还能调动病人机体的积极因素，增强战胜疾病的信心。八病区的天使们用爱心去对待每一个患者，她们总是将护理部提出的"我做了什么，我还能为患者做什么？"的服务思维渗透到具体工作环节中，她们想病人所想、急病人所急，一次次严谨认真的操作，拨亮了一个个患者生命的指航灯。一些不苟言笑的患者们玩起了幽默，一些不善言谈的患者拉起了家常。温馨、温情在病房里播放，许多病人都把病房当成了自己的家，把护士当成了自己的亲人。

护士长陆美芹，一个10岁孩子的妈妈，紧张的工作常常使她不能按时下班回家照顾孩子。十天前傍晚下班的她，刚迈出病区的大门就听到有人在喊："快来人哪，3床不行了！"她二话没说迅速返回病区重新穿上工作服与当班的医护人员一起抢救那位失血性休克的病员，争分夺秒地输液、止血、给氧、输血、心电监护……等到病人转危为安，窗外已是华灯初上，回到家的时候，她发现等在门前的孩子正在打瞌睡，她的心里充满了愧疚。

平凡的工作、平凡的语言、平凡的举动，成就了生命的辉煌。爱心无垠，净土永恒，她们就这样演绎着服务的最高境界，演绎着生命间最真实的感动！

（摘自《南通日报·健康周刊》2007年5月11日）

千里送医济百姓　爱心构建大和谐
——江苏省南通市肿瘤医院专家组再赴安徽义诊慰问纪实

作为"构建和谐医患关系，创建人民满意医院"的重要内容之一，9月14日至15日，江苏省南通市肿瘤医院专家组深入安徽霍邱地区，举行大型义诊、回访、慰问和医疗帮扶、带教活动，这也是该院为着力解决人民群众"看病难、看病贵"的实际问题，继去年6月份之后，再次行程800公里将医疗服务和健康知识免费送到安徽困难地区，带给当地群众温暖和希望。

近些年，因环境污染、生活习惯不良等原因，安徽省霍邱县及邻近地区食管癌、肺癌、肝癌、子宫癌等肿瘤发病率较高，由于百姓缺乏防癌抗癌常识，很多人患癌后没能及时就诊，以至于等到病情严重时才开始求医，错过了有效治疗时机；还有许多肿瘤患者诊断明确后得不到科学规范的治疗，深感痛苦和遗憾。近年来，一些肿瘤患者为求生存，慕名赶到800公里之外的南通市肿瘤医院治疗，取得满意疗效，但更多的患者因路途遥远、经济拮据而延误了治疗。了解到这些令人心酸的情况后，为方便那里的百姓求医问药，南通市肿瘤医院精心筹备，于2006年6月首次组织专家行程800公里送医下乡，为当地父老乡亲义诊，并回访了部分在院治疗的病员，为他们提供康复指导，受到当地乡亲的热烈欢迎与赞许。今年9月份，在老乡们的翘首期盼中，该院再次组织一支精干的专家队伍，风尘仆仆赶往肿瘤高发区之一的霍邱县，专家队由党委副书记、纪委书记陈建华亲自带队，成员包括内科副主任、主任医师魏金芝，外科主任、主任医师蒋松琪，妇科副主任、主任医师刘蓉与放疗科头颈专科主任、副主任医师赵季忠等。

14日清晨7点，专家组准时从南通出发，为节省时间，一路不停歇，下午3点到达霍邱县城，草草吃完午餐后，陈建华书记与开发部缪宏兰主任不顾旅途疲惫，未作休息即与霍邱第二人民医院的领导商谈就建立业务帮扶关系，代为培养技术人员等问题，展开洽谈交流，并达成结对帮扶的初步意向。因当地道路正在重建，群众赶往县城就医不便，专家组决定次日深入该县周集镇义诊。15日一大早，驾驶员周师傅载着专家们穿过重重迷雾，驶过崎岖的道路，于8点准时到达周集镇卫生院门诊部，开展义诊、回访、慰问活动。

得知南通市肿瘤医院的领导要带多名资深专家不辞辛苦来基层义诊，当地群众非常高兴，他们一大早就在义诊地点排起了长队。而看到由于财政困难，当地医院设施破旧，许多必备的检查仪器都没有，病人看病确实困难的现状后，专家们更是深切地感受到此行的必要与肩负的责任，他们抓紧每一分、每一秒，顾不上喝一口水，急忙换上雪白的工作服，在临时的就诊桌前开始了紧张有序的工作。在场的每名专家自始至终细致入微地询问病情，解答疑难病症，认真开好每一张检查单和处方。见一位老大爷拄着拐杖挤进义诊的人群中，陈建华书记连忙上前搀扶，得知老人几年前中风后留下手脚不便的后遗症，身为神经内科专家的陈书记悉心指导并耐心示范康复锻炼的要点，老人高兴得直点头；50多岁的王大伯一年前查出胃癌后，经蒋松琪主任手术后顺利康复，他此次在家乡见到救命恩人，心情十分激动，蒋主任仔细为其复查后告诉老王："身体状况良好，要少食多餐、注意休息，有情况随时和我联系。"老王拉着蒋主任的手久久不肯放下；一位12岁的男孩身患骨肉瘤，已在某医院行手术及多次化疗，听闻多学科肿瘤专家来小镇义诊，患儿的父亲也来咨询治疗方案，化疗专家魏金芝对其遭遇非常同情，他仔细分析病情、查看检验报告，不仅提出了完整科学的治疗建议，还

热情地将自己的地址、电话留下，愿意随时接受咨询、提供帮助；因卫生条件较差，又不知道如何正确保健、护理自己，刘蓉主任接诊的妇女中有不少患有宫颈炎、盆腔炎，这位温和而又有着丰富医学知识的妇科专家，刚开始义诊就深受女同胞的信任和爱戴，她的就诊桌一直被围得水泄不通；此行专家中，近年治疗安徽病员人数最多的便是赵季忠主任，很多经他治疗的食管癌患者康复不错，他们请赵主任复查时又带来新的患者。对于曾在南通市肿瘤医院治疗过的安徽老病员，陈建华书记带领专家作了亲切回访并给其中23名经济困难者送上慰问金，质朴的老乡们热泪盈眶，充满无言的感动……

由于行程紧，时间短，这给专家们留下了不少遗憾。义诊结束吃饭时，还陆续有周集临近地区的老乡摸到镇上的小餐馆中找专家看病，大家二话不说，立即放下饭碗，细心诊疗，耐心解答，对于贫病交加的患者，陈书记也给予了慰问金。临走时，老乡们依依不舍地前来相送，赵季忠主任还不忘一再嘱咐一位食管癌放疗后的病人："你要多吃新鲜的菜，少吃辣、少喝酒、少抽烟。"病人动情地说："我从没见过这么认真的大夫，也从没想过能遇上看病不给钱的好事，我们盼着你们再来啊！"看着乡亲们期待的眼神，缪宏兰心里十分难受说。"下一次来，我们一定要多呆上几天。"她说。

短短一天的义诊活动中，医疗组共接待咨询义诊的群众500余人次，回访了25名肿瘤患者，发放肿瘤防治宣传资料3200余份，并向贫困患者发放慰问金共5000多元。医疗组在为群众义诊的同时还倡导他们喝烧开的洁净水，少吃辛辣、腌制食物，少喝酒尤其不要清晨喝酒，勤洗澡、勤换衣，建立健康的生活方式。

南通市肿瘤医院院长、党委书记强福林说，这次安徽之行算是探路，长期的合作还在后头。"这次义诊时间虽短，却是雪中送炭。我们看到安徽霍邱地区缺医少药的情况仍然相当严重，患肿瘤的人很多，但因为得不到科学规范的诊治，病情越拖越重。这次的'安徽爱心之旅'确实解

决了群众们的一些实际困难，但还远远不够，今后，我们还要开展更多的帮扶活动，为促进医患之间、沿海和内地之间的和谐发展多作贡献。"

（摘自《肿瘤医苑》2007年10月9日）

江苏省南通市肿瘤医院在全市率先成功开展放射性粒子植入治疗

近日，市肿瘤医院副院长、肝胆外科首席专家张一心博士在南通市率先开展了放射性 ^{125}I 粒子植入治疗胰腺癌手术，喜获成功。该技术的成功开展为中晚期胰腺癌患者提供了一种新的治疗手段。

放射性粒子植入肿瘤治疗在医学上又被称为"体内γ刀"，是将放射性粒子直接永久种植到肿瘤体内和（或）肿瘤周围，通过放射性粒子衰变、释放出来的射线杀伤肿瘤细胞。^{125}I 种植治疗是在 B 超、CT 等仪器引导下精确定位，通过粒子植入治疗枪将一种释放低能射线的放射性粒子 ^{125}I，在手术直视下种植于患者体内。因该种植入

治疗枪管上标有刻度，手术者可以精确知道粒子植入的深度，保证肿瘤局部剂量最高，周围正常组织损伤最小，同时因铂金制造的枪柄能有效遮挡射线，治疗安全无损伤。粒子植入患者胰腺肿瘤体内后，能发出持续照射的射线（^{125}I 有效照射时间可长达两个月），直接杀死肿瘤细胞，使肿瘤再增殖减少，虽然肿瘤靶区内射线剂量很高，但周围正常组织却因射线的迅速衰减而不受损伤，一次性植入后可永久性放置于患者体内，不会对患者的日常生活造成任何影响，所以该种治疗高效、安全、副作用小。

（摘自《肿瘤医苑》2008年3月18日）

97岁寿星迎康复 院长慰问送红包
——市肿瘤医院为高龄老妪成功实施肿瘤切除术

5月13日上午，市肿瘤医院普外科病区洋溢着喜庆的气氛，从28床边传来阵阵欢声笑语，原来，今天是97岁高龄患者陈秀英老太太康复出院的好日子。得知老寿星要出院，病友们纷纷表示祝贺，为其治疗的黄健主任医师和朱伟护士长带领医护人员再一次为老人查房，详细说明了出院的注意事项，老人满意得直点头。更令老人惊喜的是，该院院长、党委书记强福林在百忙之中也亲自送来祝福，并将一只装有慰问金的红包递到老寿星手里，他诚挚邀请老人在100岁时再来医院看看，作健康体检，老人高兴得连声道谢，拉着院长的手久久不愿松开。站在一旁的老人的孙子、孙女被这一幕深深感动了，他们说："我们带着奶奶到处求医，几家医院都不敢为她开刀，最后，还是市肿瘤医院看好了奶奶的病。这里医生、护士不肯收一分钱红包，相反，院长还给奶奶送红包，这样的好事怎不叫人感动？"

早在一年半前，家住如东县岔河镇的陈秀英老太太就发现自己脖子右下方长了一个肿块，约蚕豆大小，一年多后，肿块长至鸡蛋大小，右肩部也长了一个鸽蛋大小的肿块，多家医院都认为应手术切除，但因患者年龄太大，手术风险高，不敢手术。5月5日，老人家来到市肿瘤医院求治。接诊到老人后，该院医务科立即组织内科、外科、麻醉科、病理科等多学科专家进行了会诊，专家们一致认为手术是治疗的最佳方案，尽管患者已97岁高龄，但除了血压偏高外，身体条件尚可，能够耐受手术。经认真术前准备后，外科黄健主任医师率手术组为老人实施了右颈、右肩部肿块切除术，由麻醉科副主任曹汉忠负责麻醉，手术取得成功，术中、术后均未发生并发症，老人住院仅一周就康复出院，全家人对医院的医术和服务赞不绝口。

（摘自《健康周刊》2008年5月16日）

肿瘤治疗不再"我的病人我作主"

——南通市肿瘤医院在省内率先推行肿瘤单病种综合治疗模式

去过医院的人都知道,怎么看病往往是收治医生一个人说了算,肿瘤这种复杂疾病的治疗更是如此。近日,笔者从市肿瘤医院得知,该院已在省内率先推行国际最新的肿瘤单病种多学科综合治疗模式,使得医生们不再能"我的病人我作主",治疗方案将由各科室组成的专家会诊后确定,严格执行国家肿瘤治疗指南,从而使病人得到最合理、最有效、最经济的治疗。

肿瘤治疗亟须规范化

市肿瘤医院副院长、放疗专家蔡晶指出,肿瘤治疗不规范的问题由来已久,主要表现在:有的医院往往根据自己拥有的设备来对病人开展治疗,没有做到循证治疗;入院后,哪个医生收的病人哪个医生治,病人到谁手上谁就说了算,导致治疗方案的片面性;一些过度治疗让患者痛不欲生,但最后还得为这些治疗买单,而且大大减少了病人的生存时间。

20世纪80年代,美国的肿瘤治疗同样也遇到了这样的问题,但通过实施单病种综合治疗模式后,逐渐对混乱情况进行了规范。在市肿瘤医院的专家会诊中心,笔者看到,这里汇聚了内科、外科、放疗科、影像科、病理科等科室的资深专家,他们聚集在这里不是为了某个高层人物,而只是为一个普通患者确定方案。该患者来自海安,当地医院检查后怀疑他患有肺癌,建议手术。转到市肿瘤医院后,经过该院专家会诊中心的讨论,确诊患者为Ⅲ-b期肺癌。专家组经过病情讨论,以及到患者床头进行检查,精心为其制订了放、化疗相结合辅以生物治疗的治疗方案。

单病种综合治疗模式凸显优势

对于每个患者来讲,肿瘤疾病是一个确定的病种,而患者如果进入某个特定的科室进行治疗,这个科室一定会采用自己所习惯和擅长的治疗方式,但这种方式对患者来说也许并不是最适合的。为避免这种情况的出现,让患者从一开始就接受多学科的专家会诊,一同为其确定治疗方案再付诸实施。这样做的好处显而易见:首先,通过多学科会诊确定下来的治疗方案,吸收了各方的意见,这就一定是最合理、最有效、最经济的治疗方案;其次可以有效地整合医院的医疗资源,既包括人力资源也包括治疗手段和设备资源。由于专科医院在治疗肿瘤方面的独特优势,经过通力合作,可以最大限度地发挥手术、放疗、化疗等各科室的作用;最后,会诊是一个多学科共同讨论、学习的过程,各科室取长补短,可以最大限度地纠正不规范的治疗行为。

新模式全社会推行尚需时日

在市肿瘤医院病房里,笔者看到,各科专家们正在对患者进行"床头会诊"。一位病友不无感慨地说,"转了几家医院,从来没见过这么多专家围着每一个普通患者转的。在这里,我觉得每一个患者都被医院所重视。""肿瘤单病种综合治疗模式"可以理解为一种VIP(非常重要的人物)专家会诊服务,只不过在市肿瘤医院,人人都是"VIP"。在患者进医院的时候,医院就会按照病种划分来相对集中地安排病人;病人办入院手续时,要经过由资深专家把关的会诊中心,确保规范收治;进入具体病区后,规定首次入院的患者治疗前必须经过多学科的专家"床头会诊"定下治疗方案,医院派专人对方案落实情况进行监督和跟踪。

"肿瘤单病种综合治疗模式是大势所趋,但要在全社会推行,还有相当长的路要走。"作为在省内率先推行肿瘤单病种综合治疗模式的医院,该院院长强福林深有感触:"改革的阵痛是不可避免的,关键还是要加强对医务人员'以病人为中心'思想的教育,相信经过努力,这种先进的治疗模式一定可以在我们医院乃至全社会焕发勃勃生机。"　　　(摘自《健康周刊》2008年9月5日)

患胰癌几近绝望　遇良医喜逢新生

近日，海门的范先生将一幅装裱精美的感谢信送到南通市肿瘤医院，衷心感谢该院副院长张一心博士、肝胆病区邵冰峰主任等人的救命之恩。他高兴地说："市肿瘤医院肝胆科果真名不虚传，我为南通有如此优秀的医院和医生而感到自豪！"

两个月前，范先生出现乏力、尿黄等症状，被确诊为胰腺癌。随后，范先生到上海多家大医院求治，但结果不尽人意。由于胰腺癌是消化器官中恶性度较高的癌肿，病人平时症状不明显，确诊时大多为中晚期，临床治疗难度大，治愈率低，患者的平均生存时间一般只有3个月，上海多家大医院的专家都认为范先生体内的胰腺癌肿已侵犯大血管，无法手术，只能放、化疗，效果欠佳。

得知实情的范先生仍不肯放弃生存希望，几经辗转，他慕名找到南通市肿瘤医院肝胆病区首席专家张一心博士，张博士与主任医师邵冰峰反复研讨病情后认为患者仍有康复机会，他们制定了一套国内先进的治疗方案，即胰十二指肠切除加放射性粒子植入术。经精心准备后，张院长与邵主任率手术组切除了患者胰头部7厘米×6厘米×5厘米大小的肿块，并在无法切除的残留于血管壁的肿瘤组织内植入放射性粒子（¹²⁵I）18枚。术后患者未发生大出血、胆瘘、胰瘘等并发症，疼痛、尿黄等症状消失，手术喜获成功。

据了解，此次是南通市肿瘤医院在省内首次采用胰十二指肠切除联合放射性粒子（¹²⁵I）植入术治疗进展期胰腺癌。该种综合治疗手段在切除大部分肿瘤的基础上，再在无法切除的残留肿瘤组织内植入放射性粒子（¹²⁵I），保证了疗效并避免损伤大血管而引起致命的大出血。张一心博士介绍，¹²⁵I种植治疗是通过粒子植入治疗枪将一种释放低能射线的放射性粒子¹²⁵I，在手术直视下种植于患者体内。粒子植入患者胰腺肿瘤体内后，能发出持续照射的射线，直接杀死肿瘤细胞，虽然肿瘤靶区内射线剂量很高，但周围正常组织却因射线的迅速衰减而不受损伤，一次性植入后可永久性放置于患者体内，不会对患者的日常生活造成任何影响，所以该种治疗高效、安全、副作用小。如患者术后再进行全身化疗及生物治疗，可进一步延长生存期并提高生存质量。

市肿瘤医院肝胆病区在治疗肝胆、胰腺肿瘤等方面经验丰富，常规开展第八肝段切除术、尾状叶切除术、无血肝切除术、巨大肝癌切除手术（最大肿瘤达28厘米×20厘米×15厘米）、高位胆管癌切除等高难手术，胰腺癌手术切除率更是高达60%。该科专家力求肿瘤的手术范围进一步扩大，创伤更小。科室还对每位病人进行包括介入治疗、射频治疗、放射粒子植入治疗、免疫治疗、中西医结合治疗等综合治疗，以保证达到最佳疗效。

（摘自《健康周刊》2008年10月31日）

安徽一家三口患肺癌　专家精心施治疗效佳

近日，在南通市肿瘤医院治疗的安徽患者欧正希高高兴兴地出院回家了，他说："生肺癌后到过好几家医院，走了不少冤枉路，花了不少冤枉钱，最后还是在南通市肿瘤医院取得了满意疗效。"这句话不仅是欧正希的心声，更是他弟弟欧希人和弟媳邹木兰的想法，同患肺癌的一家人在得到正规治疗后，终于露出了久违的笑容。

欧正希是安徽霍邱人，67岁，今年5月份开始出现咳嗽、痰中带血等症状，经当地医院抗炎治疗后未见好转，后被确诊为右肺癌。随着病情的发展，患者出现了胸闷、气急等症状，不能平卧，到过多家医院治疗，但效果均不明显。两个多月后，在一位曾患食管癌现已康复的亲戚的介绍下，欧正希慕名来到了南通市肿瘤医院，并找到曾治愈过当地不少肿瘤患者的赵季忠主任。赵主任认真分析了患者的病情，并实施了一套以放、化疗为主的综合治疗方案，经治后，欧正希的病情很快得到了有效控制。

无法预料的是，欧正希在外打工的弟弟和弟媳也于今年相继患上晚期肺癌，并花费了10多万在上海几家医院进行了治疗，无奈疗效不佳。得知这一情况后，欧正希立即打电话建议其弟弟和弟媳来通同治。于是，来自安徽的一家三口同在南通市肿瘤医院放疗科接受了专业正规的治疗，该院副院长、放疗科主任蔡晶亲自组织专家组进行了会诊。令人欣喜的是，在专家组的精心治疗下，欧希人原先直径达7.8厘米的肺部肿块缩小至2.3厘米，邹木兰的胸腔积液也基本消失，精神状态和胃口都不错。日前，哥哥欧正希的病情已得到很好的控制，其弟弟、弟媳仍在继续治疗中。

据赵季忠主任介绍，因环境污染、生活习惯不良等原因，安徽省霍邱县及邻近地区的肿瘤发病率较高。近年来，一些肿瘤患者为求生存，慕名赶到南通市肿瘤医院治疗，康复后生活质量较高，医院也曾多次组织专家组深入霍邱地区，举行大型义诊、回访活动，因此，该地区来通治疗的肿瘤患者日益增加。赵主任衷心希望，能有更多的肿瘤患者重视肿瘤的首诊首治，接受科学规范的治疗。

（摘自《肿瘤医苑》2008年12月16日）

情洒伊犁　大爱无疆
——记江苏省第六批援疆干部施民新、刘向阳

受江苏省委省政府委派，2008年7月，南通市肿瘤医院外科副主任、主任医师施民新与放疗科副主任医师刘向阳作为江苏省第六批援疆干部启程赴任，开始了为期3年的医疗援助工作。其间，施民新同志任新疆伊犁哈萨克自治州友谊医院副院长，刘向阳同志任该院放疗科副主任。援疆半年多来，他们忘我工作、默默奉献的精神感动了新疆的各族群众，诸多事迹被《健康报》《新疆日报》《伊犁日报》《伊犁晚报》等多家媒体报道。新疆是个好地方，但离家万里，临行前，施民新的老父亲需要照顾，女儿也面临着升学的压力，为了光荣的使命，他毅然抛开这一切，同样，刘向阳也将照料家庭的重担交付给妻子一人。

一位78岁的维吾尔族老人身患晚期食管癌，心肺功能很差，辗转多家医院无法救治，老人进食、呼吸不畅，行动不便，焦急万分，听说友谊医院来了技术超群的江苏专家，赶紧让家人找到施民新，强烈要求手术。虽然风险很大，但放弃手术老人将随时面临死神的威胁。经周密准备后，施院长成功将老人的食管肿瘤切除，但老人的肺功能太差，术后发生三次呼吸困难，多亏施院长与友谊医院的医护人员连日守在病区，及时抢救，最终化险为夷。经过科学治疗和锻炼，现在老人肺功能也得到很大改善，生活舒畅，一家人衷心感谢施院长让老人摆脱了病魔的困扰，称他为"党派来的好医生"。

精湛的医术、无私的关爱让一个个病员重拾健康，从四面八方来找施院长与刘主任医病的群众越来越多，两位专家总是有求必应，几乎每天都不能按时吃饭。有几天，他俩水土不服，一吃东西就吐，嘴唇干裂出血，头重脚轻，可他们一天都没休息，依然每天忙碌着接待病员。半年中，施民新完成高难度胸科手术70余例，刘向阳收治病员200多人，每人每天会诊十多个病例，很多病人慕名求医，排队就诊，他们悉心传帮带，指导培养当地医生。在认真诊治病人的同时，施民新还积极协助院领导开展工作，除建议

进行规范化医疗外，参与了大量医疗标准的制订及实施，规范病历书写，提高医疗质量，为医院的发展打下了坚实的基础。同时，施民新也对医院胸外科工作提出了许多宝贵建议，在科内创新开展了食管癌、肺癌、乳腺癌的规范化综合治疗。经过深入的调查研究，他向院方提出多项合理化建议并被采用，成功降低了胸科手术的并发症，大大提高了手术效率和成功率，解除了大批患者的痛苦。刘向阳积极发挥自己的专业特长，指导放疗科规范检查、规范操作、规范治疗，鼓励医生撰写论文、开展新技术，他申报了两项科研课题，主持开展的"鼻咽癌整体挡铅放射治疗""食管癌、肺癌加速超分割放射治疗"等5项技术均填补了医院空白。

自援疆以来，施民新和刘向阳还先后到新源、尼勒克、照苏、巩留等伊犁周边的8个县区开展义诊及专家坐诊、手术，进行肿瘤知识宣传，在基层医院的医务人员中开展业务知识讲座，并对经济困难的病人主动伸出援助之手，每人捐款数已超过3000元。他们的事迹在伊犁及周边地区的各族人民中广为传颂，有关部门多次收到病员们饱含深情的锦旗和感谢信。为了边疆的稳定和繁荣，为了边疆人民的健康和幸福，施民新和刘向阳带着强烈的责任和真挚的感情奋斗在伊犁，他们表示，一定会继续发扬甘于吃苦、乐于奉献的援疆干部精神，认真学习，努力工作，向党和人民交出一份合格的答卷。

（摘自《肿瘤医苑》2009年3月）

一人两处生肿瘤 专家同治显身手

50岁的李先生来自张家港，半年前出现进食哽咽，经当地医院检查后，不仅被确诊为食管癌，更糟糕的还被怀疑食管癌肝转移。李先生在多家医院拜访咨询后，很多医生都纷纷摇头，认为食管癌合并肝转移，系晚期肿瘤病人，无法手术。

辗转多家医院后，李先生最终慕名来到南通市肿瘤医院。该院副院长、肝胆病区首席专家张一心博士在详细了解王先生的病情后，组织院内多学科专家联合会诊。专家们根据CT等相关检查认为，李先生系食管癌合并肝癌，两处肿瘤均是原发病灶，最佳治疗方法为食管癌及肝癌联合手术，切除肿瘤。一人同时患有两处原发性恶性肿瘤，实属非常罕见，治疗也甚为棘手，一旦进行手术，出血、肺部感染、呼吸功能障碍等并发症随时会出现，将会影响手术效果，甚至危及生命。然而，如果不手术，两处肿瘤均会威胁生

命。张一心教授决定与胸外科主任樊天友一起挑战手术禁区，一次性切除患者体内两处肿瘤，这不仅能减少肿瘤转移机会、免除患者二次手术的痛苦，同时也可以为患者节省不少医疗费用。

经充分术前准备后，张一心博士与樊天友主任医师率医疗组为李先生制定了完备的手术方案，在麻醉科副主任曹汉忠的密切配合下，一同实施了食管中段癌根治术和肝右叶部分切除术，成功将两处肿瘤一并切除，术后的病理检查进一步排除了两处肿瘤相互转移的可能，确定系原发性食管癌与原发性肝癌。术后，李先生未出现感染、出血等任何并发症，目前已康复出院。康复后的李先生乐观地说："有人生一处肿瘤都难根治，而我同时患上了两处肿瘤都被切除，还是南通市肿瘤医院的专家本领高呀！"

（摘自《肿瘤医苑》2009年3月31日）

南通市肿瘤医院在苏中地区 成功实施首例无血肝切除术

近日，66岁的陆先生高兴地从南通市肿瘤医院肝胆病区出院了，该中心首席专家张一心与肝胆病区主任邵冰峰等率先在南通地区采用"全肝血流阻断法"，成功为其切除了手术难度非常大的肝脏尾状叶肿瘤，给了他第二次生命。

目前肝癌最为有效的治疗方法是肝切除术，然而，在被诊断为肝癌时，能够接受手术切除肿瘤的病人仅占全部病人的25%，这主要有两个原因：病人肝硬化较重，难以耐受手术；部分肝癌紧挨重要血管和大胆管，切除难度高、危险大、切除率低，而陆先生所患肝癌正是此类。在切除这类紧靠在第1、第2肝门区或紧贴下腔静脉的复杂的肝肿瘤时，常规手术的主要危险是可能撕破肝后下腔静脉或肝静脉发生大量失血及空气栓塞而危及生命。陆先生因患"乙肝"肝硬化19年于14年前进行了脾切除术，如今又被查出患有肝尾状叶肿瘤，到多家医院求医均被告之手术风险大而不予手术。要想手术成功，有效的控制术中出血是手术成功的前提，而无血肝切除术则是一种有效控制术中出血的高难技术。

无血肝切除术系指将进出肝脏的血流完全阻断，在肝脏完全处于无血状态下进行肝切除术，故又称为"全肝血流阻断法"。该法将诸血管阻断后，按肝内解剖关系结扎、切断通向病变区的管道分支，保留剩余肝的管道系统。如肿瘤侵及下腔静脉，亦可切除部分下腔静脉壁，并予修补，如此可防范传统手术中易出现大出血或空气栓塞的危险。张一心博士与邵冰峰等专家反复讨论陆先生的病情后，决定大胆采用无血肝切除术为陆先生切除肝脏肿瘤，以减少术中出血。

在精心制订手术方案后，专家组还精心为陆先生进行了手术。术中发现肿瘤大小约5厘米×3.5厘米×3厘米大小，已严重压迫患者的腔静脉、肝静脉、门静脉等大血管，专家们运用"全肝血流阻断法"，使肝脏处于无血状态，保证切肝时出血量降到最少，同时免去了发生空气栓塞的危险。最终，肿瘤被完整切除，术后，患者未发生任何并发症，肝功能未受到明显损害，恢复良好，目前已康复出院。

市肿瘤医院肝肿瘤治疗中心在重大疑难肝癌手术、高位肝胆管肿瘤的根治等方面经验丰富，该中心成立5年多来，常规开展第八肝段切除术，尾状叶切除术，无血肝切除术，门、腔静脉癌栓切取术，巨大肝癌切除手术（最大肿瘤达28厘米×20厘米×15厘米），高位胆管癌切除手术，胰十二指肠切除术等高难度手术，胰腺癌手术切除率高达60%，力求肿瘤的手术范围进一步扩大，创伤更小。科室还对每位病人进行包括介入治疗、射频治疗、放射粒子植入治疗、免疫治疗、中西医结合治疗等综合治疗，使患者的治疗效果得以提高，生存时间得到延长，生活质量得到改善。

（摘自《肿瘤医苑》2009年12月22日）

铸就真情与友谊的丰碑
——援疆专家施民新、刘向阳工作纪实

有一种情感真挚而伟大，有一种友谊温暖而和煦。2008年7月下旬，第六批来自江苏南通的医疗专家，携着一股炽热的情感，踩着滚烫的暖流，带着一个关于东部与西部合作的美好愿景，向着中国西部的伊犁河谷而来。一年半来，他们废寝忘食、殚精竭虑，在伊犁这片土地上留下了辛勤的汗水与跋涉的足迹。他们就是江苏派驻州友谊医院的援疆专家：副院长施民新、放疗科副主任刘向阳等。

玉关西望

为了履践心灵之约，他们舍弃良好的工作和生活环境，把汗水与心血融入伊犁这片炽热的土地，并使援疆这段生涯成为他们人生中最重要的一段经历。

高超的医疗技术、廉洁的医德医风，无私奉献的精神……几乎每一个与这些援疆专家接触过的人们，都会用这样的词汇来表达对他们的认可和敬重——"南通援疆专家们的特点是默默无闻地干事，踏踏实实地做人，与边疆各族人民结下了深厚的友情，为家乡人民争了光添了彩，留下了良好的口碑，树立了光辉的丰碑"。

在伊一年多来，施民新、刘向阳利用自身优势，与南通来伊的其他3位专家共积极开展各种手术800余例，抢救急危重病人500余例，举办各类讲座、培训班100余场，开展了12项新技术、新项目，填补了州友谊医院乃至全州的技术空白。

援疆专家副院长施民新

为友谊医院常规开展的"直视心脏手术"起到了积极的推动作用；亲自主刀开展了难度较大的肺癌根治术（心包内结扎血管、部分心房切除）、食管癌根治术（各种术式）、巨大纵隔肿瘤切除术，并开展了一例胸腺癌手术，填补了一项伊犁州技术空白；在重点学科建设中，为技术薄弱的学科争取到15名免费外派进修学习名额，学以致用，提升技术水准；在院领导的支持下，成立了友谊医院乳腺治疗中心，举办了首届乳腺癌综合治疗学习班，开展了大量的改良式乳腺肿瘤手术；成立了友谊医院肿瘤治疗中心，提出了肿瘤病人单病种治疗模式管理办法；多次带领援疆医生深入边远农牧区讲学义诊，抢救危重病人；在分管科研教学工作中，组织申报科研课题6项，举办自治区级各类继续教育学习班20余次；通过他的积极争取，医院获得了南通市卫生系统医疗基础建设捐款30余万元。

放疗科副主任刘向阳

主持设计实施了多项"放疗技术在临床上的应用研究"课题，在临床医疗服务中抢救了大量的危重病人。其中一例甲状腺癌肿瘤压迫气管导致呼吸困难，在生命垂危、向家属告知病情下，实施紧急放疗措施，将病人从死亡线上拉了回来。一例脑部恶性淋巴瘤颅内高压症状明显，头痛、伴有恶心、呕吐，意识模糊，采用急诊放疗后病情明显缓解。建立了专科检查室，引进了内地十多项新技术，开展了乳腺托架切线照射技术，食管癌后程加速超分割放射治疗技术，胃癌、肺癌、宫颈癌等肿瘤的综合治疗技术。很多原来想去乌鲁木齐治疗的病人都留下来在医院治疗，极大地提高了医院在当地肿瘤治疗方面的知名度。此外，还担任大量的教学查房、业务学习工作，使科内医疗技术水平得到迅速提高。

这些都是江苏南通市医疗专家们用精湛的技术促进伊犁医疗事业发展的生动范例。

巍巍天山、滚滚伊犁河水，见证了他们为促进伊犁地区医疗事业发展而留下的深深足迹。

动人春色不须多，然而，这每一抹春色里都有值得人们记忆的生动情节。

一年半来，他们经历了奥运安保、乌鲁木齐"7·5"事件、国庆六十周年安保，作为援疆干部，他们抱着有志而来、有为而归的信念，参与了多起重大外伤的抢救及治疗，与大家一同参加病区的值班、带班、夜间巡逻。在一些重大节日里，有些人甚至放弃休息，仍坚持工作。而且，他们把自己当成是一名伊犁人，时刻关心伊犁的社会经济发展与和谐稳定，关注社会弱势群体，为患尿毒症的学生捐款，为贫困群众送去御寒的衣被。除了友谊医院的正常工作外，几乎每周他们都牺牲休息时间到基层义诊，范围遍及伊犁州辖八个县市。

"能为边疆人民解除痛苦，能为友谊医院的发展做一点事情是我们最大的心愿。"对于自己的付出，他们这样解释。但是，当他们用真诚的奉献推动州友谊医院医疗事业不断发展的同时，谁又能了解，在这真诚的话语背后，他们牺牲的是与家人的团聚以及更多的发展机会。正是这伟大的牺牲精神，铸就了一座不朽的关于江苏南通卫生系统援助州友谊医院的历史丰碑。

白驹过隙，韶华已逝，那援疆的500多个日日夜夜必将融进美丽的伊犁河，一去不返。但施民新和刘向阳却将那与援疆情感相生相伴的伟大的互助精神留在这里。它将与双方为援建事业而共同谱写的友谊之歌融为一体，在江苏南通与伊犁河谷之间久久传唱。

（伊犁州友谊医院供稿2010年2月）

医海放歌展风流　得失无悔写人生
——记全国卫生系统先进工作者、肿瘤内科专家谭清和

他是儒雅的学者，举手投足间流露出学者的豁达和飘逸；他是悬壶济世的医生，用精湛的医术和良好的医德，为面临绝望的患者开启了通向幸福的大门；他是诲人不倦的良师，以严谨的治学态度，传授知识、传承医术。他就是全国卫生系统先进工作者、中国抗癌协会（CSCO）肝癌专业委员会委员、江苏省抗癌协会理事、江苏省抗癌协会化疗专业委员会副主任委员、南通市抗癌协会秘书长、南通市抗癌协会化疗专业委员会主任委员、南通市肿瘤医院大内科主任、学科带头人谭清和。

攻坚克难　不负患者之托

谭清和1969年毕业于上海第二医学院医疗系，几十年来，在攻克肿瘤的艰辛道路上不断探索、积累，成长为省内外知名的肿瘤内科专家。他对各类恶性肿瘤的诊断、化疗方案的选择和毒副反应的处理得心应手、对各科疑难杂症的诊治及急诊抢救具有丰富经验，工作中总是千方百计攻克难关，不负患者的生命之托。

家住市区的王如英老师不能忘记，10年前因为大便出血，身体不适被诊断为结肠癌晚期，在市区一家医院做了手术。但是手术并不理想，只是姑息切除了局部的肿块，腹腔内转移灶和淋巴结未能清除，而且切缘阳性，术后病理为低分化腺癌，恶性程度很高，浸润全程。术后半个月残留的转移灶压迫十二指肠，导致肠梗阻，频繁呕吐，无法进食，无奈又接受一次解除梗阻的胃、小肠吻合手术。第二次手术后一个月，感觉腹部疼痛不适，再次检查，发现腹腔内转移灶最大的达到5厘米，而且伴有严重贫血。医生委婉地告诉家属，病情太晚，已无法控制，按照她的身体条件，根本不能承受化疗或其他治疗，生存期不会超过3个月。

孩子还小，我不能就这样倒下！极强的求生欲望使王老师和家人不言放弃，想尽办法寻找新的治疗方法。在朋友的介绍下，王老师一家找到市肿瘤医院谭清和主任，请他无论如何想办法救救她。望着这样一个短期内经历两次大手术、多日不能正常进食、血色素很低、身体极度虚弱的晚期肿瘤病人，谭主任明白这是一个十分棘手的病例。然而面对王老师一家期盼的目光，谭主任容不得多想，立即进行全面检查评估，召集全院各科专家紧急会诊。专家组根据王老师身体状况，制定了一边支持治疗，一边小剂量、循序渐进化疗的治疗方案。其间，谭主任带领治疗组严密观察病情变化，随时调整药物剂量和治疗方案。奇迹出现了，两个疗程后，病人能下床活动了！六个疗程的化疗后，王老师原来5厘米的转移灶缩小到2厘米。这时，谭主任又从全局考虑，提出进行局部放射治疗以进一步控制病情，并邀请放疗专家进行会诊。随后王老师接受了X-刀放射治疗。然而放疗后，出现了严重的并发症——放射性肠炎。反复持续的肠道出血，加上放、化疗的其他并发症，使得王老师越来越虚弱，血色素只剩4克（正常为11～15克），生命危在旦夕！谭主任又立即组织会诊、进行抢救，亲自打电话向上海、南京的专家请教，调整治疗

方案，硬是把她从鬼门关里拉了回来。经过一段时间的治疗，王老师病情得到根本控制，康复出院了。然而一段时间后，肿瘤又复发，她再次住院，由于放、化疗多次，身体虚弱，每次都会出现新的危急状况，谭主任带领治疗组一次次替她逢凶化吉，10年来这样的情况反反复复上演了多次。如今，王如英老师已是名副其实的抗癌明星，回首这漫漫10年抗癌路，多少次死里逃生，能活到今天，用她的话说，最不能忘记的人就是谭主任！

在谭主任心目中，病人永远是第一位。为了病人，他可以几顿不吃饭，甚至几天不回家，超负荷的工作让他身心疲惫，但他从不在病人面前流露出丝毫的倦急。一位全身转移的晚期癌症患者，肺部严重感染，全身衰竭，家属要求医护人员不惜一切代价全力救治，谭主任顾不上自己连日咳嗽、身体不适，组织会诊、研究治疗方案，几天没有回家。一天，患者病情再度恶化，从上午10点开始，谭主任又与同事们展开了抢救，吸痰、气管插管、上呼吸机，一直忙到晚上没有吃一点东西，深夜11：30，满身疲惫的他才回到家中。

一名合格的医生，首先必需具备良好的品德。谭清和的医德在院内外是有口皆碑的，在他眼里，病人从无贫富贵贱之分，都是他的服务对象，始终一视同仁；对于近年来兴起的病人给医生送"红包"现象，谭主任认为这是一种极不正常的现象：为病人服务是医生的天职，而病人的信任才是我工作的最大动力！通州一食品厂的老总患上肾癌，慕名找到谭主任，谭主任为他精心制订治疗计划。出于内心的感激，这位老总三次把"红包"塞到谭主任手中，都被一一回绝，最后谭主任竟直接把"红包"送到住院部，替他交上了住院费。这些年来谭主任拒收、退收的红包已无从计算，每年他都是医院和卫生系统创建无红包先进个人，还被评为南通市卫生行业医德医风标兵。

孜孜不倦　勇攀医学高峰

医学是严谨的，作为当今世界性难题的癌症治疗更是如此是，既不能墨守成规又不能盲目治疗，谭清和在这条攻克难关的道路上不断探索着。国内各种学术会议他都不辞劳苦亲自参加，在第一时间掌握肿瘤治疗的最新动态。虽然身为专家，但他从不武断，对病人的诊治极为严谨，遇到疑难病问题及时组织会诊，广泛听取意见，为病人选择最佳治疗方案。在他身边总是随身携带一个小笔记本，那是他的宝贝，有什么疑难典型病历、抗癌新药、最新治疗进展，他都及时记录，反复研究，这个习惯已沿袭了几十年。作为大内科主任、学科带头人，他带领大家进行了多项新技术、新项目的研究，取得骄人成绩，还组织开展了南通市首例恶性淋巴瘤的自体干细胞移植治疗。在内科医护人员的心目中，无论做人、为医，谭主任都是他们的榜样。近年来，他本人在国家、省级杂志先后发表各种学术论文30余篇，他所参与的"持续静脉输注去甲长春花碱加顺铂治疗晚期恶性肿瘤"临床研究获得省卫生厅新技术引进一等奖，"人体甲胎蛋白分子变异的临床应用价值"获省卫生厅科技进步二等奖，南通市科技成果二等奖，"肿瘤标志物癌相关蛋白的检测及临床应用研究"获南通市科技进步三等奖，"短波局部加温实验研究及临床应用"成果获南通市科技成果四等奖，被评为"南通市专业技术拔尖人才"，曾多次受到记功嘉奖。

悠悠真情　演绎无悔人生

从医三十六载，谭清和仅是一位称职的医生，却不是称职的儿子、丈夫、父亲。事业上的忙碌使他顾不上家庭，多少次刚端上饭碗被急救叫去；多少次深更半夜被电话铃唤醒；多少次女儿想听他辅导功课时，他急匆匆地走向病房；多少次妻子想要他陪着逛街购物时，他守候在病人床边。就在前年年底，他远在上海84岁高龄的老母亲心脏病突发住进医院抢救，妹妹们打电话催促哥哥火速赶回，可是为了病床上几个危重的病号，作为母亲唯一的儿子，他却没能及时赶到母亲身边尽自己的孝道，只是拜托妻子请假回去。等几个危重病人平稳后，他才回到上海，而每次都是来去匆匆，晚上到上海，第二天又回到南通。母亲住院期间抢救了三次，没有一次他是在场的，亲人们都怨恨、责怪他，他没有辩解一句，只是在心里默默念道：我欠你们的太多了。面对家人，他内疚；面对病人，他坦然，他把全部的爱无私地奉献给了社会与病人。

他是全国卫生系统先进工作者、江苏省卫生系统先进个人、南通市劳模、人大代表、专业技术拔尖人才、南通市"五一劳动奖章"获得者，但他从不以此炫耀，从未对上级组织提出任何特殊的要求和照顾。祖籍上海的他，有过好多机会回到上海工作、生活，省内外许多大医院专门和他联系，给出房子、车子、安排女儿工作、年薪几十万等很多诱人的条件高薪聘请他，都被他婉言谢绝。他宁愿一辈子守在平潮这个小镇上，守在肿瘤患者的身边。他说，是市肿瘤医院培养了他，为他提供了施展才华的舞台，是肿瘤患者造就了他今天的成就，他会永远感谢他们，并为他们服务到永远！

正如一位书法家赠送的字画中所写：医海放歌展风流，得失无悔写人生。谭清和将全部的心血毫无保留地奉献给了患者，奉献给了自己所忠爱的肿瘤防治事业，他是我们医疗界的楷模，永远值得我们每个为医者学习和敬重！

（摘自《江海晚报》2010年11月12日）

与时间赛跑　和死神搏斗
——ICU救治一危重病员纪实

近日，在市肿瘤医院十病区，现年59岁的钱先生即将康复出院，他激动万分地说："感谢市肿瘤医院，感谢救命恩人，要不我是逃不脱鬼门关的……"眼前的钱先生生命体征平稳，精神状态良好，并在为出院作最后的康复治疗。然而，据ICU主任陆俊国介绍说，钱先生刚被送到医院时，已经处于昏迷状态，气息奄奄，生命悬之一线！事情还得从一个多月前说起……

11月2日凌晨1时许，老钱因出现严重脱水、重度水电解质紊乱、消化道溃疡等症状，被送至医院救治。考虑到生命危在旦夕，医院将其送进ICU重症监护室抢救！原来老钱就有过胃癌，此次发病后已出现口咽部及胃部连续疼痛三天，血小板数目下降、骨髓严重抑制，如病情得不到及时改善，将会引起心跳和呼吸的骤停，后果不堪设想！

面对口齿不清、四肢无力、意识模糊的老钱，ICU主任陆俊国带领陶勇、金小洁等医护人员高度重视，沉着应对，立即为老钱实施保护性隔离、吸氧心电监护、抗感染治疗等多项措施，待老钱病情稍稳定，再给予升血小板、升白细胞、抑制炎症因子治疗并进行营养支持……经过一整夜的治疗和细心观察后，老钱的病情稍许好转，但并不意味着已完全脱离了生命危险，形势依然不够乐观，生命依然脆弱，风险依然很高。

第二天早上，针对老钱的危重病情，忙碌了一整夜的ICU医护人员并没有放松下来，而是马不停蹄地组织了医院肿瘤内科、外科、病理科、药剂科等多学科专家进行联合会诊，确定最佳治疗方案。强大的专家队伍从用药、呼吸机使用到治疗方案等等，无不反复斟酌，多方求证，小心翼翼。医护人员每走一步，稍有不慎都可能意味着前面的抢救、治疗效果归零！在老钱住进ICU的20多个日日夜夜里，医院会诊中心先后为老钱进行了五次专家会诊，全体医护人员寸步不离，忘我地一天24小时守卫着老钱微弱的生命，随时根据病情调整治疗方案。

随着治疗的进一步深入，老钱的病情一天天好转，看到这一切，ICU医护人员倍感欣慰。但他们没有丝毫懈怠，依然各负其责，严阵以待。经过一个多星期的观察和调养，老钱生命体征恢复平稳，血细胞恢复正常，肺部感染得到控制，现已转入到医院十病区进行进一步的观察和治疗。

面对医院创造的又一个奇迹，老钱深有感慨，他说："我是一个被判了'死刑'的人，是市肿瘤医院的专家团队和高超水平救活了我，ICU确实名不虚传！"

（李　真）

（摘自《南通健康报》 2011年1月15日）

南通市肿瘤医院勇于攻坚　成功实施胰十二指肠切除术

昨日，笔者在南通市肿瘤医院了解到，该院于10月6日成功实施了南通市首例联合门静脉—肠系膜上静脉切除重建的胰十二指肠切除术，患者已于本周出院。

69岁的杨大妈家住南通市通州区，今年4月的某一天，还在劳作的她突然出现腰背部酸痛不适的症状，并且一连几天在劳动过后疼痛感更加严重。剧烈的疼痛感已经使杨大妈直不起腰。

10月1日，杨大妈在家人的陪同下来到了南通市肿瘤医院。此时的杨大妈，病情日益加重，在不到一个月的时间里体重已减少了5公斤！入院当天，核磁共振检查的结果显示杨大妈患有胰头癌。杨大妈一下子蒙了，她自己也想不明白，平时身体硬朗的她竟然得了癌症！

了解到杨大妈的病情后，医院立即组织多学科专家进行会诊。以副院长张一心和主任医师邵冰峰带头的医疗专家组经过谨慎、细致、全面的分析，一致得出结论：按照传统的治疗方式治疗会导致术后局部复发率较高；相比较而言，如果做肠系膜上静脉部分切除的胰头十二指肠切除术，切除率将提高三分之一，且大大减小了术后复发的隐患。良好的疗效势必伴随着巨大的手术风险。据副院长张一心介绍，该手术不同于传统手术方式，除了要进行常规胰十二指肠切除术外，还要切除受侵的肠膜血管，稍有不慎即可发生大出血。因此这次手术势必是一场困难重重的攻坚战！

据悉，这项手术在南通地区尚属首例，在专家组与杨大妈及其家属充分沟通并征得手术同意后，手术风险评估、专家会诊、麻醉准备等一系列工作紧锣密鼓地展开。10月6日上午9点，杨大妈被推入了手术室，一场艰苦的攻坚战也随之拉响。直到下午，持续6个多小时的漫长手术才宣告结束。

手术取得成功！杨大妈随后被送入了监护病房进行康复治疗。经过一段时期的进一步观察，杨大妈的病情恢复平稳，现已出院。

（摘自《南京晨报》2011年10月22日）

"不是亲人 胜似亲人"
——紧急关头 白衣天使献血救人

"幸好有刘向阳主任为我参加互助献血，否则我的治疗肯定要被耽搁了，在南通市肿瘤医院住院，真有家一般的感觉，这里的医护人员个个都是我的亲人！"医生积极参与互助献血换得病人宝贵的治疗用血，使其顺利完成治疗。近日，这和谐温馨的一幕就发生在我们身边，医院放疗科刘向阳主任的悄然之举，引出感人一幕，受到病人及家属的交口称赞。

在十五病区，我们见到了对刘主任充满感激的患者孙大伯，他是医务人员积极参加互助献血后，在治疗用血中享受到优先权的直接受益者之一。孙大伯去年被诊断出患有肺癌，在某医院经过一段时间治疗后，病情稍有好转。今年一月，孙大伯又出现了反复咳嗽、头痛的症状。他担心病情恶化，来医院进行全面检查后发现病情进展。考虑到孙大伯体质较差且年事已高，经过专家会诊讨论，决定为其采取副作用较小的生物治疗。

生物治疗要从血液中提取杀伤肿瘤的细胞，需要为患者输入临床用血。目前血源紧张，根据国家现行的互助献血政策，患者看病如需用血则需有人为其进行互助献血。但令孙大伯为难的是，他的儿子体弱多病、妻子超过献血年龄，两人均不符合献血条件，来自张家港的他在本地又无任何亲友，这意味着孙大伯的治疗极有可能因为"缺血"而无法进行，孙大伯全家不禁急得满脸愁容。

刘主任得知这一消息后，当即前往献血屋，主动为孙大伯进行互助献血。因为有了刘主任及时的献血，孙大伯得以顺利地完成了生物治疗。做完治疗后的孙大伯病情一天天地好转，他说："多亏刘主任在关键时刻挺身而出，我真是遇到了'活雷锋'！"而刘主任则说："远道而来的患者，更需要我们的关爱和帮助，我只是做了一名医生该做的事！"刘主任朴素而平淡的话语让大家深受感动。针对当前血源紧张的形势，医院已有越来越多的医务人员加入到无偿献血的队伍中，据了解，刘主任已不是第一次为病人互助献血。他呼吁：献血对很多健康的人对来说并不是难事，有时一个举手之劳就能救起一条宝贵的生命，希望更多的人能行动起来，缓解血荒。

（摘自《南通健康报》2012年4月15日）

安徽病员康复三年　远道而来深表感激

64岁的屠大爷是安徽霍邱的一名乡村医生，3年前出现进食哽噎、下咽时食管和胸骨后疼痛等症状，在做过详细体检后，结果显示为食道癌，屠大爷情绪低落到了极点。听身边的亲戚朋友介绍，南通市肿瘤医院在肿瘤治疗方面技术精湛，在反复思量后，屠大爷决定不远千里到医院治疗。

初来医院治疗时，每当想起自己的病情，屠大爷都会觉得心情沮丧，时常唉声叹气。他的心理负担被床位医生赵季忠主任看在眼里，赵主任时常安慰他，并用一些真实的康复事例鼓励他。因长期无法正常进食导致营养不良，屠大爷身体日渐虚弱，医院专家组多次会诊，为他制定个体化治疗方案。经过3个月的精心治疗，屠大爷病情逐渐好转。他感觉，住院治疗的每一天，一病区的医护人员都像对待家人一样将他照顾得无微不至，为了表示感谢，他多次送过"红包"，但均被婉拒，这让屠大爷非常感动。

近日，屠大爷再次来院复查，各项指标均正常，他特意找到赵主任表示感激。此时的他面色红润、步伐矫健、丝毫看不出是一个得过肿瘤的人。看到赵主任，他高兴地说："现在我的体重已经有130多斤了，胃口很好，再没有出现过进食不畅的现象。"听到屠大爷身体状况良好，赵主任也很欣慰，他说："对待每个病人，只要有百分之一的希望，我们医务人员都会付出百分之百的努力，何况屠大爷不远千里选择了我们，更不能辜负了病员的信任！"

（摘自《南通健康报》2012年4月15日）

一群来自肿瘤医院的"白衣天使"

"晚霞映照在西山，月亮已升在东方。是谁还穿着那白色的衣裳，站立在窗前轻轻放下了窗帘，遮住了射进的月光……"在"5·12"国际护士节到来之际，让我们轻轻哼唱着那首《护士之歌》，将目光聚焦到这样一群特殊的"白衣天使"身上，她们每天面对着的是一群与癌症、肿瘤相抗争的重症病人，但有了她们真诚的微笑和贴心的话语，病人们的脸上又重新绽放出灿烂的笑容，许多个家庭又因此重新响起了快乐的笑声——

每个时代，都有勇立潮头、无私奉献的创业先锋；每个行业，都有甘于平淡、坚守岗位的行家里手。通扬河畔的南通市肿瘤医院，是一所闻名于省内外的三级甲等医院，在该院的八病区护理组，就有这样一群奋战在临床一线的白衣天使。她们没有掷地有声的豪言壮语，却扎根于自己的工作岗位默默奉献；她们没有孤芳自赏的清高，却脚踏实地，履行着一名护理人员的职责；她们没有惊天动地的英雄壮举，却用满腔热情履行着肩上的责任，用行动谱写出一曲无怨无悔的奉献之歌，在平凡的工作岗位上执著地演绎她们平凡而精彩的人生，展示着新时代巾帼的芳华与风采。

这是一个朝气蓬勃的群体

70后、80后、90后……在市肿瘤医院八病区的"护理军团"中，这三个年龄阶段的护士均有，平均年龄也仅为30多岁，这是一个充满青春活力和女性气息的群体。尤其难能可贵的是，不少80后、90后的独生子女，在家中都是父母的掌上明珠，但在医院里却踏踏实实地干起了"伺候"人的活。她们每天为病人洗脸、梳头、擦浴、泡脚、修剪指甲，协助清醒病人病人进餐，整理、更换床单元。在护士长的带领和影响下，科室逐渐摆脱依赖护工的生活护理工作，所有入住科室的危重症病人的护理落实到位，叫响了"一切为了病人，为了病人的一切"的服务口号，打造了优质护理服务品牌。

学习，是可持续发展的必由之路，新鲜知识的输入也确保了这个团队的勃勃生机。在八病区的20名护理人员中，研究生在读2人，本科8人，专科10人，她们分别毕业于南京医科大学、南通大学、体臣卫校等专业院校，副主任护师2人，主管护师4人，护师4人，护士10人，人才梯队结构合理，业务技术始终处于该院护理水平领先地位。

在这里，每位护士不放过任何形式的学习机会，一次次静脉输液、一次次晨间护理、一次次协助患者翻身、一次次为患者接取大、小便……在这些看似平凡的重复劳作中练习技巧，提高技能，练就了过硬的操作本领，护理技术操作比赛中，荣获奖项；在专业期刊屡屡发表论文。她们当中涌现出"江苏省优质护理先进个人""医院操作比武一等奖"获得者邱小丽；"南通市优质护理服务标兵""南通市优秀护士""医院护理安全知识竞赛一等奖"获得者张跃；"南通市三八红旗手""医院先进个人""医院优秀护士"获得者冒小平等先进个人。

这是一个任劳任怨的群体

"零投诉""病人就是亲人""一切为了病人，为了病人的一切"……正如护士长冒小平所说，优质护理服务并非只是护理技术的要求，它更是护理人文关怀的体现。肿瘤病人的心理是极其脆弱的，作为肿瘤专科医院的护士，给予病人心理上的呵护尤为重要。一位22岁的绒癌患者小燕情绪很不稳定，准备结婚的男朋友得知她的病情后销声匿迹，这使原本就悲痛欲绝的她更加绝望，几度想要自杀，更别说接受治疗。护士长冒小平得知这一情况，带领全科的姐妹们轮流作思想工作，从同龄人的角度和她谈人生、谈家庭、谈父母，生活上给她无微不至的关心，让她一点一点重拾活下去的信心，看到生命的曙光，积极配合治疗，取得了满意的疗效。如今，小燕已走出阴霾，迎来了灿烂的新生活。她始终也不会忘记，是八病区的护士姐妹给了她新生的勇气。

夏奶奶是一名卵巢癌患者，前后三次住院治疗。她亲身感受到了护士的每一样工作都是那么地细致和专业。有一次，护士为她擦浴洗脚，泡脚后还用压舌板刮脚底，去死皮，洗完脚还用护手霜为她擦上，以防皮肤干燥。她感动地说，我活到70几岁，连自己的子女都没给我洗过一次脚，而你却如此认真的、不嫌脏的给我擦澡、泡脚……她的话语哽咽了、眼圈红了，心却是暖暖的。仲女士卵巢肿瘤术后出现腹胀、心慌气急、大汗淋漓，当班护士，立即给予吸氧、肛管排气，为其擦浴、更换干净衣裤和床单，病人当时感动得流泪了，她说："你们对我太好了！"病人的病情稳定了，全身舒适了，可忙碌的护理人员个个已是满头大汗。有时，为了救治病重的患者，护士们经常加班加点，穿梭在病房，但她们毫无怨言，因为在她们眼里，病员的生命与健康高于一切。

令人感动的事例真是数不胜数，1床患者薛大娘，卵巢癌二次术后化疗后白细胞下降，医嘱予补康灵口服，因患者欠费无法拿药。得知患者来自安徽农村的贫困家庭后，护士长组织科室医生、护士给患者募捐，科室人员每天轮流提供爱心饭菜，出院时替患者结账，甚至连患者回家的车费她们都垫付了。临别时，薛大娘流泪了，她说，这里的护士都是亲闺女！"与其他病区的病人相比，我们的服务对象都是女性，同样是女性，我们更能了解她们的敏感和脆弱，恰到好处的心理疏导是非常有必要的。"近年来，面对妇科疾病年轻化的趋势，八病区的护士们在"身体护理"的同时，也推出了"心理护理"，用人性化、亲情化的服务，赢得了病人的交口赞誉。

这是一个素质一流的群体

一天傍晚，8床患者沈秀梅，宫颈癌术后第十天，突然呼吸急促，出虚汗，拟诊肺梗，已脱下工作服准备下班的护士们又火速穿上白大褂上阵加入抢救的队伍，联系急诊心电图、床旁胸片、给患者吸氧、心电监护、抽血标本、建立静脉通道、遵医嘱给药、记录病情变化等，直到深夜，患者病情稳定后，她们才拖着疲惫的身躯，往家的方向走去……

"传统观念里发发药、打打针、量量体温的护士形象，已经被完全颠覆。"冒小平说，由于护士是与病人接触最为频繁的，因此护理的重要内容就是观察病情，并给医生的正确诊断提供参考意见，沈秀梅肺梗的及时发现，护士的"慧眼"可谓功不可没。从责任护理、整体护理到生活护理、优质护理，近年来，随着医院"优质护理示范工程"的实施，这群白衣天使的素质也得到了全方位的提升。

如今，在八病区，一位护士负责护理8位病人，每位责任护士对病人的病情要做到"九知道"，同时推行"责任护士随医生查房"制度，在晚期重症患者中实施临终关怀……她们真正站在了病人的角度，将更多的时间还给病人。

有这样一组数据佐证了她们的敬业精神：2011年1月至于11月，八病区共收治病人1590人，手术病人448人，化疗1056人，深静脉置管护理2200多人次，静脉滴注6553人次，静脉注射4065人次，输血26人次，导尿392人，会阴擦洗4849人次，灌肠472人次，床上擦浴4849人次，床上洗头350多人次，较好地完成了各项治疗、护理任务，产生了良好的社会反响。

妇科八病区是一个集手术、放疗、化疗为一体的综合性治疗科室，不为人知的是，由于工作需要，这里的护理人员还与性病、艾滋病人进行了频繁接触，这些特殊病人的血液和分泌物都很可能造成交叉感染。但怀揣着一颗爱心，在她们的眼里，没有歧视，只有奉献，通过尽心尽责的服务，赢得了病人的一致认可。

这个群体最近又被表彰为江苏省卫生系统

"巾帼文明岗"。在一年一度的国际护士节来临之际，站在这个"健康所系，性命所托"的神圣岗位上，这群可敬的白衣天使骄傲地宣言：将用自己的爱心让优质护理服务之花更加绚烂！

（摘自《江海晚报》2012年5月11日）

创服务品牌　树天使形象
——南通市肿瘤医院：每一名患者都是"VIP"

65岁的陶老师家住如东县洋口镇，在今年学校组织的一次体检中查出肝部有阴影，被当地某医院诊断为"肝癌"，建议立即住院治疗。就在全家人为这一诊断结果忧心不已之际，同事建议陶老师到南通市肿瘤医院再瞧瞧。来到医院后，接诊专家将她带到专家会诊中心，在分析了CT片及一系列检查报告后，专家一致肯定地认为，陶老师肝部疾患为良性的肝血管瘤而不是肝癌。虚惊一场的陶老师拿着会诊报告高兴地回家了，她说："幸亏到专家会诊中心来了一趟，要不然我这个'肝癌'患者还不知道要怎样折腾呢！"

唯有用心，才有满意。走进南通市肿瘤医院，你会发现这家被市政府评为"花园式的医院"，不仅草木常青，环境优美，其点点滴滴的优质医疗服务更是充分体现着人文关怀的理念，而该院的会诊中心，则架起了医患之间的"连心桥"，颇得社会好评。去过医院的人都知道，怎么看病往往是收治医生一个人说了算，肿瘤这种复杂疾病的治疗更是如此。而南通市肿瘤医院，则在全省率先打破传统的"一对一"医疗模式，实行"多对一"的高级医疗服务（即多学科专家联合会诊），于2006年10月专门成立了专家会诊中心。会诊中心汇聚了肿瘤外科、放疗科、化疗科、妇瘤科、病理科、影像诊断科等多学科资深专家，他们不但具有丰富的临床经验，而且对肿瘤的诊断、治疗等理论方面都颇有研究。这可以理解为一种VIP（非常重要的人物）专家会诊服务，只不过在南通市肿瘤医院，人人都是"VIP"。在医院病房里，经常会看到这样的场景：各科专家们正在对患者进行"床头会诊"。一位病友不无感慨地说，"转了几家医院，从来没见过这么多专家围着每一个普通患者转的。在这里，我觉得每一个患者都被医院所重视。"

专家会诊对融洽医患关系，确保医疗安全也起到很好的促进作用，这一模式已被南通市卫生局作为市诚信体系建设的独特品牌向全市推广。为了病员展开舒心的笑容，医院不仅敢为人先，创建特色服务品牌，更是坚持以病人为中心，提出"优质服务无缝对接"的服务目标，创造性地开展各种服务新举措：成立了患者服务中心，功能涵盖咨询、接诊、陪护、预约、回访、运送等，全方位满足患者需求。护理部推出为病人联系好第一顿饭、指导好第一次检查、讲解好第一顿口服药、保证好第一次输液成功率、采集好第一次标本"五个一"工程。医院还推出检查病人免费早餐、夏季免费绿豆汤、病房添置微波炉、脱水机等生活设施，为住院病人准备生日蛋糕、抗癌明星检查费优惠、特困病人费用减免、特殊病例亲情回访、普查义诊月月行动等"暖心行动八大举措"。为方便农村患者就医，在省内率先开通新农合病人就诊"直通车"，实行了新农合病人异地联网刷卡即时即报，深受患者欢迎。

医院扎实开展"无红包医院"创建活动和治理商业贿赂工作，结合"5·10"思廉日、"算好廉政账"主题教育月活动，积极开展优质服务明星评选，大力宣扬医务人员身边的廉洁行医先进典型，而医院涌现出的先进人物和事迹，更是在江海大地上广为传颂，施民新，就是他们中的杰出代表。2012年9月20日，南通市肿瘤医院院长助理、大外科副主任施民新当选首届江苏省"百名医德之星""十大医德标兵"，成为南通地区唯一获此两项殊荣的医务工作者。作为一名外科医生，施民新从医20多年来挽救了众多患者的生命，还曾援疆3年，他甘于吃苦、忘我工作的精神，深深感动了新疆各族群众，被称为"党派来的好医生"。他先后荣获江苏省医德医风标兵、南通市劳模、南通市卫生系统温馨服务标兵、江苏省优秀援疆干部等称号。有人说，他的魅力在奉献中绽放，而他却说，我只是南通市肿瘤医院众多医务人员中的普通一员，在我身边，有太多无私奉献的同仁每天奋战在救死扶伤的第一线，他们爱岗敬业的职业风范才是该院深受百姓信赖的根本！

事实上，近年来，南通市肿瘤医院通过创建人民满意医院、无红包医院及治理商业贿赂的开展，"廉洁从医、拒收红包"已成为广大医务人员的自觉行动，医院连续三年在南通市卫生局综合目标考核中名列前茅，在市纠风办和卫生局组织的历次函调中患者满意度超过95%；2007～2008年度，医院被市委、市政府授予南通市"文明单位"称号；2010年被省卫生厅确定为"全面改善医疗服务、推进医德医风建设"专项行动先进单位，并成功创建三级甲等医院；2010年、2011年度，连续两年被市纪委、市纠风办和市卫生局授予民主评议行风先进单位；2011年院党委被市卫生局党组评为"先进基层党组织"。面对这一切，今年6月1日，市肿瘤医院在全国地市级肿瘤医院联盟成立大会上，被推为首任"盟主"时便当之无愧；面向未来，市肿瘤医院人追求着德技双馨，更好地为广大患者服务，真正做到让群众满意，让社会满意。

（摘自《江海晚报》2012年10月26日）

他的魅力在奉献中绽放

——施民新当选首届江苏省"百名医德之星""十大医德标兵"

9月20日是第10个全国公民道德宣传日，由省委宣传部、省文明办、省卫生厅等部门联合举办的"美德之光"——江苏省"师德模范""医德之星""诚信之星"表彰会在南京中山陵音乐台隆重举行。表彰会上，市肿瘤医院院长助理、大外科副主任施民新当选首届江苏省"百名医德之星""十大医德标兵"，成为南通地区唯一获此两项殊荣的医务工作者。

我省首届"百名医德之星""十大医德标兵"评选，经各地、各单位严格审报、媒体网络公示、群众投票等环节，先后有300多万人通过网络和信函方式参加投票和推选，最终由评委会评定产生。获奖者均是掌握精湛医术，且具有崇高思想境界和较大社会影响力的医疗专家，他们的先进事迹和高尚品德得到广泛认可。

作为肿瘤外科医生，施民新从医20多年心里唯有病人，挽救了众多患者的生命，以精湛出色的医技、高尚无私的人格魅力，诠释了新时期医务工作者的职责与使命，抒写了一个共产党员、一名医学专家的境界与情怀。先后被评为江苏省医德医风标兵、南通市劳模、南通市卫生系统温馨服务标兵、白求恩式医务工作者。

援疆3年，他甘于吃苦、乐于奉献、忘我工作，感动了新疆各族群众，被称为"党派来的好医生"。其先进事迹在伊犁及周边地区各族人民中广为传颂，被授予江苏省优秀援疆干部、伊犁哈萨克自治州直属机关优秀共产党员、伊犁州直属卫生系统优秀共产党员、伊犁州友谊医院优秀共产党员，获得诸多荣誉。

（摘自《江海晚报》2012年10月26日）

闪光的青春　无悔的事业

——记市肿瘤医院内科医生杨磊

青春，不同的诠释有不同的内涵，有人蹉跎岁月，也有人用辛勤的耕耘收获希望。在南通市肿瘤医院的大家庭中，就有这样一位勤奋踏实，刻苦钻研的"干将"，凡熟知她的人都说她是一个青春洋溢，甘于奉献的"拼命三郎"，她用踏实的工作作风感染身边的同事，她用不俗的工作业绩让青春在岗位上闪光，她就是新时期的青年楷模、南通市第五届"青年科技奖"获得者，内科副主任医师——杨磊。

杨磊，1976年出生，同济大学医学院肿瘤专业博士。1999年参加工作，现为南通市肿瘤医院内科副主任医师，南通大学杏林学院肿瘤内科学教研室副主任，硕士生导师。系南通市"226"人才、南通市医学重点人才、南通市青年联合会第十届委员会委员、南通市第五届青年科技奖获得者、南通市青年岗位能手、入围江苏省第四期"333高层次人才培养工程"。

执着追求　献身理想

在医学发展突飞猛进的时代，放弃学习就意味着被淘汰。为了更好地服务患者，将先进的技术、最新的理念应用于临床，杨磊利用一切可利用的时间，阅读大量医学书籍、杂志，不断更新知识、理论，及时了解国际医学新动态，应用循证医学指导临床工作。在出色完成临床工作的同时，完成由本科到博士的飞越，紧跟肿瘤科技和诊疗的新发展，对消化道肿瘤的内镜诊断及内镜下治疗、实体瘤尤其是消化道肿瘤的综合治疗、消化道肿瘤及淋巴瘤的发生发展及个体化治疗等方面有深入研究。

2004~2007年，杨磊参加市级课题"食管癌血清特异表达蛋白在临床早期诊断的应用研究"并获南通市科技进步二等奖；2006~2009主持完成市级课题"胸甘酸合成酶基因多态性与胃癌的关联研究"并获南通市科技进步二等奖；2006~2010主持完成市级课题"ATP-TCA体外药敏实验在复发难治的NHL中的应用研究"并获南通市科技进步三等奖；2010~2012年主持市级课题"糖调节蛋白与胃癌的关联研究"并通过验收（通科验字〔2012〕52号）；2009~2012年获四项南通市新技术引进奖（排名第一）。

2011年杨磊获江苏省青年海外交流计划基金资助赴美国MDan -derson肿瘤中心消化肿瘤系进行为期一年的高访学习。2012年至今在同济大学攻读肿瘤学博士学位。熟练掌握分子生物学的研究方法及技术，熟悉蛋白质偶联技术。在长期的临床工作中，杨磊认真总结经验并与同行积极交流，先后在国家科技核心期刊上撰写发表论文近20篇。在江苏省肿瘤年会及全国肿瘤年会上她均有论文参加书面、壁报及大会交流。2008年获市自然科学优秀论文奖三等奖（排名第一）。

勇于探索　青春闪光

作为年轻的肿瘤内科副主任医师，杨磊能独立诊断和治疗肿瘤患者，对疑难病重病例临床诊断及治疗均有较强的能力，并得到上级医师的一致认可。她熟练掌握胃镜的操作，具有较高的消化肿瘤的内镜诊断与治疗水平；对待年轻医生更是毫不保留地将自己的临床经验传授给他们，使他们能更好地服务患者；对待患者她更是耐心、细心地为他们讲解病情及注意事项，提高病人及家属的防癌意识，给病人们送去亲人般的温暖；她坚决杜绝红包及病人吃请，并做好耐心细致的解释工作，让病人愉快放心的接受治疗。

做学问与做人同样很真诚的杨磊得到了患者、同事、领导的广泛称赞。她坦言，在挫折多于成功的科研道路上，她选择了坚持，而正是这种坚持，不仅使她成为出色的医生，更使她成为一名优秀的科技工作者。一份耕耘一份收获，杨磊2006～2008年度连续三年被评为医院先进工作者，2008年被记三等功一次。

在回顾杨磊的成长历程我们发现，她所取得的成绩并非偶然，是坚持不懈的结果，是努力钻研的结果、是甘于奉献的结果。面对荣誉，杨磊表现得非常清醒，她说："院领导的信任为我指明了前进的方向；内科主任谭清和、王建红及其他同事不遗余力的帮助给了我无限的动力；科教科科长沈康精心独到的指点使我受益匪浅，我是站在他们的肩膀上，才得以触摸到成功的果实。""胸怀凌云志，践行成功路"。相信今后，她将再接再厉，勇攀医学高峰，造福更多的患者！

（摘自《江海晚报》2013年6月29日）

牢记使命　不负重托

——记市肿瘤医院援疆医生　张建锋

2010年12月，作为第七批援疆干部人才，南通市肿瘤医院麻醉科主治医师张建锋怀着对生命的热爱、对医学的执着，毅然前往新疆伊宁县，全身心的投入到临床麻醉工作中。在整整20个月的援疆工作，他全情投入，圆满完成了在伊宁县人民医院的援疆工作，受到当地医院和群众的高度赞扬。

一年半的援疆工作，张建锋克服了异乡生活和工作初期的困难，快速投入到新的工作环境和集体中，在教学、科研、医疗、管理等方面取得了卓越的成果。援疆初期，他首先和伊宁县麻醉科手术室所有医护人员进行了充分的沟通，交流了彼此的想法。完善了麻醉科的术前、术后访视制度，对于情况特殊的患者及时和床位医生沟通，大大提升了患者的满意度。开展了晨会讨论制度，对于当天手术患者逐一进行分析讨论，制定完善的麻醉方案，保证手术的安全顺利进行。

通过对伊宁县3家医疗机构的麻醉资源充分的调研和分析后，张建锋发现3家医院的麻醉医生业务水平参差不齐，麻醉基础理论知识不够扎实，各种麻醉操作技能有待提高。在伊宁县卫生局和伊宁县人民医院的支持下，他主办了为期3个月的"伊宁县麻醉医师系统化培训班"。在3个月的培训时间里，他将伊宁县三家医院的11名麻醉医生组织到一起，精心备课，坚持每周二、四进行培训，从麻醉学理论、麻醉学各种操作技能以及各种疑难危重患者的抢救等方面进行了系统化培训。培训结束后，全县的麻醉医生的麻醉操作、理论水平以及应急处理能力都有了大幅度的提升，受到伊宁县卫生局的高度评价。

张建锋还在伊宁县医疗系统积累了多项麻醉新技术，使伊宁县的麻醉质量上了一个新的台阶。尤其是产科全麻技术的开展，大大扩展了孕产妇的麻醉适应症范围，在多名重症孕产妇的抢救过程中发挥了重要的作用。伊宁县第一例哈萨克族心衰孕妇剖宫产的全身麻醉就是他指导完成的。在他援疆的一年半时间里，伊宁县3家医院的手术室未发生一起麻醉意外事故。

2012年6月8、9日，张建锋医生主持的"2012年伊犁州继续教育项目——麻醉质量控制及病人自控镇痛新进展研讨班"在伊宁县人民医院顺利召开，会议邀请了江苏省的4名麻醉专家，伊犁州8县2市共计80余名麻醉医生（约占伊犁州麻醉医生70%）参加了研讨班，会议取得圆满成功，当地多家媒体进行了报道。援疆期间，他先后获得了"伊宁县卫生系统争优先进个人""伊宁县先进个人""援疆工作突出贡献奖"的荣誉称号。他的先进事迹在伊宁县电视台、伊宁市电视台、《伊犁晚报》《新疆日报》、天山网、南通电视台等多家媒体得到报道，为提升南通卫生援疆乃至整个南通援疆工作的影响力，发挥了其相应的作用。

作为一名共产党员，在一年半的援疆工作中，张建锋时刻牢记自己的光荣使命，不负党和人民的重托，克服诸多困难，以良好的精神状态、精湛的医疗技术、过硬的作风，赢得了诸多好评。也再次树立了南通援疆医生的光辉形象！

（摘自《江海晚报》2013年6月29日）

强福林：于无声处听惊雷

过程中必然会有阻力，也必然会产生矛盾，管理者要将矛盾控制在可控范围内，稳步推进。

"我不是一个激进分子，但我也不保守。"强福林坦言。在与《中国医院院长》记者对话的过程中，他始终很平静，措辞力求严谨、中庸。然而，就是这位看起来有些拘谨的院长，在执掌江苏省南通市肿瘤医院（下称"南通肿瘤"）的8年间，将一家仅有400张床位、年出院患者仅5000余人次的地市级医院，打造成拥有1200张床位、年出院患者达21000余人次、医教研防兼具的三甲医院。

从争创三甲到三甲复评，从打造中国最大的地市级肿瘤医院到打造中国最强的地市级肿瘤医院，"设定一个可以够得着的目标，齐心协力去实现它。"强福林如是总结南通肿瘤的八年。

差异化定位

尽管在中国的专科医院中，肿瘤医院占据着相当的比例，但地市级肿瘤医院却是肿瘤医院中较为特殊的存在。由于南通市下辖的县级市启东是肝癌高发区，南通市肿瘤医院作为中国最早的地市级肿瘤专科医院之一，成立于1972年。医院地处距南通市区18公里的小镇上，长期以来参照二级医院管理。

2005年，强福林空降南通肿瘤后，并没有贸然烧起新官上任的三把火，而是潜心了解肿瘤专科医院，特别是地市级肿瘤专科医院的特点。他坦言，自己对肿瘤专科医院的战略和发展，存在着一个逐步深入了解的过程。"最初，我最多地关注医疗。因为肿瘤患者的诊疗需要与实践赛跑，如果南通肿瘤的接诊能力和医疗水平不行，就会令患者徒劳往返，甚至耽误治疗。为了有能力为肿瘤患者提供一站式的诊疗服务，医院确立了争创三级甲等医院的目标。"

为了实现这一目标，南通肿瘤进行了一系列建筑改造、设备更新和流程优化，同时实施了"引进与培养并举""不求为我所有，但求为我所用"的人才战略，以便在服务能力上达到三甲标准。但是，在对照三甲专科医院建设标准审视自我时，强福林又认识到了教学和科研的重要性。

"2009年医院接受三甲医院评审时，我们发现，学科及人才配置方面有很多与科研相关的指标。为了达标，医院将科研和教学工作摆上日程。在江苏省三甲医院评审的1000分里，南通肿瘤拿到了940多分，仅科研相关指标扣掉了三四十分，其他方面基本满分。"强福林回忆，参评当年，医院便下决心引进科研人才，第二年便建起了中心实验室，并设置了科研相关的奖励制度，随后又依据地市级肿瘤医院的特点，建立了流行病学实验室。如今，南通肿瘤还承担着南通大学、苏州大学、南京医科大学等6所院校的临床教学任务。

"尽管同样要求医教研并重，但地市级肿瘤医院自有特色。在诊疗方面，南通肿瘤始终控制次均诊疗费用，并着力为民众提供肿瘤筛查、早诊早治、肿瘤康复以及临终关怀等一体化服务。在科研方面，我们将重点放在流行病学数据搜集和标本库建设上，并与各大肿瘤医院展开科研合作。"多年的潜心观察和实践，让他能更精准地把握地市级肿瘤医院的发展方向，并指导着综合目标设定、南北院区分工、学科方向选择等管理决策。

在之前设定的目标——实现后，强福林希望，南通肿瘤在地市级肿瘤医院中由最大走向最强。"医院不能做纯粹的外延扩张，否则就会长成虚胖子。内涵建设才最能体现医院的核心竞争力。复旦肿瘤医院是三甲，南通肿瘤也是三甲，但与之相比，我们在学科和人才队伍建设上、在学术地位和影响力上，都还有非常大的提升空间。"

渐进式管理

8年来，强福林已经将"设定目标—完成目标—奔向新目标"的渐进式发展策略运用纯熟，与之相协调的是渐进式的管理艺术。"人没有目标就没有前进的动力，没有创新思维就无法顺利达成目标。"

以多学科会诊中心的成立为例，南通肿瘤推出该中心的目的是为了通过多学科合作，使复杂肿瘤患者获得最合理的治疗，提升医院的医疗质量。尽管出发点明确，但却改变了医生的诊疗习惯，也触及了医务人员的个人利益。"不规范收治是多年积习，与个人利益密切相关。医生没有患者，便没有业务平台、没有奖金。"强福林对此有着充分的心理准备，一步步向最终目标推进。

医院首先从规范住院这一关键环节入手，要求为患者开具住院证前，必须经过会诊中心讨论决定。无论是哪科医生接诊，该手术的患者必须收到外科、该化疗的患者必须收到内科，相关考核指标纳入综合目标评价。

运行一段时间后，医院又进一步要求，患者的首个治疗方案必须经过讨论才能实施，从而实现临床合理用药、合理检查、合理治疗。

第三步，医院规定，年龄超过70岁的患者、患有基础性疾病的患者、再次或三次入院治疗的患者，必须经过多学科会诊，从而又为医疗质量和安全加了一道保险。强福林希望，医院最终能使每个病种都形成一个包括内、外、放疗等内容的综合治疗体系。

除了多学科会诊中心，这种渐进式的管理还体现在医院采购流程规范等关键管理环节。如今，医院在药品、耗材等物资采购方面，已经形成了准入、采购、使用、付款等环节分离、相互制约的良性格局。

"改革创新的过程中必然会有阻力，也必然会产生矛盾，但我的原则是，思考成熟一项，便实施一项，将矛盾控制在可控的范围内，稳步推进。"强福林认为，只要医院健康发展、人性化管理的大方向正确，医院便会形成宝贵的凝聚力，从而有效化解矛盾，高速前进。

（原载《中国医院院长》2013年10月15日）

第四节　回忆录及院庆征文

关于南通市肿瘤医院筹建阶段有关情况的回忆

南通市肿瘤医院筹建至今，十又五年。当年参加筹建的一些老同志，有的离休退休，有的调离，有的仍在医院工作，还有个别的如张荣发、谢孝祖同志不幸病故，使人不胜怀念。当年艰苦创业的情景仍历历在目。现将筹建阶段的有关情况简要回忆整理如下：

一、筹建的时间问题

肿瘤医院筹建于1972年，最早何人提议，何时提议，上层如何决策，我说不清楚。据我所知有一个对决策有影响的人，即当年的南通地区卫生局局长何克勋同志，他于1971年因鼻咽癌赴上海治疗，对肿瘤病人的就诊迫切要求颇有切身体会。当时，启东县肝癌高发已引起国内医务界的注目。由上海、南京的一些医学专家带领的医疗队相继开进启东进行科学研究，引起当时地区党政领导的重视。在这种情况下，筹建肿瘤医院并非偶然。当时南通地区领导决定由南通地区精神病防治院革委会主任巫云华同志兼任筹备处负责人并以筹建肿瘤医院为主。约于1972年5月，巫云华同志带领精神病院的张文生、刘永康两同志作为先遣队到平潮原地区肝炎疗养院旧址开始联系接受房屋等事项，并开始抽调第一批筹建人员。第一批筹建人员到齐后召开的第一次会议是在1972年7月13日。从1972年5月起到1974年6月26日正式对外门诊，应是筹建阶段。

二、院名问题

筹建的任务是要建一所苏北最早的肿瘤医院。从巫云华主任等领导同志的决心看，当时雄心颇大，信心很足。由于新建地区一级的医院需要经省批准，为及早上马，筹建处对外使用"南通地区精神防治院附设肿瘤科筹备处"的名称，并沿用到1974年12月4日江苏省革委会批准建立"江苏省南通地区肿瘤医院"为止。其间，为正式名称问题，破费周折。记得当年巫主任向我们传达，说地委书记、南通军分区司令员张宝珊建议取名为"南通地区平潮医院"，理由是中国医学院肿瘤研究所当时名叫日坛医院，以地取名。为此医院的第一批被服装具上曾印有"南通地区平潮医院"字样。后来这个提议被否决了，正式定名为"江苏省南通地区肿瘤医院"。

三、院址问题

院址选择早在筹建处成立以前，地委、卫生局已决定建在平潮。1972年5月地委派人到平潮宣布将由筹备处接管原疗养院房屋。但筹建开始后仍有人提议放在九圩港精神病院旁边，或九圩港河东闸管所东首一所煤矿宿舍址，也有人提议放在市区河运学校址（该校当时停办）。我们都到这些地方去看过，但都没有为领导机关所采纳。当时平潮疗养院旧址分别由江苏省石油勘察队、南通地区深挖"五·一六"学习班和南通地区第二机械厂（即现在的化工机械厂）占用。1972年5月，地委委托地区机关行政组施善堂组长、地区卫生局何克勋局长及巫云华主任带领张

文生、刘永康两同志到平潮，召集上述三个单位的领导宣布将由肿瘤医院筹建处接管房屋的决定。事实上，接管房屋的工作是十分艰巨的。石油勘探队勘察苏北石油是许世友亲自抓的一项工程，进驻平潮又经地委批准，来头很硬；学习班在那个极左年代是压倒一切的政治任务，军代表直接抓，要叫他们走谈何容易；化机厂占用的部分房屋作职工宿舍亦经地区生产指挥组同意的。因此筹建处开始一间房子也没有接收到。仅有一间办公室还是我们自行打开的。接管房屋的工作拖延了很长时间。最紧张的时候是在钻60机房工程开工前夕，钢材、木材、水泥等大量基建物资进场无处堆放。筹建施工工人进场无处住宿，石油勘察队房子空着亦不肯让出。筹建处的同志个个心急如焚。直到1972年年底1973年年初，"五·一六"学习班宣布结束，化机厂砌了新宿舍，这两个单位占的房子陆续被接管，石油勘察队地委决定另行安排到如东拼茶去，巫主任和刘永康同志带着地委介绍信到南京、镇江找石油指挥部商量，并随带当时省军区副司令、地委书记张宝珊给石油指挥部指挥、省军区后勤部副部长的亲笔信，终于得到他们的同意，回来后由唐锦华同志和我具体到拼茶落实安排到原边防部队的一所营房里（当时已交地方政府办了小工厂），才算正式接受完毕。

四、第一批筹建人员及工作分工

第一批筹建人员来自三个方面：一是精神病院调来的有张文生、刘永康；二是从南通地区"五七"干校抽来的，有张荣发、江宏英；三是从下放干部中调来的，有唐锦华、吴光遂、成开棣和我，加上巫主任共9位同志。筹建人员报道后的第一次会议是在1972年7月13日开的，除成开棣同志当时未报到外，其他同志都参加了。巫主任讲了筹建工作意义、要求、工作打算，询问了各人的情况。随着筹建工作的逐步开展，工作人员进行了大体分工：唐锦华、成开棣同志搞外勤；张荣发、吴光遂和我搞内勤；江宏英任会计；刘永康在物资进场后当保管员；张文生同志

不久即调到地区商业局冷冻厂去工作了。

五、筹建阶段的主要工作概况

筹建阶段的主要工作做了以下几项：

第一是抓人才引进。这项工作自始至终由巫云华主任直接抓，开始他一个人，后来调入施殿祥同志具体抓。筹建期间调入的人才是多方面的。首先是增加筹建处工作人员。1973年前后，先后借进或调进的工作人员有：朱少香、施殿祥、毛爱廉、周建海、黄益人、陈培均、于逢修、张翔、黄庭辟、黄志良、张志强、彭德、陈启均、吴汉芳、刘正如、李润训、周志云、谢群安、谢孝祖、葛进喜、王步高、于进荣等同志。二是抽调一批医务人员到上海、南京等地进修学习。早在筹建处成立以前，地区卫生局已抽调张春芳、王浩声、张健增、储蓓蓓等同志到上海各大医院进修。他们进修结束后，有的参加了筹建，有的被卫生局抽去参加医疗队。筹建处成立之后又抽调一批同志去进修。1972年和1973年从各县抽出去进修的有：到上海肿瘤医院去的沈振祥、张健增、夏似秀、王颖、吴汉芳、徐桂荣、钱瑞熙、尤宝如；到上海第六人民医院进修的王浩声、高炎、储蓓蓓；到上海中山医院进修的张冠山、叶宣平；到上海第三人民医院进修的张春芳；到上海杨浦区中心医院进修的季震、李震云；到上海第一结核病院进修的张爱平、朱同珍、陈美鑫、刘淑仪；到南京肿瘤医院进修的严志昌、黄元培、蔡中仁、张勤苏；到南京工人医院进修的陆崇胤；到江苏医院进修的黄崇芳、龚振夏、张聚生（后因病未调入）；到南通附院进修的徐凤英、王森、陈玉婵等等。为解决开诊后护士缺口，抢在1972年12月31日前，经地区劳动局批准，在海安、如东、如皋、南通四县的城镇青年中招收了29名护士，在南通卫校短期培训一年。同时积极与外地联系，引进人才，最早从外地调进的是徐国明同志。以上这些同志，后来大都成为肿瘤医院的医疗骨干。三是抽调后勤保障人员，最早调进的驾驶员是朱显达同志。他从西藏调回，十几年来，勤勤恳恳，为完成医院

的各项运输任务日夜工作。为解决食堂的技术骨干，巫主任和施殿祥同志在唐真寿书记等支持下，在"五七"干校还没有为秦德明、朱锦丰落实政策的情况下，主动率先为这两位同志落实政策，然后调入医院，使医院食堂红案厨师、配餐师、点心师配套齐全，与其他医院比技术力量可称雄厚，加上同时配备了陈培均、李祖香等管理班子，对厨房的房屋设备进行必要的翻建和添置，所以开诊后食堂在花色品种、烹调技术、价廉物美、食品卫生等方面取得出色的成绩，受到职工的好评。后勤总务方面另外一些技术骨干大都从南通县调来的，最早的司炉工是夏树林和董志祥（启东人），最早的电工是徐宝义，他报到后没几天就又回到了原单位，接着调入高汉清；最早的修理工是陈学义。那时候，工人同志的工作积极性都很高，筹建阶段和开工初期的不少工程都是工人同志自己动手安装，从不向公家要额外补贴，如第一台锅炉是夏树林、董志祥安装的，镭锭房的机械装置是吴光遂和钱越同志安装的，三号楼、四号楼宿舍工程电气石高汉清安装的，接水是单炳均安装的，相当一部分外线电路包括树电杆都是高汉清安装的等等，不再一一列举了。

筹建期间的第二项工作是进行房屋基本建设。筹建开始后，陆续调进了一些基本建设方面的内行，最先是吴光遂同志和成开棣同志，后来是黄庭辟、黄志良同志，同时调进一批善搞经济外交、上下左右各部门都比较熟悉的同志，如唐锦华、张志强、黄益人、周建海、葛树义等同事等，组成了一支责任性强、主动性好、工作效率高的工作班子，加上有巫云华、朱少香、张荣发等经验丰富的老同志带领，整个筹建组显得紧凑、精干。肿瘤医院最先的基建项目是钴60及放射机房，向平潮镇蔬菜三队征用土地2335平方米，这批土地工后来全部安排在地区精神病院。机器房的设计师是地区水利局的姜志平工程师，他受委托独自去上海肿瘤医院参观，于1972年7月25日向筹建处汇报了参观情况后进行设计，10月委托地区水利工程队施工。施工中，筹

建处与施工队成立联合领导组，组长巫云华，副组长陆明钰、张荣发，成员有唐锦华、魏宗杰、薛师傅和我。在基建中，坚持先规划后基建，黄志良同志是专门搞规划的，张志强同志配合黄志良同志搞医院的长远总体规划，搞了规划平面图与鸟瞰图（鸟瞰图是水利局唐茂臣工程师画的）。后来这个规划除部分因财力物力等原因未能实现外，院内大部分建筑基本上参考了这个总体规划示意图。在筹建中坚持了骨干工程与配套工程同步进行，在进行机器房、病房楼等主体工程建设的同时，筹建组及时进行了配电间、食堂、水塔、水井、洗衣房、锅炉房、供应室、给排水工程、总水电网工程等配套设计和施工，所以只花了两年时间，基本配套，保证开诊。在抓好医疗用房建设的同时，积极考虑了职工生活用房的配套建设。早在1973年就打报告向地区卫生局和地区革委会，申请拨款建职工宿舍。1974年批给1500平方米，1975年建成三号、四号宿舍楼，解决三十六套住房。1973年还建了职工浴室，把解决职工生活问题放到重要的位置上。筹建期间的工作是很艰巨的。首先是社会各界对筹建肿瘤医院的必要性认识不一致。各方面的阻力还比较大，对领导机关和对具体物资供应部门，都必须作许多宣传解释工作。巫主任找人求援的事最多，碰到的钉子亦最多。但他从来不说，怕影响我们的情绪，总是充满了信心。筹建处很注意搞好跟当地政府和平潮镇有关单位的关系。巫主任等领导经常去走访。因此，筹建过程中得到了当地党政和有关部门的大力支持，特别是当时平潮镇委书记陈云、副书记王炳才及副主任戴洪章等，都亲自出面为医院解决征地、安排土地工、借房处理纠纷等，保证了筹建工作的顺利进行。那时物质条件亦比较差。开始时，筹建处没有基本的生活设施，如自来水、食堂、浴室、办公桌、床铺等。大家以苦为乐。基建没有仓库，我们搭起了简易油毡房，在食堂前面有一、二百个平方米，直到1982年才拆掉。筹建初期，没有交通工具，物资运输有困难。我们向"五七"干校借了一辆拖拉机。开始周建海同志亲自开，

后来刘正如同志开，出色地完成了任务。同时精神病院的陆洪洲、储大牛两师傅亦为我们负担了不少运输任务。那时院内有好几条死水沟，不仅影响基建，而且滋生蚊蝇，但没有泥填。正巧1972年底通扬运河疏竣，我们立即同指挥部联系，取土填沟。因为泥都取自河东，我们在通扬运河上搭起两座浮桥，动员民工从河东送泥到院内，共有几千立方米。筹建期间的基本建设取得了很大的成绩。但限于财力物力，许多医疗生活用房还来不及建设。所以到开诊时，只能利用旧平房开简易门诊，药房、制剂室、供应室、各种仓库、托儿所等都很简易，条件很差，生活用房亦十分紧张。所以直到开诊后，仍是一个艰苦奋斗的时期。

筹建期间的第三项任务是进行医疗设备购置。1973年1月3日，成立设备组，由毛爱廉同志负责。成员由张开明（后因身体不好借用一段时间后又回去了）、陈启均、陆信明、储蓓蓓。他们作调查、造运算、筹集资金、外出采购，经过了近两年的辛勤努力，基本上将手术室、放疗科、放射科、检验科、同位素室、心电图室及病房100张床位设备等都配齐了，保证了开诊需要。

从1973年7月，筹建处开始建后勤班子，开始有于逢修、陈培均、张翔，后来随着任务的增多，逐渐增加人员，有周建海、彭德、葛树义、李祖香、江宏英和我以及一些工人同志。任务是负责组建后勤各班组，采购、添置各种后勤物资。通过参观学习，建立健全开诊后要实行的总务管理制度和财务收费等制度。后来，后勤组于1976年定名为行政组，仍分管总务和财务两个方面，不包括基建。1980年建立一室四科时，行政组划开成为总务科和财务科，同时基建组并入总务科形成目前的体制。在一年多的时间里，基本组建好总务各班组，配齐了财务收费人员，添置了病房手术室用的全部被服装具和工作人员的工作服，印制了各种医疗文书，制作了办公、医疗和生活用的各种家具，制定各项财务收费制度，统筹安排了职工宿舍。应该特别讲一下住宿安排

问题，那时能用来做宿舍的主要是现病房楼前 36 间平房，开诊前要安排 100 多职工的住宿是很困难的。后勤组除在院内从紧安排外，还千方百计地在院外租房借房。先后借用蔬菜三队仓库、磨坊、蔬菜四队仓库，借用的民房有吴光遂家、吴光才家、吴光遂西首邻居、平潮合作商店老许家、自己培训的 29 名小护士则住在平潮剧场的演员宿舍里。那时虽然生活艰苦，但由于领导带头，极大多数职工都顾全大局。直到三号、四号宿舍楼建成后才有所缓和。到开诊的时候，食堂、浴室、锅炉房、洗衣房、托儿所、水电修理等后勤部门人员设备就绪，报到的职工有地方住。每个职工分配一张铺、一张桌、一张凳、一个脚盆。职工家属用的家具按人数多少酌情分配。财务上江宏英同志和李祖香同志到南通几家医院参观制定了一套财务管理制度，所以一开诊，财务收费方面亦走上了正轨。

后勤建设最紧张的阶段是开诊前后。由于我和葛树义同志相继生病住院，总务管理方面只剩下周建海、彭德、于逢修等同志。大批人员报到，门诊病房要开，千头万绪的工作堆在几个人身上，矛盾格外突出。在领导的支持下，他们日夜奋战，紧张工作，终于完成了任务。

六、筹建阶段的党组织情况

先后调进筹建处工作人员，大多数是共产党员。开始除个别同志行政工资关系在精神病院外，大多数是临时借用的。因此只带来临时组织介绍信。筹建处建立了临时党小组，隶属于精神病院党支部。推选张荣发同志任党小组长。那时精神病院党支部开支部大会和上党课都放在晚上。我们接到通知后，由朱显达同志开车，送大家参加。后来随着筹建任务扩大，党员人数增加，经地直机关党委批准，建立了临时党支部，直属地直机关党委领导。临时支部委员会由巫云华任支部书记，朱少香任副书记。支委还有张健增、施殿祥和我。建临时支部的具体工作是由施殿祥同志经办的。临时支部一直维持到 1975 年 5 月院党总支委员会成立。

七、关于户口问题

肿瘤医院院址原是南通地区肝炎疗养院，该院户口在天生港。文革中疗养院取消时，住在院内的疗养院职工如邹积楠、季震、刘浩江等同志及家属户口仍在这个户口本上。所以肿瘤医院的职工户口落在天生港是理所当然的。此事对于解决开诊后的职工后顾之忧，稳定人心至关重要。筹建处决定由唐锦华同志专办此事，但在具体落实时遇到相当大的阻力。此事经巫主任、唐锦华等同志努力，已得到当时南通市委刘光书记等领导同意，但被当时任市公安局局长的军代表顶住了。他借口请示省公安厅户籍处不同意而不办。为此唐锦华同志上下疏通，日夜工作，化上层下层各方面的阻力为动力，前后经过一年多时间，做通了除这位局长以外的有关人员的思想工作。最后这个军代表一撤离，即迎刃而解。在这一年之中，近百名职工户口悬空，粮油计划无着，筹建处同志在地委唐真寿等领导支持下，四处借粮。先后向地区粮食局、薛窑农场、精神病院等单位借了 1 万多公斤粮食，渡过了难关。

八、绿化情况

原疗养院内有一块绿化地，即现在病房楼前。筹建处接收后，就考虑到绿化问题。1973年，在经费十分困难的情况下，拨出经费 800 元用于树木的移植购置并开始考虑建立苗圃花圃。筹建期间的绿化主要抓了这几项，一是规划设计时考虑了相当的绿化空地，为后来门诊楼房竣工后周围搞绿化做好准备；二是基建过程中尽可能地保护好现有树木。从 1973 年开始，组织人力将今后基建过程中可能碰到的树木移植到安全地段，主要移植到现病房楼前三排平房中间和东面、太平间、危险仓库后面和钴[60]机房前面。此事由葛树义同志、周建海同志具体负责。这批树木在后来两个绿化小区中都用到了，节省了资金；三是在财力比较紧张的情况下，派于逢修同志到苏州采购了一些稀缺树种如玉兰、桂花、香樟等。购回后亦先寄植在空地上，为大规模绿化做准备。其中香樟因院内暂时无处栽而寄放在苏州两年，这批树木在后来绿化中也都栽到绿化小区里去了。

两年的筹建工作取得的成绩是显著的。它以投资少、上马快在全国著称。1977年6月，巫云华主任在全国肿瘤会议上作了题为《毛泽东思想指航向，艰苦创业为人民》的发言，对这一段工作作了概括和总结。限于历史原因，该发言的有些提法可以商量，但艰苦创业为人民的基本精神，我认为至今仍是适用的。筹建工作取得成绩的原因是多方面的，我认为筹建处工作人员的思想作风和工作作风比较好是一个重要的内因。首先是艰苦奋斗的作风。肿瘤医院白手起家，一缺资金，二缺材料，三缺房屋，四缺经验，吃住都有困难。办公室只有一间，唯一的一张办公桌还是我向卫生局何局长要来给会计放钱用的。在这样的情况下，领导和群众同甘共苦，忘我工作。特别是筹建处的一些老同志为我们树立了良好的榜样。他们废寝忘食，廉洁奉公，生活上低标准，工作上严要求，带出了筹建处的团结、紧张、协调的好作风。那时候，严禁用公款请客，遇到必要的应酬。领导同志们都自己掏钱，巫主任这方面的钱最多。到发工资时经常扣得只剩一、二十元。那时他四、五个孩子都还没有工作，家庭开支很大，但从来不讲一声。他说："工资是党和人民给的，取之于民，用之于民。"在领导的影响下，筹建处工作人员在后来的住房安排等方面都不搞特殊。建最前面那排平房时，需围沟填土。全院职工自己动手，肩挑车拉，大家都不叫苦。

筹建处工作人员大多数从"五七"干校和下放干部中借调来的，但都没有临时概念。人人以院为家，以工作为重。这些同志在饱尝了文化大革命带来的失业威胁、颠沛流离之苦以后，对于能有这样一个机会，即能通过自己的双手创办社会主义医院，创造稳定的工作环境的机会是倍加珍惜的，从而转化为艰苦奋斗，当家作主的动力。那时人手少，分工不分家，任务明确，各负其职，互相帮助，协调工作。领导放手让大家工作，但检查既严又细。大家的纪律性亦强，工作人员一般很少回家，星期天亦不休息，休假回家亦不过假。生活虽然简单清苦，但精神都饱满乐观，我至今还记得当年的集体生活。

岁月无情，人生能有几个十五年。因此一直想写一篇回忆文章，限于时间与惰性，始终未能动笔。现领导嘱我提供一些筹建的情况，便草草写下这样一篇啰里啰嗦的文字，聊表纪念之情。时间长了，许多事情记忆不清，又缺原始资料，难免有疏漏出入之处。请当年参加筹建的同志指正。两年中参加了筹建的同志比较多，一时记忆不清，可能有的同志文中没有提到，亦请见谅。本文在起草过程中，得到吴光遂、周建海、刘永康、江宏英等同志帮助，提供了有关资料，提出了宝贵意见，在此表示感谢。衷心希望筹建的同志都能在院庆二十周年的时候欢聚一堂。

（王振环）

（一九八七年八月二日 于南通市肿瘤医院）

可爱的肿瘤医院，我与你一起成长

——南通市肿瘤医院建院三十周年"我爱我院"征文

初夏的夜晚，微风习习，繁星闪烁，站在医院后花园那座小巧玲珑的木质曲桥上，我一边舒展双臂自由的运动着，一边不由自禁地观赏起这美丽的夜景来。

眼前是一湾碧波荡漾清澈见底的河水，它沿着白色的长廊流经小桥，环绕在圆型花圃的周围，水面上那几柱高低不一、形状各异的喷泉，在灯光的照射下，欢快地跳跃着，像翩翩起舞的少女．显得是那样的婀娜多姿，楚楚动人。花圃中央是一棵修剪成伞状型的桂花树，一圈白色小花铺满四周地面。小桥的旁边是一座造型简洁明了、颇具现代风格的四方小凉亭，旁边连着个小小的舞台。青翠欲滴、富有弹性的草坪，环绕着小桥、流水，让人心旷神怡。粉红色、紫色等各种无名小花与飞舞的芭蕉树、淡绿的常青藤点缀着草坪中央的红白相间的小广场，场上支着几张俊模俏样的小石桌、小石凳十分惹人喜爱。身披浅灰色外套的十五层病房大楼，像那英俊潇洒的帅小伙，拔地而起，挺立在宽阔的广场上，每一扇窗户都透射出明亮、柔和的灯光，与围墙上、柱子上、草坪间的灯火汇成灯的海洋。造型别致的楼顶四周都写着"南通市肿瘤医院"的字样，蓝底白字，在灯光的衬托下，像一顶漂亮的"新疆帽"，显得格外的吸人眼球。摆设着铁树、长青藤的底楼大厅，三面一式透明如镜的玻璃门，身着蓝色制服的年轻保安，精神抖擞地笑迎来往行人。大厅前笔直宽广的人行道上，车来人往，停车场上整齐排列着各式轿车、面包车，最显眼的莫过于那一溜长排装潢讲究、色彩鲜艳的医院接送车，真让人自豪不已，我不由惊叹一声，啊，这哪里是医院？分明是一座"五星级"宾馆。这，就是我可爱的市肿瘤医院，我工作了三十年的地方，由此，眼前不禁浮现出30年前见到医院的一幕幕往事。

那是1973年的春天，作为肿瘤医院首批招聘的护理人员，我和我的39位同学被送往南通卫校学习。为了培养我们爱院、爱岗、爱劳动的良好品质，院领导和学校决定安排我们从九圩港步行到医院参加劳动，为医院的基本建设贴砖加瓦。当时，我们大多还是十七八岁的小姑娘、小伙子，极富想象。一路上大家憧憬着即将看到的医院是个什么样的，在大家的心目中，苏北最大的肿瘤医院肯定是白墙红瓦，楼房林立，绿树成荫⋯⋯谈笑间，不觉已到医院门口，眼前的情景让我们大吃一惊，哪有什么医院，除了一栋两层高的X线机房和四合院式的几排旧平房外，什么都没有，遍地杂草丛生，碎石累累，这就是肿瘤医院吗？！惊诧中，带队的许老师领着一位清瘦高个、头发花白、双眼却炯炯有神的老人走过

来，"同学们，这位就是我们肿瘤医院的院长——巫云华主任。"听罢老师的介绍，巫主任连连向我们招手"同学们好！大家辛苦了"，老主任满脸慈祥的笑容拂去了我们心中的疑惑和拘谨。他领着我们来到机房旁那块尽是杂草和碎石的空地前，老主任深情的望着眼前的机房，又亲切的对着我们说："同学们，这儿就是你们明年要来工作的地方，别看现在一无所有，但明年这个时候，这儿就是楼房一幢幢，杨树雪松一行行的漂亮医院了，但这一切要靠我们大家共同努力和辛勤劳动。现在你们是医院第一批学员，将来你们就是建院的元老了，医院的功劳簿上会有你们的名字，今天我们的任务，就是消灭这些杂草和乱石，让高大的楼房在这儿竖起来，大家说好不好？"老主任的一席话，把四十颗年轻火热的心搏动起来。"愿意！"一声呼应，四十双灵活的手飞快的动起来，拔草的拔草，捡石子的捡石子，一个下午就让这块空地"面目全非"了，变得是那样宽阔、干净、整洁。临走前，病理科技师徐国明老人，手捧一大堆丝瓜筋走来，老人说："同学们，我们医院现在穷，没有什么送你们，就送你们一条丝瓜筋洗洗碗吧，将来我们医院一定会富起来的！"手捧那不起眼的丝瓜筋，我们顿感肩上的担子有多重，前辈们的感情有多深。从那以后，医院就在我心中，医院的兴旺发达就成为我迫切希望和追求的目标。每逢周六下午，我们都会自觉来此劳动。学习结束后，留院的二十几位同学分配在各个不同的岗位上，大家兢兢业业、脚踏实地、默默无闻地工作着。病房中，无影灯下、显微镜前、同位素扫描机、钴机、摄片机旁，处处可以看到我们忙碌的身影。也许我们太年轻，也许工作量太大，也许当时的放射线防护条件太差，我们的脸憔悴了，我们的白血球、红血球下降了，但没有谁叫声苦、喊声累，没有谁埋怨过，因为曾经我们诊断、治疗、护理过的肿瘤病人现在还有许多人好好地活在这个世界上，他们的生存就是我们事业最大的成功和收获，我们为此倍感欣慰和自豪。

一年年过去了，眼看着医院的门诊楼、病房

楼、机房楼、宿舍楼一幢幢竖起来，一棵棵参天雪松，排列在医院宽敞的人行道旁，我们的心在飞扬，我们的人也逐渐成长。时间飞逝而去，转眼30年过去了。我身边的同事换了一批又一批，我的工作岗位调了一次又一次，我们医院的面貌换了一个模样又一个模样。看惯了几十年的高大雪松不见了，变成了秀丽端庄的园林式医院。十五层宾馆式病房大楼替代了三层楼的内科病房。一贯被视为"乡下人"的职工们换上清一色的西装领带，走出去别提多神气了，我们的工资翻了几个翻。当年的小姑娘、小伙子的青丝里多了几根银丝，变成了大妈、大叔，但我们的心还是30年前那样年轻，因为我们改变了医院，医院也锤炼了我们，我们尽力了。老一辈的宿愿也终于实现了。在医疗市场激烈竞争的今天，我们的医院越争越强，越争越具魅力。瞧，我们的住院病人猛增到600多人，这就是最好的见证，我们还怕老吗？

可爱的肿瘤医院，我爱你，我与你一起成长，却愿你更加年轻、漂亮，兴旺发达，像一匹灰色的骏马驰骋在苏北乃至全国的广阔土地上。

（张宏云）

我们爱你，歌唱你
——南通市肿瘤医院三十周年礼赞

这是春光明媚的日子，
天明媚，水明媚，
我们的笑脸更明媚。
这是耕耘播种的季节，
江耕耘，海耕耘，
我们肿瘤医院的心灵里更将关爱耕耘。
回首三十年的耕耘，
难忘三十年的风雨历程；
品尝三十年的收获，
更激动我们肿瘤医院儿女三十年的一片辛勤。
不知何时，
肿瘤恶魔在地球村里肆虐；
不知何日，
肿瘤恶魔在江海平原上作恶；
它杀戮着人们的幸福生活，
它摧毁着人们的生存权利。
大地呼唤出现
抗击肿瘤的勇士，
人们期盼天降
抗击肿瘤的保护神。
来了！来了！
一杆十字红旗

呼啦啦插在通扬河畔。
一面南通肿瘤医院的标牌，
屹立在江海大地。
在党的光辉照耀下，
肿瘤医院的儿女们，
奉献着勤劳，
贡献出智慧；
用我们的赤诚爱心，
维护人们的生存权利；
用我们的团结力量，
构筑坚固的抗击肿瘤的堡垒。
我们接收了多少绝望的眼光，
我们又创造了多少生的希望，
提高了多少人的生存质量。
这里是没有硝烟的战场，
冲锋陷阵的肿瘤医院的儿女，
留下了汗水青春，
留下了爱心和无名的踪影.
我们的个性在无影灯下张扬；
我们的关爱在病床前流淌；
我们的人生价值在康复者的笑容里珍藏；
我们的精神在南通肿瘤医院标牌上闪光。
我们服务的软件平台

日新月异升级到更高水平；
我们服务的硬件环境
与时俱进谱写新辉煌。
看！美丽的综合大楼
像一位热情的白衣天使，
笑迎患者上帝来自四面八方。
看！高耸入云的综合大楼
像一把战斗的匕首，
随时出击病魔的胸腔。
看！巍然屹立的综合大楼
像是一堵坚强的脊梁，
遮护着江海大地的福康。

看！挺拔的综合大楼
像一片航船上的白帆，
鼓动着我们新的理念新的希望乘风破浪。
看！秀美的综合大楼
像一杆如椽的巨笔，
记录着肿瘤医院的光辉历史，
又期待着描绘更新的篇章。
向着灿烂的明天努力吧，
让我们一起高歌前行！
让我们一起放飞人生理想！
让我们一起拥抱五彩缤纷的大好春光！

（王　静）

"三十而立"颂
——献给南通市肿瘤医院建院三十周年

30年前，我母亲患乳腺癌到肿瘤医院治疗，适逢医院刚刚开业，那时楼房只有一栋，房子没有几间。医院的周边也只有星星点点的茅草房，横卧着几条沟壑，把一片庄稼地分割成一块一块的，几支芦苇在风中瑟瑟发抖。

14年前，我服从组织的安排，有幸来到市肿瘤医院工作，由于受搬迁南通思想的影响，基础设施比较陈旧，也没有再建的新项目，建院初期建成的七栋宿舍楼、门诊、病房楼，灰蒙蒙的，显得很陈旧，人行道旁边的两边的龙柏树，虬劲、苍老而阴森，宿舍区与医疗区的布局也不尽合理，连县区一些乡医院都比不上。在我脑海里印象最深的是在一栋栋宿舍楼顶上竖起的无数根电视天线。

30年后的今天，随着医院"立足平潮发展"决策的出台，近5年来发生了翻天覆地的变化。一万多平方米的新病房楼拔地而起，老病房楼装饰一新，新加速器楼、电工楼、供应楼、废水处理楼相继建成。加速器楼二期二程、门诊楼装修工程、ECT改建工程即将上马；医院大门、横亘院内东西的健康大道全部改建一新，拆除全部棚棚批批，建成一块块绿地，一棵棵老态龙钟的龙柏被花团锦簇的苗木所代替，几处人工景点采撷了大自然的风光，浓缩在咫尺之间，把医院装扮得更加灵秀。十三层的新病房楼把原本分散在外边的八个病区全部收了进去。这栋楼房全部按智能化要求设计，中央空调、中央供氧、电视、电脑，一应俱全。外包装采用了高档的铝塑板、花岗岩和幕墙玻璃，显得高贵华丽，鹤立鸡群。这栋楼房在南通卫生系统也是数一数二的，这绝不是王婆卖瓜自卖自夸！

除了基础设施逐步到位外，专科医院必备的常规诊断和治疗设备已全部到位，拥有实施尖端的设备，如四排螺旋CT、美国ATL公司产彩色多谱勒、美国产全能麻醉机、X-刀、彩色病理图像分析系统。ECT、核磁共振等在不长的时间里加以装备。

拥有64名高级职称、143名中级职称、2名享受国务院特殊津贴的老专家、南通医学重点人才及跨世纪学科带头人各1人、著名中医1人、市局级学科带头人10人为代表的一支438名的专业技术队伍。实施综合门诊、专科病房，运用手术、放疗、化疗（含介入治疗）、生物治疗、中西医结合等六种手段治疗各种肿瘤，医院对各种肿瘤的诊疗在南通乃至苏北地区处于领先地位。

孔子曰:"三十而立。"30年来经历了创业的艰辛、阶级斗争的洗礼、抗击非典的考验、二次兴业的喜悦,经过几代人的不懈努力,市肿瘤医院以其伟岸的英姿屹立在通扬河畔。30年的历史可歌可泣;30年的岁月荡气回肠;30年的业绩永垂青史!在即将迎来建院30周年之际,用我这"耳顺"之年的老笔为医院进入"而立之年"写下这首颂歌!

(施勤耕)

缅怀首任院长巫云华同志
——写在院庆40年之际

我叫朱显达,今年70多岁了,已从南通市肿瘤医院驾驶员岗位退休多年。现在,我们这些医院的老职工虽身不在医院,但心中依然牵挂着医院的建设和发展。近年来,欣闻这所筹建于1972年、开诊于1974年的医院蒸蒸日上,规模不断扩大,已跻身三级甲等医院,南院、北院比翼双飞、齐头并进,开放床位达1200张,职工已有千余人,多个科室被评为省、市级重点专科,拥有多名省市知名专家,还拥有PET-CT、核磁共振、螺旋CT、ECT等一流诊治设备,每年都有不少外省市的患者不远千里慕名前来就诊,医院名气真是越来越响,作为医院建院时最早的员工之一,我为医院今天的辉煌感到由衷的自豪,同时也不禁回想起40多年前医院筹备时的往事,并深深缅怀为医院筹建、开诊付出了无数汗水与满腔心血的巫云华同志。

1970年,我从西藏某部队转业,组织上安排我来到现在医院的所在地(当时称为南通县平潮镇),那时,还没有肿瘤医院,有的只是几间破旧的平房,为南通县平潮镇原地区肝炎防治院的旧址。当时,南通地区人民的生活水平已逐步提高,但医疗水平却发展不平衡,尤其是肿瘤防治是空白。当时启东县的肝癌、如东县的宫颈癌以及海安如皋地区的食道癌发病率都较高,不少老百姓求医必须辗转至上海、南京等地,极不方便还容易贻误病情,往往失去最佳治疗时机。为了解决身患肿瘤的群众的治病问题,原南通地委决定在原肝炎防治院的旧址上创办一所肿瘤医院,暂定名为"南通地区精神病防治院附设肿瘤科"。

1972年5月,上级指派南通地区精神病防治院党支部书记巫云华同志兼任肿瘤医院创建筹备处负责人。巫云华同志1921年出生,1940年参加革命,同年加入中国共产党,在革命战争中屡立战功,先后多次负伤,为党和国家的革命事业做出了不小的贡献。新中国成立后,巫云华长期在公安、农业、城市、科技等战线上先后担任领导职务,具有很强的党性及工作能力。当时因原地区肝炎防治院于"文化大革命"开始时即已停办,院内房屋均由外单位占用,在接收房产过程中遇到重重阻力。巫云华带领筹建人员日夜奔走,多方协商,做了大量的工作,一年后,医院收回了全部房屋。

人才是建院之本。当时交通不便,市区还没有直达的公交车到平潮,再加上只是刚刚在建,好多医务人员不了解也不太愿意来这里工作。巫云华就亲自到上海、南通各地广纳贤才,一个个做思想工作,动员他们来平潮。那时候,我跟在巫院长身边,可以说是朝夕相处,他为了干事业,几乎常年顾不到家里。我既是他的驾驶员,又是他的工作助手,他的一言一行,时至今日仍深深刻在我的脑海里。筹建医院时资金紧张,巫云华将最大的优惠政策落实给引进的人才,对自己却是格外苛刻。那时候经常跑上海联络医务人员来院,为了省钱晚上他从不舍得住旅馆,就在弄子里的大澡堂子里将就一夜,老板根本不知道他是个级别不小的干部,只当可怜进城做小生意的老人就让他在里面呆一晚。巫院长不喝酒、不抽烟,吃穿更是简单,朴素到极致,只要能填饱肚子就行，待人更是一点没有架子，对身边的同志也很关爱，根本不像个当"官"的，可工作起来，十分较真，吃饭时、睡觉前，他满脑子想的都是医院的规划、病员的收治等问题。他事业心极强，工作踏实细致、公而忘私，连逢年过节都很少回家。他那时104元的高工资几乎全补贴在医院的发展上了，为公家办事，他是能用私款绝不到财务部门报销，有时甚至还从他在工厂做工的儿子那里将微薄的工资拿来公用，几年间无私捐献了数千元工资用于医院的建设。"大公无私"这个词用在他身上是再合适不过，若不是亲眼所见，真是难以置信。

20世纪70年代初还处于计划经济时代，外地的医务人员来院落户较难。在那个吃饭凭粮票、穿衣凭布票的年代，如果没有本地的正式户口，就意味着领不到各类票，生活就会举步维艰。为了落实这些外来知识分子的户口问题，巫云华一直求助到省里，真是磨破了脚跟、说破了嘴皮，还委派筹建组干部唐锦华专人负责此事。功夫不负有心人，在多方的积极争取下，医院全体职工的户口得到落实，上级批准医院集体落户至天生港。那时，大多数医务员工家住南通市区，到医院上班没有直达公交，来回很不方便。医院安排我开着一辆由大卡车改装的大篷车接送职工，但还是远远满足不了用车的需求。巫院长向市里多次反应现实情况，后来，经政府与交通部门协调，在南通市与平潮镇之间开通了直达肿瘤医院的10路公交车，解决了交通不便的问题。在解决职工户口、交通问题的同时，巫院长带领筹建处的同志们白手起家，艰苦创业，从一间办公室、一张办公桌开始，仅用了两年时间，创造了开诊必须具备的条件。工程建设期间，工作组经常工作至深夜，有时甚至彻夜不眠，大家热情高涨，同甘共苦，想尽一切办法及时建成了一幢三层的病房楼、一座放射机房，还新建了锅炉房、配电间、水塔、水井、洗衣房、供应室及职工食堂、浴室等。医院开诊后，以投资少、上马快在全国医疗卫生系统闻名。1977年，巫院长还光荣地出席了全国第四届肿瘤工作会议，介绍了医院筹建工作的情况，创建经验受到了上级的肯定与赞扬。

直到1978年调离，整整6年多的时间里，巫院长为市肿瘤医院的筹建、开诊等各方面的工作可谓是殚精竭虑。虽然后来由于组织上另有任用而离开了平潮，可医院的一砖一瓦、一人一事，他仍牵挂于心。1982年离休后，他仍然关心着医院的建设和发展，多次前往南京、北京，为医院争取先进的医疗设备，为肿瘤防治事业贡献余热。后来，老院长不幸身患重病，领导安排他去北京、上海等地就医，他坚决不去他院，而是要求在他一手参与创建的肿瘤医院医治，他说，这里是他的家，他哪里都不去，生病了还是在自己家里治感觉好。在老院长重病期间，原先一起共事过的领导、同志们纷纷前来探望。在病房里，老院长谈论的不是自己的病情，关心得最多的还是医院的建设和发展。一直到1988年因病离世，他都没有因个人问题，向组织上提过一句要求。在他的追悼会上，很多已调离市肿瘤医院的职工都从四面八方赶来，我们这些老同事、老部下抱头痛哭，深深为党和国家失去了这样一位优秀的领导人才而痛心。

转眼间，巫院长离开我们已有26年，他的音容笑貌与高风亮节，令人不能忘却。巫院长，我们不会忘记你，市肿瘤医院更不会忘记你，您永远活在我们心中！

（朱显达口述　陶冶整理）

40年，我与南通市肿瘤医院的不了情

我虽不是南通市肿瘤医院的职工，也不是市肿瘤医院的临时工，但我在为癌症患者的治疗和我退休后来到癌友康复协会，因工作上的联系，从此与市肿瘤医院结下了不解之缘，同时也见证了市肿瘤医院不断成长、壮大的历史。

1974年，我从南京调回南通工作时，南通市肿瘤医院刚刚成立。当时，我的一位战友和一位老乡也在该院工作，后来，我多次带癌症患者到该院看病、治疗，该院热情周到的服务、良好的医德医风都给我留下了深刻的印象。

1980年，我乡下的一位邻居患子宫癌，我带她到平潮市肿瘤医院看病，经检查，癌症已到晚期，因当时该院医疗、设备条件差无法治疗，当时的妇科陈主任不仅没有一推了之，也没有为经济利益而强留治疗，她完全从患者病情的实际出发，建议我们到治疗条件更好的上海市肿瘤医院治疗。因我们对上海市肿瘤医院的情况不太熟悉，就怕一时住不进去，陈主任又亲自帮我们打电话与上海市肿瘤医院取得了联系，使我们能顺利到达上海及时治疗。

2000年，我弟弟患肺癌，在手术后的化疗期间，由于癌细胞已扩散转移，当时的龚振夏副院长，多次为其制定调整化疗方案。市肿瘤医院城东门诊部的江坚主任及黄护士长不仅给予热情周到的治疗，还积极做思想工作，鼓励我弟弟努力战胜癌症。在做放疗时，时任放疗科主任的蔡晶副院长又亲自为我弟弟定位和放疗操作。虽然我弟弟最后因病情不断恶化而离世。但我们清楚地看到，作为医务工作者，他们已全力以赴、尽心尽责了。在为我弟弟两年多的治疗中，该院医务工作者对患者认真负责和热情周到的服务，使我们全家人至今难以忘怀。

而更让我感动和难忘的是，市肿瘤医院的医务工作者热心投身于癌症康复事业，特别对我们癌友康复协会14年来，一如既往地给予支持和帮助，而我与该院党群办的同志在协办《康复之友》杂志的紧密配合中结下了浓浓深情。

2000年，南通市成立了癌友康复协会，这是一个经市政府、民政局、卫生局等单位批准并注册登记、具有法人资格的、非赢利性的社会公益组织。南通市肿瘤医院对于这一全由癌症患者和爱心人士组成的、没有固定经济来源的弱势群体，我们每次开展活动，都为我们从财力、人力、物力等各方面的大力支持和帮助，尽最大努力帮助我们解决各种困难。2002年，我退休后，因弟弟患肺癌，接触了癌友协会，后被协会邀请负责该会会刊《康复之友》杂志的编辑出版和对外宣传报道工作。当时因资金紧缺，《康复之友》杂志曾几度到了要停办的境地。刚到那里工作不久的我，为了能把创刊不久的杂志办下去，我鼓足勇气前往市肿瘤医院，找到了我从未见过面的姚伟院长。姚院长在繁忙中抽出时间接待了我，她听了我的阐述，马上安慰我，并当即批示，每年给予《康复之友》定量的经费支持，为我后来的杂志出版奠定了基础。因市肿瘤医院是我们《康复之友》杂志的协办单位，于是我跟他们的联系就多起来了。

记得我第一次来到南通市肿瘤医院"党群办"办公室的时候，一股暖流不由涌上了我的心头。因为我是从南通电信局党群办退休的，我等于重新回到了原岗位，只是工作的地点、宣传的内容不同。当时我就暗下决心，我一定要为南通市癌友康复协会宣传、呐喊，我要办好《康复之友》杂志，为广大癌症患者的治疗和康复服务，更要为南通市肿瘤医院的发展壮大、优质服务歌功颂德，提高医院的知名度而努力工作。于是，我每期杂志从组稿到给领导审阅，常去党群办联系、商量，得到了时任党群办主任的严志友和顾智伟、陶冶、葛晓南等同志的支持和帮助，后来接任的党办缪明主任、陶冶和新来的李真、顾湘等年轻同志还是一如既往地支持着我的工作。

如今《康复之友》杂志已出版 53 期，基本上每一期都有市肿瘤医院的图片和文章，从医院初建时的旧貌到如今南北两院新院雄姿、从市肿瘤医院城东门诊部开诊到市肿瘤医院南院挂牌营业、历届院领导班子的接替更换、医疗设备的更新换代、服务举措的不断创新等，都一一记录在册，这一幅幅生动的画面、一篇篇短小精干的文章，字里行间不仅宣传了防癌、抗癌的科学知识，同时也反映了市肿瘤医院各届领导班子齐心协力、以振兴医学事业、服务大众为己任，大胆改革、勇于创新、不断奋进的雄心胆略，真实地记录了市肿瘤医院发展过程中一段历史事实。这里也凝聚了党群办同志的辛劳和汗水。

如今南通市癌友康复协会已被国家民政部授于 4 A 级社会组织，成为全国癌症康复组织的姣姣者，多次受到南通市委、市政府和相关部门的表障奖励，这些成绩的背后，蕴涵着市肿瘤医院的各级领导和广大医务工作者多年来对我们工作的无私帮助和辛勤付出。

2010 年 3 月，市肿瘤医院的领导为解决癌友协会的办公用房和活动场地等困难，把癌友协会的办公地迁至市肿瘤医院南院，仅管当时市肿瘤医院南院也在拆迁改造，房源也十分紧缺，但他们还是挤出房间给我们办公用。

现在癌友协会的办公地点和市肿瘤医院南院紧紧地靠在一起更方便了，我们在为癌症患者的治疗和康复中，紧密配合、互相支持、互相帮助，成了亲如手足的好兄弟，也给广大癌症患者带来了方便和实惠。正是市肿瘤医院广大医务工作者对癌症康复事业如此热情支持、对广大癌症患者如此深情大爱，才赢得了民心、赢得了医院发展的勃勃生机；也正是这一大爱深深地感动了我，才成了我安心做好癌友协会工作的动力。作为南通市癌友康复协会唯一的一位健康志愿者、协会会刊《康复之友》杂志的主编，我虽已到古稀之年，但我永远珍惜我与市肿瘤医院的融融真情。在今后的日子里，我将以市肿瘤医院的医务工作者为榜样，继续投身于癌症康复事业，进一步办好《康复之友》杂志和对外宣传报道工作。为癌症患者的治疗和康复、为人类最终战胜癌症作出应有的贡献。

40 年春秋铸辉煌，任重道远谱华章。

在南通市肿瘤医院院庆 40 周年的纪念日里，我衷心祝愿贵院在当代寻梦、追梦、圆梦、续梦的伟大征程中，向着自己的奋斗目标，继续阔步向前，努力创造明天的更大辉煌！

（黄郑周）

肿瘤医院，记忆中的四十年

创业篇

奔流不息的扬子江不会忘记，
百年变迁的江苏人不会忘记，
南通的人民更不会忘记，
四十年前，
南通——这个长江以北的城市
伴随着张謇的脚步，在平潮镇上
诞生了一所全民所有制三级肿瘤医院，
那就是你——南通市肿瘤医院。
自从有了你，平潮镇从此不再黯淡沉寂，
自从有了你，南通人民从此充满希望，

自从有了你，江海平原从此健康向上。
褪褓中的你，面对这个陌生的开始，
面对如此多的困惑与艰难，
面对那一双双期待的眼睛，
你并没有彷徨，没有怯懦，没有退缩，
表现得那样从容与坚定。
一穷二白、设备简陋、人才匮乏是你当初的现状，
艰苦奋斗、敢打硬仗是你义不容辞的历史使命。
你意气奋发，沉着冷静，果敢应对，
表现出大家特有的风范。

因为远大的目标和宏伟的规划在你的内心早已确立，

你以不屈不挠、永不言败的秉性，

肩负党和人民的重托，

秉承心的呼吸，爱的奉献，

成就着你茁壮成长，奋发向上。

你汗洒医院，锐不可挡，

你日月兼程，一往无前，

你民生至上，民康为本。

服务祖国、服务人民、创新创优是你的光荣传统，

励精图治、淡定求实、跨越发展是你的优秀品质。

你用博大的胸怀和无私的奉献，

在南通大地树起了一座不朽的丰碑！

创新篇

长江起舞，黄海歌唱，

光阴荏苒，岁月如梭，

正值壮年的你——南通市肿瘤医院。

面对既有的成就，

你没有停止脚步，更没有沾沾自喜。

因为你知道，

守旧是僵化的体现，

创新是前进的动力。

面对医院发展的需求，

你沉着冷静，审时度势。

因为你清楚地知道，

陈旧的医院设备、僵化的体制、粗放的管理、

已成为沉重的羁绊，使医院缺乏生机。

所有这些，

严重地制约着医院的发展，你忧心如焚，

前面的路并不平坦，意想不到的困难不计其数，

但你成竹在胸，信心十足。

如何使医院重振雄风，

为了医院事业持续健康发展

你殚精竭虑。

面对医疗行业日益严峻的竞争形势，

你用胆识和智慧把陈旧的观念抛进长江，

你大刀阔斧，毫不犹豫，

把落后的医疗设备彻底革除。

你水击石流，神灵赐予，生命暗流，花朵绽放。

你们不会忘记治病救人的春夏秋冬，

你们不会忘记救死扶伤的岁岁年年。

门诊楼里总会看到你们热情的微笑，

因为情系百姓、善待患者是你们的理念。

手术室里总能看到你们忙碌的身影，

因为造福人民、群众满意是你们的诺言。

每一次抢救都是一次与死神的争夺，

每一次治疗都是一次与病魔的交流，

每一次查房都是一次与患者的沟通，

每一次出院都是一次与幸福的体验。

多少次看着患者们痛苦的表情，

你们用爱心帮助他们战胜疾病告别危难，

多少次望着家属们期盼的眼神，

你们用爱心帮助他们看到希望抚平伤感。

"视病人如亲人"是你们爱心的主要内涵，

"讲诚信多奉献"是你们爱心的具体体现。

当又一个危重病人经抢救脱离了危险，

当又一批患者康复与你们挥手说再见，

这就是你们不竭的动力和快乐的源泉。

你用健全的机制，

谱写了肿瘤医院又一首激情的颂歌。

（王金明）

第十章　志余补续

第一节　2014 年院情概况

2014 年，全年诊疗人次 17.98 万，其中门急诊人次 12.38 万，同比增长 3.45%，出院人次 3.05 万，同比增长 22.37%，手术人次 4378 台次，同比增长 17.8%，病床使用率 108%。医院经济情况运行良好，全年总收入 6.78 亿元，其中医疗业务收入 6.04 亿元，同比增加 1.03 亿元，增长 20.62%。

一、深入开展职工思想教育，努力提升全员素质

医院党委坚持以中共十八届三中、四中全会精神为指导，在党内开展群众路线教育实践活动，在医务人员中开展医德医风教育，倡导廉洁行医，在全院职工中大兴学习风气，加强能力建设，转变工作作风，为医院科学发展提供坚强保障。

开展主题活动，树立先进典型。先后开展"中国梦·医院梦·我的梦"征文及演讲比赛等主题活动。积极树立和推荐先进典型，何松被评为江苏省"百名医德之星"，7 人被评为江苏省　"名医民选——百姓信任的好医生"。医院获国家卫计委健康报社主办的博鳌中国健康服务业品牌"中国医疗机构公信力示范单位"称号。

大兴学习之风，加强队伍建设。创建学习型领导班子，弘扬焦裕禄精神。领导班子成员认真践行习总书记提出的新时期好干部"五条标准"，树立领导班子敬业奉献的新形象。加强中层干部队伍建设，对部分重点岗位进行轮岗，按照组织程序和干部工作要求，开展新一轮中层干部充实调整工作。

落实"两个责任"，倡导廉洁行医。落实党风廉政建设"两个责任"，严格执行"一岗双责"。认真落实"八项规定"，并结合医院情况制订出具体实施意见。加强无红包医院建设，持之以恒开展治理商业贿赂工作。

开展文体活动，增强职工凝聚力。参加市卫生系统第七届"院长杯"足球赛等活动并取得好成绩。开展医院开诊 40 周年系列活动，通过开展劳动竞赛、患者服务、座谈走访、编撰院志、征文等系列活动纪念开诊 40 周年，达到教育职工，扩大影响，凝聚发展合力，提升发展信心的目的。

二、切实加强医疗质量和医疗服务，强化医院内涵建设

以《三级肿瘤医院评审细则》(2011 年版)为要求，坚持"以病人为中心"，落实核心医疗制度，开展肿瘤规范化管理、个体化治疗专项活动，依托电子病历信息化平台，持续改进医疗质量、安全和服务水平。

医疗质量方面：一是开展多种形式核心医疗

制度督查,保证医疗安全。通过行政查房、病历质量检查、日间巡查等形式检查核心医疗制度执行情况,发现问题及时进行反馈、通报和考核。二是加强围手术期监管,提高手术安全性。严格把握手术适应症,规定Ⅳ期肿瘤必须经多学科会诊后方可施行手术。通过落实好手术审批备案制度、加强对非计划再次手术的监管、组织手术安全管理专项检查等举措有效降低手术风险。三是加强"三合理"制度的执行,合理控制医疗费用。四是持续开展抗菌药物专项诊治活动。对医师抗菌药物处方权限实行信息化分级管理,加强培训指导,努力实现抗菌药物合理使用。2014年住院患者抗菌药物使用率31.54%,门诊患者抗菌药物处方比例5.6%,抗菌药物使用强度28.82DD,基本符合抗菌药物专项整治要求。五是提升多学科会诊质量,落实肿瘤规范诊治。实现南北院视频会诊,并将逐步建成对口支援医院间远程会诊。六是组织三基三严考核,提高医务人员急诊应急能力。

医疗服务方面:一是以第三方调查为抓手,切实提高临床医务人员和窗口部门工作人员的服务质量。二是加强护理队伍建设,提供优质护理服务。实施护士分级管理,落实责任制,明确临床护理内涵及工作规范,对患者提供全面、全程的责任制护理措施。通过"唤醒护理"活动,全院护士在各自工作岗位上梳理各项护理工作流程。三是患者服务中心开设健康大讲坛,全年服务患者与家属1800余人次,发放健康教育资料1.2余份。门诊志愿者为就诊患者导医导诊,后勤保障服务队24小时提供无偿运送工作,全年累计为患者提供轮椅、担架等运送服务8900余人次。

疾病防控方面:建立健全医院感染管理三级监控网络。在全面综合性监测的基础上,做好对医院感染管理重点科室、重点部位、重点环节、重点人群目标性监测工作,做到早发现、早报告、早干预、早观效、早反馈,杜绝恶性医院感染暴发事件

发生。全年医院感染率0.40%,漏报率、漏检率为0。做好消毒灭菌效果及环境卫生学监测工作,全年共监测354频次,接受市疾控中心来院采样两次,监测结果均符合要求。

加强传染病疫情自查工作,发现问题及时补救,及时考核,保证责任到人。全年共上报法定传染病168例,其中肺结核70例,性病97例,肝炎1例。HIV初筛阳性7例,血清送上级疾控机构进一步检验,确诊5例。传染病报告率100%。未发生迟报、漏报、瞒报情况。报告种类均为乙类传染病,无甲类和丙类传染病上报,无突发公共卫生事件。加强全院医护人员的传染病知识及安全防护培训,全年上报职业暴露19人次,均给予及时有效的指导与干预。

三、坚持科教兴院战略,提升医院科研教学能力和水平

继续实施科教兴院战略,强化临床科研和教学管理,加强学科和人才建设,努力为医院持续发展积聚强劲动力。

通过公开招聘,择优录用35名硕士研究生,引进影像学副主任医师1人。在积极做好重点人才的选拔和推荐工作的同时,为他们提供相应的支撑条件,并加强跟踪管理和考核,全院重点人才均通过市卫生局组织的现场考核。至2014年,省"333"三层次人才8人,市"226"二层次人才2人,市"226"三层次人才11人,医学重点人才15人。做好省卫生厅医学人才国际交流项目的申报和管理工作,4人申报海外交流计划。

积极做好课题立项工作,今年累计申报86项次,中标46项,其中国家自然科学基金面上项目2项、国家自然科学基金子课题1项,省卫生厅面上项目1项、省卫生厅医学保健项目1项、市科技计划项目5项等。共有18项新技术获奖,其中省卫生厅医学新技术引进奖二等奖1项、

市卫生局新技术引进奖一等奖 2 项、二等奖 3 项、三等奖 12 项，另获南通市科技进步二等奖 2 项、三等奖 1 项。

四、加强基础设施建设，提高软硬件支持水平

按照医院总体规划，加强信息化建设、设备改造和基本建设，为医院工作提供软硬件配套和支持。

信息化建设方面：按照省卫生厅要求，继续做好电子病历系统及 HIS 的完善工作，做好电子医嘱与电子申请单全院推广应用，全力打造以电子病历为核心的全院信息管理平台，在全院所有病区实现移动医生查房，率先在市直卫生系统实施移动护理系统及护理文书系统。做好与市卫生局 12320 平台对接工作，按标准做好相关表单上报及数据互通互联。完成医保、农合系统升级改造，全面实现南北院区与全市各县区医保、农合的网络报销。实施农行自助挂号缴费系统，建行软 POS 缴费系统，南院输液配制中心系统。

设备改造方面：引进 3.0 核磁共振、麻醉中央监护系统、电子胃肠镜等设备。医疗设备全年入库 686 台套，约 4300 万元，增长 20.57%。全年购置 30 万元以上大型设备 18 台套，截至 2014 年 12 月，全院设备总值约 2.52 亿元，共 3254 台套。

基础设施建设方面：南院病房大楼全面启用，南北院开放床位增加至 1101 张，有效缓解住院难问题，进一步改善患者住院条件。北院西侧征地项目完成环境评估、立项、地质灾害评估、土地划拨工作。居民拆迁安置工作基本完成。完成医院污水进市政管网的招标及施工工作。

五、深化医院改革，提高医院管理水平

按照公立医院改革要求，结合医院实际，深化运行机制改革，提高管理工作的效率和水平。

推进人事制度改革：通过第二轮公开招聘将原港口医院符合岗位任职条件的 94 人纳入事业编制管理。至 2014 年年底原港口医院在职 145 人中，已有 139 人纳入事业编制管理；同时对原港口医院退休人员参照本院同级别事业退休人员的退休生活费标准增发生活补贴，使原港口医院退休职工能够共享两院重组后的发展成果。对合同制职工实行同工同酬，编外员工年度工资总额约增加 1200 万元。做好市直事业单位公开招聘和职称评聘工作。

加强经济管理和内部审计工作：实施统筹预算，努力提高预算准确率。强化资金运作，努力节约资金成本。通过清理银行贷款，降低贷款上浮基准，年节约资金成本 50 余万元。加强医院财务管理，严格执行财经纪律，控制公务接待支出，年业务招待费同比下降 56%。做好 2013 年度财务预算执行情况的审查工作，对科室综合目标管理工作进行分析。加强对药品、医用耗材等库存物资的管理及内部控制情况的审计。对医院单价 30 万元以上专业设备的使用情况进行综合效益分析。加强基建工程审计工作和医院内部科室绩效工资两次分配审计工作。

加强安全生产和信访维稳工作：完善安全生产责任体系，抓好日常监督检查，对重点时段、重点部位多次开展安全大检查，全年无安全责任事故。做好信访和维稳工作，对信访维稳状况进行风险评估，加强对重点事项、重点人群的分析研判，医院信访维稳形势平稳可控，年度安全生产和综合治理工作均获市卫生局表彰。

此外，医院高分通过省三星级档案管理单位验收，为市直医疗机构首家。认真做好工会、共青团、知识分子、红十字会、计划生育等工作。

第二节　2014 年医院大事记

1月3日　医院举行2013年度领导班子述职述廉大会，市委组织部干部处处长王卫华，卫生局宗平、徐鹏、朱莉等领导出席会议，全体周会成员、民主党派负责人参与测评。

2月15日　南通市城市癌症早诊早治项目正式启动，医院作为项目负责单位之一，将对崇川区被评估为肿瘤高危人群的5000人，在规定时间内分批次按照卫生部《癌症早诊早治项目技术方案》对其进行相关项目的筛查。

2月19日　医院组织医务人员无偿献血，73名职工参加无偿献血，共计献血12250毫升。

2月26日　无锡市卫生系统70余名管理专家来院参观交流。

2月27日　医院召开党的群众路线教育实践活动动员大会，院长强福林主持会议并作动员部署，市委第11督导组组长朱淑娟，市卫生局党组书记葛维先等领导出席会议并作讲话。

3月3日　医院耳鼻喉专家赴虹桥社区新西居委会，为保洁人员进行耳科体检，并进行耳科保健及疾病防治宣传教育。

3月5日　医院组织10名医务工作者赴天生港泽生社区为200余名社区老人免费测血糖、血压，指导常规用药、并作健康讲座。

3月8日　医院许广照、陈曾燕两位专家参加南通日报社主办的第十届"三八大型义诊"活动。下午，医院与江苏广播电台健康频道合作，联合举办百名文艺志愿者、百名医疗专家"双百"惠民全市行动，20余名专家与省内10余名专家在市环西文化广场联合开展大型义诊。

3月13日　医院开展党的群众路线教育实践活动集中学习，院长、院党委书记强福林主持会议，全体周会成员、党员干部参会。

3月18日　市卫生局党组书记、副局长葛维先、团委书记徐鹏等领导到医院，通过召开座谈会、听取汇报等方式，实地调研指导医院党的群众路线教育实践活动。

3月21日　医院召开院周会，宣布部分职能科室和临床科室主任调整。

3月25日　江苏省卫生厅副厅长汪华，疾控处处长吴红辉等领导到医院视察指导工作。

3月25日　副院长蔡晶率相关人员赴南京参加中国医院协会三级医院内审员第十三期培训班学习。

3月28日　医院被南通市卫生局评为2013年度综合治理优胜单位、安全生产先进单位；王海剑、陆筱晔、朱卫华被评为综合治理先进个人；吴徐明、陈志林、徐伯冲被评为安全生产先进个人。

4月3日　江苏省卫生厅组织专家到院，对癌痛规范化治疗示范病房创建工作进行现场审核。

4月8日　医院肿瘤科被确定为第三批"江苏省癌痛规范化治疗示范病房"。

4月10日　医院组织领导班子、纪委委员、部分党员、团员代表到市区钟秀路烈士陵园开展祭扫活动，缅怀先烈。

4月11日　南通市医学会八届七次常务理事扩大会召开，市医学会肿瘤分会被评为优秀分会，副院长蔡晶上台领奖并介绍经验。

4月11日　医院张建锋、王小林、季秀珍、李洪江、陆俊国、周恒发被市卫生局授予"百名优秀医师"称号；陆勤美、朱媛媛、张燕、钱玉兰、解金凤被授予"百名优秀护士"称号。

4月15日　医院开展肿瘤防治宣传周大型义诊系列活动，普及早发现、早诊断、早规范化治疗的"三早"理念。

4月16日　南通·贵德卫生系统第一批医务人员交流培训在医院开展，来自青海省贵德县卫生系统的11名医务人员在医院进修学习，涉及科室包括B超、心电图、胃镜等。

4月18日　南院病房大楼开诊运营，医院从勤俭节约、回报社会出发，不搞庆典仪式，而是通过召开座谈会和深入病房慰问患者的形式，完成启动仪式。

4月23日　医院邀请市委党校赵园园教授到院开展群众路线专题辅导党课，全院200余名党员参加党课。

4月23日　淮安市肿瘤医院一行40余人到院学习交流三甲医院创建经验。

4月24日　南通市委常委、宣传部部长章树山部长到医院，调研指导无红包医院建设工作，市卫生局局长王晓敏、副局长陈宋义等陪同。

4月24日　医院作为南通市肿瘤专科护士培训基地，南通市第二期肿瘤专科护士培训开班仪式在医院举行。

4月28日　美国加州大学圣地亚戈分校医学院分子与医学药理系终身教授、美国《The Journal of Nuclear Medicine》总编 Heinrich R. Schelbert 教授，到医院开展《SCI论文的撰写与发表》的讲座。

4月28日　医院病理科何松被南通市政府授予"南通市先进工作者"称号。

4月30日　医院邀请解放军301总医院核医学科主任田嘉禾教授到院开展"核医

（PET-CT）临床应用现状与进展"的讲座。

5月4日　医院召开五四表彰大会暨党的群众路线教育实践活动青年座谈会，表彰2013年先进团支部、优秀团干部和优秀团员，院长助理吴徐明、党办主任缪明出席会议并听取与会青年代表围绕党的群众路线教育实践活动提出的意见和建议。

5月4~5日　医院内科青年医师杨磊当选南通市青年联合会第十一届委员，并出席市青年联合会第十一届委员会全体会议。

5月9日　市政协副主席杨展里、文教卫体委员会主任蒋志群一行到院视察工作，现场察看医院北院新征地块，听取建设规划，并提出指导性意见。

5月14日　市纪委驻卫生局纪检组长、卫生局党组成员刘乐平带队，通过现场提问、检查设备设施、查阅台账等方式对医院安全生产突击检查，对存在的问题提出建议。

5月14日　医院与山东威高集团合作的护理管理人才培训项目在十三楼会议室正式启动。参加签约和培训启动仪式的人员有中国卫生人才中心副处长方地春，市卫生局科教处处长王琴等。

5月16~18日　第三届全国地市级肿瘤医院联盟管理年会在江苏省徐州市召开，院长强福林作为联盟主任委员在大会上作了报告并部署下一步的工作。

5月19~20日　院长强福林率11人团队赴天津市肿瘤医院和山东省肿瘤医院参观学习。

5月22日　由江苏省广播电视总台、中广协会健康中国传媒联盟联合主办，江苏健康广播、江苏财经广播承办的第三届"名医民选——百姓信任医院"暨"江苏最美护士"活动颁奖典礼在南京市大行宫礼堂举行，医院获"百姓信任的医院"称号；院长强福林获评"德医双馨好院长";张一心、蔡晶、施民新、谭清和、何松、蒋松琪、陈曾燕被评为"百姓信任的好医生"。

6月26日　医院开诊40周年纪念日,医院厉行节约,未搞庆典仪式,用一场廉政专题党课替代庆祝活动。同时通过开展患者服务、座谈走访、院志编撰、征文等系列活动纪念开诊40周年。

7月1日　医院举办庆祝建党93周年纪念大会暨"中国梦·医院梦·我的梦"主题演讲比赛,院领导班子成员、全体党员参加大会。

7月10日　医院召开综合目标管理暨行风建设推进会,院长强福林与各科室负责人签订责任书,全体周会成员、科室负责人参加会议。

7月12日　复旦大学附属肿瘤医院副院长陈海泉等一行13人来访,并进行友好合作医院签字挂牌仪式,南通市卫生局局长王晓敏应邀出席并发表讲话。

7月25日　医院召开领导班子专题民主生活会情况通报会,院长、党委书记强福林主持会议,通报领导班子专题民主生活会情况,市委党的群众路线教育实践活动第11督导组全体成员到会指导,组长朱淑娟发表讲话。

7月26日　医院举办第二届在研科技项目学术交流会,本次学术交流会为南通市卫生青年基金专场,获市第一届卫生青年基金资助的8位项目负责人为与会人员作开题报告。

8月2~3日　医院组织开展2014年夏季编外招聘面试工作。

8月3日　云南鲁甸发生6.5级地震,医院职工献出爱心,共计向灾区捐款5.3万元。

8月12日　院长强福林率14人专家团队赴江苏省肿瘤医院参观学习,落实市卫生局定点跟踪赶超计划。

8月15日　院长强福林申报的项目"循环miRNAs作为胃癌潜在生物标志物的研究及其机制探讨"获国家自然科学基金面上项目资助;内科杨磊医师申报的项目"FOXM1调控GRP78的基因转录参与胃癌转移的分子机制研究"获国家自然科学基金青年基金资助。

8月22日　医院患者服务中心主任张兰凤被中共南通市委组织部、市人才办公室、市科学技术局等五部门联合发文授予南通市第七届优秀科技工作者荣誉称号。

8月23日　医院召开第七届职工代表第一次会议暨会员代表大会。

8月25日　医院组织2014年新入职员工开展为期一周的岗前培训,各职能科室负责人分别作专题报告。

9月4日　新疆伊宁县副县长张华、县卫生局党委书记邓亚军、县人民医院院长孟克一行7人到院交流学习。

9月4日　医院工人技师秦明被选派为第12期援马耳他医疗队预备队员。

9月10日　南通市卫生局科教处处长王琴携专家组赴医院对"重点学科、重点人才""跟踪赶学计划""接轨上海工作情况"等科教工作进行督导检查。

9月13日　中国抗癌协会第三届肿瘤影像专业委员会全委会暨换届选举会议在山东省召开,影像科主任夏淀林当选中国抗癌协会第三届肿瘤影像专业委员会委员。

9月15~20日　医院组织开展"健康南通、服务百姓"大型义诊宣传周活动。

9月21日　中国抗癌协会第二届泌尿男生殖系肿瘤专业委员会换届会议在北京召开,医院外科副主任医师王小林当选为新一届泌尿男生殖系肿瘤专业委员会全国委员。

9月25日　医院结合党的群众路线教育实践活动、专题教育月活动,组织全体党员干部、周会成员、重点岗位人员观看《作风建设在路上》专题教育片,并邀请市纪委派驻卫生局纪检组副组长、监察室主任陈四林作"算好廉政账"专题党课。

9月25日　医院被南通大学授予"国家自然科学基金申报工作优秀组织奖"称号。

9月27日　医院影像科主办2014年南通市第4次影像诊断疑难病例读片会暨南通市抗癌协会肿瘤影像分会成立会议，夏淦林当选为南通市抗癌协会第一届肿瘤影像分会主任委员。

9月29日　医院组织多名医疗专家赴开发区富民社区进行义诊咨询服务。下午，到平潮敬老院看望慰问孤寡老人，并送上慰问品。

10月10日　在北京召开的"第十次全国核医学学术会议"上，医院核医学科技师汤鹏鹏获全国"新锐技师奖"，获此殊荣的江苏省仅1人。

10月16日　山东省济宁市肿瘤医院党委书记孙新蕾等一行5人到医院参观交流。

10月17日、23日　医院组织部分医疗专家和青年志愿者分别到天生港泽生社区和如皋农场，为当地广大居民进行免费义诊。

10月23日　医院召开党的群众路线教育实践活动总结大会，院长、党委书记强福林作总结报告，市委第十一督导组全体成员出席会议，组长朱淑娟作讲话，全体周会成员、党支部书记、民主党派负责人、高级知识分子代表参加会议。

10月23日　医院举行"唤醒护理"主题演讲比赛。

10月28日　医院作为国家卫生计生委临床医生科普项目试点医院受中国健康教育中心邀请赴北京参加医院科普工作推进会。

10月30日　医院副院长张一心被江苏省科学技术协会选派至海门市人民医院任首席专家，在肝胆肿瘤诊治和外科手术为主的综合治疗方面为该院提供技术指导和帮助。

10月31日~11月1日　医院举办省级医学继续教育项目——肿瘤医院创新管理理论与实务

培训班，100余位专家和代表参加培训。

10月31日~11月4日　医院承办"姑息护理的新技术及新进展"培训班，180余人参加培训。

11月7~9日　在市抗癌协会麻醉与镇痛委员会第一届委员会暨国家级继续教育学习班"病人自控镇痛（PCA）信息化规范化研讨班"上，医院曹汉忠、卞振东、张建锋被选举担任委员，曹汉忠为主任委员、张建锋为常务委员兼学会秘书。

11月11日　市卫生局局长王晓敏、副局长陈宋义、副局长胡宁彬到院就医院建设规划进行专题调研。

11月13~15日　第24届全国肿瘤医院管理学术研讨会在广州召开，医院院长、党委书记强福林向大会报告了地市级联盟2014年在学术研讨与专题培训、联盟成员互助互访、友好交流与信息共享等方面取得的成绩。

11月19日　复旦大学附属中山医院副院长秦净等一行6人到院考察，商讨两院深化合作，定点帮扶工作。

11月23日　医院内科举办恶性肿瘤内科治疗新进展学习班暨南通市抗癌协会化疗专业委员会年会，王建红、陆俊国、徐小红、郭燕等人分别作讲座。

12月4日　上海市食品药品监督管理局组织专家对医院放射科开展"数字化乳腺X射线机"和"数字化多功能X射线机"临床试验项目进行现场审查。

12月6日　由健康报社主办的2014年博鳌第二届中国健康服务业论坛召开，医院获"中国医疗机构公信力单位"称号，院长强福林荣获"中国健康服务业年度创新人物"称号。

12月6日　医院组织医疗专家到市区虹桥公园，为群众开展免费义诊。

12月9日　"十二五"国家"重大新药创

制"科技重大专项慈丹胶囊临床研究项目在医院启动。

12月10日　医院召开医疗安全知识培训暨医疗质量安全双月活动总结大会。

12月12日　医院开展门急诊应急演练,演练内容包括核污染病人的应急处理、重症病人急诊急救应急等。

12月19日　市委组织部企事业干部处处长曹雁卉、副处长王卫华到院调研党建工作、领导班子和干部队伍建设等工作。

12月23日　南通市卫生局党组成员、纪检组长刘乐平率队对医院2014年综合目标责任制完成情况进行考核。

12月24日　医院通过市档案局、卫生局联合检查组进行的"省三星级档案管理单位"验收,为市直医疗机构第一家。

12月25日　医院团委开展"迎圣诞·展风采"圣诞晚会。

12月31日　医院病理科何松被省委宣传部、省文明办、省卫生和计划生育委员会授予江苏省第二届"百名医德之星"称号。

12月　医院获2013~2014年度南通市无偿献血促进奖·单位奖。

附　录

南通市肿瘤医院专业管理委员会及组织成员

(2013 年 4 月 22 日)

院 务 委 员 会

主　任：强福林

副主任：张一心　蔡　晶　陆会均　张　勇
　　　　施民新　吴徐明

成　员：各职能、临床、医技科室负责人

医院质量与安全管理委员会

主　任：强福林

副主任：张一心　蔡　晶　陆会均　张　勇
　　　　施民新　吴徐明

成　员：各职能、临床、医技科室负责人

下设质量控制办公室

主　任：蔡　晶

副主任：施民新

成　员：吴志军　吴德祥　陆勤美　张兰凤
　　　　张小芹　龚光明　王小林　黄向华
　　　　高春然　许蓉芳　周红芳　刘　娟

医疗质量与安全管理委员会

主　任：强福林

副主任：蔡　晶

成　员：张一心　陆会均　张　勇　施民新
　　　　吴徐明　王海剑　吴志军　吴德祥
　　　　陆勤美　张兰凤　张小芹　龚光明
　　　　谭清和　蒋松琪　陈曾燕　万志龙
　　　　陆俊国　许春明　李拥军　曹汉忠

　　　　张金业　倪美鑫　夏淦林　朱自力
　　　　何　松　季秀珍　周存凉　邬荣斌

护理质量管理委员会

主　任：蔡　晶

副主任：陆勤美　张兰凤　张小芹

委　员：各科科护士长
　　　　各护理单元护士长

病案管理委员会

主　任：蔡　晶

秘　书：吴志军

委　员：张一心　施民新　谭清和　蒋松琪
　　　　陈曾燕　万志龙　魏金芝　王建红
　　　　周恒发　高　俊　程　飞　刘　蓉
　　　　吴　霞　谢国栋　曹汉忠　陆俊国
　　　　许春明　李拥军　倪美鑫　陆勤美
　　　　龚光明　丁　云　吴德祥　张兰凤
　　　　张小芹　蔡守平　倪　杰　张慎芳
　　　　许秀梅　高春然

药事管理与药物治疗学委员会

主　任：强福林

副主任：张　勇

秘　书：倪美鑫

委　员：张一心　蔡　晶　陆会均　施民新
　　　　吴徐明　倪美鑫　顾智伟　吴志军

谭清和　蒋松琪　陈曾燕　万志龙　　　　秘　书：朱建军
陆俊国　许春明　李拥军　魏金芝　　　　成　员：吴志军　朱卫华　张金业　谭清和
王建红　周恒发　高　俊　程　飞　　　　　　　　　蒋松琪　陈曾燕　万志龙　曹汉忠
刘　蓉　吴　霞　谢国栋　曹汉忠　　　　　　　　　陆俊国　许春明　李拥军　高　俊
夏淦林　张金业　陆勤美　龚光明　　　　　　　　　樊天友　蒋　斌　高志斌　陆勤美
冯国楠　　　　　　　　　　　　　　　　　　　　　龚光明

医疗技术鉴定委员会

主　任：蔡　晶
秘　书：王海剑
委　员：张一心　陆会均　张　勇　施民新
　　　　吴志军　谭清和　蒋松琪　陈曾燕
　　　　万志龙　魏金芝　王建红　陆俊国
　　　　徐小红　许春明　周恒发　陈海涛
　　　　曹汉忠　卞振东　高　俊　程　飞
　　　　樊天友　王　强　许广照　高志斌
　　　　蒋　斌　邵冰峰　谢国栋　何晓军
　　　　赵季忠　刘　蓉　吴　霞　夏淦林
　　　　张金业　季秀珍　朱自力　何　松
　　　　张建兵　杨书云　倪美鑫　吴德祥
　　　　陆勤美　张兰凤　张小芹

学 术 委 员 会

主　任：强福林
副主任：张一心
秘　书：沈　康
成　员：蔡　晶　陆会均　张　勇　施民新
　　　　吴徐明　吴志军　谭清和　蒋松琪
　　　　陈曾燕　万志龙　陆俊国　许春明
　　　　李拥军　曹汉忠　魏金芝　王建红
　　　　周恒发　高　俊　程　飞　刘　蓉
　　　　吴　霞　谢国栋　卞振东　杨俐萍
　　　　何　松　张建兵　倪美鑫　夏淦林
　　　　张金业　朱自力　季秀珍　陆勤美
　　　　张兰凤

输血管理委员会

主　任：蔡　晶
副主任：施民新

感染管理委员会

主　任：蔡　晶
副主任：龚光明
成　员：施民新　吴志军　陆勤美　张兰凤
　　　　张小芹　周红芳　陈志林　杨晓晴
　　　　周存凉　顾智伟　凌金城　谭清和
　　　　蒋松琪　陈曾燕　万志龙　曹汉忠
　　　　陆俊国　许春明　倪美鑫　张金业
　　　　张慎芳　蔡守平　倪　杰　许秀梅
　　　　周晓梅　夏燕萍　成　萍　徐　平
　　　　吴晓燕

医疗废物管理领导小组

组　长：蔡　晶
副组长：龚光明
成　员：吴志军　吴德祥　陆勤美　张兰凤
　　　　张小芹　陈志林　张慎芳　蔡守平
　　　　倪　杰　许秀梅　周晓梅　蒋晓红
　　　　夏燕萍　成　萍　徐　平　秦向明

设备管理委员会

主　任：强福林
副主任：陆会均
成　员：张一心　蔡　晶　张　勇　施民新
　　　　凌金城　杨智祥　陈午才　谭清和
　　　　蒋松琪　陈曾燕　万志龙　曹汉忠
　　　　陆俊国　许春明　张金业　夏淦林
　　　　季秀珍　何　松　朱自力　褚小萍
　　　　顾智伟

招投标采购领导小组

组　长：强福林

副组长：张一心　蔡　晶　陆会均　张　勇
成　员：施民新　吴徐明　陆新华　徐　速
　　　　丁大勇　褚小萍　吴建华　顾智伟
　　　　凌金城　陈志林　吴　俊

成　员：蔡　晶　凌金城　吴志军　万志龙
　　　　朱自力　夏淦林　陈曾燕　谭清和
　　　　蒋松琪　邬荣斌　陈志林　金建华
　　　　陈午才　邱云芳　储开岳　张曦霞

药价监督管理小组

组　长：强福林
副组长：张一心　张　勇
成　员：褚小萍　吴建华　顾怡舒　倪美鑫
　　　　冯国楠　顾智伟　凌金城　吴志军
　　　　陆勤美　杨建华

放射治疗质量领导小组

组　长：蔡　晶
副组长：吴志军
组　员：陈曾燕　刘　蓉　万志龙　谢国栋
　　　　夏淦林　王汉杰　邱云芳　储开岳
　　　　张曦霞　金建华　吴建亭

药品质量管理领导小组

组　长：张　勇
成　员：张一心　蔡　晶　施民新　倪美鑫
　　　　顾智伟　冯国楠　吴志军　谭清和
　　　　蒋松琪　陈曾燕　万志龙　曹汉忠
　　　　陆俊国　许春明　李拥军　陆勤美
　　　　龚光明

突发事件应急处理领导小组

主　任：强福林
副主任：张一心　蔡　晶　陆会均　张　勇
成　员：施民新　吴徐明　徐　速　顾智伟
　　　　缪　明　陆新华　吴志军　王海剑
　　　　陆勤美　龚光明　褚小萍　孙向阳
　　　　杨晓晴　吴　俊　陈志林　凌金城
　　　　周存凉　邬荣斌

药物不良反应监测管理委员会

主　任：张　勇
成　员：蔡　晶　施民新　倪美鑫　冯国楠
　　　　吴志军　吴德祥　谭清和　蒋松琪
　　　　陈曾燕　万志龙　曹汉忠　陆俊国
　　　　许春明　李拥军　陆勤美　张兰凤
　　　　张小芹　龚光明　张慎芳　许秀梅
　　　　蔡守平　倪　杰　邓锦玲

下设应急办公室

主　任：蔡　晶
副主任：吴志军
成　员：吴德祥　周存凉　黄向华　王小林
　　　　朱卫华　高允玉　许蓉芳　周红芳

自然灾害与突发事件急救网络人员

组　长：蔡　晶
组　员：张一心　施民新　吴志军　谭清和
　　　　魏金芝　王建红　周恒发　陆俊国
　　　　徐小红　蒋松琪　高　俊　樊天友
　　　　王　强　许广照　高志斌　程　飞
　　　　陈曾燕　刘　蓉　吴　霞　万志龙
　　　　谢国栋　许春明　李拥军　曹汉忠
　　　　卞振东　顾云飞　丛远军　陆勤美
　　　　龚光明　蔡守平　许秀梅　夏燕萍
　　　　倪　杰　周晓梅　徐　平　秦云霞
　　　　邵冰峰　蒋　斌　徐爱兵（外）

放射安全防护委员会

主　任：陆会均
秘　书：陈午才
成　员：蔡　晶　凌金城　杨智祥　吴志军
　　　　万志龙　陈曾燕　朱自力　夏淦林
　　　　李拥军　金建华　吴建亭　邱云芳
　　　　储开岳　张曦霞

辐射事故应急处理领导小组

组　长：陆会均

创建卫生城市领导小组

组　长：强福林

副组长：陆会均　张　勇

成　员：施民新　吴徐明　顾智伟　吴志军
　　　　王海剑　丁大勇　陈志林　杨晓晴
　　　　陆勤美　龚光明　张小芹　邬荣斌
　　　　邵金健

健康教育领导小组

组　长：施民新

副组长：杨晓晴

成　员：吴志军　陆勤美　张兰凤　张小芹
　　　　周存凉　龚光明

传染病防治领导小组

组　长：施民新

成　员：蔡　晶　杨晓晴　吴志军　吴德祥
　　　　陆勤美　龚光明　周存凉

环境保护、公共卫生、除四害领导小组

组　长：张　勇

副组长：陈志林

成　员：吴志军　陆勤美　龚光明　杨晓晴
　　　　邬荣斌　邵金健　秦向明　陈午才

爱 卫 会

主　任：张　勇

副主任：陈志林

成　员：顾智伟　吴志军　陆勤美　杨晓晴
　　　　邬荣斌　邵金健　秦向明

计划生育领导小组

组　长：强福林

成　员：孙向阳　周　湛　龚光明　陆勤美
　　　　张兰凤　张小芹　张慎芳　蔡守平
　　　　倪　杰　许秀梅　秦向明

行风建设领导小组

组　长：强福林

副组长：陆会均

成　员：张一心　蔡　晶　张　勇　施民新
　　　　吴徐明　陆新华　缪　明

行 风 办 公 室

主　任：陆新华

副主任：缪　明

成　员：王志宏　吴志军　陆勤美　褚小萍
　　　　陈志林　周存凉　张兰凤　葛晓南

信访工作领导小组

主　任：强福林

副主任：张一心　蔡　晶　陆会均　张　勇

成　员：施民新　吴徐明　徐　速　陆新华
　　　　缪　明　顾智伟　孙向阳　褚小萍
　　　　吴志军　王海剑　陆勤美　龚光明
　　　　沈　康　丁　云　杨晓晴　吴　俊
　　　　陈志林　凌金城　邬荣斌　季雪梅

考核与改革办公室

主　任：吴徐明

副主任：褚小萍

成　员：陆新华　顾智伟　孙向阳　缪　明
　　　　吴志军　徐　速　吴建华　陆勤美
　　　　龚光明　丁　云　杨晓晴

院务公开领导小组

组　长：强福林

副组长：吴徐明

成　员：徐　速　陆新华　缪　明　顾智伟
　　　　褚小萍　陈志林　凌金城　吴　俊
　　　　吴志军　王海剑　孙向阳　沈　康

领导小组下设办公室

主　任：徐　速

副主任：顾智伟　缪　明

成　员：杨晓晴　吴建华　徐　燕

监督小组

组　长：孙向阳
副组长：徐　速　陆新华
成　员：吴建华　王志宏　徐　燕

基建领导小组

组　长：强福林
副组长：张　勇　陆会均
成　员：陆新华　陈志林　丁大勇　褚小萍
　　　　徐　速　缪　明　顾智伟　吴建华

职工住房管理小组

组　长：张　勇
成　员：吴徐明　陈志林　徐　速　褚小萍
　　　　孙向阳　顾智伟　缪　明

职工教育领导小组

组　长：张一心
副组长：吴徐明
成　员：孙向阳　缪　明　沈　康　徐　速
　　　　吴志军　王海剑　吴德祥　陆勤美
　　　　褚小萍

保密领导小组

组　长：强福林
副组长：吴徐明
成　员：顾智伟　陆新华　孙向阳　缪　明
　　　　吴志军　沈　康　杨晓晴　王海剑
　　　　褚小萍　吴　俊　邹荣斌

档案工作领导小组

组　长：强福林
副组长：吴徐明
成　员：顾智伟　褚小萍　凌金城　沈　康
　　　　吴　俊　陈志林　孙向阳　吴志军
　　　　杨晓晴

计量管理小组

组　长：陆会均
副组长：凌金城
成　员：吴志军　陆勤美　杨智祥　陈午才
　　　　陈志林　张金业　倪美鑫

老同志工作委员会

主　任：强福林
副主任：吴徐明
成　员：孙向阳　徐　速　缪　明　褚小萍
　　　　顾智伟　丁　云　杨晓晴　葛晓南

知识分子工作领导小组

组　长：强福林
副组长：张一心
成　员：吴徐明　孙向阳　缪　明　陆新华
　　　　葛晓南　徐　速　褚小萍　吴志军
　　　　陆勤美

思想政治工作研究会

会　长：强福林
副会长：吴徐明
秘书长：缪　明
成　员：张一心　蔡　晶　张　勇　施民新
　　　　孙向阳　王建红　陆新华　徐　速
　　　　沈　康　顾智伟　陆勤美　陈志林
　　　　江晓晖　季　瑞　周玉凤　吉志固
　　　　丁大勇　周恒发

医院信息化建设领导小组

组　长：强福林
副组长：陆会均
成　员：吴　俊　吴志军　陆勤美　龚光明
　　　　倪美鑫　顾智伟　褚小萍　吴建华
　　　　孙向阳　陈志林　凌金城　丁　云
　　　　岳增军

社会治安综合治理、安全生产领导小组

组　　长：强福林

副组长：张　勇　吴徐明

成　　员：邬荣斌　王海剑　陆新华　缪　明

　　　　　徐　速　吴志军　陆勤美　褚小萍

　　　　　吴　俊　凌金城　陈志林　倪美鑫

普法教育领导小组

组　　长：吴徐明

副组长：邬荣斌

成　　员：缪　明　顾智伟　徐　速　吴志军

　　　　　陆勤美　陈志林

禁毒领导小组

组　　长：吴徐明

成　　员：陆新华　顾智伟　缪　明　徐　速

吴志军　陈志林　陆勤美　邬荣斌

治保委员会

主　任：吴徐明

成　员：邬荣斌　顾智伟　陈志林　王海剑

民调委员会

主　任：吴徐明

副主任：徐　速

成　员：缪　明　顾智伟　陈志林　邬荣斌

　　　　葛晓南　徐　燕

防火委员会

主　任：吴徐明

副主任：邬荣斌

成　员：各职能　临床　医技科室主要负责人

院容院貌

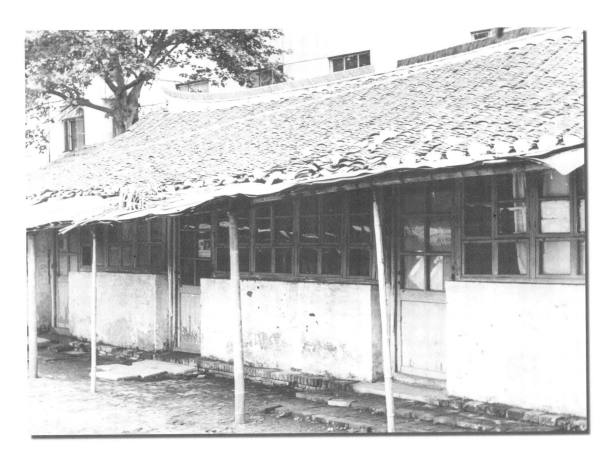

1974年，医院临时门诊用房

图说院史

1981年，医院绿树如茵 | 1983年，医院病房楼
1984年，医院手术室内景
1986年，医院住院部侧面照

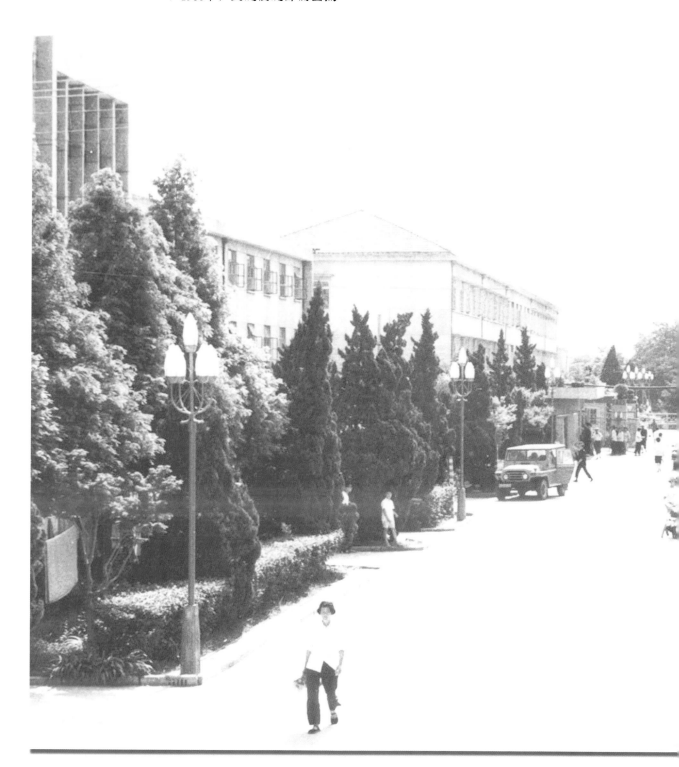

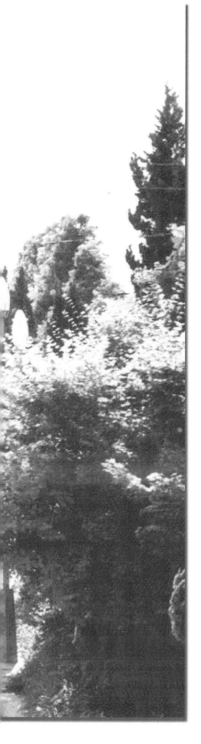

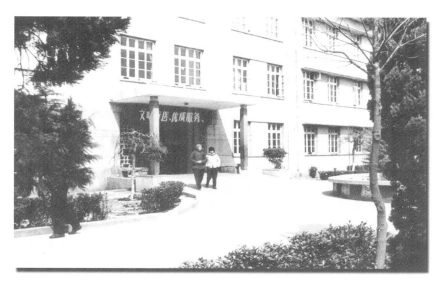

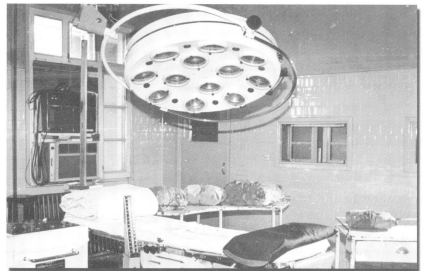

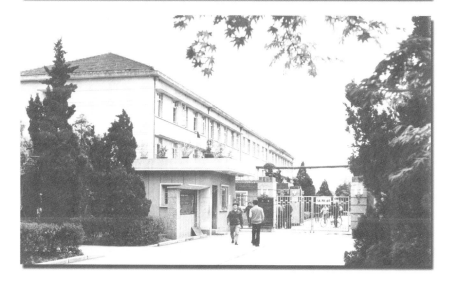

图说院史

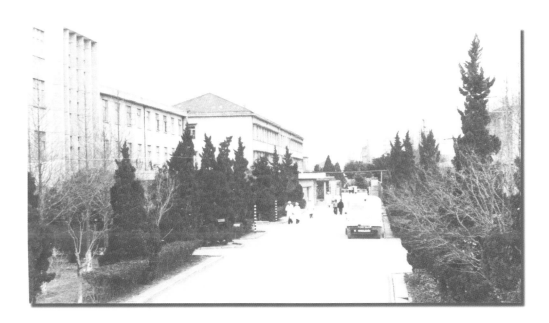

1988年，医院主干道

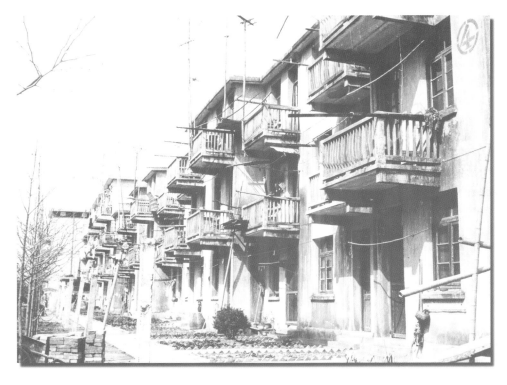

1990年，医院三号、四号职工宿舍楼

图说院史

·········· *1978*年 ··········

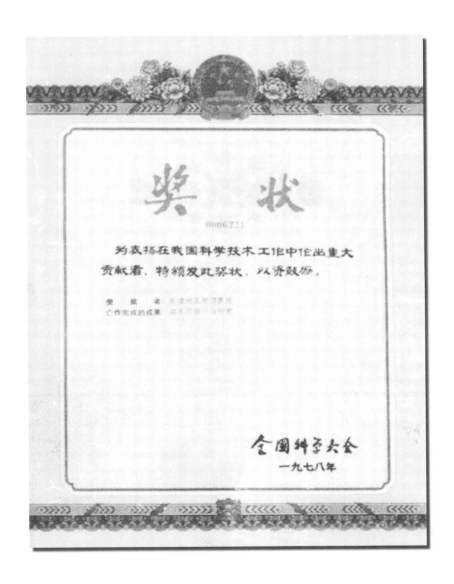

医院获全国科学大会奖状

图说院史

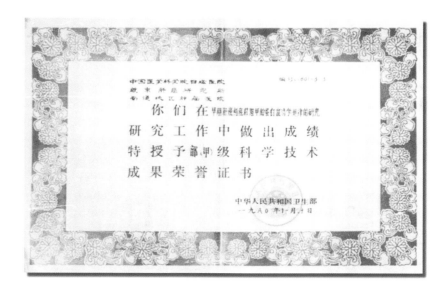

卫生部颁发的部（甲）级科学技术成果荣誉证书

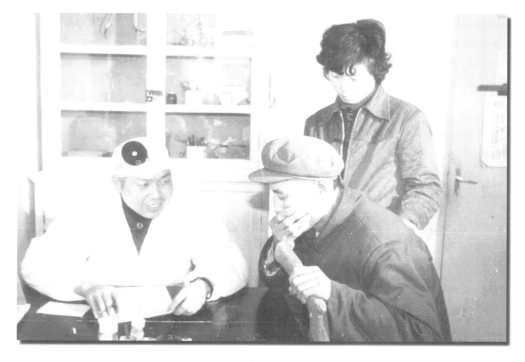

五官科医生问诊

1981年

深井水泵

同位素扫描

食道拉网

门诊病人咨询

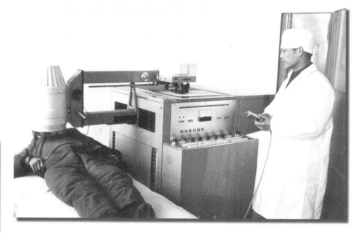

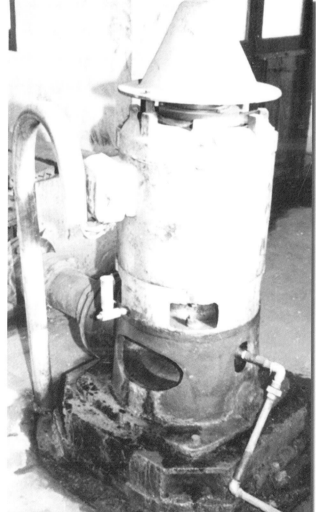

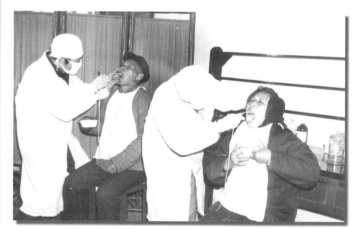

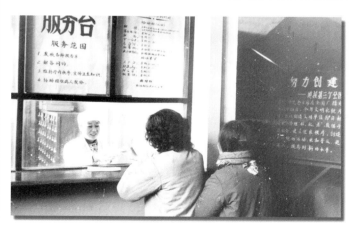

图说院史

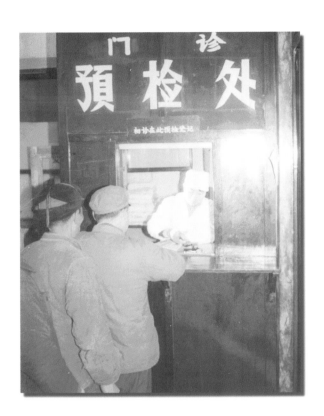

医院门诊预检处

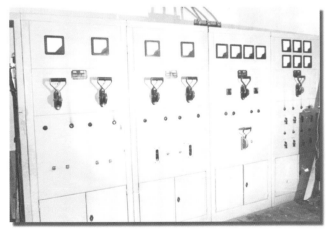

配电设备

放射科医生拍片

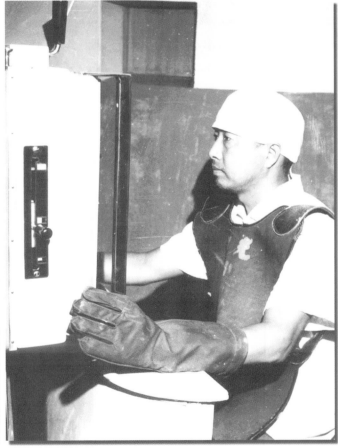

1982年

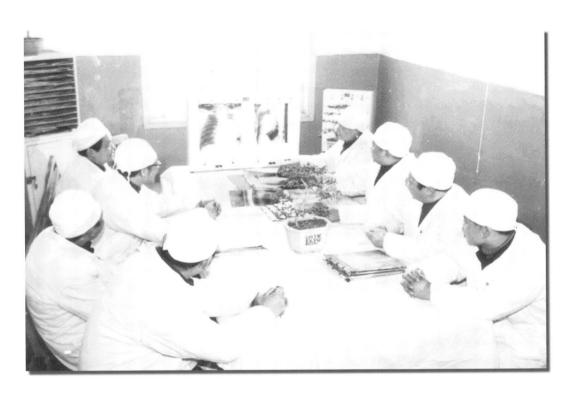

外科术前会诊

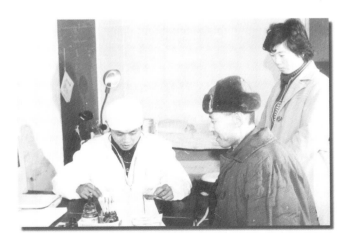
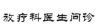

放疗科医生问诊

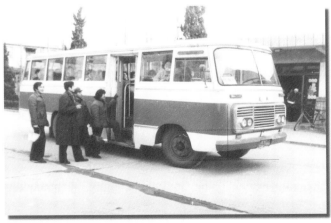

交通车

图说院史

肝癌癌前期病变
的临床研究获奖

护理人员为住
院病人灭虱

花房

镭锭房

供应室制作棉球

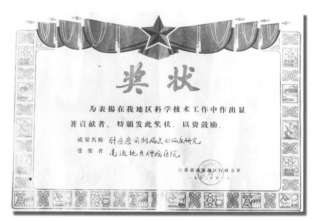

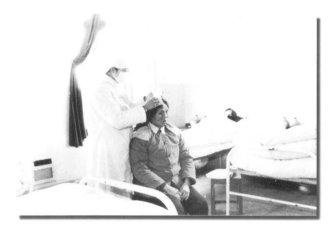

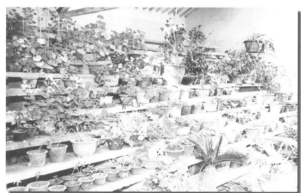

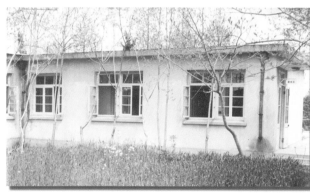

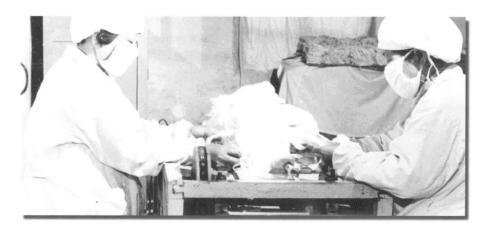

图说院史

·········· *1983年* ··········

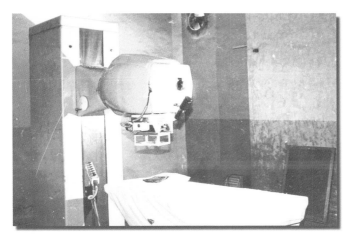

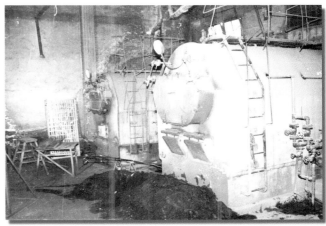

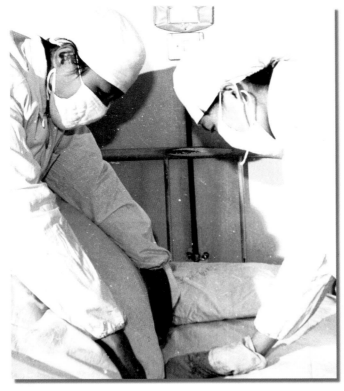

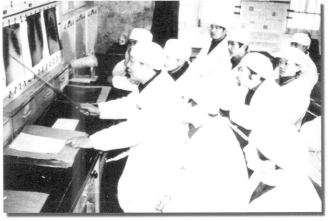

固定式钻机	锅炉房
晨间护理，湿毛巾擦床	放射科集体读片讨论

图说院史

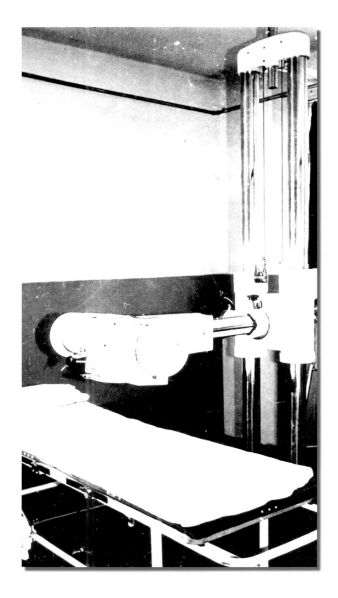

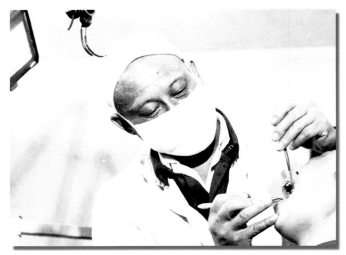

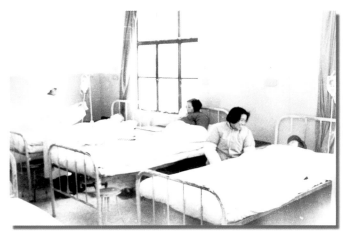

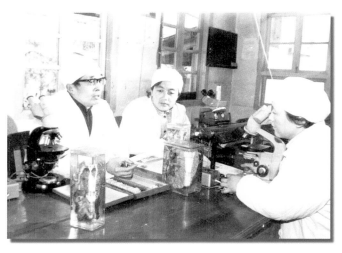

深部X光治疗机

口腔科医生为病人做口腔检查

观察室病房化

病理诊断讨论

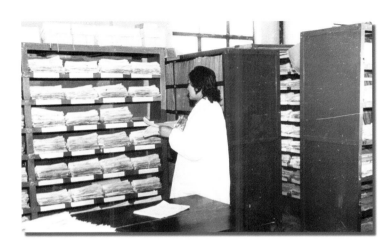

门诊病历回收

医务科整理随访资料

B超检查

手术室内景

食道癌患者接受检查

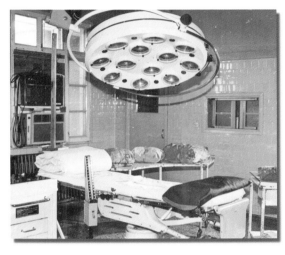

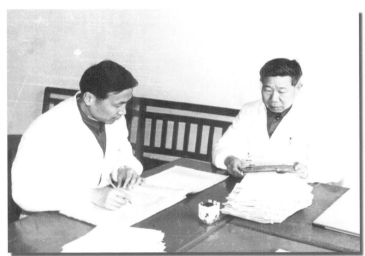

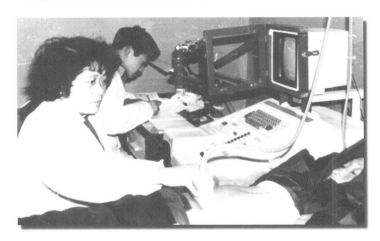

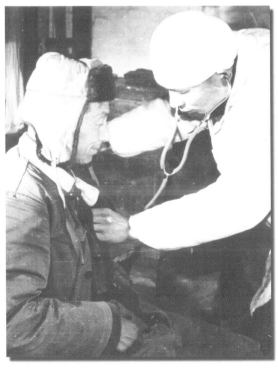

图说院史

················· **1984年** ·············

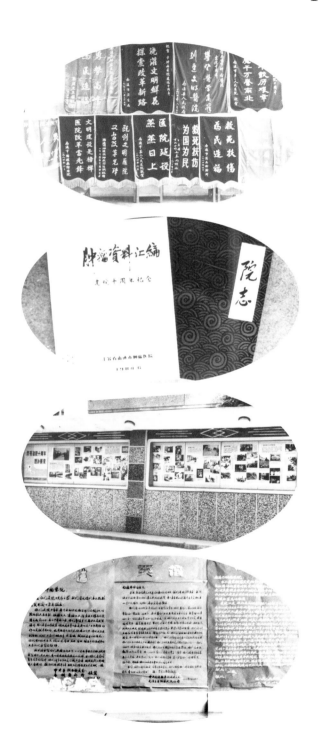

建院十周年来宾赠送的锦旗　　建院十周年庆祝大会主席台

《肿瘤资料汇编》、《院志讨论稿》　　建院十周年庆祝大会来宾

建院十周年图片展　　建院十周年院文艺队向大会献词

建院十周年贺信

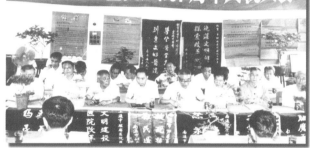

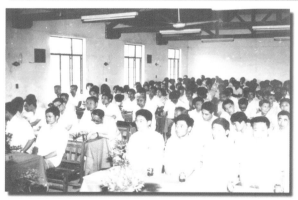

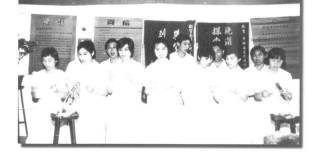

妇科宫颈癌手术　　医务人员在街头开展为民服务活动

　　　　　　　　　临床肿瘤研究所与解放军101医院、
外科病区夜查房　　无锡无线电厂合作科研项目"加温
　　　　　　　　　治疗动物实验研究"

　　　　　　　　　放射科拍片

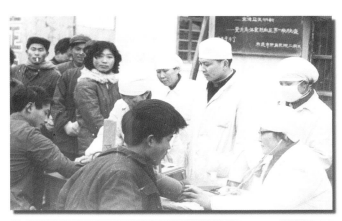

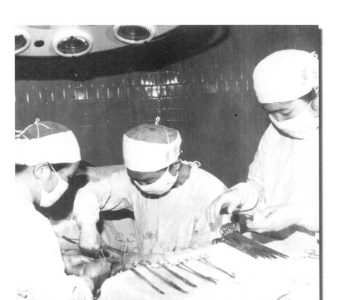

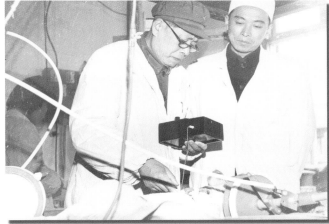

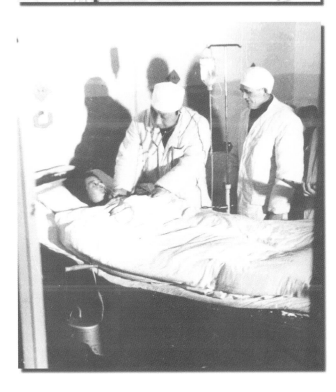

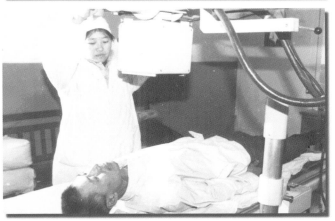

图说院史

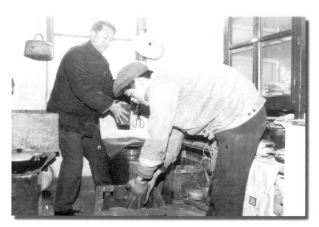

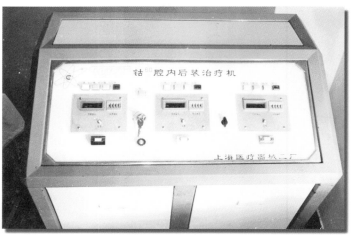

医院组织送煤到户   钴^{60}腔内后装治疗机

托儿所   X乳腺摄影机

病理科切片

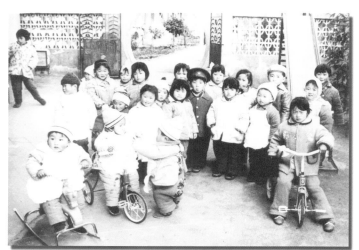

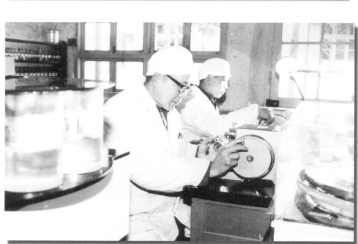

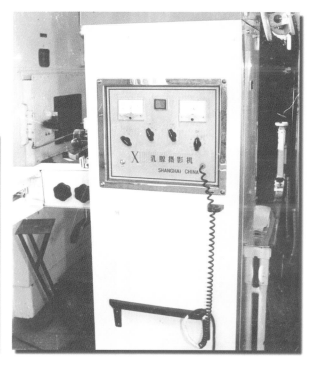

············ *1985年* ············

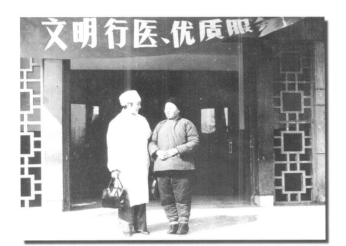

护理人员送病人出院 | 热疗科研

医务人员送病员去医技科室检查 | 伽马照相机

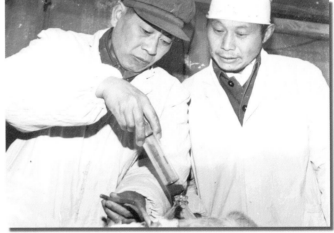

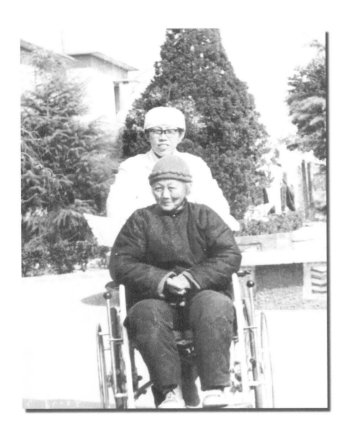

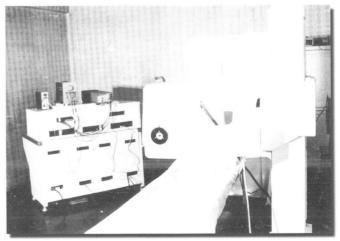

图说院史

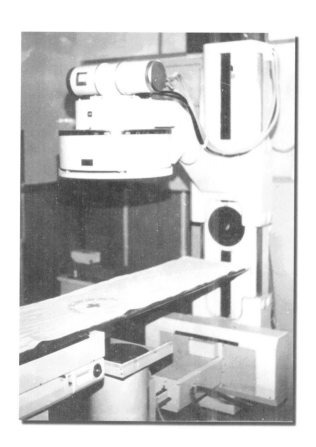

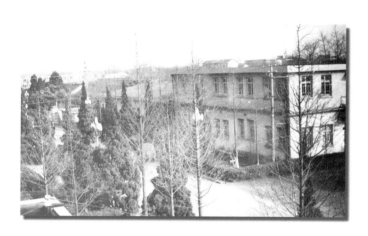

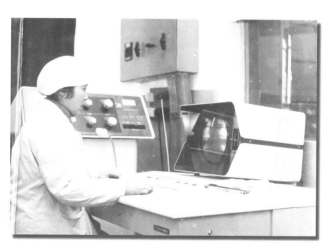

X线模拟定位机

模拟机操纵台

放射线机房

外科胸组医生操作纤维支气管镜

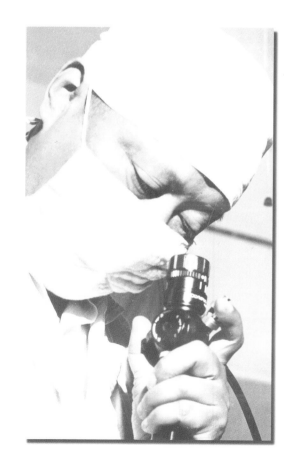

·········· *1987年* ··········

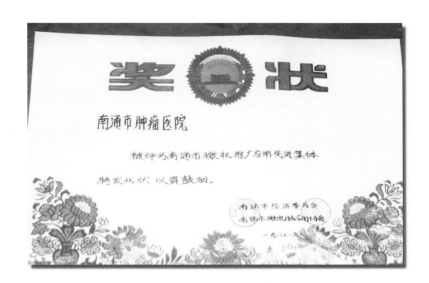

医院获评南通市微机推广应用先进集体

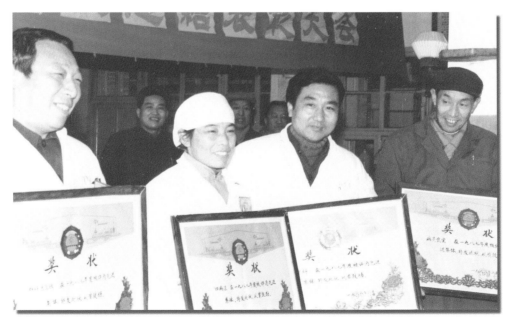

年度先进集体代表领奖

图说院史

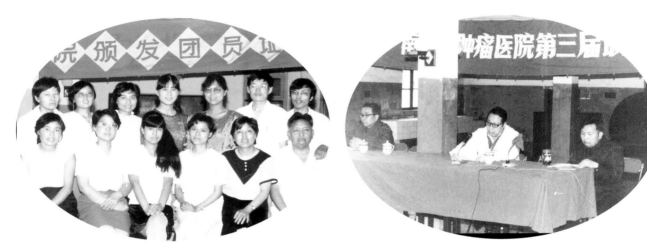

在颁发团员证大会上演讲的部分人员　　　　　　医院第三届职代会主席台

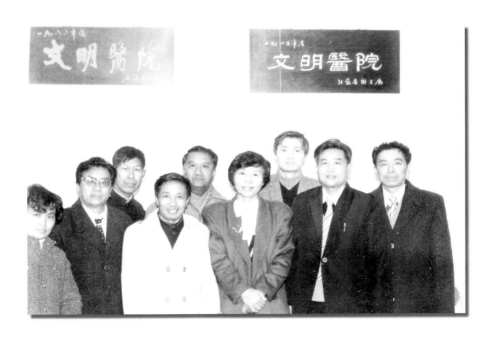

日本爱知县卫生专员早川顺子来访

图说院史

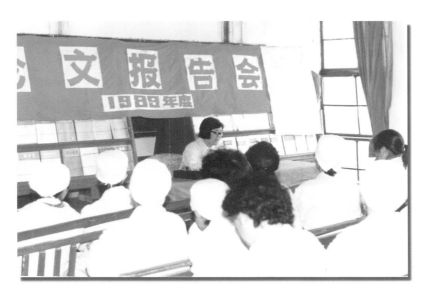

放疗科副主任马煌如宣读论文

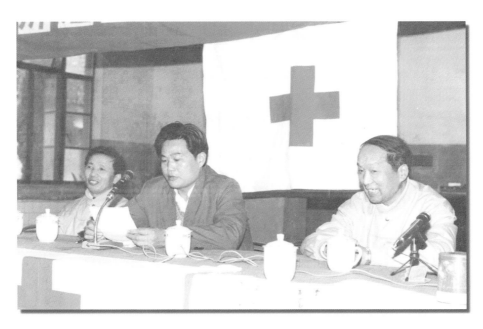

医院红十字会成立

图说院史

················· *1990年* ·············

上海肿瘤医院教授到医院讲学	年度先进个人代表领奖
欢送卫生支农人员	南通市老干部局领导来院视察
"四学"演讲会先进个人	护理三基知识竞赛获奖集体

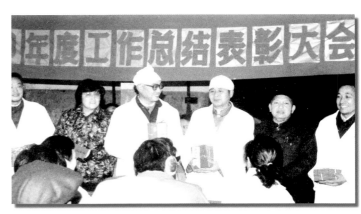

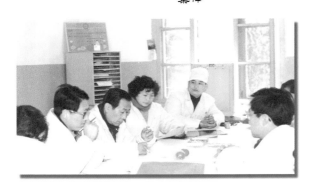

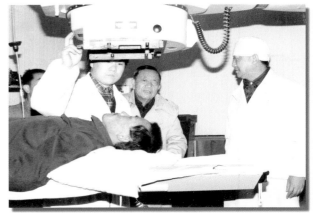

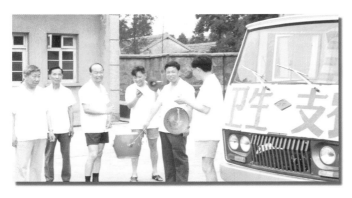

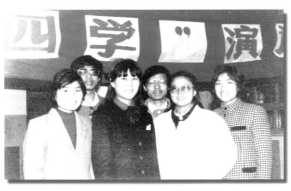

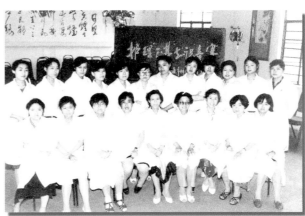

·········· *1991年* ··········

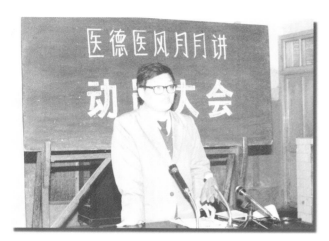

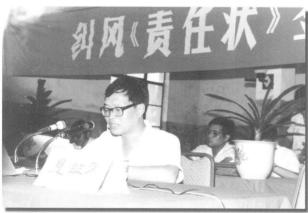

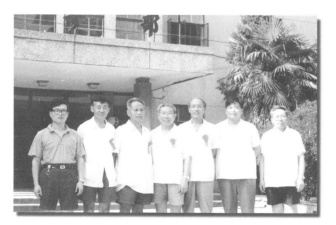

医院开展医德医风月月讲动员活动

党总支副书记施勤耕在纠风《责任状》签字仪式上发言

欢送离休职工

胃镜室开展微波治疗机项目

宣传栏

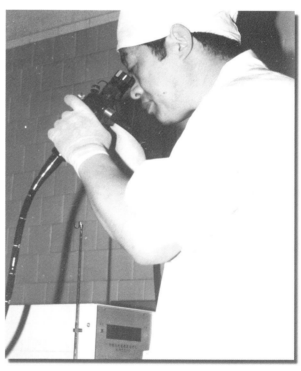

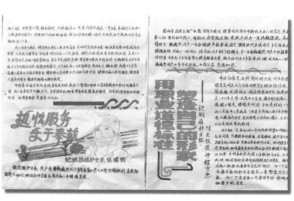

图说院史

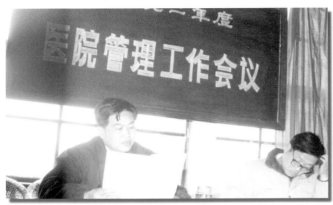

院长马春旺作医院管理工作总结报告

院长马春旺主持学习中央2号文件培训班

南通市委宣传部副部长施景铃在医院城东分院开诊典礼上讲话

南通市卫生局副局长胡树森作医学伦理辅导讲座

临床课题研究鉴定会

第四届职代会暨首届工代会选举唱票

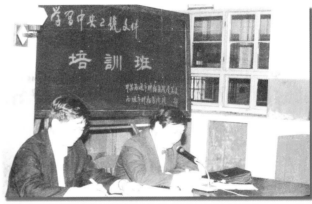

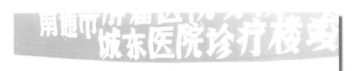

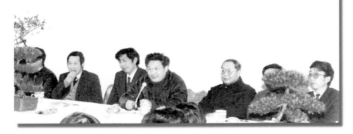

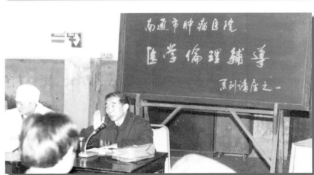

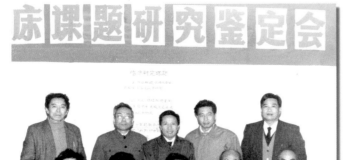

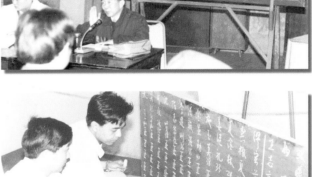

······· **1993年** ·······

南通市副市长葛忠康、南通市卫生局副局长柯现等出席"三个中心"揭牌典礼	院长马春旺作年度工作总结
美国专家现场演示1250毫安X光机	澳大利亚客人参观医院1250毫安X光机
病理科演唱组表演	新党章知识竞赛机关代表队答题

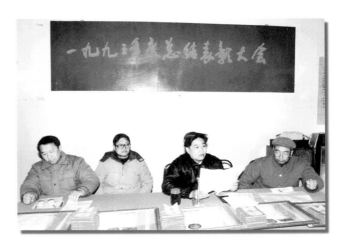

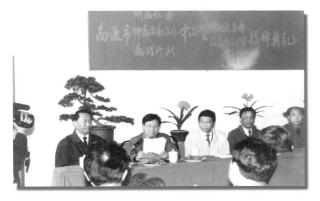

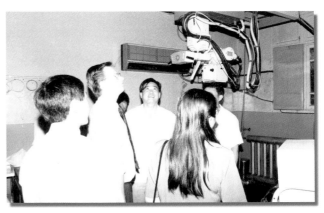

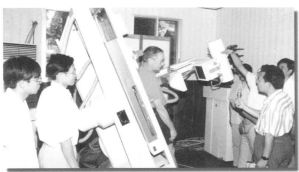

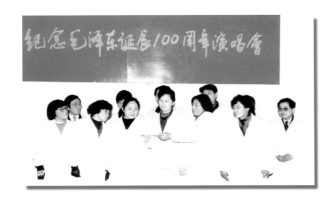

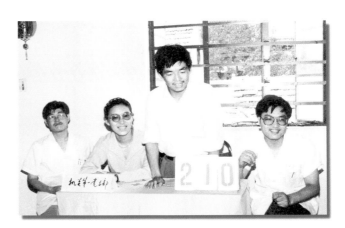

图说院史

1	2
3	4

1 院长马春旺在医院建院二十周年暨直线加速器开机仪式上发言
2 工会主席张毅强在第二次团代会上讲话
3 医院部分领导参加加速器开机庆典大会,并在加速器室前合影
4 缪宏兰、吴云松主持病历书写知识竞赛

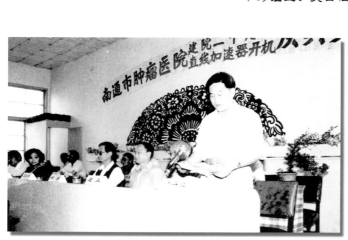

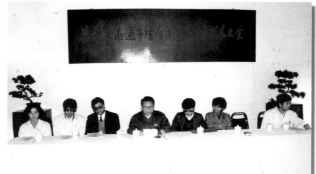

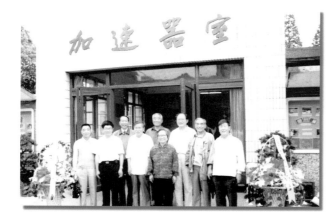

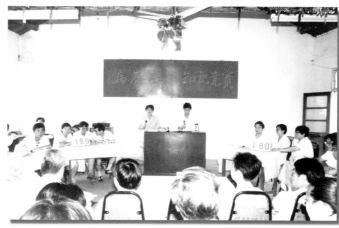

新党员入党宣誓 | 南通市卫生局副局长柯现作动员工作讲话

于素兰老师与小朋友一起表演 | 三爱"主人杯"先进集体及先进个人代表领奖

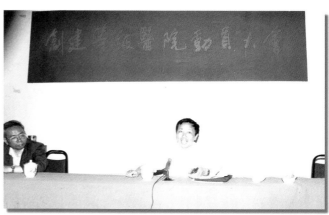

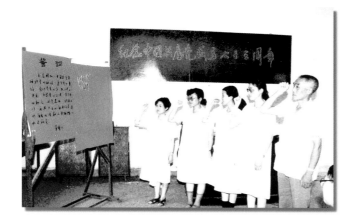

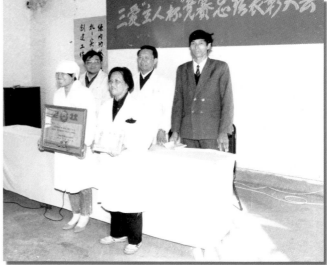

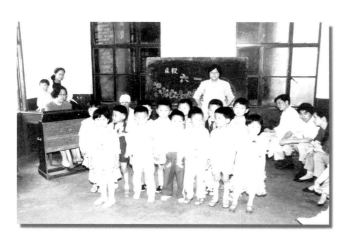

图说院史

院长张爱平作医院工作报告 | 院党委副书记徐炎林述职
副院长龚振夏主持职业道德建设签状大会 | 导医护士向病员发放资料

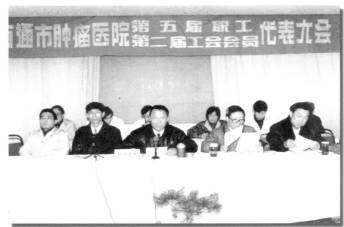

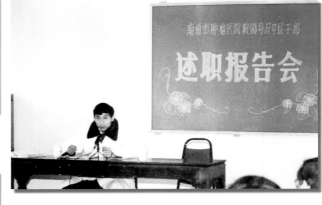

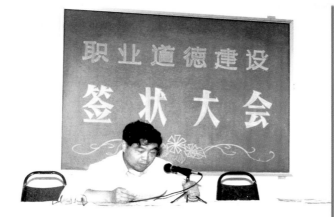

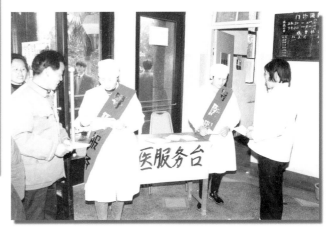

图说院史

2 | 1 | 1 南通市卫生局副局长柯现在南通市95病理
读片会上发言
| 3 | 2 专家义诊活动
3 医院代表队参加南通电视台"乐在今宵"
节目录制

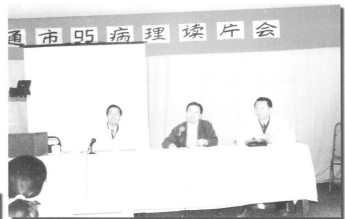

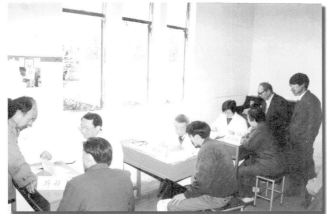

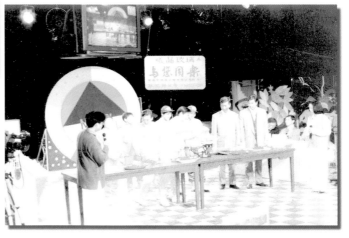

图说院史

院长张爱平在五届二次职代会上作报告

院长张爱平与澳大利亚客人在CT楼前合影

副院长龚振夏为先进代表颁奖

医院开展"七一"系列活动

北京新闻工作者到医院采访

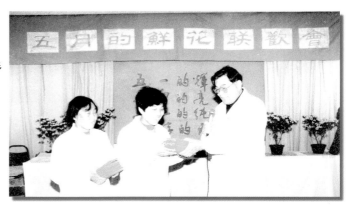

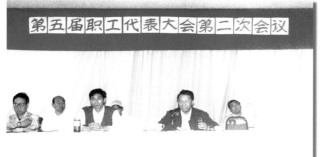

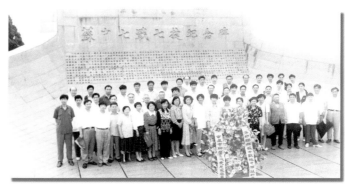

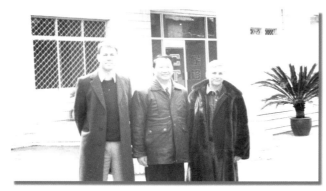

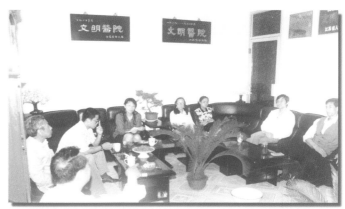

1997年

1	2
3	4

1 港闸区人大换届选举投票　　2 九三学社肿瘤医院支社成立
3 上海专家到医院讲学　　　　4 海安北凌乡专家义诊活动

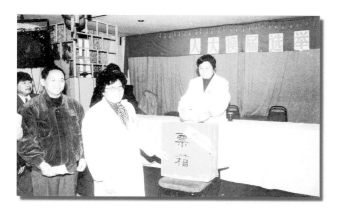

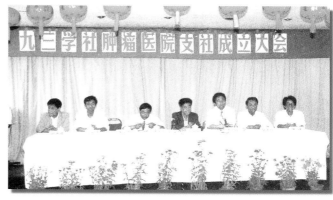

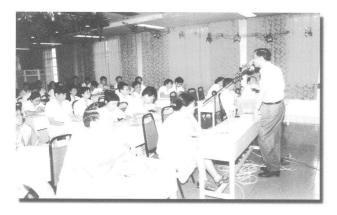

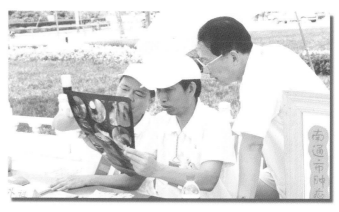

图说院史

| 团委副书记杨其昌作团委工作报告 | 院长姚伟在五届四次职代会上作报告 |
| 苏南地区病理读片会在医院会议室举行 | 南通市首届肿瘤化疗学习班开课 |

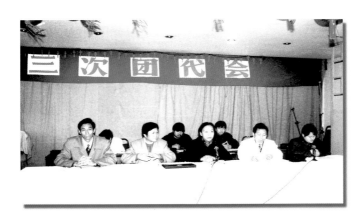

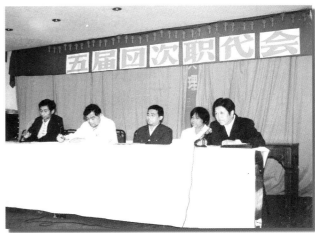

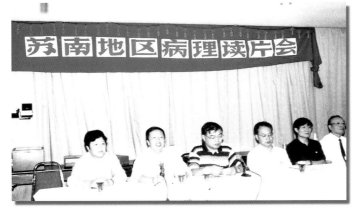

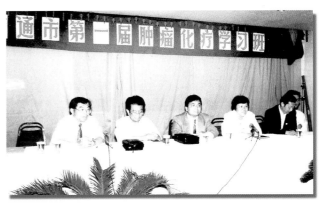

1	2
3	4

1 医院组织赈灾捐物活动
2 院党委副书记徐炎林在"我爱我院"演讲会上讲话
3 敬老座谈会
4 病理科退休医师徐国明向组织转交自己积累多年的病理资料

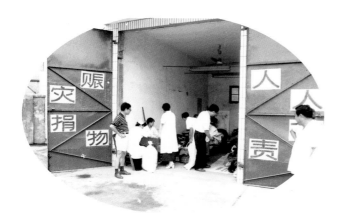

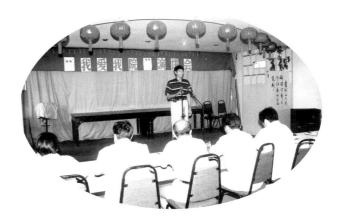

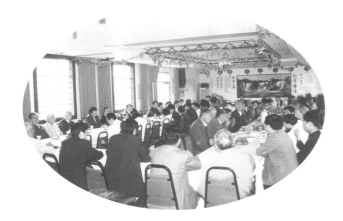

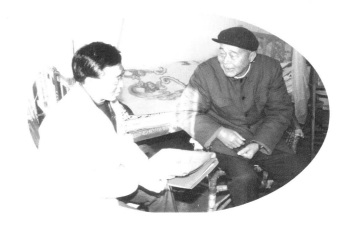

图说院史

1999年

院长姚伟主持"创建　院党委书记姚伟作
文明城市动员大会"　党务工作总结报告

副院长龚振夏进行抗　科护士长陆勤美在
癌知识讲座　　　　党员大会上发言

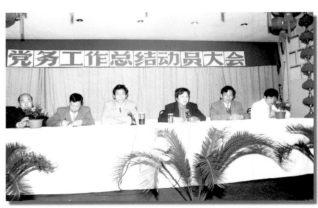

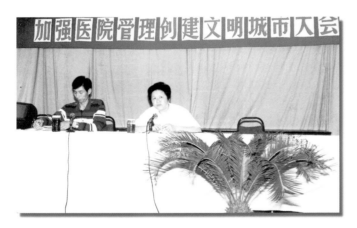

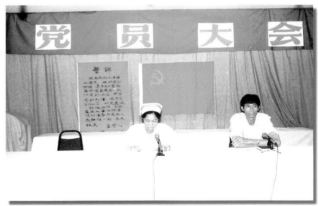

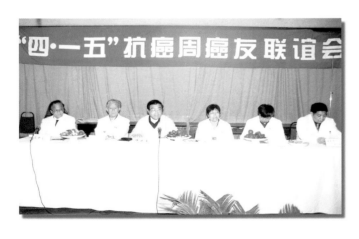

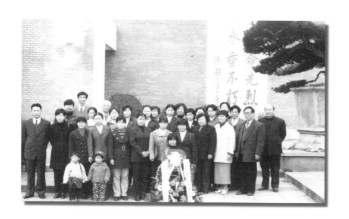

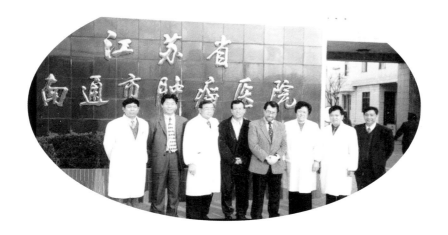

1 党员在如皋烈士陵园扫墓
2 医院领导、专家与澳大利亚来宾合影
3 党办主任严志友、人事科科长吴炽华猜灯谜
4 外科、妇科合唱组表演

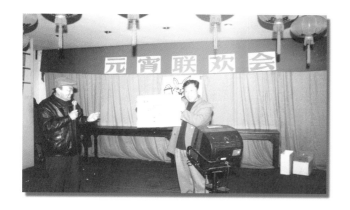

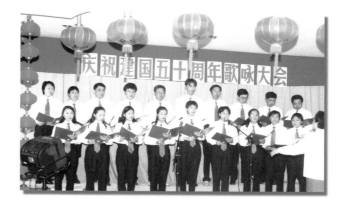

图说院史

········· *2000年* ·········

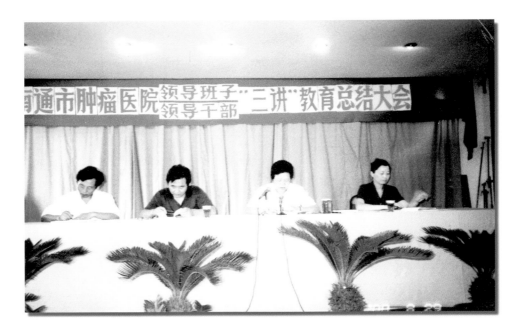

"三讲"教育总结大会

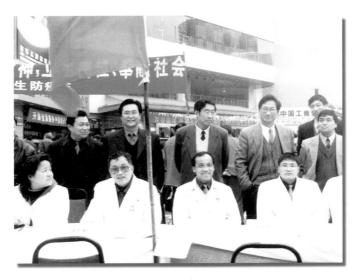

学雷锋、学莫文隋义诊活动

·········· *2001年* ··········

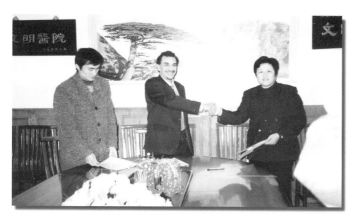

院长姚伟会见来访的加拿大渥太华堪布瑞尔博士

| 医院为患肝脏巨型恶性肿瘤的20个月大的女婴手术成功在医院切除5公斤恶性肿瘤的患者赠送锦旗 | 成功在医院切除5公斤恶性肿瘤的患者赠送锦旗 |
| 医院首届职工文化节开幕式大合唱表演 | 医院参加南通市卫生局组织的大型义诊活动 |

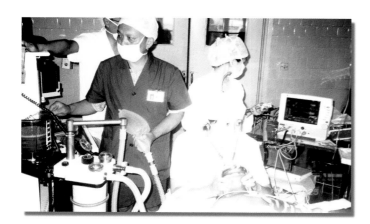

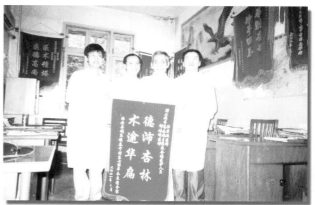

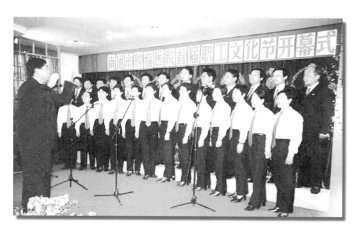

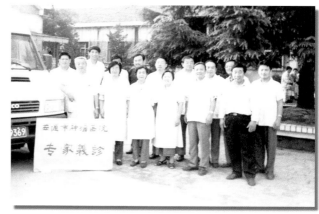

图说院史

1	2
3	5
4	

1 行风建设工作获奖科室、个人领奖　　2 医院开展南通市首例喉Ca复发灶扩大切除游离空肠移植术
3 医院首个博士张一心参加答辩　　4 医院参加南通市"国际抗癌日"宣传义诊活动
5 财务科张颖演讲

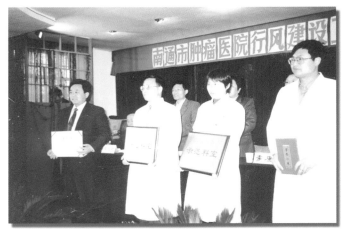
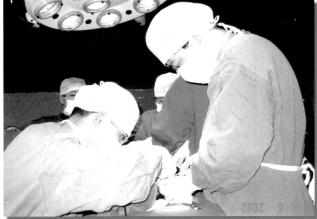
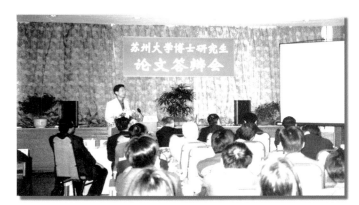
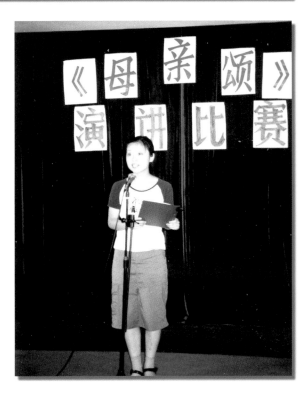
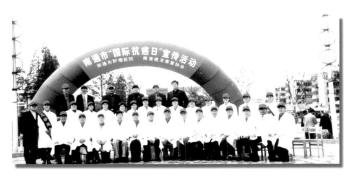

·········●●● *2003年* ●●●·········

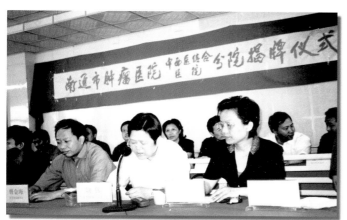

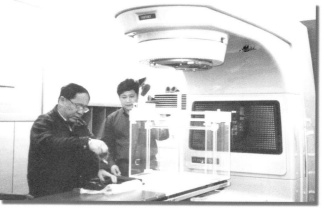

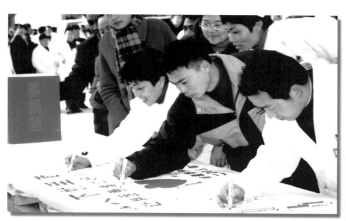

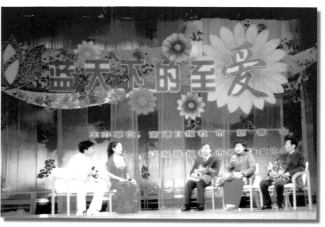

1. 南通市卫生局副局长曹金海、院长姚伟、口腔医院副院长吴燕平等参加医院中西医结合分院揭牌仪式
2. 中科院教授来院检测加速器
3. 医院为特困患者募捐
4. 医院职工、癌友协会会员在"蓝天下的至爱"大型义演募捐活动上接受主持人采访

图说院史

········· **2004年** ·········

1 2	1 建院30周年暨新病房综合楼落成庆典大会
3 4	3 城东分院医务人员上门为病人服务
5 6	5 上海群力中药房合作专家在医院接诊

2 南通市卫生局检查组成员检查医院合账
4 医院派员支援伊犁友谊医院
6 医院参加南通市卫生系统学习"两个条例"知识竞赛获二等奖

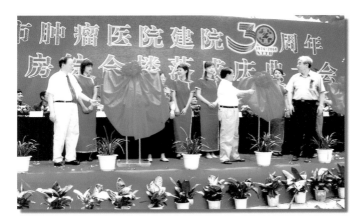
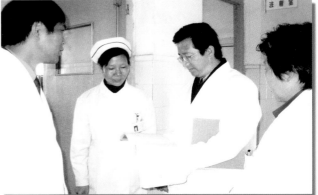
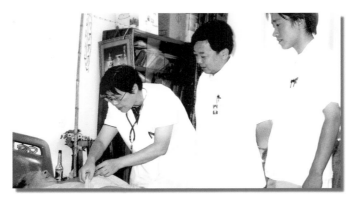
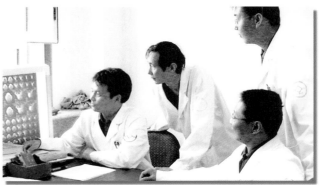
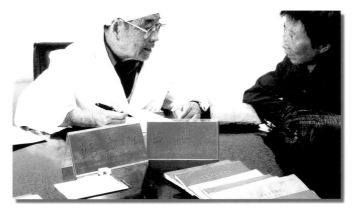
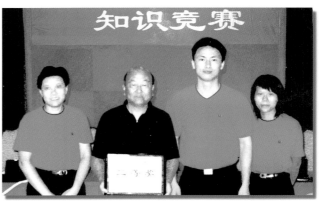

索　引

图书馆 82

Z

编 纂 始 末

南通市肿瘤医院历来重视编史修志工作,并相沿成习,成为医院社会主义精神文明建设的重要工作内容。

1983年8月,为迎接建院10周年,在时间紧、任务重的情况下,编纂人员日以继夜,辛勤笔耕,终于完成了《南通市肿瘤医院志》的编写任务。虽然该志是内部出版,但为医院的编史修志工作开了一个好头。

2002年10月,为庆祝建院30周年,医院组建机构,选调人员,上下联动,共同协力,历时两年的时间,编就了《南通市肿瘤医院志》。该志由方志出版社出版。

2014年2月,适逢建院40周年,《南通市肿瘤医院志》的编纂工作由此提上议事日程。医院成立了南通市肿瘤医院志编纂委员会,由强福林担任主任委员,张一心、蔡晶、陆会均、张勇、施民新、吴徐明担任副主任委员,各部门、科室负责人担任编纂委员会委员。并选调相关人员组建南通市肿瘤医院志编辑部,负责协调编史修志工作的具体事宜。医院领导的高度重视,部门科室的积极配合,撰稿人员的勤奋工作,为《南通市肿瘤医院志》的编纂奠定了良好的基础。自2014年7月至2015年10月,《南通市肿瘤医院志》历经全院动员,业务培训;拟定篇目,收集资料;组织撰稿,初评修改;特约复审,再度修改等环节,查阅档案文献200万字,摘录文字资料100万字,记录口碑资料10万字,收集照片1500张,四修篇目,五易其稿。南通市肿瘤医院编辑部的全体人员按照观点正确,体例严谨,内容全面,特色鲜明,记述准确,资料翔实,表达通顺,文风端正,印制规范的总体要求,坚持依法修志、实事求是、质量第一、述而不论、生不立传的原则,博采精收,一丝不苟,精益求精,讲求志书结构的清晰和内容的丰满以及思想性、科学性和资料性的统一,高效优质地完成了编纂任务。

《南通市肿瘤医院志》的编纂得到了中共南通市委、南通市人民政府、南通市卫生局、南通市地方志办公室、南通市档案局的热情支持。方志出版社冀祥德、张景增、王笃银,南通市地方志办公室何晓宁,南通市肿瘤医院马春旺、马煌如、刘万国、严志友、宋启明、吴炽华、陈桂文、张健增、张毅强、姚伟、袁义新、徐必林、蒋松琪、缪培、谭清和提出宝贵的修改意见,在此一并致谢。

图书在版编目(CIP)数据

南通市肿瘤医院志：1972~2013 / 南通市肿瘤医院志
编纂委员会编. —— 北京：方志出版社，2015.10
　　ISBN 978-7-5144-1768-5

　　I.①南… Ⅱ.①南… Ⅲ.①肿瘤医院–概况–南通
市–1972~2013 Ⅳ.①R197.5

　　中国版本图书馆 CIP 数据核字(2015)第 262850 号

南通市肿瘤医院志 （1972~2013）

编　　者：南通市肿瘤医院志编纂委员会
责任编辑：王笃银

出 版 人：冀祥德
出 版 者：方志出版社
　　　　　地址　北京市朝阳区潘家园东里9号（国家方志馆4层）
　　　　　邮编　100021
　　　　　网址　http://www.fzph.org
发　　行：方志出版社发行中心
　　　　　电话（010）67110500
经　　销：各地新华书店
印　　刷：南通彩虹印刷有限责任公司

开　　本：889×1194　　　1/16
印　　张：29.5
字　　数：827 千字
版　　次：2015 年 10 月第 1 版　2015 年 10 月第 1 次印刷
印　　数：0001~1000 册

ISBN 978-7-5144-1768-5　　　　　　　定价：120.00 元